DICTIONNAIRE ENCYCLOPÉDIQUE

DES

SCIENCES MÉDICALES

PARIS — TYPOGRAPHIE A. LAHURE
Rue de Fleurus, 9

DICTIONNAIRE ENCYCLOPÉDIQUE

DES

SCIENCES MÉDICALES

DIRECTEURS

A. DECHAMBRE — L. LEREBOULLET
DE 1864 A 1885   DEPUIS 1886

DIRECTEUR-ADJOINT : L. HAHN

COLLABORATEURS : MM. LES DOCTEURS

ARCHAMBAULT, ARLOING, ARNOULD (J.), ARNOZAN, ARSONVAL (D'), AUBRY (J.), AUVARD, AXENFELD, BAILLARGER, BAILLON, BALBIANI, BALL, BARIÉ, BARTH, BAZIN, BEAUGRAND, BÉCLARD, BÉHIER, BENEDEN (VAN), BERGER, BERNHEIM, BERTILLON, BERTIN-SANS, BESNIER (ERNEST), BLACHE, BLACHEZ, BLANCHARD (R.), BLAREZ, BOINET, BOISSEAU, BORDIER, BORIUS, BOUCHACOURT, BOUCHARD (CH.), BOUCHEREAU, BOUISSON, BOULAND (P.), BOULEY (H.), BOUREL-RONCIÈRE, BOURGOIN, BOURRU, BOURSIER, BOUSQUET, BOUVIER, BOYER, BRASSAC, BROCA, BROCHIN, BROUARDEL, BROWN-SÉQUARD, BRUN, BURCKER, BURLUREAUX, BUSSARD, CADIAT, CALMEIL, CAMPANA, CARLET (G.), CENAS (L.). CERISE, CHAMBARD, CHARCOT, CHARVOT, CHASSAIGNAC, CHAUVEAU, CHAUVEL, CHÉREAU, CHERVIN, CHOUPPE, CHRÉTIEN, CHRISTIAN, CLERMONT, COLIN (L.), CORNIL, COTARD, COULIER, COURTY, COYNE, DALLY, DAVAINE, DEBIERRE, DECHAMBRE (A.), DELENS, DELIOUX DE SAVIGNAC, DELORE, DELPECH, DEMANGE, DENONVILLIERS, DEPAUL, DIDAY, DOLBEAU, DUBREUILH, DUBUISSON, DU CAZAL, DUCLAUX, DUGUET, DUJARDIN-BEAUMETZ, DUPLAY (S.), DUREAU, DUTROULAU, DUWEZ, DUZEA, EGGER, ÉLOY, ÉLY, FABRE-DOMERGUE, FALRET (J.), FARABEUF, FÉLIZET, FÉRIS, FERRAND, FEULARD FLEURY (DE), FOLLIN, FONSSAGRIVES, FORGUE, FOURNIER (E.), FOURNIER (H.), FRANCK-FRANÇOIS, FRÉDÉRICQ, GALTIER-BOISSIÈRE, GARIEL, GAVARRET, GAVET, GAYRAUD, GERVAIS (P.), GILLES DE LA TOURETTE, GILLETTE, GIRAUD-TEULON, GOBLEY, GRANCHER, GRASSET, GREENHILL, GRISOLLE, GUBLER, GUÉNIOT, GUÉRARD, GUILLARD, GUILLAUME, GUILLEMIN, GUYON (F.), HAHN (L.), HAMELIN, HAYEM, HECHT, HECKEL, HENNEGUY, HÉNOCQUE, HERRMANN, HEYDENREICH, HOVELACQUE, HUMBERT, HUTINEL, ISAMBERT, JABOULAY, JACQUEMIER, JUHEL-RÉNOY, KARTH, KELSCH, KIRMISSON, KRISHABER, LABBÉ (LÉON), LABBÉE, LABORDE, LABOULBÈNE, LACASSAGNE, LADREIT DE LA CHARRIÈRE, LAGNEAU (G.), LAGRANGE, LANCEREAUX, LARCHER (O.), LAURE, LAVERAN, LAVERAN (A.), LAVET, LECLERC (L.), LECORCHÉ, LE DOUBLE, LEFÈVRE (ED.), LEFORT (LÉON), LEGOUEST, LEGOYT, LEGROS, LEGROUX, LEMOINE, LEREBOULLET, LEROUX, LE ROY DE MÉRICOURT, LETOURNEAU, LEVEN, LÉVY (MICHEL), LIÉGEOIS, LIÉTARD, LINAS, LIOUVILLE, LITTRÉ, LONGET, LONGUET, LUTZ, MAGITOT (E.), MAHÉ, MALAGUTTI, MARCHAND, MAREY, MARIE, MARTIN (A.-J.), MARTINS, MASSE, MATHIEU, MÉNARD, MERKLEN, MERRY-DELABOST, MICHEL (DE NANCY), MILLARD, MOLLIÈRE (DANIEL), MONOD (CH.), MONTANIER, MORACHE, MORAT, MOREL (D.-A.), MOSSÉ, MUSELIER, NICAISE, NICOLAS, NIMIER, NIELLY, NOEL, OBÉDÉNARE, OLLIER, ONIMUS, ORFILA (L.), OUSTALET, PAJOT, PARCHAPPE, PARROT, PASTEUR, PAULET, PÉCHOLIER, PERRIN (MAURICE), PETER (M.), PETIT (A.), PETIT (L.-H.), PEYROT, PICQUÉ, PIGNOT, PINARD, PINGAUD, PITRES, POLAILLON, PONCET (ANT.), POTAIN, POUCHET (G.), POZZI, QUÉNU, RAULIN, RAYMOND, RECLUS, RÉGIS, REGNARD, REGNAULD, RENAUD (I.), RENAUT, RENDU, RENOU, RETTERER, REY, REYNAL, RICHE, RICHER (P.), RICKLIN, RITTI, ROBIN (ALBERT), ROBIN (CH.), ROCHARD, ROCHAS (DE), ROCHEFORT, ROGER (H.), ROHMER, ROLLET, ROTUREAU, ROUGET, ROYER (CLÉMENCE), SAINTE-CLAIRE DEVILLE (H.), SANNÉ, SANSON, SAUVAGE, SCHÜTZENBERGER (CH.), SCHÜTZENBERGER (P.), SÉDILEAU, SÉDILLOT, SÉE (MARC), SERVIER, SEYNES (DE), SINÉTY (DE), SIRY, SOUBEIRAN (L.), SPILLMANN (E.), STÉPHANOS (CLON), STRAUSS (H.), TARTIVEL, TESTELIN, TESTUT, THIBIERGE, THOMAS (L.), TILLAUX (P.), TOURDES, TOURNEUX, TRÉLAT (U.), TRIPIER (LÉON), TROISIER, VALLIN, VARIGNY (DE), VELPEAU, VERNEUIL, VÉZIAN, VIALLETON, VIAUD-GRAND-MARAIS, VIDAL (ÉM.), VIDAU, VILCOQ, VILLEMIN, VINCENT, VOILLEMIER, VULPIAN, WARLOMONT, WERTHEIMER, WIDAL, WILLM, WORMS (J.), WURTZ, ZUBER.

QUATRIÈME SÉRIE

F — K

TOME QUINZIÈME

HYL — INH

PARIS

ASSELIN ET HOUZEAU   G. MASSON
LIBRAIRES DE LA FACULTÉ DE MÉDECINE   LIBRAIRE DE L'ACADÉMIE DE MÉDECINE
Place de l'École-de-Médecine   Boulevard Saint-Germain, en face de l'École de Médecine

MDCCCLXXXIX

DICTIONNAIRE

ENCYCLOPÉDIQUE

DES

SCIENCES MÉDICALES

HYLODE. Ce nom a été donné par Fitzinger à des Batraciens anoures chez lesquels l'extrémité des doigts est dilatée, la pupille horizontale, la langue ovalaire, le tympan généralement distinct. Chez les mâles il existe un sac vocal dont les orifices sont placés près de l'articulation des mâchoires. Les diapophyses des vertèbres sacrées ne sont pas cylindriques ; le coracoïde et le précoracoïde sont réunis par l'épicoracoïde ; l'omosternum est rudimentaire ; les vertèbres sont procéliennes ; le coccyx, qui s'articule par deux condyles, est dépourvu de diapophyses.

Les Hylodes font partie de la famille des Cystignathidées, qui diffère de celle des Hylidées par la non-dilatation des diapophyses des vertèbres sacrées. Les espèces, au nombre de 45, habitent les parties les plus chaudes du Nouveau Monde, l'Amérique centrale, les Antilles, les Guyanes, le Brésil, le Chili, le Pérou.

Parmi ces espèces, la plus intéressante est l'Hylode de la Martinique, qui, grâce à une curieuse particularité, peut se perpétuer dans des endroits où ne se trouvent pas d'eaux stagnantes et où l'on ne connaît aucune autre espèce de batracien. Cet animal pond ses œufs à terre, sous des pierres ou des détritus organiques, entre des feuilles. La larve subit dans l'œuf toutes ses métamorphoses et le petit naît à l'état parfait, ne se distinguant de ses parents que par sa faible taille. H.-E. SAUVAGE.

BIBLIOGRAPHIE. — FITZINGER. *Classif. der Reptilien.* — TSCHUDI. *Classif. der Batrach.* In *Mém. de la Soc. helv. des sc. nat.*, t. II, p. 77. — DUMÉRIL et BIBRON. *Erpétologie générale*, t. VIII, p. 619, 1841. — BAVAY. *Annales des sc. nat.*, 5ᵉ série, t. XVII. — PETARS. *Mon. Berliner Akad.*, 1876, p. 709. — BOULENGER (A.). *Catalogœ Batrachia salientia*, p. 189, 1882. E. S.

HYMEN. *Voy.* VAGIN, VIOL.

HYMENÆA. *Voy.* COURBARIL.

HYMÉNOPTÈRES (de ὑμήν membrane, et πτερόν, aile, pourvu d'ailes membraneuses). Ordre d'Insectes créé par Linné et caractérisé de la manière suivante : quatre ailes, toujours membraneuses, de consistance égale, nues, dépourvues d'écailles colorées, les ailes inférieures constamment plus petites ou moins longues que les supérieures; nervures des ailes, longitudinales, avec d'autres, tantôt transversales, tantôt plus ou moins obliques, formant des cellules de forme variable. Bouche pourvue de mandibules et de mâchoires, avec d'autres pièces parfois soudées entre elles. Métamorphoses complètes, la nymphe restant sans nourriture dans un repos complet.

Cet ordre très-nombreux en espèces renferme les Insectes dont les mœurs sont intéressantes au plus haut degré : les Abeilles, les Fourmis, les Guêpes, les Ichneumons, les Cynipides gallicoles, etc. Leur instinct vraiment merveilleux, la diversité de leurs formes, ont de tout temps attiré l'attention des observateurs. L'étude des Hyménoptères est fort attrayante; ils méritent d'occuper le premier rang parmi les Insectes, à cause de l'intelligence qu'ils manifestent pour la construction de leurs demeures et pour les soins qu'ils donnent à leur progéniture.

A l'état parfait, de perfectose ou de développement complet, tout Insecte hyménoptère présente à considérer : 1° la tête; 2° le thorax; 3° l'abdomen.

1° La tête, ordinairement grande, est néanmoins plus étroite que le thorax. Les yeux sont bien développés, à facettes multipliées, surtout chez les mâles, qui peuvent ainsi apercevoir de loin leurs femelles; les stemmates ou yeux lisses, au nombre de trois et posés sur le vertex, ont des cornéules convexes, permettant d'apprécier de très-près et parfois dans l'obscurité, soit les matériaux de construction, soit les récoltes alimentaires. Les antennes droites, allongées, parfois coudées, rarement pectinées, sont le siége de l'odorat, qui est subtil et fort développé. Les pièces buccales sont formées par un labre ou lèvre supérieure, inséré à la partie inférieure du chaperon, entre les mandibules. Des mandibules chitineuses, fortes, analogues à celles des Insectes broyeurs, se mouvant latéralement, se croisent au repos; elles sont plus ou moins arquées, épaisses, tranchantes et dentées, surtout chez les femelles. Après les mandibules, on observe une sorte de trompe, appelée aussi *promuscis*, formant un fourreau tubuleux. Cette trompe, mobile et repliable sous la tête, est constituée par les mâchoires modifiées et engaînant la lèvre inférieure, de telle sorte que leur ensemble fait parvenir facilement au pharynx les sucs ramassés par la languette, qui est l'extrémité allongée de la lèvre inférieure. De chaque côté de la trompe, deux petites pièces prennent insertion sur le menton, et, analogues aux gonds maxillaires, portent des palpes de plusieurs articles assez grêles; enfin, et toujours soudées aux précédentes, deux pièces représentant les lobes des mâchoires. La réunion de toutes ces pièces constitue une gaîne tubulaire. La lèvre inférieure est l'organe buccal le plus important chez la plupart des Hyménoptères; une pièce basilaire cornée, courte, représente le menton des Insectes broyeurs; au devant d'elle l'hypoglotte, sous forme de pièce rectangulaire, porte au sommet des palpes labiaux aplatis, très-allongés; la languette fait suite à l'hypoglotte; cette languette, rarement élargie, plutôt grêle, flexible, est munie à sa base de deux pièces écailleuses et contiguës qui sont les paraglosses. En résumé, la languette tantôt longue, chez les Mellifères (*voy.* Mellifères), tantôt élargie, chez les Fourmis et les Guêpes (*voy.* Fourmis, Guêpes), recueille les liquides sucrés, ou peut servir comme une truelle pour étendre la matière d'abord molle servant à construire les alvéoles d'une ruche, d'un guêpier, etc. Du reste, l'étude anatomique comparée des pièces buccales chez les Hyménoptères et les Insectes broyeurs a été faite récemment avec soin par Joannès Chatin, dans ses *Recherches morphologiques sur les pièces mandibulaires, maxillaires et labiales, des Hyménoptères* (in-4°, avec deux planches gravées sur cuivre. Paris, Gauthier-Villars, 1887).

2° Le thorax des Hyménoptères comprend trois pièces principales, mais semble formé de quatre. Le prothorax est placé en avant, fort étroit, disposé en collier, s'amincissant en un cou supportant la tête. Le mésothorax représente le corselet, puis vient le métathorax.

Dans les Hyménoptères qui ont l'abdomen plus ou moins pédiculé, le premier segment abdominal, avant son rétrécissement, emboîte la base du métathorax, mais c'est réellement une portion abdominale ayant de chaque côté un stigmate respiratoire et qu'on ne doit pas regarder comme une partie basilaire, postérieure, du thorax. L'écusson est placé entre le méso et le métathorax. Cet écusson est souvent accompagné d'une pièce, également élevée, linéaire et transversale, qui est le post-écusson.

Les ailes, constamment au nombre de quatre, ont la paire supérieure toujours plus grande et plus fortement nervulée que la paire inférieure. L. Jurine a tiré pour la première fois des caractères fort importants, pour la classification, de ces nervures des ailes supérieures (L. Jurine, *Nouvelle méthode de classer les Hyménoptères et les Diptères*. Genève et Paris, in-4°, avec 14 planches, 1807); on a perfectionné les travaux de Jurine. Aujourd'hui on admet dans l'aile complète d'une Tenthrède, prise pour exemple, cinq nervures principales partant de la base; les costale et sous-costale aboutissent au point épais de Jurine ou stigma; ensuite naît la médiane, puis la sous-médiane ou discoïdale, enfin la nervure anale. Outre ces nervures basilaires, on trouve la radiale naissant de la sous-costale ou du stigma, et la cubitale naissant de la sous-costale au-dessous de la précédente. D'autres nervures variables divisent l'aile en cellules importantes pour la distinction des familles et des genres. L'aile inférieure, plus petite, répète la supérieure, mais avec des réductions. Dans les Cynipides et Proctotupiens, l'aile devient extrèmement simple dans sa nervulation, n'offrant que la costale et sous-costale, ou bien la sous-costale et un rudiment de radiale.

A la base et en dehors des ailes supérieures, il existe deux petites pièces, en forme d'écailles, recouvrant la base de l'aile : ce sont les Paraptères.

Les pattes articulées avec les pièces du thorax, et toujours bien développées, présentent une longueur fort grande parfois, surtout les postérieures chez les Fouisseurs, ravisseurs de proie vivante. Tantôt les tarses antérieurs sont modifiés (*Crabro*), tantôt les jambes ainsi que les tarses postérieurs chez les Mellifères nidifiants (*voy.* ABEILLES, BOURDONS, MELLIFÈRES).

3° L'abdomen est composé d'un nombre de segments variable non-seulement suivant les genres, mais encore suivant les sexes. Parfois l'abdomen est sessile, adhérant dans presque toute sa largeur; d'autres fois, et le plus souvent, il est pédiculé. Exceptionnellement, le pédicule est très-long et très-grêle, comme chez les Sphégiens, Évaniens. A l'extrémité de l'abdomen des mâles se trouve une armure génitale, formée de crochets assurant la copulation, et de valves protégeant le pénis; jamais il n'y a d'aiguillon. Les femelles présentent au contraire tantôt l'oviducte et tantôt l'aiguillon, qui est un oviducte modifié (De Lacaze-Duthiers, *Recherches sur l'armure génitale des Insectes*, etc. In

Annales des sciences naturelles, 3ᵉ série, Zoologie, t. XIX, avec planches, 1853). L'oviducte se prolonge, dans les Hyménoptères porte-scie ou térébrants, en un oviscapte ou tarière, pouvant sortir longuement au dehors, tandis qu'il est rentré ou même roulé en spirale au repos et alors caché dans le corps. L'oviducte perce les corps dans lesquels l'œuf de l'Hyménoptère doit être déposé, feuilles et tiges de végétaux, ou bien téguments d'articulés vivant à l'état de larves ; l'œuf suit l'oviscapte de la base à l'extrémité. L'aiguillon est caché au repos, aboutissant à des glandes vénénifiques, servant tantôt à engourdir les Insectes qui doivent approvisionner les nids et offrir aux larves une nourriture fraîche, tantôt constituant une arme défensive et redoutable contre un ennemi. Dans le premier cas, l'aiguillon est lisse ; dans le second, il est ordinairement dentelé en forme de fer de flèche sur les bords (A. Laboulbène, *Sur la physiologie de l'aiguillon des Insectes Hyménoptères*. In *Comptes rendus de la Société de biologie*, 1ʳᵉ série, t. IV, p. 17, 1852).

Les organes internes des Hyménoptères, formant les divers appareils de la digestion, de la respiration, de la circulation, de la génération, etc., sont remarquables. Le tube digestif faisant suite à la cavité buccale déjà indiquée n'a pas autant de développement que chez les Insectes à bouche complète, broyeuse. Une ou plusieurs paires de glandes salivaires existent de chaque côté d'un œsophage capillaire, disposées en grappes formées d'utricules sphéroïdales, ovales, oblongues, de plusieurs formes chez le même Insecte, donnant probablement des salives différentes pour des usages distincts, soit de digestion, soit de construction des nids. Le jabot, ou premier estomac de Réaumur, toujours placé après le pédicule abdominal, est ovalaire ou formant une poche bilobée ou une sorte de panse latérale; la structure est musculo-membraneuse. Le jabot permet l'accumulation des aliments et aussi une régurgitation du miel. L'appareil valvulaire ou gésier de Léon Dufour fait suite au jabot, étant logé dans le fond de celui-ci, et de forme ovalaire ou conoïde. L'ouverture antérieure est cruciale, constituant une valvule à quatre panneaux; en arrière, il s'allonge en un col invaginé dans le ventricule chylifique; Swammerdam l'appelait pylore, Ramdohr et Treviranus le nomment cardia.

Le ventricule chylifique ou intestin moyen, second estomac de Réaumur, a un aspect annelé, il fait parfois une circonvolution sur lui-même. Le gros intestin placé postérieurement, séparé de l'autre par une valvule, est très-dilatable, rempli de résidus alimentaires et terminé par l'anus. La surface intérieure de l'intestin grêle est lisse, celle du gros intestin de la plupart des Hyménoptères est, au contraire, pourvue de boutons charnus, variables suivant les genres et les espèces; l'Abeille a trois paires de ces boutons, oblongs et régulièrement placés à la base de l'organe, la Fourmi les a ronds ou orbiculaires.

Les canaux, tubes ou vaisseaux de Malpighi, des Hyménoptères adultes, ressemblent à ceux des Orthoptères, ils sont très-multipliés, constamment fixés par un bout, libres par l'autre. Ils s'insèrent circulairement à l'extrémité du ventricule chylifique; leur aspect est celui de tubes très-fins, non variqueux, incolores ou teintés de jaune ou de blanc. Les glandes anales ont été peu étudiées chez ces Insectes; on connaît cependant l'odeur de rose et l'odeur musquée de certains mâles (*Bembex, Ichneumon*); les organes producteurs de ces émanations mériteraient de nouvelles recherches.

L'appareil respiratoire occupe la plus grande partie du corps sous la forme de tubes creux ou de trachées, munies d'un fil spiral intimement uni à la membrane interne. Les grosses trachées ont leur tronc correspondant à des stigmates thoraciques et abdominaux, ayant un rebord corné ou péritrème. Les trachées sont accompagnées de dilatations ou d'ampoules, de ballons vésiculeux, où le fil spiral devient peu apparent ou disparaît; ces trachées renflées en vésicules sont nombreuses chez les Hyménoptères à vol puissant. Considérables chez les Abeilles, les Bourdons, etc., elles aident à la reproduction chez les espèces qui s'accouplent au vol, le gonflement de ces vésicules aidant à l'extension du pénis; quant aux stigmates, il faut prendre garde de confondre le premier stigmate abdominal avec le dernier stigmate du thorax ou métathoracique. Les stigmates des Hyménoptères ont généralement deux leviers obturateurs. L'organe sonore est souvent un voile membraneux entre les bords stigmatiques (Bourdons).

Le cœur des Hyménoptères offre la disposition d'un tube médian et dorsal, ayant en avant une aorte non contractile. Le cœur est composé d'une série de cavités ou chambres à contractions rhythmiques; chacune d'elles a de chaque côté et en bas deux ouvertures pour le retour du sang (*voy.* INSECTES). Le liquide sanguin est incolore chez ces Insectes, tenant en suspension des corpuscules ou globules amiboïdes.

Les appareils de la génération consistent, chez les mâles, en testicules formés d'un nombre variable de capsules spermatiques, peu nombreuses, ordinairement trois. Les testicules sont parfois distants et séparés, ou placés bout à bout (*Psithyrus*) et même souvent confondus sous une même enveloppe, commune pour les deux. Le conduit déférent est enroulé en épididyme. Les vésicules séminales, réservoirs d'accumulation spermatique avec perfectionnement de la liqueur séminale, sont réduits chez les Hyménoptères au type simple, une seule de chaque côté. Le canal éjaculateur est suivi du pénis charnu, membraneux, protégé par une armure rétractile, composée d'un ensemble de pièces solides et mobiles, se fixant exactement aux organes générateurs femelles, et restant parfois rompue dans le vagin. L'armure génitale mâle avec ses pièces en forme de crochets ou de forceps est souvent compliquée (thyrses, Audouin; baguettes et volselle, Léon Dufour; hypotome).

Chez les femelles des Hyménoptères les ovaires forment deux faisceaux de gaînes, contenant les œufs à divers degrés de développement. Les gaînes ovigères se rendent par leur extrémité supérieure à un ligament suspenseur commun inséré dans le thorax, tandis que les calices sous forme de deux troncs ovariens se réunissent en un tronc unique. Quelquefois les ovaires sont soudés dans toute l'étendue des gaînes (*Andrena*), parfois par l'extrémité seulement (*Anthidium*); le plus souvent ils sont libres et séparés. Dans le plus grand nombre des cas, il y a trois gaînes ovigères par ovaire, comme il y a trois tubes à spermatozoïdes par testicule, mais avec des exceptions. Il y a le même nombre, ou à peu près, de gaînes et de capsules spermifiques, plus de 200 dans l'Abeille, 8 chez les *Psithyrus*, 4 dans les *Bombus*. C'est en arrière du faisceau des gaînes ovigères que les œufs à terme passent des calices dans l'oviducte terminé par un vagin court. Sur l'oviducte est le *receptaculum seminis* ou spermathèque, permettant après un simple accouplement la fécondation successive des œufs. Des glandes, d'usage encore mal déterminé, sont annexées à l'oviducte.

Le système nerveux est très-développé chez les Hyménoptères, doués d'un instinct si remarquable. L'Abeille a un cerveau formé de deux gros ganglions cérébroïdes ovalaires, contigus sur la ligne médiane. Ces ganglions se pro-

longent latéralement sur le côté externe en deux larges nerfs optiques, et
ils émettent deux nerfs antennaires et trois nerfs plus grêles pour les stemmates. Puis vient le ganglion sous-œsophagien auquel succèdent, dans la chaîne
ventrale, deux ganglions thoraciques. Le premier, sphérique, est prothoracique,
fournissant les nerfs des pattes antérieures; un très-fort ganglion allongé résultant de la soudure des ganglions du méso et du métathorax lui fait suite, envoyant
des nerfs aux pattes intermédiaires et postérieures. Il y a cinq ganglions à
l'abdomen, les quatre premiers petits et ovoïdes, le dernier beaucoup plus gros
et plus allongé, fournissant les nerfs des organes génitaux.

Le tissu adipeux splanchnique est répandu partout dans la cavité générale du
corps. Il est formé d'une masse peu consistante de cellules modifiées du tissu
conjonctif; en général peu abondant, il est le plus souvent blanchâtre ou jaunâtre. Sa composition et ses usages sont variés (*voy.* INSECTES).

Les sécrétions remarquables des Hyménoptères à l'état parfait sont le miel et
la cire, sans compter le venin propre aux Porte-Aiguillon (*voy.* PORTE-AIGUILLON)
et la substance déposée par quelques Térébrants. Le miel n'est pas simplement
le nectar des fleurs, ni le pollen, c'est l'élaboration, dans le tube digestif des
Mellifères, de leurs aliments. Une Abeille nourrie de sucre ou de cassonade dégage
du miel identique à celui qui provient de l'ingestion du nectar. Ce miel est
blanc, peu parfumé, tandis que le miel provenant d'une nourriture spéciale,
sur des fleurs printanières, d'été ou d'automne, a des qualités et un arome
particuliers. Certains miels sont même vénéneux. Olivier de Serres avait reconnu
l'influence des plantes sur la qualité du miel, et Xénophon observa dans la
célèbre retraite des 10 000 soldats grecs que le miel de la Colchide rendit
malades ses soldats. Or en Mingrélie (ancienne Colchide) les Abeilles butinent
sur des plantes à nectar vénéneux, *Azalea pontica*, etc. La thérapeutique pourrait utiliser la propriété des Abeilles de fabriquer un miel approprié. Leblond
avait essayé de nourrir des ruches avec des sirops de sucre rendus purgatifs, et
les rayons remplis par les Abeilles étaient livrés en pharmacie, comme aisés à
prendre pour purger les enfants. On a vanté récemment les miels d'Eucalyptus.

La propolis n'est pas sécrétée par les Abeilles, c'est une substance tenace,
visqueuse, jaunâtre ou brune, servant de mastic pour boucher les fentes de la
ruche ou enduire les cadavres de petits animaux (tels que limaces, etc.), morts
dans l'habitation et trop gros pour être rejetés au dehors. Dans nos climats, elle
est récoltée sur les Peupliers, les Bouleaux, les Saules, etc.

La cire est certainement une matière sécrétée par l'Abeille et autres Insectes
Mellifères analogues; elle a son origine dans le miel absorbé, puis transformé
en matières grasses. Les anciens auteurs avaient pensé que la cire était pareille
aux productions cireuses de certains végétaux, et que les Abeilles récoltaient la
cire toute faite et se bornaient à la pétrir avec leur salive. Mais, après la découverte des plaques cireuses sous-abdominales, Huber s'assura que la cire ne
préexistait pas dans les aliments; enfin J. Dumas et H. Milne-Edwards démontrèrent par l'expérimentation que la cire est sécrétée par l'Abeille. Il faut 10 à
12 parties de miel pour fournir 1 partie de cire. Certains agriculteurs ont porté
le chiffre à 5 seulement; d'autres, au contraire, l'ont élevé jusqu'à 50 parties
(*voy.* CIRES).

On trouve chez les Hyménoptères, comme chez les Névroptères (*voy.* NÉVRO-
PTÈRES), l'existence non pas d'un troisième sexe, mais d'individus neutres au
point de vue sexuel, servant activement soit d'architectes, soit de nourrices ou

de soldats, par exemple, chez les Abeilles, les Guêpes, les Fourmis. Ces individus sont des femelles à organes génitaux avortés sous l'influence d'une nourriture spéciale des larves, n'ayant que des gaînes ovigères rudimentaires, un vagin trop étroit pour la fécondation. L'industrie des Hyménoptères neutres est fort intéressante à étudier (*voy.* Abeille, Guêpe, Poliste, Fourmis).

Les mâles diffèrent des femelles par la taille tantôt plus forte (*Anthidium*), tantôt bien moindre (Bourdons, Anthophores), la différence de coloration, l'élargissement des tarses antérieurs (*Crabro*). Les Cynipiens offrent l'exemple d'une génération alternante de plusieurs d'entre eux (*voy.* Cynips).

Les Hyménoptères produisent généralement du bruit en volant; ils sont des Insectes sonores et bourdonnants à la manière des Diptères. L'opinion aristotélique d'un son produit par le pédoncule abdominal, comparé au roseau avec lequel les enfants jouent en soufflant, n'est pas admissible. On s'accorde à reconnaître dans les bourdonnements de ces Insectes : 1° un son produit par la vibration des ailes; 2° un son plus aigu, dû à la vibration des anneaux de l'abdomen; 3° un son encore plus aigu et plus intense, dû à un appareil placé aux orifices stigmatiques. Les Bourdons, les Xylocopes captifs, bourdonnent fortement ayant leurs ailes couchées et immobiles; le bruit cesse quand les stigmates sont bouchés. Une vésicule trachéenne renforce le son derrière le stigmate, un prolongement lamelleux de la membrane interne forme deux lèvres plissées ou frangées et donne un ton variable suivant leur tension. Les Bourdons ont quatorze appareils vocaux, ayant sept paires de stigmates.

Pendant leur vol, beaucoup d'Hyménoptères produisent un son en rapport avec le nombre de vibrations produites; les sexes peuvent donner des tons alaires différents, à raison de la différence de taille, par exemple, les Bourdons mâles et femelles. Les tons stigmatiques ne sont pas non plus les mêmes, ils sont extrèmement aigus chez le mâle des *Anthidium*.

Les Insectes hyménoptères paraissent avoir une audition parfaite, permettant de reconnaître au bruit les diverses espèces et aussi de distinguer les sexes par la hauteur du son. Les antennes doivent renfermer le sens de l'ouïe. Le siége de l'odorat réside sinon exclusivement, au moins d'une manière principale, dans les antennes; les Ichneumoniens, les Ptéromaliens, reconnaissent par l'application de leurs antennes vibrantes les larves cachées dans le bois et dans lesquelles ils doivent déposer leurs œufs. Les Hyménoptères fouisseurs retrouvent leurs nids en palpant l'endroit précis avec leurs antennes.

Les Insectes hyménoptères sont nombreux et ils habitent tous les pays, mais plus particulièrement les régions chaudes et tempérées où abondent les fleurs et les fruits. Les régions polaires extrêmes n'offrant que quelques Diptères, Névroptères, etc., en sont dépourvues. Ces Insectes sont exclusivement terrestres, aériens; on constate à peine de rares genres vivant dans les profondeurs du sol (Guêpes, Fourmis, Gallicoles), et encore les adultes sont épigés ou volent dans les airs pour s'accoupler.

Les Hyménoptères offrent des cas de monstruosités par hermaphrodisme ou par polymélie, avec articles surajoutés aux pattes ou aux antennes. J'ai représenté une Abeille Cyclope, observée par H. Lucas (*Annales de la Société entomologique de France*, 4e série, t. VIII, p. 740, pl. 12, fig. 1 et 3. 1868). Les Hyménoptères, qui offrent ce qu'on a appelé la maladie de fleurs en tête, ne sont pas réellement malades, mais portent des pollens glutineux d'Orchidées sur le front. Il en est de même pour les Lépidoptères. Les maladies des Abeilles sont assez nombreuses. Enfin, il n'est pas rare de rencontrer des Triungulins, larves de Méloïdes, sur des Mellifères (*voy.* MÉLOÉ), et des Hypopes qui sont véhiculés par un grand nombre d'Hyménoptères divers (*voy.* TYROGLYPHES).

Œuf. Les œufs des Hyménoptères sont en général ovalaires ou oblongs, parfois effilés aux deux bouts, recourbés, etc. Ils sont entourés d'un chorion externe, d'une fine membrane vitelline interne. Léon Dufour pensait que ceux des Cynipides, des *Xiphydria*, qui paraissent globuleux au premier coup d'œil (*voy.* CYNIPS), offrent un col plus long que large, favorable à leur insertion entre les fibres végétales. Le col pourrait même faire l'office d'un aiguillon irritatif, déterminant la formation des galles. Quelquefois les œufs des Tenthrédiniens, entourés de liquide, s'accroissent ainsi que ceux des Cynipiens, après la ponte, au point de doubler de grosseur, en même temps que s'agrandit l'entaille faite pour les recevoir.

Larve. Les larves des Mellifères sociaux, analogues aux Abeilles, aux Bourdons, sont toujours apodes, allongées, blanchâtres ou grisâtres, à faibles mandibules, ayant la lèvre inférieure pourvue d'une filière. Ces larves molles vivent de miel et de pollen récoltés par les ouvrières. Il en est de même pour les Mellifères isolés, mais la mère ou femelle s'occupe seule de la fabrication du nid et du soin d'élever la larve. Des parasites, souvent à livrée mimétique : *Psithyrus* pour les *Bombus* (*voy.* BOURDONS), ou bien *Melecta* pour les Anthophores, et beaucoup d'autres, partagent la pâtée réservée aux larves légitimes. Les larves des Vespiens, des Fourmis, ressemblent à celles des Abeilles. Chez les Fouisseurs, même aspect de la larve en forme de virgule recourbée ou de cornue à col replié, et pourvue par la mère d'une proie choisie parmi d'autres insectes le plus souvent à l'état parfait. L'instinct de la femelle nidifiante est merveilleux : c'est tantôt le Cerceris apportant des Coléoptères ; le Philante enlevant des Araignées, l'un d'eux les Abeilles domestiques ; le Crabro prenant des Diptères, parfois des Pucerons ; le Sphex des Coléoptères, des Orthoptères, etc., etc.

Les larves des Chrysis, des Ichneumons entomophages (*voy.* ICHNEUMONS), sont tantôt externes, tantôt internes ; celles des Gallicoles, bien remarquables, offrent l'exemple de la fabrication de la graisse aux dépens de l'amidon de la galle (de Lacaze-Duthiers, *Comptes rendus de l'Académie des sciences*, t. XXXVI, p. 620, 1853. — E. Prillieux, *Comptes rendus de l'Académie des sciences*, t. LXXXII, p. 1500, 1876). Les Tenthrédiniens térébrants qui, à l'état parfait, font le passage des Hyménoptères aux Lépidoptères par leur abdomen sessile, offrent des larves remarquables, fortement céphalées, à bouche broyeuse, à pattes fort nombreuses et méritant le nom de fausses-chenilles. Une grande partie de ces larves vit sur les plantes, quelques-unes sont entourées d'une sorte de glu (Ver limace de Réaumur, larve de *Selandria* dans les premiers stades), un très-petit nombre est gallicole (*Nematus*), d'autres perforent le bois (*Sirex*, *Urocerus*).

Les nymphes sont presque toujours enveloppées d'un cocon filé par elles, rarement nues comme celles de certains Prototrupiens. La nymphose n'a lieu parfois que tardivement, la larve restant longtemps dans le cocon, avant de se transformer.

Hyménoptères utiles. Tout le monde connaît le miel et la cire des Abeilles domestiquées dès une haute antiquité. D'autres mellifères, comme les Mélipones, ont un miel plus fluide que celui de nos Abeilles ; le miel des Guêpes est comestible, parfois dangereux (*voy.* LECHEGUANA).

Les larves et nymphes de Fourmis, nommées improprement œufs de Fourmis, servent à la nourriture des oiseaux, tels que Perdrix et Faisans élevés en captivité. Parmi les Galles produites par les Cynipides, celles du Levant ou d'Alep servent dans l'industrie (Beauvisage, *Les Galles utiles*. Thèse d'agrégation. Paris, 1883. — B. Nabias, *Les Galles et leurs habitants*. Thèse d'agrégation. Paris, 1886).

Mais les services que nous rendent beaucoup d'Insectes hyménoptères et qui en font nos utiles auxiliaires sont indirects. Toutes les espèces créophages et entomophages nous débarrassent d'une foule d'autres insectes, véritables fléaux pour l'agriculture. L'utilité de ces parasites est véritablement considérable et ne saurait être trop mise en relief.

Si les Hyménoptères fouisseurs sont utiles, en apportant pour nourrir leur progéniture des chenilles ou des larves dévastatrices de nos récoltes, les Ichneumoniens nous servent bien plus efficacement en plaçant leurs œufs dans le corps ou à côté de l'insecte larvaire qui sera dévoré. Un rôle considérable est dévolu à ces insectes ; ils augmentent de nombre et anéantissent les phytophages, puis ceux-ci reprennent le dessus et les dévastations agricoles recommencent. De là un balancement harmonique continuel. Les Ichneumoniens et autres insectes entomophages sont la cause prédominante de la disparition, souvent pour longtemps, des insectes, nuisibles, ainsi qu'on l'a constaté pour les dévastateurs des fruits et pour la Pyrale de la vigne. Il faut reconnaître que les intempéries et que les oiseaux insectivores ont une action secondaire en présence du rôle capital des insectes entomophages parasites internes (*voy.* PARASITES).

Les chenilles nuisibles (*voy.* CHENILLES) sont surtout attaquées par les Ichneumoniens, les Braconiens, Ptéromaliens, etc., qui sont aussi parfois des parasites de parasites ; beaucoup de larves des autres ordres deviennent aussi leurs victimes, celles des Diptères et aussi des Hyménoptères porte-aiguillon ou d'autres térébrants. De petites espèces de *Cryptus*, d'*Hemiteles*, viennent dans nos maisons, se posant sur les fenêtres et les rideaux, après avoir pondu dans le corps des larves d'*Anobium*, de *Ptinus*, de Dermestes et de Teignes (*voy.* TEIGNES, *Zoologie*), qui ravagent nos bois de construction et nos meubles, nos fourrures et nos vêtements. Des larves d'autres Coléoptères, de Charansonites, de Coccinelles, deviennent également leur proie. Des Névroptères sont atteints par les Ichneumoniens, un *Cryptus* atteint le Fourmilion larvaire (*voy.* FOURMILION), les Æschnes, les Chrysopes, ne sont pas à l'abri. Les Araignées à l'état d'œuf et à l'état sexué nourrissent des Ichneumoniens (A. Laboulbène, *Histoire d'un Ichneumon parasite des Araignées* [Pimpla Fairmairei], in *Annales de la Société entomologique de France*, 3ᵉ série, t. VI, p. 797, pl. 17, nᵒ 2, 1858). Enfin, lorsqu'on observe que des genres ou des espèces d'Ichneumoniens et de Braconiens poursuivent constamment les mêmes victimes, limitant la multiplication d'espèces ou de genres particuliers, on constate aussi que le plus grand nombre attaque des victimes diverses et semble uniquement préoccupé d'assurer une provision de chair vivante ou fraîche à leur descendance larvaire.

Hyménoptères nuisibles. Les Fourmis gâtent nos provisions alimentaires et dans les pays chauds plusieurs espèces sont dévastatrices (*voy.* FOURMIS). Les Guêpes, les Frelons, sont dangereux par leurs piqûres, de plus elles dévorent les fruits (*voy.* GUÊPES). A l'état de larve, beaucoup de fausses chenilles nuisent aux plantes potagères (*Athalia*), aux raisins, aux groseilliers et autres arbustes d'ornements ou à fruits comestibles (*Hylotoma*, etc.), d'autres s'introduisent dans les chaumes de graminées alimentaires (*Cephus*), les branches d'arbres à fruit, d'autres enfin dans les bois de construction, les planchers, les meubles (*Sirex*, *Urocerus*, etc.). Les fausses chenilles des *Lophyrus* sont parfois extrèmement nuisibles aux forêts d'arbres verts.

Classification. Les Hyménoptères furent distingués par Linné parmi les Tétraptères à ailes nues, dès 1740, et l'ordre existe encore aujourd'hui avec des modifications; de Géer l'avait adopté; Fabricius donna aux Hyménoptères le nom de *Piezata* et les caractérisait par des mâchoires comprimées, souvent allongées (1798). P Latreille plaçait les Hyménoptères parmi les Gymnoptères à organes buccaux broyeurs (par opposition aux Lépidoptères à organes buccaux suceurs), avec des ailes à nervures rameuses (1817). Les auteurs qui suivirent adoptèrent tous l'ordre des Hyménoptères de Latreille, en le faisant tantôt commencer par les Térébrants, tantôt par les Porte-aiguillon.

A. Lepeletier de Saint-Fargeau, dans son *Histoire naturelle des Hyménoptères* (suites à Buffon, Paris, Roret, t. I à III, 1836-1845, t. IV, par Aug. Brullé, 1846), adopta la classification de Latreille. En voici un aperçu :

Térébrants. I. *Porte-scie :* 1° Tenthrédines; 2° Urocères. — II. *Pupivores :* 1° Évaniales; 2° Ichneumonides; 3° Gallicoles; 4° Chalcidites; 5° Oxyures; 6° Chrysides.

Porte-aiguillon. I. *Hétérogynes :* 1° Sociales; 2° Solitaires. — II. *Fouisseurs :* 1° Scolictes: 2° Sapygites; 3° Sphégides; 4° Bembécides; 5° Larrates; 6° Nyssoniens; 7° Crabonites. — III. *Diploptères :* 1° Masarides; 2° Guépiaires. — IV. *Mellifères :* 1° Andrénètes; 2° Apiaires.

Toutefois Lepeletier de Saint-Fargeau, invoquant l'importance des mœurs et sacrifiant la valeur des caractères tirés des organes, établit la division des *Oviscapters* pour les Hyménoptères à oviducte prolongé en un tube, saillant au dehors, déposant un œuf dans un corps servant de nourriture à la larve, et des *Ovitithers*, pondant simplement l'œuf près de la nourriture. Les Ovitithers sont ensuite divisés suivant la nourriture des larves. Cette manière de voir, qui est loin d'être exacte et qui comporte de nombreuses exceptions, a été peu suivie, elle est actuellement abandonnée.

Une classification méthodique des Hyménoptères reste à faire, quoiqu'elle soit établie dans ses parties principales. On peut répartir actuellement ces insectes de la manière suivante :

Aculeata. Apidæ, Bombidæ, Anthophoridæ, Nomadidæ, Andrenidæ, Halictidæ. — Vespidæ, Masaridæ, Odyneridæ. — Crabronidæ, Cerceridæ, Oxybelidæ, Pemphredonidæ, Nyssoninæ, Bembecidæ. — Sphegidæ, Pompilidæ. — Scolidæ, Sapygidæ. — Mutillidæ, Methocidæ, Formicidæ.

Terebrantia. Chrysididæ. — Ichneumonidæ, Braconidæ, Evanidæ, Chalcididæ, Proctotrupidæ. — Cynipidæ, Figitidæ. — Tenthredinidæ, Siricidæ (*voy.* Porte-aiguillon, Térébrants, Orthoptères, Névroptères, Parasites, Insectes). A. Laboulbène.

HYMÉNULE (*Hymenula* Fr.). Genre de Champignons-Hyphomycètes, dont les représentants, tous de très-petite taille, se développent sur les tiges, les rameaux ou les feuilles de divers végétaux. Ils forment des pulvinules arrondis, de couleur claire, composés de filaments simples qui portent à leur sommet des conidies ovoïdes. L'*H. arundinis* Fr. se rencontre communément en Europe sur les feuilles des Roseaux. Ed. Lef.

HYOCHOLALIQUE (Acide), **HYOCHOLIQUE** (Acide). *Voy.* Bile.

HYOGLYCOCHOLIQUE (Acide). $C^{27}H^{43}AzO^5$. Acide contenu dans la bile du porc et présentant de grandes ressemblances avec l'acide glycocholique. Par l'ébullition avec les alcalis, il se décompose en taurine, en acide hyocholalique et en glycocolle. L. Hn.

HYOGLOSSE. *Voy.* Langue.

HYOÏDE (OS). § I. **Anatomie.** I. Anatomie humaine. L'hyoïde est un os situé à la partie antérieure et supérieure du cou, entre la base de la langue qu'il supporte, et le larynx qu'il soutient. Sa forme est parabolique ou en fer à cheval; on l'a comparée aussi à la lettre grecque υ, d'où le nom d'hyoïde. Sa face antérieure est située très-superficiellement, et il est facile de la sentir à travers la peau sur la ligne médiane du cou, à la limite de la portion horizontale et de la portion verticale de cette région. Sa face postérieure concave embrasse l'épiglotte et le pharynx; son bord supérieur, horizontal dans sa portion médiane, s'élève un peu obliquement d'avant en arrière sur les côtés. L'os hyoïde se compose de cinq parties, une médiane impaire, le corps, et deux latérales paires, les petites cornes et les grandes cornes.

Corps. Le corps a la forme d'un segment d'anneau aplati d'avant en arrière et dirigé transversalement. Sa face antérieure est divisée, par une crête transverse qui parcourt sa plus grande longueur, en deux parties inégales, une supérieure plus étroite, horizontale, et une inférieure plus large, verticale. La partie supérieure présente une saillie médiane quelquefois très-marquée, et de chaque côté {de cette dernière une dépression ovalaire à fonds rugueux, dans laquelle s'insèrent les muscles digastrique, stylo-hyoïdien, mylo-hyoïdien, génio-hyoïdien et hyoglosse. La partie inférieure, convexe transversalement, est légèrement rugueuse, c'est elle que l'on sent à travers la peau ; sa hauteur forme environ les deux tiers de la face antérieure du corps de l'os. Elle donne insertion aux muscles sterno-cléido-hyoïdien et scapulo-hyoïdien. La face postérieure répond à l'épiglotte, elle est fortement concave transversalement, ainsi que de bas en haut. Le bord supérieur horizontal répond à la muqueuse qui va de l'épiglotte à la base de la langue, il donne attache au muscle lingual supérieur. Le bord inférieur donne attache aux muscles thyro-hyoïdiens.

Grandes cornes. Cornes thyroïdiennes ou *cornes postérieures.* Elles correspondent aux deux branches de l'υ auquel on a comparé l'hyoïde. Dirigées obliquement d'avant en arrière et de bas en haut, elles sont constituées par un os aplati de bas en haut, qui se réunit au corps de l'hyoïde par une partie élargie et présente un bord supérieur tranchant, un bord inférieur mousse et une partie postérieure légèrement renflée. Leur face supérieure, qui regarde obliquement en haut et en dehors, donne attache au muscle hyoglosse en avant et au constricteur moyen du pharynx en arrière. Leur face inférieure, dirigée obliquement en bas et en dedans, sert à l'insertion de la membrane thyro-hyoïdienne; leur partie postérieure porte le ligament thyro-hyoïdien latéral. Les grandes cornes sont réunies au corps par un cartilage, mais vers l'âge de trente à quarante ans elles se soudent complétement à lui. Leur extrémité postérieure est toujours séparée de la colonne vertébrale par un certain espace.

Petites cornes. Cornes stylo-hyoïdiennes ou *cornes antérieures.* Elles sont constituées par deux os courts, de forme ovoïde, à peu près semblables à un grain d'orge, auquel on les a comparés. Elles sont disposées sur le bord supérieur de l'os, à peu près au niveau de la réunion des grandes cornes et du corps. Elles se dirigent de bas en haut, de dedans en dehors et d'avant en arrière. Leur extrémité supérieure donne attache au ligament stylo-hyoïdien.

Le tissu de l'os hyoïde est du tissu compacte, il prend naissance par cinq points d'ossification distincts, un pour le corps et un pour chacune des cornes.

L'hyoïde n'est pas un os indépendant, isolé au milieu des parties molles du cou, il fait partie d'une chaîne osseuse qui se rattache au crâne de chaque côté, chaîne osseuse qui existe normalement dans la plupart des Vertébrés, et que l'on retrouve parfois chez l'homme dans des cas d'anomalies. Dans les cas normaux chez l'homme toute la partie moyenne de chacune des moitiés de cette chaîne est représentée par un ligament qui s'étend de l'apophyse styloïde à la petite corne, et que l'on appelle ligament stylo-hyoïdien. Ce système osseux ou ostéofibreux a reçu d'Ét. Geoffroy Saint-Hilaire le nom d'appareil hyoïdien.

II. Anatomie comparée de l'appareil hyoïdien. — L'appareil hyoïdien est formé par le squelette des arcs branchiaux ou viscéraux. Le nombre total de ces arcs est variable, il peut s'élever à 9 chez quelques squales (Notidanides) ; chez les autres poissons il est ordinairement de 6 ou de 7, mais chez les Amniotes il descend à 4 ou 5, desquels 3 seulement fournissent des parties squelettiques. Ces arcs semblent avoir été primitivement tous égaux et tous destinés à la même fonction, c'est-à-dire à la fonction respiratoire, mais chez tous les animaux actuels les deux premiers subissent des modifications profondes. Le premier (arc mandibulaire) perd toute relation avec la respiration et fournit les pièces du squelette de la bouche et de la face, le second perd également ses fonctions respiratoire (arc hyoïdien). Les autres restent des arcs respiratoires chez tous les Vertébrés pourvus de branchies, mais ils disparaissent plus ou moins complétement avec l'établissement de la respiration pulmonaire. D'autre part, en même temps que la respiration pulmonaire apparaît, l'oreille moyenne se forme autour de la portion juxta-crânienne des arcs mandibulaire et hyoïdien, détournant de leur fonction primitive, pour les adapter au service de l'appareil auditif, quelques-unes des pièces de ces arcs. Nous aurons donc à étudier l'appareil hyoïdien à deux points de vue principaux, à savoir : comme appareil de soutien de l'appareil respiratoire, comme entrant dans la constitution des osselets de l'ouïe.

Poissons. — Le type primordial du squelette viscéral est réalisé chez les embryons des Élasmobranches ; chez le scyllium, par exemple, tous les arcs branchiaux renferment comme pièce de soutien un arceau cartilagineux. Dans les deux premiers (mandibulaire et hyoïdien) ce cartilage présente vers sa partie supérieure en rapport avec le crâne un élargissement assez marqué, suivi d'un étranglement au delà duquel le cartilage se poursuit d'une manière uniforme vers la partie ventrale de l'arc. De là on peut distinguer dans chaque arc une portion proximale ou juxta-crânienne, et une portion distale. Dans le premier arc ces deux parties ne restent pas dans le prolongement l'une de l'autre, mais l'arc se ploie et constitue finalement une sorte de V ouvert en avant et composé de deux pièces, une supérieure (partie proximale) et une inférieure (partie distale). Ces deux pièces jouent l'une sur l'autre et fonctionnent comme une mâchoire supérieure et une mâchoire inférieure ; on peut appeler la supérieure pièce ptérygo-carrée, l'inférieure cartilage de Meckel. Lorsque les mâchoires se sont ainsi constituées, la pièce proximale du second arc branchial se rapproche de l'arc mandibulaire, et vient s'unir à lui au point de réunion de la pièce supérieure ptérygo-carrée avec la pièce inférieure; elle constitue alors une pièce bien développée, qui, s'appuyant en arrière sur le crâne cartilagineux, supporte les mâchoires en avant. La portion distale de l'arc hyoïdien se continue en dessous de la portion proximale, et, comme cette dernière porte ainsi à la fois l'arc mandibulaire et l'arc hyoïdien proprement dit, Huxley lui a donné le nom d'*hyomandibulaire*.

Chez les Poissons osseux la pièce cartilagineuse qui constitue l'hyomandibulaire est remplacée par deux pièces osseuses, l'hyomandibulaire proprement dit. et le symplectique, ce dernier ainsi nommé parce qu'il assure l'union entre la portion hyoïdienne et la portion mandibulaire en se portant, à la manière d'une attelle, de l'hyomandibulaire à l'os carré qui fait partie de l'arc mandibulaire. La portion distale de l'arc hyoïdien forme l'hyoïde proprement dit, sur la structure duquel il convient de dire quelques mots, car c'est lui qui est pris comme type du squelette viscéral, et c'est sur sa constitution que sont fondées les dénominations employées dans la nomenclature.

L'arc hyoïdien, considéré à partir du point où il s'articule avec l'hyomandibulaire, se compose typiquement de quatre pièces de chaque côté, réunies sur la ligne médiane par une pièce impaire. Les arcs branchiaux qui le suivent, ceux du moins qui sont normalement développés, se composent du même nombre de pièces, de sorte qu'on peut les décrire en même temps que lui. Le segment supérieur de chaque arc, en rapport avec le crâne, a reçu de Balfour le nom de *pharyngobranchial*, mais, quand il s'agit de l'arc hyoïdien on lui donne plus généralement le nom de *stylhyal*, et pour les arcs branchiaux suivants le nom d'os pharyngien supérieur. Le segment qui vient en dessous du stylhyal a reçu le nom d'*epihyal* pour l'arc hyoïdien, d'*épibranchial* pour les arcs suivants. La troisième pièce qui forme la partie principale de l'arc a reçu le nom de *cératohyal* ou *cératobranchial;* la quatrième, qui termine du côté ventral chacune des moitiés d'un arc branchial, a reçu les noms d'*hypohyal* pour l'arc hyoïdien et d'*hypobranchial* pour les arcs suivants.

Chaque moitié d'un arc branchial ainsi composée de quatre pièces, pharyngo-épi-cérato-hypo-hyal ou branchial, vient s'appuyer sur une pièce médiane cylindrique, qui entre en relation avec la pièce homologue des arcs situés en avant ou en arrière, contribuant ainsi à former une colonne osseuse qui se comporte par rapport aux arcs branchiaux comme le sternum par rapport aux côtes. Ces os médians et impairs ont reçu le nom général de *copules*, mais on désigne quelquefois celui qui appartient à l'arc hyoïdien sous le nom de *basihyal*, et les suivants sous le nom de *premier, deuxième, troisième basibranchial*. Ét. Geoffroy Saint-Hilaire les nommait *basihyal, entohyal, urohyal*, en parlant de l'arc hyoïdien.

AMPHIBIENS ET AMNIOTES. *Partie proximale de l'appareil hyoïdien.* A partir des Amphibiens l'os carré, au lieu d'être séparé de la capsule crânienne par un hyomandibulaire, vient s'appuyer directement contre cette capsule, de telle sorte que l'arc mandibulaire entre directement en connexion par sa partie postérieure avec le crâne, sans l'interposition d'aucune pièce fournie par l'arc suivant. Mais en même temps l'oreille moyenne commence à se former. Voyons quels sont ses rapports avec la partie supérieure de l'arc hyoïdien. Nous laisserons de côté les Amphibiens, pour lesquels la nature morphologique de l'osselet auditif (columelle) est encore très-discutée, et nous passerons à des animaux plus élevés en organisation. Dans un lézard du genre Sphenodon, Huxley a montré que la corne antérieure de l'hyoïde est continue avec le sommet de l'étrier, et que ce dernier envoie en dessus un prolongement cartilagineux situé dans la même direction, et qui aboutit derrière l'os carré, de telle sorte que l'étrier semble placé à l'angle droit sur le trajet de la corne de l'hyoïde, laquelle est divisée par lui en une portion supérieure ou suprastapédiale, et en une portion infrastapédiale qui correspond au styllyal des Mammifères. Partant de cette disposition Huxley établit la théorie suivante : Chez les Reptiles et les Oiseaux la portion suprastapédiale reste cartilagineuse ou fibreuse, mais ne devient jamais une pièce distincte. Chez les Mammifères, elle prend au contraire un grand développement et forme un osselet distinct, l'*enclume*, qui s'unit avec l'étrier par l'intermédiaire d'un petit osselet, le lenticulaire ou orbiculaire. Mais en outre, chez les Mammifères, le mouvement de concentration des pièces du suspenseur de la mâchoire dans le temporal, mouvement qui tend à amener la mâchoire à s'articuler directement avec le crâne, est porté à son maximum, et la pièce connue sous le nom d'*os carré*, qui chez tous les animaux inférieurs aux Mammifères servait à supporter la mâchoire inférieure, a perdu cette fonction et est passée dans la constitution de la chaîne des osselets de l'ouïe, ou elle prend le nom de *marteau*. Ainsi pour Huxley, et ses idées sont généralement adoptées en Angleterre, l'arc hyoïdien fournirait à l'appareil auditif deux osselets, l'étrier et l'enclume, le marteau provenant au contraire de l'arc mandibulaire. En Allemagne on admet plutôt la théorie de Reichert, qui regarde l'étrier seul comme appartenant à l'arc hyoïdien, tandis que l'enclume et le marteau feraient partie de l'arc mandibulaire. L'anatomie comparée ne permet pas de trancher cette question jusqu'à présent, mais les recherches embryologiques récentes semblent permettre d'établir dès maintenant une formule positive de la morphologie de ces parties. Chez les Mammifères, à une période précoce du développement, l'arc mandibulaire renferme une tige cartilagineuse continue, cartilage de Meckel, qui s'appuie en arrière sur le labyrinthe cartilagineux, et là semble se continuer avec une autre tige cartilagineuse appartenant au second arc branchial, et qui se comporte pour ce dernier comme le fait le cartilage de Meckel pour le premier : c'est le cartilage de Reichert. Les cartilages de Reichert et de Meckel représentent l'appareil squelettique des deux premiers arcs branchiaux. Les recherches de Salensky ont démontré positivement que l'enclume aussi bien que le marteau se développe aux dépens de la portion postérieure du cartilage de Meckel, c'est-à-dire de l'arc mandibulaire: en outre l'étrier se forme, indépendamment des arcs branchiaux, autour d'une masse de mésoblaste traversée par l'artère mandibulaire. C'est là une donnée très-importante, qui confirme une observation déjà ancienne de Parker, qui avait soutenu la formation de l'étrier aux dépens du cartilage du labyrinthe et en dehors de tout concours des arcs branchiaux. Avant que les recherches de Salensky soient venues confirmer l'opinion de Parker sur l'indépendance de l'étrier, cette opinion était accueillie peu favorablement. Kölliker, qui fait à son égard des réserves formelles, en se fondant surtout sur la continuité de l'hyoïde et de l'étrier chez le sphénodon (Huxley) et sur d'autres faits analogues, ne fournit cependant contre elle aucun fait décisif, ses observations personnelles (*Embryologie*, édit. franç., p. 491) semblent plutôt favorables que contraires à l'indépendance de l'étrier. De plus, la continuité de la columelle et de

l'hyoïde chez le sphénodon n'a peut-être pas une valeur absolue, et Balfour se
demande si la fusion entre ces pièces n'est pas secondaire (*Traité d'embryologie
comp.*, édit. franç., t. II, p. 559, note). Par conséquent on peut retenir comme
une chose très-probable, sinon absolument démontrée, que l'étrier naît indépendant des arcs branchiaux et que la portion proximale de l'arc hyoïdien, qui
formait chez les Poissons l'hyomandibulaire, a disparu chez les Mammifères,
ou s'est confondue, sans laisser reconnaître de ligne de démarcation distincte,
avec le rocher.

Partie distale de l'appareil hyoïdien. En même temps que la respiration
branchiale disparaît pour faire place à la respiration pulmonaire, le squelette
branchial subit une réduction considérable, dont on peut suivre la marche sur
les animaux qui, respirant à l'état de larves par des branchies, ont des poumons
à l'âge adulte, comme la grenouille. Cette réduction porte surtout sur le nombre
des arcs squelettiques qui, de 5 à 6 que l'on pouvait trouver chez les Poissons,
descend ordinairement à 2; en outre ces arcs ne portent plus des lamelles
branchiales, ils servent simplement à suspendre l'appareil lingual et l'appareil
respiratoire. Ces arcs se relient sur la ligne médiane à une ou plusieurs pièces
qui représentent les copules, et qui maintenant portent le nom de *corps* de
l'hyoïde, tandis que les arcs eux-mêmes sont désignés sous le nom de *cornes*.
Laissant de côté les Vertébrés inférieurs chez lesquels l'appareil hyoïdien présente des dispositions peu intéressantes pour nous, nous dirons quelques mots
de cet appareil chez les Mammifères. Chez ces animaux l'appareil hyoïdien se
compose du corps et de deux cornes. Le corps a la forme d'un segment d'anneau, il peut présenter assez souvent (Ruminants, Solipèdes) un prolongement
antérieur (*entoglosse*) qui fournit un point d'appui aux muscles de la langue
toujours bien développée chez ces animaux. D'autres fois il est creusé, comme si
on l'avait insufflé, d'une énorme cavité qui communique avec le larynx, et sert
de résonnateur vocal (singes hurleurs).

Les cornes antérieures sont constituées chez la plupart des Mammifères par
une chaîne de trois os, allant du corps de l'hyoïde au temporal, mais chez
l'homme la partie moyenne de cette chaîne est formée par un ligament (ligament
stylo-hyoïdien). Chez les animaux où la chaîne des pièces osseuses est complète,
on appelle la pièce supérieure en rapport avec le temporal *stylhyal*, la pièce
suivante moyenne s'appelle *cératohyal*, et enfin la troisième, en rapport avec
le corps, a reçu d'Ét. Geoffroy Saint-Hilaire le nom d'*apohyal*; il vaut mieux
l'appeler *hypohyal*, conformément à la terminologie adoptée pour l'appareil
hyoïdien des Poissons. L'hypohyal chez l'homme est appelé petite corne, mais
il ne faut pas oublier qu'il n'est en réalité qu'une partie de la petite corne ou
corne antérieure.

Les cornes postérieures (grandes cornes chez l'homme) sont composées très-
rarement de deux, plus souvent d'une seule pièce osseuse.

III. ANOMALIES. Les anomalies de l'appareil hyoïdien sont assez fréquentes
chez l'homme; elles consistent surtout en ceci que la chaîne ostéo-ligamenteuse
qui existe normalement entre le corps de l'hyoïde et le rocher est remplacée par
une chaîne osseuse continue, rappelant la disposition de l'arc hyoïdien chez la
plupart des vertébrés. Laissant de côté les cas où le ligament stylo-hyoïdien contient des pièces osseuses médiocrement développées, et ne formant pas une
chaîne continue, Poirier et Meunier ont réuni quatre cas, y compris une obser-

vation qui leur est propre, d'appareil hyoïdien ossifié. Il faut ajouter un autre cas d'anomalie semblable que présente une pièce déposée au musée de la Faculté de médecine de Lyon, et que Debierre a signalé. Dans ces anomalies, Geoffroy Saint-Hilaire distinguait trois segments osseux qu'il appelait *stylhyal*, *cérato-hyal* et *apohyal*. Mais l'un de ces segments, le supérieur (*stylhyal*), est en réalité composé de deux segments secondaires, un qui fait partie du rocher, à la surface duquel il fait une saillie, d'habitude très-légère, mais qui dans d'autres cas peut devenir considérable, et que l'on peut appeler avec Sappey prolongement hyoïdien, et un segment situé entre le prolongement hyoïdien et le cérato-hyal. Ce segment se soude d'habitude avec le prolongement hyoïdien pour constituer l'apophyse styloïde, mais il arrive quelquefois, par exemple, dans le cas observé par Poirier et aussi dans la pièce de la Faculté de Lyon, qu'il se soude au contraire avec le cératohyal. Quoi qu'il en soit, on peut distinguer dans la chaîne osseuse quatre segments, auxquels on peut donner avec Poirier les noms suivants empruntés à l'arc hyoïdien des Poissons :

1/2 supérieure apophyse styloïde..	Stylhyal.
1/2 inférieure apophyse styloïde.	Épihyal.
Ligament stylo-hyoïdien.	Cératohyal.
Petite corne	Hypohyal (apophyal, Geo. S.ᵗII.).

Cette nomenclature est excellente et on peut la conserver pour la facilité des descriptions, mais on peut se demander si elle exprime des homologies incontestables, et si la corne antérieure reproduit véritablement dans certains cas d'anomalies chez l'homme le type ichthyologique. La réponse est assez douteuse. Nous ferons remarquer d'abord que l'arc hyoïdien même composé de quatre pièces ne répond pas rigoureusement à celui des poissons, puisqu'il manque de pièce médiane impaire : en effet, le corps de l'hyoïde ne représente pas du tout le basihyal des Poissons osseux, car il est fourni non pas par le second arc, arc hyoïdien, mais par le troisième arc, ou premier arc branchial (Kölliker, Parker). Ensuite on a vu que la portion proximale de l'arc hyoïdien se fusionne chez les Mammifères avec le rocher, ou disparaît en partie, et l'étendue de cette fusion est assez mal déterminée, de telle sorte qu'il est bien diffi cile de comparer l'hyoïde des Mammifères avec celui des Poissons. Enfin les différentes pièces que l'on rencontre dans les cas d'anomalie sont tellement inégales dans les différents cas, qu'il est difficile de les limiter convenablement et de leur attribuer une individualité incontestable.

Les anomalies des grandes cornes sont moins fréquentes, cependant le cas de Poirier en présente un exemple bien remarquable. Les grandes cornes bien développées offrent une petite épiphyse indépendante située à leur extrémité libre et rattachée à la corne par une sorte d'articulation. Cette disposition rappelle évidemment l'état segmenté de ces cornes, habituel dans la plupart des Vertébrés, mais déjà très-rare chez les Mammifères.

En somme, au point de vue morphologique, l'appareil hyoïdien chez l'homme n'est autre chose qu'un reste du squelette viscéral si développé chez les Poissons ; il est formé par deux arcs viscéraux, le second ou arc hyoïdien, et le troisième ou premier arc branchial. L'arc hyoïdien fournit la corne antérieure, comprenant l'apophyse styloïde, le ligament stylo-hyoïdien, et la petite corne ou hypohyal. Le premier arc branchial fournit le corps de l'hyoïde et les grandes cornes.

L. VIALLETON.

HYOSCYAMINE. ¿ I. **Chimie.** Son nom, qui vient d'*hyoscyamus*, rappelle son origine. Cette substance est le principe, ou un des principes actifs de la jusquiame noire, *Hyoscyamus niger*.

L'hyoscyamine et un alcaloïde. Il a été extrait à l'état impur de la jusquiame par Brandes en 1822 (hyoscyama), puis en 1824 par Runge, qui lui donna le nom de *Koromcgyn*. L'alcaloïde cristallisé en forme d'aiguilles fut préparé pour la première fois par Guger et Hesse en 1833. A la suite de travaux de Kletzinski en 1867, on admit à tort que ce corps pouvait être considéré comme le nitrile de l'acide santonique, et qu'il avait pour formule $C^{15}H^{17}AzO$. Plus tard Höhn et Reichardt lui attribuèrent la formule $C^{15}H^{23}AzO^3$.

L'*hyoscyamine* n'existe pas seulement dans la *jusquiame noire* ou *blanche*. On rencontre encore ce corps dans le *Datura stramonium*, la *belladone* et le *Duboisia myoporoides*.

Aujourd'hui, depuis les travaux de Ladenburg en 1880, on a adopté pour cet alcaloïde la formule :

$$C^{17}H^{27}AzO^3.$$

Ladenburg a démontré que l'alcaloïde extrait de la jusquiame noire était identique avec ceux extraits du datura ou du duboisia et qu'on avait nommés *daturine* et *duboisine*. De plus, en en établissant la véritable formule, il en a établi l'isomérie avec l'*atropine* qu'on rencontre dans les mêmes végétaux. Ces deux corps, *atropine* et *hyoscyamine*, ont, au reste, beaucoup de propriétés communes, et leur plus grande différence réside dans la solubilité de cette dernière, qui est plus grande, et dans son point de fusion, qui est un peu moins élevé, 108°,5 au lieu de 113°,5 pour l'atropine.

PRÉPARATION. Généralement l'industrie prépare ce corps en même temps que l'atropine. Ce premier alcaloïde retiré est vendu sous le nom d'atropine lourde. Des eaux-mères on extrait un autre corps, qui n'est autre chose que l'hyoscyamine plus ou moins pure, et qu'on désigne et vend sous la dénomination d'atropine légère. Pour les recherches scientifiques, il est bon de reprendre cet alcaloïde commercial, et d'en extraire de l'hyoscyamine pure.

L'atropine, et par conséquent l'hyoscyamine, se retirent industriellement de la belladone, *Atropa belladona ;* on utilise les feuilles ou les racines de cette plante que l'on épuise par de l'alcool à 60 degrés centésimaux légèrement acidulé par de l'acide tartrique. La teinture alcoolique est neutralisée par de la chaux, filtrée, rendue légèrement acide, évaporée jusqu'à disparition de l'alcool ; neutralisée avec beaucoup de précaution par du carbonate de potasse, puis, après une nouvelle filtration, on ajoute un excès de carbonate de potassium qui précipite l'atropine lourde. On filtre et dans les eaux-mères se trouve l'atropine légère ou hyoscyamine, que l'on enlève par des lavages réitérés à l'éther. L'éther abandonne le produit par évaporation. On le purifie en dissolvant dans l'alcool et en traitant la dissolution par le noir animal. L'alcool est ensuite évaporé avec précaution et il laisse un résidu formé de petites aiguilles.

Pour obtenir l'hyoscyamine pure, on transforme l'alcaloïde commercial en chlorate. Ce sel, qui cristallise fort bien en belles lamelles d'un jaune d'or éclatant, est purifié par plusieurs cristallisations successives, puis il est traité en dissolution par un courant d'hydrogène sulfuré. L'or est précipité, et l'alcaloïde est transformé en chlorhydrate. On filtre, on concentre, on traite par un excès de carbonate de potassium et on épuise le mélange au moyen du chloroforme, qui s'empare de l'hyoscyamine, qu'il abandonne ensuite par évaporation spontanée. Le résidu est dissous dans un peu d'alcool, et la solution alcoolique versée dans de l'eau ; l'alcaloïde se sépare en cristaux.

Propriétés. L'hyoscyamine est solide, cristallise avec l'apparence pulvérulente. Ces cristaux sont légers. Elle fond à 108°,5. Elle dévie à gauche le plan de polarisation de la lumière polarisée. Elle est plus soluble dans l'eau et dans l'alcool que l'atropine.

Chauffée en vase clos avec de la baryte ou un acide, elle s'hydrate et se dédouble en *tropine* et en acide *hyoscyque* ou *tropique* :

$$C^{17}H^{23}AzO^{5} + H^{2}O = C^{9}H^{10}O^{3} + C^{8}H^{15}AzO.$$

Hyoscyamine.   Eau.   Acide tropique.   Tropine.

L'acide *tropique* est un acide monobasique qu'on a pu obtenir synthétiquement et auquel on donne la formule de constitution $CH(C^{6}H^{5})COOH$.

La *tropine* est une base volatile bouillant à 229 degrés. Ce serait d'après Ladenburg de la méthyloxéthylène — hydropiridine, soit un corps à fonction mixte, une fois amine et une fois alcool.

Si on chauffe ces deux corps précédents en présence d'acide chlorhydrique étendu, on régénère non plus de l'hyoscyamine, mais de l'atropine. Ces expériences tendent donc à démontrer que ces deux corps sont isomériques, et que de plus cette isomérie ne peut être qu'une isomérie de position.

Donc on peut considérer l'hyoscyamine de même que l'atropine comme deux éthers isomériques résultant de l'action de l'acide tropique sur la fonction alcool de l'amine alcool *tropine*.

L'hyoscyamine forme avec les acides ordinaires des sels incristallisables. Les sels doubles font exception et sont au contraire susceptibles de cristalliser. Le chloroplatinate et le chloraurate sont plus faciles à obtenir à l'état de pureté.

Le chlorure de platine ne précipite pas l'hyoscyamine, mais forme avec elle un composé soluble et cristallisable dans le système clinoédrique. C'est un chloroplatinate d'hyoscyamine, il fond à 200 degrés en se décomposant.

Le chlorure d'or ajouté à une solution d'hyoscyamine donne un précipité huileux se solidifiant lentement et recristallisant dans l'eau en belles lamelles jaunes brillantes fusibles à 159 degrés. Ce corps est en somme très-peu soluble dans l'eau froide. Il a pour formule :

$$AuCl^{3}, HCl, C^{17}H^{24}AzO^{3}.$$

L'atropine forme dans les mêmes conditions un sel aurique en cristaux ternes, d'un aspect mat qui est fusible à 135 degrés et que l'éther transforme en un liquide huileux et dense.

La recherche toxicologique de cet alcaloïde se fait par la méthode de Stass, on observe d'abord les propriétés générales, puis les propriétés physiologiques. Or l'hyoscyamine possède à peu près les mêmes propriétés physiologiques que l'atropine, comme ce dernier corps elle est douée d'un grand pouvoir mydriatique. Si l'on voulait pousser plus loin les recherches et caractériser l'alcaloïde, on devrait avoir recours à la transformation en chloraurate, mais il peut arriver que les quantités extraites des viscères ne permettent pas cette réaction.

Avant d'abandonner ce sujet disons encore que, dans les eaux-mères desquelles on a extrait d'abord l'hyoscyamine, lorsqu'on a eu recours à la jusquiame, on

rencontre encore un alcaloïde ayant la même composition que l'hyoscyamine·
Ce produit a été étudié d'une façon assez complète par Ladenburg et a reçu le
nom d'*hyoscine*. C'est un produit sirupeux presque solide ayant la majeure
partie des propriétés de l'atropine et de l'hyoscyamine ; toutefois ses propriétés
mydriatiques sont atténuées. Son chloraurate qui est en prismes jaunes fond
vers 197 degrés en se décomposant. Il est encore moins soluble dans l'eau que
le même sel d'hyoscyamine.   Ch. Blarez.

§ II. **Emploi médical.**   Cet alcaloïde est l'un et peut-être le principal des
principes actifs de la jusquiame. En 1810, Brandes l'avait extrait des graines de
ce végétal (*Journal de pharmacie*, t. VI, p. 47), quand, quatre années plus tard,
dans un mémoire dont Payen a donné l'analyse, Runge signala les propriétés
qui lui sont communes avec les principes actifs d'autres Solanées.

En 1828, Reisinger (*Medicin. und chirurg. Zeitung*, février 1828, n° 5)
confirma la découverte de cette substance, mieux étudiée longtemps après, par
les recherches plus décisives de Schroff (*Wochenschr. der Zeitschr. der Gesell-
schaft der Aerzte zu Wien*, 1856), de Lemaître (*Archives de médecine*, 1863),
de Clin (*De l'hyoscyamine*. Thèse de pharmacie, 1868), surtout de Oulmont
(*Archives de physiologie*, 1868), et tout récemment de M. Lemoine (*Gaz.
méd. de Paris*, 1888).

L'historique de ces travaux a été complétement exposé dans une thèse que
M. Ch. Laurent soutenait en 1870 sur l'*hyoscyamine* et la *daturine*, mémoire
fort riche en documents physiologiques et thérapeutiques.

En 1875, M. Pillet publiait aussi un mémoire inaugural sur l'*Hyoscyamine
et son emploi contre les divers tremblements*, puis Browne, Sydney Ringer,
Gray, Lawson et d'autres médecins, surtout dans les pays de langue anglaise,
en ont mis les vertus à contribution avec des succès fort divers.

I. Action physiologique.   Runge, puis Reisinger, insistèrent sur les propriétés
mydriatiques de cet alcaloïde, et Schroff sur la production expérimentale de la
pneumonie chez les lapins auxquels on l'administrait, en même temps que sur
les troubles nerveux consécutifs à son ingestion par l'homme. MM. Oulmont et
Laurent ont complété ces résultats expérimentaux en déterminant son action
physiologique sur la circulation et le système nerveux de l'homme.

A raison de 1 à 3 milligrammes en injections sous-cutanées, c'est-à-dire à
faible dose, l'hyoscyamine pure produit, en quelques minutes, la dilatation
pupillaire, une sécheresse pharyngée, de la dysphagie et une vive soif. A ce
moment, M. Laurent a noté l'accélération du pouls, parfois de l'élévation thermique, de la céphalalgie, de la titubation, de l'excitation cérébrale que remplace une tendance au sommeil.

A une phase d'excitation passagère succède donc une période de somnolence.
Au réveil, on constate la persistance, pendant plusieurs heures, de la dilatation
pupillaire et de la sécheresse buccale.

A *dose moyenne*, ces phénomènes s'exagèrent, l'iris s'efface, on note des
hallucinations visuelles, une ébriété avec délire violent, une dysphagie dont
l'intensité se traduit par une sensation de brûlure dans la bouche et par l'aphonie
presque complète. En même temps, il survient des troubles cardio-vasculaires
graves, de la pâleur de la face, du refroidissement des extrémités et du tumulte
cardiaque. Le rhythme de la respiration s'altère, et on observe de la dysurie,
de la strangurie, et, à une période plus avancée de l'empoisonnement, une

augmentation des urines et une abondante diarrhée ; tous phénomènes auxquels succède un sommeil comateux de durée plus ou moins longue.

A *doses toxiques*, les perturbations circulatoires s'exagèrent encore et peuvent aboutir à une syncope terminale. A l'autopsie des animaux empoisonnés par l'hyoscyamine, M. Laurent, — comme avant lui M. Lemaître l'avait noté après l'ingestion des Solanées, — a trouvé les méninges injectées de sang, des hémorrhagies de la pie-mère, le cœur en flaccidité avec les cavités remplies de caillots noirâtres. Schroff avait remarqué sur les poumons des lapins des noyaux d'hyperémie pulmonaire, qu'il attribuait à une sorte de pneumonie expérimentale provoquée par l'hyoscyamine. Ajoutons que, moins heureux que lui, les autres expérimentateurs n'ont pas été témoins de ces lésions.

L'action physiologique de l'hyoscyamine se traduit par des troubles circulatoires, respiratoires, nerveux et musculaires, qui sont les suivants.

Dans ses expériences sur la membrane interdigitale de la grenouille, M. Laurent versait quelques gouttes d'une solution d'hyoscyamine au centième et provoquait l'arrêt de la circulation ; le diamètre des capillaires diminuait de moitié. Après une injection sous-cutanée de la même solution, le courant sanguin se ralentissait, et ces mêmes vaisseaux prenaient un aspect moniliforme. De plus, le même observateur a pu provoquer les mêmes phénomènes en injectant cette solution dans le mésentère du cobaye. Il y a donc identité des troubles circulatoires provoqués par l'hyoscyamine chez les animaux à sang froid et chez les animaux à sang chaud.

Ce n'est pas tout : au témoignage confirmatif de l'observation clinique, on sait qu'après l'administration de l'hyoscyamine on a vu se produire la pâleur des téguments et plus souvent la sécheresse des muqueuses, phénomènes conséquents, sans nul doute, de l'action vasculaire de cette substance.

L'influence de l'élévation des doses se traduit par des modifications variables de la tension et du nombre des pulsations artérielles. Sont-elles faibles, cette tension augmente. Sont-elles fortes, on observe un phénomène inverse, la tension s'abaisse, mais dans les deux circonstances le nombre des pulsations est augmenté. En complétant ces expériences par la section des nerfs dépresseurs de Cyon, il en était autrement, et la tension artérielle augmentait parallèlement avec le nombre des pulsations sous l'influence de faibles doses, tandis qu'elle s'abaissait en même temps que les vaso-moteurs se paralysaient quand la dose était forte.

Cette action vasculaire remarquable donne raison de la diarrhée, de l'abondance des urines et de la transpiration dans les intoxications par l'hyoscyamine et dans les empoisonnements par la jusquiame, tous phénomènes mentionnés par les auteurs classiques.

Appliquée directement sur le cœur mis à découvert de la grenouille et des jeunes chats, le même observateur a vu le nombre des pulsations diminuer rapidement ; mais, après avoir soustrait cet organe à l'action du système nerveux par le procédé de Carville, il constatait qu'après avoir présenté une rapide diminution au début chez les grenouilles intoxiquées le nombre « des pulsations est devenu sensiblement le même, et la diminution égale. »

Ce n'est pas tout : les battements cardiaques s'accélèrent, mais sans présenter d'intermittences. A ce point de vue, l'hyoscyamine n'interrompt pas le rhythme cardiaque à la manière de la daturine.

Les *mouvements respiratoires* augmentent aussi de fréquence. Dans les expériences de M. Laurent sur les chiens cette augmentation s'élevait dans le rapport d'un tiers environ. Après des doses élevées du médicament, ces mouvements devenaient même incomptables, et, remarque intéressante au point de vue physiologique, persistaient avec la même fréquence après la section des nerfs pneumogastriques. Cet observateur attribue à cette exagération des efforts respiratoires, la production de l'emphysème, signalée par M. Lemaître.

Il remarque encore que l'hyoscyamine diminue l'abondance des *sécrétions bronchiques*. *L'action de l'hyoscyamine sur le système nerveux* a été interprétée différemment par les expérimentateurs. M. Lemaître admet qu'elle abolit l'excitabilité sensitive et ensuite l'excitabilité motrice, sans modifier la motricité, de sorte que la perte de l'excitabilité se produirait en allant des centres vers la périphérie, cerveau, protubérance, moelle, l'excitabilité réflexe persistant seule.

Oulmont et M. Laurent ont démontré, en variant les conditions expérimentales, que les doses excessives de cet alcaloïde n'altèrent pas l'excitabilité des nerfs du cerveau ou de la moelle. Ils admettent donc que l'action stupéfiante de cette substance est due aux modifications circulatoires des centres nerveux. De là, avec des doses faibles, les hallucinations et le délire chez l'homme; de là aussi, après des doses exagérées, les congestions méningées, le coma et les phénomènes convulsifs.

Sur le *système musculaire*, l'action de l'hyoscyamine varie. Elle ne modifie pas l'excitabilité des fibres musculaires striées, à l'exception de celles du cœur, puisque sous son influence cet organe ralentit ses mouvements; par contre, elle met en jeu celle des muscles lisses, à preuve l'augmentation des contractions intestinales par l'emploi de faibles doses et leur diminution allant jusqu'à la paralysie par les doses élevées. Oulmont et M. Laurent attribuent ce phénomène à la paralysie du grand sympathique.

La *mydriase* est un phénomène que produisent communément la plupart des Solanées vireuses. A ce point de vue, l'action mydriatique de l'hyoscyamine n'est pas inférieure à celle des autres alcaloïdes de certaines plantes de cette famille. Elle se produit moins rapidement que la mydriase provoquée par l'atropine; par contre, elle persiste pendant plus longtemps, et, comme il résulte des expériences de Liouville, la pupille ainsi dilatée est plus rebelle à l'action antagoniste de l'ésérine.

Cette action s'exerce sans nul doute par l'intermédiaire du grand sympathique, comme le démontrent les expériences de Claude Bernard, Oulmont, Lemaître, Colin, Kramer et Trasbot. La section du ganglion cervical supérieur, pratiquée avant l'injection de l'hyoscyamine, empêche la mydriase de se produire; pratiquée après, elle rend à la pupille sa contractilité, mais l'excitation galvanique du bout périphérique fait reparaître cette mydriase. D'autre part, la galvanisation de la troisième paire fait disparaître la mydriase causée par l'hyoscyamine, si elle existe déjà. Enfin, après la section de ce nerf, la mydriase augmente encore par l'action de l'hyoscyamine.

Conséquemment, cette action s'exerce directement sur le muscle dilatateur de la pupille, sans autre intermédiaire que le nerf grand sympathique. L'amblyopie, la diplopie et la vision d'images, sont des phénomènes en rapport avec la mydriase et non pas avec des modifications de la rétine. Il suffit, pour les faire disparaître, de diriger le rayon visuel à travers l'ouverture d'une carte percée et de regarder dans une demi-obscurité. Enfin l'exploration ophthalmoscopique démontre l'intégrité de la circulation rétinienne, et l'examen des membranes extérieures de l'œil la conservation de la sensibilité cornéenne.

L'hyoscyamine modifie la *calorification*. A doses modérées, M. Laurent a noté une augmentation de la température rectale du chien et axillaire de l'homme, augmentation parallèle avec l'accélération du pouls. Au contraire, les doses élevées provoquent sa diminution, fait en rapport d'ailleurs avec le refroidissement qui a été noté dans les empoisonnements par la jusquiame. Ce sont là sans doute des phénomènes conséquents des troubles circulatoires causés par l'hyoscyamine et peut-être, ajouterons-nous, de son action sur le système nerveux et les centres thermiques médullaires.

II. Effets thérapeutiques de l'hyoscyamine. De ces propriétés physiologiques se déduisent les usages de l'hyoscyamine comme mydriatique, modificateur de l'excitabilité des fibres musculaires lisses, médicament vasculaire, agent dolorifuge et agent sédatif du système nerveux.

Comme *mydriatique*, on a proposé et employé l'hyoscyamine comme succédané de l'atropine. Comme cette dernière, elle peut en solution servir à favoriser l'examen ophthalmoscopique du fond de l'œil et l'intervention opératoire en oculistique.

Bien longtemps avant sa découverte, on avait recommandé la jusquiame dans le même but pour le traitement du myosis. M. Laurent a fait usage de sa solution au centième en collyre contre l'iritis syphilitique et la propose pour prévenir la formation des synéchies ou des hernies iriennes.

Son action sur le système musculaire a été utilisée contre les vomissements par Pitois, et contre ceux du mal de mer par Embleton, à l'instar d'ailleurs de la pratique de Hirtz, prescrivant la jusquiame contre les vomissements sympathiques et idiopathiques.

A titre de médicament vasculaire, M. Clin l'a mise à l'essai pour arrêter les hémorrhagies comme succédané de l'ergot de seigle. C'était une idée théorique dont l'application a été sans résultat satisfaisant. L'hyoscyamine ne peut donc passer pour un *hémostatique*.

Peut-elle plus légitimement prendre rang parmi les modificateurs des sécrétions bronchiques? M. Laurent l'a prescrite contre la toux, et pour diminuer les sécrétions bronchiques des emphysémateux; ces essais ont été satisfaisants. Mais dans ces cas on doit prescrire des doses faibles. Dans les expériences du même observateur, on a vu des doses fortes augmenter les sécrétions.

M. Walker la recommande contre la dyspnée et l'asthme à titre d'antispasmodique. A la dose de 1/2 milligramme, répétée toutes les demi-heures par la voie buccale, ou, s'il y a urgence, par la méthode hypodermique, il l'a vue, écrivait-il dans *the Lancet* du 20 août 1887, calmer le spasme et même, après un emploi répété durant plusieurs jours, faire définitivement disparaître la dyspnée. Pour prévenir tout effet adynamique, il l'associe au besoin à l'arséniate de strychnine. On l'a aussi prescrite, par analogie, avec la belladone, mais sans grand succès, contre les quintes de coqueluche.

L'emploi de l'hyoscyamine contre la douleur des névralgies est surtout l'œuvre de Oulmont. Déjà M. Clin avait essayé l'administration de cette substance aux doses assez élevées de 3 à 5 milligrammes, dans un cas de névralgie faciale invétérée, et avait obtenu la sédation notable de la douleur, tout en provoquant une vive agitation chez le malade. De plus, il dut suspendre cette médication en raison des accidents qui survinrent du côté des muqueuses.

Des onze malades de Oulmont soumis à ce traitement, dix guérirent, et ces guérisons furent obtenues après deux jours dans deux cas de névralgies occipitales, après quatre jours dans trois cas, l'un de névralgie cervico-faciale et les autres de névralgie faciale, de six jours dans un cas de névralgie intercostale et de onze à quinze jours et huit ou neuf semaines dans quatre cas de névralgie sciatique ; un seul malade atteint de cette dernière affection fut définitivement réfractaire à cette médication. Au demeurant, l'hyoscyamine ne possède pas contre la névralgie une efficacité supérieure à celle des autres médicaments classiques.

M. Laurent reconnaît aussi qu'il n'existe pas d'indications spéciales à l'emploi de ce médicament contre les névralgies. Toutefois elle possède sur l'atropine et la daturine la supériorité d'un maniement plus aisé et d'une toxicité moindre.

En raison de la réputation de la jusquiame contre les névroses, on a proposé l'emploi de l'hyoscyamine pour combattre les attaques d'épilepsie. M. Laurent a échoué. Ses propriétés nervines ont été plus efficaces contre les tremblements; deux fois Oulmont a vu son administration améliorer le tremblement mercuriel. M. Laurent rapporte une observation dans laquelle le tremblement sénile s'était atténué. M. Pillet a vu sous son influence la station debout devenir possible chez des vieillards auparavant condamnés à rester assis ou couchés.

M. Charcot en a fait usage dans le traitement de la paralysie agitante et de la sclérose en plaques généralisée et en a obtenu une amélioration notable dans deux cas. On l'a essayée aussi contre l'ataxie. M. Laurent aurait vu les douleurs tabétiques s'atténuer. Elle a donné des résultats tout au moins fort douteux contre la chorée, les convulsions du tétanos et la paralysie faciale. Enfin, comme eupnéique, elle a été prescrite, mais sans grand succès, aux emphysémateux, dont les sécrétions bronchiques se tarissaient bien, mais dont la gêne respiratoire n'était guère atténuée.

A titre d'*hypnotique*, l'hyoscyamine a été recommandée surtout par les aliénistes anglais et américains dans le but de provoquer le sommeil chez les agités. Parmi eux, Gray, Brown et Sydney-Ringer, la préfèrent aux autres médicaments sédatifs en raison de la rapidité de son action. Robert Lawson l'a préconisée surtout contre l'insomnie dans la manie récurrente et les formes sthéniques d'agitation maniaque. Pour en obtenir ces effets, ils recommandent de l'administrer d'emblée à doses suffisamment élevées. E.-C. Seguin partage cette opinion, et dans un mémoire important (*Arch. of Med.* New-York, 1881, p. 283) a insisté sur l'utilité de son administration par voie hypodermique chez les aliénés et chez les choréiques, en raison du relâchement musculaire qu'elle produit.

Dans les cas de manie furieuse, M. Gray combine son action avec celle de la noix vomique, de la morphine et de la pipérine, dans des pilules contenant 1 à 2 milligrammes d'hyoscyamine. Si les sujets sont pléthoriques, il l'associe aux bromures, administre la première en injections sous-cutanées et les seconds sous forme de lavements. Chez d'autres malades, il préfère alterner l'emploi de ces deux médicaments, mais, quelle que soit la méthode d'administration, il conseille de suspendre l'hyoscyamine après trois ou quatre jours et, par cette précaution, évite tout accident.

Une question divise les aliénistes au sujet des indications de ce médicament : les agités sensibles à son action hypnotique deviennent-ils plus calmes à leur réveil? Dans une discussion à la Société de médecine de Saint-Louis, du 29 janvier 1881, M. Hughes a déclaré que, après le sommeil ainsi provoqué, les agités semblaient plus calmes et que les maniaques devenaient plus sensés. Enfin son collègue, M. Lintz, l'aurait employé avec les mêmes avantages pour combattre l'insomnie des alcooliques et amener la sédation des accès de *delirium tremens*.

III. MODES D'ADMINISTRATION. POSOLOGIE. On la prescrit à l'intérieur sous forme de pilules ou de potion, et à l'extérieur en injections hypodermiques. Ce dernier mode d'administration est préférable dans le traitement des névralgies. Wood (de Philadelphie) recommande avec d'autres l'hydrobromate d'hyoscyamine plutôt que l'hyoscyamine pure.

On ne s'entend guère sur les doses de ce médicament. Oulmont et nos compatriotes le prescrivent par milligrammes; les médecins anglo-saxons l'administrent par centigrammes. Ces différences de posologie ont leur raison dans l'action physiologique de l'hyoscyamine. Pour amortir la douleur, une dose de quelques milligrammes paraît suffire ; afin de provoquer le sommeil il faut l'augmenter.

En pilules, on la formule par granules dosées à un demi-milligramme et 1 milligramme.

Sous la forme liquide, sa solubilité permet de la véhiculer dans une potion calmante.

En injections hypodermiques, on adopte généralement la formule d'Eulemburg, solution contenant 10 centigrammes d'hyoscyamine pour 100 grammes d'eau, dont on injecte 10 à 20 gouttes. En collyre, on fait usage de la solution au millième.

Dans l'administration de ce médicament il est prudent de suivre le conseil que Gubler formulait pour l'emploi de l'atropine, à savoir : débuter par une faible dose de un demi-milligramme et multiplier quotidiennement le nombre des prises jusqu'à production des effets physiologiques, en tenant compte de la tolérance du malade.

Le *bromhydrate d'hyoscyamine* a été prescrit à des aliénés agités sous la forme d'injections hypodermiques à la dose de un demi-milligramme (*voy.* JUSQUIAME).

CH. ÉLOY.

HYOSCYAMUS. *Voy.* JUSQUIAME.

HYOTAUROCHOLIQUE (ACIDE). $C^{27}H^{45}AzSO^{6}$. Acide contenu dans la bile du porc et offrant de nombreuses ressemblances avec l'acide taurocholique. Par l'ébullition avec les alcalis, il subit la même décomposition que l'acide hyoglycocholique.

L. HN.

HYPATE (GRÈCE). Source sulfureuse, émergeant au haut d'une colline, à une élévation de 20 mètres au-dessus du niveau de la mer. La température en est d'environ 50 degrés. Les analyses faites par Landerer et par Jahn diffèrent notablement; l'eau de la source est fortement chargée en chlorure de sodium, carbonates, sulfates, etc., et dégage une forte proportion d'acide sulfhydrique. Elle est troublée par le soufre qu'elle tient en suspension, et possède une saveur piquante, légèrement salée.

L'établissement d'Hypate est visité annuellement par 150 à 200 malades. L'eau s'emploie en boisson et en bains. Elle est recommandée dans les maladies de la peau, les maladies syphilitiques, l'hydrargyrie, la goutte, les affections du foie, des voies urinaires, etc.

L. HN.

HYPERCRINIE. Étymologie. De ὑπέρ, qui indique l'excès, et κρίνειν, séparer.

Synonymie. Apocénoses (Vogel, Cullen), de ἀποκένωσις, évacuation; maladies évacuatoires (Vitet), hyperdiacrisies (Roche), diacrises (Gendrin), flux (Renauldin, Martin-Solon, A. Requin); *Hypercrisis* (allem. et angl.); *hipercrinia* (esp.); *ipercrinia* (ital.).

Définition et division. Le terme *hypercrinie* a appartenu exclusivement, jusqu'à ce jour, à la pathologie générale et à la nosologie, et a été imaginé par Andral, en 1829, pour désigner un groupe spécial de maladies ou de symptômes de maladies : il nous semble plus opportun de lui donner aujourd'hui une signification plus large, sous peine de laisser de côté des faits qui relèvent de l'expérimentation et de la thérapeutique et qui sont incontestablement des hypercrinies, aussi bien que celles qui ont une origine morbide. Cette manière de voir a le double avantage, à nos yeux du moins, de distinguer les unes des autres, par leur point de départ, les diverses augmentations de sécrétion, et de faire ressortir cependant ce fait, qu'elles se rencontrent sur un terrain commun, l'art de guérir. Nous dirons donc que l'hypercrinie consiste en une augmentation de sécrétion survenant sous des influences diverses, accompagnée ou non d'altération dans la qualité de la sécrétion, et nous les diviserons en *expérimentales, morbides* et *thérapeutiques*. Cette division nous paraît plus conforme aux besoins de la science actuelle et plus directement utile que celles qui ont été adoptées, pendant la première moitié de ce siècle, dans des études inspirées par un esprit de généralisation trop hâtive. Nous croyons bien faire en établissant simplement aujourd'hui le bilan des hypercrinies et en ne nous laissant pas aller à des considérations spéculatives qui laisseraient dans l'ombre la partie positive de la question. Notre cadre ne prêtera à aucune équivoque : les hypercrinies sont des sécrétions exagérées : il faut donc en distraire — ce qui n'a pas été fait par nos devanciers — les évacuations du liquide d'un réservoir survenant sans que la glande s'émeuve, comme la diurèse de la peur, comme la spermatorrhée de l'atonie génitale ; il faut en distraire également les hydropisies, qui constituent d'ailleurs par elles-mêmes une famille nosologique aussi naturelle qu'on peut le souhaiter ; il faut, en somme, se mouvoir sur un terrain précis en attendant l'heure des généralisations exactes : c'est ce que nous allons tenter.

§ I. Hypercrinies expérimentales. Elles ont été provoquées dans le but d'éclairer certaines questions de physiologie normale et pathologique et surtout de thérapeutique. Elles sont, à la rigueur, susceptibles d'être classées en prenant pour point de départ les appareils organiques qu'elles mettent en action, mais, certaines expériences produisant simultanément l'hypercrinie sur des appareils éloignés, cette classification ne serait pas irréprochable. Mieux vaut s'en tenir à indiquer successivement les principales hypercrinies provoquées par l'expérimentation.

a. Un homme est privé de boissons pendant vingt-quatre heures ; on lui fait ingérer, en une seule fois, 1250 grammes d'eau ; il urine abondamment pendant les deux premières heures qui suivent l'ingestion, tandis que la sécrétion salivaire ne subit pas de modification sensible (Eckardt et Ordenstein).

b. Si on injecte une certaine quantité d'*eau salée* dans les veines d'un chien, le liquide ayant à peu près la densité du sérum sanguin, la sécrétion urinaire augmente peu de temps après ; si l'injection se fait en employant l'*eau distillée*, il y a non-seulement augmentation de la quantité d'urine, mais, en outre, coloration de ce liquide en rouge par l'urobiline et albuminurie (Kicrulf, Gerlach, Hartner, Hermann, Béclard).

c. Un chien dont la peau a été entièrement rasée est placé dans l'immobilité, ses uretères ayant été attirés au dehors ; si, dans ces conditions, on l'expose à l'influence du froid, l'écoulement de l'urine par les uretères est activé et la sécrétion augmentée (Müller, Koloman).

d. On sectionne les nerfs grands splanchniques (qui viennent des ganglions thoraciques et se rendent au plexus rénal), et on constate l'hyperémie des reins et l'hypercrinie urinaire avec albuminurie (Vulpian).

e. Si on pratique une piqûre au bulbe rachidien dans le voisinage de l'origine apparente des nerfs pneumogastriques, on détermine de la polyurie et concurremment la glycosurie (Cl. Bernard).

f. La polyurie peut être provoquée chez des animaux en leur injectant sous la peau du blanc d'œuf, des albumino-peptones, du sérum-sanguin, du lait (Semmola).

g. Le diabète sucré peut être provoqué artificiellement par la piqûre du 4ᵉ ventricule, l'inhalation de l'oxyde de carbone, du nitrite d'amyle, de l'éther, du chloral, de la strychnine et de quelques autres substances. Ce diabète est très-probablement d'origine hépatique, car il ne se manifeste plus chez les animaux auxquels on a enlevé le foie (Cl. Bernard, Vulpian).

h. La vue, le souvenir, la présence des aliments, spécialement s'ils sont secs, la fumée de tabac en contact avec la muqueuse buccale, la titillation de la luette, le contact du vinaigre et en général de tous les condiments, avec la langue, la luette, la face interne des joues, produisent l'hypercrinie salivaire. La contraction simple des mâchoires ne fait que favoriser mécaniquement l'excrétion.

i. Si on faradise le nerf lingual d'un chien, on détermine une hypercrinie salivaire provenant de la glande sous-maxillaire, et l'écoulement de salive dans la gueule. Cette augmentation de sécrétion est le résultat d'un acte réflexe dont les faits successifs sont les suivants : excitation du nerf lingual avec effet centripète, passage de l'excitation dans le système nerveux central, excitation de la corde du tympan avec effet centrifuge sur les éléments glandulaires. En effet, si après avoir sectionné le nerf lingual on excite son bout périphérique, on ne détermine aucun effet sur la glande sous-maxillaire, tandis que l'excitation du bout central produit l'hypercrinie recherchée. De même, si on excite le bout périphérique de la corde du tympan sectionnée, la sécrétion salivaire augmente, tandis que l'excitation du bout central n'est suivie d'aucun effet (Cl. Bernard).

j. Chez les animaux atropinisés, la faradisation de la corde du tympan ne produit pas l'écoulement de la salive sous-maxillaire (Keuchel).

k. « Si l'on introduit une canule dans le canal de Wharton, chez un chien, et si l'on injecte, dans la veine crurale de l'animal, soit 2 grammes environ d'une infusion faite avec 3 grammes de feuilles de jaborandi et 30 grammes d'eau, soit quelques milligrammes de chlorhydrate ou de nitrate de pilocarpine dans 1 gramme d'eau, on voit, au bout de quelques secondes, la salive couler en abondance par la canule, épaisse d'abord et opaline, puis bientôt limpide et plus fluide. Dans un temps donné, la quantité de salive que l'on obtient ainsi est 10 et même 13 fois plus grande que celle que l'on recueillerait à l'état normal » (Vulpian).

l. Le jaborandi et la pilocarpine exagèrent simultanément, chez le chien, les sécrétions salivaire, lacrymale, nasale, trachéale, biliaire, pancréatique. Ces médicaments produisent les mêmes effets chez plusieurs autres animaux, en y ajoutant un effet important, la sudation (Vulpian, Hardy, Bochefontaine).

m. Les divers excitants déposés sur la muqueuse de l'estomac, soit par ingestion, soit par le moyen d'une fistule gastrique (condiments, corps étrangers, etc.), augmentent la sécrétion du suc gastrique.

n. Si chez un animal auquel on a pratiqué un anus artificiel on attire au dehors une anse intestinale dont on excite la surface muqueuse à l'aide d'un acide faible, on voit sourdre le suc intestinal sous la forme d'un liquide incolore, légèrement visqueux, et l'on en provoque ainsi l'hypersécrétion.

o. Si, chez un chien, on introduit par une fistule intestinale une solution de sulfate de soude ou de magnésie, il se produit un effet purgatif, *par exosmose,* sans contractions intestinales sensibles (Le Gros et Onimus).

p. La même expérience faite avec de la poudre d'ipéca produit la purgation avec contractions intestinales (Le Gros et Onimus).

q. La section du nerf sciatique d'un chat suivie de l'excitation du bout périphérique détermine l'apparition de gouttes de sueur de plus en plus abondantes au niveau des pulpes sous-digitales (Luchsinger et Ostroumow).

r. L'hypercrinie sudorale peut être provoquée sur la peau de la joue par la présence d'aliments très-sapides dans la cavité buccale pendant un temps suffisamment prolongé. Cette sécrétion est consécutive à un acte réflexe et est du même ordre que celle qui se produit après la ligature du canal de Sténon, c'est-à-dire après l'excitation de ses parois par un lien (Brown-Séquard).

s. L'excitation du bulbe rachidien produit l'hypercrinie sudorale généralisée (Nawrock, Vulpian).

t. L'excitation de l'encéphale ne produit pas l'hypercrinie sudorale, partielle ou généralisée (Vulpian).

u. L'ingestion d'une infusion de 3 à 4 grammes de feuilles de jaborandi pour 100 à 150 grammes d'eau détermine, chez l'homme, des effets sudoraux rapides et copieux. La quantité de sueur sécrétée s'élève à 300, 400, 500 centimètres cubes. L'injection sous-cutanée de 1 à 2 centigrammes de chlorhydrate de pilocarpine dans 1/4 de centimètre cube d'eau distillée a des effets à peu près identiques (Al. Robin, Vulpian, Hardy, Bochefontaine).

§ II. Hypercrinies morbides. Elles ont été divisées et caractérisées bien différemment, comme on va en juger.

a. Hypercrinies avec rétention du liquide. Hypercrinies avec issue du liquide au dehors. Le séjour des liquides dans les tissus et les cavités ou leur issue au dehors, c'est-à-dire les *flux,* ne peuvent pas être les éléments d'une division naturelle. Andral, qui la propose, ne la défend même pas : il place, d'ailleurs, dans la première catégorie, *Hypercrinies avec rétention,* les œdèmes et les hydropisies, qui ne sont pas des hypercrinies, et qui forment justement aujourd'hui une classe à part en nosologie et en pratique.

b. Hypercrinies critiques. Hypercrinies non critiques. La crise, dans la pathologie galénique, était « la solution de la maladie, c'est-à-dire tout mouvement qui juge celle-ci, en y comprenant les actes qui préparent ce mouvement, l'annoncent et lui donnent ses caractères propres : elle se fait, le plus souvent, par une *évacuation humorale* ou un dépôt, c'est-à-dire un travail morbide secondaire » (Hamelin).

Pour Chalvet, inspiré par un humorisme plus réel, la crise est « l'*exagération
rémittente des fonctions émonctoires*, ayant pour effet de débarrasser l'organisme de l'excédant des déchets qui s'y accumulent pendant les maladies »
(Hamelin).

L'évacuation humorale des galénistes, l'exagération des fonctions émonctoires
de Chalvet, comptent, parmi leurs formes, l'hypercrinie, tantôt salutaire, tantôt
aggravatrice. Ces hypercrinies se traduisent par des sueurs, des évacuations
gastro-intestinales, la diurèse, etc. Telles : les sueurs de la pneumonie, du
choléra, bien différentes, comme on le sait, dans leur signification pronostique ;
les urines claires et les larmes des hystériques au déclin de l'accès ; certaines
polyuries dans le décours de quelques fièvres typhoïdes, dans le cours de certains épanchements ; les évacuations gastro-intestinales faisant baisser le niveau
d'une hydropisie, sans intervention médicamenteuse, bien entendu ; les garde-
robes abondantes terminant un empoisonnement par des gaz infectieux, etc.
Quant aux hypercrinies non critiques, elles seraient l'expression d'un fait naturel
sans effet salutaire ou fâcheux sur l'issue de la maladie : telle la salivation dans
la stomatite. La division des hypercrinies suivant qu'elles appartiennent à une
crise ou qu'elles y sont étrangères a un caractère clinique incontestable, mais ce
caractère n'est pas immuable ; il varie suivant les circonstances, il a tout le
vague et l'incertain qu'a, en pathologie, la crise elle-même ; il ne peut être
accepté comme élément de classification des hypercrinies.

c. *Hypercrinies actives. Hypercrinies passives.* L'hypersécrétion est un
phénomène généralement accompagné d'hyperémie. Cette dernière peut suivre
une marche aiguë, s'accompagner de fièvre, et alors l'hypercrinie devient *active*.
Dans d'autres cas l'hypercrinie a une allure chronique : c'est une sorte d'habitude morbide sans trace d'inflammation dans l'organe sécréteur : c'est là l'hypercrinie *passive*. Est-ce là aussi une bonne base de classification ? non sans doute,
car le même appareil peut présenter l'un ou l'autre mode d'hypercrinie et la
qualification de celle-ci devient secondaire relativement au point de départ
anatomique qui la domine.

d. *Hypercrinie avec intégrité du liquide. Hypercrinie avec sécrétion
altérée.* Il n'est pas nécessaire de démontrer qu'une pareille division ferait à
chaque instant rentrer l'une dans l'autre les deux variétés de l'espèce basée sur
l'état du liquide et conduirait à des subtilités, à des redites toujours subordonnées à la division par appareils organiques.

e. *Hypercrinies suivant le siége.* Il n'est pas de meilleur élément de classification jusqu'à nouvel ordre, mais il exige, pour que l'étude des hypercrinies
soit bien faite et fructueuse, des développements qui ne peuvent trouver place
ici et qui ont déjà été publiés, pour la plupart, dans ce Dictionnaire, à propos
de la pathologie de chaque appareil organique. Nous indiquerons donc sommairement dans cette étude les hypercrinies diverses ; nous n'y comprendrons pas
les débordements séreux, exhalations séro-synoviales, œdèmes, épanchements
séreux dans les cavités closes, qui ne sont pas des hypercrinies, puisqu'ils
n'émanent pas d'appareils glandulaires et qui appartiennent cliniquement à la
grande classe des hydropisies ; et dans ces conditions qui nous paraissent justement établies nous reconnaîtrons que les hypercrinies, actes quelquefois réflexes,
mais plus fréquemment directs, peuvent être divisées en *cutanées* et *muqueuses*.

1. *Hypercrinies cutanées. Sueurs morbides.* On les observe dans les
névralgies, notamment dans celles de la face, dans la paralysie du grand sympa-

thique sous des influences très-diverses, dans certaines myélites, dans la méningite, l'hémorrhagie cérébrale, le *delirium tremens*, la paralysie générale, certaines hémiplégies avec lésion des zones psycho-motrices du côté opposé, au début de quelques attaques d'épilepsie, à titre d'aura, dans le cours de certaines attaques d'hystérie. Ces sueurs, d'origine très-diverse, comme on le voit, peuvent parfois s'exhaler sous la forme de l'hémi-hyperidrose. On les observe aussi dans des maladies qui compromettent gravement la nutrition : formes fébriles de la chlorose, anémies pernicieuses, leucémies, polysarcie, diabète, tuberculose, mal de Bright. Elles sont fréquentes dans les maladies fébriles, la fièvre palustre, notamment, les typhus, la suette miliaire, la variole, le rhumatisme articulaire aigu, la pneumonie. Les sueurs dont nous venons de parler sont le plus souvent abondantes, limpides, chaudes au moment de leur excrétion ; il n'en est pas de même de celles qui sont liées au collapsus algide et qui s'observent dans le choléra, le péritonisme : dans ces circonstances, les sueurs sont visqueuses et froides : il y a donc entre les deux hypercrinies une différence analogue à celle que l'on constate entre l'effet des boissons chaudes, de l'opium, des frictions, du massage, des moyens topiques de caléfaction, des infusions aromatiques, de l'alcool, du vin, de la pilocarpine, etc., qui a pour caractère l'hypercrinie active d'une sueur abondante, chaude et limpide, et l'effet de l'émétique, de l'arsenic, des sels de cuivre, corps qui, ingérés à dose toxique, déterminent une sueur froide et visqueuse, analogue à celle du choléra, de la fièvre palustre algide, des heures pré-agoniques. Les sueurs sont presque constamment acides, au moins au début : on y trouve un excès d'urée dans le choléra, l'urémie et l'empoisonnement par le phosphore, du sucre dans le diabète glycosurique, de la graisse dans l'état hectique. Elles ont une odeur variable : ammoniacale ou urineuse, aigre, putride, en réalité, indéfinissable dans le typhus fever, fétide dans certains cas de maladies générales aiguës et chroniques ; elles constituent, chez certains individus, les sueurs fétides locales, des pieds notamment, dans lesquelles l'hypercrinie sudorale se lie probablement à l'hypercrinie sébacée. Généralement incolores, les sueurs peuvent être colorées en noir, en bleu, et constituent autour des paupières, sur les joues, plus rarement sur le front et la poitrine, la chromidrose signalée en 1857 par Le Roy de Méricourt. L'*hématidrose* n'est pas à proprement parler une sueur, elle se fait jour, toutefois, à travers les parois des glandes sudoripares sous l'influence de la congestion et de l'hémorrhagie des capillaires de ces petits appareils (Bouveret, Hallopeau, Parrot). — Il est actuellement bien établi que les sueurs physiologiques et morbides sont l'aboutissant par voie directe ou réflexe de phénomènes névro-circulatoires. Existe-t-il réellement des nerfs excito-sudoraux ? C'est encore une question.

Hypercrinie sébacée. Ce que l'on constate chez certaines personnes au prépuce, à la vulve, dans le conduit auditif externe, c'est plutôt l'accumulation de la matière sébacée que son hypersécrétion ; cette dernière est incontestable cependant dans certains cas et se lie à la constitution du sujet ; quant au flux sébacé qui, sous le nom très-fréquemment impropre d'*acne sebacea*, peut occuper toutes les régions du corps, tout en ayant son siége d'élection à la face, et qui détermine, si on n'y prend garde, des squames, des croûtes parfois confondues avec l'impétigo, l'ichthyose, certaines lésions syphilitiques, c'est incontestablement une hypercrinie. Nous avons dit plus haut que la sueur fétide des pieds est, en partie, une exagération de la sécrétion sébacée interdigitale, et cette opinion trouve un appui dans ce fait, signalé par Chevreul, de l'extrême fétidité des acides gras volatils émanant de la matière sébacée humaine.

2. *Hypercrinies des muqueuses.* Les unes répondent aux hypercrinies *simples, essentielles, idiopathiques,* des nosologistes, et sont généralement des actes réflexes ayant un point de départ éloigné de l'appareil qui fournit l'hyper-sécrétion ; leurs causes ne sont pas toujours susceptibles d'être élucidées ; le froid déterminant une hypercrinie diarrhéique est un type net de cette espèce d'hypersécrétion. Les autres, les hypercrinies *symptomatiques,* tiennent à une lésion de l'appareil glandulaire lui-même ou de l'organe qui compte cet appareil parmi ses éléments : telle la prostatorrhée de la prostatite chronique.

1. *Muqueuse respiratoire.* *Hypercrinies simples :* le coryza phlegmorrha-gique *à frigore.* L'hypercrinie des muqueuses du pharynx, du larynx, des bron-ches, dépendant du froid, de l'arthritisme, de l'asthme. *Hypercrinies sympto-matiques :* hypercrinies accompagnant les maladies aiguës et chroniques de la muqueuse aérienne, ozène, catarrhes bronchiques, bronchorrhées, etc.

2. *Muqueuse digestive.* *Sialorrhées simples :* elles peuvent accompagner ou suivre une attaque d'hystérie, certains accès de manie aiguë, les névralgies de la cinquième paire crânienne, précéder le vomissement spontané ou provoqué, annoncer le mal de mer, être contemporaines du début de la grossesse, *supplé-tives* d'une hémorrhagie, des règles (?), d'une transpiration ou d'une sécrétion habituelle générale ou locale, d'une leucorrhée. — *Sialorrhées symptomatiques* des stomatites simple, mercurielle, iodique, ammoniacale, pilocarpique, vario-lique, scorbutique, du saturnisme buccal (?), ou accompagnant certaines gastral-gies, certaines dyspepsies. — *Gastrorrhée simple* de la grossesse. — *Gastrorrhées symptomatiques* de presque toutes les maladies de l'estomac, de l'ulcère chro-nique de ce viscère, de la gastrite alcoolique, pituites de nos devanciers. — *Diarrhées simples* de la dentition, diarrhées réflexes *à frigore.* — *Diarrhées symptomatiques* des diverses entérites, de la polycholie, de la dyspepsie acciden-telle, de la dysenterie, du sevrage (par entérite), des empoisonnements par des substances irritantes, putrides, septiques, du muguet, du choléra, des fièvres éruptives, de la fièvre typhoïde, de certaines fièvres palustres compliquées, de la tuberculose, de la septicémie, des maladies du cœur (diarrhée cardiaque), de la dégénérescence amyloïde des capillaires de la muqueuse intestinale, etc. L'hyper-crinie pancréatique est possible, probable même : mais dans quelles conditions se produit-elle ? Quels en sont les symptômes ? Ces questions ne sont pas éluci-dées. On a parlé de vomissements et de garde-robes formées de matières liquides, décolorées, filantes, et de l'action favorable de l'opium pour réprimer l'exagé-ration fonctionnelle du pancréas, action analogue à celle que produit incontes-tablement ce médicament sur la sécrétion biliaire ; mais ces faits sont encore fort obscurs. La polycholie, au contraire, a ses causes et ses symptômes, elle est presque toujours symptomatique d'une congestion hépatique et s'observe dans certaines fièvres climatiques ou paludéennes, dites bilieuses, dans certaines formes de dysenterie, de diarrhées indigènes et exotiques, de pneumonie, de fièvres éruptives, dans les empoisonnements septiques, etc.

3. *Muqueuse urinaire.* L'hypercrinie urinaire est fréquente, elle se traduit par la *polyurie,* caractérisée surtout par l'augmentation de la quantité d'eau sécrétée, mais pouvant être, suivant les cas, insipide, sucrée, azoturique ou non azoturique, albuminurique ou non. Sans entrer dans des détails qui ne seraient pas à leur place, nous nous bornerons à dire que les causes les plus communes

de la polyurie, c'est-à-dire de l'augmentation en quantité de l'urine sans qu'il
soit tenu compte des altérations de qualité qui peuvent accompagner l'hypercrinie aqueuse, sont les lésions traumatiques du crâne, celles qui, traumatiques
ou non, intéressent plus particulièrement le 4ᵉ ventricule, la polydipsie, la
néphrite interstitielle, certains cas de névroses, l'ictère catarrhal, le décours des
congestions hépatiques, la glycosurie, l'azoturie.

4. *Muqueuses de l'appareil génital et de la glande mammaire.* On ne peut
faire rentrer la *spermatorrhée* dans le groupe des hypercrinies, car c'est une
évacuation qui peut avoir pour causes la continence, l'onanisme, les excès vénériens, l'irritation locale, et non une hypersécrétion : toutes ces causes sont des
occasions pour l'évacuation spermatique; active dans la continence et dans les
irritations locales, elle est passive dans l'onanisme et les excès vénériens qui
finissent par paralyser les voies d'excrétion; il n'y a rien là qui indique une
suractivité testiculaire. La *prostatorrhée* n'est pas dans le même cas, c'est bien
un flux hypercrinique, mais il n'existe pas par lui-même et il se forme toujours
sous l'influence d'une inflammation chronique de la glande qui l'émet. Les
leucorrhées ont été justement divisées de tout temps en leucorrhées constitutionnelles, idiopathiques, liées à la débilité générale, au tempérament lymphatique de certaines femmes, et en leucorrhées symptomatiques, écho d'une
irritation ou d'une inflammation locale de la muqueuse vulvaire, vaginale,
utérine, et développées chez des femmes herpétiques ou arthritiques ou à la
suite d'inflammations locales communes de l'appareil vulvo-utérin. Quant à la
galactorrhée, qui est bien une hypercrinie, puisque, dans certains cas, la sécrétion du lait peut fournir jusqu'à 7 litres par jour, alors que la quantité
moyenne de lait sécrété pendant vingt-quatre heures est, d'après Lehmann, de
1380 grammes, on est mal fixé sur ses causes : on accuse la succion énergique
d'enfants vigoureux ou affamés, l'hérédité, la disposition organique spéciale de
certaines nourrices; toujours est-il que cette hypersécrétion est sérieuse, car
elle peut mener à l'épuisement et à la tuberculose pulmonaire.

§ III. HYPERCRINIES THÉRAPEUTIQUES. Il existe un très-grand nombre d'excitateurs
des sécrétions organiques employés dans un but thérapeutique, de telle sorte
qu'il est indispensable de les classer : nous y procéderons comme pour les
hypercrinies morbides en prenant pour point de départ naturel l'appareil spécial
de chaque sécrétion. Nous ferons remarquer, au préalable, sans entrer dans des
détails que l'on trouvera dans ce Dictionnaire aux articles PURGATIFS, VOMITIFS,
RÉVULSIFS, etc., etc., que les hypercrinies que provoque le médecin remplissent des buts divers, lesquels peuvent se ranger sous les titres suivants :
spoliation organique (eaux minérales purgatives et purgatifs dans la polysarcie); *contre-fluxion* (drastiques dans la congestion cérébrale), *rétablissement d'une sécrétion supprimée ou amoindrie* (diurétiques dans le choléra); *élimination d'un élément infectieux* ou *toxique* (diurétiques iodés
dans le saturnisme, purgatifs salins dans la fièvre typhoïde); *provocation :*
1° d'une crise salutaire (sudorifiques dans les fièvres éruptives rétrocédées);
2° d'un flux antagoniste (diaphorétiques, eaux minérales purgatives, dans les
flux catarrhaux chroniques); *de l'écoulement* d'une collection séreuse (sudorifiques, diurétiques, purgatifs contre l'ascite, l'hydrothorax, l'anasarque). Cela
étant posé, les médications hypercriniques peuvent se diviser en deux groupes,
suivant que la sécrétion provoquée se fait jour à la surface de la peau ou d'une
muqueuse.

1° *Agents provocateurs des sécrétions cutanées.* 1. *Hypercrinie sudorale.*
Elle est provoquée par le calorique développé sous l'influence de l'exercice
musculaire, des fonctions, du massage, de l'enveloppement dans le drap mouillé,
des vêtements isolateurs ou superpo-és, de la saison chaude, des climats chauds
et torrides, des procédes topiques de caléfaction, sachets chauds, moines, étuves,
des boissons chaudes, théiformes, aromatiques, des infusions de labiées et
d'ombellifères surtout, des préparations de gaïac, de jaborandi, de pilocarpine,
du gingembre, du piment, du gui, de l'ipéca, de l'ammoniaque et des sels
ammoniacaux, de l'oxyde blanc d'antimoine, des alcooliques, du vin, de l'émétique, de l'arsenic. L'hypercrinie sudorale obtenue par l'administration des
deux derniers agents, le tartre stibié et l'acide arsénieux, est froide et visqueuse,
tandis que celle que provoquent les autres agents est chaude, abondante et
fluide.

2. *Hypercrinie sébacée.* On ne connaît pas d'agent qui la provoque et qui
remédie directement à l'acrinie de la matière onctueuse qui facilite les mouvements de la peau, combat l'irritation des plis, des frottements. Les soins de
propreté, les douches salines et sulfureuses, rétablissent quelquefois la fonction
supprimée : les corps gras inoxydables, comme la vaseline, en sont des supplé-
tifs excellents.

2° *Agents provocateurs des sécrétions muqueuses.* 1. *Dacryagogues.* Iodure
de potassium, ammoniaque liquide, vapeurs d'oignon cru, excitation faradique.

2. *Errhins ou sternutatoires.* Tabac en poudre, *Asarum Europæum*, poudre
d'iris germanica, bétoine, marjolaine, muguet, poudres céphaliques, poudres
sternutatoires composées, poudre de téli.

3. *Sialagogues et sialorrhéiques.* Boissons sapides, fruits acidulés, lavements d'eau tiède, ou fraîche, bains frais, masticatoires divers (tabac, bétel,
coca), condiments, racines de raifort sauvage, de pyrèthre, de gingembre,
feuilles de cresson du Para, iode, iodure de potassium, jaborandi, pilocarpine,
faradisation des glandes salivaires, calomel.

4. *Stimulants des glandes à pepsine.* Aliments sapides, condiments.

5. *Stimulants pancréatiques.* Aliments sapides, condiments. Calomel? (par
analogie avec les glandes salivaires et le foie?).

6. *Cholagogues.* Aloès, rhubarbe, calomel, podophyllin, pied de bœuf, éro-
nymin, iridin, baptisin, hydrastin, juglandin, sanguinarin, phytolaccin, alcalins
(*voy.* Dujardin-Beaumetz, *Leçons de clinique thérapeutique*, 2° vol., *Cholagogues*).

7. *Stimulants des glandes intestinales.* Purgatifs (alcalino-salins, salés,
antimoniaux, mercuriels, huileux, colocynthiques, résineux, sucrés, acidulés,
hypercinétiques ou convulsivants, mécaniques [Fonssagrives]). Laxatifs, exercice,
bain frais, régime, faradisation.

8. *Diurétiques.* Aqueux, stimulants, acides, salins, drastiques, spécifiques
[Fonssagrives]).

9. *Galactogènes.* Gallega off.(?). Exercice, sommeil réparateur, alimentation
saine, séjour à la campagne, faradisation mammaire.   MAURICE NIELLY.

BIBLIOGRAPHIE. — ANDRAL. *Des crises.* Thèse d'agrég. de Paris, 1824. — Du MÊME. *Lésions de
sécrétion.* In *Précis d'anatomie pathologique*, Ire partie, sect. III, ch. I, art. 2, 1829. —
BEAUNIS et BOUCHARD. *Sécrétions.* In *Traité de physiologie.* — BÉCLARD. *Sécrétions.* In *Traité
de physiologie.* — BERNARD (Claude). *Leçons de physiologie faites au Collége de France.*
Paris, 1854-1855. — BERTIN (Em.). *Des crises.* Thèse de Montpellier, 1858. — BOUVERET. *Des
sueurs morbides.* Thèse de concours, Paris, 1880. — BROUARDEL. *L'urée et le foie.* Paris,

1874. — CHALVET. *Sur les altérations des humeurs par les matières dites extractives.* In *Mémoires de la Soc. de biologie*, t. XIV, 1867. — CHAUFFARD. *Crises.* In *Principes de pathologie générale*, p. 489. Paris, 1862. — CHOMEL. *Pathologie générale.* Paris, 1824. — DEMANGE *De l'azoturie.* Thèse de concours. Paris, 1878. — DUJARDIN-BEAUMETZ. *Des médicaments cholagogues.* In *Leçons de clinique thérapeutique*, 2ᵉ vol. Paris, 1882. — DU MÊME. *Les nouvelles médications.* Paris, 1886. — FAUCONNEAU-DUFRESNE. *Précis des maladies du foie et du pancréas.* Paris. 1855. — FONSSAGRIVES (J-B.). *Traité de thérapeutique appliquée.* Paris et Montpellier, 1878. — GENDRIN. *Des diacrises en général.* In *Traité philosophique de médecin pratique*, t. II, 2ᵉ partie. Paris, 1839. — GOURAND (H.). *Des crises* Thèse d'agr. de Paris, 1855. — HAMELIN (El.). Art. CRISES. In *Dict. encycl. des sciences méd.*, 1879. — HARDY et BÉHIER. *Pathologic interne*, t. I, p. 120. Paris, 1858. — KIENER. *Physiologie de la polymie.* Thèse de Strasbourg, 1866. — LÜCHSINGER. *Pflüger's Arch.*, XIII, p. 212, 1876. — HAYEM (J.). *Leçons de thérapeutique.* Paris, 1887. — LÉPINE. *Remarques sur quelques travaux relatifs à l'albuminurie et à la pathologie rénale.* In *Revue de médecine.* Paris, 1882. — LUTON (A.). *Études de thérapeutique générale et spéciale.* Paris, 1882. — MARTIN-SOLON. Art. FLUX. In *Dictionnaire de méd. et de chir. prat.* — MURCHISON. *On Functional Derangement of the Liver.* London, 1874. — NOTTA. *Mémoire sur les troubles qui accompagnent les névralgies.* In *Archives de médecine*, 1854. — PÉCHOLIER. *Crises.* In *Revue thérapeutique du Midi*, nᵒ 2. Montpellier, 1858. — RABUTEAU. *Traité élémentaire de thérapeutique et de pharmacologie.* Paris, 1884. — RENAULDIN. Art. FLUX. In *Dict. des sciences médicales*, 1846. — REQUIN. Art. FLUX. In *Traité de pathologie médicale*, vol. II, p. 538. — ROCHE. Art. CRISES. In *Dict. de méd. et de chir. prat.*, 1830. — ROUYER (J.). *Note sur l'éphidrose parotidienne avec remarques de Brown-Séquard.* In *Journal de Physiologie*, t. II, 1859. — SAUVAGES. *Nosologia methodica, Fluxus*, clas. IX. — STRAUSS. *Des modifications dans la sudation de la face à l'aide de la pilocarpine comme nouveau signe différentiel des diverses formes de paralysie faciale.* In *Gaz. méd.* Paris, 1880.

M. Ny.

HYPERÉMIE. Plus correctement hyperhémie, de ὑπέρ, qui signifie *au delà*, ou *surabondance*, et αἷμα, sang.

SYNONYMIE. *Congestion, engorgement sanguin, fluxion;* ce dernier terme, toutefois, n'est pas exactement l'hyperémie, ni par conséquent la congestion, seul synonyme vrai, car la fluxion précède l'hyperémie, celle-ci est l'aboutissant de celle-là; la fluxion, l'*active*, tout au moins, est le mouvement anormal du liquide sanguin vers un organe ou une partie d'organe; l'hyperémie, c'est l'état d'engorgement micro-vasculaire; *Blutüberfüllung* (allemand); *hyperæmia* (anglais); *hiperemia* (espagnol); *iperemia* (italien).

DÉFINITION. L'hyperémie consiste dans la présence du sang en excès dans un organe ou une partie d'organe; le mot a été substitué, en 1829, par Andral, à celui de congestion, mais il a exactement la même signification avec une apparence plus doctrinale. La congestion ayant déjà été, en 1876, dans ce même Dictionnaire, l'objet d'une étude magistrale du docteur A. Kelsch, notre unique tâche est de faire ressortir aujourd'hui les quelques points de physiologie expérimentale, de pathologie et de thérapeutique, qui ont été, depuis dix ans, l'objet de recherches spéciales, et de mettre, en un mot, autant que possible, la question au point.

1. Les expériences de Cl. Bernard, de Schiff, de von Bezold, Ludwig, Cyon, Vulpian, etc., ont permis d'établir que les capillaires d'un organe peuvent se laisser distendre par le sang sous deux influences provoquées par l'expérimentation : 1ᵒ si l'on excite les nerfs *dits* vaso-dilatateurs, soit directement, soit par une action réflexe; 2ᵒ si on paralyse les nerfs vaso-constricteurs. Dans le premier cas, il y a congestion *active;* dans le second, simple dilatation vasculaire sans activité plus grande de la circulation locale, en d'autres termes, congestion *passive.* Ce sont des phénomènes de ce dernier groupe que l'on observe dans les hyperémies provoquées par une pyrexie infectieuse, la fièvre typhoïde, par exemple, dans des hémiplégies, dans des paraplégies. Au contraire, l'exci-

tation de la corde du tympan augmente l'activité circulatoire de la glande sous-
maxillaire, et la sécrétion salivaire permet au sang qui circule dans les capillaires dilatés de conserver sa rutilance habituelle : c'est là la congestion,
l'hyperémie active. Dans l'un et l'autre cas, d'ailleurs, l'hyperémie ne doit
pas dépasser une certaine limite, sous peine d'arrêt absolu de la circulation
capillaire engorgée, sous peine de mort des foyers de congestion, par nécrose,
eschare, gangrène, sphacèle, etc.

L'hyperémie, disons-nous, est peut-être déterminée par l'excitation des nerfs
dits vaso-dilatateurs. Ces nerfs spéciaux existent-ils décidément? c'est encore
une question controversée. La dilatation des capillaires, sous certaines influences,
ne peut être mise en doute, mais quel en est l'agent? On ne peut pas admettre
qu'il existe, dans les tuniques des petits vaisseaux, des fibres musculaires susceptibles de provoquer la dilatation vasculaire, alors que dans tout l'organisme
les fibrilles des muscles, qu'elles soient lisses ou striées, n'ont qu'une action,
la contraction, et, pour ce qui regarde les vaisseaux, qu'un seul effet actif, la
systole. Y a-t-il cependant des filets nerveux particuliers qui, par un mécanisme
dont on ne constaterait que les effets, déterminent des phénomènes de diastole
vasculaire active? Dastre et Morat se sont montrés, en 1878, les défenseurs convaincus de cette doctrine, mais, malgré la multiplicité de leurs expériences,
malgré le soin qu'ils ont apporté à l'analyse des faits observés par eux, ils n'ont
pu entraîner la conviction dans tous les esprits. Il semble résulter de ces expériences importantes que le grand sympathique contient des filets nerveux dont
l'excitation produit directement la vaso-dilatation, mais la démonstration est-
elle rigoureuse, et ces expériences remarquables auxquelles nous sommes
obligés de renvoyer le lecteur (*voy.* Bibl.) contiennent-elles autre chose que
ce fait, que l'excitation, dans certaines conditions, de la moelle, des nerfs
rachidiens, du grand sympathique, produit la dilatation des vaisseaux?
Mais cette dilatation ne peut-elle pas se produire par un mécanisme qui ne
nécessite pas l'existence de nerfs spéciaux? Pour Claude Bernard, l'excitation
du grand sympathique paralysait l'activité vaso-constrictive par l'intermédiaire
de nerfs spéciaux dont l'excitation déterminait des phénomènes d'arrêt sur
les nerfs vaso-constricteurs : c'était, en quelque sorte, le rôle que joue le
pneumogastrique dans les mouvements du cœur : les nerfs vasculaires d'arrêt, de Cl. Bernard, étaient donc, non des vaso-dilatateurs, mais des paralysants des nerfs constricteurs, ce qui n'est pas la même chose, puisqu'ils
ont alors leurs analogues dans le système de l'innervation, pendant que les
vaso-dilatateurs seraient anatomiquement et physiologiquement d'étranges
exceptions.

Ce n'est pas tout : pour nombre de savants il n'y a qu'une seule espèce de
nerfs moteurs, mais le mode d'excitation, excitants physiologiques, actions
médicamenteuses, maladies, influences morales, sollicitent ou suspendent suivant le cas l'activité de ces nerfs, et c'est à ces influences variables dans leur
point de départ que seraient dues les alternatives de dilatation et de contraction
vasculaires si fréquemment observées en clinique. En somme, nous ignorons
encore le mécanisme exact des phénomènes de vaso-motricité, et la théorie
physio-pathologique des hyperémies soit directes, soit réflexes, s'en ressent tout
naturellement.

2. Nous ne reviendrons pas sur les caractères généraux des congestions, sur
leur siége, leurs signes cliniques, etc., sujets si bien traités dans le remarquable

article de notre collègue le docteur A. Kelsch, dans ce même Dictionnaire, mais nous dirons quelques mots de certaines congestions pathologiques qui ont attiré l'attention des cliniciens dans le cours de ces dernières années.

Les hyperémies ne sont pas toutes de la même nature, et leurs caractères, sans même sortir d'un organe particulier, ne sont pas univoques. C'est ainsi que la congestion pulmonaire qui peut accompagner le rhumatisme articulaire aigu n'est pas de la même nature que celle qui peut survenir dans le cours d'une maladie infectieuse, typhique, virulente, éruptive, etc. L'hyperémie pulmonaire du rhumatisme aigu est souvent fugace, elle se déplace rapidement ; elle disparaît parfois d'un lobe ou d'une portion de lobe pour revenir s'y fixer de nouveau, peut-être, quelques jours après ; on en constate rarement la permanence dans le même point. Elle s'accompagne de sueurs acides, profuses ; elle paraît céder assez facilement à l'action du salicylate de soude. Est-ce là l'hyperémie pulmonaire typhoïde, par exemple, qui a un caractère de permanence si fâcheuse parfois pour le pronostic, etc.? L'hyperémie rhumatismale a, au contraire, quelques rapports au point de vue de la mobilité avec la congestion — pulmonaire, bien entendu — de la maladie de Bright, des goutteux, des alcooliques, de la grippe, de certains impaludés (*voy.* Thèse de J. Soudée).

L'hyperémie se combine parfois à une phlegmasie modérée et au catarrhe pour constituer certaines maladies qui méritent une dénomination particulière et qui ont très-justement reçu le nom de fluxions. Telles sont les fluxions de poitrine, en donnant à ce terme le sens médical qui lui convient — inflammations bâtardes de l'appareil respiratoire, qui ne sont ni la bronchite, ni la pneumonie, ni la pleurésie, et qui n'en sont pas moins très-cliniques. — Ces fluxions n'ont pas de signes pathognomoniques ; elle débutent par un catarrhe plus ou moins accusé, s'étendent de coutume, soit simultanément, soit successivement, à toutes les couches du thorax, muqueuse, parenchyme pulmonaire, plèvre viscérale et pariétale, plus accusées en surface qu'en profondeur, congestionnant les poumons et les plèvres sans les enflammer, et guérissent après une durée moyenne de huit jours, sans avoir revêtu un seul instant quelque caractère de gravité (Pailloz, *voy.* Bibl.)

L'hyperémie se manifeste d'autant plus facilement, en général, dans un organe, que celui-ci est plus vasculaire : ce fait, connu depuis longtemps, a reçu une nouvelle confirmation dans les observations de Tuffier (1885) à propos de la symptomatologie et des complications des maladies de l'appareil urinaire. La polyurie souvent, l'hématurie assez fréquemment, sont des signes qui se lient d'ordinaire à la congestion rénale : telles les hématuries des tumeurs malignes et bénignes des reins. La congestion rénale est la compagne presque constante des cystites avec distension vésicale, de l'hypertrophie de la prostate, des maladies de l'utérus, de certaines inflammations chroniques de la muqueuse vaginale, de celle de l'urèthre.

L'un des premiers, mais après notre collègue Layet toutefois, nous avons fait tous nos efforts pour réagir contre une tendance ancienne qui consiste à considérer les hautes températures des pays chauds et torrides comme devant entraîner fatalement, en un temps donné, l'hépatomégalie et l'hyperémie hépatique. Ce que nous avons vu dans le cours de notre carrière de médecin navigant nous a convaincu que cette doctrine était loin d'être exacte, et nous avons déjà donné, en 1884, les motifs de notre opinion dans un livre spécial auquel

nous renvoyons le lecteur ; nous ne reviendrons pas ici sur ce sujet, mais nous
constatons avec plaisir que l'idée que nous défendons n'est pas sans s'être
frayé son chemin, et qu'il convient, si l'on veut rester dans la réalité des faits,
de partager les gens qui séjournent dans les pays chauds en deux catégories
qui, bien que subissant les influences communes des hautes températures, se
séparent nettement l'une de l'autre, au point de vue de l'état du foie. Les uns,
soigneux de leur santé, évitent par un régime doux et atténué les engorgements
du système porte, si facile à faire éclater sous l'influence des dyspepsies successives. Loin de souffrir du foie, ils conservent cet organe intact, et chez quelques-
uns d'entre eux toutefois l'organe participe à la réduction de volume et d'activité que subissent tous les viscères après un temps variable de séjour dans les
pays chauds : ils sont alors anémiques par le foie comme ils le sont par le sang
et par l'état de tous leurs organes ; dans cette même catégorie de sujets viennent
se ranger ceux qui, touchés cependant par une atteinte de dysenterie ou par
l'empoisonnement palustre, n'ont pas eu à subir de complication hépatique. Les
autres, ne se soumettant à aucune règle hygiénique au point de vue alimentaire,
marchent rapidement à la congestion intestinale et hépatique comme la plupart de ceux que le paludisme et la dysenterie ont frappés. Sous la zone torride,
dit A. Corre, « le foie ne souffre pas par excès, mais plutôt par défaut : il participe à l'atonie générale des viscères et il n'a pas à élaborer davantage dans un
organisme où les éléments d'élaboration sont toujours diminués. La moindre
énergie de l'impulsion cardiaco-artérielle et de l'inspiration thoracique entraîne
la stase dans les veines du système sus-hépatique, et par contre-coup dans les
veines du système porte, dont la déplétion est rendue plus difficile par l'existence de réseaux capillaires intermédiaires à ces deux ordres de vaisseaux. Le
système porte est d'ailleurs maintenu, chez les personnes les mieux en santé et
surtout chez celles qui font usage d'une alimentation à gros déchets, dans un
état de turgescence habituelle, par une constipation que favorise la diminution
des sécrétions intestinales, corrélative d'une transpiration très-abondante à la
surface cutanée. Il y a donc tendance à la congestion passive. Mais sur ce fond
d'hyperémie atonique divers facteurs exercent une action stimulante, qui
communique au processus des caractères nouveaux et le transforme d'autant
plus aisément en état inflammatoire qu'elle porte sur des éléments plus affaiblis
dans leur résistance. La lenteur de la digestion gastro-duodénale sollicite par
réflexe et prolonge dans le foie une dilatation des capillaires sanguins, doublée
d'un surcroît momentané de l'afflux biliaire : un régime mal proportionné à
l'énergie des organes qui le doivent préparer pour l'assimilation, et souvent
rendu plus dangereux par l'usage exagéré des boissons spiritueuses, jette dans
la circulation de la veine porte un trop-plein de matériaux ou des éléments
d'excitation qui agissent directement sur les cellules glandulaires et appellent
un redoublement de l'hyperémie ; le poison palustre intervient souvent pour
entretenir celle-ci et l'aggraver, soit qu'il exerce sur le foie une atteinte
médiate, par l'intermédiaire du système nerveux ou par l'intermédiaire du
sang, surchargé de déchets globulaires, soit qu'il provoque une irritation immédiate et *sui generis* de la cellule hépatique ; enfin la dysenterie amène ou
augmente l'état congestif du foie par irritation sympathique ou de continuité,
en même temps que par irritation septique ou récrémentitielle l'altération
de la muqueuse intestinale engendre des produits putrides ou ptomaïques,
résorbés et entraînés dans les voies veineuses abdominales. Sous ces influences

isolées ou combinées, l'hyperémie se dessine graduellement. Que l'une ou l'autre de ces influences dépasse tout à coup les limites d'une intensité moyenne ordinaire, ou qu'une circonstance nouvelle, accidentelle, vienne à se produire, comme la suppression brusque de l'élimination sudorale, qui a pour conséquence de retenir dans la masse sanguine et d'accumuler vers le foie des quantités anormales de principes nocifs, d'accroître la pression dans les vaisseaux de l'organe, le processus congestif apparaît sous des allures d'acuïté particulière, s'il ne se transforme en inflammation. » Cette interprétation diffère un peu de la nôtre en ce que, pour l'état de santé, elle admet une tendance à la congestion du foie, mais quelle différence n'y a-t-il pas cependant entre cette interprétation, datée de 1887, et celle que formulait la doctrine du Jécorisme, dans laquelle le foie contre-balançait par sa suractivité dans la zone torride la fonction affaiblie de l'appareil respiratoire !

3. L'hyperémie active est un acte physio-pathologique auquel la médecine a recours assez fréquemment, et dans des buts divers qui se résument, au point de vue de l'acte thérapeutique, en un seul mot, la *contrefluxion*. Cette hyperémie antagoniste de congestions morbides peut être provoquée par un nombre si considérable de moyens, qu'on peut dire qu'elle met à contribution une bonne partie des agents de la thérapeutique ; on en jugera par la liste sommaire que nous donnerons dans un instant des procédés divers de contrefluxion simple ou associée à un ou plusieurs autres effets thérapeutiques. La contre-fluxion curative est d'ailleurs, comme les hyperémies expérimentales et morbides, le résultat d'une action locale directe ou d'un acte réflexe qui, cheminant par la moelle épinière et le bulbe, a pour effet la vaso-dilatation générale ou locale. Ces agents, ces médicaments contrefluxionnants, en voici l'énumération :

1. *Érythémogènes.* Topiques sinapisés, liniments et bains ammoniacaux, bains sulfureux, bains chlorurés sodiques, topiques vinaigrés, alcooliques, éthérés, iodiques, phéniqués, injections hypodermiques argentiques, mercurielles, éthérées, ventouses sèches, ventouse de Junod, ventouse intra-utérine de Simpson, ligature des membres, acupuncture, aquapuncture de Siredey, frictions simples et médicamenteuses stimulantes, flagellation, percussion, faradisation, pinceau électrique, procédés spéciaux d'hydrothérapie, pulvérisation au chlorure de méthyle de Debove, exercice musculaire, gymnastique ;

2. *Papulogènes.* Feuilles d'ortie, nid de processionnaires ; .

3. *Eczémogènes.* Huile de croton, thapsia, bryone, ipéca, révulseur de Baundscheit ;

4. *Phlycténogènes.* Eau bouillante, marteau de Mayor, préparations vésicantes de cantharides, ammoniaque, nitrate d'argent ;

5. *Ecthymogènes.* Tartre stibié ;

6. *Escharogènes.* Potasse caustique, pâte de Vienne, thermocautères ;

7. *Sialogogues.* Jaborandi et pilocarpine, calomel ; ces médicaments déterminent, en même temps que le ptyalisme, une hyperémie buccale que l'on recherche comme anticongestive des vaisseaux cérébraux, de ceux de l'appareil oculaire ;

8. *Purgatifs.* Ils fluxionnent tout le système porte ; les plus actifs sous ce rapport sont les drastiques, et parmi eux l'aloès, anticongestif précieux dans les congestions céphaliques, dans certains cas de congestion utérine, vaginale, uréthrale ;

9. *Émissions sanguines locales.* Elles agissent à la fois par l'irritation érythémateuse que provoquent les piqûres de sangsues ou les lignes de scarification des ventouses, et par l'appel sanguin qu'elles déterminent dans leur point d'application : c'est ainsi qu'agissent les sangsues appliquées aux genoux, aux malléoles, pour dériver une congestion céphalique à forme délirante dans la thérapeutique infantile. Maurice Nielly.

Bibliographie. — Bochefontaine. *Note sur quelques expériences relatives à l'influence que la ligature de l'artère splénique exerce sur la rate.* In Ach. de phys., 1874. — Cadiat (L.-O.). *Hyperhémie.* In *Traité d'anatomie générale appliquée à la médecine,* t. I. Paris, 1879. — Cohnheim. *Vorlesungen über allgemeine Pathologie.* Berlin, 1877. — Cornil et Ranvier. *Histologie pathologique,* t. I, p. 111. Paris, 1881. — Corre (A.). *Congestion du foie.* In *Traité clinique des maladies des pays chauds,* p. 758. Paris, 1887. — Dastre et Morat. *Sur la fonction vaso-dilatatrice du nerf grand sympathique.* In *Arch. de phys.* de Brown-Séquard, 2e série, t. IX, 1er semestre 1882. — Dujardin-Beaumetz. *Du traitement des engorgements du foie.* In *Leçons de clinique thérapeutique,* 2e série, 3e fasc. Paris, 1882. — Du même. *Des congestions passives des différents viscères.* In *Ibidem,* 1er fasc., 6e leçon. — Du même. *Pathogénie des hyperhémies cérébrales,* t. III, 9e leçon. Paris, 1884. — Grasset. Art. Fluxion. In *Dict. encycl. des sciences médic.* — Hallopeau (H.). *Traité de pathologie génér.,* 2e éd. Paris, 1887, chapitre de l'*Hyperémie,* p. 301. — Handfield Jones. *État des vaisseaux dans la congestion cérébrale.* In *Pathological Society of London,* séance du 21 avril 1885. — Hayem (J.). *Les grandes médications,* et *De la méthode révulsive.* In *Leçons de thérapeutique,* 22e leçon et suiv. — Jaccoud. *De l'hyperémie.* In *Traité de pathologie interne,* vol. I. — Kelsch (A.). Article Congestion. In *Dict. encycl. des sc. méd.* Paris, 1876. — Luton. Art. Congestion. In *Dict. de méd. et de chir. prat.* Paris, 1869. — Marey (E. J.). *La circulation du sang à l'état physiologique et dans les maladies.* Paris, 1881. — Nielly (M.). *Hygiène des Européens dans les pays intertropicaux, action sur le foie.* Paris, 1884. — Pailloz (E.). *Étude sur les fluxions de poitrine de nature rhumatismale.* Thèse de Paris, 1883. — Robin (A.). *Leçons de clinique et de thérapeutique médicale.* Paris, 1887. — Straus. *Des ecchymoses tabétiques à la suite des douleurs fulgurantes.* In *Arch. de neurologie,* Paris, 1881. — Soudée (J.). *Contribution à l'étude de la congestion pulmonaire rhumatismale.* Thèse de Paris, 1887. — Spehl (E.). *De la répartition du sang circulant dans l'économie.* Thèse d'agrég., Bruxelles, 1883. — Tuffier. *Du rôle de la congestion dans les maladies des voies urinaires.* Paris, 1885. — Vulpian. *Leçons sur l'appareil vaso-moteur,* t. II, p. 503. Paris, 1875. M. Ny.

HYPERENCÉPHALES. Genre de monstres exencéphaliens, chez lesquels l'anomalie crânienne n'est pas compliquée de fissure spinale. L'encéphale est presque entièrement situé en dehors de la boîte crânienne et au-dessus d'elle, la paroi supérieure de celle-ci faisant presque complétement défaut. Cette anomalie est souvent accompagnée de bec-de-lièvre, de fissures palatines, etc.

Les hyperencéphales viennent presque toujours au monde avant terme. Ils ne sont pas viables, quoiqu'ils donnent parfois des signes de vie pendant un temps plus ou moins court. L. Hn.

HYPERESTHÉSIE. Étymologie. Synonymie. De ὑπέρ, qui indique l'excès, la surabondance, et αἴσθησις, faculté de sentir, sensibilité.

Définition. L'hyperesthésie ne peut être définie, jusqu'à nouvel ordre, d'une manière irréprochable, parce que nous n'en connaissons ni les causes, ni les lésions, s'il en existe, ni les symptômes caractéristiques. Il est sans doute incontestable qu'il faut désormais établir une distinction entre les hyperesthésies et les névralgies, mais avec cette restriction que ces deux manifestations morbides, bien qu'ayant plusieurs caractères qui les distinguent, ne sont pas nettement séparées par tous leurs traits, et que, si l'hyperesthésie se manifeste sous l'influence ou à l'occasion d'une irritation extérieure, la névralgie agissant exclusivement sur le trajet des nerfs, avec des caractères manifestes de spontanéité et d'intermittence (Eulenburg, Lereboullet), cela ne constitue pas, de l'avis même des observateurs qui les ont fait valoir, des signes différentiels suffisants. Autre point : si l'on s'en tenait au sens rigoureux des éléments de l'étymologie, l'hyperesthésie ne serait qu'une exagération physiologique de divers modes de sensibilité, du sens du tact, de celui des températures, du sec (?), de l'humide (?), du chatouillement, de la sensibilité à l'æsthésiomètre, etc., toutes les perceptions correspondantes devenant plus fines, prenant plus d'acuïté dans l'état d'hyperesthésie. Mais, en fait, toutes ces modifications de la sensibilité normale ont été rapprochées sous le nom commun d'hyperesthésie, de celles qui ont décidément un caractère morbide, de telle sorte que, pour donner à ce terme général le sens qui prévaut à l'heure qu'il est, on peut dire que l'hyperesthésie est une exagération de certains modes de la sensibilité, confinant souvent à la douleur, se manifestant sous des influences variées, ne se produisant que lorsqu'on la provoque, affectant le plus souvent la peau, mais pouvant être constatée dans des organes ou des assemblages d'organes comme les articulations. Nous ne nous faisons aucune illusion sur la valeur de cette définition qu'une connaissance plus précise des caractères des diverses hyperesthésies modifiera, sans aucun doute, dans l'avenir.

Signalons actuellement, avant de sortir des généralités, les divisions admises par les classiques qui font autorité à propos des hyperesthésies. Racle et son continuateur le docteur Blachez les divisent en prenant pour point de départ les maladies dont elles constituent l'un des éléments. Spillmann procède de même et les signale, après en avoir donné les caractères généraux, dans les affections qu'elles contribuent à caractériser. Jaccoud élève tout d'abord le mot *Hyperesthésie* au rang de classe nosologique, définit l'hyperesthésie, envisagée à un point de vue général, l'exagération de la sensibilité des nerfs sensibles, et la subdivise en *fonctionnelle* (c'est celle dont nous avons à nous occuper) et *spontanée* ou névralgie. Pour G. Ballet, l'hyperesthésie est également l'exagération de la sensibilité, tantôt avec perfectionnement, tantôt avec affaiblissement de la faculté de sentir. Celle qui coïncide avec une plus grande finesse de la perception reste physiologique; l'autre est morbide, confine tantôt à la douleur, tantôt à l'anesthésie, et se divise cliniquement en superficielle et profonde. Spring, Vaulair et Masius, donnent des hyperesthésies une classification qui paraît, au premier abord, très-supérieure aux arrangements méthodiques qui ont pour point de départ le siége des différentes hyperesthésies ou les maladies dans lesquelles on la rencontre, mais qui a l'inconvénient d'être très-artificielle et de manquer d'unité dans son principe. Pour ces observateurs, les hyperesthésies peuvent être : 1° *neuropathiques*, c'est-à dire provoquées par l'irritation permanente d'un nerf ou d'un ganglion, ou bien par l'hyperémie ou l'inflammation du névrilème; 2° *irritatives*, se manifestant dans les tissus, dans les organes, atteints d'inflammation, périoste, os, tendons, cartilages, aponévroses, viscères, comme l'estomac, l'utérus, etc.; 3° *centrales*, c'est-à-dire symptomatiques d'une maladie des centres nerveux et de leurs enveloppes; 4° *dysémiques*, pouvant accompagner tous les violents mouvements fébriles, et dans d'autres circonstances des maladies dyscrasiques, comme les chloroses et les anémies; 5° *toxiques* ou symptomatiques de divers empoisonnements; 6° enfin *névrosiques :* telle l'hyperesthésie cutanée et ovarienne des hystériques.

L'hyperesthésie a été signalée : 1° sur différents points du tégument externe, tantôt limitée à une zone étroite, tantôt étendue à une moitié du corps et constituant alors l'hémihyperesthésie; 2° sur les muqueuses; 3° dans certains organes ou à leur surface, muscles, articulations, viscères. C'est là un point de départ anatomique acceptable pour l'exposé des diverses hyperesthésies; nous ne nous en servirons pas cependant, parce qu'il expose à des redites, et nous étudierons de préférence ces états anormaux en les recherchant dans les maladies qui sont susceptibles de les provoquer. Rappelons, au préalable, que les procédés cliniques qui servent à en constater la présence sont, suivant les cas, les attouchements avec la pulpe des doigts, la paume de la main, les pointes mousses et non conductrices des æsthésiomètres, les barbes d'une plume, une tête d'épingle, les éponges imbibées d'eau chaude ou froide, de divers liquides volatils, le frôlement, la pression plus ou moins large, les mouvements imprimés aux organes, aux muscles, aux articulations, le redressement des poils et des cheveux, le chatouillement, le contact des divers instruments d'exploration, des sondes, etc.

a. *Maladies du système nerveux.* L'hyperesthésie cutanée précède fréquemment les *névralgies* et cède ultérieurement la place à l'anesthésie (Turck, Trousseau, Nothnagel, Traube). D'après Erb, elle serait la conséquence d'une paralysie dilatatrice des petits vaisseaux de la région affectée. Nothnagel suppose que la substance grise de la moelle oppose, dans l'état de santé, une certaine résistance à la transmission des impressions sensitives, et que l'hyperesthésie tient à une diminution de cette résistance. D'après Hallopeau, les points douloureux des névralgies sont autant de causes d'excitations centripètes qui retentissent sur la substance grise de la moelle et ont pour conséquence l'hyperesthésie d'une zone plus ou moins étendue de la peau innervée par le nerf névralgié. Ce sont autant d'interprétations qu'il faut enregistrer sans qu'on puisse donner à aucune d'elles la valeur d'une démonstration du mécanisme de l'hyperesthésie. Les *névrites* donnent lieu à des phénomènes analogues d'exaltation de la sensibilité cutanée, mais avec plus de fréquence encore, de même que l'anesthésie des téguments est plus précoce dans les névrites que dans les névralgies. L'hyperesthésie est rare dans les *paralysies* des nerfs périphériques; on a signalé toutefois l'hypercousie dans certaines formes de la paralysie du facial. Toutes les *myélites* peuvent donner lieu à la constatation des signes d'une sensibilité cutanée exaltée. On ne rencontre pas ordinairement, il est vrai, l'hyperesthésie dans le cours du *tabes spasmodique*, mais elle accompagne presque constamment les douleurs fulgurantes de la première période du *tabes ataxique*, de telle sorte que, dans l'intervalle ou au moment de ces éclairs douloureux, les téguments correspondants aux nerfs de la région, ceux des membres inférieurs notamment, sont tellement sensibles qu'un frôlement léger fait naître l'hyperesthésie; celle-ci s'accompagne parfois d'éruptions cutanées analogues à celles du zona au point de vue de la souffrance concomitante d'un nerf, et révélant les caractères spéciaux de l'eczéma, du lichen, de l'urticaire, de l'ecthyma. Comme l'a fait observer Raymond à propos de l'ataxie locomotrice, on peut noter des plaques d'hyperesthésie cutanée (ayant pour siège de prédilection le rachis et les membres inférieurs); beaucoup plus rarement elles occupent d'autres parties du tronc ou les membres supérieurs. En général, les plaques d'hyperesthésie ont une durée limitée, souvent elles font place à des plaques d'anesthésie. » L'hyperesthésie n'est pas constante dans les *myélites diffuses*, aiguës et chroniques; elle est plus commune dans les formes chroniques, on la retrouve dans des siéges divers, soit au niveau des apophyses épineuses où la révèle la compression, soit sur les téguments des membres et du tronc. Toutes les causes de *compression de la moelle et des racines* qui en émergent, tumeurs de l'axe nerveux, des méninges, des vertèbres, du tissu conjonctif périrachidien, peuvent être le point de départ de phénomènes hyperesthésiques, comme on l'a démontré pour le mal vertébral de Pott et les tumeurs cancéreuses du rachis. « Supposez comme cas typique, dit Grasset, que les vertèbres lombaires soient envahies dans leur totalité. Des douleurs vives étreignent en ceinture la partie inférieure de l'abdomen et se répandent le long des nerfs cruraux et sciatiques. Il y a hyperesthésie des téguments dans les régions qui correspondent à la distribution des nerfs douloureux. Le moindre attouchement est souvent des plus pénibles. » La *méningite spinale*, qui détermine souvent des douleurs spontanées atroces (douleur rachidienne, douleurs en ceinture, irradiations douloureuses dans les membres), compte également au nombre de ses symptômes, et dans la sphère des nerfs douloureux, l'exaltation de la sensibilité tactile et thermique. L'hyperesthésie rétinienne est un fait assez fréquent dans la *congestion cérébrale*, quand celle-ci toutefois n'a pas provoqué l'ictère apoplectique qui affaiblit ou anéantit toute sensation; on la constate également dans la *pachyméningite*, dans la *méningite cérébrale* aiguë et chronique. En ces diverses circonstances, elle se traduit par la photopsie, la photophobie, la contraction pupillaire plus ou moins accusée. On rencontre de même l'hyperesthésie cutanée dans certains cas d'*encéphalite*, de méningite *cérébro-spinale*, de *tumeurs encéphaliques* qui ont déterminé des lésions irritatives, congestion aiguë, méningite, encéphalite de voisinage; là aussi l'hyperesthésie rétinienne accompagne parfois les exaltations de la sensibilité cutanée. Dans la *périencéphalite diffuse*, l'anesthésie l'emporte de beaucoup en fréquence sur l'hyperesthésie, et celle-ci, quand elle existe, ne revêt pas, en outre, les caractères de durée et de ténacité de celle-là. Presque toutes les *névroses* comptent parmi leurs symptômes l'exaltation passagère au moins de l'hyperesthésie des téguments. Plus commune que la rétinienne, l'exagération de la sensibilité de la peau s'observe dans ce syndrome particulier auquel on a donné les noms d'*irritation spinale*, de *névropathie cérébro-cardiaque*, et qui est fréquemment lié à l'anémie cérébro-spinale. Dans cette affection l'exaltation tactile peut être telle que les malades se plaignent du plus léger frôlement, d'un contact même superficiel, de la pression la plus faible sur la surface cutanée. La *migraine* engendre l'hyperesthésie rétinienne et auditive, avec ou sans illusion des sens correspondants, l'hyperesthésie des téguments de la face, celle du cuir chevelu, parfois des plus pénibles. Or, d'après Dubois-Reymond, l'hémicrânie est constituée par deux actes physio-pathologiques successifs, l'excitabilité du grand sympathique crânien d'abord, puis son épuisement, sa paralysie; le premier de ces actes est démontré par la pâleur de la face au début de l'accès, la dilatation pupillaire avec retrait du globe oculaire du côté atteint, la rétraction avec dureté de l'artère temporale du même côté; la rougeur *de retour* des téguments, la détente de la douleur, une légère élévation de la température locale, prouvent, d'un autre côté, la paralysie vaso-sympathique qui produit l'amendement de l'accès d'hémicrânie et sa terminaison. Eh bien, pendant toute la durée de la première période, celle d'excitabilité vaso-sympathique, l'anémie faciale n'est-elle pas la cause de l'exaltation de la sensibilité des extrémités périphériques des nerfs sensibles de la face et du cuir chevelu, notamment des filets terminaux du trijumeau? L'équilibre n'est-il pas rompu pendant cette première période entre l'innervation vaso-sympathique et celle du nerf de la vie de relation qui animent, au point de vue de la sensibilité normale, les téguments souffrants, l'hyperesthésie qui est sous leur dépendance cessant au contraire quand, dans la seconde phase de la migraine, le sang se répand de nouveau dans les artères encéphaliques? L'hémicrânie serait donc, dans ces conditions qui nous paraissent vraisemblables, une névralgie en quelque sorte indirecte, la névralgie commune du trijumeau étant au contraire une maladie directe, empruntant tous ses caractères à l'état même du nerf. En fait, si on n'envisage que le symptôme *hyperesthésie* dans les deux affections, n'est-il pas, sauf la variabilité de son siége qui dépend de la branche ou du rameau atteints dans la névralgie du trijumeau, n'est-il pas, dis-je, cliniquement le même? N'est-ce pas la même exaltation diffuse de la sensibilité tactile au moindre attouchement? Les autres symptômes de la névralgie commune du trijumeau, les éclairs douloureux sur le trajet des rameaux nerveux notamment, sont d'ailleurs trop démonstratifs pour qu'il y ait confusion possible entre les deux maladies; ce que nous cherchons à faire ressortir, c'est qu'elles se rencontrent sur un terrain commun, l'hyperesthésie, et que ce symptôme provoqué dans la migraine par des phénomènes vasculaires préparatoires apparaît dans les névralgies crâniennes pures sous l'influence même du nerf névralgié. L'hyperesthésie siégeant dans l'épaisseur des téguments, dans les organes profonds, dans les appareils des sens, peut constituer l'une des *aura* qui annoncent l'attaque d'*épilepsie;* c'est tantôt dans un point donné des téguments, dans un muscle, dans une dent, un viscère, une sensation douloureuse indéfinissable, et variable dans sa nature et son intensité, suivant les malades; tantôt la perception brusque de flammes, d'objets lumineux, ou bien un état accidentel de finesse de l'ouïe entraînant des illusions étranges de cette fonction, des phénomènes d'hypercousie, de paracousie; mais, il faut le dire avec tous les observateurs, les faits qui constituent habituellement l'aura n'appartiennent pas le plus souvent au groupe des hyperesthésies, et ces dernières ne s'observent plus pendant et après l'attaque confirmée de grand ou de petit mal épileptique. L'*hystérie* est le terrain le plus fécond pour l'exaltation de la sensibilité générale et spéciale. et ce sujet, magistralement traité par Bernutz dans le nouveau *Dictionnaire de médecine et de chirurgie*, en 1874 (*voy.* BIBLIOGRAPHIE), sera notre guide dans le résumé qui va suivre. Bernutz fait tout d'abord ressortir qu'il existe, parmi les symptômes de l'intervalle, des attaques qui caractérisent à eux seuls l'hystérie sans attaques, une hyperesthésie d'un ou de plusieurs muscles du dos, des téguments, des vertèbres; hyperesthésie indiquée depuis longtemps par Sydenham, n'ayant manqué que 5 fois sur 300 cas d'hystérie, d'après une statistique de Briquet, et affectant plus particulièrement le trapèze, le grand dorsal, la masse commune au sacro-lombaire et au long dorsal. Cette rachialgie spéciale ne s'étend pas ordinairement sur toute la longueur du rachis; elle a son siége le plus habituel dans la partie supérieure de la colonne vertébrale, se révèle par la pression d'un certain nombre d'apophyses épineuses et des gouttières vertébrales correspondantes, de celles du côté gauche de préférence quand la rachialgie est unilatérale. Une autre hyperesthésie musculaire appartenant au même groupe de symptômes est la pleuralgie. Celle-ci, « le plus souvent unilatérale et localisée à gauche, du 5e au 9e espace intercostal, d'intensité très-variable suivant les cas, est exaspérée d'une part par la pression, mais de tous les points indistinctement et non de certains points de la région qu'elle occupe, comme dans la névralgie, et exaspérée d'autre part par les mouvements respiratoires qui, lorsque la douleur est très-accentuée, s'en trouvent plus ou moins entravés. Dans ce dernier cas, la pleuralgie constitue un symptôme très-pénible, quoique cependant peu grave, parce qu'alors même qu'il dure plusieurs années il ne fait pas naître d'altérations anatomiques, soit de la plèvre, soit du poumon. » Mais il est, dit encore Bernutz, une autre hyperesthésie hystérique qui fait partie du groupe des symptômes sinon constants, du moins très-fréquents, qui servent comme ceux du premier groupe à caractériser la névrose. Cette hyperes- thésie peut avoir pour siége tous les organes auxquels se distribuent les nerfs de la vie de relation et détermine des troubles de sensibilité qui ont pour siége la peau, les muscles, les articles, les nerfs, les organes des sens, les bronches, l'estomac, les reins, les intestins, la vessie, les organes génitaux, la glande hépatique. La dermalgie est moins fréquente que l'anesthésie cutanée; elle est variable dans son intensité, peut être provoquée par les variations météorolo- giques, ne se caractériser que par une simple exagération de la sensibilité tactile ou déterminer des douleurs que le malade compare aux piqûres d'un faisceau d'aiguilles, ou qui, étendues à une surface plus ou moins large des membres, rendent pénible le simple contact des vêtements ou des objets de literie, enlè- vent tout sommeil, etc. « La dermalgie peut, de même que l'anesthésie, n'occuper qu'une moitié du corps, et de préférence la moitié droite, contrai- rement à l'anesthésie, ou être bien plus limitée, bornée soit au tronc ou à une de ses parties, à un des membres, aux mains et aux pieds en particulier, et en entraver plus ou moins les mouvements. Je dois signaler particulièrement : 1° l'hyperesthésie des grandes lèvres et de la vulve, dont la fréquence est représentée par le chiffre 10 dans la statistique de Briquet, et qui donne lieu à une variété de vaginisme qui se distingue du vaginisme vulgaire, non-seulement par son étiologie, mais parce que les moyens dilatateurs, au lieu de l'amender, peuvent, au contraire, comme je l'ai vu, l'exaspérer; 2° l'hyperesthésie de la peau de la mamelle, qu'on voit surtout siéger à gauche, et qui s'étend parfois en même temps à toute l'épaisseur de la glande; elle peut donner lieu à des douleurs si intolérables que, dans deux cas, des chirurgiens habiles avaient, d'après le récit de Landouzy, conseillé l'amputation, quoi qu'il n'y eût ni dans la peau, ni dans les tissus subjacents, aucune modification appréciable, et qu'on eût bien certainement affaire, dans ces deux cas, à l'*irritable mamelle* décrite par Astley Cooper, qui était ici symptomatique de l'hystérie, à laquelle les deux malades étaient en proie » (Bernutz). L'hyperesthésie des muscles se traduit par la rachialgie, la pleuralgie, l'épigastralgie, la douleur des parois de l'abdo- men très-souvent associée à l'ovaralgie et à l'hystéralgie; souffrances variées qui, en clinique, rendent nécessaire un diagnostic différentiel avec le rhuma- tisme musculaire, les névralgies, etc. Les arthralgies hystériques, qui sont éga- lement du domaine de l'hyperesthésie, doivent également être distinguées des autres douleurs articulaires, comme l'a montré Bernutz (article cité) dans la description qu'il en a faite et à laquelle nous renvoyons le lecteur. Une hyperes- thésie assez fréquente dans la même névrose est le clou hystérique pouvant siéger dans toutes les régions du crâne, mais localisé de préférence aux tempes et au sinciput. Cette douleur, qui semble produite par la pression d'une pointe, d'un coin de fer, ou dans d'autres circonstances par le contact d'un fragment de glace, d'un corps brûlant, siége sans aucun doute dans les téguments, et non dans la dure-mère, car on arrive parfois à l'amender ou à la faire disparaître par la pression digitale. Tous les organes des sens peuvent être hyperesthésiés dans l'hystérie, résultat qui confine aux pratiques du magnétisme, et qui tend à se dégager aujourd'hui, grâce surtout aux travaux de l'école de la Salpêtrière, de ce qu'il contenait jadis de merveilleux. Plus pénible et plus grave est chez les hystériques l'hyperesthésie des muqueuses aérienne et digestive et celle des organes génito-urinaires. Comme l'a dit Bernutz, l'hyperesthésie de la muqueuse bronchique peut se traduire par la toux hystérique, la suffocation pseudo-croupale, des accès de dyspnée; celle de la muqueuse digestive, par la gastralgie et l'entéralgie que viennent souvent compliquer le spasme œsophagien, des vomissements, des borborygmes, la pneumatose intestinale, la tympanite, la constipation; celle de la vessie par la cystalgie, les douleurs néphrétiques nerveuses; celle du rein et du foie par des douleurs profondes, localisées assez vaguement dans les régions qu'occupent ces viscères; celle de l'utérus et de l'ovaire par des douleurs assez communes, l'hystéralgie, l'ovaralgie, états auxquels on a fait jouer un grand rôle dans ces dernières années, tant pour fonder sur des arguments nouveaux la vieille doctrine hystéro-utérine que pour mieux caractériser les signes et le traitement de l'hystérie et montrer la part considérable qu'elle a prise dans certaines épidémies névrosiques. La nature de cet article ne nous permet pas de nous étendre davantage sur ce sujet déjà bien longuement indiqué par ses traits généraux. Les prodromes de la *chorée* sont parfois des phénomènes d'hyperesthésie, comme l'a fait remarquer Schmitt : on a, en effet, affaire dans un certain nombre de cas à des douleurs provoquées au niveau des apophyses épineuses dans une étendue variable, à des siéges différents, aux régions dorsale et lombaire le plus souvent, à des douleurs cutanées et musculaires de l'épaule, de la nuque, du cuir chevelu, qui ne revêtent pas le caractère des névralgies ordinaires, à un prurit des fosses nasales, de l'anus; on constate parfois de la photopsie, des sensations auditives d'une acuïté exagérée; autant de phénomènes à mettre sur le compte de l'hyperesthésie générale et spéciale et auxquels succèdent les troubles convulsifs particuliers à la chorée.

b. *Maladies diverses.* On a signalé les variétés diverses de l'hyperesthésie dans toutes les *pyrexies*, dans toutes les *phlegmasies*, mais à titre irrégulier et accidentel; une seule affection se dégage des autres à ce point de vue : c'est le *typhus exanthématique*. Dans cette maladie, l'hyperesthésie cutanée, musculaire, articulaire, est la règle, bien que sa présence ait été méconnue par un certain nombre d'observateurs. R. Gestin en a donné les caractères cliniques dans un mémoire présenté à l'Académie de médecine en 1875, à l'occasion d'une épidémie de typhus à laquelle nous avons personnellement pris part. « Je l'ai remarquée, dit R. Gestin, toutes les fois que je l'ai cherchée; souvent la sensibilité de la peau est telle que le moindre contact est douloureux. L'hyperesthésie occupe de préférence la surface du ventre et celle de la partie antérieure du thorax. Elle s'accuse par le frôlement et non par une forte pression de la main à plat. Chez l'un de mes malades elle a été très-vive au cuir chevelu. J'ai constaté que l'hyperesthésie atteint également les muscles et les articulations. Une pression modérée des masses musculaires et des jointures des membres fait souvent pousser des cris au malade. La pression du ventre avec la pointe du doigt est parfois aussi très-douloureuse, et l'on pourrait confondre cette douleur avec celle qui se constate au niveau de la fosse iliaque droite dans la fièvre typhoïde. » Même rareté, mêmes caractères accidentels des hyperesthésies dans les *intoxications*, même dans celles qui ont été le plus incriminées, les intoxications par l'opium, l'alcool, les composés saturnins. C'est plutôt à l'anesthésie qu'aboutissent ces imprégnations, bien que les plaques d'hyperesthésie cutanée, l'hypercousie, la photopsie, la photophobie, les douleurs en surface de la muqueuse digestive dans la région pharyngo-œsophagienne notamment, aient été de temps en temps signalées dans ces empoisonnements. L'état d'olighémie qui constitue l'un des caractères des *dyscrasies* par défaut, telles que les *chloroses* et les diverses *anémies*, est sans doute la cause des exagérations des divers modes de sensibilité cutanée, muqueuse, musculaire, sensorielle, que l'on observe assez fréquemment dans ces affections. L'hyperesthésie enfin est commune dans les *maladies de la peau* et prend dans ce cas le nom de prurit cutané. On le voit, nous avons été contraint, dans l'état de la science, à constater des faits, leur interprétation n'étant pas susceptible d'être formulée aujourd'hui. Les hyperesthésies se développent-elles sans qu'il y ait de lésion anatomique? Dans quelles circonstances peut-on supposer qu'il y a altération de corpuscules de Meissner, lésions des troncs nerveux, de la moelle, particulièrement de son axe gris, de l'isthme de l'encéphale, de la capsule interne et de l'écorce cérébrale? C'est là un chapitre encore ouvert. MAURICE NIELLY.

BIBLIOGRAPHIE. — AXENFELD et HUCHARD. *Traité des névroses*. Paris, 1863. — BALLET (G.). Art. SENSIBILITÉ. In *Dict. de méd. et de chir. prat.* Paris, 1882. — BERNUTZ. Art. HYSTÉRIE. In *Dictionn. de méd. et de chirurg. prat.* Paris, 1874. — CHARCOT. *Hyperesthésie ovarienne*. In *Leçons sur les maladies du système nerveux faites à la Salpêtrière*, t. I, p. 252, recueillies et publiées par Bourneville, 1872-1887. — DUJARDIN-BEAUMETZ. *Des nouvelles médications*. Paris, 1886. — DIEULAFOY. Art. DOULEUR. In *Dict. de méd. et de chir. prat.* Paris, 1869. — GRASSET (J.). *Traité pratique des maladies du système nerveux*. Paris, 1886. — HALLOPEAU. Art. NÉVRALGIE. In *Dict. de méd. et de chir. prat.*, 1877. — DU MÊME. *Traité élémentaire de pathologie générale*, 2ᵉ édition. Paris, 1887. — JACCOUD. *Traité de pathologie interne*, vol. I. — LEREBOULLET (L.). Art. NERFS, partie médicale. In *Dict. de méd. et de chir. prat.*, 1878. — DU MÊME. Art. NÉVRALGIE. In *Ibidem*, 1878. — NOTHNAGEL. *Schmerz und cutane Sensibilitäts-Störung*. In *Virchow's Archiv*, IV, 1872. — POINCARRÉ. *Le système nerveux périphérique au point de vue normal et pathologique*. Paris, 1876. — RACLE (V.-A.) et BLACHEZ. *Traité de diagnostic médical*. Paris, 1868. — RAYMOND. Art. TABES DORSALIS. In *Dict. encycl. des sciences médicales*. — SCHMITT. *Revue des sc. méd.*, t. III, p 174. — SPILLMANN. *Manuel de diagnostic médical*, 1884. — SPRING, VAULAIR et MASIUS. *Symptomatologie ou Traité des accidents morbides*, t. II, p. 3. Bruxelles, 1875. — VALLEROUX. *Des altérations de la sensibilité cutanée dans la sciatique*. Thèse de Paris, 1870. — VAULAIR (C.). *Les névralgies, leur forme et leur traitement*. Paris, 2ᵉ édit., 1884. — WEIR MITCHELL. *Des lésions des nerfs* avec préface de Vulpian. — WOILLEZ. *Dictionnaire de diagnostic médical*. — VULPIAN. *Maladies du système nerveux*. Paris, 1886. M. NY.

HYPERICUM. § I. Botanique. *Voy.* MILLEPERTUIS.

§ II. **Emploi médical.** Théophraste a accordé à cette plante des propriétés sans nombre, et dans sa *Matière médicale*, t. III, p. 57, Ferrein dit qu'on remplirait un volume des vertus que les auteurs lui reconnaissent. Combien cet enthousiasme est tombé! Malgré sa fidélité pour les vieilles traditions thérapeutiques, Desbois (de Rochefort) ne prononce même pas le nom de l'*hypericum*. Le *Dictionnaire des sciences médicales* de 1818 lui donne au plus 5 ou 6 lignes. Trousseau, Bouchardat, Rabuteau, Fonssagrives, l'*Ancien Dictionnaire en 30 volumes*, le *Nouveau dictionnaire de médecine et de chirurgie*, sont absolument muets sur lui. L'analyse chimique l'a à peu près dédaigné. Seul Gubler lui consacre un très-court paragraphe emprunté au *Dictionnaire* de Mérat et de de Lens. C'est donc à un point de vue exclusivement historique qu'il faut conserver ce nom.

Boerhaave connaissait déjà 13 espèces d'*hypericum* et Miller en a compté jusqu'à 50.

Parmi eux un grand nombre sont exotiques et constituent un genre à part, le genre *Vismia*. Ceux-ci contiennent dans les calices et les pétales de leurs fleurs, dans leurs semences, dans leurs feuilles et jusque dans leur tige, une huile volatile et un suc jaune résineux qui est un drastique assez irritant, et assez infidèle connu sous le nom de *gomme-gutte d'Amérique*.

Voici quelques-uns de ces *hypericum* exotiques : *H. bacciferum*, *H. Brathys*, *H. connatum*, dont la décoction est employée au Brésil en gargarisme dans les angines sous le nom d'*Orelha de gato*; *H. lanceolatum*, qui, d'après le dire de Dupetit-Thouars, possédait autrefois à l'Ile-de-France une grande réputation comme antisyphilitique, probablement dans la blennorrhagie et le chancre mou où la diathèse syphylitique qui n'existe pas doit être facilement guérie.

L'*H. laricifolium* n'est employé à Quito, sous le nom de *Romerillo*, que pour teindre la laine, tandis que, sur l'autre versant des Cordillères, l'*H. laxuisculum* jouit d'une grande réputation contre la morsure des serpents.

Mais de tous les hypericum celui qui a eu l'immense renommée et qui mérite seul l'attention des thérapeutes, c'est l'*H. perforatum* ou *millepertuis* (*voy.* ce mot).

Nous n'avons pas à revenir sur ce qui a été dit à cet article. Bornons-nous à faire remarquer qu'une seule vertu doit être vraiment laissée au millepertuis, c'est sa vertu vulnéraire si vivement appréciée jadis par tant de médecins célèbres et spécialement par Théophraste, Mathiole, Paracelse, Fallope, Camerarius, Geoffroy, etc. Il a été à cause d'elle introduit dans plusieurs baumes dont les effets antiseptiques utiles peuvent être attestés à côté de beaucoup d'autres excellents et plus scientifiques topiques que nous utilisons tous les jours. Dans les campagnes du Bas-Languedoc, chaque ménage un peu précautionneux fait macérer dans de l'huile des feuilles et des sommités de millepertuis et y trouve une ressource indiscutable contre les mille petites blessures auxquelles les travailleurs sont exposés. Sous le nom d'*huile de Trescalan* elle est dans toutes les mains, et nous avouons l'avoir vu plus d'une fois employer efficacement devant nous. Le *Dictionnaire universel de médecine* donne plusieurs formules pour préparer les huiles d'*hypericum* : « L'huile est simple ou composée : la simple se fait en mettant à infuser les sommités de millepertuis entre fleurs et graines dans une suffisante quantité d'huile d'olive : on l'expose pendant quelques jours au soleil; on l'exprime, on réitère l'infusion jusqu'à ce qu'elle soit d'un rouge foncé. Pour l'huile composée, il faut faire infuser une livre de sommités de la même plante dans deux livres d'huile et une livre de vin rouge; après trois jours de macération on les fait bouillir au bain-marie jusqu'à la consommation du vin ; on fait trois infusions de même et l'on délaye dans la dernière une livre de térébenthine de Venise et quatre scrupules de safran. »

Le célèbre *baume du Commandeur* contient l'hypericum parmi les drogues variées qui le composent.

Enfin on le retrouve aussi dans les formules de remèdes absolument démodés à bon droit aujourd'hui : le *sirop antinéphritique de Charas*, le *sirop apéritif et cachectique* du même auteur, dans le *sirop d'armoise*, dans la *poudre de Palmarius* (Paulmer) contre la rage, dans la *thériaque* d'Andromaque, dans la *thériaque réformée* de Charas, dans le *mithidrate*, dans l'*huile de scorpion composée*, dans l'*onguent mastiatum*, dans le *mondificatif d'acte*, l'*eau vulné-raire*, l'*eau générale*, le *baume tranquille*, l'*emplâtre opodeldoch*, le *sirop de Questan* et celui d'*armoise*, etc.

Le *petit-lait de Weiss*, remède vraiment utile contre les maladies laiteuses, mais d'un goût détestable contre lequel protestent nos jeunes accouchées accoutumées à trouver aujourd'hui auprès des pharmaciens plus de commisération pour la délicatesse de leur goût, contient de l'hypericum en même temps que du séné et du sulfate de soude.

D'après Mérat et de Lens que copie textuellement Gubler, la dose des sommités fleuries d'hypericum est de 2 grammes à une demi-once et celle de son huile volatile ou essence de 8 à 10 gouttes.   Pécholier.

HYPERMÉTROPIE. L'hypermétropie est une des formes de l'*amétropie* ou des *vices de réfraction* de l'œil. La conformation du globe oculaire y est telle que la rétine est placée *en avant, en deçà* du plan focal principal de l'appareil dioptrique de l'organe. On peut exprimer le même état en disant que l'œil hypermétrope, *au repos*, n'est adapté que pour des rayons lumineux convergents, ou encore que l'œil hypermétrope, *au repos*, a son punctum remotum situé *au delà* de l'infini, *en arrière* et non en avant de la rétine.

Bien que soupçonnée par quelques oculistes, Janin en 1772, Wase (1813); entrevue par Ruete, Stellwag de Carion, Desmarres, Sichel, de Graefe, etc., l'hypermétropie n'est réellement connue que depuis les immortels travaux de Donders. Confondue le plus souvent avec la presbytie (hyperpresbyopie); avec l'amblyopie (*hebetudo visus*); avec la fatigue de la vue et l'insuffisance de ses muscles moteurs, elle devint après la description restée classique du physiologiste d'Utrecht une maladie nettement définie, un vice de réfraction qui reçut de lui ce nom d'*hypermétropie* que l'usage a consacré malgré son étymologie trompeuse.

Considérations physiques. L'œil hypermétrope, *au repos*, n'est pas adapté pour les rayons parallèles; il les réunit, non sur sa rétine, mais au delà, en arrière.

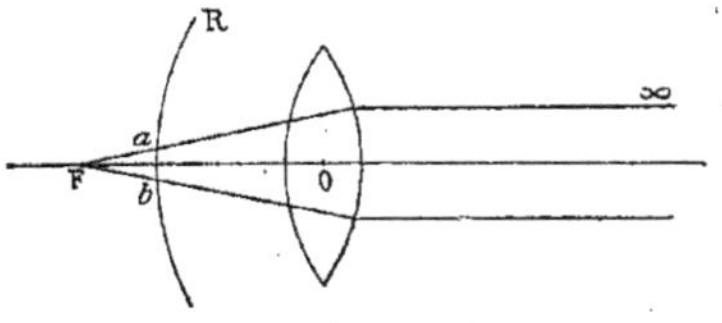

Placé à l'infini, un objet ne se peint sur l'écran rétinien que par une image confuse, par des cercles de diffusion; il n'est pas vu *nettement*. A plus forte raison, si l'objet se rapproche de l'œil,

Fig. 1. — Œil hypermétrope. — Rayons parallèles.

son image devient encore plus confuse, puisqu'il émet des rayons divergents. Un hypermétrope, au repos, n'a donc pas de *vision nette*, par de *punctum remotum réel*.

Pour que des rayons lumineux puissent être réunis sur la rétine d'un œil hypermétrope, il faut qu'ils pénètrent dans cet œil avec un certain degré de convergence. Ainsi dans l'œil O, pour se réunir sur l'écran rétinien R, les rayons lumineux incidents doivent avoir une convergence telle que, prolongés *sans déviation*, ils se rencontreraient au point E en arrière de l'organe.

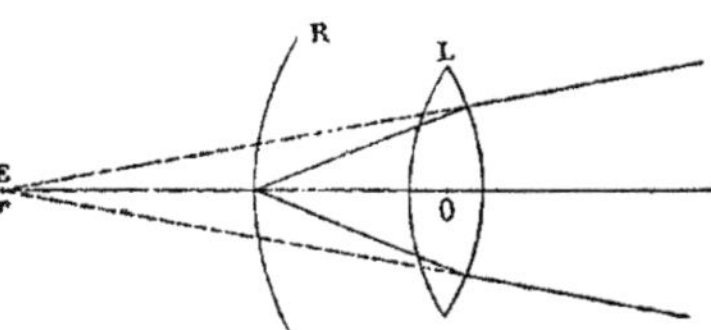

Fig. 2. — Œil hypermétrope. — Rayons convergents. Punctum remotum virtuel.

Ce point E est dit le *remotum* de l'œil hypermétrope. Il est forcément *virtuel*, puisqu'il n'existe pas dans la nature de rayons convergents, et la distance qui le sépare de la rétine, des points nodaux de l'œil, varie avec la conformation de l'organe, avec la situation de l'écran rétinien.

Formes de l'hypermétropie. La non-coïncidence de situation de la rétine et du plan focal principal dans l'œil hypermétrope peut provenir de causes différentes. Parfois elle résulte d'un affaiblissement relatif de l'appareil dioptrique, courbure moindre de la cornée, puissance moindre du cristallin, *hypermétropie de courbure*. Ailleurs, condition très-rare, on peut admettre une diminution de l'indice de réfraction de l'humeur aqueuse, ou un accroissement de celui du corps vitré (Landolt). Dans ces deux formes de l'hypermétropie, le globe a conservé ses dimensions normales, mais son appareil dioptrique est *en déficit* relativement à sa longueur. Bien plus commune, ainsi que l'ont montré de nombreuses mensurations, est l'*hypermétropie* due au défaut de longueur du globe, au raccourcissement de son axe antéro-postérieur, l'*hypermétropie axile*.

Degrés de l'hypermétropie. Le raccourcissement est loin d'être toujours le même, et l'amétropie qui en résulte présente des degrés variés. Ce degré est exprimé par la lentille convergente qui corrige l'hypermétropie, c'est-à-dire qui, ramenant sur la rétine le foyer lumineux des rayons parallèles, adapte l'œil pour l'infini. C'est donc en *dioptries* que s'exprime le degré de l'affection; on dit hypermétropie de *n* dioptries.

Ce verre correcteur est en rapport direct avec le *remotum virtuel* de l'œil hypermétrope, et sa longueur focale est la distance du remotum au centre optique, au point nodal de l'œil. Dans la figure 2, nous avons montré que pour se réunir sur la rétine R les rayons incidents devaient avoir une convergence telle que, prolongés, ils se réunissaient en E. Pour amener les rayons parallèles à former foyer sur le même écran rétinien, il faut nécessairement leur donner

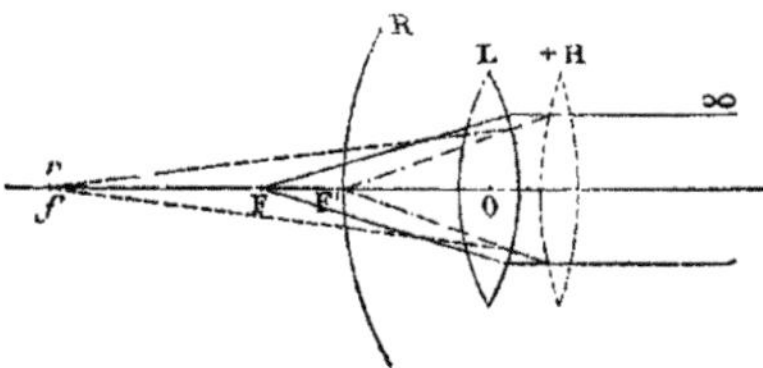

Fig. 3. — Hypermétropie. — Rapport du remotum avec le foyer principal de la lentille correctrice.

la même convergence, les diriger en les concentrant vers le *remotum*. Nous savons qu'une lentille sphérique biconvexe a pour propriété de réunir à son foyer principal les rayons lumineux parallèles qui tombent sur une de ses faces. Si nous plaçons dans l'œil, contre l'œil, une telle lentille, ayant pour longueur focale la distance O *r* du remotum, cette lentille dirigera les rayons parallèles vers *r*, vers le remotum, et, concentrés par l'appareil réfringent de l'organe.

ils se réuniront exactement sur la rétine. C'est ce que montre la figure suivante (fig. 8).

Tombant dans l'œil hypermétrope L les rayons parallèles forment leur foyer en F derrière la Rétine R ; pour les réunir exactement en R, il faut leur donner une direction telle qu'ils se rencontreraient en r. Ce résultat est obtenu par la lentille biconvexe H dont la longueur focale est précisément O r. Dans la notation *duodécimale*, le numéro de la lentille correctrice exprime en pouces la distance O r du remotum. Dans la notation métrique, la valeur en dioptries correspond à une lentille de même longueur focale O r. Dans l'une comme dans l'autre

$$H = \frac{1}{r} \text{ ou } \frac{1}{f}.$$

Au lieu de considérer l'œil hypermétrope comme relativement trop court, on voit que nous sommes conduits à l'étudier comme un organe dont l'appareil réfringent est en *déficit* relativement à la situation de la rétine. Pour y remédier, nous utilisons un verre convexe, positif. L'hypermétropie doit donc être exprimée par le signe négatif, le signe — (*moins*).

Si, théoriquement, nous pouvons supposer une lentille correctrice confondue avec l'appareil réfringent de l'œil, il n'en est plus de même dans la pratique. Toujours le verre correcteur est placé en avant de l'œil, à une distance qui ne peut être moindre de 10 *millimètres*. Il en résulte que, pour diriger vers le *remotum* les rayons parallèles, la lentille convergente doit avoir une longueur focale, non de r, mais bien de $r + d$, d étant la distance qui la sépare de l'œil. Cette lentille est donc plus faible que le déficit de réfraction de l'œil, d'autant plus faible qu'elle est à plus grande distance de l'organe. En admettant que $d = 10$ millimètres, l'erreur n'est appréciable que pour les hypermétropies supérieures à 5 dioptries, mais elle croît ensuite à mesure qu'augmente l'amétropie, et à 10 dioptries elle atteint presque *une* dioptrie. Si l'on suppose $d = 15$ millimètres, ce qui se rapproche davantage de la réalité pratique, l'erreur devient plus considérable encore.

On trouvera dans l'excellent article du Traité de Landolt et Wecker un tableau (t. III, p. 132) qui donne la longueur de l'axe antéro-postérieur du globe oculaire, dans les divers degrés d'hypermétropie axile. Nous ne croyons pas que de tels chiffres présentent une réelle importance pratique. Nous résumerons ces études en disant qu'à chaque dioptrie de réfraction en déficit, répond une diminution d'environ 3 dixièmes de millimètre de l'axe antéro-postérieur de l'œil.

Détermination. Mensuration de l'hypermétropie. La détermination du degré de l'hypermétropie peut se faire par deux méthodes différentes, subjective ou objective.

a. *Méthode subjective.* Pour présenter quelque exactitude, elle exige la suppression de l'accommodation, et par conséquent l'emploi de l'atropine ou d'un autre paralysant du muscle ciliaire. Malheureusement cette paralysie s'accompagne toujours d'une forte mydriase et de troubles visuels qui rendent l'épreuve délicate. La méthode dite de Donders ou des verres d'essai, et les divers optomètres, sont employés pour cette mensuration.

1° *Méthode de Donders.* Elle consiste à faire passer devant l'œil du sujet en examen, placé à 5 mètres des échelles typographiques, la série des verres sphériques convexes, en commençant par les plus faibles. L'œil hypermétrope étant en déficit de réfraction et ce déficit étant comblé progressivement par les verres convexes, le verre le *plus fort*, qui donne ou conserve au sujet le *maximum* d'acuïté visuelle, doit théoriquement exprimer le degré de l'amétropie. Il en est ainsi, si l'accommodation n'entre pas en jeu, mais dans la pratique il n'est pas toujours possible de paralyser le muscle ciliaire, et, comme nous le verrons, le verre *correcteur* ne répond qu'à une partie de l'hypermétropie réelle, dans un très-grand nombre de cas.

Il faut aussi tenir compte de la vision binoculaire et, après avoir déterminé *séparément* l'amétropie de chaque œil, reprendre l'épreuve avec les deux yeux en même temps. D'habitude le sujet supporte alors des verres plus puissants, ce qu'on explique en disant que l'œil, examiné isolément, peut se mettre en convergence et développer ainsi une certaine quantité de réfraction dynamique. Au contraire, quand les lignes visuelles sont parallèles, comme dans le regard au loin, avec les deux yeux, le patient n'a pas de tendance à accommoder.

2° *Optomètres.* La mensuration de l'hypermétropie avec les optomètres n'offre guère plus d'exactitude, car, bien qu'on en ait dit, avec ces instruments l'accommodation ne se relâche pas toujours aisément. Nous n'avons pas à revenir sur une étude déjà faite (*voy.* OPTOMÈTRE, OPTOMÉTRIE); nous dirons seulement que, partant de l'infini, l'objet en vue doit être progressivement, lentement, porté au delà, de façon à favoriser l'adaptation de l'œil à ces conditions nouvelles. En procédant ainsi, en laissant au muscle ciliaire le temps de se relâcher, on arrive à obtenir des résultats plus précis, à se rapprocher davantage du degré de l'hypermétropie réelle.

b. *Méthodes objectives.* Pendant que la mise en jeu de la fonction visuelle entraîne presque forcément, chez nombre d'hypermétropes, l'intervention de l'accommodation, cette cause d'erreur disparaît ou à peu près dans l'examen objectif de la réfraction. Trois méthodes peuvent être mises en usage, mais l'une d'elles, l'emploi de l'*ophthalmoscoptomètre* ou la recherche de la situation de l'image renversée, ne nous a pas paru susceptible de rendre de réels services malgré sa valeur théorique (*voy.* OPHTHALMOSCOPTOMÈTRE). Les deux autres sont : la kératoscopie de Cuignet et le procédé de l'image droite.

1° *Kératoscopie.* Cette méthode, dont la description sera faite au mot KÉRATOSCOPIE, consiste essentiellement dans l'observation des ombres développées sur le disque pupillaire de l'œil éclairé du patient, par les mouvements imprimés au miroir réflecteur autour d'un axe vertical, mouvements dits de *latéralité*. Dans ces mouvements, l'*ombre* qui paraît sur la pupille de l'observé, dans le cas d'hypermétropie, marche *en sens inverse* du mouvement du miroir et du cône d'éclairage, si le réflecteur est concave. Si au contraire le miroir est plan, l'ombre se déplace dans le *même sens* que le cône d'éclairage, elle est *directe* et non *inverse*. Le miroir concave étant le plus employé, notre description du procédé se rapportera à cet instrument.

La kératoscopie sera d'abord utilisée pour le diagnostic de l'amétropie. L'œil hypermétrope donne toujours, à toute distance, une ombre *inverse*. Cette ombre est d'autant plus intense, d'autant plus noire, d'autant plus nettement séparée de la partie restée lumineuse, que le vice de réfraction est d'un degré plus élevé. Cette intensité, cette netteté, suffisent pour la distinguer de l'ombre également à marche *inverse*, donnée par l'œil emmétrope ; mais pour mesurer le degré de l'amétropie il faut recourir aux verres convexes. Pendant que le verre convexe sphérique +1 dioptrie fait dans l'emmétropie succéder à l'ombre inverse une ombre à marche directe, dans l'hypermétropie le déplacement de l'ombre reste le même. Pour en changer le sens, pour substituer à l'ombre *inverse* une ombre *directe*, il faut que le verre convexe placé devant l'œil de l'observé transforme en une myopie l'hypermétropie existante. La moyenne des deux verres successifs n et n', dont le premier donne une ombre inverse, le second une ombre directe, $\dfrac{n+n'}{2}$, donnera, avec une approximation de $\dfrac{n-n'}{2}$, le degré de l'hypermétropie. L'appréciation de la marche de l'ombre étant toujours aisée, même pour un observateur peu exercé, cette méthode peut rendre de grands services dans la pratique. Mais pour la faciliter, pour éviter des pertes de temps, pour conserver une approximation suffisante, il faut se servir d'un disque muni de la série des verres sphériques convexes par demi-dioptries. Il faut également, comme il sera dit à l'article Kératoscopie, tenir grand compte de la distance de l'œil observé à l'œil observateur.

2° *Image droite. Rétinoscopie.* Le diagnostic et la mensuration de l'hypermétropie peuvent également se faire par le procédé de l'examen dit à l'*image droite*, par l'examen des images fournies par la rétine éclairée de l'œil observé. Lorsque, éclairant l'œil avec le réflecteur concave ordinaire, l'observateur déplace légèrement sa tête de gauche et de droite alternativement, sans cesser de fixer le fond de l'œil éclairé, il voit le plus souvent apparaître et se mouvoir sur le disque pupillaire illuminé des traînées, des lignes, d'une couleur plus sombre que le rouge de la pupille. Ces bandes, ces traînées, sont l'image des vaisseaux de la rétine formant relief sur la choroïde. Comme eux, la papille optique se traduit à la vue, mais par sa coloration plus pâle, plus blanche, qui tranche sur le fond rouge ou brun. Que l'observateur fixe attentivement cette image rétinienne, il constate bientôt que pendant que lui se déplace l'image, elle aussi, se meut et change de position. Tantôt elle marche avec lui, se déplace dans le même sens que lui, à gauche, s'il incline la tête à gauche, à droite, s'il porte la tête à droite; tantôt elle se déplace en sens contraire de lui, fuyant à droite, s'il porte la tête à gauche, à gauche, s'il incline la tête vers sa droite. En somme, tantôt les déplacements de l'image et de l'observateur *concordent :* le déplacement de l'image est *direct ;* tantôt ces déplacements se font en *sens inverse :* l'image est dite *renversée.*

L'observation, comme la théorie, montre que dans l'*hypermétropie* l'image rétinienne de l'œil observé est *droite*, elle se déplace en sens *direct.* Mais il en est de même dans l'*emmétropie :* de même dans la myopie assez faible pour que l'observateur soit placé en deçà du remotum. Comment distinguer ces divers états de réfraction? En pratique, la chose est assez simple.

L'image droite de l'œil emmétrope, et plus encore celle de l'œil myope, est formée par des vaisseaux volumineux, à contours diffus, quand on l'examine de loin. En se rapprochant, l'image de l'œil myope devient plus confuse encore, celle de l'œil emmétrope au contraire acquiert de la netteté, mais elle reste toujours très-grande. Dans l'hypermétropie l'image droite est perceptible presque à toute distance; à toute distance elle est nette, et ses éléments sont d'autant plus petits, plus distincts, que le vice de réfraction est d'un degré plus élevé. A mesure que l'observateur se rapproche, sa netteté augmente, et, pour peu que la pupille ne soit pas trop rétrécie, la papille se détache admirablement sur le fond de la choroïde avoisinante. En ce qui concerne l'explication de ces phénomènes, nous renvoyons aux articles Ophthalmoscopie, Optométrie objective, nous limitant à ce qui a trait à l'hypermétropie.

Pour distinguer l'image droite de l'hypermétropie de celle de l'emmétropie, il faut recourir à l'interposition d'un verre convexe devant l'œil observé. A l'observateur emmétrope et sans accommodation l'œil emmétrope au repos donne une image droite et nette, mais, si l'on place devant cet œil un verre convexe de 1 dioptrie, si on le transforme en un œil myope, émettant des rayons convergents, l'image droite, *nette*, fait place à une image *diffuse*. C'est donc sur la diminution de netteté de l'image qu'est basé le diagnostic de l'hypermétropie. Si l'image après interposition d'un verre convexe léger reste nette, il y a *hypermétropie*.

C'est également sur la diminution de netteté de l'image rétinienne produite par l'interposition du verre convexe qui change l'état hypermétropique en un état myopique qu'est basé le procédé de mensuration de l'hypermétropie par l'*image droite*, avec les ophthalmoscopes à réfraction. Nous n'avons pas à décrire ici ces instruments, dont le nombre est aujourd'hui très-considérable, et qui tous sont constitués par un miroir concave à court foyer, plus ou moins incliné sur son axe, et par un disque ou un système de roues permettant de faire passer derrière le trou central du réflecteur une série de verres sphériques et cylindriques. Ces appareils ont été étudiés à l'article OPHTHALMOSCOPE. Nous rappellerons seulement que pour s'en servir utilement, s'il ne veut recourir à la paralysie artificielle du muscle ciliaire, l'observateur doit se tenir aussi près que possible de l'observé, œil contre œil, afin d'assurer des deux côtés le relâchement de l'accommodation. Dans ces conditions d'observation, l'œil hypermétrope donne une image *nette*, à moins que son déficit de réfraction ne soit supérieur à l'amplitude d'accommodation de l'observateur, condition assez rare tant que ce dernier n'a pas dépassé la quarantaine. En effet, recevant du fond de l'œil éclairé des rayons lumineux divergents, l'observateur accommode naturellement pour la distance du remotum virtuel de l'hypermétrope, remotum d'où semblent provenir les rayons extérieurs. La rétine, placée en avant du plan focal principal de l'appareil dioptrique, vue à la loupe, donne une image *droite, virtuelle, agrandie*. Cette image est plus petite que celle de l'œil emmétrope, d'autant plus petite que l'hypermétropie est plus forte, mais il est impossible d'apprécier, d'après les dimensions de l'image, le degré de l'amétropie.

Pour le déterminer, l'observateur amène derrière le trou central du miroir

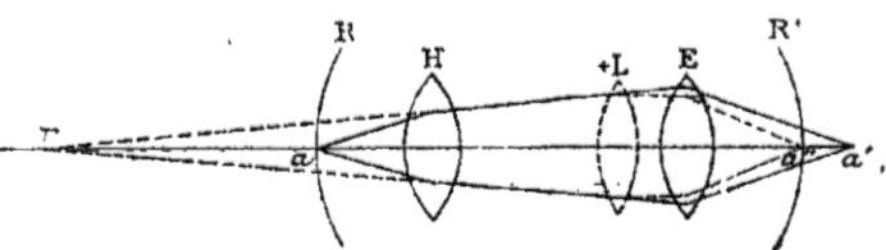

Fig. 4. — Ophthalmoscope à réfraction. — Mesure de l'hypermétropie.

le sphérique convexe + 1D. Ou l'image reste nette, ou elle se trouble. S'il y a trouble, le verre + 0,50 D remplace le précédent; le trouble doit disparaître, s'il y a réellement hypermétropie, et celle-ci est alors de 0,50 à 1, soit 0,75 environ. L'image est nette avec — 1; il y a hypermétropie égale ou supérieure à 1 dioptrie. L'observateur fait successivement défiler derrière l'orifice du miroir la série convexe ascendante, s'arrêtant un instant à chaque verre nouveau, pour laisser à son accommodation le temps de s'adapter à la condition nouvelle de l'œil observé. Chaque verre diminue de sa valeur (1D) l'hypermétropie du sujet, chaque verre diminue de sa valeur l'effort accommodatif qu'emploie l'observateur pour voir nettement l'image de la rétine. Avec un de ces verres n l'image devient et reste confuse; avec le verre immédiatement inférieur n' elle est et reste nette. C'est que l'hypermétropie est comprise entre n et n', et égale environ à leur moyenne $\dfrac{n + n'}{2}$. Ce dernier chiffre donne le degré du déficit de réfraction avec une approximation de $\dfrac{n - n'}{2}$. Suivant que les verres de la série sont séparés par un intervalle de 1 dioptrie, 1/2 dioptrie, 1/4 de dioptrie, l'appréciation est plus ou moins minutieuse. Au reste, les erreurs de la méthode, surtout dans les amétropies fortes, ne permettent qu'une détermination peu précise.

Repères. Le repère le plus sûr est fourni par le double contour des vaisseaux rétiniens et surtout des artères volumineuses près de leur émergence. Sur la papille ou dans son voisinage ces vaisseaux tranchent nettement sur le fond et sont d'observation facile. Le pourtour de la papille nous paraît d'examen moins précis, car il est souvent peu net anatomiquement. Il serait d'un grand intérêt de trouver un repère dans la macula même; malheureusement les conditions sont dans cette région des moins favorables.

Erreurs de la méthode. Elles sont assez nombreuses pour qu'une approximation de 0,50 D dans le degré de l'amétropie soit difficilement atteinte. Nous laissons de côté ce qui a trait à l'accommodation, nous l'avons supposée absente chez l'observateur comme chez l'observé. Chez ce dernier, l'atropine en aurait au besoin raison. De même pour la réfraction statique de l'observateur, si son amétropie n'est pas corrigée par le verre convenable, il doit tenir compte dans le résultat du déficit ou de l'excès de réfraction de ses yeux. Plus importante est l'erreur provenant de la distance qui sépare le miroir de l'œil examiné. Pour que la lentille qui nous fait percevoir en image droite et nette la rétine de l'observé mesure ou exprime *exactement* le déficit de réfraction de cet œil, cette lentille devrait se confondre avec l'appareil dioptrique de l'œil en examen. Une telle condition, inutile de le dire, est impossible à réaliser. Mais pouvons-nous, au moins, placer le verre correcteur au foyer antérieur de l'œil observé, de façon à déterminer le degré d'amétropie corrigeable; pas davantage. En tenant compte de l'épaisseur de l'instrument, le maximum de rapprochement dans l'examen laisse le verre correcteur des disques à 2 *centimètres* en avant du foyer antérieur de l'œil éclairé. Il en résulte pour les hauts degrés d'hypermétropie des erreurs qu'on ne peut négliger. Toujours le verre convexe obtenu est *inférieur* au déficit de réfraction réel ou corrigeable.

Soit un œil hypermétrope H dont le remotum est en r, le foyer antérieur en F, et soit L la lentille convexe qui, placée derrière le miroir, ramène au parallélisme les rayons extériorés, soit enfin K le point nodal de cet œil. L'hypermétropie *réelle* est mesurée par la lentille dont la longueur focale est K r; l'hypermétropie corrigeable par la lentille de longueur focale F r. Dans l'examen à l'image droite, la lentille correctrice a pour foyer f et pour longueur focale O r ou O f. Si nous exprimons par d la distance O F qui sépare la lentille L du foyer antérieur de l'œil, par h la longueur focale du verre qui exprime l'hypermétropie corrigeable, celle que nous recherchons; par l la longueur focale de la lentille donnée par l'examen, nous voyons que $h = l - d$, et que la valeur du déficit de réfraction n'est pas $\frac{1}{l}$, mais bien $\frac{1}{l-d}$, valeur plus grande. Donc le verre obtenu est toujours trop faible.

Plus la distance d augmente, plus l'erreur est forte; plus est considérable l'amétropie, plus aussi grandit l'erreur. En admettant $d = 20$ millimètres, l'erreur est négligeable pour les hypermétropies de 1 à 3 dioptries, car, les longueurs focales des verres correcteurs étant de 1000 à 200 millimètres, elle ne dépasse pas 1/2 dioptrie, même pour le degré le plus élevé. Mais pour les hyper-

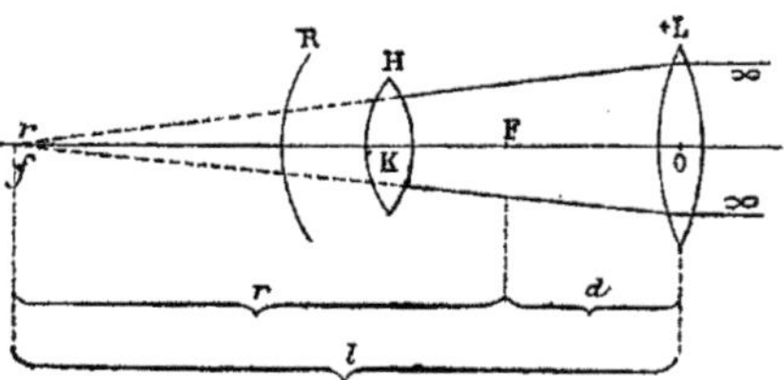

Fig. 5. — Ophthalmoscope à réfraction. — Mesure de l'hypermétropie. — Erreur provenant de la position de la lentille correctrice : $H = \frac{1}{l-d}$.

métropies de 5 à 20 dioptries dont le remotum descend de 200 à 50 millimètres, elle grandit rapidement à 1,2, et même 5 dioptries.

Pour éviter ces erreurs Giraud-Teulon conseille, à l'aide d'une tige adaptée à l'ophthalmoscope et s'appuyant sur le front du patient, de maintenir le miroir et les verres à une distance constante de 10 centimètres. Le calcul de l'erreur devient ainsi très-facile. On ne peut objecter à cette manière de faire que le danger pour certains observateurs et pour nombre d'observés de ne pas, dans ces conditions, pouvoir aisément relâcher ou maintenir relâchée leur accommodation. Il en résulterait nécessairement des erreurs parfois considérables. Mais, en somme, la mensuration objective de l'hypermétropie par l'image droite donne dans la pratique des résultats suffisamment exacts.

ÉTIOLOGIE. Nous avons dit que l'hypermétropie pouvait être le résultat de causes variées aboutissant à placer la rétine en avant du plan focal principal de l'appareil dioptrique de l'œil. Habituellement *congénitale*, et due à une malformation du globe oculaire, elle peut être *acquise* et dépend alors, soit de la perte du cristallin, *aphakie*, soit de l'aplatissement de la cornée (taies, glaucome), soit de la compression exercée par des tumeurs. En outre de ces conditions pathologiques, les transformations lentes que subit le cristallin sous l'influence de l'âge amènent, vers 70 ans, une hypermétropie qui n'atteint pas *une* dioptrie.

L'hypermétropie *typique* héréditaire semble congénitale. On sait que les animaux sont presque tous hypermétropes (Landolt). Chez les sauvages, l'œil présente presque toujours la même conformation. En est-il de même pour les races civilisées? telle semble être l'opinion générale. Hortsmann (*Knapp's Archiv*, XLV, 3, p. 328), après emploi de l'atropine et en mesurant objectivement la réfraction oculaire, est arrivé aux chiffres suivants. Chez 50 enfants de 8 à 30 jours il trouve : 2 yeux myopes, 10 emmétropes et 88 hypermétropes de 1 à 6 dioptries. Chez 50 enfants de 1 à 2 ans, la proportion devient : 6 yeux

myopes, 10 emmétropes, 84 hypermétropes. Enfin de 4 à 5 ans, pour le même
nombre d'yeux, il trouve 13 myopes, 13 emmétropes et 74 hypermétropes.
A. Randall, de la critique des statistiques obtenues par les examens de la réfraction des enfants conclut que l'*hypermétropie* est prédominante dans l'enfance
et même toute la vie, en dehors de l'action des travaux scolaires. Il trouve en
effet : sur 1534 yeux d'enfants très-jeunes 91,26 pour 100 d'hypermétropes.
Sur 356 yeux d'enfants jeunes, 81,75 pour 100. Sur 5358 yeux d'enfants des
écoles élémentaires, 76 pour 100 ; enfin sur 9965 yeux d'étudiants, 56
pour 100.

Si de pareils résultats n'ont pas été obtenus par d'autres observateurs, c'est
qu'ils ont examiné des sujets d'âge plus avancé, des enfants soumis aux travaux
scolaires, c'est qu'ils ont employé la mensuration subjective qui laisse échapper
le plus grand nombre des hypermétropies faibles. De là les chiffres de 17
pour 100 ; de 2,7 pour 100, obtenus par Touberowsky, chez des élèves d'écoles
supérieures. Nous admettons comme fait indiscutable que la majorité des nouveau-nés sont hypermétropes. En doit-on conclure que cet état est la conséquence d'un développement imparfait du globe? Qu'il est un indice d'infériorité
de race? Il nous semble que c'est aller bien loin dans la voie des hypothèses.

Formes et degrés.   Avec Landolt nous diviserons, pour la facilité de l'étude,
les hypermétropes en faibles, moyens et forts, bien qu'il soit impossible de
préciser le point de séparation de ces trois classes et de fixer le nombre de
dioptries de déficit de réfraction qui répond à chacune d'elles.

A. *Hypermétropie faible.*   Très-commune, avons-nous dit, chez les enfants,
chez les peuples sauvages, elle ne s'accompagne d'aucun trouble de la vision.
L'acuité visuelle est normale, parfois supérieure à l'unité, ce qui prouve, à
notre avis, qu'au moins dans ces cas la théorie de l'arrêt de développement ne
saurait être admise.

B. *Hypermétropie moyenne.*   Ici les caractères anatomiques s'accusent. Le
globe est manifestement plus petit, moins long, plus mobile ; le doigt qui le
contourne arrive plus aisément jusqu'au nerf optique, et dans les forts mouvements de convergence sa forme aplatie d'avant en arrière, la saillie de la zone
équatoriale, deviennent évidentes pour l'observateur. En même temps la face est
aplatie, élargie, la cavité orbitaire creusée moins profondément. Il n'est pas rare
de trouver une certaine asymétrie entre les deux moitiés du visage, une direction oblique du nez ; mais ces déformations légères nous ont paru d'égale fréquence dans l'astigmatisme et sont de peu d'importance. Le cristallin est de
courbure normale, la cornée parfois de rayon plus grand et l'astigmatisme
cornéen régulier fréquent. D'après Iwanoff, le muscle ciliaire présente un développement plus grand de ses fibres circulaires, un anneau contractile plus puissant. Cependant l'acuité visuelle n'est pas très diminuée dans tous les cas, et le
champ de la vision, en raison de la forme du globe, qui permet aux rayons
lumineux d'atteindre des parties plus antérieures de la membrane sensible, est
un peu plus développé que celui de l'emmétrope. Il en est de même de l'amplitude de convergence, parfois un peu supérieure à la normale.

Dans l'hypermétropie moyenne on observe souvent une divergence apparente
des yeux dans le regard au loin. Ce strabisme apparent, qui résulte de l'accroissement corrélatif de l'angle α et de la distance qui sépare la macula de la
papille optique, est décrit à l'article STRABISME. Il en est de même du strabisme
convergent, réel, celui-ci, concomitant, si fréquent dans l'hypermétropie faible et

moyenne. Nous dirons seulement ici que nous ne saurions accepter l'explication donnée par Donders de cette déviation du globe, malgré tout le talent avec lequel elle est présentée, appuyée et soutenue par Landolt. Si le strabisme convergent n'est pas rare dans l'hypermétropie, il est loin d'atteindre le tiers et même le cinquième des cas. Chez le nombre assez considérable d'hypermétropes que nous avons observés nous l'avons relevé 60 fois sur plus de 320 sujets. Comment rendre compte de l'absence de déviation chez 260 sujets? Comment expliquer les exemples assez nombreux (20 sur 320) de strabisme divergent, si la déviation est le résultat d'une convergence exagérée? Contentons-nous de signaler cette complication bien connue de l'hypermétropie (*voy.* STRABISME, 3ᵉ série, t. XII).

C. *Hypermétropie forte.* Dans cette classe d'hypermétropies l'arrêt de développement de l'œil ne peut plus échapper à l'observation. Dans une tête aplatie, un crâne brachycéphale, une face large à type mongolique, les yeux frappent par leur petitesse; le moindre mouvement montre l'aplatissement de leur diamètre longitudinal, le raccourcissement de cet axe. Cependant, en raison de la faiblesse de la musculature qui participe à l'atrophie de l'organe, le champ du regard n'est pas accru et la mobilité paraît plutôt restreinte. A l'hypermétropie s'ajoute ordinairement un astigmatisme considérable et que nous avons trouvé le plus souvent régulier, mais rarement conforme à la règle, c'est-à-dire avec prédominance de réfraction du méridien vertical.

D'après Landolt, non-seulement l'accommodation est moindre, mais l'acuïté est également affaiblie, la papille optique est tantôt plus pâle, tantôt plus foncée, de forme souvent irrégulière. Les sujets ainsi atteints ont une manière de regarder, de lire, qui les fait de prime abord prendre pour des myopes d'un degré élevé. De loin ils clignent fortement comme ces derniers; de près ils se rapprochent de l'objet; s'ils lisent, ils tiennent la page à quelques centimètres de l'œil et recherchent une vive lumière. C'est qu'en raison du peu de sensibilité de leur rétine il leur faut de grandes images, et celles-ci croissent plus vite relativement à la distance que n'augmentent les cercles de diffusion. De là ce rapprochement exagéré des objets; de là cette recherche d'une vive lumière qui, par la contraction pupillaire qu'elle détermine, amoindrit la diffusion de l'image. Pour rétrécir le champ pupillaire certains (Landolt) se placent de façon à regarder par-desssus le nez, dont la charpente intercepte une partie des rayons incidents.

Dans ces degrés élevés d'hypermétropie le strabisme divergent n'est pas rare, nous l'avons trouvé 20 fois sur 320 hypermétropies avec amblyopie, et l'existence de cette dernière, habituellement monolatérale, rend compte de la déviation du globe. Mais, fait moins compréhensible pour les partisans de la théorie de Donders, le strabisme convergent devient *exceptionnel.* Le physiologiste hollandais explique cette rareté en disant que le sujet ne saurait chercher une correction qu'il sait impossible. Pour Landolt, il y a dans ces cas faiblesse absolue ou relative des muscles droits internes, impossibilité du maintien de la convergence, difficulté de mettre en jeu les dernières parties du pouvoir accommodateur.

SYMPTÔMES. L'hypermétropie faible, si l'acuïté est bonne, ne se traduit que par un certain degré de fatigue dans la vision de près et quand le sujet avance en âge. Dans les degrés moyens, le strabisme convergent intermittent et alternant, plus tard constant et permanent, est souvent le signe qui éveille l'attention des parents. Si l'acuïté est bonne, s'il n'y pas de déviation des globes, l'enfant pourvu d'une forte accommodation ne se distingue pas d'un emmétrope. Mais vers l'adolescence et surtout l'âge mûr, quand les travaux rapprochés se multiplient, quand leur durée se prolonge, la vue se fatigue et les signes classiques de l'asthénopie accommodative ne laissent aucun doute sur le diagnostic. Dans l'hypermétropie forte les troubles visuels éveillent de bonne heure l'attention des parents.

Formes cliniques de l'hypermétropie. Si l'on place un verre convexe devant l'œil d'un hypermétrope jeune, il n'est pas commun de le voir accepté, et plus souvent l'enfant se trouvera mieux d'un verre concave léger pour la vision à l'infini. Et cependant l'ophthalmoscope ne permet pas de mettre en doute l'existence d'un déficit de réfraction. Il y a chez l'observé hypermétropie, mais elle n'a pas été décelée par le verre convexe, elle est restée *cachée* ou *latente*. Dix ans, quinze ans plus tard, le même sujet se trouvera soulagé par un verre positif, il y aura hypermétropie *manifeste*, mais le déficit de réfraction tel que le donne cette détermination par les verres reste encore inférieur à l'hypermétropie mesurée, soit objectivement, soit après atropinisation.

En réalité, dans la pratique, l'hypermétropie est le plus souvent en partie dissimulée par la mise en jeu, de façon constante, même pour la vision au loin, d'une certaine quantité d'accommodation. Impuissant à voir au loin sans contracter son muscle ciliaire, le sujet en arrive à ne pouvoir plus le relâcher complétement, à le maintenir en tension. L'hypermétropie réelle, *totale*, se décompose ainsi en deux parties, l'une *latente*, la seconde *manifeste;* et l'on a l'équation $Ht = Hl + Hm$. Si le sujet n'a plus d'accommodation, l'hypermétropie totale devient totalement manifeste.

Quelques auteurs divisent à son tour l'hypermétropie manifeste en *facultative*, donnée par le verre le plus faible qui fournit le maximum d'acuïté visuelle, et en *absolue*, mesurée par la différence entre le verre le plus faible et le verre le plus fort, qui conserve ce même maximum d'acuïté. Cette distinction ne semble pas d'une importance capitale dans la pratique. Il n'en est pas de même des rapports entre l'hypermétropie manifeste et l'hypermétropie totale. Alors que la première n'est pas appréciable dans la jeunesse, pour les degrés moyens et légers, elle le devient peu à peu avec les années et finit par absorber à soixante-cinq ans environ la seconde tout entière. Pour exprimer le rapport qui relie l'hypermétropie latente à l'hypermétropie totale, Schrœder a proposé la formule : $Hl = \dfrac{Ht \times Ac}{14}$; l'hypermétropie latente est égale au produit de l'hypermétropie totale par l'amplitude d'accommodation du sujet, divisé par une constante, le chiffre 14. Cette formule déduite de nombreux examens paraît assez juste à Landolt, mais elle n'est pas acceptée par Giraud-Teulon.

Dans un remarquable travail lu par notre regretté maître et collègue devant l'Académie de médecine en 1885 (*Bullet. de l'Acad.*, 1885, p. 1336), nous trouvons résumés les résultats de son observation sur ce point. Déjà en 1885 Daniel (*Arch. Knapp*, 1884, XIII, n°s 3 et 4), dans des cas non compliqués, avait trouvé comme rapport de l'hypermétropie *manifeste* à l'hypermétropie *totale :*

De 6 à 15 ans	$Hm = {}^1\!/_3\, Ht$
16 à 25 ans	$Hm = {}^1\!/_2\, Ht$
26 à 35 ans	$Hm = {}^2\!/_3$ à ${}^3\!/_4\, Ht$
36 ans et plus.	$Hm = Ht$

proportion en complet désaccord avec la formule de Schrœder, d'après laquelle l'hypermétropie manifeste n'atteindrait que fort tardivement l'hypermétropie totale et croîtrait progressivement, régulièrement, à mesure que s'affaiblit l'appareil accommodateur. Giraud-Teulon divise en 6 séries les 579 cas observés par lui :

De 6 à 12 ans, 38 cas : H*l* seule 17, H*m* 9.

De 13 à 22 ans, 84 cas : H*l* seule 47 ou 55 pour 100 — H*m*, 37 ou 45 pour 100, dont 31 où H*l* $>$ H*m* et 6 ou H*l* $<$ H*m*.

De 23 à 32 ans, 55 cas : H*l* seule 18 ou 32 pour 100 — H*m*, 37 ou 68 pour 100, dont H*l* $=$ H*m*, 31 et H*m* $=$ H*t*, 6.

De 32 à 42 ans, 53 cas : H*l* seule 16 ou 30 pour 100 — H*m*, 37 ou 70 pour 100, dont H*m* $=$ H*l*, 24 et H*m* $=$ H*t*, 13.

De 43 à 52 ans, 137 cas : H*l* seule 4, ou 3 pour 100 — H*m*, 133 ou 97 pour 100, dont H*m* $=$ H*t*, 111 ou 81 pour 100.

De 53 à 72 ans, 212 cas : H*l* seule, pas — H*m*, 212 ou 100 pour 100, dont H*m* $=$ H*t*, 203 ou 95 pour 100.

Nous pouvons conclure de ce tableau que l'hypermétropie latente n'existe guère plus après 45 ans et qu'à partir de cet âge la correction doit porter sur la totalité de l'amétropie.

Troubles visuels. Ils sont de deux sortes : le plus commun est l'asthénopie accommodative, affection dont le physiologiste Donders a tracé les caractères avec une précision inimitable. Cet état fonctionnel ayant été étudié dans un article spécial (*voy.* Asthénopie, 1re série, t. VI), nous n'en dirons que quelques mots. Résultat ordinaire d'une accommodation surmenée, s'exerçant sur des organes encore élastiques et dépassant parfois la limite sous l'influence d'efforts énergiques, elle se produit surtout, d'après Giraud-Teulon, en raison du manque de force des sujets. Donders a eu le tort de considérer cette dernière influence comme *exceptionnelle*. Parmi les nombreux sujets examinés par lui, Giraud-Teulon a relevé 727 hypermétropes de moins de 30 ans, atteints d'asthénopie, en excluant les amétropies élevées ou compliquées, soit de strabisme, soit d'astigmatisme.

Dans une première période de 10 ans (1865-1874), sur 195 cas, il note 122 ou 62 pour 100 avec faiblesse générale, lymphatisme, anémie, nervosisme, etc. Dans la seconde période (1875 à 1884) où ces phénomènes sont recherchés, sur 532 cas, il relève 336 fois ou 63 pour 100 les mêmes complications, mais en plus les symptômes ophthalmoscopiques de l'anémie simple, de l'adynamie vaso-motrice, d'altérations de nutrition de la rétine et du nerf optique. Ainsi, dans 63 pour 100 des cas, il existe des altérations marquées de la circulation rétinienne : pâleur, faible calibre des artères ou turgescence des veines, ou insuffisance évidente de nutrition interstitielle de la rétine, allant jusqu'à l'atrophie du nerf, à la sclérose, etc. Giraud-Teulon insiste sur le rôle important que joue ce *manque d'énergie* dans la genèse de l'asthénopie accommodative, chez les jeunes hypermétropes moyens ou légers, par l'adynamie générale. En admettant qu'il y ait une certaine exagération dans cette manière de voir, il est juste de tenir compte de l'opinion émise par l'éminent observateur.

Amblyopie hypermétropique. Un bon nombre d'hypermétropes sont amblyopes, et amblyopes d'un seul œil, l'autre conservant une acuité visuelle supérieure et servant uniquement à la vision. Quelle est la proportion de ces amblyopes ? Nous ne saurions le dire et n'avons trouvé aucune donnée statistique à cet égard. Dans le service d'expertise médicale, que nous dirigeons au Val-de-Grâce depuis plusieurs années, nous avons souvent l'occasion d'observer de ces faits. Dans le relevé statistique que nous avons publié en 1886 dans les *Archives de médecine militaire*, sur 590 hypermétropies, 439 ou 74,40 pour 100 ne dépassaient pas 3 dioptries et 23 seulement comptaient 6 dioptries ou plus. Or tous ces sujets étaient plus ou moins amblyopes, sauf 84. Sur 687 yeux je note : acuïté 1 : 4,24 pour 100 ; acuïté 2/3 : 8,94 ; acuïté 1/2 : 8,16 ; acuïté 1/3 : 13,81 ; acuïté 1/4 : 14,45 ; acuïté 1/6 : 17,11 ; acuïté 1/8 : 9,10 ; acuïté 1/10 et au-dessous 24,17. Ainsi le tiers seulement de ces sujets atteint 1/4 d'acuïté.

Cuignet dit avoir souvent constaté l'existence d'un scotome central, scotome qui jouerait le rôle principal dans la déviation du globe. Nous n'avons que fort rarement rencontré ce symptôme, mais il est parfois très-net chez les personnes intelligentes qui se rendent un compte plus précis de l'état de leur vision. Il est fort possible que sa rareté pour nous tienne à l'âge déjà avancé des sujets que nous observons. Dans cet affaiblissement de l'acuïté, le strabisme, l'astigmatisme surtout, qui dans 63,2 pour 100 des cas s'est montré supérieur à 1 dioptrie, jouent certainement un grand rôle. Mais, dans nombre de cas, rien n'explique l'affaiblissement de la vision, rien qu'un hypothétique arrêt de développement de la rétine. Dans notre travail, nous disions n'avoir presque jamais constaté de lésions anatomiques des membranes oculaires. Invoquer des anémies (Giraud-Teulon), des congestions, des troubles vasculaires (Abadie), est simplement se payer de mots. Cependant la rougeur, la diffusion des bords de la papille, l'irrégularité de son contour, le grand développement des vaisseaux, sont parmi les caractères les plus constants. Un instant nous avions cru trouver un certain rapport entre l'hypermétropie avec amblyopie et la présence d'un staphylome, d'un croissant enveloppant la partie supérieure (image renversée) du disque optique. Il y aurait eu dans ces cas une première ébauche d'un coloboma de la gaîne du nerf, un arrêt de développement. Si cette disposition se rencontre chez un certain nombre de sujets, sa constance n'est pas telle qu'on puisse en faire un caractère anatomique de l'*amblyopie* chez les hypermétropes.

En somme, un *astigmatisme* souvent considérable est, en dehors du strabisme, la seule cause que nous puissions invoquer dans un bon nombre de cas, pour expliquer l'affaiblissement de la vision chez les hypermétropes amblyopes.

Diagnostic. Le diagnostic de l'hypermétropie présente en général peu de difficultés. Les plaintes du malade sur sa mauvaise vue pour le travail, sur la fatigue qu'il éprouve au bout de quelques minutes pour lire, pour dessiner, pour broder, etc., le soulagement immédiat que procure le repos, guident le médecin, dirigent son attention vers cette forme d'amétropie. Il fait alors passer devant les yeux, pendant la lecture à 5 mètres des échelles typographiques, des verres convexes légers. S'il y a amélioration de la vue, si même il n'y a pas trouble de la vue, l'examiné est *sûrement hypermétrope*. La détermination du *remotum* par l'optomètre donne le même résultat. Il n'en est pas de même de la mensuration du *proximum*. Si ce dernier doit être théoriquement plus éloigné de l'œil chez l'hypermétrope que chez l'emmétrope de même âge, la mise en jeu de l'accommodation, puissance très-variable avec les sujets, peut faire varier et modifier les résultats.

L'examen objectif en faisant constater : la marche inverse et l'intensité de l'ombre kératoscopique obtenue avec le miroir concave ; l'image droite du fond de l'œil (papille, vaisseaux) dans les déplacements de l'observateur, fait soupçonner l'hypermétropie. En dehors de l'intensité de l'ombre pupillaire, en dehors de la petitesse relative de l'image rétinienne, il faut recourir à l'interposition d'un verre convexe devant l'œil examiné, pour affirmer le déficit de réfraction. Toute ombre qui reste inverse (miroir concave), toute image rétinienne qui conserve sa netteté, malgré le verre convexe, appartient *forcément* à un œil hypermétrope. Pour la mensuration de cette amétropie nous renvoyons à la première partie de cet article.

L'*asthénopie accommodative*, compagne presque obligée des degrés moyens et considérables d'hypermétropie, peut être confondue avec une parésie légère de l'accommodation. L'erreur est de peu d'importance et facile à éviter par la détermination du remotum. Chez les enfants, la contraction du muscle ciliaire, le spasme accommodatif, peut cacher complétement le déficit de réfraction, le transformer en un excès apparent. Loin de nuire à la vision, les verres concaves légers sont recherchés par les patients. Dans ces cas, l'emploi prolongé de l'atropine ramène l'œil à l'état de repos, et l'on constate alors facilement qu'il s'agit d'une hypermétropie. Au reste, l'ophthalmoscope met à l'abri de cette source d'erreurs en donnant la réfraction statique réelle.

Si l'*amblyope* par altération des membranes profondes de l'œil rapproche les objets comme l'hypermétrope fort pour obtenir de grandes images, sa vision n'est aucunement améliorée par le trou sténopéique, et l'examen ophthalmoscopique décèle les lésions organiques, causes de l'affaiblissement de la vision.

Longtemps confondue avec la *presbytie* dont elle se rapproche par l'amélioration produite par les verres positifs et la facilité relative de la vision au loin comparée à la vision rapprochée, l'*hypermétropie* en diffère, et par son existence à tout âge, et par l'adaptation de l'œil pour les rayons convergents, seulement quand l'accommodation est absente ou paralysée. Dans la dernière, le *remotum* est au delà de l'infini ; dans la presbytie, le *proximum* seul se déplace, le remotum restant immuable. L'hypermétropie est le déficit de la réfraction *statique ;* la *presbytie* provient de l'affaiblissement par l'effet de l'âge de la réfraction *dynamique* ou du pouvoir accommodateur. Ces deux affections peuvent exister simultanément, elles ne sauraient être confondues.

PRONOSTIC. L'hypermétropie constitue pour le sujet qui en est atteint une infirmité parfois légère, parfois très-pénible et très-préjudiciable. Si on se rappelle les troubles visuels qu'entraîne l'asthénopie accommodative, si on n'oublie pas que l'hypermétropie forte s'accompagne presque constamment d'un affaiblissement notable et incurable de l'acuité visuelle, si on se souvient que l'hypermétropie moyenne est très-souvent compliquée d'astigmatisme prononcé, que, même dans ses degrés légers, elle est parfois la cause du strabisme convergent, on voit que ce vice de réfraction a sur l'existence du porteur une influence très-défavorable. Il en est surtout ainsi dans les villes, chez les peuples civilisés, où la nécessité de la vision rapprochée, du travail sur de petits objets, est de tous les instants. Si l'emploi de verres correcteurs remédie souvent à certains de ces maux, il ne les soulage ni tous, ni toujours. Avec l'âge, avec le degré élevé de l'amétropie, les troubles se prononcent de plus en plus.

On a même accusé l'hypermétropie de favoriser le développement de certaines lésions de l'organe visuel. Fitz-Gérald (*Brit. Med. Journ.*, 1884, novembre, p. 1011), étudiant l'influence des vices de réfraction, trouve dans les conjonctivites : 51,35 pour 100 d'hypermétropes ; 33,75 de myopes ; 12,75 d'astigmates. Dans les kératites phlycténulaires, 57,1 d'hypermétropes; dans les blépharites, 63,5; dans les iritis, 42,9. Il résulterait de ces recherches que l'hypermétropie prédispose à nombre d'affections oculaires. Mais, pour que cette conclusion soit vraie, la proportion des divers états de réfraction et des vices de réfraction devrait être établie d'une façon générale.

TRAITEMENT. Il est purement *palliatif* et consiste dans le port de verres convexes convenables. Sous ce rapport, aucune règle générale, aucune formule précise ne saurait être indiquée, car il s'agit de seconder la nature et non de la forcer. Ainsi que le dit Landolt, le port de verres, soit lunettes, soit lorgnon, présente des inconvénients, et ne doit être recommandé que pour parer à l'asthénopie accommodative ou remédier à des troubles persistants et gênants de la vision. On ne doit jamais donner de verres trop forts; jamais on ne doit changer les conditions habituelles du sujet. Nous avons vu que l'état de l'accommodation exerce la plus grande influence sur la vision des hypermétropes, et l'oculiste doit se souvenir que chez l'examiné la réfraction statique et la réfraction dynamique forment un tout qu'il n'est jamais utile de diviser. Donders conseille de corriger l'hypermétropie manifeste et le quart de l'hypermétropie latente. Cette règle, bonne pour nombre de cas, ne s'applique pas à tous, et nous lui préférons l'indication suivante de Landolt : Le verre convexe doit corriger la totalité (apparente) du défaut de réfraction, et de plus dégager une certaine quantité de l'accommodation qui servira à l'individu pour soutenir son travail oculaire pendant le temps voulu. Cette quantité d'accommodation à mettre en réserve, en disponibilité, par le verre convexe ordonné, n'est pas absolue. Si l'on doit toujours corriger l'hypermétropie manifeste absolue, et même la surcorriger, il n'en est pas de même de l'hypermétropie manifeste facultative. Celle-ci ne doit être compensée en totalité que dans des cas spéciaux : dans l'asthénopie accommodative et dans le strabisme convergent.

De prime abord il semble qu'en donnant à l'individu des verres qui corrigent la totalité de son déficit de réfraction on le place dans les conditions d'un emmétrope du même âge, puisqu'il possède le même pouvoir accommodateur que celui-ci. Mais on s'aperçoit bien vite que cette correction n'est pas supportée et qu'il en résulte une fatigue considérable. D'un autre côté, si on ne corrige que l'hypermétropie manifeste, on oblige le muscle ciliaire à des efforts qu'il ne peut soutenir. En somme, la *quote* d'accommodation à mettre en disponibilité par le verre convexe doit être en moyenne le tiers ou le quart de l'amplitude accommodative. Chez les hypermétropes faibles on prendra le premier chiffre; le second convient mieux dans l'amétropie forte, où l'on constate souvent un affaiblissement du muscle ciliaire.

Comme on l'a dit avec raison, il n'est pas exact que chaque dioptrie d'accommodation dynamique corresponde à un même effort de l'organe. Il faut au muscle ciliaire un travail bien plus considérable pour produire la dernière dioptrie que pour obtenir la première ; et celle-ci n'occasionne aucune fatigue, pendant que l'autre épuise la puissance contractile. Le verre convexe destiné à rendre disponible une partie de l'accommodation doit donc être d'autant plus fort que celle-ci est plus étendue. En outre, il faut tenir compte des habitudes du sujet, des verres déjà portés et des nécessités de la vision. Chez l'enfant sans troubles visuels, inutile de donner des verres pour voir au loin et ne donner pour le travail que des verres fort légers. Chez l'adulte, au contraire, nécessité est de corriger avec l'hypermétropie manifeste une partie de l'hypermétropie latente.

Enfin, chez les vieillards, le verre correcteur doit répondre à l'hypermétropie totale en même temps qu'à la presbytie, pour le travail, la lecture, etc.

Action des verres convexes. Les verres convexes ont pour action première de compenser, en totalité ou en partie, le déficit de réfraction de l'œil hypermétrope ; de ramener sur la rétine, avec ou sans le concours du muscle ciliaire, le foyer des rayons lumineux, l'image nette des objets en vue. Tel est leur rôle principal ; mais il n'est pas le seul, et lui-même est modifié par la distance des verres au devant de l'œil. Il ressort des explications données plus haut que, plus augmente la distance de la lentille convexe à l'œil, plus grande est l'action de cette lentille pour combattre l'hypermétropie. Cependant cette règle n'est pas absolue, et, comme le montre Landolt, la force du verre convexe n'augmente avec son éloignement de la cornée que si la distance d'adaptation est plus grande que le double de la distance focale ; dans les conditions contraires, la puissance du verre diminue avec son éloignement.

Comme effets secondaires des verres convexes, nous noterons : l'agrandissement des images rétiniennes, qui croît avec la force de la lentille et son éloignement de la cornée ; les variations dans l'estimation de la distance d'un objet, dans l'appréciation de sa forme et du relief de ses différentes parties, erreurs que l'habitude et le jugement ne tardent pas à corriger. Si les verres convexes diminuent légèrement l'amplitude d'accommodation de l'hypermétrope, ce défaut est largement compensé par l'étendue plus considérable donnée au parcours d'accommodation, en rapprochant le proximum de l'œil, en transportant dans le fini, l'utile, toute la partie perdue avant leur emploi.

L'interposition de verres convexes devant les yeux, comme lunettes ou lorgnon, diminue de la puissance de ces verres l'effort accommodatif nécessaire pour voir un objet placé à une certaine distance devant l'œil, mais elle ne change aucunement la convergence nécessaire pour amener les lignes visuelles à se réunir sur l'objet. Il en résulte forcément un désaccord entre ces deux actions, au moins un changement dans leurs rapports habituels. Pour ceux qui regardent ces rapports comme préétablis, quelle que soit la réfraction statique de l'œil, l'idéal devrait être dans la correction complète de l'amétropie. En ramenant l'organe à la réfraction normale, on rétablirait l'équilibre entre les deux puissances, convergence et accommodation. Nous avons vu qu'il n'était pas possible d'en agir ainsi dans tous les cas, et que la correction ne pouvait être que partielle. De là vient que le port des verres convexes est souvent pénible au début, surtout pour les verres très forts. Mais, si les lunettes sont bien choisies, leur action est plutôt favorable, car avec l'âge le pouvoir accommodateur décroît bien plus vite que ne diminue la puissance de convergence.

Un effet plus sensible encore des verres biconvexes, c'est leur action *prismatique*, si la vue ne se fait pas directement suivant leur axe. Cet effet est plus prononcé à mesure qu'on se rapproche du bord des lentilles. Peu sensible pour les numéros faibles, il ne peut être négligé pour les verres de 4 dioptries et plus. Suivant que les lignes visuelles passent par le côté externe ou le côté interne des lentilles, celles-ci agissent sur les rayons lumineux comme des prismes à arête temporale ou à arête nasale. Il en résulte que l'objet paraît ou plus éloigné ou plus rapproché qu'il ne l'est en réalité. Pour remédier à cet effet, on *décentre* les verres, s'ils ne sont pas trop forts, car il faut pour cela en augmenter l'épaisseur. Quand il est nécessaire de donner des verres puissants, Landolt conseille de les tailler tous les deux dans une lentille convexe assez grande, pour qu'avec les lunettes on regarde par les parties correspondantes des deux bords (*lunettes orthoscopiques*).

La même influence se fait sentir dans la verticale et, si les verres ne sont pas exactement à la même hauteur, il en résulte une diplopie verticale excessivement gênante, car les muscles ne sauraient la faire disparaître. Landolt signale encore une lacune annulaire du champ de vision produite dans les verres forts, par la circonférence de la lentille. Pour remédier aux aberrations chromatiques et de sphéricité, on a conseillé des verres achromatiques et aplanétiques ; leur poids les rend peu pratiques.

Dans la construction des lunettes, le montage des verres est de première importance. Toujours les verres doivent être placés de telle sorte que la ligne du regard les traverse perpendiculairement à leur surface ; verticalement pour la vision au loin ; inclinés et abaissés pour la vue de près, la lecture, l'écriture. Chez certaines personnes, la monture doit faire sur le dos du nez un véritable crochet ; autrement elles voient au-dessous des verres et non au travers.

Quand un hypèrmétrope fort a besoin de verres différents pour la vision au loin et la vision de près, on lui prescrira deux paires de lunettes conformes aux indications données, ou un pince-nez qui s'ajoutera aux verres destinés à la vision de loin. Pour éviter la perte de temps qui résulte de ce changement de lunettes, on peut, chez les hypermétropes faibles qui n'ont besoin de verres que pour la vision de près, donner des verres coupés horizontalement. Avec cette disposition, le regard se fait au-dessus des verres dans la vision éloignée et, quand les yeux se reportent sur un plan rapproché, les verres placés plus bas donnent aux rayons incidents la convergence nécessaire. On peut de même se servir de verres formés de deux moitiés, de force réfringente différente, réunies par des surfaces de section horizontale. Le verre le plus faible est en haut. Ces lunettes, dites à la *Franklin*, rendent parfois de très-grands services.

Dans les cas où il existe un astigmatisme corrigeable, on prescrira, après détermination, des verres sphéro-cylindriques.

Le traitement du strabisme convergent des hypermétropes est étudié à l'article STRABISME. En ce qui concerne l'amblyopie hypermétropique, toute tentative thérapeutique est naturellement impuissante, s'il y a altération congénitale de la rétine. Cependant nous pensons qu'en surveillant les enfants hypermétropes, en les obligeant à se servir de leurs deux yeux, on évitera parfois, non-seulement la déviation de l'un des organes, mais aussi l'affaiblissement considérable qu'entraîne le non-usage prolongé.

Hypermétropies atypiques. A côté de l'hypermétropie axile, typique, congénitale, que nous venons de décrire, il existe quelques variétés atypiques de ce vice de réfraction. Nous nous bornerons à les signaler. En comprimant le globe de l'œil, le refoulant en avant, les tumeurs rétro-bulbaires peuvent diminuer son diamètre antéro-postérieur et le rendre hypermétrope. Dans le décollement de la rétine, dans les tumeurs intra-oculaires, dans la névrite optique à la période exsudative, il y a production d'un état hypermétropique, comme le montre l'éclairage direct, et même d'hypermétropies extrêmes. Ces variétés appartiennent encore à la classe *axile*, raccourcissement de l'axe.

Le glaucome agit d'autre façon. En distendant la coque oculaire il amène l'aplatissement de la cornée et l'hypermétropie. Ainsi semblent agir la kératomalacie et certains ulcères centraux ; mais bien rares sont ces variétés de *l'hypermétropie de courbure*. Le type de cette classe, c'est la suppression ou

l'absence du cristallin, l'*aphakie;* elle a fait l'objet d'une description spéciale
(*voy.* Aphakie, Cristallin, Cataracte).

Dans une dernière classe on a rangé les hypermétropies par altération de
l'indice de réfraction des milieux de l'œil. En dehors de la vieillesse, qui paraît
déterminer une égalisation de puissance réfringente des diverses couches du
cristallin et produire ainsi un léger déficit de la réfraction statique, peu d'affections sont susceptibles d'agir sur les milieux de l'œil. Cependant Landolt cite le
cas d'une dame diabétique chez laquelle l'augmentation de la glycose dans les
urines, et probablement (?) en même temps dans l'humeur vitrée, amenait régulièrement un certain degré d'hypermétropie. Nous ne connaissons pas d'autre
exemple de cette curieuse coïncidence. Peut-être une observation attentive fera-
t-elle dans l'avenir découvrir des faits de nature semblable.   J. Chauvel.

Bibliographie. — *Voy.* les journaux spéciaux : *Annales d'oculistique. — Archives d'ophthalmologie. — Journal d'ophthalmologie. — Revue générale d'ophthalmologie. — Archiv
für Ophthalmologie de de Graefe. — Knapp's Archiv. — Les Traités d'ophthalmologie*
d'Abadie, Galezowski, Meyer, etc.

Helmholtz. *Optique physiologique,* trad. franç. — Donders. *Les anomalies de l'accommodation et de la réfraction.* — Perrin (M.). *Traité d'ophthalmoscopie et d'optométrie.* Paris,
1872. — Giraud-Teulon. *La vision et ses anomalies.* Paris, 1881. — Du même. *Recherches
cliniques sur l'hypermétropie.* In *Bullet. de l'Acad. de méd.,* 1885, p. 1336. — Landolt.
Traité complet d'ophthalmologie, avec de Wecker, t. III, 1887. — Chauvel (J.). *Précis théorique et pratique de l'examen de l'œil et de la vision.* Paris, 1883. — Randall (A.). *The
Refraction of the Human Eye.* In *American Journ. of Med. Sc.,* juillet 1885. — Chauvel (J.).
Statistique des examens faits au Val-de-Grâce.* In *Archives de médecine militaire,* 1886,
t. III.   J. C.

HYPEROSTOSE. *Voy.* Os.

HYPERSTHÉNIE. *Voy.* Asthénie.

HYPHOMYCÈTES. Groupe de Champignons établi par Fries et renfermant
tous ceux de ces Cryptogames qui sont désignés sous le nom vulgaire de Moisis-
sures (*voy.* ce mot).   Ed. Lef.

HYPNONE. Nous avons attribué, Bardet et moi, ce nom d'hypnone à une
acétophénone jouissant de propriétés hypnotiques incontestables. Découverte en
1857 par Friedel, l'acétophénone est le type d'une nombreuse classe d'acétones
mixtes qui dérivent de deux acides organiques, l'un appartenant à la série
grasse, l'autre à la série aromatique, d'où le nom d'acétones aromatiques qu'on
donne aussi à ce groupe de corps.

Quant à l'appellation exacte de cette acétophénone, qui a pour formule ato-
mique C^8H^8O, elle a été plus difficile à établir; elle a été dénommée successivement, d'après Bourgoin, *méthylbenzoïde, acétylphényl, acétylbenzol, méthyl-
phénylacétone, phénylméthylkétone;* Friedel veut que son appellation exacte
soit la suivante : *phénylméthylcarbonyle.* Aussi, en présence de cet embarras de
fixer un nom chimique exact à cette substance, me suis-je vu le droit de lui
appliquer celui de hypnone.

L'acétophénone s'obtient en soumettant à la distillation un mélange de
benzoate et d'azotate de calcium. C'est un corps liquide à la température ordinaire, mais il suffit d'abaisser sa température à $+ 4°$ ou $+ 5°$ pour qu'il
se prenne en masse cristalline. C'est un liquide incolore, très-mobile, très-

réfringent et bouillant à 198 degrés. Sa densité est très-voisine de celle de l'eau ; il n'est soluble ni dans l'eau, ni dans la glycérine, mais sa solubilité est grande dans l'alcool, l'éther, le chloroforme, la benzine et l'essence de térébenthine.

L'action physiologique de ce corps a été étudiée depuis notre première communication, qui date du 9 novembre 1885, par Grasset, par Laborde, par Mairet et Combemalle, par Dubois et Bidot, et enfin plus récemment en Italie par François Pensato. C'est sur l'ensemble de ces travaux que l'on peut établir aujourd'hui cette action physiologique.

L'acétophénone jouit de propriétés toxiques évidentes, mais cette action toxique est très-variable selon l'animal en expérience et selon le mode d'introduction de cette substance.

Chez les grenouilles, l'acétophénone produit un sommeil profond aux doses de 1 à 2 milligrammes, mais on peut leur administrer sans qu'elles succombent des doses de 5 à 10 milligrammes. Chez ces Batraciens, il y a une action anesthésique locale des plus évidentes.

Chez le lapin, quand on se sert de la voie sous-dermique, on peut injecter sans déterminer la mort jusqu'à 2 grammes d'hypnone sous la peau.

Chez le chien, les phénomènes sont très-variables selon que l'on introduit l'hypnone par la peau, par l'estomac, par les poumons ou par les veines. Par la peau, on peut introduire sans produire de phénomènes bien appréciables jusqu'à 3 grammes d'hypnone. Par l'estomac, au contraire, en mélangeant, comme l'a fait Laborde, l'hypnone avec de la glycérine et de l'eau, on obtient l'assoupissement de l'animal à la dose de 20 centigrammes. Cette action est encore beaucoup mieux marquée lorsque, comme l'a fait Grasset, on injecte directement l'hypnone dans la trachée. Lorsqu'on se sert de la voie intra-veineuse et qu'on injecte chez un chien du poids de 17 kilogrammes 1 centimètre cube d'hypnone, on amène chez l'animal un sommeil profond avec ronflement ; l'anesthésie et l'analgésie sont complètes et il se produit des modifications très-sensibles dans les fonctions respiratoires et cardiaques et l'animal succombe au bout de six à dix heures. L'hypnone s'élimine par les urines et par les poumons.

Quand on examine attentivement les phénomènes qui se produisent chez les animaux auxquels on donne l'hypnone, comme l'a fait Pensato, on constate les faits suivants : que l'action dépressive de l'hypnone sur l'excitabilité nerveuse est constante et manifeste et qu'elle est en rapport direct avec la quantité d'hypnone administré. L'hypnone agirait non-seulement sur le cerveau, mais encore sur la moelle et même sur les nerfs eux-mêmes.

Quant aux effets sur le cœur, ils seraient des plus nets ; l'hypnone amènerait une diminution dans le nombre des battements du cœur et dans leur intensité. Enfin, comme pour tous les médicaments hypnotiques, le chloral, le paraldéhyde, etc., il existerait un antagonisme entre l'empoisonnement par la strychnine et l'action de l'hypnone. Ajoutons que, d'après Pensato, l'hypnone jouirait d'une action antifermentescible et antiputride évidente.

Lorsque du domaine de l'expérimentation chez les animaux on passe aux effets sur l'homme, voici ce que l'on constate. A la dose de 20 centigrammes, l'hypnone produit un sommeil ordinairement calme et assez profond ; le réveil est

généralement facile. Ce sommeil se produit de vingt minutes à trois quarts
d'heure et même un heure après l'administration de l'hypnone. Ces phénomènes
hypnotiques sont loin d'être constants chez l'homme sain, mais il sont très-
accusés dans les cas d'insomnie.

Mairet et Combemalle ont soutenu que, dans les cas d'aliénation mentale, ce
médicament était dénué de toute action hypnotique. Cependant cette conclusion
est absolument infirmée par les résultats auxquels est arrivé Laillier à l'asile
de Quatremares. Sur 15 malades atteints de différentes formes d'aliénation
mentale, auxquels fut administrée l'hypnone, quatre fois on a obtenu un calme
absolu et le sommeil profond; cinq fois le calme et le sommeil ont été satisfaisants; deux fois l'agitation a cessé, mais il n'y a pas eu sommeil; enfin, dans
trois cas, il n'y a eu aucun effet.

Les recherches de Pensato sont absolument confirmatives des précédentes.
Pensato a administré l'hypnone à sept malades; trois souffraient d'insomnie
par maladie nerveuse et quatre par affection pulmonaire. Chez tous, l'hypnone
à la dose de 20 centigrammes a amené un sommeil calme qui durait plusieurs
heures. Pour Pensato, l'hypnone serait même supérieure au chloral. Tout en
reconnaissant l'action hypnotique de l'hypnone, je la considère cependant
comme inférieure au chloral et à la paraldéhyde, parce qu'elle est très-peu anal-
gésique comparée à ces deux médicaments.

Quoi qu'il en soit, on peut accepter les conclusions suivantes qui résument
l'action physiologique, toxique et thérapeutique de l'hypnone :

1° L'hypnone est une acétone mixte de la série aromatique ;

2° Cette acétone est toxique et sa plus ou moins grande pureté paraît avoir
une action notable sur son action nocive;

3° L'hypnone, à dose toxique, produit chez les animaux du sommeil, de
l'analgésie et de l'anesthésie, elle diminue la neurilité des éléments nerveux,
abaisse considérablement la pression sanguine, modifie la respiration et altère
la composition du sang;

4° A dose massive, l'hypnone, à la dose de 20 à 40 centigrammes, n'a
jamais produit chez l'homme d'autre symptôme physiologique appréciable que
le sommeil; c'est un hypnotique qui combat surtout l'insomnie nerveuse
ou celle produite par les excès alcooliques, ou des travaux intellectuels trop
prolongés.

Ajoutons que Dubois et Bidot ont montré que l'on pouvait prolonger
l'action du chloroforme en enjectant sous la peau des animaux de l'hypnone. Quant à l'explication des effets hypnotiques de l'acétophénone, elle
est bien difficile à donner, puisque nous ne possédons pas encore aujourd'hui une théorie physiologique du sommeil. Cependant je suis disposé à admettre que la plupart des hypnotiques agissent par anémie du cerveau et que, pour obtenir ces effets, il faut qu'un hypnotique diminue la
circulation cérébrale et l'excitabilité des éléments nerveux; l'hypnone, ayant
cette double action, doit donc entrer dans le groupe des médicaments hypnotiques proprement dits. Mon élève Pineau a d'ailleurs longuement insisté sur
ce fait.

Au point de vue pharmaceutique, l'hypnone étant insoluble dans l'eau, on
l'administre habituellement à l'état de capsules renfermant de 5 à 10 centigrammes d'hypnone. Lailler a proposé une série de formules qui lui ont donné
de bons résultats et qui sont les suivantes :

```
1° Hypnone, 20 gouttes............    0,50 centigrammes.
   Alcool.................    20 grammes.
   Eau de laurier-cerise............     5   —
   Sirop de fleurs d'oranger.........   275   —
```

60 grammes de ce sirop contiennent 4 gouttes d'hypnone ;

```
2° Hypnone, 40 gouttes.............    1 gramme.
   Alcool....................   40   —
   Eau de laurier-cerise............     5   —
   Sirop de fleurs d'oranger...........   255   —
```

60 grammes de ce sirop contiennent 8 gouttes d'hypnone ;

```
3° Hypnone, 80 gouttes.............    2 grammes.
   Alcool....................   40   —
   Eau de laurier-cerise............     5   —
   Sirop de fleurs d'oranger...........   255   —
```

60 grammes de ce sirop contiennent 16 gouttes d'hypnone.

Rappelons à ce sujet que 1 centimètre cube d'hypnone donne de 39 à 40 gouttes : chaque goutte pèserait donc 2 centigrammes et demi. La dose à administrer pour obtenir le sommeil est de 20 à 40 centigrammes d'hypnone.

Pour les indications thérapeutiques, l'hypnone n'a été employée que comme hypnotique et en particulier dans l'insomnie nerveuse. Pensato croit que ce médicament est applicable à la cure des affections pulmonaires, mais ses expériences sont trop peu nombreuses pour qu'on puisse se prononcer définitivement à cet égard.   DUJARDIN-BEAUMETZ.

BIBLIOGRAPHIE. — DUJARDIN-BEAUMETZ et BARDET. *Sur un nouvel hypnotique, l'acétophénone ou hypnone.* In *Bull. de l'Acad. des sc.*, 9 novembre 1885. — FRIEDEL. *Sur la constitution des acétones.* In *Bull. de l'Acad. des sc.*, 14 décembre 1857, p. 1013. — BOURGOIN. *Encyclopédie chimique,* t. VII, p. 341. — LIMOUSIN. *Sur l'acétophénone ou hypnone.* In *Bull. et mém. de la Soc. de thérap.*, 30 décembre 1885, p. 213. — PINEAU. *Du sommeil et des médicaments hypnotiques proprement dits.* Thèse de Paris, 1885. — LAILLER. *Sur l'action de l'hypnone dans l'aliénation mentale.* In *Ann. médico-phsychologiques,* juillet 1886, p. 73. —DUJARDIN-BEAUMETZ. *Des nouveaux hypnotiques.* In *Les nouvelles médications,* 3° édit., 1887, p. 157. — GRASSET. *Sur l'hypnone.* In *Sem. méd.*, 9 déc. 1885, p. 411. — LABORDE. *Note sur l'action de l'acétophénone.* In *Tribune médicale,* 20 déc. 1885, n° 905, p. 603. — MAIRET et COMBEMALE. *Études sur l'acétophénone.* In *Comptes rendus de l'Acad. des sc.*, 28 décembre 1885, n° 26, p. 1506. — DUBOIS et BIDOT. *Bull. de la Soc. de biologie,* 26 décembre 1885. — BIDOT. *Des procédés mixtes en anesthésie et en particulier de l'action combinée du chloroforme et de l'hypnone.* Thèse de Paris, 1887. — PENSATO. *Médecine contemporaine.* Naples, juin et juillet 1887.   D.-B.

HYPNOTISME (de ὕπνος, sommeil), terme créé en 1843 par Braid (de Manchester) pour désigner un ensemble de phénomènes pathologiques se rattachant par certains côtés au sommeil physiologique.

Notre intention n'est pas de faire ici un historique complet de la question : on le trouvera exposé à l'article MESMÉRISME dû au regretté M. Dechambre. Cet article ayant paru en 1873, nous aurions pu faire uniquement partir nos recherches de cette époque, mais certaines considérations nous engagent à remonter plus haut. La principale est que l'article MESMÉRISME se termine par des conclusions qui ne tendent rien moins qu'à la négation pure et simple de la réalité des phénomènes hypnotiques. Dans ces conditions, il nous a paru utile de revenir en arrière et d'étudier l'évolution de la question, principalement à partir du moment où celle-ci a commencé à rendre des allures scientifiques indéniables, corroborées d'ailleurs surtout — il faut bien le dire — par des recherches postérieures à l'apparition de l'article MESMÉRISME.

Ce n'est véritablement qu'à dater des travaux de Braid que la lumière se fait un peu dans l'atmosphère qui entoure encore l'ancien magnétisme animal des ténèbres les plus épaisses, et, si l'on veut bien juger de l'état des esprits à l'époque où le chirurgien anglais commençait ses expériences, il suffit de lire ce qu'il écrivait lui-même à ce sujet : « C'est en novembre 1841, nous apprend-il dans son livre, la *Neurypnologie*, qui devait amener une véritable révolution, que j'eus pour la première fois l'occasion d'assister à des expériences mesmériques. L'opérateur était un Français, M. Lafontaine. D'après tout ce que j'avais lu et entendu à ce sujet j'étais franchement sceptique, et je considérais les expériences pratiques et tous les phénomènes que l'on provoquait comme le résultat d'une connivence secrète ou d'une illusion ; j'étais déterminé, s'il était possible, à mettre à nu la supercherie par laquelle l'opérateur en imposait au public. » On connaît la suite : Braid expérimente, il est forcé de rendre justice à la bonne foi de Lafontaine, et, comme c'est un observateur de premier ordre, il poursuit très-habilement des recherches qu'il cherche bientôt à ériger en véritable corps de doctrines.

La *Neurypnologie*, parue en 1845, doit être lue par tous ceux qui s'intéressent aux études hypnotiques, car on y trouve en germe un grand nombre de vérités qui plus tard recevront consécration, en même temps qu'y sont mises en pleine lumière des expériences véritablement fondamentales en la matière. Il ressort particulièrement de sa lecture que l'auteur anglais, revenant à l'opinion émise autrefois par l'abbé Faria, était tout à fait partisan de la théorie subjective opposée à la théorie objective des magnétiseurs. La fatigue nerveuse provoquée par la contemplation soutenue d'un objet brillant placé devant et un peu au-dessus des yeux, de façon à provoquer un strabisme convergent, devenait la cause de tous les phénomènes.

Expérimentateur habile et observateur sagace, Braid donnait le premier une bonne description de la *catalepsie suggestive* découverte par Pététin et Puységur. Il renouvelait et faisait presque entièrement siennes la théorie et la pratique des suggestions, surtout de celles que l'on provoque par les diverses attitudes données aux muscles pendant l'état cataleptique. De plus, non-seulement il confirmait ce qui avait été dit de l'exaltation de la force musculaire pendant le somnambulisme, mais encore il montrait, et ceci est du plus haut intérêt, que les excitations cutanées produisent la contraction des muscles sous-jacents. Enfin, considérant l'hypnotisme comme constitué par une série d'états différents, nés sous l'influence d'une même cause, il constatait implicitement l'existence de la triade : léthargie, catalepsie, somnambulisme, dont l'étude physiologique et clinique devait donner des résultats si intéressants à Charcot et à son École.

Il fut moins heureux dans ses tentatives, fort discrètes d'ailleurs, de différencier l'hypnotisme du magnétisme — qui ne font qu'une seule et même chose, toute théorie mise de côté — et dans l'application qu'il fit de cet hypnotisme aux doctrines phrénologiques. Toutefois les manipulations auxquelles il se livrait sur la tête de ses patients lui firent découvrir, sans qu'il en tirât cependant un parti rationnel, la propriété que possède la friction du vertex de faire passer un individu hypnotisé de la catalepsie au somnambulisme.

Bien qu'ils eussent été accueillis en Angleterre, avec une certaine faveur, le livre et les idées de Braid ne franchirent pas encore le détroit. L'article SLEEP de l'*Encyclopédie* de Todd et Carpenter, de même que l'article HYPNOTISME paru en 1855, dans la dixième édition du *Dictionnaire* de Nysten revu par Littré et Robin, et finalement un feuilleton scientifique de M. Victor Meunier, publié en 1852 dans la *Presse*, firent presque tous les frais de vulgarisation de l'œuvre du chirurgien anglais.

Ce ne fut véritablement qu'en 1860 que l'on vit apparaître de nouveau l'hypnotisme, mais cette fois restauré et s'appuyant sur des données physiologiques de nature à entraîner la conviction. Dans l'intervalle toutefois les magnétiseurs avaient bien continué leurs exercices, mais aucune nouvelle découverte n'était sortie de leurs prétendues expériences.

Ce fut un médecin fort distingué de Bordeaux, M. Azam, alors professeur suppléant à l'École de médecine de cette ville, qui eut le courage de tenter cette résurrection. Au mois de juin 1858, il avait été appelé à donner ses soins à une jeune fille qu'on disait atteinte d'aliénation mentale et qui présentait des phénomènes singuliers de catalepsie spontanée, d'anesthésie et de d'hyperesthésie. Il montra la malade à plusieurs médecins et l'un d'eux, le docteur Bazin, lui dit avoir lu dans l'article SLEEP de l'*Encyclopédie* de Todd qu'un chirurgien anglais, Braid, avait découvert le moyen de reproduire artificiellement des phénomènes analogues à ceux qu'il observait chez son hystérique. M. Azam se procura la *Neurypnologie* et institua une série d'expériences qui le conduisirent à la constatation des résultats annoncés par Braid. Il faut dire aussi qu'il avait été singulièrement bien servi par les circonstances et que son sujet d'expérience était vraiment remarquable, ainsi du reste qu'on pourra s'en rendre compte par la lecture de l'observation originale. Somnambulisme, exaltation des sens et insensibilité, catalepsie et suggestions par les attitudes données aux membres, *hyperexcitabilité musculaire*, tels sont les phénomènes qu'on y trouve rapportés.

Plus loin, dans le courant de son mémoire, il décrit très-explicitement l'hémiléthargie : « Chez la plupart des sujets, j'ai observé, dit-il, un fait curieux : en soufflant sur un œil pendant que les membres sont en catalepsie, les membres du même côté tombent dans la résolution. »

M. Azam n'avait pas publié à la légère les faits qu'il avait observés. Pendant deux ans il avait expérimenté et avait pris pour conseillers et contrôleurs deux de ses amis, Broca et Verneuil, agrégés à la Faculté de Paris, déjà en renom, mais auxquels l'avenir réservait encore une bien plus grande réputation. Ceux-ci avaient fait des expériences de leur côté, et Broca, à une époque surtout où l'emploi du chloroforme était loin d'être aussi répandu qu'aujourd'hui, envisageant tout le parti qu'on pouvait tirer de l'insensibilité hypnotique, s'était mis en quête de sujets hypnotisables porteurs en même temps d'affections chirurgicales. Le succès répondit à son attente, et, de même qu'autrefois Cloquet, il put, aidé de Follin, opérer sans douleur une femme atteinte d'un abcès très-douloureux de la marge de l'anus. Le lundi, 5 décembre 1859, Velpeau présentait à l'Académie des sciences une note de l'auteur sur l'*Anesthésie chirurgicale hypnotique*. Deux jours plus tard, Broca lui-même portait la question devant la Société de chirurgie.

Nous ne voulons pas nous étendre plus longtemps sur ce point particulier que nous développerons en traitant des bienfaits et des dangers de la médecine magnétique. Toutefois, nous devons dire que, malgré la notoriété scientifique qui s'attachait aux noms de Velpeau, de Broca, de Verneuil, de Follin et d'Azam,

le magnétisme animal ne ressuscita pas de ses cendres. A la vérité, de toutes
parts on fit des opérations à l'aide de l'insensibilité magnétique, et, dès le
19 décembre 1859, un de nos premiers et meilleurs maîtres, le docteur Guérineau, de Poitiers, amputait, à l'Hôtel-Dieu de cette ville, une cuisse sans douleur. Mais l'hypnotisme ne pouvait lutter contre le chloroforme. Au bout d'un
certain temps il tomba de nouveau dans l'oubli, réalisant ainsi l'un de ces faits
inconcevables que l'on rencontre trop souvent dans l'histoire des sciences,
l'arrêt de la science elle-même au moment unique et précis où elle est désormais en possession de tous ses éléments de progrès et de développement. Il ne
fallait plus qu'un effort pour s'élever jusqu'à la classification *physiologique* des
divers phénomènes hypnotiques ; les documents existaient, ils étaient entre les
mains d'hommes très-érudits, et cet effort ne fut pas fait. Braid mourait
presque aussitôt, et ceux qui, en France, avaient été les initiateurs de sa doctrine, dirigèrent leurs recherches d'un autre côté.

Quinze ans plus tard, un interne des hôpitaux, M. Ch. Richet, étudiant avec
beaucoup de soin le somnambulisme provoqué, s'écriait : « Il faut un certain
courage pour prononcer tout haut le mot de somnambulisme. La stupide crédulité du vulgaire, l'effronterie de quelques charlatans, ont jeté sur la chose,
comme sur le mot, une telle défaveur que, parmi les savants, il en est peu qui
n'accueillent avec dédain une communication sur ce sujet. » Un an auparavant
(1874) l'article Hypnotisme de M. Mathias Duval, publié dans le *Dictionnaire de
médecine et de chirurgie pratiques*, n'avait pu, malgré sa valeur, secouer cette
indifférence [1].

Il était réservé à un homme illustre, préparé de longue date à ces études
difficiles par une connaissance approfondie des malades du système nerveux, à
M. le professeur Charcot, de faire de l'hypnotisme une véritable science. C'est
en 1878 que commencèrent, à l'hospice de la Salpêtrière, ces conférences mémo-
rables qui devaient donner un essor tout nouveau aux études hypnotiques.

M. Charcot se plaçait sur un tout autre terrain que les observateurs précédemment mentionnés. Au lieu de se lancer à la poursuite de l'extraordinaire
comme certains l'avaient fait, particulièrement avant Braid, il crut mieux servir
la science en s'efforçant de déterminer surtout les signes diagnostiques *physiques*, et facilement appréciables, des divers états hypnotiques, se renfermant
d'abord dans la stricte interprétation des faits les plus simples, procédant
lentement, mais sûrement, et ne quittant pas l'étude d'un phénomène sans avoir
trouvé le lien qui l'unissait à ceux qu'il avait précédemment interprétés.

De plus, considérant que les hystériques présentaient au suprême degré
l'accentuation de tous les signes de ce qu'il appelait le *grand hypnotisme*, il
les prenait exclusivement pour bases de sa description, se réservant ainsi de
conclure du simple au composé.

Cette méthode naturelle — la seule applicable à l'étude des sciences, surtout
lorsque celles-ci sont au début de leur évolution — ne tarda pas à donner à
Charcot et à Paul Richer des résultats de la plus haute importance que ce
dernier consignait l'année suivante dans sa thèse inaugurale (1879) et dans les
deux éditions des *Études cliniques sur la grande hystérie* (1881-1885).

[1] Il ne faudrait pas croire cependant que la littérature magnétique ne se fût pas enrichie de 1845 à 1878 ; outre le mémoire d'Azam il se publia des livres précieux, et il nous
suffira de citer Philips, Demarquay et Giraud-Teulon, Charpignon, Liébeault, pour qu'on
ne puisse nous accuser de commettre un oubli volontaire.

A la même époque paraissait l'*Iconographie photographique de la Salpê-trière*, publiée par Bourneville et Regnard, dont le troisième volume était presque entièrement consacré à l'étude de l'hypnotisme.

L'élan était donné; il devait être fertile en résultats. De toutes parts les tra-vaux affluèrent.

En Allemagne, un physiologiste justement apprécié, Heidenhain, confirmait expérimentalement les travaux de Charcot. Son mémoire trouvait de l'écho de l'autre côté du Rhin et Grützner, Berger (1880), Baumler, Reyer (1881), publiaient les résultats d'expériences que l'on trouvera fidèlement résumées dans les analyses de Börner et de P.-J. Möbius.

En Italie, Tamburini et Seppeli, et plus récemment Vizioli, confirmaient, au moins dans ses traits principaux, la description de l'hypnotisme hystérique donnée à la Salpêtrière.

Le 13 février 1882, M. Charcot, dans une note communiquée à l'Académie des sciences, s'appuyant sur les phénomènes neuro-musculaires qu'il décrivait avec Paul Richer dans les *Archives de neurologie* (nᵒˢ 5, 6, 7, 1881), donnait une classification « des divers états nerveux déterminés par l'hypnotisme chez les hystériques » qui servit pour ainsi dire de base à tous les travaux ulté-rieurs.

Nous n'en terminerions pas, si nous voulions donner une interprétation, même sommaire, de toutes les publications, dont quelques-unes sont de première importance, qui, depuis cette époque jusqu'en 1887, eurent pour objet l'hypno-tisme et ses effets.

Il se produisit du reste parmi les auteurs des courants divers, ce dont nous devons nous féliciter. Les uns, tels que Ch. Richet, Chambard, Féré et Binet, Paul Janet (de l'Institut), Hack Tuke, Luys, s'attachèrent plus particulièrement à l'étude des phénomènes psycho-physiologiques.

Les autres, tels que Liébeault, Bernheim, Beaunis, Brémaud, Bottey, alors que Charcot et Paul Richer expérimentaient sur les hystériques, étudièrent l'hypno-tisme et les suggestions chez les sujets qu'ils disaient indemnes de cette névrose.

Enfin Brouardel[1], Motet, Vibert, Ladame, Mabille, Féré et Binet, Vizioli, Campili, Gilles de la Tourette, envisagèrent le côté médico-légal de la question.

Nous en passons, et des meilleurs.

Toutefois, bien que l'occasion de revenir à plusieurs reprises sur tous ces travaux doive se présenter dans le courant de cet article, il nous est impossible de passer sous silence les expériences entreprises par M. Dumont-Pallier et ses élèves à l'hôpital de la Pitié et surtout celles de M. le professeur Pitres à l'hôpital Saint-André de Bordeaux. Nous ne pouvons que le répéter, beaucoup de noms qui ont été oubliés dans cette rapide nomenclature seront bientôt mentionnés, et les travaux qui s'y rapportent analysés, s'il y a lieu.

ÉTIOLOGIE. L'étiologie de l'hypnotisme a soulevé des discussions nombreuses, et il semble même à ce propos que les auteurs qui ont écrit sur la matière se soient divisés en deux camps : dans le premier se trouvent ceux qui pensent que les sujets *sains* sont parfaitement influençables; dans le second, ceux qui, au contraire, considèrent l'hypnotisme comme un véritable état pathologique ne

---

[1] Nous insistons tout particulièrement sur le rapport que fit l'éminent professeur de médecine légale (*affaire Lévy*), en 1878, alors que les résultats obtenus par M. Charcot commençaient seulement à se vulgariser. C'est certainement la pièce médico-légale de beaucoup la plus importante que nous possédions sur ce sujet.

pouvant se développer que chez des individus prédisposés, les *hystériques* en particulier.

Pour établir notre conviction dans ce litige nous classerons également les auteurs en deux catégories :

Dans la première se rangent tous ceux qui, avant M. Charcot, ont étudié le magnétisme ou l'hypnotisme — peu importe le nom — et qui, le plus souvent, même lorsqu'ils étaient médecins, n'ont porté leurs investigations que très-superficiellement (quand toutefois même ils l'ont fait) vers les antécédents pathologiques de leurs sujets.

Dans la seconde prennent place ceux qui, après les publications de M. Charcot, ont étudié spécialement l'hypnotisme chez les sujets sains.

Il est bien entendu que nous ne citons que pour mémoire les travaux de l'École de la Salpêtrière, qui tous ont trait à des hystériques, constatation qui ne méritait pas moins d'être faite. Il en est de même des études d'Azam, de Dumont-Pallier et de ses élèves ; de même des publications de Pitres (de Bordeaux). On peut en tirer déjà cette conclusion que le *grand hypnotisme*, comme l'appelle M. Charcot, celui qui, à notre avis tout au moins, mérite seul la qualification de scientifique, a toujours été étudié chez des individus hystériques. C'est du reste le seul qui présente des caractères somatiques constants permettant toujours de le reconnaître et d'échapper à toute tentative de simulation ; nous le décrirons séparément.

Il est difficile de préciser les conditions générales de santé dans lesquelles se trouvaient les sujets qui servirent à la description des auteurs dont les travaux sont antérieurs à 1878. Le plus souvent les antécédents morbides ne sont pas indiqués, l'écrivain se contentant de relater tout] simplement l'expérience dont il a été le promoteur et le témoin.

Cependant il est un point de repère fort précieux qui nous est fourni par l'affection pour laquelle l'individu était traité. Souvent ce sont des crises convulsives rapportées par l'auteur à l'*épilepsie*, que l'on peut traduire dans la majorité des cas par *hystérie*, car nous savons aujourd'hui que les épileptiques ne sont que très-difficilement hypnotisables. Ou bien encore il s'agit de paralysies guérissant subitement par la magnétisation qui sont, à n'en pas douter, d'origine hystérique.

La facilité avec laquelle les personnes qui venaient chez Mesmer chercher un soulagement à leurs maux étaient agitées par des crises convulsives nous est un sûr garant qu'il devait se trouver un grand nombre d'hystériques autour du célèbre baquet. Cet auteur ne mentionne-t-il pas spécialement du reste, dans sa vingt-troisième proposition, la guérison des *maladies de nerfs* ? Il est également certain que Viélet et Joly, deux des meilleurs somnambules de Puységur, avaient aussi des crises nerveuses. Quant à Faria, son opinion était que l'on ne fait pas d'*époptes* (somnambules) : « On ne produit pas chez eux un sommeil lucide qui n'existait pas ; on ne fait que le développer, puisqu'il existe déjà en raison des prédispositions requises. » Or, l'un de nous a démontré quelles affinités étroites existaient entre le somnambulisme naturel et l'hystérie.

A cette époque d'ailleurs l'opinion que nous soutenons, à savoir que les hypnotiques sont, à peu d'exceptions près, des hystériques, était fort en faveur.

En 1810, le général Noizet adressait à l'Académie royale de Berlin un *Mémoire sur le somnambulisme et le magnétisme animal* dans lequel il disait (p. 186) : « Parmi les malades, il en est aussi qui se prêtent plus que les autres

à la production du somnambulisme.... Les maladies de nerfs, l'*hystérie* surtout,
sont celles qui fournissent le plus de somnambules artificiels, d'*après l'avis des
médecins.* » Et plus loin il insiste sur les rapports qui existent entre les somnambules et les « hystériques convulsionnaires. » D'ailleurs, le somnambule prussien
dont il se servait le plus souvent pour ses expériences était indubitablement
hystérique, car (p. 154) la description qu'il nous donne d'une attaque ne peut
être rapportée qu'à cette névrose.

Du Potet fait un tableau très-net des *convulsions* que produisent parfois les
passes magnétiques et qui peuvent durer six heures sans interruption. « Et ne
croyez pas, ajoute-t-il, que les femmes nerveuses éprouvent seules ces effets ;
des hommes bien constitués qui ne connaissent que de nom ces sortes de maladies ont été ainsi désorganisés en quelques minutes, et ont éprouvé tous les
effets dont je viens de vous rendre compte. » Il est vrai que la névrose serait
ici un effet et non une cause. Mais ne pourrait-on pas facilement retourner la
proposition?

Braid est peu explicite, mais, parmi les 69 cas dont il rapporte l'histoire
abrégée, il est facile de reconnaître plusieurs faits de contracture et de paralysie
hystériques : « Nous acquérons, dit-il (p. 22), sur la façon dont l'hypnotisme
impressionne le système nerveux, le pouvoir de guérir rapidement de nombreux
désordres fonctionnels, intraitables ou tout à fait incurables par les remèdes
ordinaires, ainsi qu'un grand nombre de ces affections douloureuses qui, n'étant
pas accompagnées de modifications pathologiques, sont appelées, de l'aveu de
tous, des « affections nerveuses », et dépendraient d'un état spécial au système
nerveux. » Puis, parlant de sa femme (p. 23), il nous montre l'hypnotisation sur
le point de faire naître une attaque convulsive. « En deux minutes, ses traits
avaient changé d'expression ; au bout de deux minutes et demie les paupières
se fermaient convulsivement, la bouche se déformait ; la patiente poussa un
profond soupir, sa poitrine se souleva, elle tomba en arrière ; elle allait évidemment passer à un *paroxysme d'hystérie.* » Rappelons que la première femme
sur laquelle expérimenta Azam était une hystérique.

Est-ce à dire pour cela que les hystériques, hommes ou femmes, soient seuls
hypnotisables? Telle n'est pas notre opinion. Toutefois, après une longue série
de recherches, il nous paraît évident que ce sont eux qui fournissent le plus fort
contingent. Les autres hypnotisables prennent place parmi les individus dits à
tempérament nerveux. Chez la plupart de ces derniers l'hystérie ne demande
qu'à éclore, et il semble véritablement à certains auteurs que, pour être atteint
de cette névrose, il soit indispensable de présenter des crises nerveuses.

Bien souvent — les faits sont là pour corroborer notre opinion — l'hypnotisme a
été le véritable révélateur de l'hystérie et la première hypnotisation a développé
la première crise. Si, par suite de manœuvres plus modérées, cette crise n'avait
pas éclaté, le sujet eût été certainement classé parmi les individus sains. Nous
avons lu les ouvrages et surtout nous avons tenu à assister aux expériences des
auteurs qui ont soutenu l'opinion contraire à celle que nous avons adoptée, et
notre conviction est devenue de plus en plus ferme. Ainsi que nous le disions,
le plus souvent leur critérium est la crise convulsive antérieure, et les stigmates
permanents : amblyopie, diplopie monoculaire, anesthésies locales, ne sont
presque jamais recherchés, quelque importants qu'ils puissent être, pour élucider
la question.

En résumé, et sans nous étendre davantage sur ce point particulier que l'un de nous a plus amplement traité ailleurs (*L'hypnotisme au point de vue médico-légal*, ch. ii), nous dirons qu'un individu hypnotisable est souvent un hystérique soit actuel, soit en puissance, et toujours un *névropathe*, c'est-à-dire un sujet à antécédents nerveux héréditaires susceptibles d'être développés fréquemment dans le sens de l'hystérie par les manœuvres de l'hypnotisation. Si nous ajoutons que les seules personnes chez lesquelles l'hypnotisme se *développe spontanément sont des hystériques*, on nous pardonnera de ne pas entrer dans de plus longs détails sur ce point particulier de la question.

PROCÉDÉS D'HYPNOTISATION. L'étude des nombreux procédés mis en usage tant autrefois qu'aujourd'hui pour produire l'hypnose mériterait à elle seule de longs développements. Néanmoins, nous serons brefs, car leur nombre et leur variété leur enlèvent tout caractère de spécificité. On peut dire, en thèse générale, que tous les moyens sont bons, pourvu qu'ils s'adressent à un organisme prédisposé.

Tous les auteurs qui, depuis Mesmer, ont écrit sur l'hypnotisme, ont été unanimes à déclarer qu'il fallait placer l'individu à hypnotiser dans des conditions toutes particulières, si l'on était désireux de mettre de son côté le plus grand nombre de chances de réussite. La première condition est relative au lieu où se pratiquera la première hypnotisation. Autant que possible, le sujet d'expérience sera placé dans un endroit où ne viendront pas le troubler les bruits du dehors, car c'est dans le silence le plus absolu qu'il convient d'opérer. On l'engagera en outre à se débarrasser de toute préoccupation d'esprit, à s'abandonner complétement, à ne penser qu'à dormir. Dans tous les cas et pour toutes les méthodes, il est une condition toujours favorable à la production du sommeil hypnotique : nous voulons parler de l'hypnotisation de sujets exercés devant ceux qui n'ont pas encore été hypnotisés. Cette recommandation est de la dernière importance et sa valeur expérimentale a été démontrée un très-grand nombre de fois. C'est ainsi qu'il arrive souvent pendant les représentations que donnent les magnétiseurs de profession qu'un certain nombre d'assistants s'endorment spontanément dans la salle. Ces considérations regardent donc tout particulièrement les individus qui n'ont encore jamais été soumis aux manœuvres hypnotiques; elle deviennent inutiles vis-à-vis de ceux qui ont subi avec succès des hypnotisations antérieures.

Quant aux procédés à mettre en usage, ils sont certainement très-variés, mais nous verrons, qu'en somme, leur variété apparente ne diffère pas plus que ne semblent différer entre elles les doctrines qui leur ont donné naissance. Il nous eût été facile de les exposer beaucoup plus scientifiquement que nous n'allons le faire : nous préférons cependant sacrifier un peu à l'exposé dogmatique, afin de montrer les transformations qu'ils ont subis depuis Mesmer jusqu'à nos jours.

« Les commissaires, — dit le rapport de 1784 (p. 3), — ont vu, au milieu d'une grande salle, une caisse circulaire faite de bois de chêne et élevée d'un pied ou d'un pied et demi, que l'on nomme le *baquet;* ce qui fait le dessus de cette caisse est percé d'un nombre de trous d'où sortent des branches de fer coudées et mobiles. Les malades sont placés, en plusieurs rangs, autour de ce baquet, et chacun a sa branche de fer, laquelle, au moyen du coude, peut être appliquée directement sur la partie malade; une corde placée autour de leur corps les unit les uns aux autres; quelquefois on forme une seconde chaîne en se communiquant par les mains, c'est-à-dire en appliquant le pouce entre le pouce et le doigt index de son voisin; alors on presse le pouce que l'on tient ainsi; l'impression reçue à la gauche se rend par la droite et elle circule à la ronde.

« ... Les malades sont encore magnétisés directement au moyen du doigt et de la baguette de fer promenée devant le visage, dessus ou derrière la tête et sur les parties malades, toujours en observant la distinction des pôles; *on agit sur eux par le regard et en les fixant.* Mais surtout ils sont magnétisés par l'application des mains et par la pression des doigts sur les hypochondres et sur les régions du bas-ventre, application souvent continuée pendant longtemps, quelquefois pendant plusieurs heures.

« Un *piano-forte* est placé dans un coin de la salle, et on y joue différents airs sur des mouvements variés; on y joint quelquefois le son de la voix et le chant. »

Nous n'insistons pas sur les effets qu'obtenait Mesmer en procédant ainsi : le résultat le plus fréquent était toutefois, nous devons le dire, la production de véritables crises nerveuses en prévision desquelles une salle matelassée dite *salle des crises* était tout particulièrement disposée.

Nous devons plus spécialement appeler l'attention sur la *fixation par le regard* et sur les manœuvres et attouchements qui constituaient les passes dites *mesmérisantes,* au moyen desquelles on projetait le fluide, et les passes *démesmérisantes,* qui servaient à réveiller l'individu magnétisé en lui soustrayant ainsi le fluide qu'on pensait avoir accumulé dans sa personne.

Les magnétiseurs qui, après la découverte du somnambulisme, succédèrent à Mesmer, conservèrent, à part l'usage du baquet qui fut bien vite oublié, les autres manœuvres indiquées par les commissaires du roi. Nous exceptons toutefois l'abbé Faria, qui, ainsi que nous le verrons, employait un procédé tout spécial.

Jusqu'à la vulgarisation du procédé de Braid, dont le mémoire d'Azam (1860) marqua en France l'apparition, les passes magnétiques furent donc constamment employées. C'est à l'aide de ces passes qu'expérimentèrent Puységur, Deleuze, Noizet, du Potet et tant d'autres magnétiseurs célèbres et convaincus de la puissance du fluide magnétique.

Les individus qui opèrent dans les foires ou sur les tréteaux n'emploient pas encore aujourd'hui d'autre procédé. Nul doute d'ailleurs que ces passes puissent produire le sommeil par une vertu, du reste, toute différente de celle que leur attribuent ceux qui les mettent en œuvre et qui raisonnent dans l'hypothèse d'un fluide magnétique.

Toutefois leur efficacité est bien moins grande en ce qui regarde le réveil. Il ne suffit pas, en effet, d'endormir un individu : il faut encore, s'il ne se réveille pas spontanément, pouvoir le tirer du sommeil dans lequel on l'a plongé. Sous ce rapport les *fluidistes* étaient souvent fort embarrassés : témoin ces aveux de du Potet, qui sont bons à enregistrer : « Je me rappelle, dit il, avoir été souvent fort embarrassé, car il est convenu entre les magnétiseurs que l'on peut, quand on le veut, réveiller un somnambule en lui faisant des passes en travers sur les yeux et sur la face. Et bien, messieurs, il m'est arrivé bien souvent d'être forcé de laisser dormir le somnambule, faute de pouvoir le réveiller, malgré l'emploi de tous les moyens indiqués en pareil cas; j'avais beau lui frotter les paupières; quelquefois même ce manége produisait des ecchymoses sur ces parties très-sensibles, et, malgré la cuisson qui devait en résulter, le sommeil persistait bien au delà de la durée que je lui avais assignée et, chose remarquable, son intensité était plus grande que lorsque le sommeil magnétique habituel n'avait pas été dérangé. »

Après cela il est permis de se demander comment on réveillait les sujets qui étaient en léthargie ou en catalepsie vraie. Il est vrai que le premier de ces états se montre plus rarement que les deux autres, surtout lorsqu'on fait usage du procédé des passes : cependant les magnétiseurs durent le produire assez souvent.

Jusqu'à Braid, on peut donc dire que les procédés d'hypnotisation et de réveil furent purement empiriques, tout au moins de la part des fluidistes, et d'une façon générale de tous ceux qui n'employaient pas inconsciemment une méthode analogue à la sienne. On sait que le chirurgien anglais était convaincu que « tous les phénomènes dépendaient de l'état physique et psychique du patient, et nullement de la volition de l'opérateur ou des passes que celui-ci pouvait faire en projetant un fluide magnétique, ou en mettant en activité quelque agent mystique universel. »

Braid chercha et inventa, ou tout au moins crut inventer, une méthode encore très-employée aujourd'hui, et qui répondait aux idées théoriques qu'il se faisait sur l'hypnotisme.

« Prenez, dit-il, un objet brillant quelconque (j'emploie habituellement mon porte-lancette) entre le pouce, l'index et le médius de la main gauche; tenez-le à distance de 25 à 45 centimètres des yeux dans une position telle, au-dessus du front, que le plus grand effort soit nécessaire du côté des yeux et des paupières, pour que le sujet regarde fixement l'objet. Il faut faire entendre au patient qu'il doit tenir constamment les yeux fixés sur l'objet et l'esprit uniquement attaché à ce seul objet. On observe que, à cause de l'action synergique des yeux, les pupilles se contracteront d'abord; peu après, elles commenceront à se dilater et, après s'être considérablement dilatées et avoir pris un mouvement de fluctuation, si les doigts indicateurs et médians de la main droite étendus et un peu séparés sont portés de l'objet vers les yeux, il est très-probable que les paupières se fermeront involontairement avec un mouvement vibratoire. S'il n'en est pas ainsi, ou si le patient fait *mouvoir les globes oculaires*, demandez-lui de recommencer, lui faisant entendre qu'il doit laisser les paupières tomber quand, de nouveau, vous porterez les doigts vers les yeux, mais que les *globes oculaires doivent être maintenus dans la même position et l'esprit attaché à la seule idée de l'objet au-dessus des yeux*. Il arrivera, en général, que les yeux se fermeront avec un mouvement vibratoire, c'est-à-dire d'une façon spasmodique. »

Du reste, Braid ne se fait pas illusion sur la valeur exclusive de son procédé et sur les propriétés inhérentes à l'objet brillant et à sa fixation, car il ajoute : « L'expérience réussissant chez les *aveugles*, je crois que ce n'est pas tant par le nerf optique que se fait l'impression que par les nerfs sensitifs, moteurs et sympathiques, et (nous soulignons) *par l'esprit*. Je suis convaincu que les phénomènes sont uniquement provoqués par une impression faite sur les centres nerveux par la condition physique et psychique du patient, à l'exclusion de toute autre force provenant directement ou indirectement d'autrui. »

La méthode de Braid ne différait pas beaucoup de celle employée par Faria au commencement du siècle. Celui-ci en effet s'assure d'abord, en s'aidant de certains signes, que les sujets sont sensibles, et il ajoute : « Je prononce énergiquement le mot *dormez*, ou je leur montre à quelque distance ma main ouverte, en leur recommandant de la *regarder* fixement, sans en détourner les yeux et sans entraver la liberté de leur clignotement.

« Dans le premier cas, je leur dis de fermer les yeux, et je remarque toujours que, lorsque je leur intime avec force l'ordre de dormir, ils éprouvent un frémissement dans tous leurs membres et s'endorment....

« Dans le second cas, si je m'aperçois qu'ils ne clignotent pas des yeux, je rapproche graduellement ma main ouverte à quelques doigts de distance.... Mais, avant de développer de nouveaux *époptes* (somnambules), je prends toujours la précaution d'endormir dans mes séances des époptes déjà habitués au sommeil. »

Nous rappelons encore que Mesmer et Deslon agissaient sur leurs sujets, ainsi que le rapporte Bailly, *par le regard et en les fixant*. On voit donc que, malgré les théories qui les ont fait naître, ces procédés se rapprochent tous les uns des autres, quand ils ne sont pas identiques.

En résumé, la *fixation* du regard et de l'attention du sujet, jointe à l'idée qu'on lui *suggère* qu'il peut et va dormir, forme la base de toutes les méthodes de l'hypnotisation que nous appellerons *volontaire*. Car, chez certains individus, on peut, en pressant certains points dits *hypnogènes*, assez analogues aux points hystérogènes, déterminer l'hypnose à l'encontre pour ainsi dire de la volonté et de l'attention du sujet.

Quant aux procédés mis en usage pour amener le réveil, ils varient non-seulement en ce qui regarde les opérateurs et les sujets, mais aussi par rapport à la phase du sommeil où ces derniers sont plongés. On peut dire d'une façon générale que l'insufflation sur les yeux produit le réveil dans toutes les périodes. Quant à la suggestion, elle n'est applicable que dans le somnambulisme (et la catalepsie suggestive), seuls états où l'hypnotisé continue à être *en rapport* avec l'hypnotiseur, qui peut lui ordonner de se réveiller comme il lui a ordonné de s'endormir. Terminons en disant que ces divers procédés d'hypnotisation et de réveil sont également applicables pour produire le grand et le petit hypnotisme, que nous allons étudier séparément.

Grand hypnotisme. Nous désignons ainsi l'hypnotisme qui s'observe chez les sujets atteints de grande hystérie. C'est celui qui a été tout particulièrement étudié par l'école de la Salpêtrière et, le premier, a forcé l'entrée du monde scientifique. C'est cette forme spéciale du sommeil nerveux, nous pouvons bien le dire aujourd'hui, qui, sous l'égide de M. le professeur Charcot, a conquis à l'hypnotisme ses lettres de grande naturalisation.

Cette fortune est due à la méthode scientifique rigoureuse qui a présidé aux recherches de la Salpêtrière et sur laquelle nous ne reviendrons pas ici, en même temps qu'aux caractères nettement tranchés des manifestations hypnotiques chez les sujets atteints d'hystérie.

Mais le rôle du grand hypnotisme n'est point fini. Nous pensons qu'il est actuellement encore la partie de l'hypnotisme la mieux assise, la mieux étudiée, et peut-être la seule vraiment scientifique. Nous pensons qu'il est comme une règle qui doit servir de guide dans l'étude des autres formes de l'hypnotisme, et que sa connaissance approfondie peut diriger sûrement ceux qui marchent vers les terrains inexplorés. Nous serions bien prêts, en outre, d'affirmer que l'hypnotisme hystérique comprend tout l'hypnotisme, en ce sens que l'hystérique hypnotisable est susceptible de présenter tous les phénomènes hypnotiques observés chez d'autres sujets, et cela mieux développés, comme grossis.

D'ailleurs, nous le répétons, l'histoire de l'hypnotisme hystérique est loin d'être terminée, ainsi que le prouvent les récentes découvertes de M. Babinski. Elles montrent qu'il y a là encore un vaste champ à explorer et elles nous conduiront peut-être insensiblement aussi aux domaines réputés jusque-là inaccessibles. C'est plus qu'il n'en faut pour justifier la part prépondérante que nous faisons dans notre description au grand hypnotisme.

L'hypnotisme hystérique représente un groupe contenant plusieurs états nerveux différents les uns des autres, chacun de ces états s'accusant par une symptomatologie qui lui appartient en propre. Ces divers états nerveux doivent être ramenés, d'après nos observations, à trois types qui sont, dans la nomenclature que M. Charcot a proposé d'établir : 1° l'état cataleptique; 2° l'état léthargique; 3° l'état somnambulique.

Chacun de ces états jouit d'une autonomie réelle en ce qu'ils peuvent tous, dans de certaines conditions, se présenter séparément, comme ils peuvent aussi, tous les trois, dans le cours d'une même observation, chez le même sujet, être produits successivement dans tel ou tel ordre, au gré de l'observateur. On pourrait les considérer comme représentant les phases ou périodes d'une seule et même affection.

Nous ne reviendrons pas ici sur les différents moyens de produire l'hypnose, et nous décrirons successivement les différentes manifestations hypnotiques en commençant par les plus simples et en faisant remarquer la part qui, dans chacune d'elles, devient prépondérante ou appartient en propre aux différents états hypnotiques déjà signalés : état cataleptique, état léthargique, état somnambulique.

Mais, avant d'entrer dans le détail des faits, il nous paraît utile de donner dans un tableau d'ensemble un court résumé des trois états sus-nommés.

État cataleptique. Mode de production. a. Primitivement : sous l'influence d'un bruit intense et inattendu, d'une vive lumière impressionnant subitement la rétine, ou encore par la fixation plus ou moins prolongée des yeux sur un objet quelconque.

b. Consécutivement à l'état léthargique, lorsque les yeux clos jusque-là sont, dans un lieu éclairé, découverts par l'élévation des paupières.

Principaux caractères. Les yeux sont ouverts, le regard fixe. Pas de clignement des paupières; immobilité de tout le corps. Pas d'affaissement dans l'attitude générale. L'attitude peut être modifiée avec la plus grande facilité. Souplesse de toutes les articulations, légèreté des membres. Le sujet conserve pendant un temps fort long les positions les plus variées et les plus difficiles à maintenir qu'on lui communique. La friction ou le massage des masses musculaires n'amènent aucune modification de l'attitude. Lorsque ces manœuvres sont un peu prolongées, elles produisent un état paralytique de tout le membre. Les réflexes tendineux sont abolis ou peu accusés. Analgésie complète de la peau et des muqueuses accessibles, mais certains sens conservent, du moins en partie, leur activité, d'où la possibilité d'impressionner de diverses façons le sujet cataleptique et, par voie de suggestion, de susciter chez lui des impulsions automatiques ou de provoquer des hallucinations.

L'immobilité cataleptique disparaît alors pour faire place à une série de gestes parfaitement coordonnés en rapport avec la nature des hallucinations ou des impulsions provoquées. Abandonné à lui-même, le sujet retombe bientôt dans l'état où il était avant d'être impressionné.

L'état cataleptique cesse instantanément pour faire place au réveil sous l'influence du souffle dirigé sur le visage ou de la pression ovarienne. Il est remplacé par l'état léthargique, si l'on empêche la lumière d'impressionner la rétine du sujet en lui fermant les yeux, ou par l'état somnambulique, si l'on vient à exercer une friction sur le vertex.

État léthargique. Mode de production. a. Primitivement : sous l'influence de la fixation prolongée du regard sur un objet placé à une certaine distance, ou encore sous l'influence de la pression légère et continue des globes oculaires au travers des paupières abaissées.

b. Consécutivement à l'état cataleptique par la simple occlusion des paupières, ou à l'état somnambulique par la pression sur les yeux fermés.

Principaux caractères. Le début en est souvent marqué par une inspiration profonde, un bruit laryngé tout particulier, en même temps qu'un peu d'écume se montre aux lèvres. Les yeux sont clos ou demi-clos, les globes oculaires convulsés et les paupières animées souvent d'un frémissement incessant.

Attitude affaissée. Résolution complète des membres qui retombent lourdement lorsqu'on les soulève. Exaltation très-marquée des réflexes tendineux. Aptitude spéciale du système neuro-musculaire à réagir sous l'influence des excitations mécaniques.

Contracture des muscles des membres et du tronc par la percussion, la friction ou la simple pression exercées soit sur le tendon, soit sur le rameau nerveux qui s'y distribue. La contracture ainsi obtenue disparaît par la friction des antagonistes.

A la face, la contracture est remplacée par une simple contraction qui cesse avec l'excitation. Analgésie complète de la peau et des muqueuses accessibles. Les sens sont le plus souvent abolis en totalité, et le sujet ne peut être impressionné d'aucune façon. Pendant l'état léthargique, le souffle sur le visage ou la pression ovarienne produisent le réveil; la pression sur le vertex fait naître l'état somnambulique et l'élévation des paupières ramène l'état cataleptique.

État somnambulique. Mode de production. a. Primitivement : sous l'influence d'une excitation sensorielle faible, répétée et monotone.

b. Consécutivement à l'état léthargique ou à l'état cataleptique par la pression ou la friction sur le vertex.

Principaux caractères. Les yeux sont fermés, les paupières animées ou non d'un faible frémissement. Résolution musculaire moins complète que dans l'état précédent. L'attitude générale n'est pas affaissée. Analgésie complète de la peau et des muqueuses accessibles, mais hyperacuïté de certains modes encore peu connus de la sensibilité cutanée. Persistance partielle des sens, et quelquefois hyperacuïté de quelques-uns d'entre eux.

L'hyperexcitabilité neuro-musculaire telle qu'elle a été définie plus haut n'existe plus, mais la contracture musculaire peut être obtenue par l'excitation la plus légère de la surface cutanée : un léger souffle suffit. Cette contracture disparaît aussi facilement qu'elle a été provoquée par l'emploi d'excitations cutanées aussi faibles.

Il est en général facile, par voie d'injonctions ou de suggestions, de provoquer chez le sujet des impulsions automatiques ou des hallucinations variées.

Contrairement à ce qui se passe dans l'état de léthargie, le soulèvement des paupières en un lieu éclairé ne détermine pas la production de l'état cataleptique.

La pression sur les globes oculaires ramène aussitôt l'état léthargique.

Le souffle sur le visage ou la pression ovarienne produisent le réveil immédiat.

Les trois états peuvent également se succéder dans tel ou tel ordre suivant le procédé employé, représentant en quelque sorte les phases ou périodes d'un même processus.

A. *Manifestations neuro-musculaires de l'hypnotisme. Modifications de la motilité.* Nous avons pu reconnaître qu'aux trois phases de l'hypnotisme correspondent trois états différents du système neuro-musculaire qui se révèlent par des signes en quelque sorte grossiers et dont la constatation devient la preuve irréfutable de la sincérité du sujet et de la réalité des autres phénomènes d'un ordre plus élevé que l'on peut observer concurremment.

a. *Phénomènes neuro-musculaires pendant l'état léthargique.* L'examen du système neuro-musculaire fait reconnaître ce qui suit : les réflexes tendineux amoindris ou nuls dans l'état cataleptique, ainsi que nous le verrons plus loin, se montrent, au contraire, ici, remarquablement exaltés. De plus, on constate dans tous les cas, à la vérité à des degrés divers, la présence du phénomène remarquable désigné sous le nom d'hyperexcitabilité neuro-musculaire. Ce phénomène consiste sommairement dans l'aptitude qu'acquièrent les muscles de la vie animale à entrer en contraction sous l'influence d'une simple excitation mécanique. Cette action mécanique doit dépasser les limites de la peau et atteindre, pour avoir son effet, les parties molles sous-cutanées, muscles, tendons ou nerfs. Elle consiste dans le choc, la pression, la malaxation ou le massage. L'excitation mécanique exclusivement limitée à la peau, telle que le frôlement, le pincement ou la piqûre, reste sans action pendant l'état léthargique. Nous verrons plus loin qu'il n'en est pas de même pendant l'état somnambulique. Nous allons entrer dans quelques détails au sujet de ce phénomène important de l'hyperexcitabilité neuro-musculaire, spécial à la phase léthargique, et nous signalerons les résultats que donne, au point de vue de cette hyperexcitabilité, l'excitation mécanique, suivant qu'elle est localisée au tendon, au rameau nerveux ou au corps du muscle lui-même.

α. *Excitation du tendon.* L'exagération des réflexes tendineux est un fait commun chez les malades atteints de grande hystérie. Elle accompagne le plus ordinairement l'anesthésie et l'amyosthénie, qui font partie du tableau de la maladie dans l'intervalle des crises, et, comme ces dernières, se localise à un côté du corps, ou bien se généralise, conservant le plus souvent alors, dans une des moitiés du corps, une intensité plus grande. Si l'on se rappelle la signification aujourd'hui bien établie de ce phénomène et les connexions intimes qui font de l'exaltation des réflexes tendineux et de la contraction musculaire des faits de même ordre, on ne sera pas surpris de rencontrer dans la léthargie hypnotique une exagération marquée de ces réflexes.

Cette exagération se traduit non-seulement par une exaltation sur place, mais par l'irradiation et parfois même la généralisation du réflexe. La contraction musculaire qui est la conséquence du choc sur le tendon présente une tendance marquée vers la contracture. La contracture musculaire est le plus souvent obtenue à la suite de plusieurs chocs successifs portés sur le tendon. Mais la contracture est d'ordinaire obtenue d'emblée si, au lieu du choc, procédé vulgaire pour la recherche du réflexe tendineux, on emploie la simple pression plus ou moins forte ou prolongée.

β. *Excitation des nerfs.* L'excitation mécanique des nerfs produit la contracture des muscles auxquels ils fournissent des rameaux. Afin d'éviter toute cause d'erreur et pour isoler, autant que possible, ce qui appartient à la seule excitation du nerf, MM. Charcot et P. Richer ont choisi, pour les soumettre à l'expérimentation, des troncs nerveux assez volumineux et facilement accessibles à l'excitation mécanique.

Griffe cubitale. Parmi les nerfs qui peuvent satisfaire à ces conditions, le nerf cubital, dans la région du coude, est certainement un des plus favorablement situés. Il se trouve en effet logé dans une gouttière que lui fournissent l'olécrâne et l'épitrochlée, reposant sur un plan osseux résistant, recouvert seulement par la peau et éloigné de toute autre partie molle. Il est donc facile de l'atteindre sûrement.

Son excitation mécanique au moyen d'une simple pression faite avec le doigt, ou indifféremment avec l'extrémité d'un petit bâton, a donné les résultats les plus décisifs et les plus conformes aux données de l'anatomie et de la physiologie.

Sous l'influence de cette excitation, la main se contracture dans une attitude spéciale se rapprochant de l'attitude hiératique. Le poignet est légèrement fléchi et la main tout entière un peu dirigée vers le bord cubital. Les deux derniers doigts sont complétement fléchis dans la paume de la main; le pouce, entraîné dans l'adduction, vient appuyer contre eux sa face palmaire; la phalangette est dans l'extension, l'articulation métacarpo-phalangienne fléchie, pendant que les deux premiers doigts, index et médius, sont dans l'extension. Cette extension n'est pas toujours complète, le plus souvent, disons-nous, l'articulation métacarpo-phalangienne est fléchie; il existe aussi parfois un très-léger degré de flexion dans les autres articulations des doigts et principalement sur le médius. D'autres fois, au contraire, ces deux doigts se placent dans une extension forcée. En tout cas, ils subissent un mouvement latéral assez prononcé, en vertu duquel ils s'écartent l'un de l'autre. Il arrive aussi quelquefois que la dernière phalange du pouce se fléchit et qu'elle se place dans la paume de la main recouverte alors par les deux doigts en flexion.

Au milieu de ces quelques variations qui peuvent dépendre, soit de variétés anatomiques individuelles, soit du degré d'intensité de l'excitation, soit de la diffusion de l'excitation ou de la propagation à d'autres muscles par l'intermédiaire des anastomoses nerveuses, il est facile de dégager les caractères fondamentaux de la griffe cubitale : flexion [des deux derniers doigts, adduction du pouce, extension et écartement des deux premiers doigts, index et médius. Une attitude aussi caractéristique ne saurait être l'effet du hasard ; elle trouve sa raison d'être dans la distribution spéciale des rameaux du nerf cubital aux muscles de l'avant-bras et de la main.

Griffe médiane. L'excitation du nerf médian un peu au-dessus du pli du coude donne des résultats analogues à ceux de l'excitation du cubital. La main prend alors une attitude qui trouve sa raison dans la distribution du nerf médian et la physiologie des muscles que ce nerf tient sous sa dépendance. Mais ici la localisation est plus difficile; entouré de parties molles, le nerf fuit l'excitation, si elle n'est faite franchement et au bon endroit. D'un autre côté, il est bien difficile de ne pas exciter en même temps les parties voisines, muscles ou tendons. L'expérience est donc assez délicate, mais avec un peu d'habitude on arrive assez facilement à isoler l'action du nerf.

Voici l'attitude que prend la main sous l'influence de l'excitation mécanique du médian pendant l'état d'hyperexcitabilité neuro-musculaire et que l'on désigne sous le nom de griffe médiane. L'avant-bras se met en pronation forcée et ce mouvement de pronation est très-intense. Le poignet est fléchi. Le pouce, par un mouvement d'opposition, vient se placer dans la paume de la main, mais la phalangette est dans une situation intermédiaire entre l'extension et la flexion.

Cette position du pouce s'oppose souvent à la flexion complète de l'index et du médius. Les deux derniers doigts (annulaire et petit doigt) sont incomplétement fléchis. Nous avons vu parfois la flexion des doigts s'accuser bien davantage et la main prendre complétement l'attitude du poing fermé.

Si l'excitation a été intense ou prolongée, le mouvement de pronation forcée de l'avant-bras tend à s'exagérer encore, s'il est possible ; on voit alors l'action s'étendre à des muscles situés en dehors de la sphère du médian, aux muscles de l'épaule rotateurs de l'humérus, et le mouvement de pronation est continué, pour ainsi dire, par un mouvement de rotation du bras de dehors en dedans, de telle façon que la main, ayant subi un tour complet, revient présenter en avant sa face palmaire.

Griffe radiale. Le nerf radial n'échappe pas à la loi et son excitation, au sortir de la gouttière de torsion de l'humérus, donne les résultats que la distribution de ses rameaux peut facilement faire prévoir. L'attitude que prend la main, sous l'influence de l'excitation mécanique du nerf radial au point indiqué, a pour caractères la supination de l'avant-bras ; l'extension du poignet ; l'extension de tous les doigts. Cette extension porte exclusivement sur les premières phalanges, les deux dernières étant légèrement fléchies ; le pouce est dans l'extension et dans une situation intermédiaire entre l'adduction et l'abduction.

γ. *Excitation des muscles.* L'expérience a montré que la malaxation ou la simple pression des masses musculaires amenait la contracture des muscles excités.

La contracture qui suit l'excitation mécanique du muscle est facile à démontrer chez les sujets hypnotisés qui se trouvent dans les conditions requises d'hyperexcitabilité neuro-musculaire.

Il suffit, par exemple, d'exercer une friction sur le corps du sterno-mastoïdien, ou une simple pression sur un point de ses fibres, pour que ce muscle entre en contracture, imprimant à la tête le mouvement de rotation prévu d'après les données de la physiologie musculaire, et l'immobilisant au terme de son mouvement dans l'attitude bien connue. On distingue parfaitement la corde saillante formée par le muscle contracturé dont les deux extrémités, en se rapprochant, tendent à se placer sur la même verticale.

Il en résulte que la tête subit un mouvement de rotation, en vertu duquel la face se trouve dirigée latéralement du côté opposé au muscle directement excité.

Pour faire cesser cette contracture, il suffit de porter une semblable excitation sur le sterno-mastoïdien du côté opposé, et la tête est ramenée dans la situation droite. En excitant à la fois les deux sterno-mastoïdiens, la tête se renverse et est immobilisée bientôt dans l'extension forcée, le cou saillant. Tous les muscles qui, par leur situation superficielle, permettent à l'excitation mécanique de les atteindre facilement, se comportent de la même façon. Par exemple, l'excitation portée sur le trapèze sur les côtés du cou amène l'élévation en masse de tout le moignon de l'épaule ; le deltoïde élève le bras en dehors, le biceps fléchit l'avant-bras, etc.

Il résulte des expériences faites sur les muscles larges et fasciculés, tels que le deltoïde, que :

a. L'excitation portée sur un point, même limité du muscle, produit sa contracture en masse (tandis qu'à l'aide de la faradisation il est facile de faire contracter isolément les différents faisceaux d'un même muscle).

b. La contracture d'un muscle, provoquée dans ces conditions, entraîne presque toujours l'action simultanée des muscles qui lui sont synergiques. Ce qui se passe lors de l'excitation portée sur le deltoïde en est un exemple concluant. Nous savons, d'après les recherches de Duchenne (de Boulogne) que, physiologiquement, le deltoïde ne se contracte jamais seul. Son action élévatrice de l'humérus est toujours accompagnée d'une action synergique du grand dentelé et du trapèze, qui a pour but de maintenir l'omoplate solidement appliquée au thorax et qui lui fait subir un mouvement de bascule, en vertu duquel son angle inférieur est porté en dehors.

La contraction isolée du deltoïde au moyen de la faradisation démontre l'importance de cette action synergique. Dans ce cas, en effet, en même temps que l'humérus est élevé, le deltoïde abaisse la partie de l'omoplate sur laquelle il prend insertion, de façon que le bord spinal de cet os s'éloigne du thorax et que son angle inférieur se rapproche de la colonne vertébrale. Cette attitude vicieuse de l'omoplate, qui ne manque jamais alors que la faradisation est localisée au deltoïde, ne se produit pas lorsque ce même muscle est contracturé par l'excitation mécanique dans l'état d'hyperexcitabilité neuro-musculaire. L'omoplate, au contraire, prend alors l'attitude physiologique, trahissant ainsi la contracture simultanée des muscles synergiques, trapèze et grand dentelé, bien que ces muscles n'aient subi aucune excitation directe.

L'expérimentation sur les muscles de l'avant-bras et de la main est plus complexe, et cela pour plusieurs raisons faciles à saisir : les muscles sont de petit volume et réunis en grand nombre dans un petit espace ; en plusieurs points, il y a superposition de plusieurs muscles, de sorte qu'il est difficile que la pression d'un muscle superficiel ne retentisse pas sur les muscles profonds ; les actions synergiques y sont multiples ; enfin, il existe de nombreuses ramifications nerveuses qu'il est difficile d'éviter.

Néanmoins nos expériences nous ont donné des résultats fort précis. Lorsque, par la simple pression avec l'extrémité mousse d'un petit bâton, on cherche à mettre en action isolément les différents muscles de l'avant-bras d'une hystérique hypnotisée et présentant l'état nerveux spécial favorable à ce genre de recherches, on arrive bientôt à délimiter un certain nombre de zones parfaitement circonscrites, dont l'excitation amène, avec le plus de précision et de sûreté, le résultat voulu. Ces zones se confondent avec ce que l'on désigne en électro-physiologie sous le nom de points d'élection pour l'excitation partielle des muscles.

Tantôt nous avons déterminé sur l'avant-bras d'une hystérique, par exemple, un certain nombre de points dont l'excitation électrique produisait une action bien limitée. Ces points étaient marqués, puis immédiatement, ou le lendemain, quelques jours après même, alors que la malade avait certainement perdu le souvenir de nos recherches, nous l'endormions et nous pouvions constater

que l'excitation mécanique des mêmes points moteurs amenait des résultats
semblables à ceux que produisait, pendant la veille, l'électrisation, avec cette
différence, toutefois, que la contraction était remplacée par une contracture.

Tantôt nous faisions l'expérience inverse, et, après avoir marqué les points
dont l'action nous avait été révélée dans l'hypnotisme par l'hyperexcitabilité
neuro-musculaire, nous constations ensuite, pendant la veille, avec l'excitation
électrique, que l'action de ces mêmes points était bien celle qui avait été
observée. A la face, les conditions de l'expérimentation sont un peu moins
complexes. Les muscles sont superficiels, disposés le plus souvent en une seule
couche, et, par là même, facilement accessibles à l'excitation mécanique. De
plus, il n'existe pas de tendon dont l'excitation de voisinage puisse contrarier,
masquer, ou même empêcher complétement le résultat cherché.

Ainsi que nous l'avons déjà dit, les muscles de la face, pendant la phase
d'hyperexcitabilité neuro-musculaire, se comportent d'une autre manière que
les muscles du corps. Ils sont également susceptibles d'être excités mécaniquement. Une simple pression, exercée directement sur le muscle lui-même ou
sur le rameau nerveux qui l'innerve, met les fibres musculaires en action, mais
la contraction ainsi provoquée ne persiste pas d'ordinaire après l'excitation *et
ne se transforme jamais en contracture permanente.* Ce mode de réaction des
muscles de la face à l'excitant mécanique est une analogie de plus avec ce qui
se passe dans l'emploi de la faradisation localisée. L'un de nous a pu, remplaçant les électrodes par de simples petites baguettes, répéter avec une grande
précision la plupart des belles expériences de Duchenne (de Boulogne) sur l'action
partielle des muscles de la face et déterminer la part qui revient à chacun d'eux
dans l'expression des passions. Ses nombreuses expériences peuvent être résumées ainsi qu'il suit : la localisation la plus exacte est obtenue à l'aide d'une
pression modérée pratiquée avec l'extrémité arrondie d'un petit bâton. Une
excitation trop forte se propage souvent à quelques muscles voisins. La contraction du muscle cesse le plus souvent en même temps que la pression. Elle
persiste quelquefois très-peu de temps après que l'excitation a cessé, surtout
si l'on a un peu insisté, mais elle ne se transforme jamais en contracture. Le
muscle peaussier est celui dont la contraction se maintient le plus longtemps,
tenant en quelque sorte le milieu entre les muscles des membres et ceux de
la face.

Malgré la persistance de l'excitation, l'action produite ne tarde pas à
s'épuiser. Tout en maintenant la pression à un degré égal sur le point qui a
provoqué la contraction du muscle, on ne tarde pas à voir celle-ci s'effacer peu
à peu et finir par disparaître complétement.

L'excitation unilatérale d'un muscle pair s'obtient le plus souvent fort aisément, mais il arrive parfois que l'excitation retentit sur le muscle homologue
du côté opposé, qui se contracte alors toujours plus faiblement. Il nous a
semblé que cette loi de synergie des muscles pairs se manifestait d'autant plus
facilement que ces muscles pairs étaient situés plus près de la ligne médiane.
En tout cas, nous avons bien des fois remarqué qu'une double excitation, portée
à la fois sur les deux muscles pairs, donnait lieu à une exagération du mouvement obtenu avec l'excitation unilatérale.

Il est possible de faire contracter à la fois plusieurs muscles, de façon à
reproduire les contractions combinées expressives ou les contractions combinées
inexpressives, pour nous servir des dénominations employés par Duchenne.

Enfin, nous ferons remarquer, qu'à part l'action synergique des muscles pairs constatée plus haut, d'où il résulte qu'une excitation unilatérale retentit à un certain degré sur le muscle homologue du côté opposé, l'action musculaire due à l'hyperexcitabilité neuro-musculaire reste exactement localisée au point directement excité, ressemblant en cela à ce qui a lieu avec la faradisation localisée. Sur ce point, nos recherches ne diffèrent en rien de celles de Duchenne (de Boulogne), et, bien qu'avec un moyen différent, nous arrivons au même résultat. Dans les contractions combinées expressives, l'excitation demande à être portée simultanément sur les différents muscles qui concourent à la même expression. En aucun cas, l'action d'un seul de ces muscles n'entraîne celle des autres muscles dont le concours est nécessaire pour rendre une expression donnée. Cette remarque que nous faisons ici par anticipation trouvera son application plus loin, lorsque nous étudierons l'action de la faradisation localisée aux muscles de la face pendant l'état cataleptique. Mais les troncs nerveux comme les muscles eux-mêmes sont aussi bien excitables à la face qu'ils le sont aux membres. Les rameaux de la septième paire sont facilement accessibles à l'excitation mécanique à leurs points d'émergence de la parotide. On voit alors, sous l'influence de cette excitation, tout un côté de le physionomie se contracter et, suivant le point de l'excitation, la contraction s'accuser davantage dans les muscles de l'œil, du nez, des lèvres ou du menton.

On peut également faire contracter des muscles qui d'ordinaire ne sont que peu ou pas soumis à l'empire de la volonté, tels que les muscles du pavillon de l'oreille, en portant l'excitation mécanique, soit sur eux directement, soit sur les rameaux nerveux qui les innervent.

Nous terminerons ce que nous avons à dire sur la contracture léthargique en insistant sur quelques-uns de ses caractères.

a. La contracture cède à l'excitation des antagonistes. La contracture ainsi provoquée pendant l'état hypnotique cède très-facilement par la friction ou la malaxation des muscles antagonistes. Cette excitation, que l'on pourrait qualifier d'excitation d'arrêt, n'exige pas une localisation précise. Portée sur la masse des extenseurs, elle fait cesser la contracture partielle de n'importe quel muscle fléchisseur et inversement. Si l'action est très-locale et ne s'adresse pas directement au muscle antagoniste du muscle contracturé, au lieu de faire cesser la contracture première, elle peut donner naissance à une seconde contracture localisée.

Cette action d'arrêt de l'excitation des antagonistes n'a lieu que pendant la léthargie, elle est impuissante contre la contracture, qui persiste pendant l'état cataleptique ou après le réveil.

La contracture peut persister après le réveil. Les contractures artificielles ainsi provoquées présentent la plus grande analogie avec la contracture permanente hystérique. Elles pourraient persister, pensons-nous, fort longtemps. Nous n'avons pas prolongé l'expérience au delà de quelques heures. Pour faire disparaître ces contractures, il faut endormir de nouveau le sujet et, pendant l'état léthargique, procéder à l'excitation des muscles antagonistes dont l'effet est instantané. Enfin cette contracture, lorsqu'elle est unilatérale, peut être transférée par l'aimant.

Il ne faudrait pas croire cependant que toutes les hystériques hypnotisées soient susceptibles de présenter à un égal degré de développement tous les phénomènes que nous venons de décrire comme se rattachant au phénomène si intéressant de l'hyperexcitabilité neuro-musculaire.

Il faut s'attendre ici à de nombreuses variations individuelles que, pour la plupart, il est possible de rattacher au type décrit dont elles ne sont que les atténuations plus ou moins accusées. Cependant on se tromperait également, si l'on s'imaginait que les sujets sont rares sur lesquels il est possible de répéter toutes les expériences rapportées plus haut. Il ne s'agit pas là de faits exceptionnels. Si nous en croyons notre expérience personnelle, la proportion serait de 1 sur 4 ou 5 au plus.

Il est vrai que les malades soumises à notre observation à la Salpêtrière, sont toutes des sujets atteints de la névrose hystérique dans sa forme la plus accentuée, l'*hysteria major*.

b. *Phénomènes neuro-musculaires pendant l'état cataleptique.*

L'état cataleptique, qui peut être obtenu d'emblée par des manœuvres appropriées, ainsi que nous l'avons vu plus haut, ou qui succède instantanément à l'ouverture des paupières pendant l'état léthargique, présente des caractères neuro-musculaires essentiellement différents de ceux que nous venons d'étudier et, nous pourrions presque dire, diamétralement opposés. La comparaison entre ce qui se passe dans ces deux états nerveux au point de vue neuro-musculaire accentue davantage la description que nous allons entreprendre.

Dans l'état léthargique, la résolution musculaire existe à son plus haut degré, le membre soulevé retombe inerte, comme mort ; ici, au contraire, le membre soulevé ne retombe plus, il reste dans la nouvelle position qui vient de lui être communiquée, jusqu'à ce qu'il plaise à l'observateur de la modifier à nouveau. Nous insistons sur ce point, qu'au lieu d'être lourd comme dans l'état léthargique le membre cataleptique est léger à soulever ; il n'est le siége d'aucune raideur, et il se laisse déplacer avec la plus grande facilité.

Les réflexes tendineux, tout à l'heure exaltés pendant l'état léthargique, sont maintenant considérablement affaiblis, au point même de disparaître complétement dans les cas les plus accentués, et cette hyperexcitabilité neuro-musculaire si remarquable, sur laquelle nous nous sommes longuement étendus, a disparu du même coup. La contracture n'a plus lieu sous l'influence de la malaxation, mais l'aptitude à la contracture reparaît aussitôt, si par l'occlusion des paupières de la malade cataleptique nous ramenons l'état léthargique.

Mais la différence entre l'état léthargique et l'état cataleptique est encore plus accentuée. Un autre phénomène neuro-musculaire propre à ce dernier état nerveux se développe, qui est en quelque sorte la contre-partie de l'hyperexcitabilité neuro-musculaire propre au premier état. A l'encontre de la contracture qui consiste en une exagération de l'activité musculaire, le phénomène dont il s'agit ici consiste en une diminution de la même activité. Des excitations mécaniques de même nature que celles qui, pendant l'état léthargique, produisent la contracture : une pression, friction, malaxation des muscles, des tendons ou des nerfs, amènent, pendant l'état cataleptique, le relâchement musculaire et la paralysie.

Dans son degré d'intensité, dans son mode d'extension de même que dans son mode de production, ce phénomène nouveau présente les plus grandes analogies avec la contracture léthargique. C'est ainsi que, dans les cas les plus favorables, l'état paralytique peut être localisé à un seul muscle ou à un groupe musculaire. Dans les cas moins délicats, alors que les phénomènes d'hypnotisme n'ont pas acquis leur parfait développement, l'excitation portée sur un seul point du membre produit la paralysie du membre entier. La friction des tendons amène avec le plus de rapidité, et de préférence à tout autre moyen, la paralysie générale d'un membre. L'excitation portée sur les troncs nerveux ou sur les points moteurs musculaires, lorsqu'elle ne dépasse pas une certaine intensité, produit plus facilement la localisation de la paralysie. Il est nécessaire d'entrer ici dans quelques détails.

L'action paralysante se traduit d'abord par un affaiblissement de la tonicité musculaire, d'où résulte un allongement du muscle que les tracés myographiques nous ont permis de constater par une descente de la courbe musculaire au-dessous de la ligne du repos cataleptique. Cet allongement musculaire laisse aux antagonistes du muscle qui l'a subi un rôle prédominant en vertu duquel l'attitude se modifie dans un sens déterminé. C'est ainsi que, si nous excitons les fléchisseurs, nous voyons un mouvement d'extension se produire et *vice versâ*. La nouvelle attitude ainsi produite n'est maintenue par aucune raideur et se laisse modifier avec la plus grande facilité.

Cette paralysie localisée ne persiste pas au réveil. D'ailleurs, le membre dont l'attitude vient d'être modifiée de la façon que nous venons d'indiquer n'a pas perdu pour cela son aptitude cataleptique.

Mais il n'en est plus de même lorsque l'excitation mécanique a été plus générale ou plus prolongée, le membre tout à l'heure cataleptique retombe inerte et flasque le long du corps. La paralysie est totale et toute trace de propriété cataleptique a disparu. Le membre est lourd. Soulevé, il retombe comme une masse inerte. Nous ajouterons que, pour obtenir ce résultat pendant l'état cataleptique, il faut user d'une excitation mécanique plus prolongée que pour produire la contracture pendant l'état léthargique.

Cette paralysie persiste dans les conditions suivantes : (*a*), si la malade est plongée en léthargie par la pression oculaire, le membre demeure paralysé et ne présente aucune trace de l'hyperexcitabilité neuro-musculaire qui existe sur tous les autres muscles du corps ; (*b*), pendant l'état somnambulique obtenu par la friction du vertex, l'inertie du membre paralysé persiste, les excitations cutanées demeurent sans efficacité sur lui, pendant qu'elles produisent la contracture partout ailleurs ; (*c*) enfin cette paralysie persiste après le réveil. On constate la conservation des réflexes tendineux, mais sans aucune tendance à la contracture. L'excitabilité faradique persiste et la secousse musculaire, tout en gardant les caractères de l'état cataleptique qui, en somme, sont ceux de l'état normal, est quelquefois plus élevée, pour reprendre sa hauteur normale avec la disparition de la paralysie. D'autres fois, la paralysie existe sans modification de la courbe musculaire.

La paralysie d'un membre peut être transférée au membre du côté opposé par les applications aimantées.

Immédiatement après le réveil on peut constater que cette paralysie s'accompagne d'anesthésie cutanée et musculaire, mais d'une façon transitoire, et la sensibilité revient d'elle-même au bout de quelques instants. Cet état paralytique du membre, lorsqu'il n'est pas très-profond, peut disparaître spontanément et progressivement, mais, dans la plupart des cas, il faut intervenir. Un moyen efficace est la faradisation musculaire ; très-rapidement, le malade recouvre toute la liberté de ses mouvements.

Nous avons, dans les expériences qui précèdent, un exemple des actions ner-

veuses suspensives ou d'arrêt, aujourd'hui bien connues depuis les travaux de
M. Brown-Séquard sur l'*inhibition*.

Immobilité de l'attitude cataleptique. Toutes les expériences que nous
avons entreprises à ce sujet sur nos malades hypnotisées nous ont conduits à
ce résultat, que les cataleptiques ne gardent les attitudes communiquées guère
plus longtemps que ne le pourrait faire un homme vigoureux et bien musclé.

C'est déjà quelque chose, si l'on considère que nos malades sont des femmes
en général d'une musculature médiocre et souvent atteintes d'amyosthénie.
Mais nous n'avons pas observé le *fait*, signalé par d'autres auteurs, de la durée
d'une attitude cataleptique (le bras étendu horizontalement, par exemple) pendant un temps assez long (une heure et plus), de telle façon que cette durée
suffise à elle seule pour écarter tout soupçon de simulation.

D'après nos observations, au bout de dix à quinze minutes, le membre étendu
commence à descendre, et au bout de vingt à vingt-cinq minutes au maximum
il est retombé dans la verticale. C'est donc ailleurs qu'il faut chercher un caractère distinctif. Nous avons eu recours alors à l'inscription des phénomènes par
les procédés de la méthode graphique.

Chez le simulateur, comme chez la cataleptique, un tambour à réaction fixé
à l'extrémité du membre étendu est destiné à enregistrer les moindres oscillations de ce membre pendant qu'un pneumographe appliqué sur la poitrine donnera la courbe des mouvements respiratoires. Or voici ce qu'on observe sur les
tracés ainsi obtenus. Chez la cataleptique, pendant toute la durée de l'observation, la plume qui correspond au membre étendu trace une ligne droite parfaitement régulière.

Pendant ce temps, chez le simulateur, le tracé correspondant ressemble d'abord
à celui du cataleptique, mais, au bout de quelques minutes, des différences considérables commencent à s'accuser : la ligne droite se change en une ligne brisée,
très-accentuée, marquée par instants de grandes oscillations disposées en séries.

Les tracés fournis par le pneumographe ne sont pas moins significatifs. Chez
la cataleptique : respiration rare, superficielle, la fin du tracé ressemble au
commencement. Chez le simulateur, le tracé se compose de deux parties distinctes. Au début, respiration régulière et normale. Dans la deuxième phase,
celle qui correspond aux indices de fatigue musculaire notés sur le tracé du
membre, irrégularité dans le rhythme et l'étendue des mouvements respiratoires ;
profondes et rapides dépressions, indices du trouble de la respiration qui accompagne le phénomène de l'effort.

En résumé, la cataleptique ne connaît pas la fatigue, le muscle cède, mais
sans effort, sans intervention volontaire. Le simulateur, au contraire, soumis
à la double épreuve, se trouve trahi de deux côtés à la fois : 1° par le tracé du
membre qui accuse la fatigue musculaire, et 2° par le tracé de la respiration qui
traduit l'effort destiné à en masquer les effets.

Un des caractères de l'état cataleptique que nous étudions ici consiste dans
la généralisation. Il existe au même degré dans tous les muscles du corps, ce
qui fait que la malade est transformée en quelque sorte en un automate parfaitement docile, sans raideur, auquel on peut imprimer avec la plus grande
facilité les poses les plus variées. Nous ajouterons que les poses sont toujours
harmonieuses et que l'automate est quelque chose de plus qu'un simple mécanisme à la Vaucanson. Les attitudes expressives se complètent d'elles-mêmes, et
l'expression de la physionomie se met en harmonie avec les gestes et récipro-

quement, ce que nous étudierons plus loin lorsque nous parlerons des phénomènes de suggestion. Il arrive ainsi que les sujets cataleptiques dont nous
parlons sont de véritables modèles d'expression et, si les sculpteurs de l'antiquité ont fait poser comme modèles des femmes cataleptiques, bien certainement
il s'agissait de la catalepsie que nous décrivons.

Dans cet état cataleptique, la suggestion peut modifier l'état neuro-musculaire au point de produire, par la seule action psychique, la contracture ou la
paralysie. Mais nous remettons l'étude de ces troubles musculaires particuliers
au chapitre suivant où ils seront mieux placés en raison de leur étiologie.
D'ailleurs, ils ne sont pas propres à l'état cataleptique, pendant l'état somnambulique des résultats analogues peuvent être obtenus.

c. *Phénomènes neuro-musculaires de l'état somnambulique. Hyperexcitabilité cutano-neuro-musculaire.* a. *Contracture musculaire par excitation cutanée superficielle.* Les contractures musculaires dues à l'hyperexcitabilité neuro-musculaire de l'état léthargique que nous avons longuement
étudiées plus haut ne sont pas les seules que présente l'hypnotisme. L'état de
somnambulisme, en effet, est apte également au développement de contractures
musculaires aussi intenses, aussi énergiques que celles de l'état léthargique,
mais qui relèvent d'un mécanisme différent et présentent des caractères distinctifs.

Lorsque la malade est léthargique, l'excitation cutanée, de quelque intensité
qu'elle soit, depuis le simple frôlement jusqu'au pincement et à la piqûre, n'est
suivie d'aucun résultat, tandis qu'une excitation mécanique plus profonde, telle
que la percussion, la pression ou la malaxation portant sur un tendon, un
muscle ou un nerf, provoque aussitôt une contracture exactement en rapport
avec le point excité.

Si, par une friction sur le vertex, nous mettons la malade en somnambulisme,
le tableau change. L'hyperexcitabilité neuro-musculaire de l'état léthargique a
complétement disparu.

Plus de contracture par le choc des tendons, le froissement des nerfs ou la
malaxation des muscles. Mais la peau, tout à l'heure inexcitable, a acquis une
impressionnabilité exquise, et les excitations cutanées superficielles ont seules le
pouvoir de produire la contracture.

Nous insistons sur le caractère superficiel de l'excitation; un pincement
violent, une piqûre profonde, une forte pression, ne produiraient aucun effet, le
simple frôlement, l'effleurement des poils, l'action d'un courant d'air, déterminent une contracture intense.

Dans les cas favorables, la distinction dans le mode de production des deux
variétés de contractures hypnotiques se présente avec les caractères de netteté
que nous venons d'indiquer. Par une manœuvre très-simple, il est possible de
rendre la malade hémiléthargique et hémisomnambule. Alors les muscles de
chaque moitié du corps possèdent les propriétés propres à chacun de ces deux
états; la démonstration des deux sortes de contractures devient alors des plus
saisissantes.

La contracture somnambulique ne cède point comme la contracture léthargique à la friction ou au massage des muscles antagonistes, elle cesse sous
l'influence d'une nouvelle excitation cutanée, dont le point d'application n'offre
pas de relation constante avec l'attitude du membre contracturé. C'est alors,
ainsi que l'a signalé M. Dumont-Pallier, qu'une même excitation cutanée portée

au même point peut faire et défaire la contracture. On n'observe rien de semblable dans la contracture de la phase léthargique. Une fois produite, la contracture de la somnambule offre autant de résistance que la contracture léthargique.

État cataleptoïde. La contracture somnambulique s'affirme par degrés à la suite d'excitations cutanées répétées, mais, avant d'atteindre le degré extrême de rigidité qui la caractérise le muscle passe par tous les degrés intermédiaires de raideur. Il arrive qu'à un certain moment la raideur du membre est suffisante pour lui permettre de rester dans une position donnée, et pas assez intense pour que cette position ne puisse être modifiée. Il en résulte une sorte d'état que beaucoup d'auteurs ont confondu avec l'état cataleptique, mais qui en diffère foncièrement et mérite le nom d'état cataleptoïde.

En effet, la ressemblance de prime abord est bien faite pour induire en erreur les observateurs qui n'ont pu constater l'état de catalepsie véritable tel que nous l'avons décrit. Le membre d'un somnambule qui, à la suite d'excitations cutanées légères (passes), se trouve dans les conditions de raideur requises, se laisse soulever et garde la position communiquée de la même façon qu'un membre cataleptique. De plus, on peut modifier cette première attitude, en donner d'autres plus ou moins variées et qui sont gardées tout aussi fidèlement dans ces mouvements communiqués; l'observateur constate en outre une certaine rigidité des jointures qui paraît être la *flexibilitas cerea* des auteurs.

Si l'on veut se reporter à la description que nous avons donnée de l'état de catalepsie véritable, on comprendra comment, malgré une ressemblance superficielle, nous insistons ici sur la distinction fondamentale qui, à nos yeux, existe entre les deux états.

Nous résumerons ainsi les caractères distinctifs qui permettent de ne pas confondre l'état cataleptoïde dû à l'hyperexcitabilité cutanée neuro-musculaire de l'état somnambulique, de la catalepsie véritable.

CATALEPSIE	ÉTAT CATALEPTOÏDE DU SOMNAMBULISME
L'état cataleptique est général, intéressant également tous les muscles de la vie de relation.	L'état cataleptoïde est partiel.
L'état cataleptique se développe instantanément, le membre garde aussitôt la position communiquée.	L'état cataleptoïde s'accuse graduellement à la suite des excitations cutanées superficielles (passes, courant d'air, souffle, etc.).
Souplesse et légèreté des membres. Aucune raideur dans les articulations.	Les membres sont toujours le siége d'une raideur dont le degré varie, depuis la flexibilité cireuse jusqu'à la contracture.
L'état cataleptique n'est aucunement influencé par les excitations cutanées superficielles.	L'état cataleptoïde cesse de la même façon qu'il a été provoqué, c'est-à-dire à la suite d'excitations cutanées superficielles.
L'état cataleptique est primitif.	L'état cataleptoïde est secondaire.

Nous pourrions ajouter aux phénomènes neuro-musculaires déjà décrits et destinés à différencier les différents états un nouvel élément de diagnostic puisé dans la forme de la secousse musculaire obtenue au moyen du choc électrique. Cette secousse musculaire diffère en effet dans les trois états.

Mais nous avons déjà peut-être consacré trop de place à la description des symptômes neuro-musculaires et nous préférons renvoyer au travail spécial de l'un de nous sur la matière. Nous ne terminerons pas toutefois sans dire que la description que nous venons de faire, avec ses catégories nettement tranchées, ne saurait indistinctement s'appliquer à tous les hystériques hypnotisés. Elle s'adresse très-exactement à une vingtaine de cas que nous avons observés et qui sont comme des cas types, infiniment précieux pour les recherches et l'étude. Mais il faut compter avec les individualités, avec les cas irréguliers, frustes ou incomplets. Ainsi on peut observer les deux variétés de contracture, léthargique et somnambulique, chez un même sujet pendant un même état nerveux, soit léthargie, soit somnambulisme, soit même catalepsie. Des cas de ce genre ont été rapportés par MM. Dumont-Pallier et Magnin, par M. Bottey.... Nous les admettons d'autant plus volontiers que nous en avons observé nous-mêmes.

B. *Modifications de la sensibilité générale et spéciale.* L'état de sensibilité générale ou spéciale pendant l'hypnotisme est fort variable suivant les sujets et suivant les différentes phases de l'hypnose chez un même sujet.

Le seul phénomène de sensibilité constant que nous ayons observé, du moins dans les cas francs d'hypnotisme — et nous rappellerons qu'il ne s'agit ici que de l'hypnotisme chez les grandes hystériques — est l'abolition de la sensibilité cutanée à la douleur (piqûre, pincement, brûlure). Chez les hystériques qui, en temps ordinaire, étaient anesthésiques totales, ainsi que nous en avons compté plusieurs parmi nos sujets, ce même état persistait dans les diverses phases de l'hypnotisme. Celles qui étaient hémianesthésiques devenaient anesthésiques complètes pendant l'hypnose. Il en était de même de celles qui, en temps ordinaire, avaient conservé leur sensibilité.

Pour ce qui est des autres modes de la sensibilité cutanée (sensibilité au contact, à la température), leur état n'offrait rien de constant.

État des sens. a. *Pendant la léthargie.* Dans cet état, les sens, de même que la sensibilité générale, sont le plus souvent complétement abolis. La malade reste indifférente à toute excitation, quel que soit le sens intéressé.

Dans quelque cas où la torpeur du sujet était moindre, nous avons pu constater la persistance, au moins partielle, de la sensibilité spéciale. La malade hystérique qui a été observée avec tant de soin par Tamburini et Seppilli, au milieu de l'affaiblissement ou de l'anéantissement de la sensibilité générale ou spéciale, pendant l'état léthargique, suivant le degré plus ou moins profond de l'hypnose, présentait une hyperesthésie auditive constante.

b. *Pendant la catalepsie.* L'état des sens varie beaucoup suivant les sujets, et nous pouvons dire que les phénomènes psychiques que l'on observe dans cet état et qui se montrent si différents suivants les individus sont en relation directe avec l'état de la sensibilité spéciale. Quant à la sensibilité générale, elle est toujours complétement abolie et n'a aucune influence sur les diverses manifestations propres à cette phase de l'hypnotisme.

Par contre, le sens musculaire conserve ou retrouve toute son activité. Nous verrons plus loin que, dans un certain nombre de cas, les phénomènes suggestifs si remarquables ne sont possibles que par l'intermédiaire du sens musculaire. Au milieu de l'anéantissement de la sensibilité générale, le sens musculaire reste comme la seule voie ouverte par laquelle on puisse impressionner le cerveau. Peut-être, doit-on voir dans la conservation ou même l'exaltation du sens musculaire, une des conditions premières de la stabilité musculaire propre à l'état cataleptique?

c. *Pendant le somnambulisme* l'anesthésie à la piqûre persiste, mais l'état des sens varie. Ils restent ce qu'ils étaient pendant la veille. Quelques-uns peuvent être abolis, d'autres, au contraire, exaltés à un degré vraiment surprenant. Le fait le plus remarquable qu'il nous ait été donné de constater dans ce sens a trait au sens du toucher. Le moindre courant d'air est ressenti avec une grande vivacité et à plusieurs mètres de distance. Il se développe alors un état spécial d'attraction du sujet pour certaines personnes qui paraît résider dans une hyperesthésie du tact. Ce fait, signalé dans plusieurs attaques de somnambulisme hystérique spontané, s'est montré dans nos expériences avec beaucoup de netteté. La somnambule est comme attirée par l'observateur qui, en pressant avec le doigt sur le sommet de la tête, l'a plongée dans cet état. S'il s'éloigne, elle devient inquiète, se met à geindre, le recherche, le suit, et ne trouve de repos qu'après l'avoir rejoint. Elle se contente alors de se tenir près de lui immobile, mais le même manége recommence, s'il vient à s'éloigner de nouveau. Nous avons toujours vu le même phénomène se produire, quel que fût celui qui avait touché son point magnétique. Si l'attouchement de ce point a été fait par l'intermédiaire d'un objet quelconque, le même état nerveux de somnambulisme sans hyperexcitabilité ne s'en produit pas moins, mais l'état spécial d'attraction dont nous parlons n'existe pas ; la malade demeure impassible. Cependant ce curieux phénomène ne demande qu'une occasion pour se développer, et il se produit immédiatement en faveur de celui qui, le premier, quel qu'il soit, touche la malade, particulièrement les parties nues de son corps, les mains, par exemple.

C'est alors que nous avons pu varier l'expérience d'une façon bien curieuse et qui prouve bien que cette influence n'a rien de mystérieux, qu'elle réside tout entière dans une modification particulière du tact, qui s'opère en dehors de la conscience de la malade.

Pendant que la malade est plongée dans le somnambulisme par la friction du vertex au moyen d'un objet quelconque, deux observateurs se présentent qui, sans résistance aucune de sa part, s'emparent chacun d'une de ses mains. Que va-t-il se passer ?

Bientôt la malade, de ses deux mains, presse celles de chacun des observateurs et ne veut pas les abandonner. L'état spécial d'attraction existe à la fois pour les deux, mais la malade se trouve en quelque sorte divisée par moitié. Chaque observateur ne possède la sympathie que d'une moitié de la malade et celle-ci oppose la même résistance à l'observateur de gauche lorsqu'il veut saisir la main droite qu'à l'observateur de droite lorsqu'il veut saisir la main gauche. Nous ne chercherons point l'explication de cette singulière influence d'un contact étranger. Nous nous bornerons à signaler ce fait comme un fait d'observation régulièrement observé. Ajoutons que dans tous les cas où nous avons observé une hyperesthésie si remarquable de certaines modalités de la sensibilité cutanée l'anesthésie à la piqûre persistait dans toute son intensité.

Mais il n'en est pas toujours ainsi, au dire de quelques observateurs ; l'hyperesthésie cutanée à la piqûre peut être très-grande et vient s'ajouter à l'exaltation des autres modes de la sensibilité de la peau.

L'exaltation de l'ouïe, de l'odorat, de la vue, a été également constatée.

Enfin nous rappellerons ici les expériences de M. Dumont-Pallier, d'autant plus intéressantes pour nous qu'elles ont porté sur des sujets atteints d'hystérie.

En étudiant l'action des agents physiques sur la production d'actes réflexes cutano-musculaires, M. Dumont-Pallier a constaté, à l'aide de la lumière du Drummond passant à travers un prisme de cristal, que les rayons extra-rouges et extra-violets du spectre avaient une action sur la surface de la peau, laquelle action déterminait secondairement une contraction musculaire. Le son produit à une certaine distance et transmis au moyen d'un long tube en caoutchouc, à la surface de la peau d'une hystérique hypnotisée, détermine des contractions musculaires, et, lorsqu'on transmettait ainsi le tic-tac d'une montre, on voyait les contractions des muscles marcher d'une façon synchrone avec les bruits de la montre. Si on retirait la montre, les contractions musculaires s'arrêtaient.

Des expériences analogues ont été faites avec le téléphone et le microphone, c'est-à-dire que des vibrations très-faibles de ces instruments suffisaient pour déterminer des contractions musculaires.

C. *Modifications de la respiration.* Les modifications qui se produisent dans la respiration sous l'influence de l'hypnotisme sont variées et faciles à constater par la simple observation. On voit, en effet, les mouvements respiratoires tantôt s'accélérer, tantôt se ralentir, se suspendre presque complétement.

Mais, pour arriver dans l'espèce à des résultats précis, il est indispensable de faire intervenir les procédés de la méthode graphique. C'est en suivant cette voie que MM. Tamburini et Seppilli sont arrivés à des conclusions qui ne diffèrent pas de celles que nous avons obtenues.

Dans le procédé qui consiste à produire l'hypnotisme par la fixation du regard, on constate que le trouble de la respiration commence dès le début de l'expérience. Pendant la période de fixation qui, suivant les sujets, est plus ou moins longue, on voit le plus ordinairement les mouvements respiratoires se précipiter quelques instants avant l'invasion du sommeil, en même temps qu'ils deviennent de plus en plus profonds. D'autres fois la respiration devient irrégulière, plus superficielle, tout le temps que l'attention du sujet est fixée; elle se suspend même quelquefois complétement.

Mais, dans tous les cas, l'invasion du sommeil est toujours accompagnée d'un mouvement respiratoire profond le plus souvent unique, quelquefois double.

a. Pendant l'état léthargique la courbe respiratoire est généralement régulière. Les mouvements sont profonds, mais leur fréquence varie beaucoup. D'ordinaire rapides et précipités au début de l'hypnose, ils deviennent plus lents et plus profonds à mesure que se prolonge la léthargie.

Lorsque la léthargie dure depuis longtemps, un ronflement se produit et la respiration tend à revêtir le caractère stertoreux. D'après Tamburini et Seppilli la respiration dans le stade léthargique oscillerait, comme fréquence, entre dix et vingt respirations par minute.

La moyenne de nos observations donne un chiffre beaucoup plus élevé qui serait de vingt-cinq à trente-cinq.

La respiration de la phase léthargique comparée à la respiration de la veille n'offre, en somme, dans la grande majorité des cas, aucun trait saillant, aucune différence bien caractéristique, mais il n'en est pas de même, si nous la comparons à ce qui a lieu pendant la phase cataleptique.

b. L'ouverture des yeux qui, pendant la phase léthargique, produit l'état cataleptique, est suivie le plus souvent d'une suspension complète de la respiration. Cette apnée offre une durée variable. Nous l'avons vue durer jusqu'à une minute, puis la respiration reprend suivant un rhythme spécial que nous indiquerons dans un instant.

L'arrêt de la respiration qui marque le début de l'état cataleptique est le plus souvent si brusque, que la courbe respiratoire est interrompue tout d'un coup, quel que soit le point de sa course. Le sujet est immobilisé en état d'inspiration, d'expiration, ou dans un état intermédiaire.

Quelquefois la respiration revient graduellement. Après la phase d'apnée qui marque le début de la catalepsie la respiration ne se rétablit que péniblement, quelquefois d'une façon superficielle et irrégulière.

Mais le plus souvent les mouvements respiratoires sont rares et d'une lenteur extrême, séparés par une période d'immobilité plus ou moins longue. Les tracés permettent de constater que l'inspiration est lente et beaucoup plus lente encore l'expiration qui est marquée par une ligne prolongée graduellement ascendante.

c. Pendant la phase de somnambulisme la respiration reprend son cours et il n'existe point ici avec la phase léthargique de différences tranchées. D'ailleurs le type respiratoire n'offre rien de constant. Tantôt il est rapide, tantôt il est lent et plus ou moins profond. Le ryhthme diffère chez un même sujet d'une expérience à une autre, et même dans le cours d'une même expérience. Le trait le plus saillant à relever est, d'une façon générale, une irrégularité plus grande que dans l'état léthargique. Le début du somnambulisme comme celui de la léthargie est fréquemment marqué par un mouvement respiratoire plus fort et plus profond. Un fait à signaler, c'est que, dans le passage de l'état léthargique à l'état somnambulique par la pression sur le vertex, ou réciproquement sur les globes oculaires, le rhythme respiratoire est modifié, soit qu'il se ralentisse, soit qu'il se précipite.

Tout ce que nous avons dit jusqu'ici s'applique à la respiration thoracique. D'autres expériences dans lesquelles nous avons pris à la fois la respiration thoracique et la respiration abdominale nous ont permis de constater souvent pendant l'hypnose, soit une certaine indépendance des mouvements du thorax et de l'abdomen, soit un antagonisme véritable. Dans la veille, à l'état normal, nous avons toujours obtenu, comme c'est la règle, une concordance parfaite des deux tracés. Dans l'hypnose, au contraire, soit pendant la léthargie, soit pendant le somnambulisme, il y a parfois opposition complète entre les mouvements du thorax et ceux de l'abdomen.

D. *Modifications de la circulation.* Nous ne dirons qu'un mot des troubles de la circulation pendant l'hypnotisme. Braid signale l'accélération du pouls et lui prête une grande importance dans l'effet curatif qu'il attribue aux manœuvres hypnotiques.

Tamburini et Seppilli ont fait à ce sujet d'intéressantes recherches relativement à l'état léthargique et à l'état cataleptique. Ces auteurs, qui se sont servis des appareils enregistreurs de la physiologie moderne, ont constaté ce qui suit :

Au moyen du plétismographe du professeur Mosso, ils ont noté que, dans la phase léthargique, le tracé graphique tend continuellement à monter, et que dans la phase cataleptique, au contraire, il descend progressivement, ce qui signifie que, dans l'état léthargique, le volume de l'avant-bras augmente, c'est-à-dire que les vaisseaux se dilatent, tandis que, au contraire, dans l'état cataleptique, l'avant-bras diminue de volume, c'est-à-dire que le volume des vaisseaux se rétrécit. Les modifications dans la hauteur de la ligne plétismographique ne coïncident pas avec le moment du passage d'un état à un autre, mais arrivent quelques secondes après. Avec le sphygmographe à air les résultats obtenus ont été exactement les mêmes qu'avec le plétismographe par rapport au volume de l'avant-bras dans l'état léthargique et dans l'état cataleptique de l'hypnose, mais avec la différence que les changements de volume étaient instantanément indiqués par le sphygmographe à air quand on passait d'un état à l'autre. Quelquefois même les changements de volume des vaisseaux étaient indiqués avant ceux des courbes respiratoires. Les mêmes auteurs ont constaté que le pouls augmente dans le passage de la veille à l'hypnose, mais ne présente pas de différences remarquables entre l'état léthargique et l'état cataleptique.

Les quelques recherches que nous avons faites dans ce sens nous avaient conduits à un semblable résultat.

E. *Symptômes psychiques.* Pendant l'état de léthargie, les phénomènes psychiques sont presque nuls. Dans le plus grand nombre des cas, la torpeur cérébrale est complète. La malade est plongée comme dans un coma profond d'où aucune excitation ne peut la tirer. Quelquefois cependant, aux appels réitérés de son nom, elle semble répondre par quelques mouvements respiratoires plus précipités. Parfois même on parvient, en la tirant par la manche, à la faire lever. Mais là se borne ordinairement tout ce que l'on peut obtenir d'elle dans cet état. Nous avons vu que, pendant la catalepsie, l'anesthésie cutanée à la piqûre persiste au même degré que pendant l'état de léthargie, mais aux phénomènes neuro-musculaires caractéristiques de ce nouvel état nerveux que nous avons étudiés précédemment s'ajoute un réveil, au moins partiel, de l'activité sensorielle, qui permet d'impressionner diversement le sujet et de faire naître toute une série de phénomènes suggestifs dont nous allons nous occuper. Mais c'est pendant la phase somnambulique que les phénomènes psychiques acquièrent leur plus haut degré de développement.

a. *Suggestions par le sens musculaire.* Un des grands caractères de l'état de catalepsie hypnotique, en outre de la légèreté des membres et de leur aptitude à conserver les attitudes communiquées, consiste dans l'harmonie, dans la coordination parfaite qui préside toujours aux poses variées que l'on imprime aux sujets. Cela résulte d'une disposition nerveuse spéciale en vertu de laquelle les attitudes expressives communiquées dans cet état ont une tendance à se compléter d'elles-mêmes. Les mouvements imprimés aux diverses parties du corps, en tant qu'ils sont expressifs, sont suivis en quelque sorte fatalement de mouvements secondaires destinés à compléter l'expression primitivement ébauchée par la main de l'opérateur.

C'est ainsi que de semblables sujets peuvent être une source de renseignements précieux pour l'étude des mouvements expressifs. Les premiers exemples que nous en ayons observés l'ont été dès le début de nos recherches sur l'hypnotisme. Ils consistent dans l'influence du geste sur l'expression de la physionomie; c'est là un point sur lequel Braid avait déjà attiré l'attention. Lorsque ces attitudes sont expressives, le visage se met en harmonie avec elles et concourt à la même expression. Ainsi, une attitude tragique imprime un air dur à la physionomie, le sourcil se contracte. Au contraire, si l'on approche les deux mains ouvertes de la bouche, comme dans l'acte d'envoyer un baiser, le sourire apparaît immédiatement sur les lèvres. Dans cette circonstance, la réaction du geste sur la physionomie est très-saisissante et se produit avec la plus grande netteté. On peut ainsi varier les attitudes à l'infini. L'extase, la prière, l'humilité, la tristesse, le défi, la colère, l'effroi..., peuvent être représentés. Il est véritablement surprenant de voir avec quelle constance un simple changement dans l'attitude des mains réagit sur les traits du visage. La main ouverte est-elle tendue en avant, l'expression du visage est celle du calme et de la bienveillance, qui se transforme en sourire, si l'on vient à soulever les bras et à rapprocher l'extrémité des doigts de la bouche. Mais, sans modifier l'attitude des bras, il suffit de fermer les mains du sujet pour voir aussitôt la bienveillance faire place à la sévérité, qui devient bientôt du courroux, si, d'autre part, la fermeture du poing s'accentue.

Ces phénomènes peuvent être déterminés unilatéralement; si un seul poing est fermé et porté en avant, la colère ne se peindra que sur la moitié correspondante de la face. De même, si une seule main étendue est approchée de la commissure labiale, le sourire sera unilatéral. Les deux attitudes différentes peuvent être imprimées simultanément à chaque côté du corps, et chaque moitié du visage réfléchira l'expression correspondante.

Nous avons eu l'idée de procéder d'une façon inverse et, au lieu d'agir sur le geste pour modifier la physionomie, nous avons recherché l'influence de la physionomie sur le geste.

Pour imprimer à la physionomie des expressions variées, nous avons eu recours à la faradisation localisée des muscles de la face, suivant les procédés employés par Duchenne (de Boulogne) dans ses études sur le mécanisme de la physionomie. Il nous faut dire que l'électrisation portée ainsi sur la face d'un sujet hypnotisé ne modifie en aucune façon l'état nerveux dans lequel il se trouve. L'état cataleptique n'est nullement interrompu par l'application électrique, tandis que, on le sait, le simple souffle sur le visage suffit pour le dissiper en un instant.

Dès nos premières expériences, nous avons vu l'attitude, le geste approprié, suivre l'expression que l'excitation électrique avait imprimée à la physionomie. Au fur et à mesure que le mouvement des traits s'accentuait, on voyait, en quelque sorte spontanément, tout le corps entrer en action et compléter par le geste l'expression du visage. Lorsque, par erreur ou tâtonnement dans le procédé opératoire l'expression de la physionomie ne s'accusait pas franchement, le geste demeurait indécis.

Une fois produit, le mouvement imprimé aux traits du visage ne s'efface pas, malgré la cessation de la cause qui l'a engendré, après qu'on a retiré les électrodes. La physionomie demeure immobilisée en catalepsie, et de même pour l'attitude et le geste qui l'ont accompagnée. Le sujet se trouve ainsi transformé en une sorte de statue expressive, modèle immobile représentant avec une vérité saisissante les expressions les plus variées et dont les artistes pourraient assurément tirer le plus grand parti.

Nous avons vu, dans les expériences relatives à l'hyperexcitabilité neuro-musculaire, la face se contracter partiellement sous l'influence de l'excitation mécanique de façon à nous permettre de répéter avec la plus grande facilité la plupart des belles expériences de Duchenne (de Boulogne) sur le rôle des muscles du visage dans l'expression des passions. Les expériences dont il s'agit sont bien plus décisives.

Par l'excitation faradique d'un muscle de la face chez un sujet cataleptique, notre action ne se borne pas simplement, comme dans les expériences de Duchenne, à en amener la contraction et les modifications des lignes du visage qui en résultent. Ce muscle contracté, par la notion qu'il envoie au cerveau de son propre mouvement par l'intermédiaire de ses nerfs centripètes, devient à son tour la cause de mouvements secondaires qui se passent, soit dans d'autres muscles de la physionomie, soit dans les muscles des membres, et dont le résultat est d'affirmer, de compléter l'expression plus ou moins nettement esquissée par le muscle directement et faradiquement excité.

C'est ainsi que nous pouvons trouver dans ces mouvements secondaires une confirmation ou une infirmation de la qualité expressive d'un muscle donné.

Nous avons pris tout naturellement pour guide les expériences de Duchenne, et nous devons dire, à la gloire de cet habile observateur, que nos recherches n'ont fait que confirmer pour la plupart les conclusions auxquelles il avait été conduit.

Les sujets sur lesquels nous avons expérimenté n'ont pas tous présenté le même développement du phénomène. Il faut ajouter que ces actes automatiques déterminés par l'influence de l'excitation portée aux centres nerveux par la voie du sens musculaire sont, comme tous les actes réflexes, susceptibles d'éducation.

Néanmoins il est des sujets chez lesquels ce mode de suggestion reste à un état rudimentaire qui, malgré la répétition des expériences, ne peut être dépassé. Il en est d'autres qui y sont complétement réfractaires. Dans un cas rudimentaire que nous avons observé, les gestes qui accompagnaient les expressions variées de la physionomie pouvaient se réduire à deux types, suivant que les passions représentées avaient le caractère gai ou triste. Dans le premier cas, les mains étaient ouvertes, dans le second les poings étaient toujours fermés.

L'intérêt capital des faits que nous venons de signaler n'est point dans ce qu'ils peuvent avoir de singulier ou d'imprévu. Il réside au contraire en ceci, qu'ils se rattachent très-étroitement au fonctionnement normal du système nerveux, et leur principal mérite est de mettre en relief, par l'état d'isolement où ils se trouvent, des faits dont il n'est pas difficile de trouver la trace à l'état normal. Les expériences d'hypnotisme dont il s'agit deviennent ainsi la plus belle démonstration du fonctionnement automatique d'une partie de l'encéphale, fonctionnement déjà étudié par les physiologistes et auquel on a donné le nom d'automatisme cérébral ou de cérébration inconsciente.

Jusqu'ici la suggestion par le sens musculaire s'est bornée à imprimer au corps un simple changement d'attitude. Mais les choses peuvent aller plus loin et le sens musculaire devient la source de mouvements automatiques parfaitement coordonnés qui exécutent l'action dont la position des membres éveille l'idée, tels que le grimper, la marche à quatre pattes, etc....

Si l'on place les membres de la malade dans l'attitude du début de l'attaque hystérique, c'est-à-dire les bras rapprochés du tronc, les poignets fléchis, le poing fermé et l'avant-bras en pronation forcée, on voit, au bout de peu d'instants, les membres se raidir davantage, la tête tourner un peu de côté, la respiration précipitée s'arrêter tout d'un coup, et l'attaque convulsive commencer par la période épileptoïde. Elle se déroulerait tout entière, si l'on ne prenait soin de l'arrêter par la compression de l'ovaire.

On peut rapprocher de ces phénomènes d'automatisme provoqués par une attitude communiquée ceux qui consistent dans l'achèvement spontané d'un mouvement dont le début a été provoqué par l'observateur. Ainsi, en rapprochant les deux mains de la malade comme pour les croiser, les doigts, à peine engagés, achèvent d'eux-mêmes le mouvement et se croisent complétement. En rapprochant du nez une des mains de la malade de façon que la base du nez se trouve saisie entre l'index et le pouce, la malade se mouche, etc... Tous ces faits sont de même ordre, et les expériences peuvent être variées de bien des façons.

b. *Suggestion par le sens de la vue.* L'œil du sujet cataleptique est fixe et

semble ne rien voir. En effet, il ne quitte pas de lui-même le point imaginaire
auquel il semble attaché. Mais, si l'on vient à placer, dans l'axe du rayon visuel
et à peu de distance des yeux, un objet que l'on fait légèrement osciller, on voit
bientôt le regard se porter sur lui, s'y fixer au point d'en suivre tous les mouvements. Le reste du corps peut demeurer cataleptique, mais les yeux tournent
en tous sens au gré de l'expérimentateur et, le plus souvent, la tête suit le
mouvement. Lorsque le regard est dirigé en haut, l'expression devient riante, et
l'on y voit quelquefois les signes d'une hallucination gaie; lorsque, au contraire,
le regard est maintenu en bas, l'expression est sombre, et l'on surprend parfois
les indices d'une hallucination terrible. Sous l'influence de l'hallucination ainsi
provoquée, l'état cataleptique peut cesser complétement, la malade marche et
suit l'objet sur lequel son regard est fixé, elle prend des attitudes en rapport
avec l'hallucination que peuvent lui suggérer et la direction dans laquelle se
trouve l'objet et les différents mouvements qu'on lui a fait subir. Mais, lorsque
l'objet fixé est soustrait rapidement aux regards de la malade, l'œil reprend
aussitôt sa fixité première et l'état cataleptique général revient avec tous les caractères que nous avons indiqués. Le geste de l'opérateur est servilement obéi par
le sujet cataleptique. Sans opposer la moindre résistance, sur un signe du doigt,
il se lève, s'assied, se couche à terre, se lève, marche, s'arrête, etc.... Lorsque
l'attention du sujet cataleptique est ainsi captivée, il devient susceptible d'exécuter une série d'actes inconscients qui se produisent à la manière des réflexes,
d'une façon en quelque sorte fatale, à la suite de l'excitation des différents sens.
  La malade cataleptique, dont l'œil est en état de percevoir les mouvements
de l'expérimentateur placé en face d'elle, les reproduit exactement. Il y a quelquefois, au commencement, un peu d'hésitation, mais il suffit de répéter le
mouvement une ou deux fois, pour voir la malade transformée en un véritable
automate, reproduire avec précision tous les mouvements dont l'image vient
impressionner sa rétine. La malade se comporte à la façon de l'image de l'observateur réfléchie dans une glace. Cette comparaison est d'autant plus vraie que,
le plus souvent, aux mouvements des membres gauches de l'expérimentateur
correspondent des mouvements semblables, mais exécutés par les membres droits
de la malade. Par exemple, si l'expérimentateur lève le bras droit, la malade
lèvera le bras gauche, de même pour la jambe, et, si l'expérimentateur se penche
à droite, la malade se penchera à gauche. En un mot, la malade est une véritable image de miroir, mais d'un miroir qui réfléchit le mouvement avec un
retard fort appréciable, retard occasionné par le temps que met à parcourir
l'action nerveuse, comme dans tout acte réflexe, le double chemin qui de la
rétine impressionnée va d'abord au centre nerveux par la voie des nerfs de sensibilité, puis du centre nerveux aux organes du mouvement par la voie des nerfs
moteurs. On peut faire exécuter ainsi à la malade les mouvements les plus variés
non seulement des bras et des jambes, mais de la face et de tout le tronc, comme
ouvrir et fermer la bouche, tirer la langue, frapper des mains, frapper des pieds,
s'abaisser, s'accroupir, se relever, sauter, se déplacer même, marcher, etc....
Les mouvements qui sont accompagnés d'un bruit caractéristique n'ont pas
besoin d'être vus pour être représentés, il suffit que le bruit soit entendu. Ainsi,
l'observateur placé derrière la malade frappe-t-il des mains, celle-ci frappe aussi
des mains; frappe-t-il du pied, celle-ci frappe aussi du pied ; de même pour le
bruit fait avec les ongles, la malade cherche à le reproduire par un mouvement
analogue des doigts. Mais ces mouvements ont alors moins de précision, ils ne

sont pas exécutés par le membre correspondant; à un saut complet la malade peut répondre en levant un seul pied, etc.... Nous n'avons jamais pu la faire rire ou se moucher, en riant aux éclats derrière son dos ou en nous mouchant avec bruit.

Les mouvements silencieux laissent la malade complétement impassible.

Aussitôt que la malade n'est plus en mouvement, elle retombe dans l'état cataleptique, qui persiste jusqu'à ce qu'une nouvelle excitation sensorielle vienne l'en tirer.

Le phénomène que nous venons d'étudier a été décrit pour la première fois par A. Despine père (de Marseille) sous le nom d'*imitation spéculaire*.

c. *Suggestion par le sens de l'ouïe.* Ce que nous venons de dire au sujet du rôle que joue quelquefois le sens de l'ouïe dans l'imitation des mouvements est un premier exemple de la suggestion par l'ouïe.

Ici se place le curieux phénomène de la voix d'écho observé depuis longtemps par les pathologistes et désigné sous le nom d'*écholalie*, mais qui, dans l'hypnotisme, revêt des caractères particuliers.

Nous dirons ensuite quelque mots de l'influence de la musique.

Écholalie. Ce phénomène a été observé pour la première fois chez les hypnotiques par le professeur, Berger (de Breslau); il suffit de placer une main sur le front du sujet et l'autre sur la nuque, pour le transformer, suivant l'expression de l'auteur allemand, en véritable phonographe d'Edison. Toutes les paroles prononcées devant lui sont alors reproduites avec une scrupuleuse exactitude; le grec, le latin, l'hébreu, etc., les vers, la prose, sont répétés machinalement par le sujet en expérience. Éloigne-t-on la main de la nuque, le phonographe devient moins parfait; le sujet ne fait plus entendre que des sons gutturaux, puis il devient complétement silencieux, et se contente de remuer les lèvres de la même façon que celui qui parle. Mais, si l'on replace la main sur la nuque, le phonographe aussitôt se rétablit.

Influence de la musique. Un coup de gong peut modifier l'attitude cataleptique, et la musique impressionne profondément la malade au point de lui faire prendre toutes les attitudes en rapport avec les sentiments variés qu'elle exprime. Les changements se font avec une brusquerie étonnante. On voit un sujet entraîné par un air de danse se précipiter à genoux les mains jointes, le regard au ciel, si l'orchestre, sans s'interrompre, entonne un air d'église. Lorsque la musique cesse, la catalepsie revient aussitôt avec toute son intensité. De semblables phénomènes peuvent s'observer dans la période de somnambulisme. Ils ont été signalés par Braid. « De simples servantes sans éducation, dit-il, sous l'influence de cet état nerveux (l'hypnotisme), se meuvent avec la grâce et le cachet particuliers qui distinguent les danseuses de ballet les plus habiles. Personne ne peut voir des filles de basse condition subir l'influence de la musique pendant le sommeil nerveux sans reconnaître qu'à l'état de veille elles seraient incapables de se mouvoir avec l'élégance qui les caractérise pendant l'hypnotisme ».

Cette persistance de l'ouïe permet à l'observateur d'impressionner le sujet, non-seulement par des bruits variés, mais encore par des paroles dont la signification peut être la source des phénomènes les plus variés : actions inconscientes, impulsions irrésistibles, modifications des sentiments, troubles des fonctions organiques, illusions, hallucinations, etc. Nous étudierons plus loin, sous le nom de suggestion verbales, tous ces faits de suggestions dans lesquels le sens de l'ouïe n'entre pas tant comme appareil de l'audition que comme appareil du langage.

d. *Suggestion par plusieurs sens à la fois.   Actes automatiques plus compliqués.* Dans les phénomènes d'automatisme que nous avons étudiés jusqu'ici la suggestion n'est arrivée au cerveau de l'hypnotisé que par l'intermédiaire d'un seul sens : sens musculaire, vision, audition, et l'impression sensorielle s'est immédiatement réfléchie et transformée en mouvement sans aucune participation des fonctions intellectuelles. Mais il est une autre série d'actes automatiques plus compliqués qui naissent sous des impressions sensorielles multiples et qui exigent pour leur production la mise en œuvre de la mémoire et de l'imagination.

Si l'on attire les regards de la malade cataleptique sur un objet quelconque dont l'usage est connu d'elle, on la voit, presque aussitôt, sortir de son état cataleptique pour se livrer, en quelque sorte fatalement, à l'acte pour lequel l'objet est destiné. Chez les malades qui sont susceptibles de ce mode d'automatisme (car elles ne le sont pas toutes) l'expérience a été variée de mille manières et a toujours donné les mêmes résultats. On met successivement entre les mains de la malade, un chapeau, elle le tourne entre ses mains et le place bientôt sur sa tête; un pardessus, elle s'en revêt et le boutonne avec soin ; un verre, elle boit; un balai, aussitôt elle balaye; des pincettes, aussitôt elle s'approche du feu, retire les bûches du foyer, les y remet, etc.; un parapluie, elle l'ouvre aussitôt et paraît sentir l'orage, car elle frissonne, etc.

Vient-on brusquement à retirer l'instrument des mains de la malade, elle redevient aussitôt cataleptique. Si, au contraire, on abandonne la malade à elle-même, le mouvement se prolonge jusqu'à ce qu'au bout de quelques instants il se ralentisse de lui-même, et finisse par s'arrêter complétement. La malade est alors spontanément redevenue cataleptique; l'objet lui tombe des mains.

e. *Suggestions verbales.*   Nous avons réuni sous ce titre toutes les suggestions dont l'origine se trouve dans la signification des paroles prononcées par l'opérateur et qui exigent la participation, chez l'opéré, de l'appareil intellectuel du langage.

Ces suggestions sont des plus variées.

Nous étudierons successivement : les illusions et les hallucinations, les suggestions d'actes, les paralysies par suggestion, les suggestions post-hypnotiques.

Illusions et hallucinations.   a. Hallucinations provoquées pendant l'état cataleptique. Pendant l'état cataleptique, la persistance de l'ouïe permet à l'observateur, non-seulement d'impressionner le sujet par des bruits variés, mais encore de faire naître par des paroles appropriées les hallucinations les plus diverses.

Ces hallucinations provoquées donnent lieu à de véritables scènes mimées et parlées, qui ressemblent beaucoup à ce qui se passe pendant la troisième période de la grande attaque hystérique, avec cette différence toutefois que, pendant l'attaque, la malade est complétement insensible à toute excitation venue du dehors, et que l'hallucination survenue spontanément suit une marche fatale qu'il n'est pas en notre pouvoir de modifier, tandis que, dans les expériences dont il s'agit, si l'insensibilité aux piqûres est également complète, les sens ne sont pas totalement abolis et l'hallucination provoquée est sous la dépendance de l'observateur, qui la dirige à son gré. Une fois dans cet état hallucinatoire, le sujet ne répond aux questions qu'on lui adresse que si elles ont quelque relation avec son hallucination. Il est, en quelque sorte, spécialisé dans un cercle restreint d'idées dont son hallucination forme le centre, et il demeure complétement inaccessible à toute suggestion qui ne s'y rattache pas plus ou moins directement.

Mais, en entrant dans l'ordre d'idées qui le domine actuellement, l'observateur devient maître absolu de son imagination qu'il conduit où bon lui semble et jusque dans le domaine de l'invraisemblable et de l'absurde. D'ailleurs, l'observateur conserve toujours le pouvoir de faire, quant il le veut, disparaître toute hallucination. Du moment où se produit l'hallucination, l'état cataleptique cesse et la malade peut exécuter tous les mouvements en rapport avec son hallucination; mais aussitôt que l'hallucination disparaît, soit spontanément, soit chassée par la parole de l'observateur, l'état cataleptique revient, immobilisant le sujet dans l'attitude qu'il avait au moment où l'image a disparu de son esprit.

Pendant que B..., par exemple, est en état cataleptique, on attire son regard et, le dirigeant à terre, on lui dit qu'elle est dans un jardin rempli de fleurs. Aussitôt l'état cataleptique cesse, elle fait un geste de surprise, sa physionomie s'anime : « Qu'elles sont belles! » dit-elle, et, se baissant, elle cueille les fleurs, en fait un bouquet, l'attache à son corsage, etc.

Pendant qu'elle se livre à sa cueillette imaginaire, on lui fait remarquer qu'une grosse limace se trouve sur la fleur qu'elle tient à la main. Elle regarde..., l'admiration fait aussitôt place au dégoût, elle rejette la fleur et s'essuie avec persistance la main à son tablier.

L'hallucination peut indifféremment intéresser tous les sens, soit simultanément, soit séparément. Nous reviendrons plus loin avec détails sur les hallucinations limitées à un seul sens. Dans la généralité des cas, à moins de suggestion contraire, l'hallucination intéresse les différents sens à la fois.

Lorsque, après avoir provoqué une hallucination, on abandonne la malade à ses propres ressources, celle-ci, suivant la richesse de son imagination, y reste confinée, ou lui fait subir des développements plus ou moins étendus. Par l'association des idées, le cercle dans lequel se meut l'activité cérébrale une fois mise en jeu par la suggestion étrangère peut s'élargir spontanément et sans nouvelle intervention de la part de l'observateur. Si l'on montre un blessé à Bar..., on la voit prendre un air de commisération, se baisser, s'agenouiller, et faire le geste de rouler une bande autour d'un membre malade.

La vue d'une troupe d'enfants lui inspire les sentiments les plus tendres, elle se mêle en quelque sorte à leurs jeux, les prend tour à tour dans ses bras et les embrasse; elle les décrit avec des cheveux blonds ou noirs et des yeux bleus. Elle les trouve tous fort gentils.

Une autre de nos malades, au contraire, lorsqu'on lui suggère cette hallucination, prend un air de mécontentement, éloigne les enfants de la main en disant que leurs jeux l'agacent et que le bruit qu'ils font lui casse les oreilles.

On dit à Bar... que M. Charcot est près d'elle. Elle le voit, en effet, s'avance vers l'hallucination et, après lui avoir souhaité le bonjour, comme elle fait d'habitude, lui tient des discours en rapport avec la préoccupation habituelle de son esprit. Elle réclame sa sortie. Depuis quelque temps, c'est la demande qu'elle ne cesse d'adresser à M. Charcot.

Il suffit de dire à Bar... : « Écoute la musique », pour qu'aussitôt le concert imaginaire se fasse entendre. Bar... paraît fort satisfaite, elle est attentive, bat la mesure de la tête et de la main. Le souvenir lui apporte la matière de l'hallucination; un jour c'est *Mignon*, une autre fois la *Favorite*.

La vue de serpents ou du diable provoque toujours le plus vif effroi. La malade se sauve poussant des cris de terreur, et cherche à se débarrasser des étreintes imaginaires. Elle lance parfois des injures et des malédictions.

Au contraire, si on lui montre le paradis entre-ouvert sur sa tête, la Sainte Vierge, les anges et les saints..., alors son admiration ne connaît pas de bornes, sa physionomie rayonne, elle joint les mains, se jette à genoux et toute son attitude rappelle celle des extatiques. Elle laisse échapper des exclamations de joie et d'admiration et murmure des prières. En la questionnant sur ce qu'elle voit, on peut lui faire décrire sa vision en détail, les vêtements des personnages célestes, etc. Naturellement chaque malade se crée son paradis en rapport avec son degré d'instruction et la richesse de son imagination. D'ailleurs on peut le lui faire voir tel que l'observateur le désire; elle suit avec beaucoup d'intérêt la description qu'on lui en donne et transforme immédiatement en une série d'images le simple récit qu'on lui fait: son aveugle crédulité ne s'arrête point devant les invraisemblances.

D'ordinaire, l'hallucination provoquée disparaît avec la même facilité et par le même procédé qu'elle a été suggérée. Il suffit de dire à la malade que tout a disparu, qu'il n'y a plus rien, ou quelque chose d'analogue, pour qu'aussitôt toute expression disparaisse de la physionomie et pour que le corps, reprenant son attitude immobile, présente de nouveau tous les caractères de la catalepsie. C'est ainsi qu'au gré de l'expérimentateur on voit se succéder et se remplacer tour à tour l'hallucination avec l'attitude ou le mouvement qui la traduit, et l'état cataleptique avec absence complète d'impression psychique.

Un point important à signaler ici, c'est que la personnalité de l'observateur n'est absolument pour rien dans la naissance ou la disparition de ces singuliers phénomènes. La malade, absolument passive, est impressionnée de la même façon par la parole de qui que soit. Née à la voix d'un observateur, l'hallucination peut continuer et se modifier sous l'influence d'un autre, elle peut disparaître au commandement d'un troisième. L'influence spéciale d'un seul individu, dont il existe des exemples et que nous avons nous-mêmes rencontrée sous une certaine forme dans l'état de somnambulisme, n'existe pas ici.

Abandonnée à elle-même, l'hallucination provoquée finit par s'effacer par degré et disparaît spontanément, laissant toujours la malade en état cataleptique.

Pendant que la malade, dominée par une hallucination, se livre à une mimique pleine d'expression, l'occlusion d'un de ses yeux immobilise le côté correspondant du corps dont les muscles deviennent hyperexcitables (la malade est hémiléthargique de ce côté), mais l'hallucination persiste au même degré, et les mouvements en rapport avec elle ne se passent plus que d'un seul côté, du côté qui correspond à l'œil demeuré ouvert. Si c'est l'œil gauche qui est fermé, la malade n'interrompt pas son discours et répond aux questions qu'on lui adresse, mais, si c'est l'œil droit, la parole est supprimée à l'instant même.

Au point de vue du réveil provoqué pendant l'état cataleptique, et pendant cet autre état nerveux que l'on peut appeler l'état hallucinatoire, une différence existe. Dans l'état cataleptique simple, un souffle léger sur le visage suffit pour faire complétement revenir à elle la malade et ramener la connaissance; quand il y a hallucination, le souffle sur le visage demeure parfois complétement inefficace, il faut avoir recours à des moyens plus puissants pour réveiller la malade, à la compression ovarienne, par exemple.

b. Hallucinations provoquées pendant la phase somnambulique. Les hallucinations que nous venons de décrire ont été observées pendant l'état cataleptique de l'hypnotisme. Elles offrent ceci de particulier qu'elles alternent avec l'état cataleptique des membres. Sous leur influence, l'état cataleptique cesse immédiatement, laissant à la malade toute la liberté de ses mouvements, mais, aussitôt que l'hallucination est dissipée, l'état cataleptique reparaît, immobilisant le sujet dans sa dernière attitude.

Mais les illusions et hallucinations provoquées existent également dans la période somnambulique et, à dire vrai, la part faite des variétés individuelles, elles ne diffèrent guère en elles-mêmes dans l'un et dans l'autre état.

Si, poussant plus loin l'analyse, nous recherchons cependant quel cachet particulier imprime aux hallucinations la phase de l'hypnotisme pendant laquelle elles se produisent, nous relevons les caractères suivants :

Pendant l'état de somnambulisme, les hallucinations sont en quelque sorte moins fatales, la malade raisonne son hallucination tout en y apportant, il est vrai, la plus entière croyance. Tandis que, pendant l'état cataleptique, la malade est absorbée dans son hallucination au point de demeurer insensible à toute idée suggérée qui, à un degré quelconque, ne se rapporte pas au sujet de l'hallucination, pendant le somnambulisme, la malade, tout en conservant son hallucination, est susceptible, en général, de recevoir d'autres impressions et de répondre à des questions complétement étrangères au sujet qui l'occupe.

Enfin, le caractère clinique le plus saillant, consiste dans l'espèce de balancement qui, pendant la phase cataleptique, se produit entre l'hallucination et l'immobilité cataleptique des membres, tandis que, dans la phase somnambulique, l'hallucination qui disparaît n'occasionne rien de semblable et laisse le sujet parfaitement libre de ses mouvements.

Les illusions et les hallucinations provoquées pendant cet état de somnambulisme persistent quelquefois pendant un certain temps après le réveil de la malade, se rapprochant en cela de la contracture qui survit à l'état léthargique pendant lequel elle a été provoquée. L'état dans lequel se trouvent alors les malades se rapproche beaucoup de ce qui a lieu dans la quatrième période de la grande attaque. Il existe là comme une période de transition pendant laquelle l'hallucination et la perception exacte, la raison et l'erreur, se confondent. Cette persistance après le réveil qui survient dans quelques cas spontanément et sans que l'expérimentateur l'ait recherchée peut devenir elle-même l'objet de la suggestion. Et, si l'observateur suggère au sujet somnambulisé qu'il continuera à voir après son réveil tel objet imaginaire, l'effet est certain. L'image hallucinatoire survit au sommeil et ne perd aucun de ses caractères. Il y a plus même, l'hallucination ne se produira qu'après le réveil et à un moment donné, si la suggestion est formulée dans ce sens pendant l'état de somnambulisme. Nous reviendrons plus loin sur ces faits d'un grand intérêt.

Ce qui précède suffit pour donner la physionomie générale des hallucinations qu'il est possible de provoquer pendant la période cataleptique ou somnambulique de l'hypnotisme.

Mais il y a là matière à des études plus approfondies et les observateurs, dans un but d'investigation soit physiologique, soit philosophique, se sont plu à multiplier les expériences en variant les conditions de l'expérimentation. C'est là, en effet, un des côtés si nombreux d'ailleurs par lesquels l'hypnotisme se présente comme un précieux moyen de recherches dont les résultats acquièrent — avec cette différence qu'elles portent sur le fonctionnement du cerveau humain lui-même — la valeur des expériences des vivisecteurs.

Mais on comprendra que nous ne puissions entrer ici dans l'exposé des nombreuses expériences qui ont été faites. Nous préférons renvoyer le lecteur aux ouvrages spéciaux.

c. Hallucinations unilatérales. — L'hallucination provoquée pendant l'hypnotisme est spontanément bilatérale. Elle intéresse également les organes des sens homologues symétriquement placés. Lorsque, chez un sujet cataleptique ou somnambulique sous le coup d'une hallucination, nous venons, en produisant l'hémiléthargie par l'occlusion d'un seul œil, à plonger une moitié du corps dans l'anéantissement léthargique, l'hallucination n'en persiste pas moins. Que l'hémiléthargie soit produite à droite ou à gauche, peu importe, dans la généralité des cas. Ce fait que nous avons signalé depuis longtemps démontre l'indépendance fonctionnelle des deux hémisphères cérébraux en même temps que leur suppléance mutuelle, au moins dans certaines circonstances données et pour un certain ordre de faits. Nous voyons en effet, dans le cours d'une même expérience, une même hallucination persister dans son ensemble malgré la suppression — en vertu de l'assoupissement léthargique — de l'un ou l'autre hémisphère, chaque moitié du cerveau mettant alors en jeu, pour l'interprétation et la traduction objectives de cette hallucination, la moitié du corps — organes de sensibilité et de mouvement — qu'elle tient sous sa dépendance, mais, dans l'hallucination hypnotique, l'unilatéralité peut exister du fait même de la suggestion. C'est ainsi que l'on peut suggérer une vision qui ne sera perçue que par un seul œil : par exemple, un bruit, des paroles qui ne seront entendues que d'une oreille seule, etc., tandis que l'organe du côté opposé conserve sa sensibilité normale. On peut encore suggérer une hallucination d'un côté, tandis que l'on supprime complétement la vue ou l'ouïe du côté opposé, en inculquant en même temps l'idée de cécité, de surdité unilatérale. Enfin, M. Dumont-Pallier a montré qu'on pouvait provoquer des illusions ou des hallucinations simultanément doubles pour le même appareil sensoriel bilatéral ou pour deux appareils sensoriels différents. Comme cela a lieu dans les expériences de suggestion unilatérale, les illusions et les hallucinations étaient accompagnées d'une expression différente de chaque côté du visage, en rapport avec leur nature.

La suggestion verbale qui peut troubler la perception externe, ainsi que nous l'avons vu dans les expériences précédentes, peut également provoquer des illusions ou hallucinations des sensations internes ou viscérales. Elle fait naître aussi des mouvements dans les muscles qui sont en dehors du domaine de la volonté. Voici quelques exemples : Nous asseyons B... à une table, que nous lui disons être richement servie. Nous l'engageons à boire des vins délicieux. Elle fait le geste de verser du vin dans un verre et de porter ce der-

nier à ses lèvres. Elle trouve le vin exquis. Nous l'exhortons à boire encore :
« J'ai peur de me faire mal », dit-elle. Nous la rassurons, et les rasades se
suivent. Bientôt nous lui disons qu'elle est grise. En effet, elle se lève et chancelle, elle marche comme une femme ivre et porte la main à son estomac avec
un air de souffrance. Il nous est possible de provoquer de véritables nausées,
en lui disant qu'elle a mal au cœur et qu'elle vomit. Elle paraît même tellement souffrir que nous n'osons prolonger cette scène. Il suffit alors de lui
affirmer qu'elle est guérie, qu'elle n'a plus rien, pour faire tout cesser à
l'instant.

Nous disons à Bar... qu'elle est sur le haut d'une tour. Elle en paraît fort
contente, elle regarde en bas, décrit le panorama de la ville qui se déroule à
ses pieds, etc. On lui demande si elle n'a pas peur. Elle répond non. Mais nous
lui faisons remarquer que la balustrade manque, que son pied est tout près
du bord et qu'elle va avoir le vertige. Alors elle commence à se troubler,
regarde autour d'elle avec inquiétude, et il suffit de lui affirmer qu'elle a le
vertige, pour qu'aussitôt elle se couvre les yeux avec les bras et se laisse tomber
à la renverse.

Nous essayons de pousser encore plus loin l'expérience. Nous avons déjà vu
que, pendant l'état cataleptique, il suffit de placer les bras de la malade
dans l'attitude du début de l'attaque pour que celle-ci suive aussitôt. Maintenant nous entreprenons de lui affirmer simplement qu'elle a son attaque. Il y a
un moment de stupeur et d'hésitation, mais, au bout de quelques secondes, une
véritable attaque hystéro-épileptique se déclare, que nous arrêtons par la compression ovarienne. Cette expérience répétée bien des fois a toujours donné les
mêmes résultats.

Cette malade, pendant l'état de veille, ne peut, par sa volonté seule, provoquer
une attaque, mais l'expérience que nous venons de raconter n'en montre pas
moins toute l'influence que, dans certaines conditions, une simple impression
psychique peut exercer sur des phénomènes purement somatiques. Car ici il y a
bien impression psychique; un bruit quelconque arrivant aux oreilles, des
paroles qui ont un autre sens, la même phrase en langue étrangère, n'ont, en
aucune façon, la vertu de déterminer l'attaque. Il faut que les mots aient un
sens et, que ce sens soit compris par la malade. Alors l'impression psychique
existe et, si les mots signifient qu'elle doit avoir son attaque, immédiatement
l'attaque a lieu.

L'hallucination peut porter sur la substance même du sujet en expérience
qui, suivant le gré de l'expérimentateur, se croit en verre, en cire, en caoutchouc, etc. On voit alors se développer, comme chez certains aliénés, un délire
systématisé en rapport avec la nature de la suggestion. Si la malade se croit en
verre, on la voit ne remuer qu'avec des précautions infinies, de peur de se briser, etc. La malade peut être également transformée en oiseau, en chien, etc.,
et on la voit s'exercer alors à reproduire les allures de ces animaux. Elle parle
cependant et répond aux questions qu'on lui adresse, sans paraître s'apercevoir de ce qu'il y a de contradictoire dans ce fait d'un animal qui se sert du
langage humain. Et cependant la malade affirme parfaitement voir et sentir son
bec et ses plumes, ou son museau et son poil, etc. Des expériences encore plus
intéressantes, surtout au point de vue psychologique, consistent dans le changement de personnalité.

Un sujet, sous l'influence d'une suggestion verbale, peut se croire M. X. ou Y.

Il perd alors la notion de tout ce qui concourt à former sa propre personnalité et crée, à l'aide de ses souvenirs, la personnalité nouvelle qui lui est imposée. M. Ch. Richet en a cité de bien curieux exemples qu'il distingue sous le nom d'*objectivation des types*, parce que le sujet, au lieu de concevoir un type comme chacun peut le faire, le réalise et l'objective.

Ce n'est plus seulement à la façon de l'halluciné qui assiste en spectateur à des images se déroulant devant lui; c'est comme un acteur qui, pris de folie, s'imaginerait que le drame qu'il joue est une réalité, non une fiction, et qu'il a été transformé, de corps et d'âme, dans le personnage qu'il est chargé de jouer.

d. Suggestions d'actes. Nous avons vu, dans les expériences précédentes, l'acte, le mouvement, succéder par voix réflexe à une excitation sensorielle. Ce que nous avons décrit sous le nom d'hyperexcitabilité neuro-musculaire représente l'acte automatique dans la plus grande simplicité. C'est un réflexe dans lequel l'arc diastaltique est élémentaire.

Les faits de suggestion par le sens musculaire sont également des réflexes, mais d'un ordre beaucoup plus élevé. Il en est de même de toutes les expériences d'automatisme.

L'hallucination, provoquée en vertu des associations formées par l'habitude entre les éléments nerveux de divers ordres entraîne la production de certains mouvements qui, sans cesser d'appartenir à la catégorie des réflexes, sont d'ordre encore plus complexe.

Lorsque nous donnons l'hallucination d'un oiseau, par exemple, la malade pourra se livrer à une mimique qui consistera à le caresser, à l'embrasser, à le faire poser d'un doigt sur l'autre, etc.; les mouvements parfaitement coordonnés sont purement automatiques et la conséquence de l'image hallucinatoire suggérée.

Enfin le mouvement chez un sujet hypnotisé peut être provoqué directement, par le simple commandement, sans perdre son caractère réflexe et automatique. L'hypnotisé devient alors véritablement la chose de l'expérimentateur. Un mot suffit, et il s'assied, se lève, marche, écrit, etc. Il peut accomplir des actes beaucoup plus compliqués, dont l'un de nous a fait récemment ressortir toute l'importance au point de vue médico-légal.

M. Féré fait remarquer avec beaucoup de raison que l'acte est accompli avec d'autant plus de rapidité et d'énergie que la suggestion a été donnée avec plus d'autorité.

« Lorsque le commandement, dit-il, a été fait doucement, mollement, l'hypnotique se trouve, au réveil, dans un état d'esprit très-intéressant à étudier. On la voit inquiète, obsédée par l'idée fixe d'accomplir un acte ridicule ou dégoûtant, d'aller embrasser un crâne, par exemple; elle hésite longtemps, quelquefois même elle exprime son hésitation. « Je suis donc folle! j'ai envie d'aller embrasser ce crâne. C'est absurde, je voudrais ne pas y aller, mais je sens que je ne résisterai pas, etc. ». Le fait est qu'elle y va ».

Ces faits montrent, ajoute le même auteur, que l'hypnotique peut, expérimentalement au moins, devenir un instrument de crime d'une effrayante précision et d'autant plus terrible que, immédiatement après l'accomplissement de l'acte, tout est oublié : l'impulsion, le sommeil et celui qui l'a provoqué.

L'hypnotique est donc bien dans ce sens le sujet de l'expérimentateur, et sa responsabilité morale est nulle.

Il nous faut noter cependant que cette obéissance passive peut souffrir quelques exceptions. Une somnambule peut se refuser à accomplir certains actes pendant que, pour le reste, elle n'oppose aucune résistance. Du reste, l'automatisme chez la somnambule est loin d'être aussi parfait que chez la cataleptique. La somnambule oppose souvent une certaine résistance à la suggestion. Elle discute, elle demande le motif, elle dit non. Le plus souvent ce pouvoir de résistance est faible.

L'expérimentateur en a facilement raison, mais quelquefois cette résistance ne peut être vaincue. M. Féré en cite un exemple intéressant :

« Une de nos malades avait conçu une affection très-vive pour un homme, elle avait eu beaucoup à en souffrir, mais sa passion n'était pas éteinte. Si on évoquait la présence de cet homme, elle donnait immédiatement des signes d'une grande affliction ; elle voulait fuir, mais il était impossible de lui faire consentir à un acte quelconque qui aurait pu être nuisible à celui dont elle avait été la victime ; elle obéissait à tout autre ordre d'une manière automatique ». En somme, fait remarquer avec justesse M. Féré, la réaction individuelle, la volonté n'est pas complétement abolie ; l'hypnotique paraît conserver son identité morale pour les actes habituellement et énergiquement voulus ; elle est complétement supprimée dans les autres circonstances.

e. Paralysies psychiques. On peut, par suggestion, modifier l'état de la motilité chez les sujets hypnotisés, et, à volonté, produire des paralysies des membres plus ou moins étendues. Ces paralysies, suivant le gré de l'observateur, sont flasques, ou avec rigidité musculaire plus ou moins grande. M. Charcot a, de plus, montré qu'elles pouvaient être obtenues chez les sujets hypnotisables en dehors de tout état hypnotique. Cette question a fait également l'objet d'une intéressante communication de M. Bottey à la Société de biologie (1884). Nous-mêmes, vers la même époque, avons fait une communication sur ce sujet à la même Société.

Tous ces faits de paralysies psychiques expérimentales viennent corroborer et éclairer l'histoire encore confuse des troubles de la motilité survenant chez des sujets sains ou tout au moins paraissant l'être, et en particulier de cette forme de paralysie décrite par Russel Reynolds en 1869, paralysie suggestive, « dependant on idea », suivant l'expression de l'auteur anglais, et dont l'existence était confirmée par Erb en 1878.

Mais il semble, ainsi que l'a fait remarquer M. Charcot, que tous les auteurs qui ont étudié les paralysies suggestives soit spontanées, soit produites expérimentalement, aient eu pour but unique de rechercher les conditions nécessaires à leur production. Ils ont, en effet, complétement laissé dans l'ombre les phénomènes cliniques qui ont pour siége le membre paralysé.

Suivant la méthode préconisée depuis longtemps par M. Charcot notre but a été tout autre et, une fois la paralysie produite, nous avons recherché avec soin quels étaient les signes qui pouvaient permettre d'en affirmer l'existence et la différencier, si possible, des autres paralysies dites organiques.

Les paralysies suggestives expérimentales peuvent être produites dans la période somnambulique ou cataleptique de l'hypnotisme ; persister à l'état de veille chez les individus hypnotisables ; être suggérées à l'état de veille chez ces mêmes sujets hypnotisables hystériques ou non ; être suggérées à l'état de veille

chez les sujets non hypnotisables. Elles peuvent, en outre, affecter, sous l'influence de la suggestion, deux modalités différentes entre lesquelles se placent
tous les intermédiaires possibles: le membre peut être flasque ou contracturé.
Il importe de bien préciser le mode suivant lequel la suggestion a été pratiquée
dans toutes nos expériences. Nous avons toujours fait en sorte de nous adresser
exclusivement aux fonctions motrices en disant : « Vous ne pouvez plus remuer
votre bras, il est inerte et retombe le long du corps, il est paralysé ». Puis nous
avons recherché les signes cliniques offerts par le membre atteint de paralysie
comme on fait dans la pratique ordinaire, en présence d'un membre sembla-
blement atteint. Nous avons alors constaté un ensemble de signes de la plus
haute importance que nous résumerons ainsi qu'il suit :

1° *Abolition complète de la motilité.* Le sujet est dans l'impossibilité d'exécuter le moindre mouvement. Flaccidité complète. Le membre soulevé est lourd
et retombe comme une masse inerte.

2° *Perte de la sensibilité cutanée.* Le membre paralysé ne sent plus les
piqûres d'épingle.

3° Le *sens musculaire* est également aboli. L'excitation électrique n'est plus
sentie et le sujet en expérience est incapable, les yeux étant fermés, de retrouver, par exemple, avec sa main libre, son autre main paralysée.

4° Exagération considérable des réflexes tendineux, facilement constatable
par les procédés de recherche les plus élémentaires. A cet égard, les tracés
obtenus, par comparaison, avec le myographe de Marey sont des plus instructifs.
Après avoir pris le tracé du réflexe rotulien (le myographe étant placé sur le
droit antérieur de la cuisse) chez un sujet à l'état de veille et pendant la
période somnambulique de l'hypnotisme, le membre n'étant pas paralysé, on
reproduit, sans changer le tambour myographique de place, le tracé du réflexe
dans l'état même de paralysie par suggestion. On voit alors que la hauteur
de la secousse est beaucoup plus considérable et que, pour ce qui est du
réflexe rotulien, le nombre des secousses, l'excitation restant la même, est, en
moyenne, triplé.

5° Comme corollaire, il existe de la trépidation spinale, toujours plus appréciable au membre inférieur, mais qu'on peut également obtenir dans le membre
supérieur par l'extension forcée de la main. Les tracés myographiques ne
diffèrent pas, à cet égard, de ceux qu'on obtient dans les cas de paralysies
organiques.

6° Nous avons entrepris quelques expériences relatives à la forme de la
secousse musculaire (électricité faradique, 10 degrés, Du Bois Raymond) à l'aide
de la méthode graphique de Marey. Il nous a été donné de constater que, pendant la période paralytique, la hauteur de la secousse augmentait pour diminuer avec le retour des mouvements volontaires. Dans quelques cas, en outre
de l'augmentation de la hauteur de la secousse, nous avons vu la ligne de descente interrompue et prolongée simuler un tétanos complet. La secousse galvanique, étudiée par les mêmes procédés d'enregistrement, nous a fourni des
résultats analogues et encore plus satisfaisants et démonstratifs.

7° Troubles vaso-moteurs. Sensation de froid subjective et objective dans le
membre paralysé. Zone de rougeur diffuse autour de la plus légère piqûre
d'épingle.

On a pu remarquer, dans l'étude qui précède, que notre préoccupation constante a été de rechercher avec soin les signes cliniques des nouveaux états

produits sous l'influence de la suggestion, paralysies ou contractures. Pour ce qui est des paralysies en particulier, nous avons constamment rencontré un ensemble de signes somatiques dont l'importance ne saurait échapper. Leur constatation régulière nous met à l'abri de tout soupçon de simulation. Elle montre avec une évidence indiscutable l'action du moral sur le physique, en prouvant qu'une influence psychique peut faire naître dans les centres nerveux cérébro-médullaires des modifications organiques non douteuses et qui se traduisent au dehors par des signes cliniques pour ainsi dire grossiers. Il nous semble que ces faits ont une grande portée. Ils sont destinés à éclairer tout le grand groupe des maladies dites d'imagination et à donner un corps à un ensemble de faits analogues, jusque-là insaisissables, parce que la preuve matérielle faisait défaut.

Il est donc d'un intérêt secondaire que les signes cliniques que nous avons relevés ne soient pas constants et manquent dans des cas de paralysies psychiques expérimentales observés par d'autres auteurs. Il suffirait que ces signes se soient présentés avec netteté dans un seul cas pour garder toute leur importance. Mais nous ajouterons que nous les avons observés très-nettement chez un très-grand nombre de sujets.

Il importe toutefois de faire observer que, malgré la similitude des résultats que nous avons observés, nous sommes loin d'affirmer la constance et l'universalité des symptômes que nous avons décrits. Ce serait là une assertion singulièrement hasardeuse.

De même que la symptomatologie des paralysies hystériques vulgaires est variable, et qu'à côté des cas les plus fréquents qui s'accompagnent d'exaltation des réflexes tendineux et d'anesthésie cutanée et musculaire nous en rencontrons d'autres dans lesquels les réflexes tendineux sont abolis, ou la sensibilité reste intacte dans ses divers modes, de même la symptomatologie des paralysies suggestives expérimentales doit varier suivant l'état de réceptivité du sujet. En outre, le mode spécial de la suggestion qui tient également sous sa dépendance les phénomènes de sensibilité peut être encore une cause de variations au gré de l'expérimentateur. Nous rappellerons, à ce propos, que dans toutes nos expériences la suggestion a toujours porté exclusivement sur la motilité; les troubles de la sensibilité ne s'y sont surajoutés que spontanément en quelque sorte, par le seul fait du processus morbide artificiel. Certes, il ne viendra jamais à l'idée de personne de compter parmi les signes d'une paralysie suggestive, par exemple, des troubles de sensibilité qui occuperaient, il est vrai, le même membre, mais qui auraient leur origine dans une suggestion spéciale.

Suggestions inhibitoires. Hallucinations négatives. Nous avons vu jusqu'ici la suggestion jeter le trouble dans l'activité sensorielle au point de dénaturer les sensations (illusions), ou de les faire naître de toutes pièces en l'absence de tout objet extérieur (hallucinations). Il y a plus encore, et la suggestion peut agir en sens inverse, c'est-à-dire supprimer partiellement ou complétement l'action des sens. C'est ainsi qu'il suffit de dire à un sujet qu'il est privé de la vue pour qu'aussitôt il ne distingue plus rien des objets qui l'environnent et devienne aveugle jusqu'au moment où il plaira à l'observateur de lui rendre, par une suggestion contraire, la faculté de voir. Il en est de même pour tous les autres sens.

Au lieu d'être générale, la suppression de l'activité sensorielle peut être spécialisée, c'est-à-dire en rapport avec la perception d'un objet déterminé.

C'est ainsi, qu'à la volonté de l'observateur, le sujet ne verra plus tel objet, distinguant parfaitement tout le reste, n'entendra plus tel bruit, percevant très-bien tout autre son qui viendra frapper son oreille, etc.

Les personnes comme les objets peuvent être prises pour but de ces sortes de suggestions. L'inhibition qui en est la conséquence peut, suivant les circonstances, intéresser un seul sens ou tous les sens à la fois. En disant à un somnambule, par exemple : « Tu ne verras plus M. X... », il peut l'entendre, tout en persistant à ne pas le voir; d'ailleurs l'expérimentateur peut toujours, à son gré, supprimer toutes les images sensorielles relatives à un objet que, malgré sa présence réelle, il ne peut alors ni voir, ni entendre, etc. En réalité, cet objet n'existe plus pour lui.

f. Phénomènes d'amnésie provoquée. Nous avons vu qu'un certain nombre des expériences qui précèdent supposent la suppression momentanée du champ de la conscience, de certaines notions conservées dans la mémoire. Ce sont là, en somme, des phénomènes secondaires d'amnésie qui sont venus s'adjoindre à titre d'accompagnement ou de conséquences plus ou moins nécessaires aux troubles psychiques variés directement provoqués.

Mais l'amnésie peut apparaître isolément et la suggestion verbale peut effacer, du moins momentanément, tout ou partie seulement des impressions durables qui composent la mémoire. Si nous prenions la mémoire dans son acception la plus large et aussi la plus vraie, au sens biologique, nous verrions qu'un très grand nombre de phénomènes hypnotiques pourraient être rattachés aux troubles de la mémoire. Mais nous ne considérons ici que ce qu'on est convenu d'appeler la mémoire psychique. L'expérience qui consiste à faire oublier au sujet somnambulique un mot, son nom, par exemple, est aujourd'hui banale. L'amnésie peut aussi porter isolément sur les différentes formes de la mémoire, la mémoire des mots, la mémoire des chiffres, la mémoire des faits relatifs à un événement déterminé, etc., ou bien sur toutes ces mémoires à la fois.

A vrai dire, dans tous ces cas, il ne saurait être question d'une suppression réelle des modifications intimes apportées aux éléments nerveux et qui sont comme le fond de la mémoire. La suggestion ne détruit pas. Elle s'adresse plus particulièrement à cette partie de la mémoire en dehors de laquelle la mémoire peut bien exister en elle-même, mais sans laquelle cette mémoire ne saurait exister pour elle-même et qu'on a appelée la faculté de réviviscence.

g. Suggestions post-hypnotiques. Les impulsions suggérées pendant le sommeil peuvent avoir leur effet immédiat, ou, même après le réveil, au bout d'un temps plus ou moins prolongé, sans rien perdre pour cela de leur fatalité.

Revenant à eux, les sujets exécutent l'ordre donné à l'heure dite, au jour prescrit. Si on leur demande alors la raison de leur conduite, ils déclarent, d'ordinaire, qu'ils ne savent pas pourquoi ils agissent ainsi. Mais il n'est pas rare de les voir alléguer des motifs spécieux pour expliquer leur conduite, pour justifier un acte qu'elles s'imaginent spontané, mais qui, en réalité, a été imposé et dont la raison réside dans la volonté d'autrui.

M. Ch. Richet a cité des faits de ce genre très-caractéristiques dans lesquels la suggestion produisit son effet à dix jours de distance.

M. Bernheim et M. Liégeois signalent des exemples de suggestions données pendant le sommeil qui n'avaient leur effet qu'un mois après.

F. Hypnotisme unilatéral. Nous rappellerons ici que chacun des différents états nerveux peut, à l'aide de manœuvres spéciales, être localisé à une moitié du corps, l'autre moitié demeurant sous un autre régime.

Braid avait déjà montré qu'en soufflant sur un seul œil on faisait cesser le sommeil hypnotique d'un seul côté du corps, du côté correspondant. Dès le début des recherches de la Salpêtrière, l'hémiléthargie et l'hémicatalepsie étaient signalées pour la première fois, en 1878, par un externe du service M. Descourtis.

Depuis, nous avons montré que les illusions ou hallucinations provoquées pouvaient être également localisées à un côté du corps, l'autre côté demeurant léthargique.

Nous avons montré aussi l'existence de l'hémisomnambulisme coïncidant avec l'hémiléthargie.

M. Dumont-Pallier a montré, en outre, que la division du sujet pouvait s'opérer en deux moitiés sus et sous-ombilicales et qu'il pouvait y avoir somnambulisme, catalepsie, léthargie, alternes, etc.

G. *Du transfert dans l'hypnotisme.* Le transfert des troubles spontanés de l'hystérie (modifications unilatérales de la sensibilité ou de la motilité) est démontré depuis les premières recherches sur l'action des œsthésiogènes. L'un de nous, avec M. Charcot, a montré que la contracture hypnotique provoquée était susceptible de transfert, soit avant, soit après le réveil.

MM. Binet et Féré ont soumis au transfert la plupart des phénomènes hypnotiques, tant psychiques que somatiques, et sont arrivés aux résultats les plus curieux et les plus féconds en déductions intéressantes, tant au point de vue physiologique qu'au point de vue de la psychologie.

Les divers états hypnotiques localisés à un seul côté du corps, hémiléthargie, hémicatalepsie, hémisomnambulisme, sont susceptibles d'être transférés par l'action de l'aimant, d'un côté à l'autre du corps.

Par exemple, une hypnotique étant hémiléthargique à droite et hémicataleptique à gauche, si nous appliquons un aimant à quelques centimètres du bras droit, nous voyons, au bout de deux minutes, la main droite agitée d'un léger tremblement, puis prenant graduellement la consistance des membres cataleptiques, et se plaçant peu à peu dans la position qu'occupait le bras gauche. Ce dernier, après avoir été animé de tremblements plus violents qui ont cessé tout à coup, comme un accès d'épilepsie partielle, pour laisser la main flasque, a pris tous les caractères de la léthargie. Le transfert de l'hémiléthargie et de l'hémicatalepsie est complet, sauf sur un point; l'œil est resté ouvert du côté devenu léthargique et fermé du côté droit devenu cataleptique.

L'hémisomnambulisme associé, soit à l'hémiléthargie, soit à l'hémicatalepsie, est également susceptible de transfert tout comme ces deux derniers états associés.

Dans la catalepsie, l'aimant peut opérer le transfert des attitudes.

L'aimant a la même action sur les phénomènes unilatéraux du somnambulisme, dont le transfert peut avoir lieu soit avant, soit après le réveil, s'il s'agit de suggestions persistantes : paralysies par suggestion, spasmes localisés, mouvements impulsifs suggérés, anesthésies sensitives et sensorielles, dysesthésies, hallucinations, etc.

Une circonstance à noter, c'est que le transfert des phénomènes localisés : attitude d'un membre dans la catalepsie, paralysie, hallucination, etc., s'accompagne d'une douleur de tête localisée, débutant en général du côté de l'aimant, puis passant dans le point symétrique du côté opposé. MM. Binet et Féré ont pu s'assurer que la douleur de transfert répond, dans la plupart des cas, aux centres corticaux que les recherches physiologiques et anatomo-cliniques ont mis en rapport avec certaines fonctions.

Nous renvoyons le lecteur à l'article récemment publié par ces auteurs dans la *Revue philosophique*, où l'on trouvera très-méthodiquement et très-ingénieusement exposées quelques-unes des déductions auxquelles peuvent donner lieu les expériences de transfert des phénomènes psychiques.

Mais, avant d'en terminer avec ces phénomènes du transfert, nous devons résumer les recherches toutes nouvelles de M. Babinski, que nous n'avons encore pu contrôler.

On sait, avons-nous dit, que, sous l'influence de l'application de métaux ou bien encore de l'aimant, on peut voir chez certains sujets quelques manifestations de l'hystérie, telles que l'anesthésie sensitive et sensorielle, les paralysies, les contractures, les arthralgies, lorsqu'elles sont limitées à un côté du corps, disparaître de ce côté et apparaître du côté opposé. C'est là le phénomène du *transfert* constaté en 1876 par la Commission de la Société de biologie, à l'occasion d'un fait remarqué par M. Gellé dans la mensuration qu'il faisait de la distance de l'audition distincte pendant l'application des métaux. Souvent ce transfert d'un côté à l'autre du corps recommence en quelque sorte spontanément, sans nouvelle application métallique, et se répète un certain nombre de fois de suite Ce phénomène a été indiqué pour la première fois par MM. Charcot et P. Richer, qui lui ont donné le nom d'*oscillations consécutives.*

Des recherches nouvelles faites par M. Babinski, ancien chef de clinique à la Salpêtrière, dans le service de M. Charcot, auraient montré que deux sujets peuvent jouer au point de vue du transfert, l'un par rapport à l'autre, un rôle analogue à celui que joue chez un seul sujet un côté du corps par rapport au côté opposé[1].

Dans ces expériences les malades sont placés dans la situation assise, tournés dos à dos. Il n'est pas nécessaire qu'il y ait contact entre eux, mais, s'il y a contact, le transfert est plus rapide que lorsque les malades sont à une certaine distance l'un de l'autre. Ces expériences doivent être divisées en trois catégories.

A la *première catégorie* appartiennent des expériences qui ont porté sur deux jeunes filles hystéro-épileptiques ayant chacune une hémianesthésie sensitivo-sensorielle, toutes deux sujettes à des attaques d'hystéro-épilepsie et présentant au complet les phénomènes du grand hypnotisme, tels que nous les avons décrits.

Voici les diverses expériences qui ont été faites sur ces deux malades et qui, toutes, auraient été répétées un grand nombre de fois.

On les met en rapport l'une avec l'autre, comme il a été dit plus haut, et on place un aimant à côté de l'une d'elles. On observe alors qu'une des deux malades, d'hémianesthésique, devient, au bout de quelques instants, anesthésique totale; en même temps, l'autre malade recouvre la sensibilité dans son côté anesthésié tout en la conservant dans le côté opposé. Puis un nouveau transfert s'opère, même si l'on éloigne l'aimant; la première malade devenue anesthésique totale recouvre la sensibilité dans toute l'étendue de son corps et

---

[1] M. Babinski a fait sur ce sujet deux communications, l'une à la Société de psychologie physiologique (séance du 25 octobre 1886), qui a été publiée dans le numéro du 20 novembre 1886 du *Progrès médical*, l'autre à la Société de biologie (séance du 6 novembre 1886).

la seconde malade devient à son tour anesthésique totale ; il se fait ainsi une série d'oscillations consécutives. Lorsqu'on éloigne les deux malades l'une de l'autre, elles reviennent très-rapidement à l'état qu'elles présentaient avant l'expérience, c'est-à-dire qu'elles redeviennent toutes deux hémianesthésiques.

On produit chez ces malades, tantôt chez l'une, tantôt chez l'autre, des paralysies soit flasques, soit avec contracture, des monoplégies brachiales, des monoplégies crurales, des hémiplégies, des paraplégies, les unes flasques, les autres spasmodiques. La malade paralysée est mise alors en contact avec sa compagne, près de laquelle on place l'aimant. Au bout de quelques instants, le transfert se produit, la paralysie disparaît chez la première malade et se manifeste en même temps chez la seconde. Le transfert se fait généralement avec la plus grande pureté. La paralysie se transfère avec ses caractères et sa localisation exacts; il arrive pourtant parfois qu'une monoplégie brachiale simple se transfère sous forme de monoplégie brachiale double. Généralement, la paralysie se transfère chez la seconde malade du côté où l'aimant a été appliqué, mais cela n'est pas constant. Il se fait ensuite une série d'oscillations consécutives d'un sujet à l'autre sujet comme pour l'anesthésie. Si l'on éloigne les malades l'une de l'autre, la malade paralysée au moment où l'éloignement se fait reste paralysée, et il faut agir de nouveau par suggestion pour faire disparaître la paralysie.

On produit par suggestion des coxalgies ayant les caractères des coxalgies hystériques. Les coxalgies se comportent, au point de vue du transfert, exactement comme les paralysies.

Voici maintenant une expérience qui diffère des précédentes en ce qu'elle n'a pas son pendant dans les expériences de transfert que l'on pratique chez les sujets isolés. On provoque par suggestion le mutisme hystérique. Ce phénomène se transfère avec la même facilité que les paralysies et les coxalgies.

Ces diverses expériences ont été d'abord pratiquées lorsque les malades se trouvaient dans la période somnambulique du grand hypnotisme. Mais on peut les répéter lorsque les malades sont à l'état de veille et on obtient les mêmes résultats. Il est toutefois indispensable, lorsque on veut obtenir par suggestion un phénomène hystérique pour le soumettre au transfert, d'hypnotiser préalablement les malades.

On plonge un des deux sujets dans la période somnambulique du grand hypnotisme, en laissant le second dans l'état de veille. Sous l'influence de l'aimant, il se fait un transfert de ces deux états; au bout de très-peu de temps, le premier sujet se réveille et le second devient somnambule. Pour constater la réalité du somnambulisme, il faut se fonder sur le caractère somatique de cette période, la contracture somnambulique.

Passons maintenant à la *seconde catégorie* de ces expériences. M. Babinski a pris des malades hystériques, hommes ou femmes, présentant des manifestations hystériques, telles que des paralysies flasques ou spasmodiques, non plus artificielles, mais naturelles, c'est-à-dire survenues indépendamment de toute suggestion et qui ont motivé l'admission de ces malades à l'hospice. Ces malades, pour la plupart, n'ont jamais été hypnotisés, et, dans les expériences suivantes, ils ont été laissés à l'état de veille. On place le malade en rapport avec l'un ou l'autre des deux sujets dont nous avons parlé plus haut, que l'on plonge dans la période somnambulique du grand hypnotisme, et à côté duquel on met l'aimant. On observe alors que le sujet hypnotisé ne tarde pas, sous cette influence, à présenter les mêmes accidents que l'hystérique à côté duquel il se trouve.

Cependant la transmission de ces paralysies se fait parfois avec moins de pureté que dans les expériences de la première catégorie.

Mais une différence beaucoup plus grande sépare les expériences de la première catégorie de celles de la seconde : en effet, dans ces dernières, il n'y a pas, à proprement parler, de transfert. Les accidents hystériques se transmettent au sujet hypnotisé, mais persistent avec tous leurs caractères chez les malades qui en sont primitivement atteints, du moins, au début. En effet, en répétant un certain nombre de fois ces expériences, on arrive parfois à les atténuer et même à les faire disparaître complétement. C'est ainsi que plusieurs fois il a été possible de guérir des sujets atteints de paralysies hystériques diverses ou de mutisme hystérique.

Examinons enfin la *troisième catégorie* d'expériences. On prend un malade atteint d'une affection organique du système nerveux telle que sclérose en plaques ou hémiplégie d'origine cérébrale, par exemple, et on le met en rapport avec une hystérique plongée dans la période somnambulique du grand hypnotisme. La situation des deux malades l'un par rapport à l'autre est semblable à celle dans laquelle se trouvent les hystériques dans les expériences précédentes.

Le sujet hypnotisé reproduit généralement, dans ces conditions, certains des symptômes que présente le malade derrière lequel il se trouve. La reproduction symptomatique de l'affection nerveuse organique est quelquefois assez nette pour que le diagnostic de celle-ci puisse à la rigueur être porté d'après la copie qu'en fait l'hystérique, mais elle est beaucoup moins pure, bien moins précise que celle des affections hystériques. Ainsi donc, on peut obtenir la transmission de certains phénomènes liés à des altérations organiques du système nerveux.

Depuis la publication des expériences que nous venons de relater, M. Babinski a continué ses recherches sur ce sujet. Tout d'abord les expériences précédentes ont été répétées un grand nombre de fois avec succès; d'autre part M. Babinski a observé de nouveaux faits encore inédits que nous devons faire connaître.

Lorsque les sujets sont en léthargie ou en catalepsie, le transfert se fait avec plus de rapidité que dans l'état somnambulique.

On peut obtenir le transfert d'un sujet à un autre d'hallucinations visuelles ou auditives. Voici comment il faut procéder. On suggère à une hypnotique en léthargie[1] qu'elle a devant soi telle ou telle personne, tel ou tel animal, enfin tel ou tel objet. Cela fait, on met derrière elle une autre hypnotique en se plaçant exactement dans les mêmes conditions que dans les expériences précédentes et, comme dans ces expériences, l'hallucination visuelle passe d'un sujet à l'autre. Il en est de même des hallucinations auditives.

Il faut remarquer que ces expériences ne se sont pas toujours suivies de succès. Pourtant elles réussissent dans la grande majorité des cas, surtout quand on choisit comme sujet d'hallucination un objet ou un être ayant dans sa forme, dans son aspect, des traits saillants, caractéristiques.

Il arrive parfois, très-rarement, il est vrai, que les expériences dans lesquelles on cherche à obtenir le transfert de paralysies, contractures ou mutisme, échouent. L'insuccès tient généralement à ce qu'un des sujets était au début

---

[1] Nous avons vu plus haut que l'état de léthargie était dans la grande généralité des cas rebelle à toute tentative de suggestion. Les malades de M. Babinski font exception à la règle.

de l'expérience en imminence d'attaque. Dans ce cas, on peut voir se développer chez le sujet qui doit reproduire la manifestation hystérique présentée par celui derrière lequel il est placé des accidents qui n'ont aucun rapport avec celle-ci. Mais bientôt le sujet en imminence d'attaque est pris de contracture généralisée; presque en même temps l'autre sujet se contracture aussi et, quelque temps après, les deux sujets sont pris d'une attaque d'hystéro-épilepsie.

Comment expliquer les faits que nous venons de relater et qui semblent extraordinaires, mais dont la réalité paraît pourtant incontestable à leur auteur?

Remarquons d'abord que M. Babinski fait observer qu'il n'a aucunement la prétention d'émettre une théorie quelconque au sujet de ces phénomènes ; il s'est dit-il, placé dans des conditions telles que toute idée de simulation ou de suggestion doit être absolument écartée.

Il faut noter que ces expériences ont donné dès le début les mêmes résultats que lorsqu'elles ont été répétées plusieurs fois.

Lorsque l'on produit par suggestion, chez un sujet, un phénomène tel que paralysie ou mutisme, par exemple, que l'on se propose de soumettre au transfert, l'autre sujet est éloigné de façon qu'il lui soit impossible de savoir ce qui a été fait, et on couvre le premier sujet d'un voile dissimulant complétement les différentes parties de son corps.

Lorsqu'on met en rapport avec un malade atteint de paralysie ou de quelque autre manifestation hystérique spontanée une hystérique hypnotisée, on prend toutes les précautions nécessaires pour que celle-ci ignore complétement quel est le malade en rapport avec elle et de quel accident il est atteint. L'aimant est toujours appliqué à côté du membre supérieur, même lorsqu'il s'agit de phénomènes localisés dans une autre région.

Lorsqu'on cherche à obtenir le transfert d'hallucinations visuelles ou auditives, la suggestion est faite naturellement au premier sujet en l'absence du deuxième sujet et en éloignant même ce dernier à une distance telle que l'hyperexcitabilité auditive ne puisse être incriminée, et, pendant toute la durée de l'expérience, on observe avec le plus grand soin le premier sujet pour s'assurer qu'il est dans l'impossibilité absolue de communiquer avec le deuxième.

Avant de terminer, citons quelques expériences entre beaucoup d'autres analogues, qui semblent prouver que la simulation et la suggestion ne peuvent être invoquées. Si nous insistons sur ce point, c'est que ce sont là les hypothèses qui se présentent tout naturellement à l'esprit, surtout quand on n'a pas eu soi-même l'occasion d'observer les faits.

Il se présente un jour à la consultation de M. le professeur Charcot à la Salpêtrière une jeune fille qui venait des environs de Paris et qui n'était jamais entrée dans l'hospice. M. Charcot l'examine et porte le diagnostic d'hémiplégie hystérique. Séance tenante on la fait asseoir sur une chaise et on dissimule sa présence au moyen d'un écran, puis on va chercher dans la salle des malades une hystérique hypnotisable. On la place derrière l'écran de telle sorte qu'il lui soit impossible de savoir quelle est la personne assise de l'autre côté de l'écran, et on l'hypnotise. Au bout d'une minute au plus, la malade hypnotisée était hémiplégique à son tour. Notons d'autre part que cette expérience a été ensuite répétée plusieurs jours de suite et que la malade, au bout de quatre jours, a été complétement débarrassée de l'hémiplégie dont elle était atteinte depuis plus d'un an.

Voici encore quelques autres expériences qui sont peut-être plus saisissantes.

Une jeune fille indemne jusqu'alors, sauf une hémianesthésie, de toute manifestation hystérique, et qui n'avait jamais été endormie, est hypnotisée un jour. Le lendemain, M. Babinski cherche à lui faire reproduire par transfert, en se plaçant toujours dans les conditions sus-énumérées, des manifestations hystériques soit produites par suggestion, soit spontanées. Toutes ces expériences réussissent d'une façon parfaite. Or ce qu'il y a de particulièrement remarquable, c'est que la malade a reproduit ainsi, et cela avec la plus grande exactitude, des accidents hystériques, entre autres le mutisme et l'hémispasme glosso-labié, dont elle n'avait jamais été atteinte autrefois à aucune période de sa vie, et dont les caractères sont assez complexes pour nécessiter même de la part d'un médecin qui veut les connaître une étude approfondie.

Il est de toute évidence, pour M. Babinski, qu'il ne peut être question dans de pareilles expériences de suggestion ou de simulation, mais, encore une fois, l'auteur se contente pour le moment de constater les faits sans chercher à en donner l'interprétation.

Petit hypnotisme. Ce terme, créé par Charcot, comprend une série d'états encore mal définis et mal classés. On pourrait même se demander si quelques-uns d'entre eux appartiennent bien légitimement à l'hypnotisme; toutefois la facilité avec laquelle ils naissent et disparaissent à l'aide des procédés habituellement mis en usage pour produire et faire cesser l'hypnose nous autorise, autant que leur symptomatologie, à les rattacher aux phénomènes de la série hypnotique.

Un caractère commun les unit : l'*absence de l'hyperexcitabilité neuro-musculaire* qui, comme nous l'avons dit, est la meilleure caractéristique du grand hypnotisme. Cette hyperexcitabilité apparaîtra peut-être plus tard, car l'hypnotique est perfectible aussi bien au physique qu'au moral, mais, pour ne pas embrouiller la description, nous supposerons qu'elle devra toujours faire défaut dans les cas que nous allons étudier.

La proposition que nous venons d'émettre, la perfectibilité physique du sujet, pourrait amener bien des discussions. Il est en effet des auteurs, M. Bernheim en tête, qui ne voient dans l'hyperexcitabilité neuro-musculaire que des phénomènes ressortissant à la suggestion, mais nous croyons pouvoir passer outre sur ces points, surtout en tenant compte des diverses raisons que nous avons précédemment données. En dernière analyse, nous pourrions répondre que, pendant plus de quatre mois, nous avons observé à la Salpêtrière une jeune fille hypnotisable, guérie par la suggestion d'un pied-bot hystérique, et qui ne présenta jamais les contractures caractéristiques alors qu'elle était perpétuellement en contact avec des sujets éminemment contracturables.

Cette impossibilité de déterminer les contractures nuit beaucoup à la classification des états constitutifs du petit hypnotisme, en même temps qu'elle favorise singulièrement la possibilité de la simulation. C'est que, en thèse générale, on peut toujours simuler un phénomène psychique; mais qui pourra soutenir qu'un hypnotique non versé dans la science médicale contractera exactement les seuls muscles innervés par le cubital, lorsqu'on pressera sur ce nerf en particulier?

En l'absence d'une base fixe de classification, il ne faut pas néanmoins rejeter comme insuffisants certains phénomènes d'une autre nature dont peut-être la clarté de l'étude aura à bénéficier : nous allons voir, en effet, que, grâce à eux, il est encore possible d'établir certaines catégories dans le chaos de ces états encore si mal définis.

Nous serons brefs en ce qui concerne l'*étiologie* du petit hypnotisme ; elle se confond, à notre avis, avec celle des états précédemment décrits. Ici encore, l'hystérie domine la scène morbide et, d'après les cas que nous avons pu observer, c'est parmi les hystériques hypnotisables que l'on développera le plus souvent le petit hypnotisme. S'il nous était permis de formuler une opinion, nous dirions que le petit hypnotisme est aux phénomènes de l'hystérie mal confirmée ce que le grand hypnotisme est aux convulsions de la grande hystérie ; ce sont les *névropathes* qui, dans l'un comme dans l'autre, fournissent le contingent.

Certains procédés d'hypnotisation paraissent favoriser l'apparition des états que nous étudions. Une première hypnotisation brutale, la fixation intense du regard, le renversement brusque de la tête en arrière, comme dans le procédé de Hansen, font souvent apparaître, par exemple, l'*état de fascination*, qui tient une large place dans les phénomènes du petit hypnotisme, de même du reste que de simples *affirmations* — comme les pratique M. Liébeault — déterminent un état léthargo-somnambulique avec conservation du souvenir au réveil, dans lequel néanmoins les sujets sont susceptibles d'être suggestionnés.

D'une façon générale, ces phénomènes rentrent plus ou moins dans la catégorie de l'un ou l'autre des trois états-types : léthargie, catalepsie, somnambulisme, que nous avons étudiés. Ils en sont pour ainsi dire les formes avortées : aussi pourrait-on, comme on l'a déjà fait, les qualifier d'*intermédiaires*, en spécifiant toutefois qu'ils relient les uns aux autres les états-types par suite du mélange des signes qu'ils peuvent présenter, en même temps qu'ils sont véritablement le trait d'union qui relie la veille aux phénomènes du sommeil nerveux complet, ou grand hypnotisme.

Procédant par gradation, nous distinguerons d'abord deux états, les moins élevés de la série, qui, bien que présentant une symptomatologie un peu différente, se trouvent néanmoins réunis par ce fait capital du *souvenir au réveil* de ce qui s'est passé pendant l'hypnotisation. Nous rappelons à ce propos que, dans les états francs, l'amnésie existe toujours au réveil, à moins de conditions particulières créées par l'expérimentateur et relevant de la suggestion.

Ces deux états ont reçu le nom de *léthargie lucide* et d'*état de charme* ou de *fascination*. Ajoutons qu'ils ont été souvent confondus l'un avec l'autre, ce qui montre une fois de plus que, en l'absence des caractéristiques tirées des phénomènes neuro-musculaires il est bien difficile de se mettre d'accord sur la classification des états hypnotiques.

A. La *léthargie lucide* est un état hypnotique de début, caractérisé par l'impossibilité où se trouve le sujet de réagir physiquement, par suite de la résolution musculaire dans laquelle il est plongé, alors que l'intelligence est suffisamment conservée pour que le souvenir de ce qui s'est passé persiste au sortir de cet état. Notons que la résolution musculaire complète s'accompagne souvent alors, comme dans les autres états du reste, d'une profonde anesthésie. Nous avons dit qu'il était permis de se demander si tous les états compris sous le nom de petit hypnotisme appartenaient véritablement à l'hypnose ; cette remarque trouve sa confirmation en ce qui regarde la léthargie lucide. En effet, une simple impression morale ou physique suffit la plupart du temps, chez les sujets prédisposés tout au moins, pour lui donner naissance. Nous nous contenterons

de citer à ce propos le passage suivant, qui a trait au célèbre voyageur Livingstone.

L'intrépide Anglais venait de blesser un lion. Pendant qu'il rechargeait son
fusil, l'animal encore vivant s'élança sur lui et le saisit par l'épaule. « Rugis-
sant à mon oreille, dit-il, d'une horrible façon, il m'agita vivement, comme un
basset fait d'un rat; cette secousse me plongea dans la stupeur que la souris
paraît ressentir après avoir été secouée par un chat, sorte d'engourdissement
où l'on n'éprouve ni le sentiment de l'effroi ni celui de la douleur, bien qu'on
ait parfaitement conscience de tout ce qui nous arrive; un état pareil à celui
des patients qui, sous l'influence du chloroforme, voient tous les détails de
l'opération, mais ne sentent pas l'instrument du chirurgien. Ceci n'est le
résultat d'aucun effet moral; la secousse anéantit la crainte et paralyse tout
sentiment d'horreur tandis qu'on regarde l'animal en face. Cette condition particulière est sans doute produite chez tous les animaux qui servent de proie aux
carnivores. »

M. Ladame, auquel nous empruntons ces lignes, compare ce fait à ceux que
M. Preyer a décrits sous le nom de *cataplexie*, et ajoute que cet état de stupeur
« ne diffère peut-être pas du tout de ce qu'on nomme hypnotisme. Le fait de la
conscience des choses qui se passent autour de nous n'est pas une preuve contre
l'hypnotisme, car elle peut exister aussi dans certains cas d'hypnotisme. »

Nous nous rangeons volontiers à l'avis de cet auteur, car il n'est pas douteux
que la léthargie lucide, comprise dans le sens que nous avons indiqué dans
notre définition, se produise à la suite de l'hypnotisation. M. Ch. Richet en
a observé plusieurs exemples, enfin M. Dumont-Pallier en a rapporté un cas très-
probant en ce sens que la léthargie lucide se produisit avec tous ses caractères
chez une grande hypnotique de son service. Toutefois les phénomènes neuro-
musculaires existaient conjointement avec les autres (Soc. de biol., 5 juin 1885).
Nous verrons ultérieurement que la léthargie lucide présente un très-grand
intérêt au point de vue médico-légal.

B. *État de charme ou de fascination.* A côté de la léthargie lucide et
ayant comme elle pour caractéristique le *souvenir au réveil* nous placerons
l'*état de charme* et la *fascination*, dont certains auteurs ont voulu faire deux
états différents. Nous les englob008erons d'abord dans une même définition, quitte
à montrer ensuite les légères différences qui pourraient légitimer leur séparation.

De même que pour les autres états constitutifs du petit hypnotisme, la
léthargie lucide en particulier, leur description n'est pas chose aisée. La difficulté naît surtout de ce qu'une même cause peut indifféremment les produire
tous les trois : émotion vive, procédé brusque d'hypnotisation chez un individu
hypnotisé ou non pour la première fois. En outre, les auteurs qui les ont
décrits ne donnent pas toujours au même état la même dénomination. Sans
discuter davantage, nous définirons immédiatement le charme et la fascination :
un même état que l'on peut produire par des manœuvres hypnogènes, caractérisé par la conservation des mouvements (ce qui le différencie de la léthargie
lucide), par l'*impossibilité morale dans laquelle se trouve le sujet de résister
à certaines suggestions*, et, comme devant, par la persistance au réveil du
souvenir de ce qui s'est passé pendant la durée de l'hypnose.

M. Brémand a donné une bonne description de la fascination qu'il croit être
le premier à décrire, alors qu'on en trouve la description dans les ouvrages

parus bien avant celui de Braid, par exemple. Il la considère en outre comme un état parfaitement tranché. Nous ne partageons pas davantage cette dernière opinion, car nous allons voir, par la description même de cet auteur, que la fascination n'est qu'un état de début, prémonitoire, intermédiaire, de plus, entre la catalepsie et le somnambulisme.

Le procédé dont se sert M. Brémand pour l'obtenir consiste à regarder brusquement le sujet. Il réalise ainsi le phénomène de la *prise du regard*, connu bien longtemps avant ses expériences.

« *En ce faisant*, dit-il, l'effet est foudroyant; la figure s'est injectée, l'œil est grand ouvert, les pupilles dilatées..., le pouls de 70 est passé à 120; le regard du sujet est dorénavant fixé sur mes yeux. Je recule, M. Z... me fuit, sa démarche est singulière, la tête est projetée en avant, les épaules relevées, les bras pendants le long du corps..., sa figure a pris une apparence particulière; toute expression a disparu, les yeux sont fixes, les traits tirés, pas une fibre ne remue, pas une parole ne sort de ses lèvres immobiles, le masque est pétrifié. Il semble qu'il ne reste plus dans ce cerveau qu'une idée fixe, ne point quitter le point lumineux de mon œil.

« Parlez-lui, il ne vous répondra pas; insultez-le, pas une fibre de son visage ne tressaillera; frappez-le, il ne sentira pas la douleur, l'analgésie est évidente...; et pourtant M. Z... a conscience de son état; il a entendu tout ce qui s'est dit, et, revenu à l'état normal, il rendra compte de tout ce qu'il aura éprouvé. Pour le faire sortir de cet état de fascination, un souffle sur l'œil va suffire. »

Nous devons ajouter que « chaque mouvement doit être sollicité; le sujet ne suit pas une idée qu'il élabore, il exécute machinalement, automatiquement, le geste qu'on lui suggère, et resterait inerte au milieu de l'accomplissement d'un acte, si une volonté étrangère à la sienne n'en sollicitait la réalisation complète. »

En résumé, aptitude remarquable à l'imitation de tous les actes de l'hypnotiseur, tendance exagérée aux contractures qui se généralisent facilement, possibilité de suggérer, surtout par les gestes, des hallucinations : telles sont, avec le souvenir au réveil, les caractéristiques de l'état de fascination.

L'*état de charme* présente plus que des analogies avec le précédent. Là encore, le sujet est, pour ainsi dire, rivé à son hypnotiseur; il le suit comme un chien fidèle, repoussant avec une vigueur peu commune, qu'il puise dans l'exaltation inouïe de ses forces, les personnes qui voudraient le retenir, l'empêcher de suivre celui qui l'a endormi. Toutefois, le phénomène de la prise du regard n'est plus indispensable, car le sujet peut avoir été hypnotisé autrement que par la fixation. L'automatisme, tout en restant aussi complet, est plus étendu, en ce sens que la personnalité de l'individu peut jouer un certain rôle dans l'accomplissement d'actes commandés qui pourront être plus complexes que ceux que nous avons précédemment étudiés.

En un mot, si nous voulions établir un rapprochement entre ces deux états connexes et si mal catégorisés, avec ceux bien définis de la série hypnotique franche, nous dirions que la fascination est à la catalepsie ce que le charme est au somnambulisme, en ajoutant qu'ils participent à la fois de l'un et de l'autre et que, à l'inverse de ce qui existe dans ces deux états francs, le souvenir est persistant au réveil.

A côté de l'état de charme et de la fascination, il existe encore d'autres états intermédiaires caractérisés par la perte du souvenir au réveil, à l'instar de ce qui se passe dans le grand hypnotisme. Pendant ces états — et nous avons particulièrement en vue ceux qui se rapprochent le plus du somnambulisme — le sujet est capable de recevoir et d'exécuter des suggestions parfois fort compliquées. Toutefois, nous n'avons jamais pu, dans ces cas, obtenir les effets que nous notions journellement dans les états francs. L'hypnotisé reste apathique, répond mal aux questions qui lui sont posées, et ce n'est que bien rarement qu'il peut être assimilé au véritable somnambule, à celui qui présente les contractures caractéristiques que nous avons décrites.

Nous n'irons pas plus loin dans l'étude de ces états si mal définis et si mal classés, vu l'absence de caractères somatiques indispensables dans l'espèce pour déjouer la simulation. A chaque instant nous sentons le terrain s'effondrer sous nos pas. Nous ne pouvions cependant pas nous dispenser, sinon de les décrire, tout au moins d'affirmer leur existence et d'établir les liens qui les rattachent au grand hypnotisme, le seul scientifique, quelque opinion du reste qu'on puisse avoir sur leur nature et sur la place qu'ils méritent d'occuper dans la série.

Applications de l'hypnotisme à la thérapeutique. On a fait grand bruit, dans le courant de ces trois dernières années, des bénéfices que l'on pouvait tirer de l'hypnotisme appliqué au traitement des maladies. Il semble même, qu'on ait découvert une chose tellement nouvelle, que les prédécesseurs de Braid, dont ce fut l'unique préoccupation, paraissent n'avoir jamais existé. Il est né de ce fait une agitation toute factice, et nous craignons bien qu'à ce point de vue l'hypnotisme ne soit obligé de descendre d'ici peu et à nouveau du piédestal qu'ont voulu lui élever des admirateurs trop enthousiastes.

Notre opinion à ce sujet ne sera pas longue à formuler. L'hypnotisme n'agissant, ainsi que nous pensons l'avoir établi, que sur les névropathes, pour ne pas dire les hystériques, les manœuvres ne devront être employées comme moyen thérapeutique que pour la cure des accidents relevant de cet état pathologique. Nous en tirerons immédiatement la conséquence sur laquelle nous nous étendrons bientôt plus longuement, qu'il est médicalement interdit, sous peine de voir se développer une foule d'accidents beaucoup plus graves que ceux qu'on entreprendrait de guérir, d'hypnotiser les sujets ne présentant pas les symptômes de l'hystérie confirmée.

Cette proposition, que nous tirons de la pratique de notre maître M. le professeur Charcot, pourra peut-être sembler exagérée à ceux qui ne connaissent de l'hypnotisme que ce qu'ils en ont pu lire dans des livres plus ou moins médicaux, qui n'ont jamais expérimenté eux-mêmes ou qui, ayant expérimenté et ne possédant antérieurement aucune connaissance médicale, ne sont pas aptes à discerner pathologiquement le bien du mal.

Aussi ne parlerons-nous en aucune façon des premières périodes du magnétisme, de Mesmer, de Puységur, de Faria, et cela pour plusieurs raisons, dont la principale est qu'il nous paraît parfaitement démontré, quoi qu'on en ait pu dire récemment encore, que cet agent ne peut avoir aucune influence sur des maladies organiques ou infectieuses dont on trouve à chaque instant des exemples dans les livres de ces auteurs.

Mais, à côté de ces affections qui guérissent par les seuls efforts de la *natura medicatrix*, aidée par une bonne hygiène, s'en placent d'autres : paralysies, contractures, amaurose, subitement guéries par l'hypnotisation et dont la nature hystérique ne peut être mise en doute par personne. Survenant, comme l'a établi Briquet, aussi soudainement qu'elles disparaîtront, sous l'influence d'une vive émotion morale, elles sont parfaitement justiciables de l'hypnotisme, jouant au suprême degré le rôle de cette émotion qu'il n'est pas toujours en notre pouvoir de provoquer à nouveau.

Les manifestations hystériques justiciables de l'hypnotisme — bien entendu lorsque le sujet est hypnotisable — étant fort variées, il importe de ne pas employer cet agent à tort et à travers. Là où la suggestion échouerait, la léthargie, par exemple, donnera d'excellents résultats. Nous devons donc fournir quelques indications basées, du reste, sur l'expérience. Occupons-nous d'abord de l'attaque.

Le procédé que tous les auteurs ont employé consiste, d'une façon générale, à plonger le sujet en *imminence d'attaque* dans un état hypnotique calme, léthargie ou somnambulisme, et à l'y laisser pendant un laps de temps suffisant pour qu'au réveil toute disposition à l'accès ait complétement disparu. Il ne faut pas oublier, en effet, qu'on a tout intérêt à éviter une attaque qui, outre les violences qui la constituent et l'épuisement nerveux consécutif, favorise singulièrement après elle l'apparition de toutes les complications de l'hystérie : contractures, paralysies, etc. L'hypnotisme sera véritablement souverain chez certains sujets où tous les autres procédés auront échoué ou n'auront agi que difficilement ou incomplétement. Toutefois il est nécessaire de s'y prendre à temps, aussitôt l'apparition des phénomènes prodromiques, car, plus l'attaque est proche, plus le sommeil est difficile à obtenir, même chez les sujets très-faciles à hypnotiser d'habitude.

L'hypnotisation employée de cette façon ne s'adresse directement qu'à l'accès imminent, et l'annihile lorsqu'on obtient le sommeil. Mais peut-on, à l'aide de l'hypnotisme, agir de telle façon que les accès ultérieurs ne se montrent plus? Nous ne voudrions pas être trop affirmatifs, mais une pratique déjà longue nous permet de dire que, chez bon nombre d'hystériques de la Salpêtrière, ce mode de traitement nous a semblé avoir singulièrement éloigné les accès les uns des autres lorsqu'il ne les faisait pas disparaître presque complétement. On comprend que, pour obtenir un pareil résultat, les hypnotisations doivent être méthodiquement conduites par des personnes expérimentées, mettant beaucoup plus souvent en œuvre la léthargie que le somnambulisme et les diverses suggestions plus ou moins troublantes qu'il permet de réaliser.

L'hypnotisme a également une action fort nette sur les complications de l'hystérie. A côté des accidents convulsifs nous placerons les *contractures* qui suivent si souvent l'attaque, et qu'il est toujours bon de faire disparaître le plus rapidement possible dans la crainte qu'elles ne s'établissent à demeure. Ici, la mise en action de l'hyperexcitabilité musculaire, le sujet étant en léthargie, nous sera d'un précieux secours. Mais la malaxation des antagonistes n'est pas toujours chose simple; il est difficile de détruire de cette façon des contractures de la langue et de guérir, par exemple, l'affection connue sous le nom de coxalgie hystérique, dans laquelle la contracture joue un rôle aussi prédominant que complexe. Dans ces cas, le somnambulisme et les suggestions devront être employés; de même, dans les paralysies hystériques flasques ou accompagnées de contracture. On voit souvent des malades paraplégiques, par exemple, qui marchaient fort bien par suggestion pendant le somnambulisme, devenir à nouveau paralysés après le réveil. Il ne faut pas pour cela se décourager; on devra répéter les hypnotisations, les prolonger, et bien souvent le succès viendra couronner de semblables efforts.

Étant donné le mécanisme qui préside si fréquemment à l'apparition et à la disparition de ces véritables paralysies psychiques, il était rationnel d'espérer que la suggestion hypnotique pourrait prendre une place honorable dans le traitement de l'*aliénation mentale*. C'est ce qu'avait pensé Braid, et les rapports qu'il croyait exister entre la phrénologie et l'hypnotisme avaient certainement dû le conduire à essayer d'une semblable méthode dans de pareils cas. Mais, pour que la suggestion puisse agir, il faut naturellement que le malade dorme, et bien peu d'aliénés, ainsi que Braid lui-même le remarque, sont hypnotisables. Des recherches récentes ont établi que les seules vésanies auxquelles ce mode de traitement peut fructueusement s'appliquer sont d'origine hystérique, confirmant ainsi la loi que nous avons posée, qu'en dehors de l'hystérie il est bien difficile d'obtenir l'hypnose. « Il semble, a dit M. P. Garnier, jusqu'à présent du moins, que parmi les aliénés les seuls hypnotisables sont les hystériques. »

Il nous reste maintenant à parler d'une dernière méthode employée en médecine magnétique, qui consiste à se servir de l'insensibilité complète accompagnant les divers états hypnotiques, pour effectuer chez les sujets endormis des opérations douloureuses, chirurgicales et autres. Avant la découverte de l'anesthésie chloroformique par Morton et Jackson (1847), les malades étaient pour ainsi dire disséqués vivants; le chirurgien devait opérer avec une très-grande rapidité, ce qui n'était pas toujours favorable. On comprend donc avec quel enthousiasme dut être accueillie une méthode qui permettait d'opérer sans douleur, et l'on put croire un instant que, désormais, l'hypnotisation devait être méthodiquement tentée avant chaque opération.

Le 12 avril 1829, alors que le magnétisme faisait à nouveau l'objet des discussions passionnées de l'Académie de médecine, J. Cloquet ne craignit pas d'opérer d'un cancer du sein une dame de soixante-quatre ans, plongée dans le somnambulisme par son médecin ordinaire, le docteur Chapelain. L'opération dura de dix à douze minutes, car il fallut disséquer les ganglions axillaires envahis par le néoplasme. Les pansements qui suivirent furent faits pendant dix-neuf à vingt jours à l'aide du somnambulisme.

Cloquet eut peu d'imitateurs. Toutefois, pendant les années 1842-1847, nous enregistrons tant en Angleterre qu'en France plusieurs grandes opérations, dont l'une fut faite par notre ancien maître de Poitiers, le docteur Guérineau.

Un seul homme mit véritablement et complétement à profit l'insensibilité hypnotique. Il se nommait Esdaile et remplissait les fonctions de chirurgien civil au service de la Compagnie des Indes anglaises. Nous dirons cependant qu'il fut admirablement servi par les circonstances, car il se trouvait placé au milieu d'une population extrêmement sensible aux manœuvres hypnotiques. Encouragé par ses premiers essais, adepte convaincu des théories de Braid, il fonda à Calcutta, grâce à l'appui des autorités qu'il avait rendues témoins des bienfaits de sa méthode, un *Mesmeric Hospital* où les malades ne tardèrent pas à affluer. Il en organisa les services d'une façon particulière : chaque malade était pourvu à son entrée d'un magnétiseur ; au bout de quelques séances, l'hypnose était assez profonde pour que l'anesthésie fût complète. En janvier 1846, Esdaile donnait le compte rendu de 75 opérations effectuées ainsi sans douleur. Vu la fréquence, dans le pays de l'éléphantiasis du scrotum, plusieurs des tumeurs qu'il avait enlevées ne pesaient pas moins de 100 livres! Quelque temps après, le nombre des cas s'élevait à 102. C'est alors qu'il fit nommer une commission qui consacra définitivement la fondation de son Mesmeric Hospital.

Pendant combien de temps cet établissement fonctionna-t il? Nous l'ignorons. Il est certain, toutefois, qu'en 1852 Esdaile publiait une nouvelle statistique portant à 300 le nombre des opérations qu'il avait pratiquées grâce à l'anesthésie hypnotique.

Cette anesthésie a également enregistré quelques succès dans la pratique des accouchements. Un magnétiseur célèbre, Lafontaine, intervint deux fois en pareils cas : l'accouchement se fit sans douleur; tout récemment enfin le docteur Pritzl (*Wien. med. Woch.*, 7 novembre 1885) obtint un excellent résultat en se servant de l'hypnose chez une primipare. Les douleurs étaient très-vives depuis vingt-quatre heures, le col dilaté et rigide; on songea alors à recourir à l'hypnotisme. Les contractions revinrent plus régulières et plus énergiques, la dilatation se compléta rapidement; la période d'expulsion ne dura que quelques minutes et se termina par la naissance d'une fille très-vivace. Le sommeil avait duré cinq quarts d'heure. Au réveil, la malade ne pouvait croire qu'elle était accouchée et déclarait n'avoir éprouvé aucune sensation douloureuse. Ajoutons qu'elle avait été hypnotisée antérieurement à plusieurs reprises, à dater du septième mois de la grossesse. Toutefois il ne faudrait pas, croyons-nous, se faire de trop grandes illusions au point de vue des services que peut rendre l'hypnotisme pendant l'accouchement. En effet, dans plusieurs cas rapportés par MM. Féré et Budin (Porak. Thèse Léonard, 1886), Dumont-Pallier (Soc. de biol., 26 février 1887), c'est à peine si l'hypnose triompha des petites douleurs. Il résulte du reste de ces observations (Auvard et Secheyron) que le sommeil est difficile à obtenir lorsque le travail est commencé; nous savons déjà qu'il en est de même au début de l'attaque hystérique.

Nous nous arrêtons là dans cet exposé de la médecine magnétique ou mieux des bienfaits de l'hypnotisme, nous résumant ainsi qu'il suit : l'hypnotisme ne doit jamais être employé en dehors d'un but curatif; dans tous les cas, sa mise en œuvre doit être réservée aux hystériques, chez lesquels seuls il est susceptible de produire des effets véritablement indiscutables. Et encore l'hystérie du sujet devra-t-elle être confirmée, car, si l'hypnotisme est un des agents thérapeutiques les plus précieux de l'hystérie, il n'en est pas moins aussi un des meilleurs révélateurs, et il vaut mieux vivre en paix avec des névralgies passagères que de risquer l'apparition de phénomènes convulsifs, sans compter les complications qui les accompagnent et que des hypnotisations ultérieures n'auront pas toujours le pouvoir de faire disparaître.

Dangers de l'hypnotisme. Aujourd'hui que l'hypnotisme a pénétré partout, que les représentations des magnétiseurs font salle comble, il nous a paru intéressant de montrer qu'à côté des bienfaits il existait des dangers. L'hypnotisme est un agent perturbateur à un haut degré du système nerveux; à ce titre, il ne doit être manié que par des médecins autorisés et toujours avec la plus extrême prudence. Mis en œuvre d'une façon inconsidérée, c'est, avons-nous dit, le meilleur révélateur de tous les accidents hystériques, les plus graves y compris. Évidemment, nous ne le croyons pas capable de créer l'hystérie de toutes pièces chez un individu qui en a été jusqu'alors indemne. Cette névrose, comme toutes les affections nerveuses, est une affection relevant de la grande famille neuro-pathologique, et sa filiation héréditaire est depuis longtemps établie, mais sa révélation reste subordonnée à certaines causes, à certains agents, parmi lesquels l'hypnotisme tient une place de premier ordre.

De plus, si l'on s'étonnait du nombre considérable d'hystériques que l'hypnotisme a révélés, il suffirait de réfléchir à ce fait que ce ne sont pas les premiers venus qui accourent se faire hypnotiser ou sur lesquels certains personnages tentent les manœuvres hypnotiques. Ceux qui réclament l'hypnotisation, de même que les sujets choisis par les magnétiseurs au milieu des individus accourus à leurs représentations, sont des nerveux, des malades dans la plus large acception du mot qui, poussés par un besoin ou une curiosité malsaine, viennent chercher là, bien plus que la guérison de maux qui n'existent pas encore, des émotions que réclame à ses risques et périls leur constitution pathologique.

Ces accidents nerveux se trouvent déjà très-expressément notés dans le rapport de Bailly (1774) qui, parlant de la *salle des crises* et du baquet de Mesmer, dit très-justement, après avoir décrit les attaques d'hystérie qu'il y avait observées : « Ces maladies de nerfs, lorsqu'elles sont naturelles, font le désespoir des médecins; ce n'est pas à l'art de les produire. » Les commissaires du roi avaient en outre noté les phénomènes de contagion nerveuse, car ils ajoutent en forme de conclusion : « Que le spectacle de ces crises est également dangereux à cause de cette imitation dont la nature semble nous avoir fait une loi, et que, par conséquent, tout traitement public où les moyens de magnétisme sont employés ne peut avoir à la longue que des effets funestes. » Nous ne dirions pas mieux aujourd'hui.

On trouve un grand nombre d'exemples de cet ordre dans Puységur, du Potet, Charpignon, de même que dans les auteurs les plus récents : Ch. Richet, Ladame, etc. L'un de nous en a publié trois cas des plus nets, survenus dans une même famille à la suite des manœuvres du spiritisme (*Progrès médical,* 24 janvier et 28 février 1885).

Enfin ces cas se sont tellement multipliés dans certains pays à la suite des prouesses des magnétiseurs de théâtre, que l'autorité a dû intervenir pour faire cesser ces spectacles répugnants et attentatoires à la santé publique. On peut même dire que désormais c'est uniquement en France que sont tolérées, on ne sait trop pourquoi du reste, ces dangereuses exhibitions.

L'hypnotisme dans la perpétration des crimes et délits. Il s'est fait pendant ces trois dernières années grand bruit autour de l'hypnotisme considéré comme agent de perpétration d'actes criminels ou délictueux. Il a même semblé à certains auteurs qui se sont singulièrement exagéré les choses que la question était seulement née d'hier, alors qu'on en trouve des traces très-substantielles dans les ouvrages parus depuis Puységur. M. Liégeois en particulier, professeur à la Faculté de droit de Nancy, n'a-t-il pas écrit : « Il est difficile de voir quelles conventions, quels contrats, quels actes échapperaient absolument à l'action de la suggestion hypnotique » ? Pour cet auteur, on pourrait donc, à l'aide de la suggestion, faire commettre au sujet les actes les plus répréhensibles, les crimes les plus abominables.

La question pour être traitée d'une façon générale doit être subdivisée. Il faut, dans une première classe, considérer les attentats dont les hypnotisés peuvent être victimes eux-mêmes de la part du magnétiseur pendant le sommeil; d'autre part, les crimes ou délits commis par l'hypnotisé sous l'influence de la suggestion.

En étudiant minutieusement les différents attentats commis sur la personne des individus endormis, Gilles de la Tourette (*Soc. de méd. légale*, 2 août 1886) a pu établir que le viol était à peu près, sinon le seul crime pour lequel les tribunaux avaient eu à intervenir. Les violées étaient de plus des hystériques convulsives, et c'est pendant l'état léthargique que le crime avait été presque, sinon toujours, consommé. La suggestion n'avait donc eu nullement à intervenir dans ces circonstances, bien au contraire.

Quant aux crimes suggérés aux somnambules et dont l'accomplissement doit avoir lieu soit dans le sommeil, soit après le réveil, il est incontestable qu'on ne saurait en nier la possibilité. Mais du possible au réel il y a loin, dans l'espèce tout au moins. Jusqu'ici en effet la littérature hypnotique, si riche pourtant en faits de tous genres, ne renferme aucun cas de crime ordonné et accompli dans de telles conditions. Cela, à la vérité, ne veut pas absolument dire qu'il n'en a jamais existé, mais cependant il est curieux de voir que plusieurs criminels aient été condamnés pour avoir violé des léthargiques, c'est-à-dire des femmes inertes, morte à toute compression extérieure, alors qu'aucun individu n'a été pris à commettre un crime de telle nature que le soupçon de somnambulisme et de suggestion aît pu se faire jour.

Cela nous montre, croyons-nous, qu'en matière d'hypnotisme il y a un abîme entre le *crime de laboratoire*, — qu'on nous passe ce mot — et le crime véritable, dans lequel le poignard et le pistolet ne sont plus imaginaires.

Ce n'est pas cependant que ces crimes ne soient pas réalisables ; il existe, en effet, des somnambules assez obéissants pour assassiner véritablement une tierce personne sur l'ordre de leur hypnotiseur. Mais on se prend alors à se demander quels avantages ce dernier pourrait bien retirer de l'emploi d'un pareil moyen. Le somnambule qui a accepté une suggestion criminelle, et nous ne tenons pas compte des résistances aux suggestions qui sont si nombreuses dans un pareil ordre d'idées, va marcher pour ainsi dire en aveugle vers l'accomplissement de cette suggestion. A heure fixe, tout à coup, une pensée jusqu'alors inconnue de lui germe dans son cerveau et domine toute sa pensée : il doit tuer M. X... Il s'arme d'un poignard et, sans hésitation, l'assassine n'importe où il le trouve. Il ne connaît que l'ordre qui lui a été donné.

Naturellement on l'arrête : car il ne faut pas parler ici de précautions suggérées ou prises par l'hypnotisé lui-même. Il en prendra peut-être, mais lesquelles ? Avant tout, si la suggestion a été acceptée, il faut qu'il poignarde l'individu qu'on lui a désigné, fût-il en pleine rue, entouré de gendarmes ou de soldats. L'exécution est, dans la circonstance, le corollaire obligé de l'acceptation. On ne lui *sert* plus son crime tout préparé, comme dans un laboratoire où tout est convenu d'avance et où l'on cherche, pour l'étude psychologique, à développer chez lui toute la spontanéité dont les hypnotisés sont susceptibles.

Une fois arrêté, on l'interroge. Et que répond-il ? Rien, ou plutôt il cherche bien à se disculper, mais de quelle façon ! Il faut qu'il invente une fable de toutes pièces, et, sans exalter la perspicacité des magistrats, nous croyons qu'il en est bien peu qui s'en laisseront imposer dans de telles circonstances.

Naturellement on commence une enquête : on fouille dans le passé de l'assassin ; on recherche ses relations et, en vertu du vieil axiome *is fecit cui prodest*, celui qui a armé la main du criminel ne tarde pas à être découvert. Et quel assassin ! un névropathe, un hystérique dans l'immense majorité des cas, hypnotisé déjà un grand nombre de fois, car ce n'est pas, comme semble le croire M. Liégeois (p. 54), « en regardant fixement quelqu'un à table, dans un salon, au théâtre, dans un compartiment de chemin de fer, » qu'on lui suggérera de se faire l'exécuteur fidèle des rancunes d'autrui. Ce n'est donc pas de but en blanc que le magnétiseur ourdira son crime; il devra soigneusement prendre ses précautions et s'arranger de telle sorte qu'un fil de sa trame ne soit pas rompu. A la rigueur conçoit-on, dans les très-grandes villes, où tant de crimes indépendants de la suggestion restent impunis, la possibilité de tels actes, et l'impunité pour le suggestionneur. Mais en province, à la campagne, cela nous semble parfaitement impossible. Qu'on nous apporte un cas authentique, nous nous déclarerons ébranlés, mais pas encore convaincus. Ces faits, avons-nous dit, ont pu échapper à l'investigateur. Mais n'a-t-on pas, nous ne saurions trop le répéter, découvert des viols commis sur des léthargiques, c'est-à-dire sur de vrais cadavres?

Peut-être serons-nous moins affirmatifs au point de vue des *délits*, des vols, par exemple, commis sous l'influence de la suggestion, pour le plus grand bénéfice de l'hypnotiseur.

Le thème est le suivant et ne manque pas de séduction : Un individu est absolument le maître du cerveau d'un somnambule, il lui suggère de voler et de lui rapporter le produit de son vol. Étant donné toujours l'oubli de la personne qui a donné la suggestion, si le malheureux voleur est arrêté, il ne saura dire sous quelle influence il a agi.

Cela est vrai *à priori*, mais il faut pourtant bien qu'il sache à qui il doit rapporter le produit de son larcin, puisqu'il vole pour le compte d'autrui; et alors il ne faut plus parler d'oubli au réveil. La suggestion, au contraire, devra intervenir pour faire cesser cette amnésie physiologique et le suggestionneur, par ce fait même, ne tardera pas à être découvert. Il nous semble qu'il existe à chaque pas des impossibilités matérielles que corrobore, du reste, l'absence complète de semblables faits dans la littérature hypnotique.

Mais il est une variété d'attentats pour ainsi dire moraux, que l'on peut commettre à l'aide de la suggestion. Nous voulons parler des confidences, éminemment répréhensibles, que l'on peut obtenir, par exemple, des hypnotisés pendant le sommeil. Faisant allusion à ces faits, M. Liébault nous dit : « J'ai voulu m'assurer encore s'il n'est pas possible de leur surprendre des secrets. Un jour j'affirmai à une jeune fille endormie que j'étais un prêtre, et qu'elle était elle-même une pénitente venue pour se confesser. Cette petite prit son rôle au sérieux et me fit une confession de peccadilles charmantes. Croit-on que l'on ne ferait pas de même avec un de ces somnambules réputés lucides, et qu'il serait difficile de lui extorquer ce qu'il a de plus caché dans le fond de son cœur? D'elles-mêmes, pour ainsi dire, il y a des personnes qui, dans leur sommeil, font des aveux compromettants. »

Il nous a été facile de vérifier expérimentalement l'exactitude de cet ordre de faits, chez des hystériques hypnotisables dont nous traitions les crises par la méthode déjà indiquée. Toutefois, nous insistons encore sur ce point que, même à l'aide des suggestions les plus appropriées, on ne peut obtenir une réponse à toutes les questions. Bien plus, dans certains cas, les sujets, nous pourrions en donner des exemples, afin de couper court à la véritable obsession créée par la suggestion, n'hésitent pas à mentir, et nous en avons observé qui altéraient sciemment des faits qu'il nous était facile de contrôler à leur insu.

Enfin, on sait que pendant le somnambulisme, surtout lorsque les hypnotisations sont fréquemment répétées, il ne tarde pas à naître entre le sujet et le magnétiseur une intimité toute particulière qui peut conduire ce dernier à obtenir de la femme qu'il a endormie des faveurs que celle-ci eût constamment refusées à l'état de veille. Ces relations, dont Bellanger et Azam nous ont rapporté des exemples, doivent être assimilées au viol et punies comme telles.

Nous n'insisterons pas davantage; il suffit d'avoir démontré la possibilité de semblables dangers pour que la conclusion s'en tire d'elle-même.

L'exploitation du magnétisme devant la loi. « Le magnétisme pénètre partout, écrivait le docteur Frappart en 1850, dans le salon, dans l'antichambre, au cabaret, dans la rue, dans la ruelle et jusque dans l'égout. Oh! le mal est plus grand, plus grand, plus grand qu'on ne pense! Déjà on ne pourrait plus l'arrêter; bientôt on ne pourra plus le diriger. Tenez, mes confrères, je vous le dis avec calme, après de longues études, en de bonnes mains le magnétisme est un bienfait; dans de mauvaises, c'est la peste! A vous, aux plus dignes d'entre vous de régulariser cet instrument. »

Nous croyons inutile d'insister pour établir le bien fondé des paroles de Frappart. Il suffit de lire la quatrième page des journaux et les affiches qui couvrent les murs pour constater que l'hypnotisme est devenu matière à charlatanismes de toutes sortes. Recherchons donc quelles ressources nous fournissent la loi et la jurisprudence pour nous permettre d'obtenir cette régularisation que Frappart appelait de tous ses vœux.

Rappelons qu'en 1784 le lieutenant de police dut intervenir à diverses reprises pour faire cesser les scandales des magnétiseurs; toutefois, à cette époque, il n'existait aucune juridiction réglementant l'exercice du magnétisme.

Le 11 novembre 1825, l'Académie de médecine, sollicitée par une lettre de Foissac, chargeait une commission de lui faire un rapport sur la question de savoir s'il convenait que l'Académie s'occupât du magnétisme animal. Husson, qui en fut le rapporteur, conclut à l'affirmative, et le factum qu'il rédigea renfermait des considérations fort intéressantes en ce qui concerne l'exercice du magnétisme. « N'est-il pas déplorable, disait-il à ses collègues, que le magnétisme s'exerce, se pratique pour ainsi dire sous vos yeux par des gens tout à fait étrangers à la médecine, par des femmes qu'on promène clandestinement dans Paris, par des individus qui semblent faire mystère de leur existence? » On voit que les cabinets somnambuliques ne datent pas d'aujourd'hui. Puis il rappelait que, dans les pays du Nord, son usage avait été réglementé. En 1825, l'empereur Alexandre avait rendu un ukase interdisant sa mise en œuvre à toute personne n'appartenant pas à l'art de guérir, et déjà en 1817 les rois de Prusse et de Danemark avaient adopté des mesures analogues.

Mais l'Académie ne voulut même pas discuter le rapport de Husson; à plus forte raison ne sanctionna-t-elle rien. Bien au contraire, l'opinion générale qui se dégagea de ces débats, et surtout de ceux qui eurent lieu onze ans plus tard (1837), fut que tout était vain dans les phénomènes annoncés par les magnétiseurs. Cette opinion, émanée du corps scientifique qui paraissait le plus apte à éclairer la justice sur la réalité du magnétisme, entravait singulièrement sa réglementation. Elle permettait d'écarter le délit d'exercice illégal de la médecine et de renvoyer les coupables absous « comme n'ayant pu exercer un art qui n'existait pas. » Il est vrai, fort heureusement, qu'il y avait dans le Code des articles relatifs à l'escroquerie et à la divination.

Le terme *magnétisme* n'étant pas inscrit dans la loi, la jurisprudence devait donc également difficilement se fixer.

A ce sujet nous devons exposer, dans leurs lignes générales, les principaux jugements qui sont intervenus dans la matière et donner surtout l'opinion des juristes actuels sur le sujet. Nous essayerons d'en dégager une conclusion qui, de fait, n'existe pas encore, car, pas plus aujourd'hui qu'en 1837, nous n'avons en France, reposant sur des bases fermes, une réglementation de l'hypnotisme.

Plusieurs points sont à envisager : 1° Le somnambule qui donne des consultations aux malades commet-il le délit d'exercice illégal de la médecine?

Cette opinion est admise aujourd'hui sans conteste par les auteurs qui se sont occupés de jurisprudence médicale et particulièrement par MM. Dubrac et Denis-Weil.

« ..... L'individu qui, en état de somnambulisme, donne des consultations, dit ce dernier, tombe-t-il sous le coup de la loi? On ne saurait en douter. Il pratique l'art de guérir. Toute la différence entre son cas et celui des individus qui agissent à l'état de veille, c'est que ces derniers parlent au nom de leur prétendue expérience ou de leurs prétendues connaissances acquises, tandis que le somnambule se fonde sur le don de seconde vue dont il est doué, mais, que les uns s'inspirent des moyens humains, que les autres appellent à leur aide des moyens surnaturels, les uns comme les autres l'exercent illégalement » (solution implicite, Lyon, 23 juin 1859, etc., etc.).

On devra donc appliquer l'article 35 de la loi de ventôse an XI.

Soulevant une exception, on a dit que, lorsque les somnambules ne prescrivaient ou ne délivraient pas de médicaments, le délit (ou mieux la contravention) n'était pas constitué. Mais la jurisprudence a encore décidé « qu'il y a infraction, quel que soit le mode de traitement prescrit par l'empirique ».

2° La jurisprudence a également établi que le *magnétiseur* violait aussi l'article 35 de la loi de ventôse, et elle le condamne aux mêmes peines que le somnambule, comme coauteur du délit d'exercice illégal de la médecine. On devra en outre, suivant les circonstances, lui appliquer les dispositions contenues dans l'articles 36 relatives au port illégal du titre de docteur ou d'officier de santé avec ou sans récidive.

3° Il arrive assez souvent que, pour échapper aux rigueurs de la loi ou pour se donner un prestige destiné à rendre la recette plus fructueuse, certains somnambules remplacent le magnétiseur par un médecin qui leur rend le même office. Dans ce cas particulier, le somnambule doit être également condamné, et par ce fait même le médecin est lui aussi condamnable comme coauteur du délit, au même titre que le magnétiseur, car, comme le dit un arrêt de rejet du 7 janvier 1876, « le diplôme ne donne à l'officier de santé que le droit d'exercer par lui-même, d'après son propre examen et contrôle. »

4° Enfin il ne faudrait pas croire que seuls sont condamnables les magnétiseurs qui hypnotisent dans un but de lucre les individus qui viennent réclamer leurs soins. L'hypnotisme, nous le rappelons, est un véritable agent médicamenteux qui doit être manié avec prudence et dont l'action porte sur le système nerveux qu'il est si facile de déséquilibrer lorsqu'on agit sans données médicales. Nous avons toute liberté de l'appliquer pour le plus grand bien des malades, dans des circonstances que peut seule limiter notre libre appréciation, mais c'est justement parce que cette appréciation doit être éclairée que nous avons conclu, eu égard aux accidents provoqués par ces manœuvres maladroites et intempestives, que la pratique de l'hypnotisme devait être réservée aux seuls médecins. Dans le cas contraire, l'infraction à la loi de ventôse existe, sans préjudice, bien entendu, des dommages et intérêts que le patient peut réclamer en cas d'accidents occasionnés par ces manœuvres, en vertu de l'article 1382 du Code civil.

Les magnétiseurs philanthropes, étant aussi nuisibles que ceux qui tirent bénéfice des pratiques magnétiques, sont donc condamnables, et les tribunaux, du reste, à plusieurs reprises, ne les ont pas épargnés.

C'est ainsi, en particulier, qu'en a jugé la Cour d'Aix, le 19 mai 1874 (D. P. 75, 2, 94), en établissant « qu'il y a exercice illégal de la médécine de la part de l'individu qui traite les malades au moyen du magnétisme... alors même que le traitement serait gratuit. »

Nous serions trop heureux, si ce jugement pouvait inspirer une crainte salutaire à ceux qui, avec la meilleure bonne foi, d'ailleurs, cherchent à hypnotiser, à tous propos, les personnes qui les entourent.

Les précédentes considérations ont trait uniquement au délit d'exercice illégal de la médecine. Mais les somnambules ne se contentent pas de donner des consultations : grâce à la double vue et à la lucidité dont elles jouissent (à ce que disent leurs prospectus), elles prédisent l'avenir, lisent dans la main, parlent, en un mot, de tout et sur tout avec la même désinvolture. La jurisprudence a encore établi que ces dernières opérations sont visées par les articles 479 et 480 du Code pénal, et enfin qu'elles peuvent entraîner l'application de l'article 405, constitutif du délit d'escroquerie, portant avec lui des peines relativement sévères.

L'expertise médico-légale en matière d'hypnotisme. La question peut se résumer en ces termes : Comment doit-on mener une enquête médico-légale dans les cas où l'hypnotisme semble avoir été mis en œuvre dans la perpétration d'un délit ou d'un crime? Nous éliminons, bien entendu, tous les cas étudiés dans les précédents paragraphes : là, tout est clair, personne ne songe à nier que le magnétisme ait été employé, et la seule difficulté dans laquelle pourrait se trouver l'expert serait de déterminer, avec toute la précision désirable, la part exacte de cet agent dans la production des troubles nerveux incriminés. La question change donc complétement de face et le seul lien qui réunisse désormais les cas divers que nous avons à considérer n'est autre que la difficulté dans laquelle on se trouvera bien souvent, à savoir si véritablement l'hypnotisme est intervenu. La chose est d'autant plus grave que ce sera presque toujours pour des faits qualifiés crimes que la justice informera.

Évidemment, sans vouloir conseiller les magistrats instructeurs, nous dirons que leurs investigations devront se porter, dès le début de l'enquête, du côté des individus dont la profession touche de près ou de loin à l'art de guérir. Si le crime supposé a été commis dans une petite ville ou localité, en l'absence d'autres indices, on pourra rechercher quelles sont les personnes qui s'occupent de magnétisme; la notoriété du reste, le plus souvent, ne leur fera pas défaut. Comme nous désirons, pour tracer les règles de cette enquête, nous appuyer sur des faits réels, qui ont eu leur dénouement devant les tribunaux, nous éliminons les *crimes dits par suggestion*, dans lesquels un somnambule se fait à son réveil l'exécuteur des vengeances de son magnétiseur, crimes avec lesquels on a tant agité l'attention publique. Nous n'en connaissons pas un seul exemple, pour les diverses raisons que nous avons données, dont la meilleure, avonsnous dit, est encore que cette façon de procéder ne saurait assurer aucune sécurité à son instigateur.

Le véritable crime inhérent à l'hypnotisme est le *viol*. C'est le viol et l'attentat à la pudeur qui, depuis la visite du lieutenant de police Lenoir au magnétiseur Deslon, en 1784, ont toujours attiré l'attention de la justice. C'est eux seuls que nous considérerons.

1° Le viol peut être perpétré pendant la *léthargie hypnotique*. Dans cet état la femme est une pâte molle, inconsciente, à la merci complète du magnétiseur. Gilles de la Tourette a pu en rapporter six cas, commis pendant la léthargie, y compris celui de M. Brouardel, dont le rapport magistral, fait à une époque (1878) où ces questions n'étaient encore qu'à l'état d'ébauche, peut servir de modèle pour une enquête médico-légale de ce genre. Tous les cas où les antécédents pathologiques furent notés se rapportent à des femmes *hystériques*. L'enquête permit en outre d'établir que quatre d'entre elles étaient *vierges* au moment du crime, et que ce fut une *grossesse inexplicable* qui, ultérieurement, éveilla leurs soupçons et ceux de leur famille. Plusieurs se souvinrent également qu'à une époque déterminée elles avaient ressenti aux parties génitales une douleur qu'elles ne savaient à quelle cause attribuer et dont, pour une raison ou pour une autre, elles ne songèrent pas à se plaindre à ce moment. Ces derniers éléments d'appréciation disparaissent évidemment chez les femmes déjà déflorées au moment du viol et qui ont pu concevoir par l'œuvre d'un second personnage dans l'intervalle des attentats, si ceux-ci ont été répétés. La dénonciation peut donc en devenir moins fréquente.

Après avoir examiné l'état physique de la plaignante, et constaté le plus souvent qu'elle est hystérique, l'expert devra rechercher immédiatement si elle est hypnotisable et si facilement on peut obtenir chez elle un état d'insensibilité complète avec résolution musculaire, la léthargie vraie, en un mot. Cette épreuve est de première importance au point de vue de la simulation à laquelle il faut toujours songer, et le sujet averti ne peut refuser de s'y soumettre. Il ne faudra jamais manquer aussi de rechercher les contractures spéciales à cet état.

Ces contractures peuvent néanmoins manquer, dans ce que nous avons appelé, avec M. Charcot, le *petit hypnotisme*, mais il est bien rare aussi que dans cet état la léthargie vraie soit obtenue. Il existe plutôt la *léthargie lucide*, que nous avons décrite, dont le caractère est la persistance au réveil du souvenir de ce qui s'est passé pendant le sommeil. Dans ce cas, il faudra se montrer de plus en plus circonspect et, bien que néanmoins il soit indéniable que le viol puisse s'y accomplir (cas de Ladame), les conclusions du rapport devront forcément, nous devrions dire volontiers, se ressentir de ces hésitations. En outre, il faudra toujours tenir compte du temps qui s'est écoulé entre la perpétration du crime supposé et l'examen actuel de la plaignante : il pourrait s'être produit chez elle des modifications physiques capables d'induire en erreur.

Ces diverses questions se présentent encore avec beaucoup de *desiderata* : aussi ne saurait-on s'entourer de trop de précautions. Nous avons aujourd'hui en notre possession quelques signes *qui ne peuvent être simulés;* ne craignons pas de nous en servir pour la recherche de la vérité.

2° Le viol peut être perpétré pendant l'*état somnambulique*. A ce propos nous ne dirons rien de la catalepsie, car cet état doit être, au point de vue médico-légal, rapporté, d'une part, à la léthargie, lorsque l'intelligence sommeille presque complètement, ainsi que cela existe chez un grand nombre de sujets; de l'autre, au somnambulisme, lorsque la cataleptique est suggestible.

Dans le somnambulisme, le viol présente deux modalités différentes : il s'accompagne ou non de violences. Dans un cas resté jusqu'à présent unique, celui de Dyce, une somnambule, qualifiée du reste de spontanée, fut violée dans des circonstances toutes particulières. Deux misérables, introduits dans sa chambre par un complice, la bâillonnèrent et, malgré sa résistance acharnée, la violèrent pendant un de ses accès.

L'observation de Dyce ne brille pas par les détails, et le somnambulisme, avons-nous dit, y est qualifié de spontané. Toutefois la scène pourrait se reproduire identiquement dans le somnambulisme hypnotique.

Mais, si nous ne connaissons pas de cas appartenant à la première modalité (viol avec violence perpétré pendant le somnambulisme hypnotique), il n'en est pas de même en ce qui regarde la seconde, et certainement tous n'ont pas été publiés.

Les choses se passent le plus souvent, avons-nous dit, comme dans le cas rapporté par Bellanger. Le magnétiseur profite de l'intimité qui s'établit entre le sujet et lui, pendant les séances répétées et prolongées de somnambulisme, pour obtenir des faveurs qui lui eussent été certainement refusées pendant la veille. Nous ne reviendrons pas à ce sujet sur l'expertise médicale; il nous faudrait répéter ce que nous avons dit en traitant de la léthargie.

D'ailleurs, la question devient ici beaucoup plus intéressante au point de vue juridique. Dans le cas de Bellanger, l'auteur de l'attentat ne fut pas poursuivi parce qu'il jugea prudent de s'exiler. Mais, s'il l'avait été, n'eût-il pas dit pour sa défense qu'il n'avait nullement violenté sa victime (ce qui était exact au sens strict du mot), et que les rapports avaient été mutuellement consentis?

Sans entrer plus avant dans cette discussion, nous ne pouvons nous empêcher de constater qu'il existe une véritable lacune dans notre Code pénal, en ce qui concerne le sujet que nous traitons. Le paragraphe 3 de l'article 332 vise bien l'attentat à la pudeur avec violence, mais la loi protége-t-elle l'*inconscient?* Faut-il l'assimiler à l'enfant âgé de moins de quinze ans accomplis (§ 2)? Doit-on ranger le coupable « dans la classe de ceux qui ont autorité sur la victime » et prononcer la peine des travaux forcés à perpétuité, comme le veut l'article 333? Tout cela est matière à discussion.

Cette lacune est d'autant plus visible et partant plus regrettable qu'elle n'existe pas dans la majorité des législations étrangères.

Nous croyons donc qu'il serait à souhaiter qu'on apportât aux articles 331, 332, 333, du Code pénal, une disposition additionnelle visant le viol et les attentats à la pudeur commis dans l'hypnotisme et dans les états analogues, c'est-à-dire sur les inconscients. La presque unanimité qui existe à ce sujet dans les législations étrangères est, croyons-nous, un argument sérieux en faveur de notre proposition.

Avant d'en terminer avec ces considérations médico-légales, nous voulons encore aborder un point particulier de l'expertise. Nous avons vu par le cas de Dyce, entièrement assimilable à une observation de somnambulisme hypnotique, que le souvenir de ce qui s'est passé dans un premier somnambulisme peut renaître dans un second, alors que l'oubli existe complétement pendant la veille. Nous supposons donc, car les cas font défaut, qu'une personne qui en a hypnotisé une deuxième, dans un but thérapeutique, par exemple, vienne trouver le procureur de la République et lui déclare que la somnambule lui a révélé qu'elle a été violée par un tiers dans un précédent somnambulisme. La justice informe; on commet un expert.

Celui-ci constate alors, comme devant, que le sujet est hystérique, qu'il est facilement hypnotisable, accessoirement qu'il est défloré, etc. Mais devra-t-il de lui-même, ou à l'instigation du juge d'instruction, en supposant encore que le sujet donne son consentement, provoquer cette période somnambulique dans laquelle la femme donne les notions les plus précises sur l'attentat dont *elle dit* avoir été victime? Nous ne le croyons pas, pour plusieurs raisons d'ordres divers.

Nous ne rappellerons pas que les somnambules peuvent parfaitement mentir; cela nous importe peu, et, à ce propos, nous renvoyons à la symptomatologie que nous avons tracée du somnambulisme. La seule raison que nous ayons en vue, en ce moment, est tirée de l'enseignement de notre maître, M. le professeur Brouardel : Le médecin ne doit jamais jouer le rôle du juge d'instruction; il ne doit pas, par des moyens artificiels, provoquer soit des aveux, soit des accusations. Toutefois, en un seul cas, son silence serait coupable : c'est lorsque, au cours de son examen, il apprend que la justice fait fausse route et qu'on va condamner un innocent.

C'est en appliquant ce principe que, dans un cas, M. Dufay (*Rev. scient.,* 1er déc. 1885, p. 703) se servit avec beaucoup d'à-propos de l'hypnotisation pour faire relaxer une jeune fille qui avait, pendant le somnambulisme, caché des pièces d'argenterie, afin de les mettre en sûreté. Comme à son réveil elle ne se souvenait plus de l'endroit où elle les avait placées, sa maîtresse l'accusa de les avoir dérobées et la fit emprisonner. La malheureuse allait être condamnée, lorsque M. Dufay, médecin de la prison, la reconnut, l'endormit et raviva ainsi chez elle un souvenir qui lui valut, après vérification toutefois, une relaxation immédiate.

Dans un ordre d'idées un peu différent, nous renvoyons aux expériences d'Esdaile qui put, devant le tribunal, au moyen de l'hypnotisation, dévoiler les pratiques des voleurs d'enfants dans l'Inde.

De même, pour l'étude complète de ce point particulier de la question, nous renvoyons également au rapport magistral de M. Motet. On y verra comment cet auteur put, en introduisant l'hypnotisme dans le prétoire, faire réformer un arrêt du tribunal correctionnel et obtenir l'acquittement du prévenu. En réunissant ce rapport à ceux de M. Brouardel — affaire Lévy et affaire C... (simulation) — on possédera tous les éléments de l'expertise médico-légale en pareilles matières.   Paul Richer et Gilles de la Tourette.

HYPOAZOTIQUE (Acide) ou **HYPOAZOTIDE**. *Voy.* Azoteux (*Acide*).

HYPOCHLOREUX (Acide). ClOH. Anhydre, cet acide a pour formule Cl^2O. Pour obtenir cet anhydride, on fait passer un courant de chlore sec sur de l'oxyde mercurique. Condensé dans un vase entouré d'eau froide, il constitue un liquide rouge brun, bouillant à 20 degrés; au-dessus de cette température, il forme une vapeur jaune rougeâtre. L'anhydride hypochloreux ne se conserve que peu d'heures sans décomposition; sa vapeur fait souvent explosion. — L'acide hypochloreux concentré est un liquide jaune foncé, exhalant une forte odeur d'eau de Javelle. Il possède, ainsi que l'anhydride, un puissant pouvoir décolorant exactement double de celui qu'exercerait le chlore qu'il renferme. Ainsi l'anhydride, par exemple, se décompose en chlore et en oxygène :

$$Cl^2O = Cl^2 + O.$$

Cl enlève 2 atomes d'hydrogène aux matières organiques, O en enlève 2 également, en tout 4 atomes d'hydrogène : donc le pouvoir décolorant est double. Deux molécules d'acide hypochloreux ont le même pouvoir décolorant qu'une molécule d'anhydride. On a en effet successivement :

$$ClOH = O + HCl,$$
$$ClOH + HCl = Cl^2 + H^2O :$$

donc Cl^2 et O provenant de $2ClOH$ agissent sur les matières organiques : or Cl^2O fournit précisément la même quantité de chlore et d'oxygène : il en résulte que $2ClOH$ ont un pouvoir égal à Cl^2O.　　　　L. Hn.

HYPOCHLORIQUE (Acide). Cl^2O^4. Ce corps, encore appelé *anhydride hypochlorique, peroxyde de chlore*, s'obtient en faisant agir l'acide sulfurique concentré sur le chlorate de potasse fondu. C'est un gaz jaune foncé, d'une odeur douceâtre et aromatique. Il forme à 20 degrés un liquide rouge orangé. Il se dissout dans l'eau.

L'acide hypochlorique est un corps instable et par cela même fort dangereux ; il détone parfois spontanément avec violence.　　　　L. Hn.

HYPOCHLORITES. § I. **Chimie.** Nom générique des sels formés par l'acide hypochloreux. On prépare les hypochlorites en faisant agir à froid le chlore sur les bases alcalines. C'est le procédé employé pour la préparation de l'*hypochlorite de calcium;* seulement, en faisant passer un courant de chlore sur de la chaux éteinte, on obtient un mélange d'hypochlorite et de chlorure de calcium ; on a donné à ce mélange le nom de *chlorure de chaux* (*voy.* Chaux, p. 585). On obtient les hypochlorites de sodium et de potassium en précipitant une solution d'hypochlorite de calcium par du carbonate de sodium ou de potassium. Si l'on se sert du chlorure de chaux, on obtient les mélanges connus dans le commerce sous les noms de *chlorure de soude* ou *liqueur de Labarraque* ou de *chlorure de potasse* ou *eau de Javelle.*

Les hypochlorites de calcium, de sodium et de potassium, les seuls employés en médecine et dans l'industrie, sont tous trois solubles dans l'eau, de même que les chlorures correspondants; tous trois sont instables et, quand on en fait bouillir la solution, ils se transforment en un mélange de chlorure et de chlorate. D'autre part, sous l'influence des acides l'acide hypochloreux se dégage : de là le pouvoir oxydant et désinfectant des hypochlorites. L'acide carbonique de l'air est suffisant pour mettre l'acide hypochloreux en liberté; il en résulte un dégagement lent de chlore ; ce chlore se porte en partie sur la chaux qui reste pour donner du chlorure de calcium, mais, l'oxygène de l'air intervenant à son tour en même temps que l'acide carbonique, il se produit du carbonate de chaux et finalement tout le chlore se dégage :

$$CaCl^2 + O + CO^2 = CO^3Ca + Cl^2.$$

Sous l'influence de la chaleur, les hypochlorites dégagent leur oxygène; le chlorate qui se forme tout d'abord se transforme ensuite en chlorure et en oxygène. En présence de certains corps comme l'oxyde de cobalt, ces transformations se poursuivent pendant un temps presque illimité.

Sans déterminer la quantité de chlore qu'un hypochlorite est susceptible de dégager, on se sert des méthodes chlorométriques (*voy*. CHLOROMÉTRIE). L. Hn.

§ II. **Emploi médical.** Ce sont les hypochlorites alcalins qui ont été et sont encore utilisés en thérapeutique : l'hypochlorite de chaux, l'hypochlorite de soude et l'hypochlorite de potasse.

MATIÈRE MÉDICALE. *L'hypochlorite de chaux* (latin, *Hypochloris calcicus ;* anglais, *Hypochloris of lime ;* allemand, *Chlorkalk* et *Calcaria hypochlorica*) est habituellement désigné sous le nom de chlorure de chaux, parce qu'il est formé d'un mélange de chlorure de calcium, de chaux hydratée et d'hypochlorite de chaux. Le *Codex* l'admet sous deux formes pharmaceutiques, le chlorure sec et le chlorure de chaux liquide.

Le *chlorure de chaux sec* a l'aspect d'une poudre blanche, hygrométrique, qui, conservée à l'abri de l'humidité, ne possède qu'une faible odeur de chlore. Il se dissout partiellement dans une partie d'eau, exhale alors une odeur plus vive et dégage du chlore gazeux par l'addition des acides.

Le *chlorure de chaux liquide* est la solution filtrée d'une partie de chlorure de chaux sec dans 45 parties d'eau. Cette solution doit marquer 200 degrés chlorométriques et renfermer deux fois son volume de chlore.

L'hypochlorite de soude (en latin, *Hypochoris sodium aqua solutus ;* anglais, *Hypochlorite of Soda ;* allemand, *Natrum hypochlorosum, Flüssiges unterchlorsaures Natrum* [Liqueur de Labarraque]) doit aussi marquer le même degré chlorométrique. Cette solution renferme également deux volumes de chlore. De plus, elle contient toujours un excès de carbonate de soude, qui a pour effet d'assurer sa conservation. D'ailleurs cette solution assez altérable doit être conservée dans des flacons hermétiquement fermés.

L'hypochlorite de potasse (Eau de Javelle) possède à degré chlorométrique égal les mêmes propriétés que la solution d'hypochlorite de soude.

ACTION PHYSIOLOGIQUE DES HYPOCHLORITES ALCALINS. Ces substances agissent tout à la fois par leur base alcaline et par le chlore, qui est mis en liberté dans leurs réactions. Leur action physiologique est donc celle du chlore.

Par le chlore, elles altèrent ou détruisent les tissus animaux suivant leur degré de concentration et par soustraction de l'hydrogène entrant dans leur composition. Elles provoquent la coagulation du sang et, mises en contact avec la peau, produisent des picotements, de la rubéfaction, parfois des brûlures et même l'escharification.

Par le dégagement de ce gaz, les hypochlorites causent l'irritation des voies respiratoires : ils provoquent le spasme, la toux, le larmoiement et une sensation de brûlure dans le pharynx.

Ingérés par la bouche en petite quantité, ils se transforment partiellement en acide chlorhydrique dans l'estomac, et déterminent une sensation de chaleur stomacale et de la douleur. L'hypochlorite de chaux cause aussi la constipation à l'instar des autres sels calcaires. A doses plus fortes, il provoque la diarrhée. Finalement les hypochlorites de soude et de potasse se transforment dans l'organisme en chlorure de sodium et de potassium. Kletzinski a constaté par l'analyse des urines l'augmentation de ces sels et la diminution de l'urée.

A doses élevées, comme on a pu le noter parfois, après l'ingestion accidentelle de l'eau de Javelle on observe des phénomènes toxiques sur lesquels Orfila et Devergie ont insisté; Barbet en a cité deux observations dans le *Journal de médecine de Bordeaux* de l'année 1843, et Rabuteau a vu des cas semblables. Des vomissements, une sensation de brûlure, du spasme, des palpitations, l'odeur de l'haleine, font reconnaître cet empoisonnement; la mort survient dans la rigidité tétanique. La toxicité des hypochlorites est d'ailleurs en rapport tout à la fois avec leur base alcaline et leur nature de composés chlorés.

Parmi leurs propriétés physiologiques, la plus importante est sans nul doute de désodoriser et de désinfecter les matières d'origine animale. D'une part, le chlore s'empare de leur hydrogène, les oxyde en mettant l'oxygène en liberté; d'autre part, il décompose certains gaz de la putréfaction, l'acide sulfhydrique et le gaz ammoniac. Ce sont là des actions chimiques. De plus, ils arrêtent ou empêchent les fermentations : ils sont donc aussi antiseptiques. D'après Coste, leur mélange avec la salive d'un chien enragé ou avec le pus du chancre syphilitique abolirait la virulence de ces liquides.

APPLICATIONS THÉRAPEUTIQUES. 1° *Hypochlorite de chaux.* Le chlorure de chaux sec n'est pas à employer à l'intérieur. Cependant on a donné la formule de pastilles dont il forme la base et qu'on a conseillées pour désodoriser l'haleine et favoriser la digestion dans les dyspepsies justiciables de l'acide chlorhydrique.

Reid le prescrivait contre la fièvre typhoïde et contre le typhus d'Irlande. On en a fait usage contre les fièvres intermittentes, et Pereira l'a essayé pour combattre les fièvres pernicieuses. A l'instar des inhalations de chlore, on en a fait encore usage contre la tuberculose pulmonaire, et enfin on l'a prescrit contre la dysenterie.

En topique, il a été proposé contre les dermatoses parasitaires et en particulier contre la gale et la teigne. Quelques ophthalmologistes l'ont employé en lotions dans les cas d'ophthalmies contagieuses. A une époque où la chirurgie ne disposait pas d'autres antiseptiques, il a servi au pansement de la pourriture d'hôpital, des plaies torpides, des ulcères à marche lente et d'aspect fongueux, des escharres du sacrum, des gangrènes humides, ou bien encore des ulcérations diphthéritiques.

Le *chlorure de chaux liquide* a été préconisé en injections uréthrales contre la blennorrhagie. Nothnagel et Rossbach affirment en avoir obtenu d'utiles résultats, quelle que fût l'abondance de l'écoulement et quand la maladie était ancienne. Ces mêmes injections ont été préconisées avec succès contre les écoulements vaginaux fétides.

A titre de désinfectant, l'hypochlorite de chaux était d'usage vulgaire avant l'introduction toute contemporaine de substances antiseptiques dont la réputation est plus solidement établie. C'est Massuyer (de Strasbourg), qui, en 1811, à l'exemple d'Alyon qui proposait le chlore, employa le premier cette substance à la désinfection des salles de malades et comme un préservatif des contages.

2° *Hypochlorite de potasse.* Pour l'usage médical, l'eau de Javelle est employée seulement à l'extérieur pour la désinfection, à l'instar du chlorure de chaux.

3° *Hypochlorite de soude.* On en a fait usage de préférence aux autres hypochlorites, soit à l'intérieur, soit pour le pansement des plaies.

A l'intérieur on le conseillait comme antiseptique. Dans la fièvre typhoïde Bouillaud le prescrivait en dilution dans un véhicule aqueux, et Chomel a noté ce traitement, dès 1834, dans ses *Leçons de clinique médicale*, devançant ainsi des pratiques plus modernes. Fonssagrives l'a recommandé sous forme de bains contenant chacun 500 grammes d'eau de Labarraque. Enfin Rabuteau l'associait au charbon de Belloc sous la forme de lavements, pour satisfaire à cette même médication. Dans le *Bulletin thérapeutique* de 1856, Aran l'a recommandé contre la gangrène pulmonaire à titre de désodorisant.

Le pansement des ulcères atoniques et des brûlures à l'eau de Labarraque a fait l'objet d'un mémoire de Lisfranc dans le *Bulletin thérapeutique* de l'année 1838.

Lisfranc recouvrait la plaie d'un pansement à plat avec un linge fendu enduit de cérat, et au-dessus disposait une couche de charpie imbibée de la solution d'hypochlorite. En injections et en lotions sa solution au dixième a été employée contre les trajets fistuleux, dans l'ozène, contre les vaginites fétides et les ophthalmies purulentes.

En gargarismes et en pulvérisations on en a fait usage pour combattre les stomatites fétides et les angines gangréneuses.

Les hypochlorites, et en particulier l'hypochlorite de soude, seraient-ils des contre-poisons des hydracides ? On l'a proposé contre les intoxications par les acides sulfhydrique et cyanhydrique ou par leurs dérivés. Cette indication était surtout motivée par des considérations théoriques et sur l'énergie de son affinité chimique pour l'hydrogène.

Mode d'emploi et doses. 1° *Hypochlorite de chaux*. A l'intérieur on le prescrivait *en pastilles* contenant chacune de 5 milligrammes à 5 centigrammes de substance active.

La *potion de Reid* en contient de 5 à 30 centigrammes. C'est une forme pharmaceutique que ne justifie guère la faible solubilité de cette substance.

A l'extérieur, les *injections à l'hypochlorite de chaux* renferment 20 à 10 pour 100 de chlorure de chaux sec.

Les *lotions* et les *pansements* sont pratiqués avec le chlorure de chaux liquide. La solution est dosée à 20 grammes d'hypochlorite de chaux sec pour 900 grammes d'eau : elle doit être conservée à l'abri de la lumière dans des vases hermétiquement clos.

2° *Hypochlorite de potasse*. Employée à l'usage externe en Amérique et en Angleterre, la solution d'eau de Javelle est utilisée à la manière des solutions d'hypochlorite de chaux et d'hypochlorite de soude. L'*hypochlorite de soude* est préférable aux précédents et plus maniable qu'eux. A l'intérieur on le donne à la dose de 4 à 8 grammes, en dilution dans l'eau sucrée et non acide, ou en pastilles.

Les *lavements* à l'hypochlorite de soude en contiennent de 5 à 20 grammes.

A l'extérieur on a employé ces *injections* au cinquième contre les gonorrhées, où, contrairement à l'opinion de Fränkel, MM. Nothnagel et Rossbach préfèrent le chlorure de chaux. On a prescrit des *gargarismes* au dixième, et enfin des bains additionnés de 500 grammes de ce liquide.   Ch. Éloy.

HYPOCONDRIE. Il y a peu de sujets sur lesquels on ait autant écrit. Un historique complet serait d'autant plus fastidieux que la plupart des auteurs, moins préoccupés de la description clinique de la maladie que de sa nature et

de ses causes, ont consacré la plus grande partie de leurs ouvrages à des dissertations pathogéniques aujourd'hui surannées.

Nous n'essayerons pas d'exposer dans leur ordre chronologique les diverses
théories de l'hypocondrie. Suivant l'exemple de Brachet nous nous bornerons à
indiquer les principales doctrines, « les opinions types auxquelles peuvent se
rattacher beaucoup d'autres qui n'en diffèrent que par des nuances souvent
insignifiantes ». Ces différentes doctrines, plus ou moins modifiées par les progrès de la science, ont conservé des partisans jusqu'à l'époque contemporaine.
Il n'est pas sans intérêt d'en examiner les origines et l'évolution.

La plus ancienne est la théorie abdominale exposée par Galien. Cet illustre
médecin s'est servi le premier du nom de *maladie hypocondriaque*, il a signalé
la coexistence des symptômes abdominaux et des troubles psychiques et considéré ceux-ci comme consécutifs à la maladie des hypocondres.

L'atrabile, les obstructions par un sang épaissi et corrompu, les vapeurs
engendrées dans les viscères sous-diaphragmatiques et remontant jusque dans
le cerveau pour y altérer les esprits animaux, ont suffi pendant une longue
période à l'explication des divers symptômes. Tantôt l'estomac, tantôt le foie,
tantôt la rate, furent plus spécialement considérés comme le siége du mal.
Stahl attribua le rôle le plus important aux troubles de la circulation dans le
système de la veine porte, au ralentissement, à l'épaississement du sang dans
ce système et à la pléthore abdominale.

Sylvius, Vieussens, Highmore, insistèrent surtout sur les troubles de la digestion et sur l'altération consécutive du chyle et du sang. Cette théorie survécut
à l'ancien humorisme ; Beau, dans son *Traité de la dyspepsie*, la développa et
la soutint avec talent, et les importants travaux de M. Bouchard sur la dilatation de l'estomac et les auto-intoxications l'ont en quelque sorte renouvelée et
rajeunie.

La théorie abdominale survécut encore sous une autre forme aux anciennes
doctrines humorales. Les sympathies émanées des viscères abdominaux, déjà
clairement indiquées par Galien, permirent aux solidistes d'y placer l'origine
du mal hypocondriaque et de ses manifestations diverses.

Cabanis et Bichat attribuèrent aux viscères un rôle d'autant plus important
qu'ils en faisaient le siége des passions. Pour Broussais, l'hypocondrie était
l'effet d'une gastro-entérite agissant sur un cerveau prédisposé. La plupart des
médecins admettent aujourd'hui l'influence des affections du tube digestif et
de ses annexes sur les dispositions morales ; la controverse sur les psychoses
sympathiques porte plutôt sur leur fréquence que sur leur possibilité, qui semble
démontrée par des faits suffisamment probants.

On peut rapprocher des théories abdominales de l'hypocondrie l'opinion des
médecins qui en ont placé le siége dans le système nerveux ganglionnaire.
Comparetti, qui émit cette hypothèse, publia l'observation d'un cas où l'autopsie lui avait révélé une altération des plexus abdominaux et en particulier du
ganglion semi-lunaire. Bien que cette observation n'ait pas été confirmée par de
nouveaux faits, la théorie ganglionnaire fut encore professée et soutenue de la
manière la plus affirmative par Louyer Villermay, Barbier d'Amiens, Cerise, et
par Morel, qui décrivit le délire émotif comme une névrose du système nerveux
ganglionnaire.

Les auteurs dont je viens de passer en revue les opinions, tout en professant
que l'hypocondrie était produite par une altération des humeurs, des viscères,

des plexus ou des ganglions abdominaux, reconnaissaient cependant un trouble
consécutif de l'ensemble des fonctions du système nerveux. C'était là le point
de départ d'une nouvelle théorie toute différente de la théorie abdominale. Le
système nerveux devint le véritable siége du mal, les phénomènes viscéraux ne
furent plus qu'accessoires, secondaires et consécutifs. Pour trouver les origines
de cette nouvelle doctrine il faut au moins remonter jusqu'à Sydenham. Suivant cet illustre médecin, l'hypocondrie et l'hystérie étaient dues à l'ataxie des
esprits animaux (qu'on supposait circuler dans les nerfs). Fracassini, Lorry,
Whytt, Tissot, Pressavin, attribuèrent également la maladie soit au désordre
des esprits animaux, soit à la faiblesse ou à une idiosyncrasie particulière du
système nerveux.

Cette théorie, qui étendait le siége du mal à tout l'ensemble du système
nerveux, devait conduire à considérer l'hypocondrie comme une sorte de diathèse. Telle fut en effet l'opinion de Mead, de Whytt, qui faisait jouer un grand
rôle à l'altération du sang par une humeur goutteuse, de Tardieu, qui faisait de
l'hypocondrie une cachexie spéciale. Telle est encore aujourd'hui l'opinion de
médecins éminents qui, s'ils ne font pas de l'hypocondrie une diathèse, la considèrent au moins comme une manifestation diathésique (Peter, art. ANGINE
de ce Dictionnaire; Lancereaux, *Herpétisme;* Bouchard, *Maladies par ralentissement*).

Le moindre défaut de ces théories et de ces définitions pathogéniques était
leur impuissance à limiter et à préciser le sens du mot hypocondrie. Pour
Galien et ses successeurs, c'était l'origine abdominale qui caractérisait la maladie : toute affection nerveuse ou mentale supposée provenir des hypocondres
prenait le nom d'hypocondrie, quelles que fussent d'ailleurs la forme du délire
et la nature des accidents nerveux. La doctrine de Sydenham n'était pas moins
vague et tendait à confondre l'hypocondrie, l'hystérie et toutes les névroses.

L'étude clinique de la maladie et en particulier de ses symptômes psychiques
pouvait seule porter quelque lumière dans ce chaos. Whytt, Cullen, tout en
restant attachés aux anciennes théories, avaient insisté sur la prédominance et
la nature spéciale des troubles de l'esprit. Sauvages osa placer l'hypocondrie
parmi les vésanies. Suivant le grand nosologiste, l'hypocondrie consiste dans
une hallucination de l'homme sur sa propre santé. Linné, Pinel, rangèrent également l'hypocondrie parmi les affections mentales et, lorsque Gall eut enfin
établi que les viscères thoraciques et abdominaux n'étaient pas le siége des passions de l'âme et que le cerveau était l'organe des sentiments moraux aussi bien
que des facultés intellectuelles, Georget fut conduit tout naturellement à y
placer le siége de l'hypocondrie et à faire revivre une opinion déjà émise par
Ch. Lepois et par Willis, mais pour des raisons toutes différentes.

Falret développa, sans la modifier sensiblement, la doctrine de Georget :
Dubois (d'Amiens) l'altéra seulement dans le sens psychologique, en considérant
l'hypocondrie comme un trouble purement psychique. Presque tous les aliénistes acceptèrent les opinions de Georget et de Falret et considérèrent l'hypocondrie comme une vésanie, quelle que fût d'ailleurs son origine viscérale ou
diathésique. « Je ne veux pas nier, dit Guislain, que l'hypocondrie n'ait dans
quelque cas son origine dans une altération morbide d'un organe quelconque
de l'abdomen, mais ce phénomène n'est pas exclusif à l'hypocondrie, il est
propre à toutes les variétés de monomanie. Notez aussi que l'hypocondrie se
change souvent en une autre variété de monomanie ». Ces transformations de

l'hypocondrie en une autre forme de trouble mental, qui avaient frappé Guislain et avant lui bien d'autres observateurs, ont été de plus en plus mises en lumière par les progrès de la clinique; l'hypocondrie est devenue un élément symptomatique appartenant aux diverses formes de la folie, au délire des persécutions, à la mélancolie dépressive ou anxieuse, à la paralysie générale, etc. La théorie cérébrale s'est ainsi appuyée sur des bases extrêmement solides.

Cependant beaucoup médecins se refusèrent à considérer tous les hypocondriaques comme des aliénés; ce qu'il y avait de trop absolu dans la localisation cérébrale de Georget provoqua de vives contradictions. On vit alors apparaître une opinion mixte dont le germe peut être retrouvé dans les écrits de quelques médecins du dix-septième siècle. Boerhaave admettait une hypocondrie avec matière et une hypocondrie sans matière; Sennert distinguait l'affection hypocondriaque de la mélancolie hypocondriaque.

Trousseau et Lasègue (*Eaux minér. des bords du Rhin*) reprochèrent aux médecins d'aliénés d'avoir changé le sens des mots et confondu le mal des hypocondres avec la nosophobie. Beau sépara complétement la nosomanie ou hypocondrie des modernes de la véritable hypocondrie.

Esquirol distinguait, lui aussi, l'hypocondrie de la mélancolie hypocondriaque, mais pour des raisons différentes, en se basant sur les caractères du délire, sur son degré de vraisemblance ou d'absurdité. Les hypocondriaques, dit-il, se font illusion sur l'intensité de leurs souffrances, mais ils ne déraisonnent pas, à moins que la lypémanie ne complique l'hypocondrie. M. Foville (*Dict. de méd. et de chir. prat.*) maintient une distinction analogue, basée, non sur la nature de la maladie, mais sur le degré du trouble mental. Il ne veut pas que l'on confonde les hypocondriaques lucides avec les hypocondriaques aliénés, l'hypocondrie proprement dite avec le délire hypocondriaque.

Dans le premier cas, le malade exprime des appréhensions qui ne sont pas absolument absurdes; les sensations qui l'obsèdent lui suggèrent des craintes que le médecin juge déraisonnables, mais qui ne semblent telles à aucune personne n'ayant sur la médecine que les connaissances inexactes et bornées du vulgaire. Dans le délire hypocondriaque les conceptions sont tout à fait absurdes, les malades ont des animaux ou des mécaniques dans le ventre, ils sont transformés, pourris, morts, etc.

Il faut observer que cette distinction, basée sur le degré de vraisemblance ou d'absurdité du délire, peut être faite pour toutes les formes d'aberration mentale aussi bien que pour l'hypocondrie.

Les hypocondriaques, dit-on, peuvent vivre de la vie commune, s'occuper de leurs affaires, de leur famille, remplir les devoirs de leur profession, personne n'aurait l'idée de les considérer comme des aliénés. Il en est de même des autres catégories de vésaniques atténués. Que des gens atteints d'un délire de persécution peu intense, d'un léger degré de dépression mentale, de délire du toucher et de tant d'autres états de trouble mental évident seulement pour le médecin, sont dans le même cas que l'hypocondriaque!

Pour nous, il n'y a pas de différence nosologique; l'hypocondrie est un prélude, une forme atténuée, mais elle est vésanique aussi bien que le délire hypocondriaque de la folie confirmée.

Comment définirons-nous donc le terme hypocondrie et comment limiterons-nous le sujet du présent article?

Les doctrines pathogéniques et la recherche des causes ne nous fournissent aucune donnée précise ; il faut attaquer la question par un autre côté. Nous n'avons pour cela qu'à suivre la voie qui nous est tracée par les progrès de a clinique et par l'évolution de la science. A la recherche des causes et de la nature du mal se substitua peu à peu l'étude des symptômes ; l'observation clinique (à l'inverse des théories pathogéniques) donna aux phénomènes psychiques une importance de plus en plus prépondérante.

« Ce qui avait beaucoup contribué, dit très-justement Falret, à éloigner les médecins de l'idée de l'affection primitive du cerveau, c'est que les malades exagèrent leurs douleurs et attirent ainsi leur attention sur des phénomènes sympathiques... ils se croient la tête bonne... »

De même que les persécutés, la plupart des hypocondriaques repoussent avec indignation l'idée d'un trouble quelconque de leurs facultés intellectuelles ; ils attribuent à un état maladif des divers organes ou à une influence pathologique quelconque les mêmes sensations morbides que les persécutés supposent provenir d'une origine mystérieuse ou surnaturelle. Si cette dernière interprétation, si la croyance aux démons et aux sorciers a eu tant de crédit jusqu'au dix-huitième siècle, il ne faut pas s'étonner que les idées beaucoup moins déraisonnables des hypocondriaques aient eu une influence considérable sur les médecins eux-mêmes.

Dans l'étude d'un état morbide essentiellement caractérisé par des sensations subjectives auxquelles s'ajoute souvent une tendance maladive à en déterminer les causes, le malade a été, plus que dans toute autre partie de la pathologie, le collaborateur du médecin. Quelque chose de plus décevant encore que cette collaboration quasi-délirante s'est produit dans les cas (nullement exceptionnels) où le médecin dissertant sur l'hypocondrie était lui-même hypocondriaque ; Leuret a dit spirituellement que dans l'histoire de l'hypocondrie il n'était pas moins curieux d'étudier les médecins qui ont écrit sur cette maladie que les malades qui en sont l'objet.

Nous verrons tout à l'heure que les différents symptômes physiques de l'hypocondrie ne se distinguent que par la réaction psychique qu'ils déterminent et par les interprétations dont ils sont l'objet de ceux qu'on observe dans certaines formes d'aliénation, dans les états nerveux et dans certains états diathésiques. Nous renonçons à chercher ailleurs que dans les symptômes psychiques la caractéristique de l'hypocondrie ; nous nous refusons à qualifier d'hypocondriaques les malades dont l'esprit reste libre de préoccupations exagérées et qui jugent sainement leur situation, quel que soit d'ailleurs l'état de leurs hypocondres. Nous n'hésitons pas davantage à porter le diagnostic hypocondrie, en l'absence de tout phénomène abdominal, lorsque nous rencontrons l'état mental que nous allons essayer de décrire. Pour nous, en un mot, l'hypocondrie n'a pas plus de rapport avec les hypocondres que la mélancolie avec la bile et l'hystérie avec l'utérus. Cette terminologie a au moins l'avantage de rapprocher le sens médical du mot hypocondrie de son sens vulgaire, sens beaucoup plus net et plus précis, soit dit en passant, que les diverses acceptions usitées en médecine.

Voici la définition du *Dictionnaire* de Littré : Sorte de maladie nerveuse qui, troublant l'intelligence des malades, leur fait croire qu'ils sont attaqués des maladies les plus diverses, de manière qu'ils passent pour malades imaginaires, tout en souffrant beaucoup, et qu'ils sont plongés dans une tristesse habituelle.

Nous n'avons rien à changer à cette définition. Pour nous, abstraction faite
des divers états morbides sur lesquels elle peut se greffer, l'hypocondrie n'est
qu'une forme particulière de trouble mental, un délire triste portant sur la
santé physique ou morale.

A l'état pathologique aussi bien qu'à l'état normal, ce sont d'une part les
données des sens, et d'autre part celles qui proviennent des réactions motrices
conscientes et des volitions, qui fournissent les éléments de nos connaissances
et de nos opérations mentales. C'est là l'origine physiologique des idées, c'en
est aussi l'origine pathologique, c'est là qu'il faut chercher la source du délire.
Les principaux symptômes des vapeurs, dit Barthez, dépendent manifestement
d'une exaltation ou d'une diminution de l'activité naturelle des forces sensitives,
et d'une dépravation de leur influence sur les forces motrices.

L'observation clinique démontre en effet chez les hypocondriaques la fréquence des troubles de la sensibilité, qui peut être exaltée, pervertie, diminuée
ou abolie, et la fréquence non moins grande des troubles moteurs ou volition-
nels, parétiques, inhibitoires, impulsifs ou spasmodiques.

Un grand nombre de ces phénomènes n'appartiennent pas spécialement à
l'hypocondrie; le plus souvent l'hypocondrie se développe secondairement chez
des individus déjà affectés de ces troubles nerveux vagues, auxquels on a donné
les noms de névralgie générale, d'état nerveux, de névropathie protéiforme, de
nervosisme, d'irritation spinale, et qui sont décrits aujourd'hui avec plus de précision sous le nom de neurasthénie.

La céphalée, les vertiges, les diverses sensations intra-crâniennes, les
bourdonnements d'oreilles, les troubles de la vue, les craquements dans la
tête et la colonne vertébrale, les douleurs rachidiennes, les palpitations cardiaques, les pulsations artérielles, les sensations angoissantes précordiales
ou épigastriques, les troubles gastro-intestinaux, les douleurs erratiques
simulant quelquefois celles du tabes, les sensations de fatigue et d'épuisement, les bouffées de chaleur et les sensations de froid, les faiblesses, les
défaillances, etc., se retrouvent dans toutes les descriptions cliniques de l'hypocondrie. Des phénomènes très-analogues appartiennent également à la folie
confirmée. Entre les simples états nerveux où les troubles psychiques sont
minimes, et l'aliénation mentale où leur prépondérance domine tous les
autres phénomènes morbides, l'hypocondrie prend une place intermédiaire
et établit une transition; elle est une première étape dans la voie de la
folie.

Les *symptômes* de l'hypocondrie sont donc de deux ordres, physiques et psychiques. Nous nous bornerons à l'étude de ces derniers qui seuls, nous l'avons
dit tout à l'heure, la constituent réellement. Pour les symptômes physiques
nous renvoyons aux articles NERVEUSES (*Maladies*), DYSPEPSIE, GOUTTE, RHUMA-
TISME, NÉVROPATHIE CÉRÉBRO-CARDIAQUE, IRRITATION SPINALE, etc.

Ce qui caractérise d'abord l'hypocondriaque, c'est une réaction psychique exagérée; il se préoccupe, s'inquiète, s'alarme à l'occasion des moindres malaises.
Non-seulement les douleurs viscérales et les sensations névropathiques sont
monstrueusement amplifiées, mais les sensations normales elles-mêmes sont
altérées et prennent un caractère inquiétant et pénible. Le froid, la chaleur, la
lumière, le bruit, les odeurs et les saveurs, les sensations obscures qui naissent
des viscères et se traduisent chez l'homme sain par un bien-être général, en un
mot, toutes les sensations externes ou internes se manifestent de la manière

la plus incommode à la sensibilité exaltée de l'hypocondriaque. Il éprouve un sentiment intime de malaise, de maladie, et se trouve fatalement conduit à des craintes au sujet de sa santé.

Ce n'est pas tant une hyperesthésie véritable, une hyperacuïté des sens, qu'une dysesthésie, une hyperalgésie souvent liée à un léger degré d'obtusion sensorielle. Dans quelques cas l'hyperesthésie, l'anesthésie et des troubles moteurs spasmodiques (chocs, secousses, etc.), souvent confondus avec les troubles de la sensibilité, se mélangent d'une manière inextricable, et le peu que nous connaissons de ces troubles variés et de leurs rapports réciproques nous fait seulement entrevoir l'extrême complexité des phénomènes. Les divers modes de la sensibilité au contact, à la douleur, à la chaleur, etc., sont dissociés et modifiés inégalement ou même contradictoirement par la maladie. On connaît le cas de Bellion, dans lequel les mêmes points étaient à la fois frappés d'analgésie et d'hyperesthésie thermique.

Mais c'est surtout dans leur élaboration cérébrale que les sensations s'altèrent et se transforment de la manière la plus extraordinaire. Les images intérieures modifiées, déformées ou oblitérées, par suite d'un état maladif des régions correspondantes de l'écorce cérébrale, ne sont plus adéquates à leurs excitants normaux, et les impressions, même régulièrement transmises, ne produisent plus que des sensations alarmantes par leur étrangeté.

Des phénomènes de ce genre sont vraisemblablement l'origine la plus ordinaire des vésanies.

Pour ce qui concerne spécialement l'hypocondrie, on peut admettre que dans le tableau des représentations mentales quelque chose correspond à notre corps, à nos viscères et à leur fonctionnement (Leibniz, cité par Semal, *Annal. méd. psych.*, 1875), et que ce quelque chose peut s'altérer. Il ne s'agit pas seulement d'hyperesthésie ou d'anesthésie, mais de mille nuances dans les réactions psychiques sensorielles, émotives ou motrices.

De plus, par le fait de l'éréthisme cérébral, il s'établit entre les sensations morbides et les diverses opérations mentales des connexions telles que les unes et les autres s'évoquent réciproquement.

Morel a fait remarquer combien chez les hypocondriaques l'imagination est prompte à transformer les sensations internes en conceptions délirantes. Une malade de Baillarger rendait compte de sa situation dans les termes suivants : Le principe de tous mes maux est dans mon ventre, disait-elle, toute espèce d'affections morales ont là leur origine, je pense par le ventre, si je puis m'exprimer ainsi. Un autre malade, cité par Archambault, disait que, quand il sentait quelque chose du côté du ventre, comme un vent qui se déplace, aussitôt une idée bizarre passait dans sa tête.

On pourrait citer de nombreux exemples de ce genre d'action du physique sur le moral; l'action inverse du moral sur le physique n'est pas moins évidente. On connaît les faits de suggestion, d'auto-suggestion, et les maladies par imagination (Féré).

La vue d'un malade, la lecture d'un livre de médecine, la crainte de la contagion, l'impression produite par un rêve, suffisent pour provoquer des phénomènes sensoriels et moteurs qui, à leur tour, réagissent sur le moral pour justifier et confirmer les appréhensions maladives. Morel parle d'un hypocondriaque dont l'impressionnabilité était si grande qu'il lui suffisait d'entendre le récit d'une maladie pour qu'il se mît immédiatement au lit, fît appeler son médecin et accusât la maladie dont il avait entendu parler ou la douleur que l'on avait décrite en sa présence.

Très-souvent, et c'est là la forme classique de l'hypocondrie, les troubles gastro-intestinaux et les malaises qui les accompagnent exercent une influence prépondérante sur les préoccupations des malades. Le pyrosis, les régurgitations acides, les vomissements, la sécheresse et l'état pâteux de la bouche, les douleurs gastro-entéralgiques, le ballonnement, les borborygmes, les gaz et leur expulsion, la constipation ou la diarrhée, les hémorrhoïdes, les pulsations abdominales, les douleurs dorso-intercostales, les caprices de l'appétit tantôt impérieux et tyrannique et accompagné de défaillance, tantôt diminué ou perverti, tous les symptômes de la dyspepsie, amplifiés par l'imagination, accrus d'auto-suggestions sensorielles et motrices, provoquent des réactions psychiques démesurées et remplissant d'anxiété l'existence entière du malheureux hypocondriaque. Il passe tout son temps à regarder sa langue, à examiner ses garde-robes et ses urines, à étudier l'action des aliments auxquels il attribue les propriétés les plus chimériques, leur saveur, qui lui paraît souvent altérée et fait naître des craintes de falsification ou d'empoisonnement. Il se soumet à un régime minutieux et bizarre qui absorbe tous ses soins et toute son attention; sa vie psychique est concentrée tout entière dans la même méditation maladive, il en arrive à n'être plus qu'un estomac servi par des organes. La crainte des maladies les plus effrayantes, gastrite, cancer, ulcères, perforations ou rétrécissements, etc., vient mettre le comble à ses tourments. L'idée d'avoir des vers intestinaux n'est pas rare et paraît plus particulièrement engendrée par des sensations de reptation ou de déplacement rapide dans l'abdomen, sensations souvent liées à des phénomènes spasmodiques. Des sensations de même nature sont fréquentes dans la folie chronique et font croire à une grossesse imaginaire, à la présence d'animaux, de personnages ou de diables dans le ventre, surtout quand il s'y joint des bruits ou des voix abdominales. Un hypocondriaque halluciné chronique que j'observe depuis plusieurs années se croit porteur d'un tænia qui le fatigue autant par ses contorsions que par ses discours interminables.

Lorsque prédominent les douleurs précordiales avec angoisse et quelquefois sensation de mort imminente, les accès pseudo-angineux, les palpitations et les intermittences cardiaques, les pulsations artérielles, etc., les préoccupations se concentrent sur l'appareil circulatoire.

Le malade se croit atteint d'anévrysme, d'hypertrophie du cœur, etc.; à chaque instant il se tâte le pouls et fait appeler le médecin; il ne veut ni sortir seul, ni rester seul une minute, tant il a peur d'une défaillance subite.

S'il existe un peu d'angine glanduleuse, un peu de catarrhe des voies respiratoires, quelques accès d'asthme, s'il y a de l'expectoration matinale avec quelques sibilances, l'hypocondriaque ne tarde pas à se croire menacé d'une maladie grave de la poitrine. Il ne rend pas un crachat sans en examiner soigneusement la coloration, la consistance ou l'odeur; il regarde à tout moment sa gorge dans un miroir, s'effraye de la présence de quelques granulations ou même de la conformation normale de la luette et des amygdales; très-sensible à l'impression du froid, il se confine dans son appartement ou même dans son lit, se couvre d'une manière exagérée et redoute les courants d'air. Pour ménager ses poumons et son larynx, il se condamne à parler par gestes et fatigue son entourage par un toussottement continuel.

La crainte des maladies du cerveau et de la moelle épinière se développe par le même procédé chez les individus que tourmentent les vertiges, les sensations céphaliques, dorsales ou lombaires, les fourmillements, les douleurs pseudo-tabétiques, les sensations de fatigue et de faiblesse des membres, etc. Les malades s'imaginent qu'ils vont être frappés d'apoplexie, qu'ils vont tomber en paralysie, qu'ils vont devenir fous et perdre toutes leurs facultés; chez eux, l'hypocondrie porte souvent sur le moral autant que sur le physique.

Tout ce qui touche aux fonctions génitales affecte profondément même l'homme le mieux équilibré, et à plus forte raison le névropathe hypocondriaque chez qui les troubles fonctionnels spéciaux sont tout particulièrement fréquents. Quelques pollutions, l'émission d'un peu de sperme pendant la défécation, la présence d'un varicocèle, toutes les bizarreries de l'appétence, du dégoût et des perversions génésiques, l'impuissance (souvent suggérée par l'imagination), plongent le malade dans la plus sombre tristesse; il ne manque pas d'aggraver son état par l'étude de la littérature spéciale à cette matière et par les descriptions qu'il y trouve des conséquences de la spermatorrhée et de l'onanisme. Chez d'autres malades, un léger suintement uréthral, reliquat d'une blennorrhagie, quelques poussées d'herpès récidivant, des granulations pharyngées, quelques boutons d'acné, la chute des cheveux, etc., provoquent l'idée de la syphilis. A tout propos le syphiliphobe examine ses organes génitaux, sa gorge, toute la surface de son corps, croit y trouver des signes d'infection et va consulter médecins sur médecins. Les moindres désordres, la conformation même normale des organes, la saillie des apophyses qu'il prend pour des exostoses, le confirment dans ses appréhensions.

Les sensations vésicales, un peu de ténesme du col, quelques dépôts dans les urines, engendrent l'idée de la pierre. Les chirurgiens sont assez souvent consultés pour des calculs imaginaires, comme ils le sont pour des tumeurs de même nature.

Ces diverses localisations des phénomènes de l'hypocondrie correspondent aux variétés hypocondriaque, pneumo-cardiaque et encéphaliaque de Dubois (d'Amiens), et à la variété génito-cystiaque de Michéa. Quelquefois les symptômes sont encore plus localisés, le trouble sensoriel se fixe et se concentre dans un point, le pharynx (Delpech), la langue (Pitres). Dans d'autres cas, au contraire, les symptômes sont diffus; le malade accuse principalement un malaise général, une fatigue, un accablement, un épuisement de tout son organisme : c'est la variété asthéniaque de Dubois.

On pourrait encore ajouter à ces variétés l'hypocondrie caractérisée par la crainte des maladies contagieuses ou épidémiques. Dubois a signalé l'hypocondrie hydrophobiaque dans laquelle des accidents rabiformes du caractère le plus effrayant peuvent se produire; la crainte du choléra déterminerait, suivant quelques observateurs, des effets comparables (Hack, Tuke). Limitée au domaine psychique et ne réagissant sur le physique que par une anxiété émotive plus ou moins intense, la crainte des maladies et des influences extérieures nuisibles est très-fréquente chez les névropathes prédisposés aux affections mentales; elle revêt souvent la forme du délire du toucher, qui présente du reste de nombreux points de contact avec l'hypocondrie. Chez ces malades, les idées hypocondriaques semblent naître d'un processus purement psychique ou vésanique; les phénomènes physiques sur lesquels paraît se greffer le délire dans les autres variétés d'hypocondrie peuvent faire défaut chez eux. C'est sous forme d'obses-

sions que les craintes s'imposent à l'esprit. Quelquefois ce sont des obsessions
verbales : les mots effrayants, folie, suicide, tétanos, rage, épilepsie, cécité,
mort, retentissent dans l'universalité des sensations (Dumont de Monteux).

Il y a vraisemblablement une origine verbale à certaines idées hypocondriaques, comme il y a une origine hallucinatoire à certains délires. Cet automatisme verbal, qui n'est pas encore de l'hallucination, est comme celle-ci
suggestif de sensations variées et, par le fait de cet ensemble de sensations plus
ou moins coordonnées qui font corps avec lui, le mot tend à prendre une valeur
substantielle; il se matérialise, suivant l'expression de Dumont de Monteux.
C'est peut-être là l'explication de la valeur, de la signification particulière que
les hypocondriaques et les hallucinés attachent à certains mots et de leur
tendance à transformer des abstractions en entités substantielles et actives.

Dans les diverses formes d'hypocondrie que nous venons de passer en revue,
formes qui se mélangent et se combinent souvent les unes avec les autres, il
y a plutôt exaltation que diminution de la sensibilité, et les préoccupations des
malades portent plutôt sur le physique que sur le moral.

Il en est tout autrement dans certains états dépressifs ou anxieux, ordinairement confondus soit avec l'hypocondrie ordinaire, soit avec la mélancolie
proprement dite, et dans lesquels le délire porte tout particulièrement sur
l'état des facultés intellectuelles et morales.

On doit à Guislain d'avoir distingué l'hypocondrie morale ou mentale,
comme il l'appelle, de l'hypocondrie corporelle ou physique; mais c'est à
M. J. Falret qu'appartient le mérite d'en avoir donné la description la plus
complète sous le nom d'hypocondrie morale avec conscience (*voy.* Ritti, art.
Folies diverses, t. III, 4ᵉ série). Une dépression des facultés sensitives et motrices paraît constituer essentiellement cette forme d'hypocondrie. Un malade
de Louyer-Villermay décrivait son état dans les termes suivants : Je suis privé
d'intelligence et de sensibilité, je ne sens rien, je ne vois ni n'entends, je n'ai
aucune idée, je n'éprouve ni peine ni plaisir; toute action, toute sensation
m'est indifférente, je suis une machine, un automate incapable de sentiments,
de souvenirs, de volontés, de mouvements, etc.

Chez la plupart des malades, cette altération de la sensibilité n'est pas seulement anesthésique, il s'y joint quelque chose de douloureux, une angoisse
extrêmement pénible. Cette espèce d'anesthésie douloureuse a été décrite aussi
bien que possible par une malade d'Esquirol, souvent citée. Je souffre constamment, disait-elle, je n'ai aucune sensation humaine..., il me manque la faculté
de jouir des choses et de les ressentir..., quelque chose d'affreux est continuellement entre moi et les jouissances de la vie... Chacun de mes sens est pour
ainsi dire séparé de moi et ne peut plus me procurer aucune sensation..., etc.

Les sensations douloureuses qui accompagnent l'hypocondrie morale peuvent
dans certains cas prendre une intensité extrême et engendrer des conceptions
relatives à la santé physique et à l'état des organes. Ces cas mixtes établissent
des transitions insensibles entre les deux formes d'hypocondrie. Il y a cependant quelque chose de spécial dans les phénomènes douloureux de l'hypocondrie
morale, certaines sensations sont tout à fait caractéristiques et ne se retrouvent
que beaucoup plus rarement dans l'hypocondrie ordinaire. Ce sont en particulier l'angoisse précordiale (sensation de griffe, d'étau, etc.), les sensations
céphaliques (nous avons vu que l'hypocondrie encéphalique était souvent morale
en même temps que physique), le casque neurasthénique (Charcot), la douleur

au sommet de la tête, une sensation de vide intra-crânien, les vertiges, une sorte d'ébriété (ivresse hypocondriaque), des sensations de raideur, de tension, d'arrêt, de vide dans l'intérieur du corps, des secousses, des chocs, des craquements, etc., et souvent un état nerveux général avec insomnie, état gastrique, inappétence, rapidité du pouls, etc. Ce sont, en un mot, les symptômes bien connus de la mélancolie anxieuse à fonds neurasthénique.

De plus, les idées hypocondriaques qui se développent sur ce terrain et se joignent à l'hypocondrie morale, présentent quelques caractères particuliers. Généralement, les malades s'imaginent que leurs organes sont irrémédiablement atteints dans leurs fonctions ou dans leur structure, frappés de maladies incurables, paralysés, désorganisés ou détruits, et il est souvent facile de retrouver un fonds anesthésique derrière les sensations douloureuses.

La présence de ce délire corporel qui se combine si fréquemment avec l'hypocondrie morale ne nous permet pas d'accepter entièrement la division de Guislain. S'il y a des catégories à établir parmi les hypocondriaques, ce n'est pas exclusivement dans la direction du délire vers le physique ou vers le moral qu'il faut en chercher les caractères distinctifs. Nous devons les chercher aussi dans les modes d'altération de la sensibilité, dans les caractères généraux de la maladie, dans sa marche et dans son évolution.

Rosenthal admet deux formes d'irritation spinale, l'une hyperesthésique, l'autre dépressive et correspondant plus particulièrement à la neurasthénie. Nous avons vu que Barthez établissait une distinction analogue parmi les vaporeux. Bien que l'hyperesthésie et l'anesthésie se combinent fréquemment, et nous avons assez insisté sur ce point, il y a dans la plupart des cas une telle prédominance de l'une ou de l'autre de ces altérations de la sensibilité, que nous croyons légitime d'admettre à côté de la forme hyperesthésique de l'hypocondrie une forme anesthésique (Michéa, *Ann. méd. psych.*, 1864). Si nous considérons l'état général des malades, nous sommes encore conduits à les répartir en deux groupes distincts. Les uns sont dans un état de profonde dépression ou d'agitation continuelle, ils présentent les caractères habituels de la mélancolie; les autres conservent les apparences extérieures de la raison, ils ressemblent à des monomanes ou à des délirants systématiques. Déjà Guislain avait remarqué que dans l'hypocondrie mentale les caractères de la mélancolie sont bien plus accusés que dans l'hypocondrie corporelle, mais cette distinction entre l'hypocondrie des mélancoliques et celle des délirants systématiques a été présentée de la manière la plus nette et la plus affirmative par Tuczek (Congrès d'Eisenach, 1882). Enfin l'étude de la marche de la maladie a permis à Georget d'établir une forme intermittente de l'hypocondrie à côté des formes continues ou seulement paroxystiques.

Si nous mettons en parallèle ces diverses dichotomies, il nous sera facile de montrer que les groupes de malades qu'elles établissent se correspondent assez exactement. L'hypocondrie hyperesthésique est ordinairement corporelle, rarement morale, elle s'accompagne fréquemment de tendances au délire systématisé et est sujette à se transformer en délire de persécutions. Sa durée est longue, sa marche rémittente ou continue avec paroxysmes. L'hypocondrie anesthésique est souvent morale, elle est en réalité une forme de mélancolie et se produit souvent par accès intermittents.

Bien des cas se refusent à rentrer dans l'une ou l'autre de ces catégories; il faut cependant reconnaître que des types des deux formes sont fréquents. Leurs caractères forment un contraste assez remarquable pour que nous essayons d'en esquisser le parallèle.

L'exaltation maladive de la sensibilité qui rend désagréables ou douloureuses les impressions de toutes sortes place pour ainsi dire l'hypocondriaque dans un milieu nocif. Il s'imagine trouver partout autour de lui des influences nuisibles. Tantôt il s'en prend plus particulièrement au milieu cosmique; il n'est jamais content du temps qu'il fait, accuse les changements de température, la chaleur, le froid, les courants d'air, la sécheresse, l'humidité ou les impuretés de l'atmosphère, etc. Il croit y trouver la cause des malaises qu'il éprouve, comme ce général cité par Esquirol, qui accusait le soleil de lui donner des maux de dents et voulait aller l'exterminer avec sa brave division. Il est bizarre dans sa manière de se loger, de se vêtir, quelquefois une véritable acrophobie (Salomon) le confine dans son appartement, la crainte de la lumière, dans l'obscurité. Un malade de Billod croyait que la couleur bleue avait une influence fatale sur sa santé et lui donnait la colique. Chez d'autres malades, ce sont les aliments, les boissons et les médicaments, qui attirent plus particulièrement leur attention et fournissent un thème inépuisable à leurs méditations. Mal appréciés par un goût et un odorat souvent altérés, suggérant des phénomènes viscéraux alarmants, ils évoquent souvent l'idée de poison. Le traitement le plus anodin peut être l'origine de rancunes implacables; Legrand du Saulle a dit avec raison que l'hypocondriaque était un être dangereux pour le médecin. Les malades de cette catégorie se croient souvent une susceptibilité toute particulière aux médicaments qui n'agiraient pas sur eux de la même manière et aux mêmes doses que chez les autres hommes. En fait, ce sont eux qu'on purge avec une pilule de mie de pain. Cette susceptibilité des sens et de l'organisme que s'attribuent les hypocondriaques est le plus ordinairement imaginaire. Souvent même l'acuïté réelle des sens est au-dessous du niveau normal. Le même aliment sera trouvé tantôt excellent, tantôt détestable, suivant les dispositions morales où se trouve le malade. Celui-ci n'en est pas moins très-sûr de lui, très-sûr de l'exactitude de ses sens, et garde longtemps rancune à ceux qui le surprennent en flagrant délit d'erreur.

Cette manière de sentir, cette illusion qui fait croire à des influences nuisibles, expliquent pourquoi l'hypocondriaque est généralement accusateur. Le mécanisme cérébral qui nous oblige à reporter au dehors du moi l'objet des sensations l'oblige également à y chercher la cause de ses souffrances; l'observation attentive des réactions qui se produisent en lui à l'occasion des impressions externes, et dont un bon nombre sont nées d'appréhensions suggestives, lui donne l'illusion d'une cause agissante prise sur le fait; ses soupçons sont confirmés, il ne doute plus. Avec cela l'hypocondriaque est souvent orgueilleux. La même hyperesthésie qui développe les tendances accusatrices produit un certain degré d'exaltation du moi, soit par la conscience d'une supériorité due à la perfection illusoire des sens, soit par une réaction plutôt dynamogénique qu'inhibitoire sur les centres moteurs (*voy.* Féré, *Sensation et mouvement*, et *Revue philosophique*, 1887), soit par une diffusion vers ces centres du processus morbide et de l'éréthisme qui affecte les centres sensoriels. L'excitation des centres psycho-moteurs provoque l'exaltation du moi; le même mécanisme cérébral qui fait attribuer une cause externe au mouvement centripète des sensations fait attribuer une cause interne au mouvement centrifuge des volitions, et cette cause interne, le moi, s'altère, s'exalte ou s'affaisse par les lésions psycho-motrices comme la réalité extérieure se modifie et s'altère par les lésions psycho-sensorielles. En général, il y a un certain degré d'excitation volitionnelle et par conséquent un certain degré d'exaltation du moi chez les hypocondriaques hyperesthésiques. Sauf certains moments d'abattement passager, ils ne sont généralement pas déprimés, ils sont actifs, luttent, se défendent, cherchent du secours auprès des médecins, des charlatans ou des somnambules, où dans certaines pratiques bizarres, et ils en trouvent assez souvent pour soutenir leur courage. Bien différents des hypocondriaques vraiment mélancoliques qui se croient perdus d'emblée, ils ne perdent jamais l'espoir de guérir.

Ces tendances orgueilleuses, cette réaction dynamogénique sur les éléments de la constitution du moi, expliquent suffisamment pourquoi l'hypocondrie morale et le suicide sont rarement associés à cette forme et pourquoi les souffrances des malades ne sont pas sans compensation. Sans mes persécuteurs, disait Rousseau, je n'aurais jamais trouvé ni connu les trésors que je portais en moi-même. Les hypocondriaques ont une si haute opinion de leur propre personne, qu'ils vont jusqu'à tirer vanité de leurs souffrances et de leurs maladies prétendues.

Il arrive cependant que parmi les sensations et les influences qu'ils accusent, quelques-unes sont inhibitoires; les persécutés se plaignent souvent qu'on les empêche de penser, qu'on leur retire la respiration, etc. C'est là un point de contact avec l'hypocondrie dépressive, que je devais signaler en passant.

En résumé, la méfiance et la haine à l'égard du monde extérieur, l'*autophilie* Ball) et les tendances orgueilleuses, sont les caractères moraux prédominants de hypocondriaque hyperesthésique. Mécontent de tout et de tous, exigeant, irritable, souvent ironique et caustique (Falret), personnel, intolérant et passionné dans ses opinions, plutôt avare que généreux et prodigue, fuyant la société, les réunions, les théâtres, les églises, n'appréciant les soins les plus empressés que comme une faible part de ce qui lui est dû, faisant des souffre-douleur de ceux qui lui sont attachés, toujours parlant de lui-même, il se rend insupportable par sa mauvaise humeur, par son caractère ingrat et par son égotisme. La solitude se fait autour de lui et, bien que sa misanthropie doive s'y complaire, il trouve là de nouveaux motifs pour se plaindre. Il parle de suicide, de la mort qui serait préférable à l'existence qui lui est faite, mais il met rarement ses projets à exécution.

Ces défauts de caractère se manifestent surtout dans la vie intime. Par moment, et surtout lorsqu'il est en dehors du milieu de la famille, l'hypocondriaque peut se montrer très-gai, mais en général il ne tarde pas à expier et surtout à faire expier autour de lui ces accès de gaîté passagère (Sandras).

Les facultés intellectuelles quelquefois remarquables des hypocondriaques, restent généralement bien conservées. Des littérateurs, des artistes et même des savants hypocondriaques, ont pu produire des œuvres estimables. Mais la prédominance excessive du point de vue personnel, les antipathies maladives, l'habitude de déraisonner sur un sujet limité, il est vrai, mais d'importance capitale, finissent toujours par fausser le jugement.

Il n'y aurait que quelques traits à ajouter à cette esquisse pour faire le portrait moral du persécuté. Morel avait si bien senti la connexité des deux états morbides, qu'il en avait conclu que le délire des persécutions était une transformation de l'hypocondrie. Il parle de cette hypocondrie devenue *plus intellectuelle* où les malades ne rêvent que trames ourdies contre eux, que machinations

funestes pour leur repos et pour leur honneur. Cette transformation, ou pour
mieux dire cette évolution, ne se produit pas toujours, tant s'en faut. De même
que certains persécutés entrent d'emblée dans la vésanie sans prélude hypocondriaque, il y a bon nombre d'hypocondriaques qui n'arrivent jamais au
délire de persécutions confirmé. Il peut se faire encore que les malaises hypocondriaques n'apparaissent que secondairement chez le persécuté et, avec l'interprétation dont ils sont l'objet, constituent les hallucinations de la sensibilité
générale. Enfin, dans quelques cas, on voit prédominer alternativement les idées
de persécutions et les idées hypocondriaques (Billod).

Quoi qu'il en soit, l'évolution de l'hypocondrie vers le délire de persécution
est fréquente. L'hyperesthésie, sans changer autrement de caractère, se manifeste à l'occasion du contact avec les autres hommes. Là où l'hypocondriaque
soupçonnait des influences morbifiques, le persécuté devine, sent des intentions
malveillantes; les relations avec les autres hommes deviennent difficiles et
insupportables; les railleries qu'excitent les bizarreries de l'hypocondriaque,
la compassion ironique qui accueille ses plaintes (rien de plus terrible pour
un malheureux, disait Berbiguier, que de penser qu'on n'ajoute pas foi à ses
souffrances), les mauvaises plaisanteries que lui attirent sa méfiance et sa
crédulité, tout contribue à aggraver ses soupçons. Lorsque les hallucinations
de l'ouïe viennent s'ajouter aux autres troubles de la sensibilité, le malade
entre dans la vésanie confirmée, la maladie n'a pas changé de nature, les accusations portent sur le milieu social au lieu de porter sur le milieu matériel; des
interprétations nouvelles se produisent et sont souvent fournies par les hallucinations. Un mot, le nom d'un objet ou d'une personne, quelquefois un nom
abstrait, se trouve relié par l'illusion d'une influence causale avec les sensations
hypocondriaques et prend un rôle prépondérant dans la systématisation délirante. Ce sont des ennemis qui torturent le malade par toutes sortes de moyens,
par le poison, par les fluides, par l'électricité (voy. Persécutions).

C'est également dans l'hypocondrie que Morel a cherché l'origine des idées
de grandeur de la folie systématisée. Nous avons assez insisté sur les tendances
orgueilleuses des hypocondriaques; il y a là une évolution et non une transformation. Chez quelques malades, cette évolution ambitieuse se produit dans les
idées hypocondriaques elles-mêmes, qui aboutissent à un délire de grandeur
relatif à la personnalité physique. Un malade dit qu'il est devenu comme
Mithridate à l'épreuve du poison; un autre, qu'il fallait qu'il fût bâti à chaux
et à sable pour résister à tout ce qu'il a eu à subir; d'autres prétendent que
leur organisation est exceptionnelle, surhumaine, divine, etc., d'autres enfin
s'imaginent que leurs organes grandissent et se multiplient. Un vieux persécuté
nous affirme qu'il a des millions d'âmes, une cinquantaine de cerveaux et
autant de cœurs; il est immortel.

Tout autres sont les hypocondriaques mélancoliques; ils se plaignent de ne
plus percevoir la réalité qu'à travers un voile; tout leur semble transformé. Les
impressions externes n'évoquent plus dans leur cerveau que des images frustes
et méconnaissables, et ces images déformées ou oblitérées ont perdu leur
réaction normale sur l'intelligence, les sentiments, les émotions et la volonté.
Trouvant tout changé autour d'eux, ils ne se sentent pas moins changés eux-
mêmes (J. Falret) par l'affaiblissement de leur faculté de sentir et surtout par
la diminution de leur énergie volitionnelle; diminution qui se traduit fatalement, nous l'avons vu tout à l'heure, par une dépression du moi et par des

idées d'impuissance et d'incapacité. Les hypocondriaques mélancoliques n'ont pas ces *compensations* qui soutiennent les persécutés; ils s'abandonnent au désespoir et ne retrouvent quelque énergie que pour accomplir des tentatives de suicide. En général, c'est eux-mêmes qu'ils accusent, c'est en eux-mêmes ou dans leur origine, dans une disposition héréditaire, qu'ils cherchent la cause de leur mal. Ils affirment qu'ils sont perdus, voués à des catastrophes imminentes et inévitables, atteints des maladies les plus étranges et les plus incurables, que toute espérance de guérison est insensée, etc. Ils ne veulent entendre parler ni de remèdes, ni de médecins. Déjà des dispositions négatives sont évidentes, tout leur paraît inutile, tout leur paraît impossible, tout leur paraît irréparable; ils sont incrédules, à la fois hésitants et obstinés. Souvent les croyances religieuses s'ébranlent, les mots, par un mécanisme inverse de celui que nous avons indiqué plus haut, se vident de leur contenu normal et perdent toute puissance réactionnelle émotive. Tout est différent dans ces deux formes d'hypocondrie. Un parallèle entre *Oberman* et les *Confessions* fournirait un exemple frappant de ce contraste.

Sous une forme atténuée, l'hypocondrie morale peut durer de longues années et constituer le caractère moral de certains individus humbles, timides et pleins de défiance d'eux-mêmes. Découragés et dégoûtés de leur propre personne, ils perdent tout orgueil et toute dignité, et tombent par cette voie détournée dans la dégradation morale. Il y a autant de vices, a dit, je crois, Montesquieu, qui viennent de ce que l'on ne s'estime pas assez que de ce que l'on s'estime trop.

D'ordinaire, c'est par accès que la maladie se manifeste avec des caractères suffisamment tranchés. Lorsque les accès se prolongent ou prennent en se répétant une gravité croissante, ou bien lorsqu'ils sont d'emblée très-intenses, les idées de ruine et de culpabilité, les terreurs panophobiques, la crainte des supplices et de la damnation éternels, le délire des négations, ne tardent pas à se joindre à l'hypocondrie morale. Nous n'avons à nous occuper ici que du délire hypocondriaque à peu près constant dans cette période d'aliénation confirmée.

Ce délire, qui porte à la fois sur le physique et sur le moral, diffère profondément des idées hypocondriaques des persécutés. Chez ceux-ci les organes sont attaqués, mais ils résistent aux influences nuisibles; chez les anxieux le mal est intérieur, il fait partie intégrante de l'organe lui-même, c'est un affaiblissement, une paralysie, une métamorphose, un anéantissement, une mort anticipée.

Il n'y a pas différence de nature entre ce délire et celui des formes légères de l'hypocondrie anxieuse, il y a seulement différence d'intensité et évolution naturelle de l'un à l'autre. L'hypocondrie a passé au délire hypocondriaque lorsque les malades ont passé du vraisemblable et du possible à l'absurde et sont entrés dans le domaine de la folie confirmée.

Les mêmes individus qui accusaient une sensation de vide dans la tête, une diminution de leurs facultés, de l'angoisse précordiale, etc., disent que leur cerveau est ramolli, dissous, desséché, pétrifié ou complétement détruit; ils n'ont plus d'âme, leur cœur a éclaté, ne bat plus, ils n'ont plus de pouls, le sang ne circule plus, ils n'ont plus une goutte de sang dans les veines, leur estomac ne digère plus, ils ne peuvent plus avaler, ils sont bouchés, ils n'ont plus d'estomac ni d'entrailles, tout leur corps est vidé, les aliments tombent directement dans un sac formé par la peau du ventre; quelquefois, le gosier étant bouché, les aliments suivent une voie anormale le long des parties latérales du cou. Les malades disent ne jamais manger, ne jamais aller à la garde-robe, etc. Tout leur corps est en putréfaction, leurs membres vont se détacher du tronc, ils exhalent une odeur infecte et répandent la contagion autour d'eux; ils sont bourrés de poisons et ont toutes les maladies, de préférence les plus incurables et les plus répugnantes, le cancer, la morve, la vérole, etc.

D'autres sont transformés, ils sont en coton, en verre, en beurre, ils sont changés en automates, en machines, en bêtes (zoanthropie), leur corps est tout petit, ne pèse pas une once (micromanie), ils sont réduits à rien, ils sont morts, ou bien ils sont dans un état intermédiaire qui n'est ni la vie, ni la mort, ils sont morts vivants et condamnés à rester éternellement dans la même situation. Souvent ils parlent d'eux-mêmes à la troisième personne comme d'une chose inanimée ou d'une mécanique qui n'a que les apparences de la vie.

Il se produit quelquefois dans cette période avancée du délire hypocondriaque des conceptions qui se rapprochent des idées de grandeur, mais qui, à notre avis, doivent en être distinguées. Les malades se croient immortels, ils s'imaginent que leur corps a pris des proportions monstrueuses, que leur tête va toucher aux étoiles, que, s'ils urinaient, le monde entier serait noyé par un nouveau déluge, etc. Guislain a rapporté plusieurs faits de ce genre. Il y a cette différence entre ce délire d'*énormité* plutôt que de grandeur et les véritables idées ambitieuses qu'il n'apporte aucune atténuation et aucune compensation à l'état mélancolique, c'en est le suprême degré. Les malades gémissent de leur immortalité et de leur immensité qui viennent mettre le comble à leur malheur.

Ces diverses idées hypocondriaques, dont nous n'avons fait qu'énumérer les plus ordinaires, sont sans doute liées à des altérations complexes de la sensibilité avec prédominance d'anesthésie. L'anesthésie est facile à constater dans quelques cas; on peut pincer, piquer les malades, sans qu'ils manifestent de douleur, et souvent ils se livrent sur eux-mêmes à des mutilations horribles.

Les troubles moteurs qui existent à un certain degré dès le début des affections mélancoliques et se traduisent, dans l'hypocondrie morale, par l'hésitation, l'aboulie et les idées d'incapacité, deviennent plus prononcés dans le délire hypocondriaque et prennent souvent une intensité assez grande pour donner à la maladie un aspect tout particulier. Le malade se croit incapable d'exécuter l'acte le plus simple, tout lui est impossible. Une malade déclare qu'elle ne sait plus ni marcher, ni s'habiller, ni manger, elle ne sait même plus comment on s'y prend pour avaler les aliments.

Il semble que les images motrices sont altérées ou effacées. C'est dans ces cas que se manifeste au plus haut degré la *folie d'opposition* de Guislain; les malades se refusent aux actes les plus élémentaires de la vie de chaque jour et résistent instinctivement à tout ce qu'on veut leur faire faire.

Des phénomènes impulsifs coexistent souvent ou prédominent chez d'autres malades. Déjà en germe dans certaines formes communes de mélancolie où, à l'état faible, ils engendrent les idées de culpabilité, ils s'accentuent à mesure que le moi déprimé, réduit ou annihilé, ne peut plus ni s'assimiler ni inhiber les excitations motrices qui viennent à se produire. De là les idées de transformation en une bête féroce, de possession diabolique, etc.

On peut rapprocher des phénomènes impulsifs les gesticulations bizarres, les mouvements saltatoires, les grimaces, les cris, les vociférations, la coprolalie, le besoin de s'écorcher le visage, de se ronger les ongles, qui semblent liés à l'éréthisme moteur de la mélancolie anxieuse, éréthisme moteur qui s'élève quelquefois jusqu'à l'agitation maniaque ou bien se traduit par les phénomènes spasmodiques les plus divers. Leuret a observé un hypocondriaque qui agitait si violemment sa poitrine que l'homme le plus haletant n'aurait pu lui être comparé ; une malade atteinte d'hypocondrie intermittente présentait pendant les accès de véritables mouvements convulsifs du ventre (Leuret, *Fragm. psych.*).

Lorsque l'hypocondrie anxieuse a passé à l'état de délire hypocondriaque chronique les malades s'acheminent plus ou moins rapidement vers la démence. Cette terminaison est quelquefois hâtée par des accidents cérébraux apoplectiques, par des attaques d'hémiplégie. Griesinger a signalé cette complication cérébrale ; Baillarger admet qu'il y a des rapports assez étroits entre l'hypocondrie et les affections organiques du cerveau ; suivant Lancereaux il y aurait une liaison étroite entre l'herpétisme, l'hypocondrie et l'athérome artériel ; J. Falret enseigne depuis longtemps la fréquence des accidents congestifs dans les formes héréditaires de la folie ; enfin Mairet a décrit dans son travail sur la démence mélancolique des cas très-analogues, au moins cliniquement, à ceux auxquels nous faisons allusion.

Même lorsqu'elle guérit l'hypocondrie anxieuse laisse souvent après elle un certain déchet dans l'appareil psychique. Des anesthésies, des aboulies plus ou moins localisées, quelquefois très-limitées, peuvent persister comme tares indélébiles. Le malade, guéri en apparence, guéri au moins de l'accès mélancolique, reste diminué dans sa valeur intellectuelle et surtout dans sa valeur morale et affective.

Si, comme cela arrive souvent, une inversion de l'état psychique général se produit, si un certain degré d'excitation vient remplacer la dépression de l'accès mélancolique, tous les éléments de la folie morale se trouvent réunis ; la folie raisonnante est créée de toutes pièces par la déséquilibration, par les daltonismes moraux, par l'effacement de certaines images inhibitoires et par les divers reliquats du délire anesthésique. Savage rapporte un cas intéressant de kleptomanie consécutive à un accès mélancolique et dit avoir observé d'autres cas analogues.

Un état vésanique encore plus caractérisé se produit lorsque des phénomènes hyperesthésiques et hallucinatoires persistants survivent aux accès anxieux. On voit alors apparaître des formes bâtardes de chronicité délirante qu'on ne peut ni classer dans le délire de persécution ni assimiler à la mélancolie chronique vulgaire. Certains démonomanes rentrent dans cette catégorie ; tels sont encore d'autres malades chez lesquels les idées de persécution, les idées négatives, les idées de grandeur et d'auto-accusation, les conceptions délirantes les plus incompatibles, coexistent ou alternent de manière à constituer un délire rempli de contradictions et d'incohérences et rebelle à toute systématisation.

Cette déséquilibration psychique, surtout morale, chez les raisonnants, à la force morale et intellectuelle chez les hallucinés, n'est pas sans quelque analogie avec les états de trouble mental qui se manifestent chez les dégénérés, soit congénitalement, soit à la suite d'accès vésaniques précoces (Prichard). Les dégénérés ont une sorte d'aptitude à l'absurde, ils arrivent d'emblée à des conceptions délirantes qui semble dénoter une chronicité avancée (Billod). Leurs idées hypocondriaques, et ils en ont souvent, présentent ce caractère à un haut degré. Brachet avait remarqué plus de bizarrerie dans les idées lorsque l'hypocondrie paraît résulter d'une prédisposition constitutionnelle.

On voit apparaître rapidement chez ces malades les idées les plus absurdes du délire hypocondriaque ; leur cerveau est dissous et la substance cérébrale s'écoule le long du canal vertébral, leur sperme est mélangé au sang et suinte par les pores de la peau, leurs intestins vont s'échapper à travers les parois de l'abdomen, etc. On observe encore des antipathies bizarres, des associations d'idées étranges, comme chez ce malade de Billod qui, ne pouvant digérer le chocolat, éprouvait une indigestion dès qu'il portait un vêtement de cette couleur, ou comme chez cet autre qui après un voyage en Sologne prétendait que l'aridité de ce pays lui avait fait tomber les cheveux et la barbe. Les mots, les nombres, les chiffres, les signes, agissent de même sur d'autres malades de la même catégorie. Et ces idées absurdes, jointes à des théories médicales qui ne le sont pas moins, les conduisent aux actes les plus ridicules. Un hypocondriaque, cité par Morel, se croyait en danger de mort dès qu'il cessait de tenir son pénis dans la main. Quelques-uns se confinent chez eux, restent couchés pendant des mois ou des années ; d'autres craignent le froid et les courants d'air au point de ne pas souffrir qu'on ouvre la porte d'un placard ou le tiroir d'une commode ; d'autres, tout différents des aérophobes, ne peuvent vivre qu'au grand air ou les fenêtres ouvertes. Hammond raconte l'histoire d'un excentrique qui avait fait construire quatre cheminées dans chaque chambre de sa maison, portait un chapeau à ventilateur et avait fait percer de trous ses vêtements et ses chaussures.

L'hypochondrie des dégénérés est souvent précoce, apparaît à la puberté ou même dans l'enfance (Griesinger) ; elle procède fréquemment par accès irréguliers (Sandras) et peut se terminer par une démence précoce. La forme génitale avec spermatorrhée réelle ou imaginaire est commune. Lallemand voulait y faire rentrer toute l'hypocondrie, ce qui est fort exagéré, et considérait les pertes séminales comme la cause unique de l'hypocondrie, ce qui est tout à fait erroné.

L'hypocondrie se combine souvent avec l'agoraphobie, la maladie du toucher et les autres syndromes analogues. Esquirol rapporte l'histoire d'une jeune fille qui avait une douleur fixe au sommet de la tête et s'imaginait qu'un ver lui rongeait la cervelle, elle ne voulait toucher aucun objet de cuivre, la vue du cuivre la faisait défaillir et elle refusait de sortir parce que la poussière soulevée par les promeneurs pouvait contenir du vert de gris.

Les craintes de poison, de contagion, si fréquentes dans la maladie du toucher, établissent une analogie étroite entre l'hypochondrie et cette forme de vésanie. L'hypocondrie est particulièrement caractérisée et revêt souvent la forme anxieuse, dans les cas où le délire du toucher repose sur la crainte de communiquer une affection dont le malade croit être atteint, le cancer, par exemple (Séguin).

Si nous ajoutons l'hypocondrie des dégénérés à l'hypocondrie des mélancoliques et à celle des persécutés, nous aurons établi trois groupes principaux, à la vérité fort mal délimités et laissant en dehors d'eux un assez grand nombre de cas, mais correspondant assez exactement à ceux que M. Magnan a proposés dans sa classification des vésanies. Nous avons décrit successivement l'hypocondrie des délirants persécutés chroniques, l'hypocondrie des intermittents et l'hypocondrie des dégénérés.

Le défaut de cette classification est de placer sur le même rang des états morbides très-inégalement compréhensifs (voy. Folie). Le délire de persécution,

les diverses variétés de mélancolie, peuvent également se développer sur le
terrain de la dégénérescence mentale. Aussi ne doit-on pas s'étonner de la fréquence des formes hybrides.

Il nous reste à examiner les idées hypocondriaques qui s'observent dans la
paralysie générale, la folie circulaire, l'épilepsie, l'hystérie, la démence sénile,
les délires toxiques, et dans quelques autres affections.

Il existe fréquemment au début de la paralysie générale une phase dépressive
avec idées hypocondriaques, si toutefois on peut toujours qualifier d'hypocondrie le sentiment quelquefois très-net que le malade éprouve du début d'une
affection cérébrale grave. Dans la maladie confirmée le délire hypocondriaque
revêt le plus souvent la forme anesthésique et négative décrite par Baillarger
(*voy.* PARALYSIE GÉNÉRALE).

Les phases dépressives de la folie circulaire présentent la plus grande analogie avec les accès de mélancolie intermittente. Les mêmes idées hypocondriaques se manifestent et dans bien des cas le diagnostic ne peut être établi
que par les antécédents et par la marche ultérieure de la maladie ; lorsque la
phase dépressive est remplacée par la phase d'excitation, l'hypocondrie disparaît
complétement et fait place à un état exactement inverse ; les malades s'exagèrent
leur force physique et morale, ils deviennent, suivant l'expression de Falret,
des fanfarons de la santé.

Sous le nom d'épilepsie hypocondriaque, Maisonneuve a décrit certains cas
à aura abdominale et qui n'ont pas d'autre rapport avec l'hypocondrie. Les
sensations qui constituent l'aura, qu'elles siégent dans l'abdomen ou ailleurs,
et les divers malaises qu'éprouvent les épileptiques, peuvent cependant être
l'origine d'idées hypocondriaques, idées qui ne sont pas rares chez eux et se
combinent souvent avec des idées de persécution (Falret). Plus rarement on
observe chez les épileptiques de véritables accès dépressifs avec alternances circulaires (Krafft Ebing, Ritti, *Folie circulaire*).

Le caractère habituel des hystériques est fort différent de celui des hypocondriaques. Briquet fait remarquer que les hystériques s'inquiètent en général fort
peu de leur santé. J'ai vu. dit-il, des hystériques avec anesthésie et paralysie
d'une durée de plusieurs mois ne pas même penser à la manière dont leur
maladie se terminerait. Suivant Dubois, les hystériques n'ont aucun goût pour
la lecture des livres de médecine. Il semble que les troubles sensitifs et moteurs
n'ont pas dans l'hystérie les mêmes réactions mentales que dans l'hypocondrie
et les vésanies ; il semble qu'ils ne pénètrent pas aussi profondément dans la
sphère psychique. Peu impressionnées de leur état maladif, les hystériques sont
surtout préoccupées d'en impressionner leur entourage. L'hypocondriaque n'est
pas toujours très-sincère, mais l'hystérique l'est encore bien moins ; les souffrances qu'elle accuse, les états morbides dont elle se prétend atteinte, l'hypocondrie hystérique, en un mot, se reconnaît à une affectation, à un besoin d'attirer
l'attention ou d'exciter l'étonnement, qui n'existent pas ordinairement au même
degré chez les hypocondriaques. Il faut cependant reconnaître que l'hypocondrie
véritable et la folie peuvent se développer chez des individus présentant des
signes positifs d'hystérie ; il n'est pas rare de trouver des antécédents hystériques chez des mélancoliques possédées, démonopathes avec anesthésie et
négations.

Nous avons signalé plus haut les rapports de l'hypocondrie avec les accidents
cérébraux apoplectiques. Suivant Forbes Winslow, des sensations et des idées

hypocondriaques peuvent apparaître quelque temps avant une attaque apoplectique et en être le prélude.

Dans la démence sénile et dans la démence apoplectique les idées hypocondriaques ne sont pas rares (*voy*. DÉMENCE). On observe encore des idées hypocondriaques dans le délire aigu, dans l'alcoolisme, le morphinisme, le saturnisme, l'hydrargyrisme (Dietrich), dans l'iodisme (Rilliet) et dans différentes affections du système nerveux (tabès, sclérose en plaques).

Les *causes* de l'hypocondrie sont celles des différentes affections sur lesquelles elle vient se greffer, ce sont en résumé les causes des affections nerveuses et mentales; les maladies de l'appareil digestif, les altérations du sang, les diathèses et en particulier la goutte, les excès de toutes sortes, l'influence de la puberté, de la grossesse et de la ménopause, et avant tout celle de l'hérédité névropathique.

On admet généralement que l'hypocondrie est plus spéciale au sexe masculin. Elle est loin d'être rare chez la femme; l'hypocondrie anxieuse est fréquente à la ménopause.

On admet encore que l'hypocondrie est une maladie de l'âge mur. La vérité est qu'elle se manifeste souvent de bonne heure ou, au moins, s'annonce par de précoces bizarreries. L'hypocondrie génitale est ordinairement juvénile et les enfants ne sont pas toujours épargnés (Louyer Villermay, Griesinger).

L'influence des hypocondriaques sur leur entourage est nuisible et l'hypocondrie paraît pouvoir être communiquée. Griesinger cite un cas curieux d'hypocondrie à deux. Nous avons signalé précédemment les effets de l'imagination, l'influence des sensations douloureuses localisées et des troubles viscéraux sur la forme particulière du délire. Des lésions organiques peuvent agir de la même manière. Esquirol constata la présence d'un ulcère de l'œsophage chez un mélancolique qui s'imaginait avoir un corps étranger arrêté dans le gosier; des péritonites chroniques chez des malades qui croyaient avoir des animaux ou des personnages dans le ventre. Bonet parle d'un individu qui pensait avoir un crapaud dans l'estomac et chez lequel on trouva un squirrhe.

Des lésions matérielles cachées (anévrysmes, rein flottant, etc.) peuvent provoquer des malaises persistants qu'il ne faut pas confondre avec l'hypocondrie; l'examen du malade doit être fait avec le soin le plus minutieux. Étant jeune médecin, dit J. Frank, et trop facile à diagnostiquer l'hypocondrie, je publiai que cette maladie était très-commune; maintenant que j'ai coutume de mettre beaucoup plus de soin avant d'attribuer les plaintes des malades à l'imagination, je rencontre l'hypocondrie plus rarement.

Il faut encore prendre garde de se méprendre sur la gravité des complications qui peuvent survenir et sur lesquelles les hypocondriaques attirent beaucoup moins l'attention du médecin que sur leurs maladies imaginaires. Enfin il faut se rappeler que les états hypocondriaques peuvent être le prélude d'affections graves des centres nerveux. Les débuts dépressifs de la paralysie générale sont trop souvent méconnus.

Le *pronostic* de l'hypocondrie varie suivant la forme qu'elle affecte et suivant la maladie dont elle dépend. Lorsque celle-ci est curable ou améliorable, il peut arriver que l'hypocondrie s'atténue ou disparaisse en même temps. Lorsque l'élément vésanique prédomine, le pronostic est celui des affections mentales; grave lorsque le délire tend à se systématiser et que les idées de persécution apparaissent, il est moins défavorable quand il s'agit d'accès dépressifs ou anxieux. On peut alors espérer un retour plus ou moins complet à l'état normal et, bien que les accès soient sujets à se reproduire, les intervalles sont quelquefois assez longs pour que le malade puisse être considéré comme guéri. Le pronostic devient plus sombre lorsque les accès se répètent, se prolongent, lorsque les idées de négation deviennent prédominantes et que le délire hypochondriaque chronique s'établit.

Les *indications thérapeutiques* sont toutes tracées dans les considérations qui précèdent. Les troubles viscéraux, l'état général de la santé, les divers accidents névropathiques, doivent tout particulièrement appeler l'attention et les efforts thérapeutiques des médecins. Chez les névropathes et chez les dégénérés, des réactions psychiques anormales se produisent avec une extrême facilité : il faut procéder avec le plus grand soin à un examen général ; des lésions minimes, insignifiantes en apparence, sont quelquefois le point de départ de réflexes pathologiques, la cause occasionnelle des désordres nerveux et psychiques les plus variés : il est important de les traiter et de les guérir.

C'est par ces moyens détournés que le médecin peut dans certains cas, malheureusement trop rares, obtenir de véritables succès. Lorsqu'il est réduit à attaquer directement le trouble mental, les ressources de la thérapeutique sont singulièrement restreintes. Nous devons cependant dire quelques mots du traitement moral.

Le milieu dans lequel vit l'hypocondriaque lui est souvent nuisible. Il est rare qu'il n'y ait pas autour de lui, dans sa famille, d'autres névropathes qui réagissent sur lui d'une manière fâcheuse ou bien dont il fait des souffre-douleur, ce qui est encore mauvais pour lui. La solitude et l'isolement où se confinent d'autres malades ne sont pas meilleurs.

Changer de milieu, de genre de vie, rompre les habitudes d'une mauvaise hygiène morale, telles sont les premières indications. C'est de cette manière qu'agissent les voyages et les distractions de toutes sortes préconisées dans le traitement de l'hypocondrie. Mais il faut observer que les distractions ne sont telles qu'à condition d'être un plaisir ; souvent elles vont contre leur but, surtout chez les individus à qui la joie extérieure, le plaisir d'autrui, sont odieux et font faire un retour douloureux sur eux-mêmes. Le malheur et la souffrance des autres, pourvu qu'ils ne soient pas assez grands pour inspirer l'aversion et l'horreur, exercent quelquefois une influence plus favorable. Le malheur extérieur est une diversion au malheur intérieur. Les personnes les mieux douées moralement sont conduites par un instinct délicat vers les œuvres de dévouement et de charité, lorsqu'elles-mêmes ont été frappées par de grandes douleurs. Elles sentent que le meilleur remède à la concentration égoïste que tendent à produire les cuisants chagrins et qui les aggrave est de réveiller les sentiments sympathiques et de les stimuler fortement par le spectacle des misères humaines et par des efforts en faveur d'autrui. La maladie et même la mort de personnes chères arrache quelquefois l'hypocondriaque à ses préoccupations maladives (Barras).

Ce que l'on doit chercher par-dessus tout, c'est de provoquer l'activité, l'effort volitionnel. Les voyages à pied et l'équitation sont préférables aux voyages en voiture ou sur mer, la musique n'est réellement utile que si le malade est lui-même musicien et si ses auditeurs ont la complaisance de l'encourager par des applaudissements ; les jeux, la chasse, les exercices du corps, la conversation et les discussions, sont infiniment préférables aux plaisirs passifs du dilettantisme.

Cullen regardait l'absence de passion comme une circonstance défavorable. Aussi est-ce un grand bonheur pour l'hypocondriaque, s'il a ou si l'on peut éveiller chez lui un goût pour une occupation quelconque et s'il peut y obtenir quelque succès. Michéa cite un hypocondriaque chez lequel un prix de poésie remporté à l'Académie française opéra l'effet le plus avantageux.

Les passions de l'amour font quelquefois merveille, il en est de même de l'usage régulier du coït chez les jeunes hypocondriaques à préoccupations génitales.

Les influences déprimantes sont très-généralement nuisibles; le médecin n'obtiendra jamais que de mauvais résultats par l'ironie. Il devra au contraire écouter avec une patience à toute épreuve, avec le plus grand sérieux et même avec intérêt, les fastidieuses et lamentables confidences qui sont à la fois un besoin et un soulagement pour l'hypocondriaque. Le médecin acquerra ainsi la reconnaissance et la confiance du malade, il usera de son influence pour obtenir qu'il se soumette aux règles de l'hygiène et, s'il y a lieu, à un traitement rationnel ; il tâchera de diriger le malade dans la voie que nous avons indiquée tout à l'heure en intéressant son amour-propre et son honneur (Louyer Villermay), en excitant des sentiments de sympathie et en lui montrant qu'il peut rendre des services et redevenir un membre utile de l'humanité.   Cotard.

HYPODERMIQUE (MÉTHODE). Employée déjà dans les laboratoires par Magendie, Claude Bernard et plusieurs expérimentateurs, la méthode hypodermique ne fut réellement appliquée à la thérapeutique humaine qu'après les travaux de Wood (d'Édimbourg) en 1855. Depuis cette époque elle a été perfectionnée et généralisée au point qu'elle est devenue un des procédés curatifs les plus usuels et les plus utiles. Elle consiste exclusivement dans l'introduction dans le tissu conjonctif sous-cutané, au moyen d'une piqûre faite à la peau, d'une substance médicamenteuse soit en solution, soit en suspension dans un liquide qui lui sert de véhicule. Cette introduction est faite presque toujours au moyen d'une canule adaptée à une seringue spéciale (*voy.* Seringue).

Historique. L'historique de la méthode hypodermique sera nécessairement très-bref, puisqu'il rentre en quelque sorte dans l'analyse que nous aurons à faire des divers médicaments employés. Cependant après les premières publications de Wood il est utile de rendre justice à ces esprits novateurs auxquels nous devons la rapide généralisation d'un procédé utile. En France, nous citerons Béhier, Hérard, Courty, Vulpian, Bourdon, Follin, Gintrac, etc. ; en Angleterre, Oliver, Bonnar, B. Bell, Ch. Hunter, etc. ; en Allemagne, Franque, Eulenburg, Nussbaum, Scanzoni ; en Italie, Gherini, B. Guala, Scarenzio ; enfin en Amérique, Ruppaner, Ferdyce Baker, Elliot. Tous ces auteurs ont eu le mérite de généraliser une méthode nouvelle, mais de plus ils en ont étendu l'usage et l'ont appliquée à de nouveaux cas. Bientôt on a voulu traiter par la médication sous-cutanée toutes les affections, l'adapter à tous les médicaments. De là naquirent des abus et des dangers qu'il nous faudra signaler, mais contre lesquels réagirent le bon sens des praticiens et les nécessités d'une saine thérapeutique.

Conditions générales de l'absorption sous-cutanée. La définition de la méthode hypodermique, telle que nous l'avons donnée, nous montre qu'il nous faudra étudier : 1° les diverses facultés d'absorption du tissu conjonctif auquel elle s'adresse; 2° les liquides servant de véhicules; 3° les substances médica--

menteuses elles-mêmes dans leurs rapports avec ces liquides et ce tissu. Nous ne
ferons pas ici l'histoire de l'absorption par le tissu conjonctif (*voy.* LAMINEUX,
ABSORPTION, LYMPHATIQUES). Nous nous bornerons à rappeler certaines particularités en rapport avec les applications de la méthode hypodermique. Ce qu'on
recherche en introduisant les substances actives sous la peau, c'est avant tout la
sécurité et la rapidité de l'absorption. Cette condition sera d'autant mieux
obtenue qu'on agira sur des points où l'absorption est facile et rapide : il était
donc du plus haut intérêt de connaître, sous ce rapport, les propriétés des
diverses régions. Cette étude, malgré la grande généralisation des injections
hypodermiques, laisse cependant encore beaucoup à désirer et il serait d'un
grand intérêt de savoir avec précision ce qu'on peut craindre ou espérer dans
chaque partie du corps humain. Il existe certains travaux qui peuvent déjà servir de guides aux applications thérapeutiques. Lambert en 1810 avait indiqué
la partie interne des cuisses et des jambes, des bras, des avant-bras, et la partie
antérieure du thorax, comme les points où l'absorption se faisait le mieux.
Denis et Eulenburg ont fait des études plus précises sur ce point et ont divisé
le tissu conjonctif par régions avec une précision qui n'est peut-être pas à l'abri
de toute critique, mais qui, dans l'état actuel, peut être considérée comme suffisamment pratique dans ses traits généraux. Cette classification est la suivante
par ordre de puissance absorbante : 1° les tempes et les joues ; 2° l'épigastre ;
3° la partie antérieure du thorax ; 4° les régions sus et sous-claviculaires :
5° les parties internes du bras et de la cuisse ; 6° la nuque ; 7° les parties externes
de la cuisse et du bras ; 8° avant-bras ; 9° jambe ; 10° pied ; 11° dos. Ces auteurs
avancent même que dans cette dernière région l'effet est souvent nul. Il importe toutefois de faire remarquer que la région dorsale a été fréquemment choisie à cause de sa faible sensibilité pour pratiquer les injections douloureuses et
notamment celles de sublimé, et que cependant dans la grande majorité des cas,
pour ne pas dire toujours, l'absorption a eu lieu ainsi que l'ont montré les
effets physiologiques et curatifs obtenus ; elle est très-lente au dos, cela est vrai,
mais elle y a lieu. Il est certain que cette rapidité d'absorption doit surtout
être prise en considération quand on veut obtenir un effet immédiat : aussi le
choix des régions devra-t-il varier avec la substance employée et le but poursuivi. D'une manière générale on peut dire que le tissu conjonctif absorbe d'autant plus rapidement qu'il est plus vasculaire ou que, suivant l'opinion de
M. Ranvier, les lacunes lymphatiques y sont plus nombreuses, plus actives,
mais il est des cas particuliers, des substances à part, qui annulent ou même
renversent ces règles générales, notamment les substances irritantes ; nous ne
pouvons ici qu'indiquer ces particularités dont on trouvera le détail dans
l'étude de chaque médicament.

D'autres conditions peuvent encore singulièrement modifier les qualités du
tissu conjonctif, ce sont celles qui se présentent dans bien des états morbides
et dans lesquelles l'absorption peut subir tous les degrés du ralentissement
jusqu'à la suppression absolue de cette propriété. On comprend aisément qu'il
soit impossible d'indiquer des règles à cet égard, mais nous avons cru devoir
appeler l'attention sur ce point à une époque où l'antisepsie médicale peut et
doit chercher des moyens actifs de combattre les infections microbiennes : or il
importe de savoir que justement dans ces états morbides les conditions de l'absorption peuvent être considérablement modifiées.

Les autres conditions qui peuvent faire varier l'absorption par le tissu conjonctif sont surtout en rapport avec la méthode hypodermique et dépendent de la nature des corps injectés et des solutions.

Choix du liquide. Le choix du liquide qui doit servir de véhicule est des plus importants. Il est en effet nécessaire, pour que l'absorption par le tissu conjonctif se présente avec tous ses avantages, que le liquide introduit trouble aussi peu que possible les fonctions physiologiques de ce tissu. Sous ce rapport et en se plaçant exclusivement au point de vue de l'absorption, l'*eau* distillée, aseptique, vient en première ligne. Quoiqu'elle provoque un certain degré d'irritation du tissu conjonctif et même de la douleur plus marquée que certaines solutions, l'eau pure est absorbée avec la plus grande facilité. On a pu introduire sous la peau des quantités d'eau relativement considérables qui disparaissent avec une très grande rapidité. C'est donc à l'eau qu'il faut s'adresser chaque fois que la chose est possible, et même, dans certaines circonstances où il semble que les médicaments soient notablement moins solubles dans l'eau que dans d'autres véhicules, il faut encore donner la préférence à l'eau chaque fois que l'on pourra, même en employant des quantités plus considérables, s'en servir utilement.

Dans certains cas, soit que l'eau ne suffise pas à dissoudre la quantité de substance active nécessaire, soit qu'elle ne permette pas de conserver assez longtemps les solutions, on a dû avoir recours à d'autres véhicules, par exemple, l'eau de laurier-cerise, les mélanges d'eau et de glycérine; ces liquides sont en général beaucoup plus douloureux que l'eau, quoiqu'ils puissent être bien tolérés par le tissu conjonctif et ne provoquer aucun trouble sérieux. Outre la glycérine, on a eu encore recours à certains corps gras, soit d'origine végétale, soit d'origine minérale, les huiles, par exemple. M. Roussel dans de nombreuses publications a insisté sur les avantages de l'huile; il semble, d'après ce qu'il a vu, et après lui un certain nombre d'auteurs, que l'huile soit bien tolérée par le tissu conjonctif et qu'elle s'absorbe avec facilité. Nous sommes cependant obligé de faire ici quelques réserves, car d'après les recherches de plusieurs on retrouve après l'injection au niveau de la piqûre une certaine quantité d'huile qui n'a pas été absorbée, qui peut séjourner longtemps et même s'enkyster. Les huiles employées ont surtout été (naturellement à l'état de pureté parfaite) celles d'olives, d'amandes douces et de palmes.

A côté des huiles végétales viennent prendre place certains produits minéraux mal définis, et qui cependant à l'état de pureté paraissent avoir donné quelques résultats utiles : dans ces derniers temps, nous voulons parler des produits extraits du pétrole et qu'on a désignés sous les noms de : *huile de vaseline, vaseline liquide médicinale.* C'est M. Albin Meunier (de Lyon) qui a surtout vanté ces liquides; d'après ses recherches, leur usage présentait de sérieux avantages, ils permettaient de faire absorber certaines substances qu'il est absolument impossible d'employer par la méthode hypodermique avec d'autres véhicules, ils étaient bien tolérés par le tissu conjonctif et absolument sans danger pour la santé générale. Plusieurs expérimentateurs ont continué les recherches de M. Meunier; parmi eux nous citerons M. Dujardin-Beaumetz, M. Ley, etc.; ces auteurs semblèrent, surtout au début, vérifier de tous points les résultats annoncés par le premier, mais depuis cette époque des tentatives plus multipliées ont prouvé qu'il n'était pas permis d'attribuer aux huiles de vaseline tous les avantages qu'on leur avait d'abord reconnus. M. Balzer et plusieurs autres vinrent montrer que longtemps après les injections de vaseline il était possible de retrouver ce corps en nature au siége de l'injection. Il semble donc qu'il soit impossible de compter sur une absorption intégrale de la substance active introduite, et c'est là un très-grand inconvénient ; de plus ces corps gras, ainsi que nous le verrons en nous occupant des diverses substances qu'on peut employer par le tissu sous-cutané, ne dissolvent que certains corps spéciaux et ne peuvent être utiles que dans des circonstances peu nombreuses.

Nous arrivons maintenant à un autre ordre de liquides, liquides qui sont irritants par eux-mêmes, qui ne peuvent être employés que comme médicaments directs ou pour dissoudre certaines substances qu'ils sont seuls aptes à rendre utilisables. Sous ce rapport, nous avons à mentionner l'alcool et l'éther sulfurique. L'alcool, cela ressort surtout des recherches de M. Luton, de celles de Ainsworth, Figuero, est assez bien toléré par le tissu conjonctif, il provoque des douleurs locales, de la fluxion, mais, si l'on a soin de n'employer que des alcools au-dessous de 90 degrés, on n'a, d'après ces auteurs, à craindre ni eschares ni abcès. L'éther est bien plus que l'alcool employé comme médicament, son usage comme véhicule est encore plus rare. Il offre certaines particularités d'absorptions qui doivent être signalées : douleur momentanée excessivement vive, d'après M. Luton, mais qui, dans certains cas, paraît ne pas se produire (Dupuy) ; quoi qu'il en soit, cette douleur est fugace et ne semble jamais laisser derrière elle ni inflammation véritable ni abcès, un seul cas d'abcès a été signalé jusqu'ici : il a été vu par M. Luton chez un varioleux. Comme véhicule, l'éther peut servir à dissoudre certaines substances que les progrès de la méthode antiseptique tendent de plus en plus à faire employer ; c'est sous ce rapport que nous l'avons signalé ici.

En dehors des corps dont nous venons de parler, il existe encore plusieurs autres substances, des combinaisons et des mélanges qui ont été indiqués dans certains cas spéciaux ; nous les signalerons plus loin à propos des substances qu'ils ont servi à dissoudre.

Quoi qu'il en soit du reste, nous pouvons résumer ce chapitre en disant que l'eau est le véhicule par excellence des substances qu'on veut injecter sous la peau et que ce n'est qu'exceptionnellement, d'après des indications spéciales et dans des cas particuliers, qu'on trouve les indications des autres corps employés comme véhicule.

Manuel opératoire. Rien ne semble plus facile, aujourd'hui que la chose est du domaine public, que de faire une injection hypodermique. Cette facilité apparente n'est pas, croyons-nous, un des moindres dangers de la méthode, car c'est elle qui, en mettant une seringue dans les mains des malades ou des personnes qui les entourent, a été le point de départ de bien des abus et de bien des cas graves de morphinomanie. Cet inconvénient est d'autant plus grand que cette facilité n'est, dans la majorité des cas, qu'apparente, et qu'il y a bon nombre de circonstances dans lesquelles le vice du mode opératoire a été la cause d'accidents. Certaines indications doivent être rigoureusement respectées. Sans vouloir nous étendre sur de minutieux détails, nous insisterons sur certaines conditions que doivent remplir l'instrument et la piqûre. En ce qui concerne la seringue, la première condition, c'est la propreté et l'asepsie complète ; nous n'avons pas ici à indiquer les procédés qui permettent ce nettoyage ; disons cependant qu'il est un moyen toujours à la portée de tous : c'est l'emploi de l'eau bouillante. La canule devra être bien tranchante. Quant à la piqûre, elle réclame certaines précautions utiles parmi lesquelles, en première ligne, l'introduction dans le tissu conjonctif, jusqu'à ce que l'extrémité de la canule soit parfaitement libre. Faut-il, avant de pousser le liquide qu'on veut introduire, s'assurer que la canule n'est pas dans la cavité d'une veine, et pour cela voir s'il ne s'écoule pas quelques gouttes de sang par cette canule elle-même? M. Bourneville croit qu'il est moins important de faire cette constatation que d'éviter les lacérations du tissu conjonctif qui succèdent aux mouvements imprimés à la canule. Sous ce rapport, il nous est impossible de partager complétement son avis, car nous avons signalé nous-même les accidents qui peuvent succéder à l'introduction d'une substance active dans le calibre d'une veine. Sous ce rapport cependant, il est quelques remarques à faire. J'ai fait voir en 1875, à la Société de biologie, que dans certaines régions il y avait plus de précautions à prendre, et qu'il n'était pas toujours possible de ne pas pénétrer dans une veine. On comprend que ce résultat n'est pas sans danger, soit qu'on fasse usage d'une substance très-active, soit qu'en injecte un liquide irritant qui, porté rapidement dans les cavités cardiaques, peut exercer sur la sensibilité de l'endocarde une action des plus funestes. Il faut pénétrer assez loin dans le tissu conjonctif sous-cutané, afin que le liquide ne puisse échapper au moment où on retire la canule. De plus, il faut appliquer le doigt sur l'orifice à ce moment, car on évite ainsi, quand il s'agit de liquides irritants, qu'ils viennent se mettre en contact avec la face profonde du derme. Une autre série de précautions à prendre dans ces conditions a trait à l'absorption. Pour faciliter la reprise du liquide par la circulation générale, il faut, non-seulement que ce liquide pénètre dans le tissu sous-cutané, il faut encore qu'il y arrive dans les conditions les plus favorables. Deux indications sont ici à remplir : faire pénétrer lentement le liquide et, quand il est introduit dans les mailles du tissu conjonctif, en faciliter la diffusion sans amener, autant que faire se pourra, la rupture de ces mailles. Enfin certains auteurs ont prétendu qu'on devait faire la piqûre brusquement; d'autres, que la canule devait être introduite lentement. Nous croyons, pour notre part, qu'il n'y a pas de règle absolue à cet égard et que le médecin doit se laisser guider par plusieurs considérations. En premier lieu, quand il s'agit d'un malade énergique, quand on doit pratiquer la piqûre dans une région relativement peu sensible, il peut être très-avantageux d'introduire la canule d'un seul coup une fois que le pli de la peau est fait, mais, quand on a affaire à un malade pusillanime, quand la région est très-sensible, toute règle disparaît, et c'est par les conditions du moment que le médecin doit se laisser guider. Nous n'ajouterons pas que la seringue doit être très-bonne, les canules bien aiguisées, bien tranchantes, ce sont là des conditions générales qui se rapportent à tous les instruments et qui sont aussi nécessaires dans une petite opération que dans les cas les plus graves.

Accidents. Les accidents qui peuvent être la conséquence d'une injection sous-cutanée sont immédiats ou consécutifs, parfaitement locaux ou avoir des conséquences plus générales. Nous allons étudier ce chapitre avec quelques détails, car c'est lui qui règle et modifie d'une manière générale la pratique de la méthode hypodermique.

Les *accidents locaux immédiats* sont surtout la douleur et le gonflement. La douleur est extrêmement variable dans les injections hypodermiques, et nous voulons parler de la douleur produite par la piqûre, car celle qui dépend de la nature des substances employées ne peut être étudiée qu'à propos de chacune d'elles : la douleur de la piqûre est en général nulle ou tout au moins sans conséquence sérieuse. Il arrive cependant dans quelques cas que cette douleur acquiert une réelle importance, soit qu'elle se produise chez des sujets qui réagissent facilement, soit qu'elle atteigne par elle-même un degré d'intensité très-réelle. Nous ne nous occuperons pas ici, avons-nous dit, de la douleur due aux substances injectées, mais, en dehors de là, il est un certain nombre de conditions qui peuvent provoquer cette douleur et sur lesquelles nous devons nous expliquer. En premier lieu, il importe surtout, quand le tissu conjonctif est un peu serré et riche en nerfs, de ne pas faire pénétrer le liquide trop rapidement, car on provoque ainsi des déchirures qui peuvent être l'origine des douleurs. Un autre point plus important, c'est la piqûre d'un filet nerveux ; nous avons vu dans certains cas cette piqûre être suivie d'une douleur immédiate très-vive localisée d'abord, mais pouvant s'irradier assez loin suivant le volume du tronc nerveux ; de plus nous avons encore observé certains cas dans lesquels la douleur persistait pendant un nombre variable de jours : elle a alors son point de départ et son centre d'irradiations au niveau même du point où a été faite la piqûre. Je ne sache pas qu'on ait signalé d'anesthésie ou de paralysie motrice à la suite de la piqûre d'un petit filet nerveux ; nous aurons bientôt à montrer que ces graves accidents peuvent succéder à des lésions nerveuses produites par un autre mécanisme. On a encore invoqué comme cause de douleur la température des solutions et leur impureté. Je crois pour mon compte que ces deux questions ne jouent qu'un rôle bien secondaire dans la pratique des injections hypodermiques. Cependant il est préférable, pour enlever toute sensation douloureuse au malade, de se servir d'un liquide autant que possible se rapprochant de la température animale. Quant à ce qui concerne la pureté, la propreté des solutions, elle est absolument nécessaire, mais sous un autre rapport que nous aurons à discuter tout à l'heure. En somme donc la douleur n'a qu'une importance faible, si ce n'est, comme nous l'avons dit, quand on intéresse un faisceau nerveux d'un certain volume.

Outre la douleur, nous trouvons encore comme accident immédiat l'hémorragie et l'ecchymose. L'hémorragie qui accompagne la piqûre d'une aiguille de seringue de Pravaz est en général faible et sans importance, la piqûre laisse écouler quelques gouttes de sang, et tout est fini. Quand par hasard on pénètre dans une veine, il peut arriver que l'écoulement sanguin soit plus abondant ; en général, il est facile d'éviter cette complication ; c'est surtout, ainsi que nous le disions en 1875 à la Société de biologie, au pourtour de l'ombilic, sur les parties latérales de la région épigastrique, que cet accident est à craindre, et on devra redoubler de précautions chez les sujets qui, pour une cause quelconque, ont une gêne de la circulation hépatique. Pour ce qui est de l'ecchymose, qu'on ne peut toujours éviter chez les sujets qui ont la peau fine, elle est presque toujours sans importance et, même dans les cas où une veinule est intéressée, elle ne sera le point de départ d'accidents secondaires que si le liquide injecté est par lui-même irritant ou malpropre.

Les *accidents consécutifs* ont une tout autre importance et, si comme la douleur ils peuvent être le plus souvent attribués à la composition des liquides injectés, ils ont pourtant dans certains cas des rapports intimes avec l'injection elle-même et sont justiciables en grande partie de certaines données générales. En premier lieu, il faut que les instruments soient d'une très-grande propreté, parfaitement aseptiques, nous ne saurions trop répéter cette condition qui domine toutes les autres, mais en dehors de là il faut veiller avec le plus grand soin à la pureté, à la propreté des solutions. Nous répéterons encore que ce que nous disons ici s'applique surtout aux solutions qui, par elles-mêmes, ne peuvent jamais, quand elles sont parfaites, provoquer d'irritation locale. Or, pour ces solutions, il arrive souvent, et spécialement pour la plus usitée de toutes, la solution de morphine, que le liquide se charge de champignons au bout de quelques jours. Ces corps introduits dans la peau peuvent devenir l'origine d'abcès et tout au moins d'indurations d'abord douloureuses et ensuite persistantes. On a conseillé bien des procédés pour éviter ces altérations; on a employé la glycérine en plus ou moins forte proportion, mais on n'est pas parvenu au but désiré. Il faudrait donc, ainsi que le veulent certains auteurs, se servir de solutions préparées extemporanément. Pour atteindre ce but et rendre leur usage facile, on prépare, en Angleterre, certains petits disques qui contiennent une quantité précise des alcaloïdes les plus employés et qui se dissolvent facilement dans un peu d'eau bouillie. On obtient ainsi une solution parfaitement aseptique et immédiate, mais jusqu'ici on a difficilement jugé ce procédé en France où il a été fort peu employé. Telles sont donc les règles à suivre pour éviter, autant que cela dépend du manuel opératoire, les accidents que peuvent provoquer les injections hypodermiques.

Les accidents consécutifs que nous venons de mentionner, abcès, indurations, eschares, dépendent souvent, presque toujours, vaut-il mieux dire, de la nature et de la quantité de la substance injectée : or, sous ce dernier rapport, nous devons encore formuler quelques règles qui sont du reste le résultat de l'observation et des études physiologiques; en premier lieu, non-seulement il faut éviter d'injecter sous la peau une trop grande quantité de liquide, quelle qu'en soit la nature, mais il faut aussi avoir le plus grand soin, quand l'injection doit être un peu abondante, de faire plusieurs piqûres et de ne pas les faire trop rapprochées les unes des autres. Cette règle, qui a une valeur véritable quand il s'agit d'une injection unique, en acquiert une bien plus grande encore quand des injections nombreuses et prolongées doivent être répétées sur le même sujet. Quelque intérêt qu'on ait alors à agir dans une région déterminée, il ne faut pas faire les injections trop voisines les unes des autres, et surtout les injections les plus rapprochées : il faut avoir soin de ne revenir au voisinage d'une injection ancienne que quand l'irritation locale qui lui a succédé, si légère soit-elle, a complétement disparu. On évitera par cette précaution très-simple la persistance de véritables plaques indurées fort longues à disparaître.

Titre des solutions. Le titre des solutions qu'on peut employer est assurément une des questions les plus importantes et les plus débattues de la méthode hypodermique. Pour certains auteurs les solutions faibles doivent avoir la préférence, pour d'autres il vaut mieux avoir recours à des solutions concentrées qui dans certains cas peuvent diminuer la douleur, ainsi que nous l'avons fait voir pour la morphine, qui permettent toujours de n'injecter qu'une petite quantité de véhicule. Sous ce rapport nous ne pouvons pas formuler de règle absolue, nous dirons cependant qu'il n'est pas mauvais de se rapprocher autant que possible du point de saturation. On trouvera dans le formulaire de Fonssagrives le tableau de solubilité dans l'eau des substances les plus employées et il existe également dans tous les traités de chimie ou de pharmacie : nous devons donc nous borner à y renvoyer. M. Surun a donné dans sa thèse le tableau de solubilité des diverses substances dans la glycérine, nous croyons devoir le reproduire, au moins en partie, car les solutions glycérinées sont souvent bien supportées. Ce tableau indique la quantité de substance active soluble dans 100 parties de glycérine.

Iode	1,00
Bromure de potassium	25
Iodure de potassium	40
Protoiodure de mercure	en toute proportion.
Cyanure de potassium	32
Chlorhydrate d'ammoniaque	20
Bichlorure de mercure	1,50
Acide arsénieux	20
Arséniate de soude	50
Arsenic	20
Acide borique	10
Azotate d'argent	en toute proportion.
Émétique	5,50
Lactate de fer	16
Tannin	50
Quinine	0,50
Cinchonine	0,50
Sulfate de quinine	2,75
Sulfate de cinchonine	6,70
Codéine	en toute proportion.
Morphine	0,45
Chlorhydrate de morphine	20
Atropine	3
Sulfate d'atropine	33
Strychnine	0,25
Sulfate de strychnine	22,50
Brucine	2,25
Vératrine	1

Substances les plus employées. Nous devons ici, sans formuler les indications et les contre-indications de chaque substance, rappeler brièvement quelles sont les plus employées, en renvoyant pour l'étude plus détaillée de chacune d'entre elles à l'article spécial qui lui est consacré dans ce Dictionnaire. Sous ce rapport nous diviserons les substances qu'on injecte en alcaloïdes et substances minérales. Les alcaloïdes ou substances s'en rapprochant, les plus appliquées, sont : la morphine, la quinine, l'atropine, la cocaïne, et nous devons y ajouter depuis peu de temps l'antipyrine. Tous ces médicaments, dont l'activité est très-grande, présentent pour la méthode hypodermique des avantages notables; tous aussi, à cause de cette même activité, ont des dangers qui méritent d'attirer l'attention. Parmi les dangers éloignés des injections hypodermiques de substances alcaloïdiques extrêmement actives, nous devons signaler l'accoutumance à ces substances et l'habitude invétérée qui peut en être la conséquence. Ce n'est pas ici le lieu de décrire les accidents du morphinisme, mais nous pouvons déjà dire que cette manie ne s'est pas bornée à la morphine et que la cocaïne a dans un nombre déjà considérable de cas été l'objet des mêmes abus. En général, il faut le reconnaître, sous le rapport des accidents locaux les solutions alcaloïdiques sont les plus inoffensives et, quand elles sont bien préparées et bien employées, elles ne provoquent en général aucune complication.

Parmi les alcaloïdes nous dirons quelques mots à propos de la quinine et de ses sels, qui ont été dans ces derniers temps l'objet de recherches nouvelles en France et en Italie. On sait quelle importance il y a à pouvoir dans nombre de cas graves faire pénétrer dans l'organisme les sels de quinine avec rapidité. Or jusqu'ici les différents procédés proposés avaient mal réussi, surtout à cause des douleurs vives ou des accidents consécutifs que provoquaient les sels de quinine, le plus souvent acidulés pour les rendre suffisamment solubles. Or les recherches de M. de Beurmann et de plusieurs médecins italiens ont permis d'établir que le chlorhydrate neutre de quinine (ancien chlorhydrate acide), riche en alcaloïde, très-soluble, est très-bien supporté par le tissu conjonctif et ne donne lieu qu'à une réaction à peu près nulle, sans accidents consécutifs : nous serions donc en possession d'un sel qui permet de faire des injections de quinine avec facilité, utilité et sans danger.

Les nouvelles recherches microbiennes devaient évidemment influer d'une manière considérable sur l'usage de la méthode hypodermique. C'est par ce procédé que dans la plupart des cas on a agi pour pratiquer les inoculations microbiennes, soit sur les animaux dans un but expérimental, soit encore chez l'homme ou chez les animaux pour inoculer les virus atténués dans un but préventif ou curatif. Or nous ne pouvons passer sous silence, quoique ce ne soit pas le lieu de nous étendre ici sur ce sujet, les injections préventives de bouillons atténués pour combattre le charbon pratiquées en grand dans toute l'Europe par la méthode Pasteur. Les précautions sont les mêmes que pour les injections médicamenteuses, mais les règles de l'antisepsie doivent être encore plus sévèrement appliquées.

Les inoculations préventives contre la rage doivent nous retenir quelques instants. On sait en effet que la glorieuse découverte de M. Pasteur est appliquée par la méthode hypodermique : or voici comment on procède. Les moelles à divers degrés de virulence sont broyées dans un bouillon de culture parfaitement stérilisé, puis ce bouillon est injecté sous la peau des sujets en traitement au moyen d'une seringue de Pravaz. Ce procédé curatif rentre donc complétement dans la méthode hypodermique. Voyons comment on procède et quelles sont les conséquences locales : c'est au niveau des deux hypochondres, régions dont la puissance d'absorption est très-considérable, que sont faites les injections, elles sont répétées deux et même trois fois par jour et le contenu total d'une seringue de Pravaz est injecté à chaque opération. Or jamais ou presque jamais on n'a indiqué comme résultat une irritation locale de quelque importance, les choses se passent en général de la manière la plus simple, l'absorption est complète et ne laisse après elle aucune trace ou seulement de légères indurations qui disparaissent très-rapidement. Ce fait a une réelle valeur non-seulement sous le rapport des applications de la méthode Pasteur, mais encore au point de vue de la physiologie générale des injections sous-cutanées, puisqu'il permet d'apprécier avec quelle facilité se fait l'absorption de liquides dont la composition se rapproche sensiblement de la composition des liquides de l'organisme.

Il est cependant impossible d'accepter sans objection cette dernière proposition, puisqu'une des plus graves qu'on fasse à la vaccination jennérienne employée par la méthode hypodermique, c'est qu'elle expose à de graves accidents locaux, à des abcès, des phlegmons. Ne faudrait-il pas chercher la cause des accidents de ce genre qu'on a signalés dans ce fait que l'on n'a pas toujours injecté de la sérosité vaccinale absolument pure et sans mélange de microbes d'une autre nature, microbes qui, trouvant dans le tissu conjonctif un milieu plus favorable que dans le derme, s'y sont multipliés plus vite et y ont fonctionné plus complétement? Ce point a une réelle valeur, car il semble tout d'abord que c'est surtout par la méthode hypodermique assurant une absorption complète, rapide, que devrait être introduit le liquide préservateur de la variole. On est tenté d'accepter l'explication que nous venons de donner quand on songe que des liquides de même nature sont chaque jour injectés sous la peau avec succès et sans jamais provoquer d'accidents, à cette seule condition que toutes les précautions assurant l'asepsie des liquides employés et des instruments dont on se sert soient appliquées d'une façon absolument rigoureuse.

Nous venons de voir qu'il est regrettable que la méthode hypodermique ne soit pas appliquée dans certains cas; nous allons maintenant constater que, dans d'autres circonstances, on en a abusé, et cela au détriment des sujets et aussi de la méthode elle-même qui, dans nombre de circonstances, a été abandonnée ou négligée pour avoir été intempestivement employée. La tendance de l'école contemporaine étant essentiellement scientifique, un procédé qui assurait la pénétration rapide, intégrale, mathématiquement dosée, des substances médicamenteuses dans le torrent circulatoire, devait séduire et pousser à des abus. Si en effet il est fort utile et absolument scientifique d'injecter sous la peau des agents actifs dont l'absorption est relativement facile, dont les effets physiologiques sont scientifiquement définis comme ceux dont nous avons parlé jusqu'ici, il est bien plus douteux qu'on puisse utiliser par le même moyen des corps irritants par eux-mêmes, qui doivent être administrés à fortes doses et dont les effets physiologiques et thérapeutiques complexes s'appliquent mal à une précision comparable à celle que nous notions plus haut. Ce sont ces réflexions qui expliquent la vogue de certaines injections hypodermiques et leur abandon presque immédiat.

Nous ne pouvons entrer ici dans le détail de tous les corps qui ont été employés par la méthode hypodermique, ce serait rééditer un formulaire et un manuel et nous renvoyons aux traités spéciaux, mais nous devons au moins en citer quelques-uns qui par leurs propriétés peuvent servir de type à des groupes. Dans cet ordre d'idées, nous étudierons successivement les sels métalliques (fer, mercure, arsenic), les liquides irritants (alcool, éther, eau de laurier-cerise), et enfin les injections sous la peau de liquides se rapprochant plus ou moins de la composition chimique des liquides normaux de nos tissus, injections qui ont été désignées sous le nom de nutritives. ·

Sels métalliques. Fer. Les principaux sels de fer qui ont été employés sont le fer dialysé, le pyrophosphate, le citrate, le lactate et le peptonate. M. Luton a injecté le premier de ces sels et prétend qu'il est bien toléré par le tissu cellulaire : « Les effets immédiats, dit-il, sont comparables à ceux d'un excitant diffusible; une sensation de chaleur plutôt agréable que pénible se répand dans le corps; les artères battent fortement, le visage s'empourpre, il y a entraînement cérébral, surexcitation de la pensée, besoin de mouvement. » Mais depuis on a bien souvent combattu les résultats obtenus par les injections sous-cutanées de fer. Des recherches précises ont montré à M. Hayem que les effets obtenus dans le traitement des anémies étaient bien inférieurs à ce que l'on a quand le médicament est employé par le tube digestif. Si nous ajoutons que la plupart des sels de fer ont dû être abandonnés parce qu'ils produisent dans le tissu conjonctif des désordres considérables, on verra que c'est là une pratique qui ne peut être recommandée d'une manière absolue et que, si elle donne de bons effets dans quelques cas, elle est souvent sujette à des désillusions. C'est un exemple de l'excès dans lequel on est tombé quand on a voulu remplacer en quelque sorte toutes les voies d'absorption thérapeutiques par la voie hypodermique.

Mercure. Parmi les sels métalliques administrés par la voie sous-cutanée, les sels de mercure occupent certainement le premier rang. Leur utilité démon-

trée dans le traitement de la syphilis par ce moyen a dû les rendre précieux.
Dès 1868 Liégeois, à l'hôpital du Midi, injectait sous la peau du dos des solutions de sublimé. Depuis cette pratique n'a fait que s'étendre et il nous faudrait
une page rien que pour citer les noms des auteurs qui ont publié des recherches
à ce sujet. Nous pouvons diviser ce court chapitre en deux paragraphes : dans
le premier nous nous occuperons des injections de sels solubles, dans le second
des sels insolubles. Hunter et Hébra (1864) paraissent être les premiers qui
injectèrent les sels de mercure sous la peau, ils se servirent du sublimé. Les
inconvénients de ce sel, qui a été de beaucoup le plus employé, sont surtout ceux
que produisent les corps irritants. Dans le but de les éviter on a voulu employer
beaucoup d'autres sels mercuriels, parmi lesquels nous citerons le biiodure de
mercure, l'iodure double de mercure et de sodium, le bicyanure de mercure,
enfin le peptonate et l'albuminate de mercure. Ces deux sels sont jusqu'ici,
parmi tous les sels solubles employés, ceux qui ont donné les meilleurs résultats (*voy.* Syphilis, Mercure, Peptonates).

Une autre méthode consistait à introduire dans le tissu conjonctif une certaine
quantité d'un sel insoluble de mercure ou de mercure métallique qui, repris
peu à peu par l'absorption, empêcherait ainsi de renouveler les injections trop
fréquemment. On a proposé successivement le mercure métallique, le calomel
et l'oxyde jaune. C'est Scavenzio (1864) qui le premier proposa d'injecter sous
la peau une provision de calomel. Depuis cette époque bien des auteurs se sont
occupés de cette question, les uns ont proposé l'oxyde jaune, d'autres le mercure
à l'état métallique (Liston). Sans vouloir entrer ici dans les détails qu'on trouvera à l'article Syphilis, nous voulons mentionner seulement les recherches
récentes de M. Balzer (1886-1887), qui a bien étudié ce que deviennent dans le
tissu conjonctif les sels insolubles et surtout les modifications qu'ils y produisent.
Il résulte de l'ensemble de ces expériences que le calomel ne se comporte pas
toujours de la même manière, que, si dans certains cas il peut être inoffensif,
il en est d'autres dans lesquels ou bien il s'enkyste et reste sans emploi, ou bien
il produit des lésions inflammatoires, sortes de nécroses dont la gravité peut
varier. Nous citerons enfin le travail tout récent de Lange (de Vienne), qui injecte
sous la peau une huile ainsi composée :

Mercure métallique. . . . . } āā 3 parties.
Lanoline. . . . . }
Huile d'olives.   4   —

D'après cet auteur des quantités très-petites de ce mélange exerceraient une
action puissante sur les manifestations syphilitiques. Il injecte sous la peau en
tout 2 centimètres cubes de cette huile, en plusieurs fois espacées par doses de
dix à quinze jours. Pour M. Lange, ce serait jusqu'ici la préparation la plus
efficace et elle ne produirait aucune lésion locale.

Arsenic. Les préparations d'arsenic ont été employées sous la peau dans
bien des cas différents, et les citer serait en quelque sorte refaire ici l'étude des
indications de la médication arsenicale. Nous devons cependant signaler, non
pas qu'elles aient été suivies de résultats bien satisfaisants, les tentatives faites par
Eulenburg et Bourneville dans la paralysie agitante et dans certains tremblements. On a injecté la liqueur de Fowler à la dose de 1 à 2 gouttes mélangée
à deux ou quatre fois son poids d'eau. Cette solution est assez bien supportée,
cependant dans quelques cas elle provoque des indurations. On a employé aussi

les solutions d'acide arsénique ou d'acide arsénieux, enfin l'arséniate de soude
au 100ᵉ à dose croissante en commençant par 1/4 de seringue de Pravaz.
Or, avec toutes ces préparations, les résultats ont été à peu près les mêmes, les
effets locaux peu marqués, et surtout les accidents rares. On peut donc, en
s'entourant de précautions suffisantes, employer les préparations arsenicales en
injections sous-cutanées.

Nous pourrions faire à peu près les mêmes critiques pour tous les sels métalliques qu'on a injectés sous la peau; nous dirons seulement que, comme la
plupart ne jouissent de propriétés thérapeutiques qu'à doses assez élevées et que
dès lors ils ne peuvent guère être injectés sans provoquer des accidents locaux
assez marqués, leur indication par la méthode hypodermique est rare.

Éther. Alcool. Nous avons déjà dit quelques mots de l'alcool et de l'éther.
considérés comme liquides dissolvants : nous devons maintenant nous occuper
un peu de ces corps en tant qu'ils sont injectés pour eux-mêmes, et en même
temps signaler quelques inconvénients qu'ils peuvent avoir. L'éther et l'alcool
ont été surtout employés comme excitants diffusibles, et il faut reconnaître que
dans certains états morbides les propriétés de l'éther rendent des services véritables. Les injections d'éther et d'alcool sont douloureuses, elles provoquent
souvent une réaction locale énergique, parfois des abcès, et il importe, quand on
injecte ces liquides, de ne négliger aucune précaution : ainsi il ne faut jamais
injecter une trop grande quantité de liquide en une seule fois. Il faut ne pas
faire plusieurs injections dans la même région. Mais le fait sur lequel nous
voulons ici surtout attirer l'attention, c'est le résultat des recherches de MM. Pitres
et Vaillard. Ces auteurs ont voulu voir ce qui se passait dans les troncs nerveux
au voisinage desquels on avait injecté de l'alcool ou de l'éther. Or sous ce
rapport les résultats acquis sont absolument précis : quand l'alcool ou l'éther
ont été mis en contact avec un tronc nerveux, les fibres nerveuses sont frappées
de mort, le nerf est paralysé, et ce n'est qu'après une régénération comme à la
suite d'une section complète que l'innervation périphérique se produit de nouveau.
Il est vrai qu'avec l'alcool il faut que le liquide soit à un degré de concentration
appréciable pour produire cet effet. Les alcools supérieur, au contraire, agissent
quand ils sont dilués jusqu'à 1 pour 100.

Injections nutritives. C'est en 1869 que Menzel et Perco firent les premières
recherches sur l'absorption des substances alimentaires par le tissu conjonctif
sous-cutané; depuis cette époque plusieurs auteurs ont essayé d'emprunter cette
voie pour nourrir les sujets ou tout au moins pour remédier passagèrement aux
troubles généraux dus au défaut d'alimentation. Certaines substances ont surtout
été l'objet de recherches, et nous allons les signaler rapidement avec les résultats
obtenus. Les huiles que nous avons citées comme véhicule pour certaines substances ont été injectées en plus forte proportion dans un but alimentaire :
l'huile de foie de morue, essayée par Mosler et Pick, produisit des symptômes
d'irritation locale assez forte pour qu'on soit obligé de renoncer à son usage.
Les huiles d'amandes douces et d'olives ont également été injectées comme
substance nutritive, mais sans grand succès. On pouvait craindre que l'introduction dans l'organisme de proportions relativement considérables d'un corps
gras ne devînt le point de départ d'embolies graisseuses. Cependant les recherches
de M. Flournoy semblent établir que ce danger n'est pas à redouter. Mais ce qui
rendait ces injections peu pratiques, c'est la lenteur extrême avec laquelle
l'huile portée dans le tissu conjonctif paraît être absorbée; c'est au moins ce

qui paraît résulter des recherches expérimentales sur le lapin, en particulier de celles de M. Bouchard. Krueg proposa les injections de solutions sucrées, un œuf entier, mais il eut des abcès. Pick injecta le jaune d'œuf également sans résultat. Whittaker a introduit avec succès dans le tissu conjonctif alternativement du lait et du jus de viande. M. Luton a fait des injections de lait, à la dose de 5 grammes chaque fois, mais il a observé des abcès phlegmoneux. Nous pourrions citer encore un grand nombre de tentatives isolées faites avec diverses substances alimentaires, toutes le plus souvent suivies d'insuccès et qui ne sont guère encourageantes pour l'avenir. On ne peut donc pas dire que l'alimentation par le tissu conjonctif ait jusqu'ici donné des résultats de quelque valeur, elle ne mérite guère que d'être signalée à titre de tentatives hardies et peut-être comme document pour l'avenir. Comme corollaire il faut mentionner les injections de sang et de principes extraits du sang. Les injections sous-cutanées de sang défibriné ont été recommandées soit pour suppléer à une alimentation insuffisante, soit pour remplacer la transfusion. Ziemssen a préconisé la méthode suivante : Il injecte dans le tissu conjonctif de chaque cuisse 25 centimètres cubes de sang humain défibriné. Il fait alors un massage méthodique de la tumeur sanguine ainsi produite. D'après ce qu'il a publié ces injections ne produiraient qu'une douleur très-supportable et ne seraient jamais suivies d'accidents ni de réaction locale un peu vive. Les injections de solution d'hémoglobine ont donné lieu à des accidents locaux si violents que ceux qui les avaient proposées ont dû y renoncer. Ajoutons enfin que les peptones n'ont pu être employées que comme dissolvant pour certains sels métalliques, mais jamais jusqu'ici comme agents nutritifs.

ÉTUDE GÉNÉRALE DES INJECTIONS HYPODERMIQUES. *Indications.* Nous réunissons sous cette dénomination tous les avantages qu'on peut tirer de la méthode hypodermique, car ce sont là ses principales indications ; les quelques cas où elle soit applicable en dehors de ces avantages généraux rentrent dans le même cadre, car alors les indications particulières peuvent encore se tirer des mêmes causes. La méthode hypodermique présente des indications dues à son mode d'action particulier, à la rapidité avec laquelle les substances introduites sous la peau pénètrent dans la circulation générale, à l'intégralité de leur absorption et enfin aussi, et ici cette indication est toute négative, à ce qu'elle peut servir de voie d'introduction, alors que pour une raison quelconque le tube digestif ne peut être employé.

C'est surtout dans les cas où l'on veut agir vite que les injections hypodermiques doivent être choisies de préférence ; le type le mieux marqué de ces indications est l'usage des injections quiniques dans les accès pernicieux. Ici nous sommes obligés de rappeler ce que nous avons dit au sujet de l'absorption par les différentes régions du tissu sous-cutané, et le choix du siége de l'injection a une grande valeur.

L'intégralité de l'absorption est certainement la raison qui a fait préférer la voie hypodermique dans un très-grand nombre de cas, c'est elle qui a le plus contribué à la généralisation de cette méthode et à sa fortune. Quand les injections sont bien faites, le liquide bien approprié, toute la substance injectée passe dans le torrent circulatoire presque en même temps. Je dois cependant faire ici des réserves sur la rapidité de cette absorption intégrale appliquée aux diverses substances. Il arrive en effet que certains corps qui paraissent devoir être absorbés avec la même rapidité le sont beaucoup plus lentement les uns que les autres, et j'ai pu m'assurer qu'il y avait sous ce rapport des différences notables entre certains alcaloïdes, strychnine, apomorphine, cocaïne. Ce sont là des recherches qui ont encore besoin d'être renouvelées et multipliées avant de fournir des indications spéciales applicables à la thérapeutique humaine.

L'absorption des alcaloïdes par la voie sous-cutanée, qu'elle soit plus ou moins rapide, n'en est pas moins toujours intégrale; sous ce rapport la méthode hypodermique présente de notables différences avec l'administration par le tube digestif. On sait en effet qu'un médicament introduit sous la peau doit être employé à des doses beaucoup moins fortes que quand il est administré par l'estomac ou par le rectum. L'opinion générale est que, l'absorption étant beaucoup plus lente par les voies digestives, il y a, à un moment donné, dans la circulation générale, des quantités notablement plus faibles de la substance active. Cette manière de voir paraît ne pas être toujours applicable, c'est du moins ce qui semblerait résulter des travaux de M. Bouchard et de M. Roger. Pour eux, quand une substance alcaloïdique est absorbée par la muqueuse digestive, elle doit traverser le foie, et cet organe, jouant ici un rôle protecteur contre les poisons, non-seulement retient, mais encore détruit une notable proportion de la substance médicamenteuse. Pour d'autres auteurs (Chouppe et Pinet) le foie ici n'agirait que comme un vaste réseau capillaire qui ralentirait notablement la rapidité de pénétration de la substance injectée dans la circulation générale. Quoi qu'il en soit de l'interprétation, au point de vue thérapeutique, il est certain que l'usage de la méthode hypodermique rend nécessaire l'emploi de doses notablement moindres.

Une autre indication des injections sous-cutanées réside dans les effets locaux qu'elles peuvent produire. Tout le monde sait que certaines substances agissent surtout localement : j'ai fait voir que certains alcaloïdes outre leur influence générale avaient une action locale évidente. Pour d'autres, pour la cocaïne entre autres, l'action locale est pour ainsi dire la seule que l'on recherche quand on fait une injection sous-cutanée. Cette influence locale est surtout indiquée pour certaines substances qui agissent comme révulsifs ou comme microbicides; je me contenterai de signaler l'emploi des injections de teinture d'iode dans le traitement de la pustule maligne, d'éther iodoformé au voisinage de certains abcès, etc.

Dans d'autres cas on doit avoir recours à l'usage des injections sous-cutanées, parce que le tube digestif n'est pas en état d'absorber les substances actives, soit à cause des lésions dont il est atteint, soit à cause de répugnances invincibles des malades, soit encore, surtout chez les enfants et les aliénés, parce que les sujets refusent les médicaments. Ce sont là des indications générales qui méritent toute l'attention des praticiens, mais que nous ne pouvons que mentionner d'une façon générale, parce qu'elles varient avec chaque cas particulier.

Contre-indications.   Nous avons répété à plusieurs reprises dans le cours de cet article que les injections sous-cutanées avaient été exagérées, qu'elles avaient produit des inconvénients, et qu'on avait dû réagir souvent contre elles. Est-il possible de préciser dans quels cas elles doivent être rejetées? J'avoue humblement qu'il est bien difficile de formuler des règles précises à cet égard, mais on peut au moins indiquer brièvement sur quelles données doivent se baser les contre-indications générales. En premier lieu, il faut absolument éviter d'injecter sous la peau les corps qui peuvent par leur action locale trop irritante produire des accidents graves, à cela aucune exception ne peut être admise, et c'est l'oubli de cette règle qu'on peut reprocher à plusieurs auteurs. En second lieu on doit, autant que faire se pourra, éviter d'employer la méthode hypodermique quand le traitement doit être de longue durée, car l'influence locale des injections hypodermiques répétées n'est pas sans inconvénient, même dans ces cas où chacune d'elles, prise isolément, ne provoque aucune réaction fàcheuse. Mais c'est surtout l'abus auquel elles peuvent conduire qui doit dans la grande majorité des cas faire rejeter les injections hypodermiques. Tout le monde sait que les morphinomanes ne deviennent des habitués que parce que le médicament a d'abord été employé chez eux dans un but thérapeutique. Plusieurs fois des injections hypodermiques ont été pratiquées, elles ont eu un résultat utile, le malade en prend l'habitude. Il ne faut donc pas employer à la légère la méthode hypodermique, elle a des indications bien précises, c'est par elles qu'il faut se laisser guider, mais pour l'usage de certains médicaments, de la morphine, de la cocaïne, il faut toujours agir avec prudence, car les dangers sociaux qui résultent de la généralisation de l'abus seraient nuisibles à l'acceptation par les malades d'un procédé thérapeutique qui a rendu et rendra toujours des services de premier ordre.   H. CHOUPPE.

HYPOGALLIQUE (ACIDE). $C^{14}H^6O^8$. L'*acide hémipinique* (produit de l'oxygénation de l'*acide opianique*) soumis à la distillation avec de l'acide iodhydrique concentré donne de l'acide carbonique, de l'iodure de méthyle et de l'acide hypogallique :

$$C^{20}H^{10}O^{12} + 2HI = 2CO^2 + 2C^2H^3I + C^{14}H^6O^8.$$

Acide   Iodure   Acide
hémipinique.   de méthyle.   hypogallique.

L'acide carbonique et l'iodure de méthyle se dégagent; l'acide hypogallique reste dans la cornue, on le purifie par décoloration avec le charbon et cristallisation dans l'eau.

Le nom d'acide hypogallique lui a été donné parce qu'il renferme deux équivalents d'oxygène de moins que l'acide gallique, $C^{14}H^6O^{10}$.

L'acide hypogallique cristallise en petites aiguilles incolores et brillantes. Il fond à 180 degrés et se décompose à une température peu supérieure. Il se dissout assez bien dans l'eau froide, mais beaucoup mieux dans l'alcool et l'éther. Il se combine avec l'oxygène avec une grande énergie. Sa solution neutralisée par la potasse réduit instantanément le nitrate d'argent et, par l'ébullition, le chlorure mercurique. Chauffé avec le réactif cupro-potassique, l'oxyde cuivrique est réduit à l'état d'oxyde cuivreux comme avec la glycose. Avec le perchlorure de fer il produit une coloration bleu indigo que les acides minéraux font disparaître, mais qui reparaît en saturant par l'ammoniaque. Un excès d'ammoniaque produit une coloration rouge de sang.

D'après Barth, les trois acides : *pyrogallique, carbohydroquinonique* et *protocatéchique* (*voy.* ce mot), qui possèdent la même composition élémentaire, seraient *identiques* et non *isomériques*, comme quelques auteurs l'avaient pensé.   LUTZ.

HYPOGASTRIQUES (ARTÈRE et VEINES). *Voy.* ILIAQUES (*Artère et Veines*).

HYPOGASTRIQUE (Plexus).   *Voy.* Sympathique (*Grand*).

HYPOGÉIQUE (Acide). $C^{32}H^{30}O^4$. D'après MM. Gœsmann et Scheven, l'huile d'*arachide* est composée de trois éthers glycériques : le *palmitate*. l'*arachidate* et l'*hypogéate de glycérine.* On saponifie l'huile par la soude et on décompose le savon par l'acide chlorhydrique. Les acides gras sont lavés à plusieurs reprises avec de l'eau bouillante, puis dissous dans l'alcool bouillant. La solution alcoolique est additionnée d'acétate de magnésie et d'ammoniaque qui précipitent les acides arachidique et margarique ; la solution filtrée est additionnée d'acétate de plomb et d'ammoniaque : il se forme de l'hypogéate de plomb insoluble ; après l'avoir lavé on le traite par l'éther qui ne dissout que l'hypogéate de plomb. La solution éthérée est décomposée par l'acide chlorhydrique étendu, par le repos il se forme deux couches : la couche inférieure renferme l'eau et le chlorure de plomb formés, la couche supérieure est une solution éthérée d'acide hypogéique ; cette dernière, décantée et concentrée par la distillation, laisse déposer, par le refroidissement, des cristaux jaunâtres qu'on purifie par des cristallisations dans l'alcool.

L'acide hypogéique pur cristallise en aiguilles groupées en étoiles : il est insoluble dans l'eau, mais très-soluble dans l'alcool et l'éther. Il fond à la température de 35 degrés. Ses cristaux exposés à l'air brunissent promptement. Traité par de l'acide nitreux, il se transforme, comme son homologue l'acide oléique, en un composé isomère : l'*acide élaïdique* pour l'acide oléique, l'*acide gaïdique* pour l'acide hypogéique.   Lutz.

HYPOGLOSSE (Nerf grand). § I. **Anatomie.** Le nerf grand hypoglosse ou hyo-glossien (synonymie : *nervus hypoglossus, lingualis medius, motorius linguæ, myoglossus sublingualis*) constitue la douzième paire des nerfs crâniens. C'est, chez l'homme, un nerf moteur s'étendant du bulbe aux muscles sous-hyoïdiens, au muscle génio-hyoïdien et aux muscles de la langue.

Origines. 1° *Origine apparente.* Le nerf grand hypoglosse naît à la face antérieure du bulbe rachidien, dans le sillon vertical qui sépare l'olive de la pyramide antérieure (*sillon préolivaire*) ; cette origine se fait par dix à quinze filets, disposés le plus souvent en une série régulièrement verticale et nettement distincts à leur point d'émergence. Il n'est pas extrêmement rare de voir quelques-uns de ces filets radiculaires émerger en dehors du sillon préolivaire : soit en avant de ce sillon, à la surface de la pyramide antérieure ; soit en arrière de la surface même de l'olive. Cruveilhier fait remarquer avec raison que les filets radiculaires de l'hypoglosse n'atteignent jamais la partie la plus élevée du sillon préolivaire : les plus supérieurs s'arrêtent d'ordinaire à l'union du tiers supérieur avec les deux tiers inférieurs de l'olive, les plus inférieurs descendent jusqu'à l'entre-croisement des pyramides.

2° *Trajet et origine bulbaires.* Une coupe horizontale faite au niveau des racines de l'hypoglosse permet de suivre celles-ci jusque dans leurs noyaux d'origine. D'avant en arrière, à partir du sillon préolivaire, on voit le faisceau radiculaire s'allonger en passant entre l'olive et le noyau juxta-olivaire interne. Il continue à gagner le voisinage du plancher du quatrième ventricule, près duquel il se perd dans un noyau gris. L'ensemble de ce faisceau blanc, oblique en arrière et en dedans, décrit une légère courbure à concavité externe.

La masse grise d'origine est en réalité constituée par deux noyaux, l'un principal, l'autre accessoire, qui ont été bien décrits surtout par M. Duval (*Recherches sur l'origine réelle des nerfs crâniens.* In *Journal de l'anatomie*, 1876).

Le *noyau principal*, le plus volumineux, est situé immédiatement au-dessous du plancher du 4e ventricule très près du raphé médian. Il fait d'ailleurs du côté du plancher une certaine saillie qui constitue l'aile blanche interne. Sur une coupe horizontale, il apparaît comme une masse triangulaire, dont le sommet antérieur laisse échapper la racine de l'hypoglosse, dont la base confine au 4e ventricule, le côté interne au repli du bulbe, le côté externe à la base de la corne postérieure. Lui-même représente ici un étage de la base de la corne antérieure. Aussi, lorsqu'on l'examine à un grossissement suffisant, le voit-on constitué surtout par de grosses cellules multipolaires, tout à fait analogues à celles des couches antérieures de la moelle et qui, sur une coupe transversale, sont au nombre de 55 à 60.

Mais il existe encore un autre noyau d'origine pour l'hypoglosse. On l'appelle le *noyau accessoire.* Si l'on examine l'extrémité antérieure et externe du noyau principal, on voit se détacher une sorte de reticulum gris qui s'allonge en dehors et en avant, jusqu'à venir dans le voisinage du noyau juxta-olivaire externe, derrière lequel il s'arrondit et se ramasse sous forme de véritable noyau. Ce noyau gris rattaché à la base de la corne antérieure par une substance réticulée n'est autre que le noyau accessoire de l'hypoglosse; il n'est lui même qu'une portion de la tête de la corne antérieure.

Des fibres *commissurales* réunissent les noyaux d'un côté avec ceux du côté opposé et des fibres *verticales* relient les différents étages de chacun de ces noyaux (Koch).

Mais ces noyaux gris, principal et accessoire, s'ils envoient des *fibres efférentes* qui sont les racines de l'hypoglosse, reçoivent aussi des *fibres afférentes* qui descendent des segments sus-jacents des centres nerveux. Ces faisceaux descendants sont doubles; il en est un droit, un autre gauche. Celui d'un côté s'entre-croise avec celui du côté opposé, sur le raphé du bulbe, avant d'aborder les noyaux de l'hypoglosse et à peu près sur le plan que ceux-ci occupent. Ils divergent ensuite pour aborder leurs masses grises respectives. Ici une légère divergence existe entre les anatomistes. M. Duval pense que l'entrée des fibres blanches dans les noyaux se fait par le côté interne de ceux-ci. Koch, au contraire, estime qu'elles font le tour de ces masses et ne les pénètrent que par leur côté externe (*Undersögelser over Nervus hypoglossus udspring og forbindelser i Medulla oblongata.* Kjöbenhon, 1887). Nous allons maintenant suivre ces fibres afférentes dans leur trajet encéphalique.

3° *Trajet encéphalique et origine corticale.* On appelle ainsi cette portion de substance blanche encéphalique qui réunit les noyaux bulbaires de l'hypoglosse à un territoire déterminé de l'écorce cérébrale, à travers le bulbe, la protubérance, les pédoncules, les hémisphères cérébraux.

Ce n'est pas l'anatomie qui l'a mis en évidence. Il doit d'être connu à la pathologie et à l'anatomie pathologique. Les observations et les autopsies qui l'ont poursuivi dans ses différentes étapes ne sauraient être rapportées dans ce chapitre d'anatomie. Nous devons simplement retenir pour le moment leurs données fondamentales.

Suivie de bas en haut, cette portion intra-encéphalique, née des noyaux de l'hypoglosse d'un côté, s'entre-croise très-rapidement avec son homologue et passe du côté opposé à son point de départ. Après avoir longé le plancher du

4° ventricule, il arrive dans la protubérance où il occupe la partie postéro-interne des pyramides motrices. Continuant son trajet ascendant, il se place dans le pédoncule en dedans du faisceau pyramidal, en dehors du faisceau de l'aphasie. Puis il traverse la capsule interne au niveau du genou, en ayant en avant de lui le faisceau de l'aphasie, en arrière le faisceau moteur, passe dans le faisceau frontal inférieur et finalement se perd dans le pied de la circonvolution frontale ascendante. Ce centre cortical est placé au-dessus et en arrière du centre de l'aphasie ; il se confond avec celui du facial inférieur et de la branche motrice du trijumeau. Il faut retenir que l'origine corticale du système de l'hypoglosse est en relation croisée avec les noyaux bulbaires du nerf.

4° Racine ganglionnaire de l'hypoglosse. En 1833, M. Mayer, alors professeur à Bonn (*Ueber das Gehirn, das Rückenmark und die Nerven. In Nova acta Acad. natur. curios.*, t. XVI, part. II, p. 743), a découvert et décrit chez quelques mammifères une racine postérieure de l'hypoglosse qui émerge du sillon latéral du bulbe, sur la même ligne que les filets radiculaires du spinal et du pneumogastrique, et vient se fusionner avec la racine antérieure. Un petit ganglion nerveux se trouve constamment sur le parcours de cette racine postérieure qui doit vraisemblablement, au point de vue physiologique, être de même nature que les racines postérieures ou sensitives des nerfs rachidiens.

Plus récemment Vulpian (*Journal de la physiologie de l'homme et des animaux*, t. V, 1862, p. 5) a vérifié les assertions de Mayer et nous a donné de la racine postérieure de l'hypoglosse, tant au point de vue de sa disposition qu'au point de vue de ses relations et de sa structure, une description des plus détaillées. Nous résumons sommairement cette description, en ce qui concerne le chien : La racine postérieure, détachée de la face latéro-postérieure du bulbe, se porte transversalement en avant et croise à angle droit le cordon du spinal, avec lequel elle présente constamment des adhérences intimes. Puis, se séparant de ce nerf, elle continue son trajet et ne tarde pas à rencontrer la racine antérieure ou principale, avec laquelle elle se fusionne. Le ganglion qui est annexé à cette racine peut occuper les points les plus variables. « Le plus ordinairement il est très-rapproché du spinal, quelquefois reposant sur ce nerf, d'autres fois situé près de son bord antérieur ; dans d'autres cas, il est plus ou moins éloigné du spinal et rapproché d'autant de l'hypoglosse ; il peut être placé tout auprès du point où a lieu la coalescence des deux racines de l'hypoglosse, etc. La forme du ganglion n'est pas même variable, assez souvent elle diffère d'un côté à l'autre, sur le même animal ; on l'a vu tour à tour globuleux, ellipsoïde, pyramidal, simple ou divisé en deux ou trois petites masses distinctes. Sa longueur oscille d'ordinaire entre 1 millimètre et 0,6 de millimètres, sa largeur entre 0,8 de millimètre et 0,5 de millimètre. » Il résulte des mensurations fort minutieuses de Vulpian que le ganglion du côté droit l'emporte par ses dimensions sur celui du côté gauche (*voy.* le tableau annexé au mémoire de Vulpian, donnant ces mensurations pour quatorze sujets). Quant à sa structure, le ganglion de l'hypoglosse présente une analogie complète avec les ganglions rachidiens : il est constitué par des cellules nerveuses et par des fibres, tous éléments réunis par du tissu conjonctif. Les relations intimes qui existent, à leur point de contact, entre le nerf spinal et la racine ganglionnaire de l'hypoglosse, sont difficiles à élucider, et il est très-probable qu'ici encore les relations sont sujettes à des variations individuelles fort étendues. Ce qui est certain, c'est que les adhérences que nous avons signalées plus haut entre les deux nerfs ne sont pas établies simplement par des tractus conjonctifs, mais encore par des fibres nerveuses qui vont d'un nerf à l'autre. Il est très-probable que ces fibres, que l'on pourrait appeler fibres anastomotiques, doivent être distinguées en deux groupes : les unes se rendant de la racine postérieure de l'hypoglosse au nerf spinal ; les autres émanant du spinal et venant grossir la racine de l'hypoglosse. Cette racine se composerait donc de fibres propres provenant directement du bulbe et de fibres empruntées aux filets radiculaires du spinal. D'après Vulpian, la racine ganglionnaire de l'hypoglosse serait grossie par un troisième ordre de fibres, qui prendraient leur origine dans des amas de cellules nerveuses (*ganglia aberrantia*) accolées aux racines du spinal.

La racine postérieure de l'hypoglosse que nous venons de décrire chez le chien existe encore chez le veau, le bœuf, le porc, le chat (Meyer, Vulpian), chez l'âne, le mulet (Toussaint). Elle existe aussi chez le cheval, mais non d'une façon constante. Meyer (2 fois) et Vulpian (1 fois) ont retrouvé chez l'homme la racine postérieure de l'hypoglosse avec son ganglion, mais elle ne doit s'y rencontrer que fort rarement. Bach et Valentin, qui se sont longuement occupés l'un et l'autre de la douzième paire, déclarent ne l'avoir jamais vue. Il en résulte que, si dans plusieurs espèces animales le nerf grand hypoglosse est un nerf mixte, réellement constitué par deux racines et en tout semblable à une paire rachidienne, il est réduit à peu près constamment chez l'homme à une seule de ses racines, la racine antérieure ou motrice.

A. Froriep (*Ueber ein Ganglion des Hypoglossus und Wirbelanlagen in der Occipital Region.* In *Arch. für Anatomie und Physiologie*, 1882, p. 279), qui a poursuivi sur des embryons de Ruminants le mode d'évolution du grand hypoglosse, a pu constater que ce nerf se développe à la manière d'un nerf rachidien ordinaire et possède, comme ce dernier, une racine antérieure et une racine postérieure, celle-ci munie d'un ganglion. Quant à la racine antérieure, elle se compose primitivement de trois faisceaux distincts que Froriep distingue en faisceau crânien ou antérieur, faisceau moyen et faisceau caudal ou postérieur. En outre, en correspondance avec ces trois faisceaux existent, non pas une seule protovertèbre, mais trois protovertèbres parfaitement distinctes : la protovertèbre occipitale, qui est située immédiatement au-dessus de la future région cervicale, et deux autres protovertèbres qui font suite à cette dernière et se fusionnent bientôt avec elle dans le cours du développement. Les trois faisceaux de l'hypoglosse suivent entre les trois protovertèbres le trajet suivant : le faisceau postérieur passe entre la protovertèbre occipitale et la deuxième protovertèbre rudimentaire ; le faisceau moyen chemine entre les deux protovertèbres rudimentaires ; le faisceau antérieur, enfin, passe en avant de la première protovertèbre. Il résulte d'une pareille disposition que le segment postérieur de la boîte crânienne se compose de plusieurs pièces vertébrales primitivement distinctes et que l'hypoglosse lui-même répond, non pas à un seul nerf, mais à trois nerfs rachidiens, le dernier seul de ces trois nerfs possédant une racine sensitive.

Toutes ces dispositions, très-nettes chez l'embryon (*voy.* la fig. 2 de la planche annexée au mémoire de Froriep), disparaissent graduellement chez l'adulte, par suite d'un travail d'absorption ou de condensation qui transforme les trois protovertèbres primitives en une seule pièce osseuse, l'occipital, et les trois faisceaux nerveux en un tronc unique, le tronc de l'hypoglosse.

TRAJET EXTRA-BULBAIRE. Du sillon préolivaire où ils sont implantés, les filets d'origine de l'hypoglosse convergent en dehors vers le tronc condylien antérieur et se partagent généralement en deux groupes : les filets supérieurs, légèrement descendants, se réunissent ensemble, à peu de distance du bulbe, pour constituer un petit tronc ; les filets inférieurs, obliquement ascendants, se condensent eux aussi en un troncule distinct situé au-dessous du précédent. Ces deux troncules, résumant tous les filets radiculaires de l'hypoglosse, traversent la dure-mère par deux orifices distincts, quoique très-rapprochés, s'engagent ensuite dans le trou condylien antérieur et s'y fusionnent en un tronc unique, qui débouche à la face inférieure de la base du crâne sous la forme d'un cordon arrondi.

Du trou condylien antérieur le nerf grand hypoglosse se porte obliquement en bas et en avant, jusqu'au bord antérieur du muscle sterno-cléido-mastoïdien qu'il croise à angle aigu. Il suit ensuite une direction à peu près horizontale jusqu'au bord postérieur du muscle mylo-hyoïdien. Là il s'infléchit de nouveau en haut et en avant et vient se terminer à la face inférieure de la langue.

Dans son trajet extra-crânien, le nerf grand hypoglosse, successivement descendant, horizontal et ascendant, décrit, comme on le voit, une longue courbe, dont la concavité est dirigée en avant et en haut.

Rapports. Dans l'étude de ses rapports il convient de diviser le grand hypoglosse en quatre parties : une *portion intra-crânienne*, qui s'étend de l'émergence du nerf à son passage à travers le trou condylien antérieur; une *portion descendante*, qui s'étend du trou condylien au bord antérieur du muscle sterno-cléido-mastoïdien ; une *portion horizontale*, comprise entre ce dernier point et le muscle mylo-hyoïdien; une *portion ascendante*, enfin, qui va du mylo-hyoïdien à sa terminaison.

a. Dans leur *portion intra-crânienne*, les filets radiculaires de l'hypoglosse sont situés entre l'artère vertébrale qui est en avant, et l'artère cérébelleuse qui est en arrière. Les deux troncules qui leur font suite cheminent vers le trou condylien dans une gaîne séreuse que leur fournit l'arachnoïde.

b. Dans sa *portion descendante*, le grand hypoglosse est situé tout d'abord entre le muscle petit droit antérieur de la tête et la carotide interne, un peu en dedans des trois nerfs qui débouchent du crâne par le trou déchiré postérieur. Il contourne ensuite en demi-spirale le ganglion plexiforme du pneumogastrique, passe entre la carotide interne et la jugulaire interne et vient alors se placer dans le faisceau des muscles styliens, entre le stylo-pharyngien et le stylo-glosse qui sont en dedans, le stylo-hyoïdien et le ventre postérieur du digastrique qui sont en dehors; il croise, enfin, la face externe de la carotide externe et atteint le bord antérieur du muscle sterno-cléido-mastoïdien, limite de sa portion descendante.

c. Dans sa *portion horizontale*, le nerf grand hypoglosse chemine entre la grande corne de l'os hyoïde qui est au-dessous et le tendon intermédiaire du digastrique qui est au-dessus. Il s'applique en dedans, d'abord contre le muscle constricteur moyen du pharynx et puis contre le muscle hyo-glosse; en dehors, il est successivement recouvert par plusieurs plans qui sont, en allant des couches profondes vers les couches superficielles, 1° la glande sous-maxillaire; 2° le stylo-hyoïdien; 3° l'aponévrose cervicale superficielle; 4° le peaucier; 5° la peau. Quant à ses rapports avec l'artère linguale, ils peuvent être résumés comme suit : le nerf et l'artère restent contigus jusqu'au bord postérieur du muscle hyo-glosse; là, ils se séparent, le nerf passant en avant, l'artère en arrière de ce muscle hyo-glosse; arrivés à la partie antérieure du muscle, les deux organes se rejoignent de nouveau. Il résulte d'une pareille disposition, on le conçoit, que, pour lier l'artère linguale au-dessus de la grande corne de l'os hyoïde, il faut inciser le muscle hyo-glosse, en arrière duquel se trouve le vaisseau en question.

d. Dans sa *portion ascendante,* le grand hypoglosse est situé à la face inférieure de la langue, entre le mylo-hyoïdien qui est en dehors, les muscles hyoglosse et génio-glosse qui sont en dedans. Il chemine au-dessous du canal de Warthon et du nerf lingual.

ANASTOMOSES. Dans son trajet à travers les parties molles du cou, le nerf de la douzième paire s'anastomose successivement avec le grand sympathique, le pneumogastrique, les deux premiers nerfs cervicaux et le nerf lingual.

a. L'anastomose avec le grand sympathique (*conjunctio cum ganglio cervicali supremo nervi sympathici superior*) est établie par un filet très-grêle qui se détache de l'hypoglosse à sa sortie du trou condylien et qui vient se jeter soit dans le ganglion cervical supérieur du grand sympathique, soit dans le filet carotidien de ce ganglion.

b. L'anastomose avec le pneumogastrique (*conjunctio cum nervo vago*) est constituée par deux ou trois filets qui se détachent de l'hypoglosse au moment où il contourne le pneumogastrique et se jettent dans le ganglion plexiforme. Ces filets sont parfois beaucoup plus nombreux (de cinq à dix, Valentin) et se perdent alors, non-seulement dans le ganglion plexiforme, mais encore dans les branches collatérales du pneumogastrique avec lesquelles ils forment des plexus plus ou moins compliqués.

c. L'anastomose avec les deux premiers nerfs cervicaux (*conjunctio cum ansâ nervorum cervicalium primi et secundi*) comprend deux ou trois filets qui naissent de l'arcade formée par ces deux nerfs au devant de l'atlas et qui se portent, l'un vers le point le plus élevé de l'hypoglosse, les deux autres vers la demi-spirale que ce nerf décrit autour du ganglion plexiforme. Le premier de ces filets anastomotiques est partiellement un filet sensitif à trajet récurrent.

d. L'anastomose avec le lingual se fait beaucoup plus bas que les précédents, à la face inférieure de la langue. Elle est constituée par un rameau affectant la forme d'une arcade à concavité dirigé en arrière : l'une des extrémités de cette arcade se détache du lingual à la partie moyenne de la portion buccale ; l'autre se termine dans le tronc de l'hypoglosse, au moment où ce nerf croise la face du muscle hyo-glosse.

DISTRIBUTION. Avant de sortir du crâne, le grand hypoglosse fournit un petit rameau méningien. Après sa sortie du crâne, il abandonne successivement en allant de haut en bas des *rameaux vasculaires* et quatre *rameaux musculaires,* savoir : la *branche descendante,* le *rameau du thyro-hyoïdien,* le *rameau de l'hyo-glosse et du stylo-glosse,* le *rameau du génio-hyoïdien.* Enfin, le tronc nerveux, considérablement diminué de volume par suite de l'abandon des branches précédentes, s'épuise en *branches terminales* dans les muscles de la langue.

1° *Rameau méningien.* Ce rameau, décrit par Luschka (*Ueber die Nervenzweige, welche durch das Foramen condyloideum anticum in die Schädelhöhle eintreten,* in *Zeitschr. für rat. Med.,* 1863), se détache de l'hypoglosse dans le canal condylien antérieur, tout près de son orifice externe, et vient se distribuer par des filets excessivement grêles, en partie dans l'os occipital, en partie sur les parois du sinus occipital postérieur. Ce filet, très-probablement sensitif, puisqu'il se perd dans des parties qui sont dépourvues de fibres musculaires, doit provenir par récurrence soit du pneumogastrique, soit du lingual, soit du premier nerf cervical, trois nerfs sensitifs, avec lesquels s'anastomose le grand hypoglosse.

2° Rameau vasculaire. Simple ou multiple, ce rameau se sépare de l'hypoglosse à sa sortie du trou condylien et, après s'être anastomosé avec des filets du grand sympathique, il vient se terminer sur le côté interne de la veine jugulaire. Valentin décrit, en outre, comme émanant de l'hypoglosse, des filets vasculaires qui se jettent sur la carotide interne et même sur la linguale. On voit même quelquefois, d'après le même anatomiste, « un gros filet » qui descend de la partie postérieure de l'hypoglosse vers la bifurcation de la carotide primitive, et semble se perdre dans le ganglion intercarotidien.

3° Branche descendante. Elle se détache du grand hypoglosse au moment où ce nerf croise la carotide interne. De là elle se porte verticalement en bas et, après avoir croisé la carotide externe, elle vient se placer sur le côté interne de la carotide primitive qu'elle longe jusqu'au tendon intermédiaire du muscle omo-hyoïdien. Arrivée là, elle s'anastomose, sur le côté antéro-externe de la veine jugulaire, avec la branche descendante interne du plexus cervical, en formant avec ce dernier nerf une petite arcade plexiforme dont la concavité est dirigée en haut. De la convexité de cette arcade se détachent plusieurs rameaux, lesquels viennent en divergeant se perdre dans les deux ventres de l'omo-hyoïdien, dans le sterno-hyoïdien et dans le sterno-thyroïdien. Le muscle sterno-thyroïdien reçoit le plus souvent des rameaux multiples : l'un de ces rameaux descend jusqu'à la partie postérieure du sternum et envoie quelquefois (mais non toujours, comme l'écrit Valentin) un filet au nerf phrénique et un filet au plexus cardiaque.

Nous venons de voir qu'à la constitution de l'anse de l'hypoglosse concourent à la fois le grand hypoglosse et le plexus cervical profond. Il serait intéressant de savoir la part respective qu'il convient d'assigner à l'un et à l'autre de ces deux systèmes dans la formation de cette longue arcade. Cette question n'est malheureusement pas encore élucidée d'une façon complète, malgré les recherches nombreuses qu'elle a provoquées. Voici quelles seraient, d'après les travaux de Moritz Holl (*Beobachtungen über die Anastomosen des Nervus Hypoglossus*, in *Zeitschr. für Anat. und Entwick.*, Bd. II, p. 82), les relations réelles du grand hypoglosse avec les premières paires rachidiennes. Trois groupes de rameaux détachés des nerfs cervicaux se rendent au tronc de l'hypoglosse, savoir :

a. Des rameaux qui abordent le tronc par sa partie supérieure et poursuivent dans sa gaîne un trajet centripète ; ces rameaux émanent du premier nerf cervical et pourraient bien constituer le nerf méningien de Luschka.

b. Des rameaux qui abordent encore le tronc nerveux par sa partie supérieure et suivent dans sa gaîne un trajet descendant ; ils émanent du premier et du deuxième nerf cervical et se séparent en partie de l'hypoglosse pour constituer une portion, mais une portion seulement, de sa branche descendante.

c. Des rameaux qui émanent du deuxième et du troisième nerf cervical et qui, sous le nom de branche descendante du plexus cervical, se dirigent en bas vers l'anse nerveuse de l'hypoglosse. Là ils s'infléchissent de bas en haut et remontent jusqu'au tronc de l'hypoglosse, le long de la branche descendant de ce dernier nerf, puis, se coudant de nouveau, ils s'accolent à l'hypoglosse et suivent quelque temps son trajet, mais ils s'en séparent bientôt pour se porter vers les muscles hyoïdiens (thyro-hyoïdien et génio-hyoïdien).

Il résulte de cette description, que Holl a nettement représentée dans une figure schématique : 1° que la branche descendant de l'hypoglosse ne renferme aucun filet émanant de ce tronc nerveux ; 2° que cette branche descendante est constituée exclusivement par deux rameaux du plexus cervical dont l'un est descendant, l'autre ascendant. Pour Holl, le nerf grand hypoglosse est spécialement destiné aux faisceaux musculaires de la langue; il ne se distribue à aucun des muscles de la région hyoïdienne. Ceux-ci reçoivent leurs filets nerveux des rameaux des trois premiers nerfs cervicaux, ci-dessus indiqués, qui ne font que s'accorder quelques instants au grand hypoglosse pour s'en séparer ensuite.

Une pareille conclusion aussi radicale ne saurait être acceptée sans contrôle. Nous devons rappeler, en effet, qu'à une époque plus récente M. Vertheimer (*Bull. de la Soc. de biologie de Paris*, 1884, p. 570), utilisant la méthode expérimentale, a démontré que chez le chien et le lapin l'hypoglosse contribue à innerver les muscles sous-hyoïdiens et conclut par analogie, mais par analogie seulement, qu'il doit en être de même chez l'homme.

4° *Rameau du thyro-hyoïdien.* Il se détache du tronc de l'hypoglosse dans le voisinage du bord postérieur du muscle hyo-glosse, puis, se portant en bas et en avant, il croise obliquement la grande corne de l'os hyoïde et vient se terminer dans le tiers supérieur du muscle thyro-hyoïdien.

5° *Rameau des muscles hyo-glosse et stylo-glosse.* En croisant la face externe du muscle hyo-glosse, le tronc de l'hypoglosse abandonne plusieurs filets ascendants qui se perdent les uns dans le muscle hyo-glosse, les autres dans le muscle stylo-glosse.

6° *Rameau du génio-hyoïdien.* Ce nerf naît, au même niveau que le précédent, du bord inférieur du nerf grand hypoglosse ; il se porte directement d'arrière en avant vers le muscle génio-hyoïdien, auquel il est destiné.

7° *Branches terminales.* Après avoir fourni successivement les différentes branches collatérales que nous venons de décrire, le nerf grand hypoglosse chemine quelque temps sur la face externe du génio-glosse, puis s'enfonce dans l'épaisseur de ce muscle où il s'épanouit en de nombreuses branches terminales, fréquemment anastomosées entre elles, anastomosées aussi avec les dernières ramifications du nerf lingual. Finalement, les branches terminales de l'hypoglosse se perdent dans les différents faisceaux musculaires de la langue (*voy.* LANGUE).

TERMINAISONS NERVEUSES DANS LES MUSCLES DE LA LANGUE. Les auteurs ne se sont guère occupés de la question de savoir si la terminaison de l'hypoglosse était semblable à celle des nerfs moteurs dans les muscles striés. Nous ne connaissons que les recherches de Lannegrâce sur ce sujet (Th. d'agrég., 1878. *Terminaisons nerveuses dans les muscles de la langue et dans sa membrane muqueuse*). « J'ai pu me convaincre, dit cet auteur (p. 4), que les organes terminaux des nerfs moteurs n'offraient aucune particularité spéciale. Mais ce qui frappe immédiatement l'observateur, c'est la richesse des muscles de la langue en fibres nerveuses, richesse telle qu'aucun autre muscle de l'économie ne saurait leur être comparé ».

VARIÉTÉS. Le grand hypoglosse présente comme tous les nerfs des variétés nombreuses; nous nous contenterons d'énumérer ici les plus importantes :

a. Valentin (*Traité de névrologie*, trad. Jourdan, 1843) a vu le grand hypoglosse renforcé par un filet de la racine postérieure du premier nerf cervical ; ce filet anastomotique est bien évidemment l'équivalent du rameau que nous avons décrit plus haut sous le nom de racine postérieure ou sensitive de l'hypoglosse.

b. Dans un cas observé par Cruveilhier (*Anat. descriptive*, 4ᵉ édit., 1871, t. III, p. 576), le grand hypoglosse donnait un petit filet à la première paire cervicale, avant de recevoir celui qui lui envoie cette paire nerveuse; d'autre part, au lieu et place de la branche descendante interne du plexus cervical on voyait « quatre rameaux émanés des nerfs de la première, de la deuxième, de la troisième et de la quatrième paire cervicale, qui formaient avec la branche descendante de l'hypoglosse et avec les rameaux qui en émanent une succession d'arcades ou anses, situées au devant des artères carotides externe et primitive ».

c. Un rameau cardiaque peut se détacher (Hyrtl) de l'anse de l'hypoglosse, mais dans ce cas il existe généralement une anastomose de ce dernier nerf avec le pneumogastrique, ce qui nous autorise à penser que le rameau cardiaque en question n'est en réalité qu'une branche du pneumogastrique, qui s'accole quelque temps à la branche descendante de l'hypoglosse.

d. J'ai vu, dans un cas, la branche descendante de l'hypoglosse constituée par deux rameaux complétement distincts et à peu près d'égal volume.

e. Cette branche descendante de l'hypoglosse s'accole quelquefois, dans une certaine étendue de son parcours, au tronc du pneumogastrique, et semble s'en détacher; une dissection attentive démontrera toujours qu'il y a simple accolement et non fusion entre les deux troncs nerveux.

f. C. Krause (cité par Henle, *Nervenlehre*, 1879, zweite Auflage, p. 501) a vu, dans un cas, l'hypoglosse envoyer un filet au muscle mylo-hyoïdien.

g. Indépendamment des anastomoses que nous avons décrites plus haut entre le grand hypoglosse et les nerfs qui cheminent dans son voisinage, Bach et Arnold ont signalé entre l'hypoglosse d'un côté et l'hypoglosse du côté opposé une anastomose médiane et ansiforme, située tantôt entre le génio-hyoïdien et le génio-glosse, tantôt dans l'épaisseur même du génio-hyoïdien : c'est l'*anse sus-hyoïdienne* de l'hypoglosse de Hyrtl (*Sitzungsb. der kais. Akad. Vien*, 1865). Elle se rencontre environ une fois sur dix sujets.

II. Physiologie. HISTORIQUE. Les physiologistes n'ont pas toujours eu les mêmes idées sur les attributions de l'hypoglosse. Si Galien pensait déjà, et à juste titre, que ce nerf préside aux mouvements de la langue, et que la sensibilité de cet organe est sous la dépendance du lingual, ses successeurs éloignés en jugèrent, il faut l'avouer, tout autrement. On voit ainsi Boerhaave attribuer au lingual un rôle moteur et charger l'hypoglosse de fonctions gustatives. Cette erreur est partagée par Lecat, Cheselden, Lieutaud, Heuermann. Ce dernier fonde son opinion principalement sur un fait clinique dans lequel il crut observer la perte du goût liée à la section du nerf de la douzième paire : une tumeur de la base de la langue avait été enlevée, un nerf avait été coupé, Heuermann s'imagina que c'était l'hypoglosse.

Willis est éclectique : si l'hypoglosse est moteur, il exerce aussi une certaine influence sur la sensibilité gustative. C'est à cette idée mixte que se rattachent Vieussens, Hoffmann, Ribes et bien d'autres : leur erreur vient d'une inexactitude anatomique : ils ont cru poursuivre jusque dans la muqueuse et les papilles linguales les branches terminales du nerf.

Avec les expérimentateurs contemporains, Herbert Mayo, Magendie, et surtout Panizza, les fonctions motrices de l'hypoglosse sont nettement démontrées. Panizza (*Ricerche sperimentali sopra i nervi*, 1834) étudie les effets de la section des deux nerfs et leur attribue leur véritable rôle. Depuis, tous_ les physiologistes ont pu constater l'exactitude de ces expériences, dont le sens d'ailleurs était à prévoir depuis que Magendie, en 1822, avait prouvé la fonction motrice des racines antérieures des nerfs rachidiens : l'hypoglosse représentant un bulbe, de par ses origines apparentes et réelles, l'une de ces racines devait, à priori, jouir de propriétés analogues.

Depuis les recherches fondamentales de Panizza, des acquisitions nouvelles ont été faites. Citons les expériences de Chauveau sur le trajet intra-bulbaire de l'hypoglosse (*Journal de la physiologie*, 1862. — *Rech. physiol. sur l'origine apparente et sur l'origine réelle des nerfs moteurs crâhicns*, p. 272), celles de Philippeaux et Vulpian (*Journal de la physiologie*, 1863. — *Recherches expérimentales sur la réunion bout à bout des nerfs de fonctions différentes*, p. 421 et p. 474), de Vulpian sur les fonctions comparatives du lingual, de la corde du tympan et de l'hypoglosse (Acad. des sciences, 1865, 1873, 1874, 1878). Ferrier (*Fonctions du cerveau*, p. 249) met en évidence un centre cortical pour les mouvements de la langue, c'est-à-dire pour le nerf de la douzième paire, et ses recherches expérimentales trouvent une ample confirmation dans une série de faits pathologiques qui permettent de reconnaître le trajet intra-encéphalique de l'hypoglosse et de le conduire depuis les origines bulbaires jusqu'à l'écorce cérébrale. Il faut encore mentionner les recherches de Longet sur les origines, celles de Lewin (*Charité Annalen*, t. VIII) sur la sensibilité périphérique du nerf, enfin les résultats relatifs à l'action vaso-motrice obtenus par Schiff (*Arch. f. physiol. Heilkunde*, II Heft, 1855) et par Vulpian (*Leç. sur l'appareil vaso-moteur*, t. I, p. 102). L'ensemble de ces travaux converge vers cette triple démonstration : 1° que le nerf hypoglosse est moteur à son origine ; 2° qu'il devient en outre sensible à la périphérie ; 3° qu'il est aussi vaso-moteur.

1° L'HYPOGLOSSE MOTEUR. Les expériences qui ont démontré la fonction motrice ont porté sur les différents points du parcours du nerf : *a.* sur la portion bulbaire ou juxta-bulbaire ; *b.* sur le centre cérébral ; *c.* sur la périphérie.

a. Expériences sur les racines et les origines bulbaires. Longet, le premier des physiologistes, agit sur les filets d'origine de l'hypoglosse, il traverse l'espace occipito-atloïdien et arrache les racines ; il constate que cette opération n'est pas douloureuse : « Le nerf hypoglosse, dit-il, pris dès son origine, est donc tout à fait dans le même cas qu'une racine antérieure spinale ». Le même auteur avait d'ailleurs fait remarquer que la naissance de ce nerf dans le sillon du bulbe qui prolonge le sillon collatéral antérieur de la moelle, était déjà une présomption en faveur du rôle moteur qu'il devait remplir. Il résulte de l'expérience de Longet que l'hypoglosse est insensible vers son origine apparente : en ce sens, il diffère des racines antérieures de la moelle, qui jouissent d'une sensibilité récurrente. Mais, si normalement et dans la majorité des cas l'hypoglosse est dépourvu de cette sensibilité, il ne doit pas en être de même lorsqu'il existe chez l'homme par hasard, chez certains animaux normalement, une racine postérieure. C'est alors que l'analogie indiquée par Longet est complète tant au point de vue anatomique qu'au point de vue physiologique.

L'expérimentation a poursuivi jusque dans le bulbe, jusque dans leurs noyaux d'origine, les racines de l'hypoglosse. M. Chauveau a démontré que les racines réelles étaient excitables dans leur trajet intra-bulbaire. Après avoir tué de grands animaux par hémorrhagie, il mettait rapidement à nu les faces laté-

rales du bulbe, et alors expérimentait à l'aise certains nerfs crâniens. Il portait
sur ceux-ci et sur leurs racines une excitation électrique strictement localisée,
puisque, comme il l'a démontré, l'excitabilité des centres nerveux et des nerfs
périphériques sensitifs s'éteint très-rapidement après la mort. Or dans de telles
conditions Chauveau poursuivit, à l'aide de l'électricité, les racines de l'hypoglosse dans toute leur étendue, et produisit des contractions de la langue. Le
noyau d'origine principal fut aussi électrisé à travers le plancher du quatrième
ventricule et, chaque fois que l'électricité l'atteignait, de vifs mouvements se
produisaient dans le territoire du nerf.

C'est au cours de ces mêmes expériences que Chauveau obtint les résultats
suivants qui s'adressent, croyons-nous, à la commissure des noyaux de l'hypoglosse, c'est-à-dire au cordon de substance blanche qui réunit l'une à l'autre,
les deux bases des cornes antérieures à travers le raphé médian du bulbe. L'électrisation étant portée sur la ligne médiane du plancher du quatrième ventricule,
entre les deux ailes blanches internes, immédiatement des mouvements se produisirent dans toute la langue, c'est-à-dire dans la zone des deux hypoglosses. Or
cette diffusion dans le nerf droit et gauche s'explique par l'excitation de la commissure qui l'a transmise de chaque côté aux noyaux bulbaires.

Il n'existe pas d'expériences qui se soient adressées au système encéphalique
de l'hypoglosse ; la pathologie seule a établi la direction dans la protubérance,
l'hémisphère cérébral et les circonvolutions du cerveau.

b. *Expériences sur le centre cortical.*   Le centre cortical a cependant été
indiqué aussi par les expériences de Ferrier (*Leçons sur les fonctions du cerveau*,
p. 230). Cet auteur a constaté sur le singe que l'excitation électrique de l'extrémité inférieure de la frontale ascendante, au niveau de l'extrémité postérieure
de la troisième circonvolution frontale, détermine l'ouverture de la bouche avec
extension au dehors et rétraction de la langue. Ces centres orolinguaux auraient
une action plus ou moins bilatérale, car leur destruction ne provoque pas la
paralysie, mais seulement de la faiblesse, de la parésie dans la moitié opposée
de la langue.

c. *Expériences sur la portion périphérique.*   On a employé ici l'*excitation* et
la *section*.

Un courant électrique passant dans le bout périphérique du nerf fait contracter
violemment les muscles de la langue qui se durcit. L'accord est fait sur ce
point que tous les physiologistes ont vérifié.

Voici les résultats donnés par la *section* :

Lorsque les deux nerfs hypoglosses ont été coupés, la langue perd immédiatement ses mouvements propres, tout en conservant la sensibilité tactile et
gustative. Panizza a fourni une description restée classique du chien ainsi
mutilé : « Si on laisse pendant quelque temps un chien auquel on a coupé les
hypoglosses sans boire ni manger, et qu'on vienne ensuite à lui présenter une
quantité déterminée de lait, l'animal approche le museau avec avidité et
exécute avec la tête et la mâchoire les mêmes mouvements qu'il ferait pour
laper, sans pouvoir tirer la langue de la bouche, si bien qu'après quelques tentatives inutiles il y renonce. Alors pèse-t-on le liquide, on en retrouve exactement la même quantité.

Si on offre à l'animal un morceau de pain trempé dans du lait, il le saisit
avec vivacité et se met à le mâcher, mais, à peine est-il divisé, qu'il le laisse
tomber pour le reprendre encore, le subdiviser et ainsi de suite, jusqu'à ce que,

après l'avoir réduit en petits fragments, il l'abandonne. Si, par hasard, la pointe de la langue vient pendant les mouvements de la tête à sortir par l'un ou par l'autre angle de la bouche, elle reste dehors sans que le chien puisse la retirer, en sorte que pendant les mouvements de mastication il la mord et pousse des cris de douleur.

Le mouton à qui l'on a sectionné les deux hypoglosses a aussi la langue inerte : ce qui le prouve, c'est qu'il ne peut faire pénétrer dans la bouche les brins d'herbe, de feuilles ou de branches, qu'il saisit entre les lèvres.

La voix est conservée chez le chien, mais le bêlement du mouton est plus faible et plus rauque. »

Panizza ne signale pas les effets éloignés de la section de l'hypoglosse; les animaux qu'il opérait succombaient très-rapidement. Il serait cependant curieux de savoir les phénomènes qui surviennent dans la langue longtemps après la section unilatérale ou bilatérale de l'hypoglosse. Ce que l'expérimentation n'a pas encore fait, la clinique l'a souvent montré, et l'on sait aujourd'hui que l'atrophie linguale partielle ou totale est la suite éloignée et fatale de la paralysie de ce nerf.

Mais nous devons nous demander si la section de l'hypoglosse paralyse tous les muscles de la langue. Panizza le croyait parce qu'il avait observé des troubles sérieux dans la déglutition. « Si, dit-il, on forme un bol avec des débris de pain et de viande et qu'on le mette sur la face dorsale de la langue d'un chien, il se livre d'abord à des mouvements tels pour le déplacer qu'il devient évident que cet animal éprouve les plus grandes difficultés à y parvenir. Cependant on croirait qu'avec tous ces mouvements il va finir par le mâcher ou l'avaler. Mais, si le bol alimentaire ne s'échappe pas de la bouche par suite des mouvements de la mâchoire inférieure, il se loge entre la langue et l'arcade dentaire et on l'y retrouve encore après plusieurs heures. La déglutition ne s'opère donc pas, à moins que le bol alimentaire ne pénètre dans le pharynx, en y tombant par l'effet de son propre poids; encore même dans ce cas elle ne s'exécute qu'imparfaitement, attendu que le bol comprimé par les constricteurs du pharynx se divise et revient en partie dans la bouche.

Cependant Philippeaux et Vulpian ont constaté que la section des deux hypoglosses n'entraîne pas infailliblement la mort, que la déglutition est encore possible et que, par suite, la langue n'est pas définitivement paralysée. En effet, le glosso-pharyngien, ainsi que l'ont montré Chauveau et Cl. Bernard, tient sous sa dépendance les contractions des piliers du voile et innerve au moins le glosso-staphylin. Guarini et Cl. Bernard ont aussi prouvé que le facial innerve le styloglosse. De plus, on sait que Cl. Bernard admettait que la corde du tympan tient sous sa dépendance les contractions du muscle lingual supérieur. Nous verrons enfin, dans un instant, que l'hypoglosse sectionné peut être suppléé dans ses fonctions motrices par la langue, par la corde du tympan artificiellement excitée. Peut-être, à la suite de la section du nerf, cette même suppléance s'opère-t-elle spontanément et sans qu'il faille un excitant électrique pour la provoquer.

Suppléance motrice de l'hypoglosse sectionné. Au cours de leurs recherches sur la réunion bout à bout de l'hypoglosse et du lingual, Philippeaux et Vulpian ont remarqué que, lorsque le nerf de la 12e paire était sectionné, le nerf lingual, soudé par son bout central au bout périphérique de celui-ci, acquérait des propriétés motrices.

Les idées de Vulpian au sujet de ce pouvoir moteur du lingual survenu dans de telles conditions ont successivement varié avec les résultats nouveaux qu'il a progressivement obtenus.

En 1863, les physiologistes cités plus haut avaient réuni le bout périphérique de l'hypoglosse sectionné ou arraché au bout central des nerfs voisins. Les nerfs choisis furent le pneumogastrique et le lingual. Lorsqu'ils exploraient deux ou trois mois après l'opération le conducteur nerveux résultant de la juxtaposition du bout central du pneumogastrique et du bout périphérique de l'hypoglosse, ces auteurs constataient avec surprise que l'excitation du premier de ces nerfs faisait contracter les muscles de la langue; le nerf hypoglosse avait soudé ses fibres à celles du pneumogastrique et s'était régénéré. Ce fait, quoique remarquable, pouvait s'expliquer en considérant que les deux nerfs contenaient chacun des fibres de même nature, c'est-à-dire motrices, et que ces dernières avaient passé d'un nerf dans l'autre. C'est alors que Vulpian et Philippeaux, ayant soudé le bout périphérique de l'hypoglosse au bout central du lingual, virent, non sans étonnement, l'excitation du lingual provoquer des mouvements de la langue : le nerf sensitif de la langue est donc capable de commander la motilité de cet organe, si on modifie ses relations périphériques ordinaires, si on lui donne les expansions terminales du nerf moteur. L'action motrice du lingual suivant la section de l'hypoglosse fut donc admise (*Comptes rendus de l'Acad. des sciences*, 1863).

Mais de nouvelles recherches dont les résultats ont été publiés dans les *Comptes rendus de l'Académie des sciences*, 1873, tome LXXVI, ont modifié l'opinion de Vulpian à cet égard. Si l'on sectionne, si l'on arrache l'hypoglosse et qu'on attende que sa dégénération se soit effectuée, l'excitation portée sur le lingual intact en tout son trajet provoque des mouvements dans la langue. Les mêmes contractions se produisent, si l'on excite la corde du tympan seule avant son entrée dans le lingual. Mais, la corde du tympan est-elle coupée et dégénérée, le lingual excité ne produit plus de phénomènes moteurs. Aussi Vulpian admet-il (*Comptes rendus de l'Acad. des sciences*, 1874, t. LXXVIII, p. 250) que, dans les expériences de réunion du bout périphérique de l'hypoglosse au bout central du lingual, il faut rapporter à la corde du tympan les mouvements de la langue qui succèdent à l'excitation du lingual. Ainsi comprise, l'expérience précédente ressemble à la réunion bout à bout de l'hypoglosse et du pneumogastrique et se trouve justiciable de la même explication.

Mais il y a cependant dans le mode d'action de la corde du tympan sur les muscles de la langue des particularités toutes spéciales. L'influence motrice de la corde ne se manifeste qu'un mois après la section de l'hypoglosse, puis elle disparaît lorsque l'hypoglosse se régénère. Pourquoi cette motricité reste-t-elle virtuelle? Pourquoi ne devient-elle effective que pendant l'inertie fonctionnelle de l'hypoglosse? Ce sont là des questions qui n'ont pas encore été résolues.

Quoi qu'il en soit, on peut conclure avec Vulpian que les fibres de la corde du tympan se rendent, en partie du moins, aux faisceaux musculaires de la langue.

Nous devons rapporter ici l'opinion de Heidenhain sur cette action motrice de la corde que l'auteur appelle *pseudo-motrice*. Les petites contractions fibrillaires qui sont produites par l'excitation du lingual consécutivement à la section de l'hypoglosse, doivent être mises sous la dépendance de la vaso-dilatation : le liquide transsudé irait exciter les plaques motrices terminales de l'hypoglosse.

Rôle des anastomoses. Parmi les anastomoses, il en est une au moins qui fournit à la langue des filets moteurs : c'est l'anastomose du premier nerf cervical. Lannegrâce nous paraît l'avoir démontré (*Terminaisons nerveuses dans les muscles de la langue et dans sa membrane muqueuse.* Thèse d'agrég., 1878, p. 53). Après avoir sectionné l'hypoglosse au-dessus de son anastomose avec la 1re paire cervicale, et cette anastomose elle-même, il excitait le bout périphérique de l'hypoglosse et produisait les contractions ordinaires de la langue. Excitait-il le bout périphérique de l'anastomose cervicale adhérent à l'hypoglosse, à chaque décharge la langue se contractait, se portait en arrière, mais ne s'appliquait pas contre le plancher buccal.

Ainsi les filets anastomotiques de l'hypoglosse peuvent accompagner le nerf jusque dans son territoire lingual. Mais nous savons que réciproquement le nerf hypoglosse vient empiéter sur le domaine de ses nerfs anastomotiques et prendre part à l'innervation des muscles que ces derniers gouvernent. C'est ainsi que nous avons vu Wertheimer démontrer que l'hypoglosse envoie des branches aux muscles sous-hyoïdiens.

En somme, l'hypoglosse est essentiellement le nerf moteur de la langue, et, comme tel, il prend une part importante à l'articulation des mots, à la mastication et à la déglutition.

2º L'HYPOGLOSSE SENSIBLE. Si l'hypoglosse est à son origine insensible et exclusivement moteur, il manifeste une vive sensibilité dans toute sa portion exocrânienne.

Herbert Mayo affirme déjà (*Journ. de physiol. expérimentale,* t. III, p. 555) que, quand on pince ce nerf sur un chien ou sur un chat, il en résulte de la douleur. Les mêmes phénomènes ont été observés par Magendie (*Leçons sur les fonctions du système nerveux,* t. II, p. 290). « Lorsque, dit Longet (*Anat. et physiol. du système nerveux,* t. II, p. 483), sur des chiens et sur un chat j'ai pincé ou divisé l'hypoglosse au-dessus de l'os hyoïde, la douleur a toujours été assez vive pour leur arracher des cris plaintifs. » Seul, parmi les physiologistes, Panizza prétend, et à tort, que les opérations sur l'hypoglosse du chien ne s'accompagnent pas de réaction douloureuse.

Sans parler des sujets qui possèdent la racine postérieure sensitive décrite par Mayer et Vulpian, on peut dire que la sensibilité de l'hypoglosse est empruntée aux anastomoses qu'il reçoit de trois sources. Celles-ci lui viennent du pneumogastrique, des deux premiers nerfs cervicaux et du lingual. Les deux premières descendent dans la portion périphérique du nerf, l'accompagnent jusqu'à sa terminaison et sont centrifuges; la troisième, celle du nerf lingual, remonte de l'extrémité terminale de l'hypoglosse dans le tronc nerveux, elle est centripète. Lewin (*Charité, Annalen,* t. VIII) a institué sur des chiens une série d'expériences destinées à poursuivre ces fibres récurrentes du lingual ; il en a conclu qu'elles se divisent en trois groupes : les unes remontent jusqu'au trou condylien antérieur, d'autres se réfléchissent dans la branche descendante, les troisièmes également réfléchies se recourbent vers l'extrémité périphérique de l'hypoglosse pour l'accompagner jusque dans sa terminaison intra-musculaire.

Ainsi la sensibilité de la 12e paire est évidente. Elle est *directe,* car l'excitation du bout central au cou provoque des cris, elle est aussi *récurrente;* l'excitation du bout périphérique amène, outre les contractions musculaires, des modifications de la respiration et de la pression sanguine, indice des réactions douloureuses.

Mais la présence de ces fibres sensitives nombreuses fait immédiatement poser
la question de leur rôle. Vont-elles présider pour une certaine part à la sensibilité de la muqueuse linguale? Nullement, car le nerf qui leur sert de support
ne va pas jusqu'à l'enveloppe sensible de la langue. D'ailleurs la section de
l'hypoglosse ne diminue pas la sensibilité générale ou gustative de la langue.
Les piqûres restent douloureuses, une solution aqueuse de coloquinte placée ·
sur le dos de cet organe, même à une petite dose, provoque des grimaces, des
mouvements d'expulsion, et, si pendant la mastication la langue est prise entre
les dents, des cris viennent affirmer l'impression douloureuse qui en résulte.
Ces fibres sensitives sont-elles destinées à fournir aux muscles une sensibilité
spéciale? Cette idée est exprimée par Longet, qui voit ainsi l'explication de
l'expérience suivante : Après la section des deux nerfs linguaux, on peut cau-
tériser avec le fer rouge ou la potasse caustique toute la partie antérieure de la
muqueuse linguale sans provoquer de la part de l'animal la moindre réaction.
Mais, si l'on enfonce dans la partie antérieure un fil de fer chauffé à blanc, si
on serre avec énergie, toujours de la douleur est manifestée. Cette opinion est
corroborée par les expériences de Carl Sachs, qui tendent à démontrer, d'après
l'excitation du nerf du couturier chez la grenouille, que les muscles possèdent
une sensibilité spéciale.

Cette association des fibres sensitives et motrices dans les muscles a certainement sa raison d'être; elle n'est pas un fait isolé : des relations analogues
existent, par exemple, à la face, entre le trijumeau et le facial. Il en résulte une
subordination plus immédiate des mouvements aux impressions, une solidarité
fonctionnelle plus étroite entre l'élément sensible et l'élément moteur, et un certain degré de dosage de l'activité musculaire suivant l'effet à produire. Je veux
rappeler dans cet ordre d'idées les expériences de Filehne, qui démontrent qu'après
la section des nerfs sensibles de l'oreille le pavillon dont les muscles et leurs
excitants nerveux sont cependant intacts s'affaisse et tombe!

5° L'HYPOGLOSSE VASO-MOTEUR. On ne possède, pour apprécier le rôle vaso-
moteur de ce nerf, que deux expériences importantes : l'une a été faite par
Schiff, l'autre appartient à Vulpian. Ils aboutissent à des résultats différents.

1° M. Schiff (*Ueber den Einfluss der nerven auf die Gefässe der Zunge*. In
Arch. f. physiol. Heilkunde, t. II, Heft, 1853, p. 577) sectionne le nerf sur
des chiens et voit la langue rester pâle; coupe-t-il quelque temps après le lingual
du même côté, la langue devient rouge. Inversement, la section du nerf lingual
n'amène pas de modification circulatoire, mais, si l'on coupe six mois après
l'hypoglosse correspondant, on assiste à une congestion intense de la moitié de
la langue.

2° Vulpian a observé des phénomènes qui contredisent les expériences de
Schiff: « Si l'on coupe le nerf lingual d'un côté sur un chien, on observe une
congestion manifeste de la moitié correspondante de la langue, et le sang qui
parcourt les veinules de la face inférieure de l'organe est toujours plus rouge
que celui qui est contenu dans les veinules homologues du côté opposé. La
section du nerf hypoglosse du même côté augmente un peu la congestion produite par la première opération. Il en est de même lorsqu'on coupe d'abord le
nerf hypoglosse d'un côté: la moitié correspondante de la langue rougit et la
rougeur devient un peu plus prononcée quand on coupe ensuite le nerf lingual
du même côté » (*Leçons sur l'appareil vaso-moteur*, p. 102).

L'expérience de Vulpian indique la présence dans l'hypoglosse de filets vaso-constricteurs; on sait que les filets vaso-dilatateurs de la langue sont apportés par la corde du tympan et le glosso-pharyngien. Quelle que soit l'interprétation que l'on doive donner de l'expérience de Schiff, il est nettement établi qu'à côté des fibres motrices et sensibles il existe dans la trame du nerf des fibres vasculaires.

Cependant nous devons faire remarquer, à propos des expériences précédentes, que le nerf hypoglosse étant le nerf des muscles et non celui de la muqueuse linguale, il faut théoriquement, pour apprécier exactement son rôle vaso-moteur, examiner ses effets vasculaires dans son territoire même, c'est-à-dire dans la portion musculeuse de la langue et non dans son enveloppe; celle-ci peut jouir d'une vascularisation plus ou moins indépendante de la circulation musculaire et ne pas être le miroir fidèle des modifications circulatoires qui s'opèrent au-dessous d'elle. En pratique, cette remarque est négligeable.

Il est intéressant de savoir à quel niveau les filets vaso-moteurs se jettent dans l'hypoglosse. L'anatomie n'indique qu'une seule anastomose sympathique, elle est placée en dehors du crâne, au cou, sur la portion verticale de la 12e paire. Existe-t-il pour ce nerf comme pour d'autres, par exemple, le trijumeau, des prolongements sympathiques bulbaires annexés à ses origines réelles, par l'intermédiaire de la colonne grêle? L'expérimentation ne l'a du moins pas mis en relief; nous ne connaissons pas d'expérience relatée ayant porté sur les racines de l'hypoglosse, excitation ou section, dans laquelle l'attention de l'opérateur ait été attirée sur des modifications circulatoires dans la langue. Il serait donc naturel d'admettre, jusqu'à plus ample informé, que les filets vaso-moteurs de l'hypoglosse lui sont annexés par l'anastomose qu'il reçoit au cou du grand sympathique.

Mais voici une expérience inédite que nous devons à M. Morat et qui prouve l'existence de filets vaso-constricteurs dans la partie de l'hypoglosse sus-jacente à l'anastomose sympathique. Après avoir coupé l'anastomose en question et l'avoir laissée régénérer, M. Morat excite le tronc du nerf au-dessus d'elle. La pâleur de la langue en résulte et vient prouver que des filets vaso-moteurs descendent dans l'hypoglosse du bulbe lui-même. Or M. Pierret a vu des filets s'échapper de la colonne grêle de Clarke (qui contient, entre autres filets, ceux qui viennent du *tractus intermedio-lateralis*) et passer dans la racine de l'hypoglosse. La démonstration est donc complète et désormais on devra compter avec ce nouveau courant vaso-moteur de l'hypoglosse issu du bulbe rachidien.

4° Constitution et dissection physiologique. En résumé, l'hypoglosse, que l'on croit être un nerf simple au premier abord, est en réalité un nerf complexe; des filets moteurs, des filets sensibles, des nerfs vaso-moteurs, sont accolés dans la même trame.

Les filets moteurs constituent ses éléments principaux, ceux qui répondent à sa véritable fonction. Aussi les trouve-t-on sur toute son étendue depuis les origines centrales jusqu'aux extrémités terminales : ce sont les *fibres propres* de l'hypoglosse.

Il n'en est pas de même pour les autres fibres sensitives et vaso-motrices, qui sont les *fibres annexes*. En effet, les filets sensitifs ne l'abordent qu'au cou, et, s'il en est qui remontent, ils n'atteignent pas les origines réelles du nerf. En revanche, ils l'accompagnent jusque dans l'épaisseur de la langue. Mais là ils ne franchissent pas le territoire musculaire, ils n'abordent pas la muqueuse : aussi est-il curieux de constater cette abondance, cette pluralité de sources sensitives pour un nerf qui ne commande pas d'autres organes que des muscles. Enfin il contient des filets vaso-moteurs dont le rôle semble être, d'après la distribution anatomique du nerf, d'actionner les vaisseaux des muscles de la langue. Ces filets se jettent les uns dans les origines, les autres dans la portion cervicale du nerf.

On peut faire la *dissection physiologique* de l'hypoglosse et résumer sa constitution dans le schéma suivant. Ce nerf présente deux portions principales et différentes, l'une placée dans le crâne, l'autre en dehors de cette cavité.

Le *trajet endocrânien* (racines, tronc, jusqu'au trou condylien antérieur) comprend des fibres *motrices* ou *propres*, et des fibres vaso-motrices, issues de la colonne grêle.

La *portion exocrânienne* est formée :

1° De fibres *propres*, c'est-à-dire motrices ;

2° De fibres *annexes*. A. *Sensitives* : 1° directes venues du pneumogastrique et des deux premiers nerfs cervicaux ; 2° récurrentes venues du lingual. — B. *Vaso-motrices* : venues de l'anastomose du sympathique cervical et de la colonne grêle du bulbe.

III. Anatomie et physiologie pathologiques. Les lésions qui intéressent le système de l'hypoglosse se traduisent par des troubles dans les mouvements de la langue. Comme dans la presque unanimité des faits, il s'agit de maladies paralysant le nerf de la 12° paire ; les manifestations morbides du côté de la langue consistent en l'abolition plus ou moins complète de sa motilité, en une glossoplégie partielle ou totale.

Cependant ce symptôme commun et général s'accompagne de signes concomitants propres à chacun des cas, qui permettent, d'après leurs caractères, de localiser l'altération dans l'une des trois portions principales de l'hypoglosse *périphérique, bulbaire, encéphalique*.

C'est à l'analyse des causes et des symptômes propres à ces trois formes de paralysie que seront consacrées les considérations suivantes :

1° PARALYSIE PÉRIPHÉRIQUE. Dupuytren a vu l'hypoglosse comprimé par un kyste hydatique, au niveau du trou condylien antérieur. Dans des cas de ce genre, Paget a trouvé la carie et la nécrose de l'occipital ; Holthouse une affection syphilitique de cet os ; Moxon, une tumeur maligne ; Bennett, un cancer du trou condylien antérieur ; Lewin, une infiltration gommeuse du nerf. D'autres ont vu cette paralysie succéder à une blessure (Biedd), à un coup de revolver dans la gorge (Weir Mitchell), à un coup de couteau (Bernhardt). C'était un ganglion hypertrophié qui comprimait le nerf dans les faits de Bernhardt et de Hutchinson. Cette paralysie a été observée à la suite de la luxation de l'atlas (Udhe, Hagemann, Böttcher). Erb, dans un mémoire qui contient le résumé des indications précédentes (*Deutsches Arch. f. klin. Med.*, 1885, p. 265), a relaté le cas d'une paralysie isolée, peut-être de nature diphthéritique. Enfin Grasset parle d'une hémiglossoplégie survenue à la suite d'une méningo-myélite diffuse (*Traité des maladies du système nerveux*, 3° édit., p. 352).

Cette paralysie périphérique est le plus souvent unilatérale. Voici les symptômes qui lui sont propres. La langue étant au repos ne présente rien d'anormal, au début du moins. Est-elle tirée au dehors, elle se dévie du côté paralysé, projetée qu'elle est dans ce sens par le génioglosse du côté sain. Lorsque cette paralysie est double, la langue reste immobile, fixée au fond de la bouche ; le malade veut-il exécuter des mouvements, des trémulations musculaires se produisent, mais restent incapables de déplacer l'organe.

Que la paralysie soit unilatérale ou totale, il n'y a jamais de troubles du goût ni de la sensibilité tactile. Cela n'a rien d'étonnant, si l'on se rappelle les données de la physiologie. Cependant un auteur, Lewin (*Charité Annalen*, t. VIII), a cru observer, au cours d'une paralysie unilatérale gauche, d'origine syphilitique, une diminution de la perception des saveurs de ce côté. La sensibilité au toucher comme à la température était aussi amoindrie. Mais il faut noter que dans ce cas l'autopsie montra des lésions complexes du côté de la base. D'ailleurs Erb, qui a contrôlé les assertions de Lewin sur un sujet examiné avec soin, ne craint pas de les rejeter comme inexactes.

Mais, s'il n'y a pas de troubles dans la sensibilité, il n'en est pas de même pour la mastication et l'articulation des sons. L'acte de broyer les aliments peut, à la vérité, s'effectuer, car les muscles et les nerfs qui président à cette fonction restent intacts lorsque l'hypoglosse seul est lésé. La déglutition, elle aussi, s'accomplit normalement. C'est le temps intermédiaire à la mastication et à la déglutition qui est troublé, les aliments se placent entre les arcades dentaires et les joues, la langue est incapable de les en chasser pour les réunir et les agglomérer sous forme de bol. Enfin elle ne peut expulser du côté du pharynx les parcelles ramassées sur elle et qui souvent s'échappent de la cavité buccale.

Lorsque la paralysie est totale et complète, la parole n'existe plus, le malade pousse des sons inintelligibles. Mais, avant d'atteindre cet état extrême, le patient passe par une série d'étapes intermédiaires : au début la parole est possible, quoique un peu gênée. « Les sons, dit Grasset, tout d'abord mal articulés dans la paralysie légère, sont *s*, *sch*, *t*, *e*, *i*, et plus tard *k*, *g*, *r*, ». Il faut remarquer que dans les cas d'hémiglossoplégie les troubles fonctionnels de la parole, de la déglutition, de la mastication, s'exécutent d'une façon presque normale, si bien que la maladie peut rester longtemps inaperçue.

Enfin des troubles trophiques surviennent, ils consistent dans l'atrophie unilatérale ou totale, la langue, complétement atrophiée, est ridée, plissée.

Ainsi il existe deux formes principales de paralysie périphérique, la glossoplégie totale, qui mène à l'atrophie complète, l'hémiglossoplégie, qui s'accompagne d'hémiatrophie de la langue.

Nous allons retrouver ces variétés dans les paralysies bulbaires de l'hypoglosse.

2° PARALYSIE BULBAIRE DE L'HYPOGLOSSE. La lésion siége ici dans les noyaux d'origine des nerfs hypoglosses. Elle est primitive ou secondaire. *Primitive*, elle est due soit à un foyer d'hémorrhagie qui détruit le noyau, soit à la maladie appelée paralysie labio-glosso-laryngée. *Secondaire*, elle résulte de la propagation aux noyaux de l'hypoglosse de l'inflammation ou de la sclérose née dans le voisinage. Or cette inflammation voisine envahissante peut avoir son point de départ soit dans la substance grise, soit dans la substance blanche. De là une subdivision dans les maladies bulbaires de l'hypoglosse secondaires. Les affections localisées dans la substance grise de la moelle, et mieux dans les cornes antérieures, atteignent les homologues bulbaires de ces cornes par une extension pour ainsi dire naturelle, puisque la lésion ne change pas de système anatomique. Ainsi l'atrophie musculaire se complique fréquemment du syndrome paralysie labio-glosso-laryngée ; les mêmes phénomènes peuvent survenir, beaucoup plus rarement, il est vrai, au cours de la paralysie atrophique de l'enfance et de la paralysie spinale aiguë de l'adulte. L'envahissement, lorsqu'il vient d'un système hétérologue, de la substance blanche, a son point de départ dans les cordons postérieurs de la moelle ou bien dans les faisceaux pyramidaux. L'ataxie locomotrice peut voir la sclérose des faisceaux radiculaires postérieurs se propager à travers le réseau de Gerlach jusqu'aux cellules motrices du bulbe. Il en existe actuellement 6 cas dans la science (Ballet, *Arch. de neurologie*, VII, 1884. — Raymond et Artaud, *Arch. de physiologie*, 1884. — J. Arnaud, Thèse de Paris, 1885, et Koch et Marie, *Revue de médecine*, janvier 1888). Parmi les scléroses des cordons latéraux il en est qui respecte les cornes antérieures et par suite les noyaux de l'hypoglosse : c'est le tabes dorsal spasmodique ou la sclérose latérale pure, mais il en est une, la sclérose latérale amyotrophique, qui, à sa troisième période, est entièrement constituée par les symptômes de la paralysie labio-glosso-laryngée. Enfin la dégénérescence peut descendre le long du faisceau pyramidal jusqu'au bulbe à la suite de l'hémorrhagie cérébrale. Ainsi Grasset (*Montpellier médical*, 1878, p. 509, XL) a observé un malade « qui fut frappé d'hémiplégie gauche à la fin de l'été 1876 et qui, quelques mois après, vit se développer des symptômes de la paralysie labio-glosso-laryngée. »

Mais dans l'étiologie des lésions des noyaux bulbaires de l'hypoglosse il faut réserver une place à la syphilis bulbo-mésencéphalique et à la paralysie générale, qui localisent d'emblée leur action sans passer par l'intermédiaire d'une myélite systématisée. On trouvera des observations rentrant dans chacune de ces catégories de causes dans le mémoire déjà cité de Koch et Marie.

Devant cette multiplicité de causes il n'est pas étonnant que la symptomatologie de la paralysie de l'hypoglosse de forme bulbaire soit variable.

Le début, lent le plus souvent, est brusque dans les cas d'hémorrhagie. La paralysie de la langue est tantôt unilatérale : elle relève alors du tabes, de la syphilis, de la paralysie générale ; tantôt elle est bilatérale : dans ce cas elle est due à la paralysie labio-glosso-laryngée, à la sclérose latérale amyotrophique, à l'atrophie musculaire progressive. Nous ne reviendrons pas sur les troubles fonctionnels et physiques de ces paralysies, mais nous devons insister sur la constance de l'atrophie linguale, qui est elle aussi naturellement unilatérale ou totale.

La véritable caractéristique de la paralysie de l'hypoglosse d'origine bulbaire, c'est la concomitance de symptômes spéciaux se manifestant dans une certaine zone autour de la langue qui offre le signe fondamental. Or ces signes satellites de la glossoplégie peuvent être rattachés à deux types : l'un se caractérise par la paralysie du voile·du palais et d'une seule corde vocale, l'autre présente la paralysie du voile du palais, des cordes vocales, et en outre celle des lèvres. Dans le second cas il y a le vrai type de Duchenne : la paralysie labio-glosso-laryngée ; dans le premier, c'est la maladie de Duchenne moins la paralysie du facial inférieur.

Mais, de même que la paralysie de la langue est unilatérale ou bilatérale, de même les paralysies concomitantes satellites sont réparties d'un seul côté ou des deux côtés. Fait remarquable, le type Duchenne parfait est bilatéral et accompagne les glossoplégies totales ; la glossoplégie unilatérale marche toujours avec la paralysie du voile du palais et d'une corde vocale, celle qui regarde le côté de la langue paralysé. C'est dire en somme que l'atrophie musculaire progressive, la sclérose latérale amyotrophique, la paralysie labio-glosso-laryngée, produisent le type bilatéral et complet ; c'est dire aussi que le tabes, la syphilis et la paralysie générale, donnent lieu au type unilatéral et incomplet.

Cette multiplicité, cette variabilité des symptômes, peut-elle trouver son explication? Les relations des noyaux d'origine de l'hypoglosse avec les noyaux des nerfs voisins peuvent fournir des données satisfaisantes. On sait que le noyau accessoire du nerf est formé par une portion de la tête de la corne antérieure. Or la colonne constituée par cette tête donne successivement naissance à ses différents étages aux fibres des nerfs qui se prennent en même temps que l'hypoglosse dans les maladies que nous venons de passer en revue. C'est en bas le noyau moteur du pneumo-spinal et du glosso-pharyngien, c'est en haut celui du facial inférieur. Il n'y a aucune difficulté pour comprendre l'extension envahissante de tout ce système pour une inflammation dégénérative née sur un point de son trajet. C'est précisément ce qui se passe dans le type complet dit paralysie labio-glosso-laryngée. Mais il est justement difficile de saisir pourquoi cette dégénérescence extensive se limitera sur cette colonne continue au noyau du pneumo-spinal et de l'hypoglosse et respectera un étage, celui d'où s'échappe le facial inférieur, comme cela arrive dans le type incomplet et unilatéral que nous avons décrit. D'ailleurs, nous devons dire que dans les cas d'hémiglossoplégie et d'hémiatrophie linguale accompagnée de la paralysie du voile et d'une corde vocale gauche, on ne sait s'il existe d'autres lésions que la dégénérescence des noyaux de l'hypoglosse. Aussi, pour expliquer ces faits, Koch et Marie proposent-ils de considérer la colonne de l'hypoglosse comme jouant un certain rôle dans l'innervation des muscles du larynx et du voile du palais. C'est en tant qu'associés aux muscles de la langue dans l'acte, par exemple, de l'articulation des mots, que les muscles de ces organes relèveraient du noyau de l'hypoglosse.

3° PARALYSIE ENCÉPHALIQUE. Nous désignons ainsi la paralysie de l'hypoglosse qui succède à certaines lésions de la protubérance du pédoncule, de la capsule interne, du centre ovale et de l'écorce cérébrale.

Le territoire de la substance blanche encéphalique et des circonvolutions cérébrales, dont l'altération se traduit par la glosso-plégie, appartient au système de l'hypoglosse, il forme ce que nous avons appelé (voy. *Anatomie*) le trajet encéphalique de ce nerf.

Raymond et Artaud ont réuni les observations et les autopsies qui se rattachent à ce sujet dans un mémoire que l'on devra consulter (*Arch. de neurologie*, 1884, t. VII, p. 145).

a. *Protubérance.* On trouve dans le mémoire de Raymond et Artaud 3 cas d'aphasie protubérantielle : ils étaient dus à des foyers de ramollissement qui occupaient la moitié postérieure et interne des pyramides motrices.

b. *Pédoncule et capsule interne.* Il n'existe pas dans la science d'autopsie ayant localisé exactement le trajet de l'hypoglosse dans l'étage inférieur du pédoncule cérébral et dans son prolongement, la capsule interne. Ce n'est que par comparaison que l'on suppose qu'il passe au pédoncule en dehors du faisceau de l'aphasie, en dedans du faisceau moteur, et dans la capsule interne en arrière du faisceau de l'aphasie, en avant du faisceau moteur. Brissaud confond le faisceau de l'hypoglosse et celui de l'aphasie, et les réunit tous deux dans le faisceau géniculé. Pour Raymond et Artaud, le faisceau de l'hypoglosse occupe la partie postérieure du faisceau géniculé.

c. *Centre ovale.* En 1877, M. Lépine (*Revue mensuelle*, p. 909) a observé un cas de paralysie labio-glosso-laryngée d'origine cérébrale. Un fait de Magnus et deux d'Oulmont se rapprochent du sien. Kirchoff et Quincke, Féré, Barlow, Jolly, Eisenlohr, Ross, Raymond et Artaud, ajoutent 9 observations. Elles sont

remarquables en ce que la paralysie de la langue est le plus souvent double
c'est-à-dire totale, à la suite de lésions cependant unilatérales. Le siége de ces
foyers morbides était d'ailleurs dans le faisceau frontal inférieur.

d. *Lésions corticales.* Nous connaissons déjà (voy. *Physiologie*) les expériences à l'aide desquelles Ferrier a prouvé que chez le singe le centre cortical
des mouvements de la langue réside dans l'extrémité inférieure de la frontale
ascendante, vers le pied de la troisième circonvolution frontale. La pathologie
confirme en tous points cette localisation. Les 10 observations réunies dans le
mémoire de Raymond et Artaud et qui sont dues à Hitzig, Charcot et Ball, Verneuil, Dugout, Bailly, Rosenthal, Barlow-Ferrier, celle de Bernheim (Congrès
pour l'avancement des sciences, septembre 1887), placent toutes le centre des
mouvements de la langue dans le pied de la frontale ascendante. Ce centre est
voisin de celui de l'aphasie, mais il doit en être distingué, au même titre
que le faisceau de l'hypoglosse est distinct du faisceau de l'aphasie. La région
qu'il occupe est aussi le relai cortical du facial inférieur et de la branche motrice du trijumeau : d'où l'association de la paralysie de la langue et des lèvres
que nous constaterons tout à l'heure dans la glossoplégie corticale. Enfin il y a
un centre sur l'hémisphère droit et un autre sur l'hémisphère gauche. Chacun
d'eux est en relation croisée avec le noyau de l'hypoglosse.

Les caractères de la glossoplégie d'origine encéphalique sont les suivants.
début brusque, avec ictus apoplectique; le plus souvent, en même temps que la
paralysie de la langue, il y a paralysie des lèvres, de la face, des membres, et
des troubles intellectuels, des convulsions, des attaques apoplectiformes. Trois
signes sont propres à cette paralysie : ce sont la conservation des réflexes, l'absence d'atrophie musculaire, la conservation de la contractilité électrique.
Tous ces caractères font défaut dans les paralysies périphériques et bulbaires de
l'hypoglosse, que l'on peut résumer ainsi.

Une glossoplégie unilatérale ou bilatérale, accompagnée d'abolition des réflexes,
d'atrophie musculaire, de perte de la contractilité électrique, et isolée de tout
symptôme concomitant, est due à la paralysie périphérique de l'hypoglosse.

Une glossoplégie totale, ou une hémiglossoplégie, accompagnée de la paralysie d'un organe voisin de la langue (pharynx, larynx ou lèvres), est d'origine
bulbaire. Est-elle unilatérale, le voile du palais et la corde vocale du même
côté sont privés de mouvements; la paralysie est due dans ce cas à l'ataxie
locomotrice, à la paralysie générale, ou à la syphilis bulbo-mésencéphalique.
Est-elle bilatérale, les lèvres sont atteintes en même temps que le voile du
palais et les deux cordes vocales : la maladie bulbaire appartient alors à la
paralysie labio-glosso-laryngée, à l'atrophie musculaire progressive ou à la sclérose latérale amyotrophique.

Jusqu'ici nous n'avons décrit que la paralysie du système de l'hypoglosse :
est-ce à dire que chaque fois qu'il est touché, ce nerf ne traduise ses lésions
que par l'abolition de ses fonctions normales; n'y a-t-il pas des processus pathologiques qui l'excitent au lieu de le supprimer dans son action; à la place d'une
paralysie de la langue ne peut-on observer du glossospasme ?

Cette contracture de la langue n'a été jusqu'ici que rarement observée, et les
quelques cas qui s'y rapportent ont été constatés sur des individus présentant
les stigmates de l'hystérie. Mais nous ne connaissons pas de spasme semblable
qui soit survenu au cours d'une dégénérescence descendante posthémiplégique.
D'après le silence des auteurs à ce sujet, il semble que la lésion qui altère le

faisceau moteur au niveau de la capsule interne, par exemple, respecte le faisceau de l'hypoglosse immédiatement accolé à la face antérieure du cordon, qui
seul dégénère.

Voici les signes du glossospasme tel qu'il a été observé par Charcot (*Spasme
glossolabié des hystériques. Diagnostic entre l'hémiplégie capsulaire et l'hémiplégie hystérique.* In *Semaine médicale*, n° 5, 2 février 1887) et par Brissaud et Marie (*Déviation faciale de la paralysie hystérique.* In *Progrès médical*, 5 et 7, 29 janvier et 12 février 1887). La déviation de la langue est
bizarre, excessive. La pointe se dévie d'un côté et du même côté s'incline la
face dorsale de la langue qui tourne autour de son axe autéro-postérieur. En
même temps, dans la moitié correspondante de la face, les muscles des lèvres
se contracturent en présentant des secousses fibrillaires et entraînent de leur
côté soit la lèvre supérieure, soit la lèvre inférieure. On croirait au premier
abord à une paralysie faciale du côté opposé. Ce spasme glosso-labié peut en
outre coexister avec une hémiplégie.   L. TESTUT et M. JABOULAY.

HYPOGNATHES. Genre de monstres doubles parasitaires Polygnathiens
(*voy.* ce mot). Ils sont caractérisés par un tête accessoire très-incomplète et
rudimentaire, attachée à la mâchoire inférieure de la tête principale. C'est une
monstruosité rare, observée particulièrement chez les veaux.   L. HN

HYPOPHOSPHITES. *Voy.* PHOSPHITES.

HYPOPHOSPHOREUX (ACIDE). PhO²H⁵. Cet acide, découvert par Dulong
en 1816, s'obtient en décomposant l'hypophosphite de baryte par l'acide sulfurique. C'est un corps sirupeux, incristallisable; il réduit les sels d'or, d'argent,
de mercure et de cuivre; dans ce dernier cas on obtient un précipité qui,
d'après Wurtz, est de l'hydrure cuivreux, Cu²H², d'après Berthelot un composé
plus complexe dans lequel il a constaté la présence de petites quantités d'oxygène
et de phosphore; cette propriété permet de le distinguer de l'acide phosphoreux.

Sous l'influence de la chaleur, l'acide hypophosphoreux se décompose en
hydrogène phosphoré et en acide phosphorique.   L. HN.

HYPOPHYSE. *Voy.* CERVEAU.

HYPOPION. *Voy.* ŒIL.

HYPOQUÉBRACHINE. QUÉBRACHINE. QUÉBRACHO ET SES AL
CALOÏDES. EMPLOI MÉDICAL. Le Quebracho blanco, *aspidosperma Quebracho*
des botanistes, a été employé de temps immémorial par les indigènes de l'Amérique méridionale à titre de fébrifuge, tonique et antiasthmatique. Ce fut en 1878
seulement que M. Penzoldt (d'Erlangen) l'expérimenta pour la première fois en
décoction, et constata le ralentissement du pouls et la diminution des mouvements respiratoires (*Berliner klin. Woch.*, n° 19, p. 170).

Plus tard, le même observateur compléta ses recherches sur cette substance,
qui a été étudiée par Bertholdt, Picot (de Carlsruhe), Krank, Pribram, Kolner,
Lutz, Guttmann, Fraude, Fronmüller, Pœlh, Primke, Vulpius, Hesse (en Allemagne); Cesare et Bozzoli (en Italie); Mariano y Larrion (en Espagne);

Burkard (en Angleterre) ; par le Comité des médicaments nouveaux de la Société de thérapeutique de New-York, en Amérique, enfin en France par Stœbel (de Montpellier), qui lui consacrait sa thèse, et par MM. H. Huchard et Ch. Éloy, soit par leurs essais cliniques, soit par leurs recherches de laboratoire, dont les résultats ont été publiés dans les *Archives de physiologie* de 1885 et au *Congrès de l'Association française pour l'avancement des sciences* à Blois en 1885. Parmi les travaux les plus importants, il faut encore citer celui de Hartmann et celui de Czernaki, qui dans une thèse soutenue devant la Faculté de Dorpat a exposé les procédés de recherches médico-légales des principes actifs du québracho.

Depuis cette époque, la bibliographie de ce médicament s'est encore enrichie de nombreux travaux auxquels sont attachés les noms de Burgos (de Buenos-Ayres), Gottel (de New-York), Ramon Serret, Simons et Neels, Gorgas, Fuarsa, Serrano Selles, Marigliano, Petrone, Bolis, Lœbisch, Harnack et Hoffmann, Kiernan et d'autres.

MATIÈRE MÉDICALE. Parmi les diverses espèces de quebracho, c'est le Quebracho blanco dont l'écorce a fait l'objet de ces nombreux travaux. Les meilleures sortes proviennent de Pilciao, et, parmi elles, les plus riches en principes actifs sont récoltées sur les petites branches. Celles du tronc en contiennent une moindre proportion.

COMPOSITION CHIMIQUE. C'est Fraude qui le premier a extrait un principe actif de l'écorce du quebracho. Il lui donna le nom d'*aspidospermine*. Mais Hesse et d'autres chimistes, Primke, Fronmüller, Vulpius et surtout M. Tanret, analysèrent les produits résiduaires de la préparation de cette substance et en isolèrent d'autres substances dont le nombre variait de trois à cinq suivant la provenance des écorces : l'*aspidospermine*, la *québrachine*, l'*aspidospermatine*, l'*hypoquébrachine* et l'*aspidosamine*.

Les trois premières sont les plus importantes, et nous empruntons à M. Tanret le signalement chimique qu'il en a donné.

Sous le nom d'*aspidospermine brute*, on trouve dans le commerce une poudre grisâtre qui est un mélange de plusieurs de ces principes actifs et dans lequel la proportion d'apidospermine pure prédomine.

L'*aspidospermine, chimiquement pure*, dont nous sommes servis M. Huchard et moi dans nos recherches, possède pour formule : $C^{22}H^{30}Az^2O^2$. Elle cristallise en prismes déliés ou en fines aiguilles incolores, solubles dans l'alcool, le chloroforme et la benzine, peu solubles dans l'éther et dans l'eau ; son coefficient de solubilité dans ce dernier liquide est de 1 sur 6000 ; dans l'alcool il s'élève dans le rapport de 1 à 5. L'aspidospermine dévie à gauche le plan de polarisation avec un pouvoir rotatoire égal à $\alpha o = 6r$. Avec les radicaux elle forme des sels : sulfate, oxalate, citrate, chlorhydrate. Ces sels sont amorphes et très-solubles dans l'eau et l'alcool. Avec l'acide perchlorique ils donnent une coloration rouge, réaction assez sensible pour reconnaître jusqu'à 5/100 de grain de substance active. L'éther et le chloroforme décomposent leurs solutions.

La *québrachine* ($C^{21}H^{26}Az^2O^2$) cristallise aussi en aiguilles déliées jaunissant à l'air, résistant à l'eau, mais solubles dans l'alcool et le chloroforme bouillant. Ses solutions dévient à droite le plan de polarisation. Ses sels sont cristallisables et parmi eux le lactate que M. Tanret a obtenu. Leur solution se colore en bleu ou en violet, quand on les traite par le réactif de Frœder ou l'addition d'un cristal de bichromate de potasse.

L'*aspidospermatine* ($C^{22}H^{26}Az^2O^2$) est soluble dans l'alcool, l'éther ou le chloroforme et donne des sels amorphes parmi lesquels le lactate est assez soluble.

L'*hypoquébrachine* ressemble à la québrachine par sa constitution chimique et forme des sels avec les acides. Nous avons utilisé le sulfate pour nos expériences.

Le québracho renferme encore des traces d'autres principes mal déterminés, et parmi eux le *québrachol* ($C^{26}H^{34}O$), qui dévie à gauche le plan de polarisation. Ce corps, que Hesse compare aux alcools, cristallise en fines lamelles, insolubles dans l'eau, l'alcool froid et l'ammoniaque.

A côté de ces substances, l'écorce de québracho contient des matières colorantes et résineuses et du tannin. Enfin, circonstance sur laquelle on ne saurait trop insister, elle diffère de composition avec le *quebracho colorado*, dont l'écorce emprunte ses propriétés actives à un autre principe peu étudié d'ailleurs, la laxoptérygine, qui a pour formule $C^{10}H^{12}AzO$.

PROPRIÉTÉS PHYSIOLOGIQUES DU QUEBRACHO ET DE SES PRINCIPES IMMÉDIATS. Il existe des différences remarquables entre l'action physiologique des divers principes du quebracho, et à ce point de vue on doit distinguer entre les recherches des premiers expérimentateurs qui employaient en décoction le quebracho et l'aspidospermine brute et ceux qui ont mis à l'essai les divers principes chimiquement purs de cette écorce.

L'*aspidospermine pure* modifie la *motilité*. Penzoldt avait noté de la paralysie musculaire et des crises tétaniformes, Guttmann la paralysie des muscles servant à la respiration, Stœbel la paralysie et des convulsions, et Pétrone de l'affaiblissement des mouvements après l'administration de doses élevées de cette substance. Nous avons, dans nos expériences, constaté des convulsions dans le train postérieur, se généralisant ensuite, des tremblements musculaires, et, quand l'élimination ne s'établissait pas, de la paralysie. Chez le chien, ces phénomènes disparaissaient deux ou trois heures après l'injection hypodermique de doses seulement toxiques : jamais nous n'avons noté la mydriase signalée par Pétrone et d'autres auteurs.

La *sensibilité* périphérique n'est pas modifiée par l'aspidospermine, mais l'excitabilité du nerf phrénique du lapin nous a paru dynamogéniée.

La *circulation* se ralentit. La fréquence des pulsations cardiaques s'amoindrit, et en même temps nous avons observé la coloration rouge cerise du sang et la turgescence des vaisseaux. Pétrone et Guttmann ont constaté le ralentissement et l'arrêt du cœur précédant la mort.

La respiration est modifiée; les mouvements respiratoires augmentent d'amplitude dans le rapport de 1 à 5 chez le chien, mais sans accroissement numérique de ces mêmes mouvements, de sorte que, sous l'influence de l'aspidospermine et au début de l'expérience, nous avons constaté que la *respiration devient plus haute sans devenir plus fréquente*. Après quelques minutes on note que le nombre des mouvements respiratoires augmente. Cette augmentation persiste durant plusieurs heures. Ces phénomènes ne s'observent que sous l'influence de doses physiologiques. Quand on exagère ces dernières, il n'en est plus de même, on constate de l'arhythmie de ces mêmes mouvements, arythmie croissant jusqu'à la mort.

De plus, en prenant parallèlement et simultanément les tracés graphiques de la respiration costale et abdominale, on observe que les mouvements de la première augmentent dans la proportion de un à deux et ceux de la seconde dans le rapport très-inférieur de un à quinze.

La *température* rectale s'abaisse en raison directe des doses introduites dans l'organisme et de l'activité de leur élimination.

La *coloration rouge vermeille du sang veineux* est constante, quand on emploie des doses physiologiques. De plus, elle est durable et correspond au ralentissement des échanges interstitiels. Stœbel avait aussi noté ce phénomène sans en donner l'interprétation (Ch. Éloy et H. Huchard).

Les sécrétions sont modifiées, et ces modifications se traduisent par de la diarrhée chez le lapin ou le chien et de plus par une abondante salivation chez ce dernier.

La *québrachine* a été étudiée surtout au point de vue de sa puissance toxique par Stœbel et Marigliano. Ce dernier en identifiait les propriétés avec celles de l'aspidospermine. M. Burgos en comparait les effets à ceux du curare. Nous en avons constaté la puissance convulsivante ; mais ces convulsions font bientôt place à la paralysie. Elle augmente l'excitabilité réflexe, ne modifie pas la sensibilité et abaisse considérablement la température. Nous avons vu la colonne thermométrique descendre de 6 et de 7 degrés chez les cobayes auxquels on en administrait une dose physiologique. Elle ne modifie pas la respiration et ne produit pas constamment la coloration rouge du sang, comme l'aspidospermine. Elle augmente les sécrétions rénales et salivaires par lesquelles elle s'élimine.

En résumé, la québrachine possède une action antithermique et une puissance toxique supérieures à celles de l'aspidospermine. Par contre, son pouvoir eupnéique est nul.

L'*hypoquébrachine* ne modifie ni la sensibililité, ni la circulation. Elle exerce sur la respiration une action comparable à celle de l'aspidospermine, mais moins énergique, diminue la motilité, abaisse considérablement la température et produit une coloration rouge vermeille du sang. Chez le lapin elle augmente la diurèse et provoque la diarrhée.

L'*aspidospermatine* est convulsivante à doses toxiques. Elle ne modifie pas la sensibilité, mais accélère les battements du cœur. La respiration des animaux auxquels on l'injecte conserve son rhythme. Enfin elle augmente les sécrétions intestinales et fait descendre la colonne thermométrique de 5 à 6 degrés dans l'espace de vingt minutes. Elle produit un changement de coloration du sang veineux, comparable à celle que provoque l'aspidospermine. Au reste, de tous les principes du québracho, l'aspidospermatine est celui qui est le plus antithermique.

A côté de ces principes il en existe d'autres dont la puissance toxique est considérable. Il n'ont pas encore été isolés, mais ils donnent aux résidus de la préparation des précédents une activité qui se traduit par des convulsions des membres, la perte de la sensibilité, l'asphyxie et la mort en trois ou quatre minutes. Aucun des animaux que nous avons mis en expérience n'a survécu, et tous présentaient des accidents comparables à ceux que l'on observe après l'administration du curare (Ch. Éloy et H. Huchard).

L'*aspidospermine du commerce* ne possède que les propriétés très-atténuées de l'aspidospermine pure. De plus, en raison de la proportion des autres principes du quebracho qu'elle renferme, elle ne procure que des effets physiologiques variables. On s'explique donc ainsi les résultats thérapeutiques inconstants que les cliniciens en ont retirés.

Au demeurant, l'écorce du Quebracho blanco contient des substances actives d'action physiologique et de puissance toxique fort différentes. La québrachine et l'hypoquébrachine ne modifient pas le rhythme respiratoire, propriété que l'aspidospermine possède au degré le plus élevé. Par contre, la québrachine et l'aspidospermatine abaissent plus considérablement la température. En conséquence l'aspidospermine est le principal agent eupnéique du québracho et la québrachine le plus antithermique de ses principes actifs.

Emploi thérapeutique. On a proposé d'utiliser ces deux principales propriétés du québracho à titre de fébrifuge et à titre d'eupnéique.

Comme *fébrifuge*, la décoction de cette écorce aurait, paraît-il, une réputation populaire dans son pays d'origine. M. Penzoldt en a fait l'essai, mais sans succès. Elle diminue bien la fréquence du pouls ; peut-être même produit-elle un abaissement de la température, mais elle est inférieure aux fébrifuges classiques. De plus, son usage répété peut provoquer des accidents, tels que la céphalalgie, les vertiges, la stupeur et une abondante salivation, comme Burgos et Bayer l'ont constaté.

A titre d'*eupnéique*, le québracho a été plus efficace, d'après la majorité des observateurs. M. Penzoldt découvrit accidentellement cette propriété et l'utilisa contre l'emphysème, la bronchite, la phthisie, la pneumonie chronique et l'asthme. Bayer fut moins heureux. Lutz (de Berne), Burgos, Berthold (de Dresde), Picot (de Carlsruhe), Skoda (de Vienne), en firent usage avec des succès fort divers. Mariani la considère comme utile contre les dyspnées cardiaques.

Marigliano admet bien la diminution des mouvements de la respiration sous l'influence d'une dose moyenne, mais lui refuse toute vertu contre ses troubles fonctionnels. Il a aussi employé le sulfate d'aspidospermine et de québrachine, dont l'action se manifesterait trente ou quarante minutes après l'ingestion par la voie buccale, et cinq minutes après les injections sous la peau.

Serrano, Ramon Sellès, Simon et Nets, considèrent le québracho comme efficace non-seulement contre les dyspnées d'origine pulmonaire, mais encore contre les dyspnées cardiaques et nerveuses. Ils n'hésitent même pas à le surnommer la digitale des poumons. Gottel, Kiernan et John Fearn, le recommandent au même titre. Ce dernier aurait obtenu la diminution rapide des dyspnées, tout en déclarant que son usage répété provoque des nausées et des vomissements. Burckart l'aurait vu, par doses fractionnées de deux en deux heures, diminuer la dyspnée de la pneumonie infantile.

Enfin Picot l'a expérimenté pendant une ascension de montagne. Après l'ingestion de 15 grains de sa teinture il a remarqué qu'il respirait mieux.

M. H. Huchard en a fait usage et, dans quelques cas d'asthme et d'urémie dyspnéique, a obtenu des succès partiels. Enfin rappelons la statistique dressée par la Commission des médicaments nouveaux de la Société de thérapeutique de New-York. Sur 14 cas soumis à ce traitement on obtint 9 fois l'amélioration de la dyspnée ; des échecs dans 6 cas d'emphysème et de bronchite et, sur 7 cas de dyspnée cardiaque, 5 furent soulagés. La gêne respiratoire fut augmentée dans 1 cas de pleurésie franche. Au demeurant, sur 32 cas de dyspnées traités par le québracho on observe le soulagement 21 fois, les échecs 10 fois et une aggravation 1 fois.

Quel est le mécanisme de cette action eupnéique? On a localisé cette action sur le centre respiratoire et on a fondé cette opinion sur les résultats favorables obtenus dans des dyspnées de formes diverses. Pour ce motif on peut admettre que le québracho, en tant que médicament de la dyspnée, possède une réelle valeur, et que, s'il ne peut amener la guérison, du moins il en augmente les chances.

La voie hypodermique et l'emploi de l'aspidospermine pure permettraient vraisemblablement d'obtenir des résultats plus décisifs. M. Huchard les a constatés dans quelques cas. Des essais multipliés seraient nécessaires avant de conclure sur la validité et l'efficacité de cette médication.

On attribue encore au québracho d'autres propriétés thérapeutiques. Burgos en a proposé la poudre comme *antiseptique et tonique* et en a comparé les vertus à celles du quinquina. Burckart en a prescrit la décoction comme *diurétique* et en a obtenu des succès dans les hydropisies cardiaques. Enfin sa richesse en tannin a inspiré à Berthold l'idée de l'utiliser contre les diarrhées à titre d'*astringent*.

DE LA RECHERCHE TOXICOLOGIQUE DU QUÉBRACHO ET DE SES ALCALOÏDES. Dans une thèse soutenue à Dorpat en 1882 M. Czernaki a insisté sur l'importance de reconnaître le québracho et ses alcaloïdes dans le diagnostic médico-légal de certains empoisonnements par la strychnine, la brucine, le curare, la péréirine et la geispermine.

La réaction qui sert à caractériser la présence du québracho est celle de l'aspidospermine. Dans la recherche des alcaloïdes par la méthode de Draggendorf, la québrachine et l'aspidospermine sont isolées des solutions suspectes l'une par le benzol, l'autre par le chloroforme. On obtient la réaction rouge de l'aspidospermine en additionnant la première d'un cristal de chlorate de potasse et la coloration bleu violacé de la québrachine en additionnant la seconde d'un cristal de bichromate de potasse ou du réactif de Frœder. Il est vrai que ces derniers caractères appartiennent aussi à la strychnine, mais on complète le diagnostic par la recherche des autres caractères de cette dernière.

De plus, la québrachine donne une coloration rouge pur brunâtre par l'acide sulfurique et le sucre, une coloration bleu violet par l'acide sulfurique contenant du fer et, avec le chlorure d'or, un précipité jaune foncé, se dissolvant par la chaleur et donnant une coloration rouge brun foncé.

En raison des effets du québracho on doit, dans une expertise médico-légale, en rechercher les réactions d'abord dans les matières vomies, puis dans l'estomac, les intestins, le foie, l'urine et les fèces. C'est là surtout que l'on rencontrera la québrachine. En raison de sa destruction partielle dans le tube intestinal, l'aspidospermine se rencontrera plutôt dans l'estomac, le foie et les matières vomies.

MODES D'ADMINISTRATION ET DOSES. La *poudre du québracho* peut, d'après Burgos, s'employer en forme de topique, à la manière du quinquina pulvérisé. Burgos lui en attribue toutes les propriétés et de plus des vertus antiseptiques.

L'*infusion* et la *décoction* s'obtiennent avec une partie de cette écorce concassée et vingt parties d'eau. On prépare aussi une tisane qui, surtout la première, possède une saveur désagréable; quatre grammes représentent la dose à administrer quotidiennement. Ces préparations ont été utilisées surtout à titre de fébrifuges et de toniques.

La *teinture alcoolique de québracho* s'obtient par la macération durant huit jours d'une partie d'écorce desséchée dans cinq parties d'alcool à 66 degrés. Je l'ai administré à la dose quotidienne de 50 centigrammes à 1 gramme.

L'*extrait de québracho* a été administré à la dose de 15 centigrammes à

4 grammes et par prises répétées de deux heures en deux heures. Laquer l'a prescrit en potion.

Le *sirop de québracho* est obtenu en édulcorant de seize parties de sucre une décoction de trois parties d'écorce dans trente-deux parties d'eau.

En *injections sous-cutanées* l'aspidospermine a été administrée par Huchard, Marigliano, Krauth et Shrœder, à raison de 5 centigrammes par jour. Cette solution est obtenue en traitant l'aspidospermine du commerce par l'eau acidulée avec l'acide sulfurique.   CH. ÉLOY.

HYPOSPADIAS ET **ÉPISPADIAS.** On donne les noms d'hypospadias et épispadias à deux anomalies congénitales de l'urèthre de l'homme, dans lesquelles l'orifice de ce conduit, situé plus en arrière qu'à l'état normal, s'ouvre soit à la face inférieure, soit à la face supérieure du pénis. Je décrirai d'abord la première de ces anomalies, qui est de beaucoup la plus fréquente.

I. HYPOSPADIAS. L'hypospadias (de ὑπο, au-dessous, et σπάω, je divise) est une difformité congénitale des organes sexuels de l'homme, consistant dans la division ou l'absence de la paroi inférieure de l'urèthre, dont l'ouverture a lieu sur la face inférieure de la verge, à une distance variable de l'extrémité du gland. Sa position sur la partie inférieure du pénis le distingne de l'épispadias, caractérisé par une division de la paroi supérieure du canal de l'urèthre, qui forme une gouttière plus ou moins étendue, ouverte au-dessus des corps caverneux. Ce dernier vice de conformation coïncide souvent avec l'écartement du pubis et même avec l'absence de la paroi antérieure de la vessie.

L'hypospadias, indiqué dans les écrits d'Aristote, a reçu son nom de Galien, que l'incurvation de la verge vers la partie inférieure avait surtout frappé. On le trouve mentionné à toutes les époques par un grand nombre d'auteurs. Mais, jusqu'au dix-neuvième siècle, il a été surtout l'objet d'une sorte de curiosité tératologique, à cause des liens qui en rattachent l'étude à celle de l'hermaphrodisme. Aussi a-t-il plutôt attiré l'attention des embryologistes et des médecins légistes. Suivant la remarque de S. Duplay, dont les travaux sur ce sujet ont une importance capitale, c'est du mémoire communiqué par Bouisson à l'Académie des sciences (séance du 8 octobre 1860) que date, à proprement parler, l'histoire chirurgicale de l'hypospadias, car les tentatives thérapeutiques de Marestin, de Dieffenbach, de Dupuytren, de Bégin, etc., étaient restées isolées, et au milieu de ce siècle on regardait l'hypospadias comme une difformité au-dessus des ressources de l'art. L'impulsion donnée par notre savant et regretté maître a été des plus fécondes, et ce vice de conformation, autrefois l'opprobre de la chirurgie, est devenu dans ces dernières années l'un de ceux contre lesquels nous sommes le mieux armés.

Au professeur Duplay, dont les premiers mémoires datent de 1874, revient l'honneur d'avoir établi sur ses véritables bases et définitivement fixé le traitement chirurgical de l'hypospadias. Il a de plus fourni la preuve que la variété périnéale ou vulviforme était justiciable d'une opération capable de restituer les formes extérieures et de permettre l'accomplissement régulier de toutes les fonctions, à condition qu'on y mît, suivant son expression, du temps et de la patience.

ÉTIOLOGIE. L'hypospadias est un vice de conformation assez commun, surtout à son degré le moins avancé. Dans le cours de ses recherches sur les individus soumis aux opérations des conseils de révision, le docteur Rennes (*Observ.*

méd. sur quelques maladies rares et peu connues, etc. In *Archiv. génér. de méd.,* t. XXVII, 1831) l'a rencontré une dizaine de fois sur 3000 sujets. Bouisson arrive à la même proportion pour l'hypospadias balanique observé chez les militaires en traitement dans les salles de l'hôpital Saint-Éloi. Cette proportion me paraît trop forte, car dans ces neuf dernières années je n'ai trouvé que quatre cas d'hypospadias sur le très-grand nombre de malades civils et militaires soignés dans mon service de vénériens du même hôpital. Inutile d'ajouter que tous étaient des hypospadias balaniques, auxquels les sujets eux-mêmes n'accordaient aucune attention.

Les causes en sont inconnues. L'hérédité joue ici comme dans tous les vices de conformation originels un rôle incontestable. C'est ainsi que le docteur Parlier, agrégé de notre Faculté, a observé l'hypospadias chez trois jeunes enfants d'une même famille provenant d'un mariage consanguin. On ne saurait admettre, avec Dionis et Haller, l'action d'une cause mécanique, en opposition formelle avec les données de l'embryologie.

D'une manière générale, on peut dire que l'hypospadias résulte d'un arrêt de développement. Pour en bien faire comprendre le mécanisme, il est nécessaire de rappeler brièvement la manière dont se développent les organes génitaux. Les traits principaux de cette description sont empruntés à l'excellent ouvrage de Beaunis et Bouchard (*Nouveaux éléments d'anatomie descriptive et d'embryologie,* 2ᵉ édit. Paris, 1873, p. 1072).

Dans la quatrième semaine après la fécondation, on trouve à la partie postérieure du corps une seule ouverture qui mène dans une cavité simple ou cloaque, dans laquelle s'ouvrent en avant l'ouraque ou la vessie future, en arrière le rectum. Vers le milieu du deuxième mois, il se produit dans cette cavité une cloison transversale, ébauche du périnée, qui la divise en deux cavités secondaires, une postérieure, cavité ou *ouverture ano-rectale,* une antérieure, dans laquelle s'ouvre la vessie, *ouverture uro-génitale.* La vessie reçoit dans sa partie supérieure les deux uretères et dans sa partie inférieure les quatre conduits de Wolff et de Müller. C'est cette partie de la vessie, située entre ces quatre conduits et l'ouverture de la vessie dans le cloaque, qui porte le nom de *sinus uro-génital.*

Dans la sixième semaine paraît en avant du cloaque un tubercule, *tubercule génital,* qui se trouve bientôt entouré par deux replis, *replis génitaux.* Vers la fin du deuxième mois, le tubercule génital s'est accru et présente à sa partie inférieure un sillon, *sillon génital,* qui se dirige vers l'ouverture cloacale, sans qu'il soit encore possible d'établir aucune différence sexuelle. A partir de ce moment, les sexes se prononcent. Chez l'homme, le tubercule génital constitue le pénis. Le sillon génital se ferme et se trouve ainsi transformé en un canal, portion spongieuse du canal de l'urèthre, tandis que les portions membraneuse et bulbeuse sont constituées aux dépens du sinus uro-génital primitif. Les replis génitaux se soudent sur la ligne médiane pour former le scrotum, et cette soudure, ainsi que celle du sillon génital, est en général accomplie à la fin du troisième mois.

Suivant l'époque où se produit le trouble organogénique, cause du vice de conformation, la formation de l'urèthre est plus ou moins complète, et cet organe s'ouvre dans un point plus ou moins éloigné de l'extrémité du gland. Ainsi se produisent toutes les variétés connues d'hypospadias. On comprend aisément que des dispositions anormales accidentelles puissent compliquer la difformité principale et produire soit des incurvations de l'organe par des brides sous-péniennes ou intra-péniennes, soit des implantations anormales du scrotum sur divers points de la face inférieure du pénis.

ANATOMIE PATHOLOGIQUE. Boyer (*Traité des malad. chirurgic.* Paris, 1825, t. X, p. 540) distingue trois espèces d'hypospadias. Dans la première, l'urèthre ne se prolonge pas jusqu'à l'extrémité du gland, mais se termine et s'ouvre à la racine du frein du prépuce, dans l'endroit qui correspond à la fosse naviculaire. Dans la seconde espèce, l'urèthre est ouvert près de la naissance du scrotum ou dans un point intermédiaire entre cet endroit et le gland. Dans la troisième, le scrotum est divisé longitudinalement en manière de vulve, au fond de laquelle s'ouvre l'urèthre. Cette division, adoptée par la plupart des auteurs, a été modifiée par Bouisson, pour lequel il existe quatre espèces d'hypospadias, balanique, pénien, scrotal et périnéal. Duplay, tout en admettant trois espèces d'hypospadias, subdivise la troisième en deux variétés, pour lesquelles il propose les dénominations d'hypospadias péno-scrotal et périnéo-scrotal. La division de Bouisson est tout aussi simple. C'est d'après elle que nous décrirons les diverses espèces d'hypospadias.

1° *Hypospadias balanique.* L'hypospadias balanique est celui dans lequel l'urèthre s'ouvre à la face inférieure du gland. Ce dernier est imperforé et présente à la place de la fosse naviculaire une gouttière plus ou moins profonde. Boyer parle de cas dans lesquels il existe sur le gland deux ouvertures. J'ai observé récemment, sur un militaire de mon service, un fait de ce genre. Des deux ouvertures, l'une siégeait à la base du gland et livrait passage à l'urine ; l'autre située à l'extrémité du gland avait la forme et les apparences du méat anormal, mais elle se terminait en un cul-de-sac d'un centimètre à peine de profondeur. Les deux ouvertures ne sont pas toujours indépendantes l'une de l'autre. Dans un cas rapporté par Jarjavay, elles communiquaient par un canal très-étroit. C'est un fait de ce genre que Fabrice de Hilden a décrit sous le titre *De duplici ductu urinario.* D'autres fois les ouvertures sont multiples, et Bouisson a vu un sujet chez lequel la paroi inférieure de l'urèthre, correspondant à la fosse naviculaire, en était comme criblée ; mais il n'y avait pas à proprement parler d'hypospadias, car l'ouverture normale existait à l'extrémité du gland.

L'ouverture balanique, souvent masquée par la peau de la verge qui forme en ce point une espèce de valvule, n'est pas antéro-postérieure et bordée de lèvres saillantes comme le méat normal; elle consiste d'ordinaire en un petit orifice arrondi ou en une fente transversale. Quelquefois ses dimensions sont si exiguës qu'elle admet à peine la tête d'une épingle et qu'elle peut même apporter une gêne notable à l'émission de l'urine. Dans le rapport fait par Allan à la Société de médecine, en 1800, sur un travail de Leiblin (Voillemier, *Traité des malad. des voies urinaires.* Paris, 1868, t. I, p. 552), on trouve l'observation d'un jeune homme de quinze ans dont le gland était imperforé et qui n'urinait qu'avec la plus grande peine et goutte à goutte par une petite ouverture située au niveau de la fosse naviculaire. Dans un autre cas signalé par Ripoll, on pouvait à peine introduire dans l'urèthre une soie de sanglier.

Heureusement pour les hypospades cette disposition n'est pas constante. Le plus souvent il suffit d'écarter le repli muqueux pour découvrir une ouverture assez grande. Les cas ne sont pas rares où la fente largement ouverte livre un acile passage à l'urine, au sperme ou aux liquides pathologiques. Pour Jullien

(*Traité pratique des malad. vénér.* Paris, 1879, p. 21), comme pour la plupart des spécialistes, l'hypospadias qui laisse à nu une partie de la muqueuse du canal appartenant précisément à la fosse naviculaire, point spécialement propice à la contagion, est une des circonstances les plus favorables à la production de la blennorrhagie. Des quatre hypospades que j'ai vus à l'hôpital, trois étaient des blennorrhagiens, et l'un d'eux présentait au plus haut degré cette disposition particulière de l'ouverture uréthrale.

L'hypospadias balanique s'accompagne presque toujours d'une modification dans la forme du gland. Cette partie du pénis est diminuée de volume, sillonnée à sa partie inférieure par une rainure plus ou moins profonde, mais courte ; elle est aplatie, étalée, recourbée à sa pointe, qui se termine par une petite échancrure.

Le prépuce présente une forme caractéristique ; il manque à la face inférieure du gland, où l'on ne trouve plus de filet ou de frein ; à la face dorsale, il n'en recouvre que le rebord postérieur, au-dessus duquel il forme un bourrelet épais, qui n'est pas sans analogie avec le capuchon clitoridien. Il est plus rare d'en constater l'absence complète. En tout cas, l'hypospadias et le phimosis naturel s'excluent pour ainsi dire.

Les modifications de la verge sont peu considérables et n'apportent aucune gêne dans l'exercice des fonctions. Une complication assez rare a été observée par Verneuil et Guerlain dans l'hypospadias balanique. C'est la torsion de la verge disposée de telle sorte que la face dorsale de l'organe regardait le scrotum, tandis que sa face uréthrale était tournée en avant et à gauche. Naturellement, l'urèthre avait subi la même déviation ; il se portait d'avant en arrière et de droite à gauche, contournant en spirale la face latérale du corps caverneux gauche, pour reprendre sa position médiane au niveau des bourses.

D'ordinaire cette torsion s'accompagne de malformations d'un autre genre, telles que la cryptorchidie, l'absence d'un corps caverneux, la bifidité du gland, du prépuce, du scrotum, ou la palmure de la verge. Cette dernière, bien décrite par Bouisson, est plus fréquente dans l'hypospadias pénien et fournit une indication majeure de traitement, ce qui la rend de beaucoup la plus importante.

2° *Hypospadias pénien.* Dans cette deuxième espèce, l'ouverture anormale se trouve sur un des points de la face inférieure de la verge, entre l'angle péno-scrotal et la base du gland. Elle est généralement oblongue, à grand diamètre antéro-postérieur, dépourvue de lèvres, mais entourée par un rebord cutanéo-muqueux très-mince. Cet orifice de dimensions variables est assez grand pour admettre un instrument explorateur.

Dans les cas les plus simples, mais aussi les plus rares, le canal de l'urèthre existe en tout ou en partie en avant de l'hypospadias. S'il est entièrement libre jusqu'à l'extrémité du gland et que le méat soit bien conformé, ce qui est très-rare, la lésion congénitale s'offre dans les conditions d'une fistule accidentelle uréthro-pénienne ; un fait de ce genre a été observé par Blandin (*Annales de thérap. méd. et chir. et de toxicol.*, mai 1846, p. 69).

Plus souvent le canal est rétréci ou obstrué par une sorte de valvule. Chez un malade, opéré par Marestin (*Recueil périod. de la Société de méd.*, t. VIII, p. 116), l'ouverture uréthrale, au sommet du gland, était clôturée par une membrane assez épaisse. Il peut encore se faire soit que le canal se termine en cul-de-sac à une distance plus ou moins grande de l'ouverture hypospadienne et qu'il n'existe aucune trace de méat, soit que le méat bien conformé se continue par un canal plus ou moins étendu, terminé en cul-de-sac à une certaine distance de l'ouverture anormale. Toutes ces dispositions sont relativement avantageuses, car elles coexistent avec les déformations les moins prononcées de la verge.

Dans la grande majorité des cas, il n'existe aucune trace de canal, en avant de l'hypospadias ou pour mieux dire ce canal est réduit à sa paroi supérieure, qui forme au-dessous de la verge une gouttière de profondeur variable. Cette gouttière tapissée par une muqueuse plus ou moins modifiée dans sa structure est parfois limitée par deux bords érectiles qu'on peut utiliser pour la restauration ultérieure du canal.

Les cas les plus fréquents et les moins favorables sont ceux où l'urèthre manque et se trouve remplacé par une bride fibreuse, inextensible, analogue au filet, plus ou moins courte, étendue de l'ouverture hypospadienne à la base du gland, qu'elle ramène en arrière et en bas, en incurvant fortement la verge. On peut dire que la partie antérieure de l'urèthre manque, car cette bride qui en est le vestige n'est plus recouverte par une muqueuse, mais par un tissu cutané analogue à celui qui recouvre la face inférieure des corps caverneux.

Dans un degré plus avancé de déformation, rencontré par Ackermann sur un fœtus monstrueux, la face inférieure de l'urèthre subit un arrêt de développement tel que ses deux moitiés ne se sont pas réunies sur la ligne médiane; il en résulte une véritable fente longitudinale ayant pour angle de division supérieur l'orifice même de l'hypospadias. Cette disposition est surtout fréquente dans les hypospadias scrotaux.

Dans l'hypospadias pénien, la verge subit une déformation d'autant plus prononcée que l'ouverture se trouve plus éloignée du gland. Elle est à la fois plus courte et plus incurvée. Dans la verge *coudée* de Bouisson, le gland surbaissé subit une courbure telle que sa face supérieure devient antérieure et que l'échancrure correspondant au méat normal regarde directement en bas. Cette disposition est plus prononcée lorsque l'urèthre absent en avant de l'hypospadias est remplacé par la bride fibreuse que je viens de décrire. Comme dans l'hypospadias balanique et à un plus haut degré, le prépuce participe à la malformation de la verge ; il forme au-dessus du gland une sorte de bourrelet charnu, coupé carrément en forme de tablier ; sa partie inférieure manque et son aspect est si caractéristique qu'il est possible de reconnaître à ce seul signe l'existence de l'hypospadias. La tunique fibreuse des corps caverneux et la cloison intercaverneuse subissent aussi une rétraction, signalée par J.-L. Petit (*Œuvres complètes*, 1837, p. 717). C'est là une des causes les plus actives de l'incurvation de la verge pendant l'érection, et, dans un cas, Bouisson a dû sectionner cette bride profonde pour rendre possible le redressement de l'organe.

La *palmure* de la verge est assez fréquente dans l'hypospadias pénien ; elle consiste dans un prolongement cutané des bourses, étendu entre la face inférieure de la verge et la partie antérieure du scrotum. Ce repli de forme triangulaire est formé par l'adossement de deux portions de peau exubérantes, entre lesquelles est interposé un peu de tissu cellulaire ; il est plus étendu qu'une simple bride, et suivant la remarque de Bouisson doit être distingué soit du frein du prépuce, soit de la portion d'urèthre imparfaitement développée qui limite l'extension de la verge pendant l'érection. Au lieu de raccourcir l'organe par sa face inférieure, elle le retient appliqué sur le scrotum et ne lui laisse d'autre liberté que celle qui provient de son étendue et de son extensibilité. Sa forme est celle d'un triangle dont le sommet dirigé en arrière correspond à l'angle scroto-pénien et dont la base libre en avant et en bas est formée par un bord aminci : le bord inférieur se continue avec la peau du scrotum et le bord antéro-supérieur adhère à la base de la verge ; c'est à l'angle formé par sa réunion avec la base de la palmure qu'existe l'orifice hypospadien.

3° *Hypospadias scrotal.* Dans cette variété distinguée par Bouisson et Duplay de la variété périnéale l'ouverture anormale siége à l'angle rentrant formé par le pénis et le scrotum. C'est en réalité le degré le plus avancé de l'hypospadias pénien, puisque, dans la généralité des cas, le scrotum conserve encore sa conformation normale, bien que toute la portion pénienne du canal soit absente. C'est au voisinage ou au niveau du bulbe que se place l'orifice susceptible d'être ramené en arrière par la contraction des muscles qui s'insèrent au bulbe. Ce n'est pas à dire qu'il y ait un véritable sphincter, car l'ouverture libre ou bordée de deux replis cutanéo-muqueux à direction antéro-postérieure ne peut pas se resserrer spontanément. L'arrêt de développement ne porte que sur les parties placées en avant du bulbe. Comme dans les hypospadias pénien et balanique, on peut observer plusieurs ouvertures sur la face inférieure de la verge, dont le volume est notablement réduit. Dans les *Mémoires de la Société médicale d'émulation* (t. IV, p. 133), Pinel a rapporté une observation très-remarquable de Lacroix. Le sujet, âgé de trente ans, avait une verge très-petite, à la face inférieure de laquelle étaient deux ouvertures à bords calleux donnant l'une et l'autre libre issue aux urines. La première, de 5 ou 6 lignes de diamètre, était voisine du gland, l'autre plus considérable siégeait plus près de l'anus. Le gland était imperforé et l'extrémité de l'urèthre était bouchée par une espèce de membrane qui refoulée par l'urine faisait saillie au moment de la miction. Les deux testicules, l'un normal, l'autre comme atrophié, étaient relevés sur les côtés de la verge, qui paraissait au milieu d'eux comme une petite protubérance.

D'ordinaire, comme dans l'hypospadias pénien, la partie antérieure de l'urèthre est remplacée par une gouttière plus ou moins appréciable tapissée d'une muqueuse modifiée dans sa structure, mais reconnaissable à son aspect luisant et bordée quelquefois par deux saillies qui se perdent insensiblement sur les côtés du gland. Ces saillies de texture caverneuse comme la portion spongieuse de l'urèthre dont elles sont le vestige deviennent plus visibles pendant l'érection, et à ce moment la gouttière elle-même paraît plus profonde, circonstance favorable à la régularité de l'émission du sperme. Dans un degré plus avancé, il n'existe aucune trace de la paroi inférieure et la paroi supérieure elle-même est si peu manifeste que, d'après certains auteurs, le pénis est recouvert en ce point comme dans les autres par les téguments communs. Il est rare que cette portion de l'urèthre ne forme pas une bride résistante, constituant un obstacle sérieux au redressement pénien. C'est dans l'hypospadias scrotal que s'observe surtout la verge coudée à incurvation, comme anguleuse. L'extrémité du coude, saillante en avant et en haut, comprend le gland et la partie antérieure des corps caverneux, dont la partie postérieure présente sa direction et son développement réguliers. Cette incurvation, appréciable à l'état de flaccidité s'accentue pendant l'érection ; elle n'est pas due seulement à la bride uréthrale, puisque la section de cette dernière laisse persister la déformation ; c'est ici qu'il faut invoquer la rétraction de l'enveloppe fibreuse et de la cloison des corps caverneux, signalée par J.-L. Petit et Bouisson.

4° *Hypospadias périnéal.* Cette dernière variété se produit dans les pre-

miers mois de la vie intra-utérine, dès. le début de l'évolution des organes
génitaux externes, à laquelle elle se rattache. La difformité est plus étendue et
plus complexe que dans les autres variétés : aussi son étude complète est-elle intimement liée à celle de l'hermaprodisme. Renvoyant le lecteur à l'article publié
par Hermann sur ce sujet (*voy.* art. HERMAPHRODISME, 5e série, t. XIII, 2e partie,
p. 618), je me contenterai d'indiquer ce qui intéresse le praticien dans la
disposition des parties, suivant le degré de l'hypospadias périnéal.

Ce vice de conformation a été décrit par Dugès (*Éphémérides médicales de
Montpellier*, 1826) sous le nom d'hypospadias vulviforme, à cause de l'aspect
que présente la division complète du scrotum, d'où résulte une apparence
trompeuse rappelant le sexe féminin. L'urèthre réduit à sa portion membraneuse s'ouvre à la région périnéale, en arrière du point où le scrotum est uni à
la base de la verge. L'arrêt de développement porte donc non-seulement sur la
portion antérieure de l'urèthre, mais encore sur l'enveloppe elle-même des
bourses. Le raphé médian qui indique la soudure des deux parties dont elle est
composée n'existe pas et à sa place on rencontre une fente antéro-postérieure
plus ou moins profonde; à droite et à gauche de cette fente sont placées deux
poches distinctes pouvant contenir chacune un testicule dont la conformation se
rapproche plus ou moins de l'état normal. Lorsque les glandes séminales n'ont
pas effectué leur migration complète à travers le canal inguinal, les deux poches
sont moins saillantes et au premier aspect peuvent être prises pour les grandes
lèvres de la femme.

Au fond de la fente scrotale et à une distance plus ou moins rapprochée de
la base de la verge se trouve l'ouverture hypospadienne. Celle-ci ressemble à s'y
méprendre au méat urinaire féminin. Comme lui, elle est allongée verticalement
et bordée par deux replis cutanéo-muqueux ou même par des rides, par des
caroncules rappelant l'entrée de la vulve. La partie de la fente scrotale située
au devant du méat, entre celui-ci et la base de la verge, est tapissée d'une
membrane rosée, mince, et n'est pas sans analogie avec le vestibule. En avant
de la fente se trouve la verge plus courte et plus petite, appliquée presque sur
l'ouverture uréthrale, réalisant le type de la verge coudée de Bouisson. Comme
dans les autres variétés, mais à un plus haut degré, on constate un arrêt de
développement des corps caverneux et une rétraction de tous les éléments
fibreux qui entrent dans leur composition. Le gland souvent très-développé
est fortement tiré en bas par la bride sous-pénienne qui tient la place de
l'urèthre et aussi par les deux replis qui après avoir bordé le méat se réunissent au-dessus de lui et vont occuper le milieu de la face inférieure de la
verge.

Dans le cas que je viens de décrire, malgré les déformations très-complexes
subies par les organes, la sexualité reste distincte et les individus ainsi conformés appartiennent manifestement au sexe masculin. A un degré plus avancé,
l'arrêt de développement porte aussi sur les organes génitaux internes, et alors
l'évolution testiculaire est enrayée. D'après les recherches de Godard, la cryptorchidie, accompagnée d'atrophie testiculaire et d'incapacité fonctionnelle, s'observe souvent chez les hypospades de cette variété et la ressemblance avec le type
féminin devient telle qu'il peut être difficile de se prononcer sur le sexe des
individus soumis à l'examen médico-légal, d'autant que des observations authentiques ont démontré l'existence de l'hermaphrodisme vrai.

TROUBLES FONCTIONNELS. Les troubles fonctionnels varient suivant le degré ou les complications de l'hypospadias. Nous passerons en revue les modifications apportées à la miction, à l'érection, à la copulation et à la fécondation.

A. *Miction.* Chez l'hypospade balanique, à moins d'une étroitesse extrême de l'orifice uréthral, l'émission de l'urine se fait sans difficultés, mais le jet brisé sur la face inférieure du gland ne peut être lancé dans la direction ordinaire et parfois il retombe presque perpendiculairement. La gêne se prononce davantage à mesure que la force de projection de l'urine diminue et on l'observe surtout chez les vieillards.

Dans l'hypospadias pénien, l'émission de l'urine est plus ou moins facile. Les sujets se trouvent dans la situation des malades atteints de fistules uréthro-péniennes, avec la différence que chez ces derniers une partie de l'urine s'écoule par la partie antérieure du canal. Il suffit pour faciliter la miction de relever la verge, afin de changer la direction de l'ouverture anormale. J'ai dit que dans quelques cas l'urèthre des hypospades se continuait à la face inférieure de la verge et venait s'ouvrir par un second méat sur un point plus ou moins rapproché de l'extrémité du gland. Alors le jet se partage comme chez les fistuleux. On trouve dans Arnaud (*Mémoires de chirurgie*, t. I, 1768) une observation de ce genre. La portion d'urèthre conservée au delà de l'orifice sous-pénien était obstruée par une membrane au niveau du méat balanique. En explorant la verge en ce point, on sentait une dépression qui simulait la cannelure d'une sonde : c'était l'urèthre affaissé. Quand le flot de l'urine arrivait, le canal se gonflait; quand l'urine avait reflué vers l'orifice de l'hypospadias, le canal s'affaissait et perdait sa forme cylindrique. En somme, toute l'urine s'écoulait en deux temps par l'ouverture anormale.

Dans l'hypospadias scrotal, la gêne de l'émission de l'urine est très-prononcée. Elle dépend à la fois de la situation anormale de l'ouverture et de la courbure de la verge qui, à l'état de flaccidité, retombe sur le scrotum. L'artifice employé par les hypospades péniens qui relèvent la verge au moment de la miction est insuffisant dans l'espèce, à moins d'appuyer fortement l'organe contre le pubis et de repousser en bas le scrotum, afin de rendre béant l'orifice uréthral. Presque toujours, malgré toutes les précautions, le jet s'éparpille, s'étale en nappe, s'étend sur les téguments voisins et y entretient une sorte d'érythème chronique, dont les inconvénients sont nombreux.

Dans l'hypospadias périnéal, la gêne est portée à son plus haut degré. Le canal de l'urèthre réduit à sa partie postérieure comme celui de la femme s'ouvre dans une fausse vulve, recouverte d'un pénis imparfait. Aussi, pour rendre possible l'émission de l'urine dans la station verticale, il faut non-seulement relever la verge, mais encore séparer les deux lèvres de la fente scrotale. Ce n'est qu'en s'accroupissant à la manière des femmes que la plupart des hypospades évitent de souiller leurs vêtements au moment de la miction, sans échapper à l'érythème qui résulte du contact forcé de l'urine avec les téguments voisins.

En résumé, et d'une manière générale, quel que soit le degré de l'hypospadias, l'émission de l'urine est gênée et non empêchée. Ce n'est que par l'effet d'une cause indépendante du vice de conformation qu'on observe la rétention ou l'incontinence d'urine.

B. *Érection.* Dans l'hypospadias balanique, les corps caverneux et le gland étant régulièrement conformés, l'érection se produit d'une manière normale.

Dans les autres variétés, elle est difficile et souvent douloureuse, parce qu'elle augmente la courbure de la verge et le tiraillement du gland en arrière. Cet effet est dû à l'affluence plus grande du sang dans la portion dorsale des corps caverneux et à l'absence d'une partie plus ou moins grande du canal de l'urèthre. Au lieu de se redresser, la verge s'incurve davantage et le gland regarde directement en bas. Au nombre des causes qui entravent l'érection régulière et rectiligne, il ne faut pas invoquer la brièveté du frein, puisque la partie inférieure du prépuce et le filet manquent chez les hypospades. Les causes vraiment efficaces sont au nombre de trois : 1° la bride cutanéo-muqueuse résistante et inextensible qui remplace la portion absente de l'urèthre ; 2° le repli cutané qui constitue la palmure de la verge ; 3° l'arrêt de développement qui porte à la fois sur la partie spongieuse et sur l'enveloppe fibreuse des corps caverneux. Une dernière cause, d'une importance moindre, contribue à rendre l'érection irrégulière et douloureuse, c'est le gonflement imparfait du gland, dont Bouisson donne une explication satisfaisante. Dans les degrés avancés de l'hypospadias, le gland, privé de ses rapports normaux avec l'urèthre dont il est une dépendance, ne participe à l'érection que par les vaissaux qui unissent sa face postérieure aux corps caverneux, et ce sont les moins nombreux. Les veines, plus importantes qui mettent le gland en communication avec la portion spongieuse de l'urèthre et jouent un rôle prépondérant dans l'érection de ces deux organes sont à l'état rudimentaire dans les hypospadias avancés, aussi la turgescence du gland est-elle toujours moins prononcée que celle des corps caverneux. Dans l'hypospadias périnéal ou vulviforme, lorsque le muscle bulbo-caverneux est incomplétement développé, l'érection ne se fait plus que d'une manière très-imparfaite.

c. *Copulation.* Le coït est possible et même facile dans les hypospadias balanique et pénien non compliqués. Il peut être, sinon empêché, du moins notablement gêné par la palmure de la verge, portée à un certain degré. Les exemples de ce genre ne sont pas rares. La courbure exagérée de la verge, plus fréquente dans les hypospadias scrotal et périnéal, constitue un obstacle souvent insurmontable à la copulation. D'après ce que j'ai dit sur la direction de la verge pendant l'érection, il est facile de comprendre que les tentatives de coït sont rendues infructueuses par la manière dont le gland fortement tiraillé en arrière vient s'appliquer sur le scrotum. Au lieu du gland, c'est le coude de la verge qui se présente dans l'axe du vagin, aussi l'intromission du membre viril est-elle impossible dans les deux dernières variétés de l'hypospadias.

D. *Fécondation.* Les Anciens croyaient que les hypospades étaient par cela même inféconds. De très-nombreux faits démontrent la fausseté de cette opinion exprimée d'une manière aussi générale. Examinons rapidement les circonstances dans lesquelles la fécondation est possible, suivant les variétés de l'hypospadias.

Dans l'hypospadias balanique, le vice de conformation est trop peu prononcé pour apporter une gêne aux rapports sexuels et, malgré la direction défavorable de l'ouverture anormale, la persistance du pouvoir fécondant est de règle dans tous les cas où les testicules sont normalement conformés. L'hypospadias pénien n'est pas non plus par lui-même une cause de stérilité. Pourtant les individus se trouvent dans des conditions d'autant plus défavorables que l'ouverture hypospadienne est plus rapprochée du scrotum. En effet, même avec une verge légèrement palmée ou coudée, le coït est toujours plus difficile ; l'intromission de la verge restant incomplète, il arrive souvent qu'au moment de l'éjaculation le sperme s'écoule au dehors de la vulve. Les cas sont rares où la persistance d'une gouttière profonde, bordée par des replis érectiles, permet de comprendre la projection du liquide séminal jusque dans le vagin. Aussi la fécondation est-elle très-improbable chez tous les individus atteints d'hypospadias pénien ouvert en deçà de la partie moyenne de la verge. Dans les hypospadias scrotal et à plus forte raison périnéal, avec palmure de la verge, la fécondation devient presque impossible. Les faits non douteux de fécondation par l'émission du liquide séminal à l'entrée de la vulve obligent, il est vrai, à beaucoup de réserves sur le pouvoir fécondant des hypospades. Mais chez eux les chances favorables sont réduites, si je puis ainsi parler, à leur plus simple expression. Il est même des sujets qui ne peuvent réaliser le coït à cause du degré de leur malformation, sans parler de ceux auxquels l'atrophie ou l'absence des testicules enlèvent toute aptitude à produire un liquide pourvu de spermatozoïdes, et qui sont, *ipso facto*, condamnés à une stérilité irrémédiable.

En résumé, nous pouvons établir avec Bouisson quatre catégories qui expriment les divers degrés de la fonction génératrice en corrélation avec l'hypospadias :

1° Il est des cas où il y a possibilité de coït et de fécondation : ce sont la plupart de ceux où il existe un hypospadias balanique avec ouverture libre et assez large ou un hypospadias pénien avec ouverture rapprochée du gland.

2° Dans d'autres cas, il y a possibilité de coït sans fécondation. Cette catégorie comprend l'hypospadias pénien sans gouttière uréthrale ou l'hypospadias scrotal sans trop forte incurvation de la verge.

3° Il est des circonstances dans lesquelles le coït et la fécondation sont très-difficiles ou impossibles. A cette catégorie appartiennent l'hypospadias scrotal avec forte incurvation de la verge et le plus grand nombre des cas d'hypospadias périnéal.

4° Enfin, dans un quatrième groupe, on peut ranger les exemples où il y a impossibilité simultanée de coït et de fécondation. Ce sont ceux d'hypospadias vulviforme avec incurvation, flaccidité du pénis et cryptorchidie.

DIAGNOSTIC. D'une manière générale, le diagnostic des deux premiers degrés de l'hypospadias est très-facile et résulte du simple examen du malade. Il faudrait une grande inattention pour confondre l'hypospadias balanique avec l'imperforation de la verge, les malades pouvant toujours expulser dans le premier cas une certaine quantité d'urine. Dans les cas de fistules traumatiques siégeant à la face inférieure de la verge et s'accompagnant d'une division plus ou moins étendue de la partie antérieure de l'urèthre, dans le genre de celles dont Chopart et Alquié ont rapporté des exemples, le doute ne peut subsister longtemps, car les commémoratifs d'une part, l'aspect des parties de l'autre, sont des éléments suffisants de diagnostic. Les seuls cas un peu embarrassants sont ceux où l'hypospadias pénien coïncide avec la conservation à peu près complète de l'urèthre. Mais, outre qu'ils sont très-rares, ils constituent un vice de conformation et remontent par suite à la naissance, ce qui permet de les distinguer des fistules survenues à la suite d'accidents assez graves pour qu'on en retrouve tout au moins les traces.

Les variétés scrotale et périnéale sont toujours d'un diagnostic facile, mais leur présence soulève la délicate et grave question de la constatation du sexe chez les hypospades. Si la bifidité du scrotum et la présence de l'urèthre au fond de la fente scrotale peuvent autoriser quelques doutes, un examen plus approfondi permet presque toujours de reconnaître dans les replis cutanés l'existence des testicules dont la migration à travers l'anneau inguinal s'est accomplie d'une manière parfaite. C'est à ce signe que Tillaux, cité par Vœlker

(*Dict. de Jaccoud*, t. XXVI, art. Pénis, p. 487), put affirmer le sexe masculin d'un sujet hypospade, âgé de douze ans environ, regardé jusqu'alors comme une fille. Dans les cas rares où il y a cryptorchidie, la ressemblance avec les grandes lèvres de la femme s'accentue davantage, et les individus acquièrent des caractères extérieurs qui s'écartent de plus en plus du type masculin. Si le vice de conformation est poussé à ces dernières limites, le diagnostic peut être impossible du vivant des sujets, et l'on cite des hypospades sur le sexe desquels l'autopsie n'a pas levé tous les doutes (*voy.* art. Hermaphrodisme). Il faut pour s'éclairer chercher à reconnaître par tous les moyens (exploration vaginale et rectale combinée avec le cathétérisme vésical, palpation abdominale, etc.) l'existence ou l'absence de l'utérus, dont le volume et la forme sont caractéristiques. La prostate n'ayant d'ordinaire subi aucun arrêt de développement, il est relativement facile de la sentir au fond de l'infundibulum scrotal. On peut du reste la rendre plus accessible au doigt explorateur en la déprimant au moyen d'une sonde introduite par l'ouverture anormale jusque dans la vessie.

Le diagnostic absolu ne suffit pas au clinicien. Celui-ci doit encore s'enquérir de tout ce qui peut lui fournir une indication opératoire, rechercher avec soin l'existence d'un urèthre antérieur plus ou moins imparfait, le degré de courbure de la verge et la cause à laquelle elle est due, la palmure de l'organe, l'état des corps caverneux, de la verge, des testicules, apprécier la manière dont s'accomplissent les différentes fonctions, en un mot, s'entourer de tous les renseignements de nature à jeter quelque lumière sur l'opportunité et les chances de réussite de l'intervention chirurgicale.

Pronostic. L'hypospadias balanique constitue à peine une imperfection organique, et son pronostic ne présente aucune gravité, car il n'entraîne avec lui que de légers inconvénients. Aussi la plupart des cas restent ignorés jusqu'au jour où les malades sont obligés pour un tout autre motif à subir un examen médical. Il n'en est pas de même des autres variétés de l'hypospadias. Elles mettent les sujets dans une situation physique et morale qui leur rend l'existence très-pénible. Autrefois le pronostic était des plus sérieux, car on osait à peine entreprendre d'apporter quelques modifications à l'état des sujets atteints d'hypospadias pénien ou scrotal. Quant au quatrième degré de l'hypospadias, on le regardait avant ces dernières années comme au-dessus des ressources de l'art. En mai 1870, le professeur Moutet (*De l'uréthroplastie dans l'hypospadias scrotal. In Montpellier médical*, t. XXIV, p. 387) pouvait encore dire que, des quatre degrés de l'hypospadias deux sont relégués du cadre de la chirurgie active : le premier (hypospadias balanique) par la légèreté, le dernier (hypospadias périnéal) par l'excès de l'imperfection, se dérobent à ses applications. De nos jours, grâce aux progrès de l'uréthroplastie, et grâce à des opérations successives, on peut, suivant l'expression de Duplay, auquel cette partie de la chirurgie est redevable de tant de perfectionnements, rendre aux hypospades, en même temps que la régularité des formes extérieures, la faculté d'accomplir normalement les fonctions génitales et urinaires.

Traitement. C'est depuis les remarquables travaux de mon regretté maître, le professeur Bouisson, si souvent cité dans le cours de cet article, que le traitement de l'hypospadias est entré dans une voie vraiment scientifique. Jusqu'à lui on avait peu fait pour la restauration de l'urèthre; on s'était borné à agir dans les cas les plus simples et surtout dans l'imperforation du gland.

L'observation déjà citée de Marestin indique suffisamment la conduite à tenir dans les cas malheureusement rares où l'urèthre persiste en avant de l'hypospadias. Le gland était imperforé et l'urèthre s'ouvrait depuis la naissance à la région périnéale. Un stylet boutonné, introduit dans l'orifice, pénétra facilement dans la vessie. Porté ensuite dans la partie antérieure du canal, il parvint jusqu'à l'extrémité du gland, qui était fermé par une membrane épaisse comme une pièce de vingt-quatre sous. Il fut facile de faire en ce point une ouverture semblable à celle qui doit exister naturellement. Marestin aviva ensuite les bords de l'ouverture périnéale, plaça dans la vessie une sonde en S, et tint les lèvres de la division rapprochées par une suture entortillée semblable à celle qui est en usage pour le bec-de-lièvre. Au bout de huit jours, la cicatrice parut achevée et les aiguilles furent ôtées, mais, en retirant la sonde, il se produisit une déchirure d'une partie de la cicatrice, ce qui amena un retard dans la guérison et la production d'un léger rétrécissement qui céda avec le temps à l'usage des bougies. Ce cas est des plus simples, puisqu'il se borne à l'imperforation du gland et à l'ouverture anormale de l'urèthre régulièrement développé.

Dans les cas d'absence de la partie antérieure de l'urèthre on a voulu créer de toutes pièces un canal dans l'épaisseur du gland et des corps caverneux. Qu'on se soit servi du trocart, du fer rouge ou des deux réunis, comme l'a fait Dupuytren (Sabatier, *Médecine opératoire*, t. VIII, p. 548), les résultats ont été rarement satisfaisants. Bégin (*Nouveaux éléments de chirurgie et de médecine opératoire*, 2ᵉ édit., 1838, t. I, p. 565) a obtenu, il est vrai, un succès durable en enfonçant un trocart à hydrocèle à travers le gland, et cautérisant plus tard le pertuis capillaire placé à un travers de doigt en arrière de la fosse naviculaire, mais le cas était des plus simples. Guersant a opéré des hypospadias par la formation d'un canal artificiel au moyen du trocart et de l'emploi consécutif de la sonde; il n'est jamais parvenu, à cause du rétrécissement consécutif du nouveau canal, à obtenir un succès réel et durable comme celui de Bégin. Ripoll (de Toulouse [*Gaz. hebd. de méd. et de chir.*, 1856, t. III, p. 589]) a mieux réussi dans un cas où l'ouverture hypospadienne, admettant à peine une soie de sanglier, venait s'ouvrir au milieu de la verge; il avoue pourtant qu'au bout d'un an le canal s'était un peu rétréci.

Suivant l'exemple de Marestin, Voillemier (*loc. cit.*, p. 553) réussit à faire un canal chez un jeune homme de dix-neuf ans, dont l'ouverture hypospadienne était à 4 centimètres de l'extrémité de la verge. Il introduisit d'arrière en avant un stylet dans la partie encore existante de l'urèthre et s'en servit pour guider à travers le gland d'abord la canule, puis le mandrin d'un trocart à hydrocèle. Vingt jours après, les urines commençant à reprendre leur route par l'hypospadias, il fallut faire une uréthrotomie interne qui permit d'introduire dans la vessie une sonde de 7 millimètres de diamètre. L'hypospadias fut fermé en deux mois par la cautérisation. Le malade revu treize mois après urinait mieux.

Ces divers procédés, dont les inconvénients sont nombreux, sont abandonnés même dans les cas les plus simples, car ils ne remédient à aucune des malformations qui accompagnent les hypospadias péniens. On préfère avoir recours aux opérations autoplastiques, dont les résultats sont plus favorables et plus complets. Les mêmes procédés étant applicables à la généralité des cas, j'étudierai successivement, suivant la division adoptée par Bouisson et Duplay, les opérations qui ont pour but : 1° de remédier aux malformations de la verge; 2° de restaurer la portion absente de l'urèthre; 3° de fermer l'ouverture anormale.

Voyons d'abord dans quels cas et à quel âge doit être tentée l'opération. A propos du pronostic, j'ai dit que l'hypospadias balanique, par sa légèreté même, échappait à l'action du chirurgien. En effet, les seuls inconvénients de ce vice de conformation résultent de la gêne apportée à l'émission de l'urine, lorsque l'orifice est trop étroit. Un simple débridement remédie à cet état de choses et on n'a pas besoin de refaire dans le gland un conduit dont le malade ne reconnaît pas l'utilité. Si on croyait devoir y recourir, l'opération serait des plus simples ; elle constitue un des temps de l'opération de Duplay que je décrirai plus loin.

Toutes les autres variétés d'hypospadias sont justiciables de l'action du chirurgien. Il n'est pas jusqu'aux degrés extrêmes de l'hypospadias vulviforme qu'on ne puisse sinon guérir, du moins améliorer d'une manière très-notable par des opérations successives peu graves. On est donc autorisé à conseiller, *dans tous les cas*, une intervention qui peut, même dans les cas désespérés, permettre aux malheureux hypospades de faire moins triste figure dans la société.

A quel âge convient-il d'opérer? Bouisson conseille d'attendre l'époque de la puberté, et Dubrueil (*Éléments de méd. opérat*. Paris, 1875, p. 717) partage cette manière de voir. Duplay, partisan des opérations successives, préfère procéder dès le jeune âge au redressement de la verge, qui doit favoriser le développement ultérieur de l'organe. Il voit même plus d'avantages que d'inconvénients à restaurer, à cette période de la vie, le canal depuis le gland jusqu'à une petite distance de l'ouverture hypospadienne. Si, d'une part, l'opération est rendue plus délicate par le peu de volume des parties, de l'autre, les petites dimensions des lambeaux en diminuent la gravité. De plus, en opérant avant la puberté, on évite une des causes les plus actives de désunion des lambeaux. On sait, en effet, qu'à cet âge les érections sont moins fréquentes et s'accompagnent d'un changement moins considérable dans le volume du pénis. Une dernière raison invoquée par Duplay consiste dans la réussite plus fréquente des opérations pratiquées dans le jeune âge, en dehors des préoccupations morales qui ne manquent pas d'assaillir les opérés adultes. L'expérience, en démontrant que le canal nouvellement formé suivait un développement parallèle à la verge et ne restait pas ultérieurement trop court, a fait tomber une des objections les plus sérieuses formulées contre l'opération hâtive. Chez un enfant opéré par Duplay, en 1869, à l'âge de six ans, la partie nouvellement créée de l'urèthre présentait, quatre ans plus tard, 1 centimètre de plus de longueur, et la paroi paraissait plus épaisse : le nouveau canal s'était donc développé en même temps que la verge. Quant à l'abouchement des deux portions de l'urèthre et à la fermeture de l'orifice anormal, dernier temps du procédé de Duplay, les tentatives opératoires peuvent et doivent même être retardées jusqu'à l'époque de la puberté, parce qu'il faut, pour en assurer le succès, pouvoir compter sur le concours intelligent de l'opéré. En résumé, Duplay est d'avis qu'on doit opérer le redressement de la verge dès les premières années, créer le nouveau canal vers cinq ou six ans, et renvoyer à l'époque de la puberté la fermeture de l'orifice hypospadien. Th. Anger (*Bullet. et mém. de la Soc. de chir.*, 1880, t. VI, p. 175) préfère compléter l'opération dans le jeune âge, et un des sujets chez lequel le résultat définitif fut des plus heureux était âgé de cinq ans.

1° *Opérations destinées à remédier aux malformations de la verge.* Bouisson a eu le mérite de mettre en relief l'importance des opérations préliminaires, au moyen desquelles on corrige l'incurvation de l'organe. Nous avons déjà vu que cette difformité était due à des causes multiples. L'existence d'un repli cutané unissant la verge au scrotum et formant une véritable palmure, la brièveté de la bride qui représente la partie antérieure de l'urèthre, l'arrêt de développement et la rétraction de l'enveloppe fibreuse et de la cloison des corps caverneux, agissent ensemble ou isolément pour produire cette incurvation qui rend l'érection douloureuse et met parfois un obstacle absolu à l'accomplissement du coït.

Bouisson conseille de remédier à la palmure de la verge par l'incision simple du repli cutané, la laxité des tissus permettant de s'opposer d'une manière efficace à la reproduction des adhérences péno-scrotales. On procède de la manière suivante : le malade étant placé dans le décubitus dorsal, le chirurgien relève fortement la verge pendant qu'un aide retient en arrière le scrotum et les testicules; il incise ensuite avec des ciseaux droits, dans une direction rectiligne et de la base au sommet, la palmure fortement tendue, interposée entre le scrotum et le pénis. Il faut s'éloigner autant que possible du bord adhérent au pénis et ne pas sectionner trop profondément, afin de ne pas intéresser l'urèthre. Aussitôt l'incision faite, la plaie transversale se transforme en une plaie longitudinale et linéaire dont on réunit exactement les bords par des points de suture entre-coupée. Il suffit de maintenir la verge appliquée contre le pubis pour en assurer le redressement et le rendre définitif. Dans le cas de Bouisson, bien qu'on n'eût, et pour cause, pris aucune précaution antiseptique, à partir du douzième jour après l'opération la guérison était complète, la verge avait récupéré sa liberté et les érections s'accomplissaient sans aucune gêne.

Lorsque l'incurvation est due à la bride uréthrale, il est aussi indiqué d'en pratiquer la section à ciel ouvert, sur un ou plusieurs points. Mais ces incisions superficielles sont rarement suffisantes. Chez un jeune malade observé par M. Séc (*Bullet. et mém. de la Soc. de chir.*, 1875, t. I, p. 193), après deux incisions transversales pratiquées derrière le gland le redressement de la verge restait incomplet, et on sentait que la corde dont la tension produit l'abaissement siégeait surtout au niveau du scrotum, où le canal était complet. Il ne faut pas hésiter dans ce cas à porter l'instrument tranchant sur la cloison des corps caverneux et jusque dans l'épaisseur de ces corps. Bouisson, qui a le premier pratiqué cette opération, conseille de faire un pli à la peau de la face inférieure de la verge vers le milieu de l'espace compris entre le gland et l'ouverture hypospadienne, et de piquer un des côtés de ce pli avec la pointe d'une lancette, afin d'introduire sous la peau un ténotome convexe. Le tranchant du ténotome étant dirigé vers les parties profondes, la pression de l'instrument aidée d'un léger mouvement transverse divise l'enveloppe fibreuse des corps caverneux, et on peut allonger sensiblement la verge. Si malgré cela le redressement reste incomplet, il faut engager la pointe du ténotome entre les corps caverneux et attaquer verticalement la cloison dans l'épaisseur de la verge. D'après Bouisson, cette opération médiocrement douloureuse ne donne lieu qu'à un écoulement de sang insignifiant; elle est absolument sans dangers.

Duplay rejette cette section sous-cutanée dont on ne peut pas fixer les limites. Il regarde comme plus simple et en même temps plus sûr d'inciser à ciel ouvert la bride cutanée et de prolonger l'incision aussi profondément qu'il est nécessaire pour opérer le redressement complet de l'organe. Dans un cas où la verge était réduite à de très-petites proportions, à cause d'une incurvation extrêmement prononcée, il dut pénétrer profondément dans l'épaisseur des corps caverneux pour rendre à la verge une longueur et une rectitude suffisantes. Cette opération, peu grave par elle-même, peut donner lieu à une hémorrhagie facile à arrêter, mais de nature à compromettre la réunion immédiate de la plaie. Une surveillance incessante est alors nécessaire pour empêcher le retour des adhérences, contre lesquelles luttent de leur côté les érections. Dans le cas de Th. Anger, la courbure était complète et il fallut y revenir à trois reprises avant d'obtenir un résultat satisfaisant.

Cette opération préliminaire, généralement acceptée aujourd'hui, n'est pas nécessaire dans tous les cas d'hypospadias pénien. On a même vu un sujet, âgé de vingt-cinq ans, atteint d'hypospadias périnéo-scrotal avec incurvation assez prononcée remplir lui-même l'indication en délivrant la verge de ses adhérences inférieures par des sections successives.

Une fois ce résultat obtenu, il faut attendre un certain temps avant de procéder à la création d'un nouvel urèthre. On ne peut fixer de limites précises, mais, au bout de quelques mois, on n'a plus à redouter de rétraction secondaire capable de ramener un certain degré d'incurvation.

Création d'un nouveau canal en avant de l'hypospadias. La plupart des procédés d'uréthrorraphie et d'uréthroplastie, décrits à l'occasion du traitement des fistules urinaires (*voy.* art. URINAIRES [*Fistules*], 5e série, t. I, p. 455), sont applicables au traitement de l'hypospadias pénien dont l'ouverture est rapprochée du gland.

Le physiologiste J. Müller (*Journ. complém. des sciences médic.*, t. XXVIII, p. 4) avait eu l'idée d'utiliser la gouttière qui persiste dans certains cas à la face inférieure de la verge pour refaire un nouvel urèthre. La surface muqueuse nécessaire pour un urèthre existant dans ces cas, il proposait de réunir les lèvres du sillon en manière de tube, d'en réséquer les bords comme dans le bec-de-lièvre et de les affronter par la suture. La réunion par l'inflammation adhésive devait se faire au moyen d'une sonde élastique d'un calibre correspondant à celui de l'urèthre et placée à demeure, afin d'éviter le contact irritant de l'urine. Il excluait de son procédé tous les cas où le sillon du pénis serait simplement superficiel et où l'urèthre ne pourrait être complété sans la transplantation de lambeaux de peau, car alors il se formerait aisément des fistules. On trouve, dans cette idée de Müller, l'indication d'un procédé limité à des cas spéciaux, utilisé plus tard par Duplay, pour la restauration d'un nouveau méat, mais celui-ci moins timide ne craint pas de pratiquer dans l'épaisseur du gland des incisions multiples, afin d'augmenter la profondeur du sillon préexistant.

A la suture directe de Müller Walther a substitué un procédé qui consiste à obtenir progressivement l'adhérence des bords de l'urèthre, en procédant d'arrière en avant dans leur avivement et leur cicatrisation consécutive. Ce procédé qui réussit dans un cas d'hypospadias accidentel est analogue à celui mis en usage par J. Cloquet dans le traitement de certaines fistules, fissures ou divisions congénitales. On sait que ce dernier consiste dans la cautérisation progressive de l'angle de division, dont l'étendue diminue lentement, il est vrai, mais d'une manière continue. Il est appliqué tous les jours au traitement des divisions peu considérables et à la fermeture des pertuis qui persistent après les autres opérations.

Il est facile de voir que l'uréthrorrhaphie doit être insuffisante dans la généralité des hypospadias péniens et surtout dans les deux dernières variétés de ce vice de conformation.

De tous les procédés d'uréthroplastie applicables à la seconde variété d'hypospadias je me contenterai de mentionner celui appliqué par John Wood (*Medical*

Times and Gazette, 30 janvier 1875) dans deux cas où l'hypospadias s'ouvrait sous la moitié de la longueur du pénis. Le chirurgien anglais utilisa le prépuce exubérant et dorsal de ces hypospades. A l'aide d'incisions convenables il ramena le prépuce entier sous la face inférieure de la verge et le fixa dans sa nouvelle position par des points de suture, après avoir fait les avivements et dissections nécessaires. D'après J. Wood, le prépuce ainsi ramené en arrière forme une excellente gouttière pour projeter l'urine jusqu'au bout du canal nouvellement formé. Sans nier les succès qu'il dit avoir obtenus chez les deux sujets, dont l'un portait encore au niveau de la cicatrice une petite fistule, on peut se demander si les procédés de Th. Anger ou de Duplay n'auraient pas donné des résultats plus satisfaisants. Quoi qu'il en soit, le procédé de Wood, imitation de celui mis en usage par Dieffenbach pour l'oblitération d'une fistule urinaire, et par Thiersch dans le traitement de l'épispadias, ne peut être utilisé dans les variétés scrotale et périnéale de l'hypospadias.

Dans ces cas extrêmes, quatre procédés principaux ont été mis en usage avec des résultats divers : ce sont ceux de Bouisson, de Moutet, de Th. Anger et de Duplay.

a. *Procédé de Bouisson.* Dans le procédé imaginé par Bouisson, un lambeau scrotal servit à restaurer l'urèthre. L'opération fut pratiquée le 1er mai 1858 de a manière suivante : Après redressement préalable de la verge par la section de la bride uréthrale et celle de l'enveloppe fibreuse des corps caverneux, deux incisions antéro-postérieures furent pratiquées sur le scrotum, parallèlement au raphé, à partir des côtés de l'ouverture de l'hypospadias jusqu'au périnée. Réunies en arrière par une incision transversale, ces incisions circonscrivirent une sorte de rectangle cutané, long de 5 centimètres et large de 2 centimètres 1/2, qui fut disséqué d'arrière en avant, de manière à pouvoir être renversé, en adhérant par son extrémité au voisinage de l'hypospadias, point par lequel le lambeau devait recevoir ses moyens de nutrition. Il résultait de ce renversement que la languette cutanée du scrotum s'appliquait par sa face épidermique contre la face inférieure de la verge, où elle était destinée à former le plancher du nouvel urèthre. L'application du lambeau dans ce sens dispensait de clore en particulier l'ouverture de l'hypospadias, puisque celui-ci aboutissait, précisément en raison du lieu d'adhérence du lambeau et de son mode de renversement, au-dessus du plancher de l'urèthre artificiel, qui se trouvait être en réalité la continuation de l'urèthre primitif. Mais le lambeau appliqué par sa face épidermique contre la face inférieure du pénis dépassait la longueur de celui-ci et sa longueur avait été calculée de manière qu'en repliant la languette cutanée en retour vers le scrotum on affrontât deux surfaces saignantes, en même temps qu'on obtenait un lambeau redoublé ayant deux faces épidermiques libres, un bord antérieur naturellement formé par le repli du lambeau et en somme un tissu assez épais pour former une paroi uréthrale résistante. Pour fixer les bords de ce lambeau, le chirurgien pratiqua parallèlement à la longueur du pénis, sur sa face inférieure, deux incisions longitudinales comprenant l'épaisseur de la peau et du tissu cellulaire sous-cutané. La languette tégumentaire de 2 centimètres de largeur circonscrite par ces deux incisions devait former le côté supérieur du nouvel urèthre. Une sonde en gomme, introduite dans la vessie par l'ouverture hypospadienne et ramenée le long de la face inférieure du pénis fut recouverte par le lambeau scrotal, dont les côtés furent engagés dans l'écartement des deux incisions longitudinales faites sur la verge. Un nombre suffisant

de points de suture servit à assurer le contact régulier des parties et une
suture complémentaire affronta les bords de la plaie du scrotum, aux dépens
duquel le lambeau avait été taillé. Malgré tous les soins apportés à l'exécution
de cette opération minutieuse qui exigea près de trois quarts d'heure, le lambeau
se mortifia le quatrième jour et le malade conservant son hypospadias ne put
bénéficier que de la première opération qui du moins avait redressé l'organe,
rendu l'érection facile et la copulation possible.

L'insuccès était facile à prévoir, à cause de la grande longueur du lambeau
et de l'étroitesse de sa base. Quelles que soient les précautions prises, il semble
bien difficile d'éviter la gangrène : aussi le procédé de Bouisson, en somme très-
rationnel, servira-t-il seulement à marquer la première étape dans le traitement
curatif de l'hypospadias scrotal.

b. *Procédé de Moutet* (de Montpellier). Ce procédé consiste dans l'adaptation à l'hypospadias du procédé à lambeaux superposés imaginé par Nélaton
pour la cure de l'épispadias (A. Richard, *Gaz. hebd. de méd. et de chir.*, t. I,
p. 416). Un lambeau scrotal retourné doit servir à restaurer l'urèthre, pendant
qu'un lambeau complémentaire emprunté à la région pubienne vient soutenir le
premier, présenter à sa face saignante une face identique, capable de contracter
avec elle une adhésion immédiate et de combattre la tendance du pénis à se porter
vers le scrotum. Dans le seul cas où ce procédé a été employé, le lambeau scrotal
avait 3 centimètres dans le sens antéro-postérieur et 2 centimètres 1/2 dans le
sens transversal ; il fut circonscrit par trois incisions sur la partie antérieure du
scrotum, immédiatement en arrière de l'hypospadias, disséqué avec soin jusqu'à
l'angle scroto-pénien et renversé en avant de façon que sa face épidermique
devînt supérieure et sa face cruentée inférieure. Ses bords latéraux furent
affrontés avec le bord interne de deux rainures sanglantes exécutées en dehors
de la gouttière uréthrale. La face épidermique du lambeau scrotal représentait le
plancher uréthral absent. Les choses ainsi disposées du côté du scrotum et de la
verge, deux incisions concentriques à concavité inférieure furent pratiquées sur
la région pubienne, l'une immédiatement au-dessus de la racine de la verge,
et l'autre à 3 centimètres plus haut. Elles circonscrivirent une bande de peau
qui fut détachée avec le bistouri dans toute son étendue, sauf à ses deux extrémités qui lui constituaient un double pédicule. Dès que cette bande cutanée fut
devenue libre, la verge fut passée au-dessous d'elle dans l'espèce d'anse qu'elle
formait avec la plaie pubienne et dès lors la face cruentée de ce lambeau se
trouva en rapport avec la face cruentée du lambeau scrotal. Après qu'on l'eut bien
étalée, sa grande et sa petite circonférence furent fixées par la suture entortillée
à la lèvre externe des sillons longitudinaux tracés sur les côtes de la gouttière
uréthrale. La plaie du scrotum fut réunie par la suture enchevillée et l'application
de serres-fines, tandis que la plaie de l'abdomen était laissée libre, afin qu'elle
se cicatrisât par granulation. Une sonde introduite dans la vessie vint s'attacher à
un bandage en T double qui maintenait le pénis redressé vers la région abdominale. Le résultat obtenu ne fut pas encourageant. En effet, dès le troisième
jour le lambeau pubien se mortifia dans presque toute son étendue et le lambeau
scrotal revint peu à peu en arrière, sans pouvoir être retenu dans sa position
première par de nouveaux points de suture. En définitive, le malade ne retira
de l'opération d'autre bénéfice qu'un certain degré de redressement de la verge et
une modification favorable survenue dans l'émission de l'urine qui, projetée
directement en avant, n'avait plus de tendance à retomber sur le scrotum.

c. *Procédé de Th. Anger.* La première guérison complète d'un hypospadias scrotal a été obtenue en 1873 par Th. Anger, qui se servit sans le connaître d'un procédé analogue à celui que Thiersch (de Leipzig) avait dès 1869 décrit et pratiqué dans un cas d'épispadias (*Arch. der Heilkunde*, 1869, p. 20). La différence principale avec les procédés des deux chirurgiens de Montpellier consiste en ce que Thiersch et Th. Anger empruntent à la peau de la verge les lambeaux autoplastiques. Dans le procédé appliqué par Th. Anger au traitement de l'hypospadias, ce chirurgien pratiqua sur le côté gauche du fourreau de la verge une première incision longitudinale allant de la base du gland au scrotum, parallèlement à l'urèthre et à une distance de 1 centimètre 1/2 du raphé médian. Deux petites incisions transversales partant de chaque extrémité de la précédente vinrent rejoindre la ligne médiane, l'antérieure au niveau du méat, la postérieure sur le scrotum au-dessous du pertuis uréthral. Le lambeau cutané circonscrit par ces trois incisions fut disséqué de façon à pouvoir être renversé comme un ourlet, la surface épidermique faisant suite à la surface épithéliale de la muqueuse. Pour doubler la surface saignante de ce lambeau et l'inclure dans l'épaisseur du pénis, Th. Anger décolla du côté droit la peau de la verge et des bourses, à partir de la ligne médiane, jusqu'à ce que le lambeau chevauchant sur le précédent vînt affronter son bord libre avec le bord correspondant de la plaie du côté opposé. Le nouvel urèthre fut maintenu sur une sonde à l'aide de six points de suture disposés de la façon suivante. Chaque fil traversa le bord libre et renversé du lambeau uréthral, puis les deux chefs réunis, après avoir perforé la peau de dedans en dehors à la base du lambeau droit ou superficiel, furent engagés dans un tube de Galli. Chaque fil fut attiré successivement jusqu'à ce que les surfaces saignantes des deux lambeaux fussent mises en contact parfait, et chaque anse fut fixée isolément en écrasant le petit cylindre en plomb. Quelques points de suture entre-coupée et dans leur intervalle des serres-fines assurèrent la réunion exacte des bords du lambeau droit avec les bords correspondants de la peau du côté opposé.

Dans une première opération, faite le 27 janvier 1873, il survint de graves complications inflammatoires (œdème du prépuce, orchite, phlegmon des bourses et du petit bassin, inflammation érysipélateuse du scrotum, etc.). Aussi le résultat fut-il incomplet et la portion antérieure du canal fut seule restaurée dans l'étendue de 2 centimètres environ. Entre celle-ci et l'orifice anormal de l'urèthre il restait au moins 5 centimètres de canal qui étaient à refaire. Th. Anger attribue cet insuccès à ce que la sonde fut laissée trop longtemps à demeure et surtout à ce que l'opération autoplastique avait été pratiquée trop tôt après les incisions destinées à amener le redressement de la verge.

Une seconde tentative faite six mois après, le 8 août 1873, par le même procédé, mais en ne laissant la sonde en place que pendant vingt-quatre heures, amena une guérison rapide et complète, et le 21 janvier 1874 les membres de la Société de chirurgie pouvaient constater la perfection du résultat.

Ce procédé par inclusion cutanée a réussi entre les mains de Tillaux, qui ne tenta qu'une restauration partielle du canal et a donné à Th. Anger (*Bullet. et Mém. de la Soc. de chir.*, 1880, t. VI, p. 175) un second succès chez un hypospade âgé de cinq ans dont la verge était tellement coudée qu'il fallut pour la redresser trois opérations successives. Toute l'étendue de l'urèthre, dont la longueur dépassait 5 centimètres, fut restaurée en une seule séance, sauf à

l'union de l'ancien canal et du nouveau, où il se produisit une brèche facile
à réparer

Au point de vue pratique, ce procédé est bien supérieur à ceux de Bouisson
et de Moutet. Pourtant il expose comme eux à la gangrène, à cause de la longueur des lambeaux employés; il est de plus d'une exécution assez difficile, par
suite de la complication des sutures. Un autre inconvénient qui leur est commun
tient à ce que le nouveau méat est formé au-dessous du gland, à l'aide d'un
lambeau cutané qui fait de l'hypospadias scrotal un véritable hypospadias balanique. Le nouvel urèthre privé de tissu érectile dans toute sa portion pénienne
et présentant des parois peu résistantes se laisse distendre par l'urine et le sperme
qui s'échappent par une ouverture bordée d'un repli cutané sans pouvoir être pro-
jetés au loin. Dans ces conditions, les fonctions s'exécutent encore d'une façon
irrégulière.

d. *Procédé de Duplay.* Frappé de ces inconvénients et de la difficulté qu'on
éprouve à restaurer dans toute son étendue le canal de l'urèthre en une seule
séance, le professeur Duplay a imaginé une opération très-ingénieuse applicable
à tous les cas d'hypospadias et avec quelques modifications aux épispadias les
plus compliqués. Dans son procédé, qui repose sur le principe des opérations
successives préconisé par Thiersch, il faut d'abord délivrer la verge de ses
attaches inférieures et faire disparaître l'incurvation de manière à rendre le coït
possible. Ce premier temps commun à tous les procédés a été déjà décrit : il
est donc inutile d'y revenir. La restauration du canal de l'urèthre constitue la
partie la plus délicate de l'opération. Duplay y a apporté de très-importantes
modifications. Dans un premier temps confondu avec celui du redressement de
l'organe, il crée un méat à l'extrémité du gland et s'attache à obtenir un résultat
aussi parfait que possible. Il restaure ensuite le canal à la face inférieure de la
verge en laissant béante l'ouverture hypospadienne. Il espère que ce canal soustrait pendant un certain temps au contact de l'urine présentera moins de tendances à la rétraction. Ce n'est que plus tard, dans un dernier temps dont il
renvoie l'exécution à l'approche de la puberté, qu'il effectue l'abouchement des
deux portions du canal, l'ancienne et la nouvelle, par l'occlusion de la fistule
scrotale.

La création du méat est une opération très-simple qu'on peut pratiquer dans
le jeune âge et qui donne d'excellents résultats au double point de vue du rétablissement des formes extérieures et de l'intégrité des fonctions. Duplay conseille d'accomplir ce premier temps en même temps qu'on remédie à l'incurvation de la verge. Voici comment il procède : après avoir sectionné la bride
uréthrale et l'enveloppe fibreuse des corps caverneux, il avive à leur partie inférieure les deux lèvres de l'échancrure qui représente le méat et, plaçant entre elles
un petit bout de sonde, il réunit par-dessus les parties avivées, à l'aide d'un ou
deux points de suture entortillée. Si l'échancrure est trop peu profonde pour
permettre la création d'un méat suffisant, il n'hésite pas à pratiquer dans l'é-
paisseur du gland soit une incision médiane, soit deux incisions latérales, et,
après avoir logé la sonde dans l'échancrure ainsi agrandie, faire la suture. Ce
temps préliminaire est des plus simples et réussit d'emblée.

La restauration de la partie inférieure du canal sans toucher à l'ouverture
hypospadienne est une opération plus longue et plus difficile qui peut elle-même
exiger plusieurs temps. Les lambeaux doivent être taillés aux dépens de la
peau de la verge. J'emprunte à l'auteur la description du manuel opératoire.

La verge étant maintenue relevée, on pratique à sa face inférieure, de chaque côté de la ligne médiane et à quelques millimètres en dehors de cette ligne, une incision longitudinale étendue de la base du gland jusqu'à 1 centimètre ou même 1/2 centimètre de l'ouverture hypospadienne. Cela fait, on dissèque à peine la lèvre interne de l'incision de manière à l'incliner en dedans sur la sonde, qui représente le conduit à créer, mais sans chercher à la recouvrir entièrement. On dissèque au contraire largement la lèvre externe de chaque incision de manière à amener vers la ligne médiane la peau des parties latérales de la verge. La face cutanée des lambeaux internes est ainsi tournée vers la cavité du canal, tandis que leur face cruentée se trouve exposée à l'extérieur et recouverte par la face cruentée des deux lambeaux externes. De cette façon, la sonde ne se trouve pas en réalité recouverte entièrement par une surface cutanée, mais il n'en résulte aucun inconvénient pour le nouveau canal : en effet, sa face cicatricielle est presque linéaire, et il suffit pour éviter une rétraction ultérieure que la moitié du canal présente une surface cutanée. Les lambeaux sont ensuite réunis sur la ligne médiane, au moyen de la suture enchevillée. On se sert de fils d'argent très-fins et chaque point de suture, distant de 1/2 centimètre environ, se compose d'un fil simple et non double, comme dans la suture enchevillée ordinaire. Les extrémités de chaque fil sont passées dans des trous pratiqués à des distances convenables sur de petits tubes de plomb et, lorsque la constriction est jugée suffisante, les fils sont assujettis par des tubes de Galli. Les trajets de ces fils sont presque imperceptibles et ne déterminent pas comme dans la suture enchevillée ordinaire à doubles fils de larges ouvertures aux points d'entrée et de sortie. Si les surfaces adossées par cette suture laissent un peu d'écartement à l'extérieur, le renversement peut être complété par quelques points de suture séparés, superficiellement placés. Il est bien entendu que la partie antérieure de chacun des deux lambeaux doit être fixée à la partie postérieure du gland préalablement avivée. La suture ainsi faite peut réussir dans toute son étendue. Si la réunion échoue en quelques points, on y remédie par une ou plusieurs opérations complémentaires.

5° Fermeture de l'ouverture anormale et abouchement des deux portions du canal. Ce troisième et dernier temps de l'opération de Duplay manque dans les procédés de Bouisson et de Moutet. Dans celui de Th. Anger, on l'exécute en même temps qu'on procède à la restauration du canal. Nous avons vu que Duplay le réserve pour une époque ultérieure, plus rapprochée de la puberté. Si le sujet est adulte, il faut au moins qu'on s'assure que le nouveau canal n'offre aucune tendance à la rétraction et qu'il se présente dans des conditions tout à fait satisfaisantes. Pour pratiquer cette fermeture, on avive d'abord le pourtour de l'ouverture anormale dans l'étendue de près de 1 centimètre, on introduit une sonde du gland jusque dans la vessie et on fait la suture enchevillée à l'aide de fils d'argent simples traversant deux tubes de plomb percés de trous et arrêtés de chaque côté par des tubes de Galli. C'est le même mode de suture employé par Duplay dans le deuxième temps de l'opération.

La fermeture de l'ouverture hypospadienne peut être faite par d'autres procédés. Tous ceux mis en usage pour les pertes de substance de l'urèthre sont applicables dans l'espèce (*voy.* URINAIRES [*Fistules*]).

A propos de ce dernier temps de l'opération, il nous faut étudier une question intéressante soulevée par le mode d'évacuation de l'urine. Si le passage trop fréquemment renouvelé de ce liquide crée une condition défavorable à la réunion immédiate, la présence de la sonde peut être, elle aussi, une cause d'irritation. Dans sa communication à la Société de chirurgie, Th. Anger attribuait son premier insuccès à ce qu'il avait laissé trop longtemps la sonde à demeure. Aussi dans sa seconde tentative eut-il soin de l'enlever au bout de vingt-quatre heures. Guyon, dans le rapport fait à l'occasion du mémoire de Th. Anger, se montre partisan de la sonde à demeure, mais ne veut pas qu'elle séjourne plus de vingt-quatre à trente-six heures. Tillaux trouve ce temps insuffisant, à cause des accidents graves qui pourraient résulter de la suppression de la sonde. Duplay laisse toujours une sonde à demeure, attendu que, l'hypospadias s'ouvrant au fond d'un petit cul-de-sac et par une fente allongée, on pourrait éprouver quelques difficultés à pratiquer le cathétérisme et pendant les manœuvres évacuatrices déterminer des tiraillements sur les parties avivées. Il conseille de l'enlever dès que sa présence commence à déterminer de la douleur, ce qui n'arrive guère avant quarante-huit heures. A partir de ce moment, les malades peuvent uriner seuls en se plaçant sur les coudes et les genoux. Il faut aussi qu'en terminant ils exercent d'arrière en avant sur les parties profondes du nouveau canal une petite pression, afin de chasser les quelques gouttes d'urine qui restent après la miction. Tant que la sonde est à demeure, elle doit être bien fixée et dans une situation telle qu'elle ne fasse pas une saillie considérable dans la vessie ; de plus il faut la laisser constamment ouverte et, au moyen de fréquentes injections d'eau tiède, essayer d'en prévenir l'obstruction. Il est très-utile que l'individu reste immobile dans le décubitus latéral, qui facilite l'évacuation de l'urine par la sonde et la sortie, soit des quelques gouttes d'urine qui passent toujours en dehors de la sonde, soit du sang et du pus qui peuvent, pendant les premiers jours, s'accumuler dans l'intérieur du canal ; c'est du reste en vue de diminuer tous les mouvements résultant des efforts de miction que Duplay recommande de laisser la sonde constamment ouverte.

Cette méthode a fait aujourd'hui ses preuves. Rigoureusement appliquée, elle a donné des succès très-remarquables. Déjà en 1880 cinq malades avaient été complétement guéris par Duplay, quatre d'un hypospadias scrotal et un d'un hypospadias périnéal ouvert en arrière des bourses. Les résultats définitifs étaient des plus satisfaisants tant au point de vue du rétablissement des formes que de l'accomplissement régulier des fonctions urinaires ou génitales. Tous les malades urinaient debout et avec force ; seulement chez quelques-uns d'entre eux les dernières gouttes d'urine s'accumulaient dans le canal et il fallait en faciliter la sortie avec les doigts. Chez tous l'érection et la copulation s'exécutaient d'une manière normale et deux, mariés depuis l'opération, sont devenus pères peu de temps après leur mariage.

L'application du principe des opérations successives au traitement des diverses variétés de l'hypospadias réalise donc un progrès réel. Le procédé de Duplay me paraît à tous égards le meilleur, mais celui de Th. Anger a donné d'assez bons résultats pour qu'il doive rester dans la pratique. C'est au chirurgien de se décider d'après le vice de conformation auquel il doit porter remède, car avec beaucoup de patience et une habileté ordinaire on peut aujourd'hui faire bénéficier les hypospades d'une opération dont les dangers sont à peu près nuls et surtout hors de proportion avec les avantages inappréciables qu'ils en retirent.

II. Épispadias. L'épispadias (de ἐπί, sur, σπάω, je divise) est un vice de conformation caractérisé par une division plus ou moins étendue de la paroi supérieure de l'urèthre. Le nom dont on se sert pour le désigner est récent, puisque, d'après Breschet (*Dict. des sciences méd. en 60 vol.*, t. XIII, p. 550), c'est à Chaussier et Duméril qu'il est dû, mais le fait lui-même était plus anciennement connu et on en trouve quelques rares exemples dans les auteurs. On cite partout le cas de Ruysch (*Thesaur. anat.*, 51, n° 22, p. 16), dans lequel il est dit que l'urèthre, qui se trouve entre les deux corps caverneux à la face inférieure de la verge chez un sujet bien conformé, était situé sur le dos de cet organe. Mais, comme Ruysch ne mentionne pas la division ou l'absence de la paroi supérieure de l'urèthre, il est probable qu'il a observé un cas des plus rares, celui où l'ectopie du canal ne s'accompagne pas d'épispadias. Dans les actes des *Curieux de la Nature* (t. IV, obs. 65, p. 249), Saltzmann rapporte l'observation d'un jeune homme de vingt-deux ans dont l'urèthre s'ouvrait sur le dos de la verge ; en sortant de dessous l'arcade du pubis, il était entier et formait un conduit comme à l'ordinaire, mais après avoir franchi cette arcade il dégénérait en une gouttière qui régnait sur toute la longueur de la verge, dans la rainure formée par l'adossement des corps caverneux, et se continuait sur la face supérieure du gland jusqu'à son sommet. Le gland, d'un volume considérable par rapport au reste du pénis, était presque divisé en deux par le prolongement de la surface cannelée en forme de rigole. L'urine ne sortait point par jet, avec impétuosité, mais elle coulait lentement dans cette gouttière sans diverger ni s'éparpiller. D'après cette description très-précise, il s'agit d'un épispadias presque complet, sans incontinence d'urine. Morgagni, d'après J. Gianella (*De sed. et caus. morb.*, epist. 67, art. 6) et Chopart (*Traité des malad. des voies urinaires*. Paris, 1821), relatent aussi des cas d'épispadias plus ou moins complet. Le premier offre cette particularité d'une gouttière uréthrale incomplète, mais assez large pour que d'après un examen superficiel on l'eût prise pour la vulve d'une femme. La connaissance de ces faits était restée longtemps stérile : aussi peut-on dire que l'étude de ce vice de conformation est de date toute récente. Le premier mémoire important est celui publié par Dolbeau en 1861, quelques années après les tentatives opératoires de Nélaton. Depuis cette époque de remarquables progrès ont été réalisés, surtout en Allemagne et en France, de sorte que l'épispadias ne peut plus être regardé comme un vice de conformation au-dessus des ressources de l'art.

ÉTIOLOGIE. L'épispadias est un vice de conformation des plus rares. D'après Marchal de Calvi (*Bullet. de l'Acad. de méd.*, 1848, p. 61) Baron en a observé 2 cas sur 500 cas d'hypospadias. En vingt et un ans, de 1822 à 1843, le baron Michel, membre adjoint du conseil de santé des armées, n'en a vu que 2 cas, et il a observé pendant ce temps un grand nombre d'hypospadias. Enfin un commandant de recrutement disait ne pas en avoir rencontré un seul cas sur 60 000 individus examinés aux conseils de révision.

Les causes en sont inconnues. On admet, peut-être sans causes suffisantes, que l'hérédité a quelque influence sur son développement.

Les auteurs sont loin d'être d'accord sur la pathogénie de l'épispadias. Pour Le Dentu, il est le premier degré de la malformation qui aboutit à l'exstrophie de la vessie et en s'exagérant encore à de véritables éventrations qui surmontent dans certains cas la lésion vésicale. Richet avait déjà formulé cette opinion, adoptée aussi par Ad. Richard, pour lequel l'épispadias consiste dans une fissure des corps caverneux, conséquence d'un arrêt de développement, ayant empêché ceux-ci de se réunir sur la ligne médiane à leur partie supérieure. Je n'insiste pas sur la pathogénie des cas compliqués, bien étudiée par Maurice Hache dans une autre partie de ce Dictionnaire (*voy.* art. VESSIE, 5e série, t. III, p. 391). Quant à l'épispadias balanique ou fissure uréthrale simple, Dolbeau pense qu'il doit être séparé de l'épispadias pénien complet ou incomplet toujours accompagné d'ectopie de l'urèthre, l'exstrophie de la vessie et la fissure des corps caverneux n'étant que des complications du vice de conformation uréthral. Pour lui, cette première variété s'explique par un arrêt de développement. En effet, le gland, dont la soudure est tardive, est constitué par la réflexion en haut et en arrière des deux faisceaux vasculaires qui forment la portion spongieuse de l'urèthre, et il suffit que ces deux faisceaux restent écartés pour que l'urèthre demeure ouvert à la face supérieure et qu'on observe l'épispadias du gland. Les degrés plus avancés sont dus au défaut de suture en haut des bourgeons génitaux externes supérieurs de Coste. Il y a toujours dans ces cas inversion de l'urèthre avec ou sans épispadias, suivant que les bords de la gouttière interceptée entre les corps caverneux se réunissent sur la ligne médiane ou restent divisés.

Trélat a donné de ce vice de conformation une explication un peu différente. Pour lui, l'épispadias résulte d'un retard dans l'évolution des bourgeons génitaux externes, qui ne coïncide pas exactement avec celle des bourgeons génitaux internes. L'urèthre s'éloignant graduellement de l'anus se trouve d'abord entre les deux bourgeons génitaux externes, puis au-dessus d'eux.

Il me paraît inutile de discuter ces diverses théories ; toutes sont hypothétiques et contredites par des faits exceptionnels qui semblent échapper à toute explication.

ANATOMIE PATHOLOGIQUE. On décrit trois variétés de l'épispadias suivant que la division intéresse le gland, une étendue variable de la portion spongieuse ou toute la portion de l'urèthre qui va du pubis au gland. Ce sont les variétés balanique, spongo-balanique et complète. Cette dernière est la plus commune des trois.

1° *Épispadias balanique.* Cette variété d'épispadias est fort rare. Marchal de Calvi (*loco citato*) en a observé un cas très-remarquable chez un jeune homme, âgé de vingt ans, qui avait un pénis très-court, à l'état de flaccidité, et ne dépassant pas, à l'état d'érection, une longueur de 5 centimètres. La face dorsale du gland devenue antérieure était divisée dans la plus grande partie de sa longueur. Au milieu existait une gouttière large et profonde représentant la partie inférieure de la portion balanique de l'urèthre et se continuant en arrière avec la portion spongieuse du canal qui de ce côté-là était complète. Sur les côtés de la gouttière principale on voyait deux autres gouttières beaucoup plus petites que la première dans laquelle elles s'abouchaient. Entre la gouttière principale et les deux gouttières latérales se trouvaient deux éminences longitudinales et en dehors des gouttières latérales deux autres saillies qui disparaissaient seulement pendant qu'on étalait le gland. A l'état de repos, sillons et gouttières se rapprochaient, ne laissant que des lignes longitudinales comme indice de leur séparation. Cette disposition est celle qu'on observe dans la plupart des épispadias balaniques. Le filet se trouve inséré sur le prolongement de la gouttière médiane, plus en avant qu'à l'état normal. Non-seulement le pénis est court, comme dans le cas de Marchal de Calvi, où il atteignait à peine 5 centimètres de longueur à l'état d'érection, mais encore il est volumineux et comme étalé ; il semble constitué exclusivement par le gland, au-dessous duquel s'épanouit le prépuce, dont la moitié supérieure manque.

2° *Épispadias spongo-balanique.* Dans cette seconde variété, la division intéresse en partie la portion spongieuse de l'urèthre. L'orifice anormal est presque toujours rétréci et se continue avec la portion restante du canal, dont les caractères sont normaux. En avant, la gouttière s'évase à mesure qu'elle se rapproche du gland; sa partie la plus large est celle qui correspond à la fosse naviculaire. Elle est recouverte d'une muqueuse sur laquelle on distingue l'orifice de quelques lacunes uréthrales. Cette muqueuse se confond sur les parties latérales avec le fourreau cutané de la verge, dont elle revêt peu à peu les apparences; comme dans l'épispadias balanique, la verge est courte, volumineuse. D'ordinaire, les corps caverneux se soudent en arrière et il est facile de s'assurer qu'il y a ectopie de l'urèthre en même temps qu'épispadias. En haut, ils sont écartés l'un de l'autre et réunis par une partie fibreuse, que recouvre la muqueuse uréthrale. Le prépuce présente les caractères déjà décrits.

5° *Épispadias complet.* La malformation est plus prononcée que dans les deux variétés précédentes. L'aspect des parties diffère un peu chez les enfants ou chez les adultes.

Chez les enfants, la verge à l'état rudimentaire semble réduite à sa portion balanique. Le gland appliqué contre le pubis et relevé de manière que sa face inférieure regarde presque directement en avant forme une tumeur rose, plus large dans le sens transversal, séparée en deux par le frein qui s'insère à sa partie antérieure; le prépuce ne le recouvre pas, mais il est comme étalé à sa face inférieure qu'il dépasse à la façon d'un tablier triangulaire. Si on abaisse fortement la verge vers le scrotum, on voit sur sa face dorsale une gouttière, de largeur et de profondeur variables, qui n'est autre chose que l'urèthre dont la paroi supérieure est divisée. Cette gouttière se prolonge au-dessous du pubis où elle se termine par une ouverture arrondie, surmontée d'un repli cutané falciforme, à concavité inférieure. La muqueuse qui la tapisse n'a subi presque aucune modification. Sur les côtés de la gouttière on remarque deux bourrelets qui, partant de l'extrémité du gland, se prolongent jusque sur la partie inférieure de l'abdomen.

Chez les adultes, l'aspect change à cause du développement des corps caverneux, d'où résultent un allongement et un élargissement de la verge, fortement recourbée en haut et relevée vers le pubis. La gouttière uréthrale est moins profonde et longée de bourrelets moins saillants. Au point où elle se termine sous l'arcade pubienne, il existe une sorte d'infundibulum formé par la peau de la paroi abdominale, qui s'enfonce en haut sous les pubis en prenant les apparences d'une muqueuse, et en bas par la gouttière uréthrale dont la muqueuse est plus pâle et moins sensible au toucher que chez les enfants. Le repli cutané falciforme qui surmonte l'orifice placé au fond de cet infundibulum s'est notablement allongé; il finit par envelopper la racine du pénis d'une sorte de fourreau.

Suivant les points, la gouttière change d'aspect. Au niveau du gland, on sent une dépression assez profonde avec les trois sillons que nous avons signalés dans l'épispadias balanique, séparés par deux replis de la muqueuse. Ce sont les vestiges de la fosse naviculaire. La coloration prend une teinte de plus en plus rosée à mesure qu'on se rapproche de l'infundibulum, auprès duquel on retrouve des lacunes de Morgagni. La fusion de la muqueuse avec la peau des parties latérales et inférieure de la muqueuse de la verge se fait d'une manière à peu près insensible.

Dans les cas simples les corps caverneux, qui ont presque toujours subi un certain degré de torsion, sont réunis sur la ligne médiane, surtout à la face inférieure, par une cloison fibreuse souvent peu épaisse. En déprimant cette cloison de haut en bas, on voit les corps caverneux s'incliner l'un vers l'autre et constituer une fente plus ou moins profonde. Cette disposition était facile à constater chez un épispade présenté par Follin à la Société de chirurgie (*Bullet. de la Soc. de chir.*, 2ᵉ série, t. III, p. 310). Sur une pièce disséquée et injectée par Dolbeau, les parties spongo-vasculaires de l'urèthre avaient subi un arrêt de développement. Il ne restait que des traces de cette portion du canal normalement constitué dans le reste de son étendue.

Boutellier (de Rouen [*Union médicale de la Seine-Inférieure*, 1875, nᵒ 40, p. 27]) a mentionné un cas dans lequel il n'y avait aucune apparence de pénis. L'urine s'écoulait par un pertuis très-étroit placé au-dessus du scrotum. Une incision en T, pratiquée en ce point dans le but de faciliter la miction, fit sortir pour ainsi dire le gland et mit à découvert une gouttière creusée sur la face supérieure de la verge à l'état rudimentaire.

L'épispadias s'accompagne souvent d'autres vices de conformation plus ou moins graves. C'est surtout avec la fissure uréthrale complète qu'on observe ces complications, dont les deux plus fréquentes sont la séparation des corps caverneux et l'écartement du pubis, avec ou sans atrophie des os pubiens. Cette dernière complication, facile à reconnaître, élargit beaucoup l'ouverture anormale et rend incertains, au point de vue fonctionel, les résultats de l'intervention chirurgicale. En effet, les sujets qui la présentent sont fatalement condamnés à une incontinence d'urine irrémédiable.

Avec l'écartement des pubis on observe parfois une hernie de la vessie sans exstrophie de l'organe. La hernie se présente à travers l'ouverture hypospadienne sous la forme d'une tumeur peu volumineuse, molle, de coloration violacée, recouverte d'une muqueuse amincie, réductible par la pression.

L'exstrophie vésicale est la plus grave et peut-être la plus fréquente des complications de l'épispadias complet. Nous avons vu que pour Le Dentu et Richard, celui-ci était le premier degré de la malformation qui aboutit à l'exstrophie. Maurice Hache admet aussi que l'exstrophie complète avec épispadias est le dernier degré d'une même difformité dont la cause première est une fissure tégumentaire, l'arrêt de développement des lames ventrales et dont la fissure supérieure de l'urèthre constitue le degré le moins avancé (*voy.* art. Vessie, p. 398). Même en faisant provenir l'épispadias d'un arrêt de développement des bourgeons génitaux externes et l'exstrophie de l'arrêt de développement des bourgeons génitaux internes, on est obligé de reconnaître que les deux vices de conformation sont étroitement liés l'un à l'autre, puisque la fissure vésicale supérieure sans épispadias est tellement rare qu'on la regarde comme une anomalie de l'anomalie.

Enfin, au nombre des complications de l'épispadias, nous avons à mentionner la monorchidie et la cryptorchidie, dont nous avons signalé déjà la coïncidence avec l'hypospadias.

Troubles fonctionnels. Les troubles fonctionnels sont relatifs à l'émission des urines ou à l'accomplissement des fonctions génitales.

a. *Émission des urines.* Les deux premières variétés d'épispadias ne s'accompagnent pas d'une gêne notable de la miction. La gouttière qui prolonge l'urèthre sur le dos de la verge dirige l'urine directement en avant, et les malades peuvent l'expulser avec force, seulement le jet s'éparpille toujours un peu à la sortie de l'orifice anormal. Le seul inconvénient grave, c'est l'incontinence d'urine, qui peut s'observer même avec l'épispadias balanique.

Dans l'épispadias complet la sortie continuelle et involontaire de l'urine est presque la règle. Un malade observé par Marjolin (*Bullet. de la Soc. de chir.*, 1858, t. VIII, p. 252) pouvait à peine résister pendant quelques secondes au besoin d'uriner, bien qu'il n'y eût pas chez lui incontinence d'urine dans le sens absolu du mot. Cette infirmité tient probablement à ce que les parties postérieures de l'urèthre ont participé dans une certaine proportion au vice de conformation de la portion spongieuse et sont altérées dans leur structure. C'est pour cela qu'elle est toujours plus prononcée quand il y a écartement des pubis. Dans ce cas, le défaut d'occlusion du col résulte soit de la prolongation de la fissure jusqu'à la vessie, soit de l'insuffisance de la contraction des muscles constricteurs. Même les épispades les plus favorisés au point de vue de la miction ont de la difficulté à retenir leurs urines et ne les projettent un peu loin, à la distance de 1 mètre, dans l'épispadias de Marchal de Calvi, que par un jet irrégulier qui retombe en nappe sur les parties voisines. Chez quelques-uns il n'y a pas, si l'on veut, incontinence continue, mais la sortie involontaire de l'urine se produit dès qu'en écartant la verge du pubis on met à découvert l'ouverture épispadienne. Dans un cas compliqué d'absence de la symphyse et cité par Partridge (*Pathological Society's Transactions*, t. XVI, p. 197), l'ouverture aboutissait directement à la vessie; aussi le malade pouvait-il à peine retenir ses urines, excepté quand il était couché. La position dans le décubitus dorsal est du reste la plus favorable à la conservation prolongée des urines dans la cavité vésicale.

Si par une opération autoplastique même incomplète on arrive à reformer une partie du canal, on voit ordinairement l'incontinence diminuer, alors même que l'opération n'a pas porté sur le col. L'explication de ce fait dont il faut tenir compte en pratique n'est pas facile à donner. Dolbeau qui l'a constaté chez un de ces malades, opéré comme celui de Follin par le procédé de Nélaton un peu modifié, assure ne pas comprendre par quel mécanisme se produit cette amélioration. Il se demande si la présence de la sonde à demeure n'est pas de nature à rendre à la vessie paresseuse sa contractilité. Verneuil croit plutôt que le lambeau cutané scrotal appliqué en cravate sur la verge forme une bride résistante qui joue le rôle d'une valvule analogue à celles du col vésical. Broca pense qu'en donnant à l'urèthre une paroi supérieure on fournit un point d'appui aux muscles de la partie profonde du canal. Pour Duplay, il s'agit dans ces cas d'une action réflexe portant sur le sphincter uréthral, qui se trouve soutenu par la reconstitution du nouveau conduit. Quelle que soit la valeur de ces explications, il faut retenir le fait de la diminution de l'incontinence, car il suffit à justifier l'intervention, dans les cas en apparence les plus défavorables.

b. *Fonctions génitales.* Dans toutes les variétés de l'épispadias, l'érection peut se produire, mais elle est incomplète, à cause du peu de développement des corps caverneux et de l'absence de la portion spongieuse de l'urèthre. La copulation est rendue très-difficile par les modifications que la verge présente dans sa conformation. Dans les épispadias complets elle devient souvent impossible par suite de la direction du pénis appliqué contre la paroi abdominale, de manière à mettre en relation avec la vulve non son extrémité, mais sa face inférieure devenue antérieure. Dans ces conditions, il est facile de comprendre les troubles apportés dans l'éjaculation. Le sperme s'écoule en bavant hors de la cavité vaginale, et la fécondation devient impossible, même chez les sujets dont les testicules présentent leur structure normale.

DIAGNOSTIC. Le diagnostic de l'épispadias n'offre pas de difficulté. Dans le cas de Bouteiller (de Rouen) on aurait pu croire à une absence du pénis, mais il fut facile de s'assurer qu'au-dessous de l'orifice uréthral était caché le gland, Quelquefois on trouve dans la disposition des sillons et des bourrelets de la gouttière uréthrale une ressemblance grossière avec la vulve. C'est ce qui explique jusqu'à un certain point les faits assez fréquents de sujets épispades inscrits à l'état civil comme appartenant au sexe féminin. Une pareille erreur peut être facilement évitée par un examen attentif. En effet, au-dessous de l'orifice épispadien il y a le gland plus ou moins déformé que sa position même distingue du clitoris, puisque celui-ci surmonte chez la femme le méat urinaire au-dessous duquel le gland est situé chez les épispades.

Le diagnostic des diverses complications (bifidité des corps caverneux, écartement, atrophie ou absence du pubis, exstrophie de la vessie) est des plus aisés. L'examen des parties et la palpation suffisent dans la plupart des cas à la constatation des malformations plus ou moins importantes qui accompagnent l'épispadias complet.

PRONOSTIC. Si le pronostic de l'épispadias balanique n'est généralement pas grave, à cause du peu de trouble qu'il apporte dans l'accomplissement des fonctions urinaires ou génitales, on ne saurait en dire de même des autres variétés. L'incontinence d'urine et l'impuissance ou la stérilité qui sont la conséquence des deux dernières variétés de l'épispadias en font un vice de conformation des plus sérieux. Jusque vers le milieu de ce siècle, tous les cas de ce genre étaient regardés comme incurables. En 1858, après les premières tentatives relativement heureuses de Nélaton, Marjolin déclarait ne pas croire à l'utilité d'une opération autoplastique, incapable, d'après lui, de remédier à l'incontinence d'urine, seul inconvénient majeur de l'épispadias. Aujourd'hui de grands progrès ont été réalisés, et le pronostic est devenu moins grave depuis qu'on s'est assuré de la disparition progressive de l'incontinence. Grâce à des opérations autoplastiques, en somme peu dangereuses, on peut, d'une part, délivrer les épispades d'une infirmité qui leur rendait l'existence insupportable ; de l'autre, leur restituer des formes extérieures d'une régularité presque parfaite. Au point de vue des fonctions génitales, on peut aussi attendre de l'opération d'excellents résultats, puisque chez un des malades opérés et guéris par S. Duplay l'érection et la copulation s'exécutent d'une manière normale.

TRAITEMENT. 1° *Traitement palliatif.* Jusque dans ces derniers temps, le traitement de l'épispadias s'est borné à l'application d'appareils plus ou moins ingénieux, destinés à remédier à l'incontinence d'urine. Mais, outre qu'ils ne remplissent l'indication que d'une manière imparfaite, ils laissent les patients soumis à une infirmité dégoûtante, tant qu'on n'a pas eu recours à une opération autoplastique.

2° *Traitement curatif.* Les premières tentatives rationnelles de cure radicale de l'épispadias remontent à 1837. A cette époque, Dieffenbach (*Gaz. méd.*, 1837, p. 150) essaya de guérir par l'uréthrorrhaphie un épispade âgé de vingt ans. Il aviva les bords de la gouttière en les incisant obliquement de dehors en dedans, afin d'avoir une surface saignante de la largeur d'un tuyau de plume, puis il les réunit avec une suture entortillée dont cinq points furent placés sur le gland et cinq sur le reste du pénis. Une sonde placée entre les bords non avivés de l'ouverture sous-pubienne servit à détourner le cours de l'urine. Des phénomènes inflammatoires compromirent le succès de l'opération très-bien conçue et la réunion n'eut lieu qu'au niveau du gland. Vers la même époque, Bégin (*Nouv. élém. de chir. et de méd. opér.*, 2e édit., 1838, t. I, p. 563) s'exprimait de la sorte : « Cette difformité assez rare est demeurée jusqu'à présent incurable. Peut-être pourrait-on en avivant les bords de la gouttière du pénis, en détachant la peau de chaque côté, reproduire au canal une paroi supérieure cutanée soit au moyen de la peau allongée et réunie sur une sonde, soit à l'aide d'un lambeau emprunté aux parties voisines et rabattu sur la verge. »

En 1848, Blandin essaya de réunir la partie antérieure du canal par le procédé de Dieffenbach, se proposant de fermer ensuite la partie postérieure de la gouttière au moyen d'une autoplastie par glissement. Malheureusement, le malade succomba à la suite de la première opération. Blandin n'en avait pas moins indiqué l'utilité des opérations successives auxquelles les chirurgiens modernes sont redevables de leurs succès.

Le traitement curatif de l'épispadias en était à ce point lorsque, en 1852, Nélaton eut l'idée de se servir pour restaurer la paroi supérieure de l'urèthre de lambeaux superposés, en contact par leur surface saignante. Dans un premier procédé il se servit d'un lambeau cutané abdominal renversé de haut en bas et recouvert par deux autres pris sur les parties latérales du pénis. Dans un second les deux lambeaux péniens furent remplacés par un lambeau scrotal, plus facile à maintenir en place. Voici comment s'exécute ce second procédé. Dans un premier temps, on taille au-dessus de l'infundibulum uréthral et sur la paroi antérieure de l'abdomen un lambeau cutané de la largeur de la verge et un peu plus long qu'elle. Ce lambeau est disséqué de haut en bas jusqu'au niveau de sa base qui répond au ligament interpubien. On pratique ensuite sur la verge, à droite et à gauche de la gouttière, une incision longitudinale à la lèvre interne de laquelle on fixe par trois points de suture entre-coupée le bord correspondant du lambeau abdominal. La paroi supérieure de l'urèthre se trouve donc constituée par le renversement du lambeau dont la face cutanée regarde en bas vers l'urèthre et la surface sanglante en haut. Afin de doubler la surface cruentée de ce lambeau, de lui donner plus d'épaisseur et d'empêcher son retrait vers la plaie prépubienne, on prend sur le scrotum une bande de peau circonscrite par deux incisions, une supérieure concave en haut, passant dans le sillon péno-scrotal, jusqu'au niveau du plan dorsal de la verge, et une autre inférieure concentrique à la première et naturellement plus longue qu'elle. Cette bande de peau qui, par ses deux extrémités, tient au scrotum, est détachée au bistouri et portée au-dessus de la verge, de manière que sa face cruentée vient s'appliquer sur la face cruentée du lambeau abdominal, lequel recouvrait déjà la gouttière uréthrale. La nouvelle paroi uréthrale se trouve donc formée de deux couches de téguments, sans qu'on ait à faire aucune suture médiane. La grande circonférence du lambeau scrotal est fixée de chaque côté par trois épingles à la face externe du sillon longitudinal de la verge; son milieu reste libre et correspond au futur méat urinaire. Une sonde en gomme est placée à demeure dans le nouvel urèthre.

Les suites de la première opération pratiquée par Nélaton furent des plus simples. Une petite fistule persista pendant quelque temps à l'un des angles supérieurs du nouveau tube uréthral, mais quelques cautérisations parvinrent à la fermer et quelques autres que l'on fit encore permirent d'obtenir le rétrécissement du canal intérieur du nouvel urèthre. Le malade, âgé de onze ans, resta cinq mois à l'hôpital des Cliniques. Non-seulement il conservait l'urine étant couché ou assis, mais dans les derniers temps, même en se promenant dans les salles, il ne salissait plus ses vêtements; il partit sans appareil.

Le même procédé fut appliqué en 1862 par Follin, qui obtint un résultat satisfaisant, bien que dans la journée le malade, âgé de douze ans, ne pût garder les urines pendant plus de deux heures, ce qui l'obligeait à porter une pelote périnéale qui comprimait l'urèthre en en rapprochant les parois.

Les lambeaux cutanés de Nélaton, épais et bien nourris, réalisaient un progrès incontestable, mais les dimensions du nouveau canal étaient si exagérées que A. Richard conseillait à Follin de faire chez son jeune sujet une opération de perfectionnement, afin de rétrécir l'orifice uréthral.

Dolbeau, ayant eu l'occasion de mettre en pratique ce procédé, lui fit subir, en 1860, quelques modifications consistant surtout à tailler le lambeau abdominal plus long et plus étroit et à le fixer sur la verge à l'aide de la suture en piqué de Gély.

A la fin de la même année Foucher opéra, à l'hôpital Necker, un épispade adulte dont la paroi postérieure de l'urèthre était intacte dans l'étendue de 1 centimètre 1/2. Le reste de l'urèthre, dont la paroi supérieure manquait, mesurait 5 centimètres. Il se servit d'un procédé très-ingénieux qui, en cas d'insuccès, ne devait pas produire un état des parties plus mauvais que celui qui existait avant l'opération. Son opération comprend cinq temps principaux :

1° Dissection de deux lambeaux latéraux pris aux dépens des téguments de la verge. Pour cela, un peu en dehors de l'union de la peau avec les muqueuses, on pratique deux incisions longitudinales de 6 centimètres environ ;

2° Les deux lèvres de chaque incision sont disséquées dans une étendue suffisante, et l'on obtient ainsi, de chaque côté, un lambeau cutané et un lambeau muqueux ;

3° Suture sur la ligne médiane des deux lambeaux muqueux renversés de dehors en dedans ;

4° Les mêmes fils qui ont réuni les lambeaux muqueux sont engagés dans les bords des lambeaux cutanés et ces derniers sont suturés sur la ligne médiane en même temps qu'ils viennent doubler les lambeaux muqueux avec lesquels ils se correspondent par des surfaces saignantes;

5° Toute la suture faite avec des fils d'argent est fixée sur des plaques de plomb, au moyen des tubes de Galli. Pour éviter les tiraillements, on pratique deux incisions latérales. Sonde à demeure.

L'opération de Foucher échoua complétement, et le malade quitta l'hôpital au bout de vingt jours, n'ayant rien gagné, mais n'ayant rien perdu.

Il fut l'année suivante opéré de nouveau par Voillemier, qui se contenta de faire sur la face dorsale de la verge une incision longitudinale de 4 millimètres de profondeur, dans laquelle il plaça une sonde au-dessus de laquelle il réunit au moyen d'une suture entortillée les bords de la gouttière uréthrale préalablement avivés. La sonde introduite jusque dans la vessie ne put être tolérée, et cette seconde tentative fut aussi infructueuse que la première. Peut-être Voillemier eût-il mieux réussi, s'il se fût borné, comme l'a fait Duplay plus tard, à restaurer la partie antérieure du canal, en laissant intacte l'ouverture épispadienne, ou encore en pratiquant, comme Thiersch, une fistule périnéale qui empêchât l'urine de se mettre en contact avec les lèvres de la plaie.

Une dernière opération fut faite deux mois après par ce même chirurgien, à l'aide d'un procédé qu'il décrit de la manière suivante : « Le malade étant couché sur le dos, un petit gorgeret fut introduit dans l'ouverture de l'urèthre. La gouttière était dirigée en arrière. Un aide devait le maintenir solidement dans cette position. Avec la main gauche portée en pronation, je saisis le pénis sur ses côtés et je le tendis modérément. Ensuite avec la main droite je pris un long trocart à hydrocèle et je l'enfonçai sur l'extrémité du gland, entre les deux corps caverneux, de manière à traverser la verge dans toute sa longueur. Quand la pointe du trocart fut arrivée dans la gouttière du gorgeret, je retirai le mandrin en laissant la canule en place. Dans la journée et la nuit suivante, les urines sortirent en petite quantité par l'ancienne ouverture et en grande partie par la canule. Celle-ci est retirée le lendemain et remplacée par une sonde de 6 millimètres 1/3. Cette fois encore le malade a enlevé la sonde dans la journée, à cause des douleurs vives qu'il éprouvait dans la vessie. Il urine entièrement par le nouveau canal, quand il saisit avec les doigts la verge à sa base et tient accolés latéralement les bords de l'ancienne ouverture uréthrale. Autrement l'urine sort moitié par cette ouverture, moitié par le nouveau canal. »

Deux mois après la sortie du malade, le canal ne laissait plus passer qu'une bougie de 5 millimètres. On agrandit sa cavité en l'incisant sur la paroi inférieure et dans toute son étendue avec un uréthrotome de Ricord, qui permit l'introduction d'une bougie de 7 millimètres 1/3. On fit ensuite l'avivement du pourtour de l'ouverture uréthrale placée au devant et au-dessous du pubis et la réunion de ses bords avec trois points de suture entortillée. La réunion se fit sur tous les points, excepté au niveau d'un des fils où resta un pertuis très-fin par lequel s'échappait un petit jet au moment de la miction. Le malade refusa toute opération complémentaire, se déclarant satisfait du résultat, puisqu'il lui suffisait de prendre sa verge par la peau entre les doigts pour que toute l'urine sortît par le conduit; pendant la copulation, le sperme coulait lentement, mais ne s'échappait plus par la fistule.

Cette observation est intéressante, car elle donne une bonne idée des difficultés qu'on peut rencontrer lorsqu'on veut, dans une seule séance, accomplir tous les temps d'une restauration aussi délicate. C'est en réalité gagner du temps que de ne recourir qu'à des opérations successives, suivant le précepte posé en 1869 par Thiersch (de Leipzig [*Archiv der Heilkunde*, 1869, p. 30]), et auquel ce chirurgien a dû des résultats bien supérieurs à ceux obtenus par les procédés de Nélaton et de Dolbeau.

Procédé de Thiersch. Avant toute tentative, Thiersch crée une fistule périnéale, afin de détourner le cours de l'urine pendant la restauration du canal. Cette fistule doit rester ouverte jusqu'à la fin du traitement.

1° Dans un premier temps, Thiersch sépare la portion balanique du canal au moyen d'une incision; il augmente, s'il est nécessaire, la profondeur de la gouttière uréthrale, avive les deux bords de cette gouttière et réunit les surfaces sanglantes par deux ou trois points de suture, au-dessus d'une sonde.

2° Dans un second temps, il s'occupe de la restauration de la portion pénienne, à l'aide du procédé par inclusion cutanée, appliqué par Th. Anger à la cure de l'hypospadias. J'ai déjà décrit avec détails ce procédé qui consiste à recouvrir la gouttière uréthrale avec deux lambeaux cutanés pris sur la face dorsale de la verge et se recouvrant mutuellement par leur face cruentée. Il est donc inutile d'y revenir.

3° Dans un troisième temps, destiné à combler le vide qui existe entre la portion pénienne et la portion balanique du canal, Thiersch se sert comme lambeau du prépuce exubérant chez les épispades. A la base de ce repli préalablement tendu il pratique une incision transversale qui l'intéresse dans toute son épaisseur. L'ouverture qui en résulte doit être suffisante pour laisser passer le gland. Il avive alors les bords de l'hiatus existant au canal et le recouvre au moyen du prépuce au-dessous duquel il a engagé le gland. Quelques points de suture fixent les deux feuillets préputiaux dédoublés l'un à la partie antérieure, l'autre à la partie postérieure de l'hiatus uréthral.

4° Dans un quatrième temps, il ferme l'ouverture épispadienne par deux lambeaux empruntés à la peau de l'abdomen, placée au-dessus et sur les côtés de l'infundibulum. Le lambeau gauche a la forme d'un triangle isocèle. Sa base occupe la moitié gauche de la circonférence de l'entonnoir. Il est abaissé de façon que sa surface cutanée regarde l'entonnoir et que son bord libre soit réuni au bord supérieur préalablement avivé du canal de l'urèthre de nouvelle formation. Le second lambeau est quadrilatère, allongé, et sa base correspond au canal inguinal droit. Abaissé, il vient par sa surface de cruentation s'appliquer sur la surface cruentée du lambeau précédent. Des points de suture en nombre suffisant fixent ces deux lambeaux dans leur nouvelle position. Les plaies abdominales sont pansées à plat, afin qu'elles se comblent par granulation.

5° Dans un dernier temps, Thiersch supprime la fistule périnéale.

L'opération conçue et exécutée par le professeur de Leipzig paraît avoir réussi au delà de toute espérance. La restauration des formes extérieures était plus parfaite et l'accomplissement des fonctions plus régulier que chez les malades de Nélaton et de Dolbean. Le sujet traité par Thiersch gardait les urines, excepté pendant l'effort; encore fut-il possible de remédier à cet inconvénient par l'emploi d'une ceinture appliquée autour du bassin et munie d'une pelote qui pressait sur l'infundibulum. Un autre malade opéré par Waldsham par ce procédé (*Société de médecine de Londres*, séance du 23 janvier 1888) pouvait garder ses urines pendant cinq ou six heures. Le résultat est donc satisfaisant.

Procédé de Duplay. Dans ces dernières années Duplay a proposé l'application à l'épispadias d'un procédé inspiré par celui qui lui a donné des succès si remarquables dans le traitement de l'hypospadias.

Son procédé comprend trois opérations successives qui doivent être pratiquées à des intervalles éloignés :

1° *Redressement de la verge.* La verge étant relevée contre le pubis et maintenue appliquée sur l'ouverture épispadienne, il faut d'abord la redresser en pratiquant sur sa face dorsale une ou plusieurs incisions transversales, prolongées, s'il le faut, jusque dans les corps caverneux. Il est rare qu'on puisse rendre d'emblée à l'organe sa forme et sa direction normales, mais le résultat s'améliore avec le temps, et chez un malade de Duplay la verge a achevé de se redresser en se développant. En même temps qu'on redresse la verge on peut restaurer la portion balanique de l'urèthre par l'avivement des bords de la gouttière et la suture enche

villée à simple fil. Ce temps ne diffère de celui de Thiersch que par le mode de suture.

2° *Création d'un nouveau canal jusqu'au voisinage de l'ouverture épispadienne.* Profitant de la fente des corps caverneux, qu'on observe chez la plupart des épispades, Duplay restaure le canal par l'uréthrorrhaphie et non par une opération autoplastique analogue à celle de l'hypospadias. En cela consiste, d'après lui, un des plus grands avantages de son procédé sur celui de Thiersch, qui nécessite la dissection de deux lambeaux, maintenus en place par une suture d'une exécution très-délicate.

De chaque côté de la ligne médiane et à 5 millimètres environ de cette ligne, on pratique un avivement de forme quadrilatère, de 5 à 6 millimètres de largeur, s'étendant du gland à l'ouverture épispadienne. Si la gouttière uréthrale ne paraît pas assez profonde, on l'incise dans toute sa longueur sur la ligne médiane, de manière à pouvoir y placer une sonde de volume approprié. Les parties avivées sont ensuite réunies par-dessus la sonde au moyen de la suture enchevillée à simple fil d'argent, déjà décrite à propos de l'hypospadias. Au lieu de faire passer chacun des fils dans des trous pratiqués à travers un petit tube de plomb, on peut se servir de deux bouts de sonde, plus faciles à se procurer. Chaque fil traversant les deux lèvres de la plaie d'avivement et une notable épaisseur des corps caverneux est enroulé par une de ses extrémités autour de l'une des sondes; en tirant sur l'autre, on rapproche l'une de l'autre les deux sondes et l'on obtient ainsi l'affrontement exact des surfaces. Lorsque la constriction paraît suffisante, on arrête chaque fil sur la seconde sonde avec un tube de Galli. Une sonde placée dans l'ouverture épispadienne détourne l'urine pendant les premiers jours et en empêche le contact avec les parties avivées.

Chez deux de ces malades, dans le but de rendre le résultat plus parfait au point de vue de la régularité des formes, Duplay a utilisé le prépuce, de la façon indiquée par Thiersch dans le troisième temps de son opération. Chez les épispades, cet organe forme au-dessous de la verge une sorte de tablier disgracieux qui peut devenir une gêne dans le coït, tandis que la face supérieure de la verge est recouverte d'un tégument très-aminci, de couleur rosée, différent de l'état normal. Pour obvier à ce double inconvénient, Duplay incise le prépuce dans toute son épaisseur, à la base du gland, fait passer celui-ci à travers cette boutonnière, puis, dédoublant les deux feuillets préputiaux, il les étale pour ainsi dire sur la face supérieure des corps caverneux, avivée dans une étendue convenable, et les fixe dans leur nouvelle situation par quelques points de suture. Cette petite opération complémentaire, pratiquée entre le deuxième et le troisième temps, a l'avantage de permettre l'occlusion des points qui auraient échappé à la réunion lors de l'opération antérieure.

3° *Abouchement des deux portions du canal ou fermeture de l'ouverture épispadienne.* Comme l'ouverture anormale se présente sous la forme d'un infundibulum, il suffit, après avoir avivé largement et aussi loin que possible ses parois, d'affronter les surfaces saignantes avec la suture enchevillée pour en obtenir l'occlusion. Pendant tout le temps nécessaire à la cicatrisation, une sonde doit être placée à demeure dans toute l'étendue du canal nouveau. Si la réunion n'est pas complète du coup, rien n'est plus aisé que de recommencer pour ainsi dire indéfiniment jusqu'à fermeture complète de la fistule.

Le procédé de Duplay, plus simple que celui de Thiersch, présente sur ce dernier l'avantage de restaurer d'une manière plus parfaite les formes extérieures et de reconstituer un canal presque identique à l'urèthre normal. Il supprime en outre ce temps préliminaire qui consiste à créer une fistule périnéale très-incommode à cause de sa longue durée, et souvent difficile à fermer lorsque sa présence est devenue inutile.

C'est donc celui qui me paraît mériter à tous les titres la préférence des chirurgiens. Du reste, comme pour l'hypospadias, le professeur Duplay a obtenu des résultats très-favorables au point de vue fonctionnel. Toujours il a constaté d'abord l'intermittence, puis la disparition de l'incontinence continue avant l'opération. Plusieurs de ses sujets dont la cure est achevée depuis longtemps conservent leurs urines le jour et la nuit; la miction s'opère à volonté et l'urine est projetée avec force. Les renseignements relatifs aux fonctions génitales sont moins précis, vu l'âge des sujets soumis à l'opération. Pourtant l'un d'eux a acquis depuis l'opération la faculté de pratiquer le coït, et chez lui les fonctions génitales s'accomplissent d'une façon normale.

Tout ce que j'ai déjà dit sur l'âge auquel doivent être opérés les hypospades est applicable aux malades atteints d'épispadias, chez lesquels le redressement de la verge et la création du nouveau canal doivent être tentés dans le jeune âge, le dernier temps de l'opération, c'est-à-dire la fermeture de l'ouverture anormale, pouvant être réservé pour l'âge de la puberté, époque où les malades plus intelligents et plus raisonnables supportent mieux la sonde à demeure. Pourtant Krönlein a obtenu un succès complet sur un enfant âgé de cinq ans à peine.

E. GAYRAUD.

BIBLIOGRAPHIE. — ACKERMANN. *Infantis androgyni historia*, 1805. — ALBRECHT. *Ueber die Morpholische Bedeutung von Penischisis Epi-und Hypospadie.* In *Centr. für Chir.*, n° 24, 1886. — ANGER (Th.). *Hypospadias périnéal compliqué de coudure de la verge.* In *Bullet. et mém. de la Soc. de chir.*, 1875, t. I, p. 179. — DU MÊME. *De l'hypospadias et de l'épispadias avec exstrophie de la vessie.* In *Bull. et mém. de la Soc. de chir.*, 1880, t. VI, p. 175. — ARNAUD. *Dissertation sur les hermaphrodites.* In *Mém. de l'Acad. de chir.*, 1762, t. II, p. 226. — BÉGIN. *Nouv. élém. de chir. et de méd. opér.*, 2e édit., 1838, t. I, p. 565. — BÉHENDS. *De impotentiâ virili hypospadiorum.* Francfort, 1817. — BLANDIN. *Cas d'hypospadias.* In *Ann. de thérap. méd. et chir. et de toxicologie de Rognetta*, 1846, t. IV, p. 69. — BOUISSON. *De la section sous-cutanée de l'enveloppe fibreuse, et de la cloison du corps caverneux.* In *Gaz. méd. de Paris*, 1857. — DU MÊME. *Mémoire sur quelques variétés de l'hypospadias, et le traitement qui leur convient.* In *Comptes rendus de l'Acad. des sciences*, séance du 8 octobre 1860. — DU MÊME. *De l'hypospadias et de son traitement chirurgical.* In *Tribut à la chirurgie*, 1862, t. II, p. 528. — BOUTEILLER (de Rouen). *Cas d'hypospadias.* In *Union méd. de la Seine infér.*, 1875, n° 40, p. 27. — BRESCHET. Art. ÉPISPADIAS et art. HYPOSPADIAS. In *Dict. des scienc. méd.* en 60 vol., 1815 et 1818, t. XII et XVIII. — BRY. *Bull. de la Faculté et de la Soc. de méd. de Paris*, 1800. — CASPER. *Traité de méd. légale*, t. II, p. 52. Paris, 1862. — CHASSAIGNAC. *Traitement de l'hypospadias.* In *Bull. de la Soc. de chirurg.*, séance du 19 août 1857. — CHOPART. *Traité des malad. des voies urinaires*, 1821. — DEMARQUAY. *Malad. chir. du pénis*, 1877, p. 606. — DIEFFENBACH. *Zeitschrift für die gesammte Med.*, 1837, et *Gaz. méd. de Paris*, 1837. — DIONIS. *Cours d'opér. de chir.*, 5e édit., revue par Lafaye. Paris, 1736. — DOLBEAU. *De l'épispadias ou fissure uréthrale supérieure.* Paris, 1861. — DUBRUEIL. *Élém. de méd. opér.* Paris, 1875, p. 709. — DUGÈS. *Mém. sur l'hermaphrodisme.* In *Éphémér. méd. de Montpellier*, 1827. — DUPLAY (Simon). *De l'hypospadias périnéo-scrotal et de son traitement chirurgical.* In *Bull de la Soc. de chir.*, séance du 28 janvier 1874, et in *Arch. gén. de méd.*, 1874, 6e série, t. XXIII, p. 518 et 657. — DU MÊME. *Sur le traitement chirurgical de l'épispadias.* In *Bull. et mém. de la Soc. de chir.*, séance du 5 février 1880, et in *Arch. gén. de méd.*, 1880, 7e série, t. I, p. 257. — FABRICE DE HILDEN. *De duplici ductu urinario.* Centur. 1, obs. 71. — FOLLIN. *Observ. d'épispad. complet.* In *Union méd.*, 1862, 2e série, t. XV, p. 617, et in *Bull. de la Soc. de chir.*, 1862, t. III, p. 310. — GAY. *Épispadias avec torsion du pénis.* In *Pathological Society's Transactions*, t. XVI, p. 189. — GAULTIER DE CLAUBRY. *Journ. de*

méd., de chir. et de pharm. de Sédillot, t. LI, avril et décembre 1814, p. 170 et 452. —
Godard. Études sur la monorchidie et la cryptorchidie. In Mém. de la Soc. de biologie,
1856. — Guersant. Notices sur la chirurgie des enfants. Chap. Hypospadias et Épispadias,
1861-1867, p. 250. — Guyon. Vices de conformation de l'urèthre. Thèse de concours pour
l'agrégation, 1863. — Du même. Rapport sur le Mémoire de Th. Anger. In Bull. et mém.
de la Soc. de chir., 1875, t. I, p. 188. — Holmes. Thérapeutique des malad. chirurg. des
enfants. trad. par Larcher, p. 257 et 261. Paris, 1870. — Jarjavay. Recherches anat. sur
l'urèthre de l'homme. Paris, 1856. — Kroxlein. Beitrage für plastichen Chirurgie. In Arch.
klin. Chir., t. XXX, p. 453. (L'auteur est partisan du procédé de Thiersch par double
suture. Il y ajoute seulement une suture intermédiaire faite avec un fil métallique simple
fixé sur une cheville, comme dans le procédé de Duplay. Succès complet par trois opérations successives, chez un épispade âgé de cinq ans.) — Lobelt. De l'appareil du sens
génital des deux sexes, trad. par Caula. Paris, 1851. — Lingard. De l'hérédité de l'hypospadias et de sa transmission par l'atavisme indirect. In Lancet, 19 avril 1884. — Marchal de Calvi. Sur plusieurs vices de conformation des parties génitales. In Bull. de
Acad. de méd., 1843, t. IX, p. 61. — Marestin. Recueil périod. de la Soc. de méd., t. VIII,
116. — Maujolin. Cas d'hypospadias. In Bull. de la Soc. de chir., 1858, t. VIII, p. 252. —
Moutet. De l'uréthroplastie dans l'hypospadias scrotal. In Montpellier médical, 1870,
t. XXIV, p. 387, et in Mém. de méd. et de chir., 1872, p. 263. — Müller. Journ. compl. des
sciences méd., 1830, t. XXXVIII, p. 4. — Palfyn. Anat. chir. du corps humain, édit. par
A. Petit, t. I, ch. xix. — Paul d'Égine. Chirurgie de l'hypospadias, ch. 54, trad. de René
Briau. — Petit (J.-L.). Œuvres posth., t. II, p. 429. — Partridge. Cas d'épispadias. In
Pathological Society's Transactions, t. XVI, 192. — Pinel. Observ. sur les vices origin. de
conform. des parties génitales de l'homme. In Mém. de la Soc. d'émul., t. IV, p. 132. —
Pozzi. Homme hypospade, pseudo-hermaphrodite. In Ann. de gynéc., avril 1884. — Rennes.
Observ. méd. sur quelques malad. rares et peu connues. In Arch. gén. de méd., 1831,
t. XXVII. — Retterer et Roger. Note sur un cas d'épispadias périnéo-scrotal chez un chien.
In Bull. de la Soc. de biologie, séance du 12 novembre 1887, p. 646. — Richard (A.). De-
scription des procédés autoplastiques employés par Nélaton pour la restaur. de l'épispadias.
In Gazette hebd. de méd. et de chir., 1854, t. I, p. 116. — Ripoll. Hypospadias. Établiss.
d'une nouvelle voie à l'émission de l'urine par la perforation à l'aide d'un trocart. Succès.
In Gaz. hebd. de méd. et de chir., 1856, t. III, p. 589. — Sabatier. Médec. opér., éd. de
Sanson et Bégin, 1824, t. IV, p. 431. — Schneider. Der Hermaphroditismus, 1809. — Ste-
glehser. De hermaphr. natura tractat. Bambergæ et Lipsiæ, 1817, p. 75. — Thiersch (de
Leipzig). Ueber die Entstehungsweise und operative Behandlung der Epispadias. In Arch.
der Heilkunde, 1869, p. 20. — Verneuil. Torsion congénitale du pénis avec hypospadias.
In Bull. de la Soc. de chir., 1857, t. VIII, p. 68. — Voelker. Art. Pénis. In Nouv. dict. de
méd. et de chir. de Jaccoud, 1878, t. XXVI, p. 425 et 488. — Voillemier. Traité des
malad. des voies urinaires, 1868, t. I, p. 550 et 578. — John Wood. Traitement de l'hypospadias. In Med. Times and Gaz., 30 janv. 1875. — Waldsham. Obs. d'épispadias avec
exstrophie partielle de la vessie. In Semaine médicale, p. 31, 25 janvier 1888. — Wein-
lechner. Épispadias opéré par la méthode de Thiersch. In Semaine médicale, p. 460,
10 novembre 1886.   E. G.

HYPOSULFITES. § I. **Chimie.** Nom générique des sels formés par
l'acide hyposulfureux; ils ont pour formule générale $SO^3M'^2$. On prépare les
hyposulfites en faisant bouillir les sulfites avec du soufre. Leurs caractères sont
généralement les mêmes que ceux des sulfites. Ils s'en distinguent seulement
par le précipité blanc de soufre que donne leur solution aqueuse traitée par un
acide.

On trouve presque constamment des hyposulfites alcalins dans l'urine des
chiens et des chats.   L. Hn.

§ I. **Emploi médical.** Hyposulfite de soude. Hyposulfite de magnésie. Ces sels, longtemps inusités dans la matière médicale, ont pris rang,
durant ces dernières années, dans l'arsenal de la thérapeutique antiseptique.
Comme les sulfites alcalins auxquels on les préfère en raison de leur saveur
moins désagréable, ils ont été l'objet de quelques recherches contemporaines dans le but d'utiliser leurs propriétés. Parmi elles, il faut citer les

travaux de Polli, Semmola, Giovanni, Capparelli, Tiguri, Ferrini, Klezinski, à l'étranger, ceux de MM. Lancereaux, C. Paul, Pietra Santa et Rabuteau, en France.

Deux d'entre eux, l'*hyposulfite de soude* et l'*hyposulfite de magnésie*, ont été l'objet d'applications médicamenteuses, mais c'est le premier de ces sels que l'on emploie le plus habituellement, en raison de sa plus grande solubilité. L'*hyposulfite* de chaux est inusité.

1. Action physiologique. L'hyposulfite de soude a une saveur à la fois amère et salée, mais non pas sulfureuse comme celle des sulfites. Sa grande solubilité en rend l'absorption facile par l'économie, dans laquelle il subit des métamorphoses chimiques que Polli, Klezinski et Rabuteau, ont étudiées.

L'absorption de ce sel est rapide. Son élimination par les urines varie, d'après Rabuteau, quand les doses ingérées sont faibles ou bien fortes. Pour en rechercher les produits dans les urines, ce chimiste recommandait une solution d'iodate de potasse pur, d'eau et d'amidon et l'acidification du liquide par quelques gouttes d'acide acétique concentré. Cet acide mettrait en liberté l'acide sulfureux qui, à son tour, décompose l'iodate, dont l'iode colore en bleu l'amidon. Cette réaction est assez sensible pour déceler dans les urines 120/1000ᵉˢ de sulfite de soude. Ce procédé a été exposé en détail sous la rubrique de : *Recherches sur les métamorphoses et le mode d'élimination du sulfite et de l'hyposulfite de sodium introduits dans l'organisme*, par Rabuteau, dans les séances de novembre 1868 de la Société de biologie.

A faibles doses, les hyposulfites sont transformés en sulfates dans l'organisme et éliminés sous cette forme, de sorte que le réactif précédent ne décèle leur présence ni dans l'urine, ni dans la salive. A doses élevées, leur transformation est seulement partielle, et on les retrouve dans l'urine tout à la fois sous la forme de sulfate et sous celle de sulfite. Expérimentalement sur le chien Rabuteau constatait ce phénomène par l'injection intra-veineuse de 4 grammes d'hyposulfite de soude. La même dose, ingérée par l'homme, est totalement oxydée et transformée en sulfate.

Dix-sept ans auparavant cette transformation avait été observée par Kletzinski dans des expériences entreprises sur lui-même et signalées dans son mémoire intitulé : *Ueber die Hypochlorite, Hyposulfite und Bensoesäure in ihrem Einflusse auf den Stoffwechsel*, qui fut publié en 1851 (*Canstatt's Jahresbericht*, Bd. I, s. 199, 1851).

Administrés à doses modérées, les hyposulfites ne paraissent modifier, ni la respiration, ni la circulation, ni les fonctions digestives. Dupasquier avait noté que les sulfites provoquent des effets purgatifs à doses élevées, il en serait de même des hyposulfites; mais ces effets doivent être attribués à un sulfate produit par leur décomposition dans le tube digestif.

Leur propriété capitale est celle qu'ils exercent sur les fermentations. C'est à elles que se rapportent les vertus antiputrides que Polli leur reconnaissait et dont il avait cru trouver les causes dans leur affinité pour l'oxygène; erreur manifeste à l'heure actuelle où il est démontré que les vibrions septiques peuvent se développer dans un milieu anaérobie.

Quelle que soit l'interprétation du phénomène, il n'en est pas moins réel. En versant une solution d'hyposulfite de soude dans le jus de raisin, on suspend la fermentation alcoolique. De plus, les pièces anatomiques plongées dans une semblable solution se conservent également. Enfin, injecté dans les vaisseaux d'un cadavre, on en prévient la putréfaction en vertu des mêmes phénomènes chimiques : d'où l'usage des injections d'hyposulfite de soude dans les cadavres destinés aux dissections.

Les hyposulfites alcalins sont-ils des agents microbicides? Aucune expérience ne le prouve, de sorte que, tout en reconnaissant leurs vertus antizymasiques, on est en droit de contester leur action nécrophytique.

2° ACTION THÉRAPEUTIQUE. Polli entendait surtout utiliser les effets antiputrides des hyposulfites et prévenir ce qu'il appelait les fermentations de l'organisme. C'était une hypothèse injustifiable. Après lui, Giovanni, Ferrari et M. Pietra Santa, expliquaient par une autre théorie l'action thérapeutique de ces agents; ils ne tuaient plus les ferments, mais, propriété toute différente, augmentaient la résistance de l'organisme et le mettaient en état de défense contre leurs agressions. On le voit, la distance est grande entre ces deux opinions qu'il me paraît d'ailleurs inutile de discuter ici, l'étude physiologique de ces agents médicamenteux étant jusqu'à présent fort incomplète.

Leur action *désinfectante* est cependant incontestable, et j'en trouve la preuve dans les succès obtenus par M. Lancereaux et par d'autres, qui les prescrivent contre la bronchite fétide. Ici du moins on peut admettre que, décomposés dans l'organisme en acides sulfureux ou sulfhydrique, et que, éliminés par la muqueuse pulmonaire, ils désinfectent les sécrétions broncho-pulmonaires. Cette interprétation semble être celle que M. Leviez adopte dans sa thèse inaugurale sur la *bronchite fétide et son traitement par l'hyposulfite de soude*.

A l'intérieur, c'est, en effet, contre les bronchites fétides que les hyposulfites alcalins et en particulier l'hyposulfite de soude se montrent efficaces. Après l'administration de ce dernier sel, M. Lancereaux a noté, d'après le *Bulletin de thérapeutique* du 30 novembre 1882, la diminution de l'odeur de l'haleine et de la fétidité des crachats, d'abord dans l'intervalle des quintes, puis au moment même de ces dernières. L'appétit revient, l'état général s'améliore en même temps que l'état local, et le malade augmente de poids dans l'espace de cinq ou six semaines. Enfin, terminaisons toujours favorables, cet habile clinicien aurait enregistré 7 succès chez 7 malades soumis à cette médication. Toutefois le résultat est moins heureux quand les cas sont anciens, de sorte que, d'après M. Leviez, il importe de prescrire cette médication de bonne heure et de la continuer pendant longtemps.

Dans l'opinion de Polli et de ses compatriotes, l'administration des hyposulfites était indiquée contre les maladies à ferments putrides venant de l'extérieur ou bien accumulés dans l'organisme où ils se produisent. Déjà en 1832 Kuz et Manuel avaient prescrit le sulfite de soude à l'intérieur aux cholériques, devançant ainsi Polli et ses compatriotes. Au lieu de timides essais, ces derniers, il est vrai, prescrivirent ces agents systématiquement contre toutes les affections spécifiques, contre la morve, la septicémie puerpérale, les exanthèmes, la fièvre typhoïde, qu'ils attribuaient, comme on l'a déjà vu plus haut, à une fermentation putride. Cette théorie, que rien n'a justifiée depuis, n'était pas viable, car, d'une part, rien n'autorisait à réunir dans un même groupe les maladies virulentes, comme la morve, avec l'infection purulente, et, d'autre part, il fallait admettre que les hyposulfites agissent dans le sang à titre d'antizymasiques; autre hypothèse encore à démontrer. Rappelons cependant que Polli et Tiguri ont trouvé des imitateurs. Miller et Hamilton (*the Lancet*, 1867-1869) l'ont administré à l'intérieur dans le cours de la fièvre typhoïde, d'autres contre le rhumatisme et les exanthèmes. Enfin Crowther et Hewson contre l'érysipèle (*The Lancet*, 1879).

Ici se placent les remarques de Semmola. Il ne faut pas compter, a-t-il dit, sur l'action thérapeutique des hyposulfites ni des sulfites contre les maladies infectieuses, typhus, scarlatine, rougeole, ou les affections virulentes, morve, pustule maligne, mais on est en droit d'admettre leur puissance désinfectante dans les affections putrides. On en avait proposé l'emploi contre la phthisie, mais ces essais ont échoué. Semmola constata non-seulement leur inefficacité, mais de plus vit les phthisiques ne pas en tolérer l'emploi.

Polli considère ce médicament comme un succédané de la quinine dans le traitement des fièvres intermittentes, et M. C. Paul, rapportant les statistiques des médecins italiens, signale les guérisons dans le rapport de 46 pour 100. Gracchi et Schollm ont proclamé son efficacité contre la diphthérie, et deux médecins anglais, Lyell et Sansom, ont publié des cas, assez peu décisifs d'ailleurs, dans lesquels il en avait été fait usage (*the London Med. Record*, 1863, et *the Med. Times and Gaz.*, 1866).

On peut considérer avec quelque droit tous ces succès comme fort suspects; par contre, on ne saurait nier l'action désinfectante de ces sels, administrés à doses suffisantes dans les cas de catarrhe vésical pour prévenir la fermentation ammoniacale de l'urine dans la vessie.

Une autre application des sulfites semblait plus légitime : je veux parler de leur administration contre les sarcines de l'estomac et certaines dyspepsies. Les essais de Silvestrini avaient été assez encourageants. Ils ont été répétés par Jenner et Neale (*Med. Times and Gazette*, 1851 et 1853). A l'extérieur, on a fait fonds sur les mêmes propriétés contre l'herpès tonsurant; M. Gull les a employés contre le pityriasis versicolor (*the Lancet*, 1866), Jenner (*Med. Times*, 1861) contre les dermatoses; d'autres en ont fait usage comme désinfectant sur les ulcères variqueux, et pour arrêter le développement du muguet.

Sur les plaies, Burggraeve, Gritti, C. Paul, l'ont considéré comme un topique excellent. C'était au temps où les moyens d'antisepsie chirurgicale étaient peu nombreux et surtout peu connus. Aujourd'hui d'autres agents antiseptiques plus puissants remplacent avantageusement son emploi.

3° MODE D'ADMINISTRATION ET DOSES. L'emploi médicamenteux des hyposulfites exige quelques précautions. En présence des matières oxydantes, acide nitrique, permanganate de potasse, ces sels se transforment en sulfites et perdent leurs propriétés. On doit donc tenir compte de cette instabilité dans les formules et les préparations pharmaceutiques.

Rabuteau a proposé dans les cas graves de septicémie l'*injection intra-veineuse* de l'hyposulfite de soude, se fondant sur la tolérance des animaux dans ses expériences physiologiques. Cette recommandation n'a pas été écoutée jusqu'à présent.

A l'*intérieur*, on prescrit les hyposulfites à la dose de 5 à 10 et 20 grammes par jour et on masque leur saveur en les faisant dissoudre dans une infusion de menthe ou de mélisse.

La *potion antizymasique* de Polli contenait 150 grammes d'hyposulfite de soude, 60 grammes d'eau, et 25 grammes de sirop simple. Elle était ingérée par cuillerée à bouche toutes les heures.

La potion de Lancereaux, contre la bronchite fétide, renferme 4 à 5 grammes d'hyposulfite, véhiculés dans 120 grammes de julep gommeux. On peut y ajouter 30 grammes de sirop d'eucalyptus. Cette forme médicamenteuse est bien supportée et n'occasionne aucun trouble digestif.

Le *sirop de Biett* était ainsi formulé : sirop de fumeterre, 400 grammes ; sirop de pensées sauvages, 100 grammes ; hyposulfite de soude, 10 grammes ; il était prescrit à raison de deux cuillerées par jour.

La *tisane de Polli* consistait dans une solution de 4 à 5 grammes du sel dans 1 litre de solution de gomme édulcorée. Cette dose devait être ingérée dans les vingt-quatre heures.

On a encore préparé des *pastilles* et un *alcoolé* à l'hyposulfite de soude. Pour l'usage externe, on fait usage des préparations suivantes :

Une *solution antiseptique forte* à l'hyposulfite de soude, qui, d'après M. Yvon, contient 2 grammes d'hyposulfite pour 5 grammes d'eau distillée.

La *solution antiseptique faible* renferme 5 à 50 grammes du sel pour 950 grammes d'eau. Cette solution est employée en lotion, en topique et en lavement.

Le *gargarisme de Polli* contient 20 grammes d'hyposulfite de soude pour 250 grammes d'un véhicule émollient.

Le *glycérolé de Beaufort* est préparé en dissolvant 8 à 15 grammes de sel dans 100 grammes de glycérine, et a été employé en badigeonnage contre les angines diphthéritiques.

Une *pommade* à l'hyposulfite de soude a été prescrite en dermatologie.

Enfin la *poudre désinfectante d'hyposulfite de soude* en nature a été proposée pour la désinfection et le pansement des plaies suppurantes ou gangréneuses.

Ch. Éloy.

HYPOSULFUREUX (Acide). $S^2O^3H^2$. Cet acide, encore appelé *acide sulfosulfurique*, représente de l'acide sulfurique dans lequel un atome d'oxygène est remplacé par un atome de soufre $S(O^3S)H^2$. On ne le connaît qu'à l'état de combinaison avec les bases (*voy.* Hyposulfites).

L. Hn.

HYPOSULFURIQUE (Acide). C'est l'*acide dithionique* (*voy.* Thionique [série]).

HYPOTHÈSE. *Voy.* Induction, Méthode, Science.

HYPOXANTHINE ou **HYPOXANTHIQUE** (Acide). $C^{10}H^4Az^4O^2$. M. Scherer a donné ce nom à une substance particulière qu'il a rencontrée dans le liquide dont la rate est imprégnée chez l'homme et chez le bœuf ; on la trouve aussi dans le sérum musculaire, et souvent même en si grande quantité qu'elle se dépose par le refroidissement de la décoction bouillante. Mais on admet aujourd'hui que, malgré de légères différences dans la solubilité, que l'on peut attribuer à leur plus ou moins grande pureté, l'*hypoxanthine* et la *sarcine* ne sont qu'une seule et même substance (*voy.* Sarcine).

Lutz.

HYPOXYLON. Genre de Champignons-Ascomycètes, établi par Bulliard pour des Sphæriacées, dont le stroma, hémisphérique ou étalé en forme de croûte, de couleur brun noirâtre ou rouge, est d'abord couvert entièrement par la couche de conidies. Les périthèces, périphériques, sont munis d'un ostiole papilleux et tapissés intérieurement de thèques claviformes, contenant des spores brunes, unisériées, ovoïdes-elliptiques, non septées.

Les *Hypoxylon* se développent sur les bois humides ou pourris, sur les troncs ou les branches mortes des arbres et des arbustes. On en connaît environ 40 espèces. L'*H. fuscum* Fr., notamment, se rencontre fréquemment pendant toute l'année sur le tronc des Hêtres, des Aulnes, des Charmes, des Bouleaux, etc. Il en est de même, sur les Hêtres, des *H. coccineum* Bull. et *H. rubiginosum* Fr., remarquables par leur stroma de couleur brun rouge plus ou moins vif.   Ed. Lef.

HYPSOMÉTRIE. L'hypsométrie est l'art de déterminer les altitudes ou hauteurs relatives de divers points. Des procédés très-variés peuvent être utilisés ; nous signalerons sans insister les méthodes de nivellement basées sur la trigonométrie et sur l'emploi des niveaux.

La pression atmosphérique variant avec l'altitude, on peut utiliser les indications barométriques pour mesurer les différences de niveau. La formule suivante peut être employée :

$$x = 18395^{m}(1 + 0,002837 \cos 2\lambda) \left[1 + \frac{2(T + t)}{1000} \right] \log \frac{H}{h} ;$$

x est la différence de niveau cherchée, exprimée en mètres, λ la latitude du lieu, H et T la hauteur barométrique et la température à la station supérieure, h et t la hauteur barométrique et la température à la station inférieure (*voy* Baromètre).

Actuellement l'emploi des baromètres métalliques s'est généralisé ; on fait usage souvent pour les ascensions de montagnes ou les ascensions aérostatiques de baromètres de ce genre présentant une double graduation, l'une donnant la valeur de la pression atmosphérique, l'autre l'altitude du point où se fait l'observation. Les résultats obtenus, sans être absolument rigoureux, sont très-suffisants dans la pratique.

On désigne plus spécialement en physique sous le nom d'hypsométrie la méthode de détermination des altitudes basée sur l'observation de la température d'ébullition de l'eau.

On sait qu'un liquide commence à bouillir pour la température à laquelle sa tension de vapeur est égale à la pression qui le surmonte. Si le liquide bout dans un vase librement ouvert à l'atmosphère, son point d'ébullition dépend donc de la pression atmosphérique ; et comme, ainsi que nous venons de le dire, celle-ci est liée à l'altitude, le point d'ébullition dépend de l'altitude et, s'il est connu, permet de déterminer celle-ci.

Regnault a donné une table très-étendue des valeurs de la tension de la vapeur d'eau ; nous en reproduisons une partie de 85 à 101 degrés ; les valeurs sont données de demi-degré en demi-degré et cet intervalle est assez rapproché pour que, dans la pratique, on puisse admettre la proportionnalité pour les valeurs intermédiaires. Si donc on connaît la température d'ébullition de l'eau dans des circonstances données (entre 85 et 101 degrés), cette table donnera immédiatement la valeur de la pression atmosphérique correspondante.

TEMPÉRATURES.	TENSIONS.	DIFFÉRENCES.	ALTITUDES.	DIFFÉRENCES.	TEMPÉRATURES.	TENSIONS.	DIFFÉRENCES.	ALTITUDES.	DIFFÉRENCES.
degrés.	millim.	millim.	mètres.	mètres.	degrés.	millim.	millim.	mètres	mètres.
85,0	435.01	8,58	4482	156	93,0	588,41	11,08	2058	148
85,5	441,62	8,72	4326	156	93,5	599,49	11,25	1800	148
86,0	450,34	8,87	4170	156	94,0	610,74	11,43	1742	148
86,5	459,21	9,01	4011	155	94,5	622,17	11,43	1594	147
87,0	468,22	9,16	3859	154	95,0	633,78	11,61	1447	147
87,5	477,38	9,31	3705	154	95,5	645,87	11,79	1300	147
88,0	486,69	9,46	3551	153	96,0	657,54	11,97	1153	116
88,5	496,15	9,61	3398	153	96,5	669,69	12,15	1008	116
89,0	505,76	9,77	3245	153	97,0	682,03	12,34	862	115
89,5	515,65	9,92	3092	152	97,5	691,56	12,53	717	114
90,0	525,15	10,08	2940	151	98,0	707,26	12,70	573	144
90,5	535,53	10,25	2789	151	98,5	720,15	12,89	429	143
91,0	545,78	10,41	2638	151	99,0	733,21	15,06	286	113
91,5	556,19	10,57	2487	150	99,5	746,50	13,29	143	113
92,0	566,76	10,74	2337	150	100,0	760,00	15,50	0	142
92,5	577,50	10,91	2187	149	100,5	773,71	13,71	— 142	112
93,0	588,41		2038		101,0	787,63	13,92	— 281	

Il sera alors possible d'utiliser la formule donnée plus haut pour en déduire l'altitude x du point où on a fait l'observation. Mais il est plus simple d'avoir une table qui donne directement l'altitude en fonction de la température d'ébullition; deux colonnes du tableau précédent donnent l'une l'altitude et l'autre les différences pour calculer par proportionnalité les hauteurs pour des températures autres que celles comprises dans le tableau. Les résultats obtenus ne sont d'ailleurs qu'approximatifs, parce qu'ils ne tiennent pas compte de la température du milieu ambiant, mais, en général, ils sont très-suffisants dans la pratique.

Les observations hypsométriques sont aisées à faire; elles exigent seulement l'emploi d'un thermomètre gradué avec grande précision dans le voisinage de 100 degrés; il faut qu'il permette d'évaluer les centièmes de degré. Comme il est à craindre que, par suite du déplacement du zéro, ses indications ne soient faussées, il est bon de prendre un thermomètre à échelle arbitraire et de déterminer directement par des comparaisons directes les indications thermométriques correspondant à cette échelle.

Ce thermomètre, abrité du vent, est placé au-dessus d'un vase contenant de l'eau que l'on fait bouillir, de telle sorte qu'il existe un intervalle de 2 à 5 centimètres entre le niveau du liquide et le réservoir du thermomètre. On lit la température indiquée sur cet appareil lorsque le niveau du mercure est devenu stationnaire.

Regnault a disposé une petite chaudière qui est commode pour ce genre d'observations : elle se compose d'un support cylindrique muni d'ouvertures latérales et dans lequel est une lampe à alcool; sur ce support on place la chaudière proprement dite, qui est cylindrique à fond hémisphérique; plusieurs tubes en laiton de diamètres décroissants, qui rentrent l'un dans l'autre comme la monture d'une lunette, prolongent les parois de la chaudière jusqu'à une hauteur suffisante pour constituer un abri pour la tige du thermomètre dont une très-petite longueur seulement dépasse ces parois. L'appareil replié occupe peu de place.

Dans plusieurs séries d'expériences faites dans des conditions variées Regnault a mis en évidence les avantages de l'emploi du thermomètre hypsométrique pour la détermination des altitudes.

Pour éviter d'avoir recours à des tables, M. d'Abbadie a proposé d'inscrire directement les altitudes sur la tige du thermomètre; cette simplification serait avantageuse, si la graduation du thermomètre ne se modifiait pas par le temps; mais le déplacement du zéro conduirait à changer les indications d'altitude, de temps à autre, de telle sorte que cette proposition ne paraît pas réellement avantageuse, et qu'il semble préférable d'opérer comme nous l'avons indiqué.

C.-M. G.

HYPTIS (*Hyptis* Jacq.). Genre de plantes, de la famille des Labiées, qui a donné son nom au petit groupe des Hyptidées. Ce sont des plantes aromatiques, herbacées, suffrutescentes ou ligneuses, à feuilles simples, opposées, à fleurs nombreuses, sessiles, disposées en verticilles ou en têtes axillaires, souvent accompagnées de bractées en forme d'involucre. Le calice a son limbe partagé en cinq dents non peltifères et le lobe antérieur de la corolle est abruptement défléchi, sacciforme, contracté à la base.

Les *Hyptis* habitent, au nombre de plus de 200 espèces, les régions tropicales de l'Amérique. L'*H. capitata* Jacq. est souvent employé, à la Jamaïque, pour faire des infusions théiformes, aromatiques et stimulantes. Il en est de même, au Brésil, de l'*H. ebracteata* R. Br. (*H. suaveolens* Poit.), de l'*H. pectinata* Poit. et de l'*H. graveolens* Benth.

Ed. Lef.

HYRACÉUM. Petits morceaux des excréments du Daman du Cap (*Hyrax capensis*) ramassés sur les pentes montagneuses du pays. Il est dur, tenace, résineux, brun noir, ayant une saveur âcre, amère et astringente, et l'odeur du castoréum, inflammable; il se dissout faiblement dans l'eau, l'alcool et l'éther. Au microscope on y trouve des tissus végétaux et animaux, des poils, du sable, des globules résineux et huileux, des lamelles rhomboïdales d'acide urique. Sa composition l'a fait regarder par quelques naturalistes comme un mélange des excréments et de l'urine. Pour ses effets physiologiques et thérapeutiques, il ressemble au castoréum d'Amérique, mais est beaucoup moins employé que lui.

L. Hn.

HYSERN (Don Joaquin). Médecin espagnol, né le 14 mai 1804 à Banyolas, devint en 1830 professeur au collége San Carlos de Madrid, puis professeur de physiologie comparée à l'Athénée scientifique, médecin et chirurgien de la chambre royale, plus tard médecin de l'infant Don Francisco et de la reine, conseiller de l'instruction publique, etc. Il a publié des travaux sur l'anatomie, la blépharoplastie, les altérations du sang dans le choléra, la colique de Madrid, etc.

L. Hn.

HYSOPE ou **HYSSOPE** (*Hyssopus* L.). Genre de plantes de la famille des Labiées et du groupe des Satureiées. L'unique espèce, *H. officinalis* L., est un sous-arbrisseau odorant, dont la souche traçante donne naissance à des tiges hautes de 2 à 5 décimètres, très-rameuses, portant des feuilles sessiles, oblongueslancéolées, très-entières, souvent munies à leur aisselle de fascicules de feuilles plus petites. Les fleurs, de couleur bleue, plus rarement blanches ou rosées, sont disposées en glomérules axillaires pluriflores, rejetés d'un même côté de la tige et rapprochés en épis terminaux feuillés. Le calice est à cinq dents presque égales, la corolle est bilabiée et les étamines, didynames, sont longuement saillantes hors de la corolle. Les achaines sont ovoïdes-trigones et à peu près lisses.

L'Hysope croît sur les rochers et les collines sèches dans la région méditerranéenne. On la retrouve çà et là dans le centre et le nord de la France, sur les vieux murs et les édifices en ruines. On la rencontre dans quelques localités des environs de Paris, notamment au coteau des Célestins, près Mantes, où elle fleurit en juillet et août. Elle répand une odeur pénétrante, assez agréable. Sa saveur est aromatique et un peu âcre. La plante entière figurait autrefois dans les officines sous la dénomination d'*Herba Hyssopi*. Ses sommités fleuries étaient très-employées en infusion comme toniques, stomachiques et stimulantes.

Ed. Lef.

HYSTÉRALGIE. *Voy.* Utérus.

HYSTÉRECTOMIE. *Voy.* Utérus.

HYSTÉRIE. Il n'est peut-être pas de sujet plus plein d'actualité que celui-ci ; sur aucun les documents ne sont plus nombreux et plus variés ; et cependant, sans aller jusqu'à comparer, comme Hammond, notre situation à celle de Dante désespéré de ne pouvoir décrire les horreurs du neuvième cercle de l'enfer, on peut dire, sans humilité ni coquetterie, que c'est l'article de ce Dictionnaire le plus difficile à faire *clair* et *court*.

Il faut en effet éviter de se perdre dans les détails de l'analyse, et d'autre part on ne peut se faire une idée de la maladie qu'en la décrivant par le menu. L'heure d'une synthèse définitive n'est pas encore venue pour cette grande névrose. La théorie de l'hystérie n'existe pas.

Seuls les faits existent, nombreux, bien observés ; il faut les coordonner, les grouper, en renonçant pour le moment à les expliquer dans leur processus pathogénique intime.

C'est donc une étude entièrement, exclusivement clinique, que nous tenterons ; étude qui aura pour base une description symptomatique sévère et pour double objectif un diagnostic précis et un traitement rationnel.

I. Définition. « La définition de l'hystérie, a dit Lasègue, n'a jamais été donnée et ne le sera jamais ». Je ne sais si elle sera jamais donnée (il ne faut désespérer d'aucun progrès), mais je sais qu'elle est encore actuellement impossible.

Sans doute les travaux contemporains (ceux de Charcot et de ses élèves spécialement) ont établi et découvert un ordre réel et une régularité méconnue dans des manifestations qui avaient paru jusque-là échapper à toute réglementation. Nous verrons que la grande attaque d'hystérie, l'attaque hystéro-épileptique, a des phases réglées, suivies, toujours les mêmes.

Mais ce n'est là qu'une des manifestations de la névrose. On peut parfaitement être hystérique sans avoir d'attaques, et une définition serait obligée de comprendre tous les cas, même non convulsifs.

On ne peut plus définir l'hystérie, comme le faisait Georget en 1824 : « une affection *convulsive apyrétique*, ordinairement de longue durée, etc. » La convulsion n'est nullement nécessaire à la constitution de la névrose, et nous verrons même qu'elle n'est pas toujours sans fièvre.

Le sens étymologique du mot doit même être aujourd'hui complétement abandonné. Venu du mot grec ὑστέρα, utérus, ce terme implique que la maladie est propre à la femme.

Or, même en abandonnant les vieilles théories sur les migrations de la matrice, même en modernisant la théorie du point de départ utérin comme on a essayé de le faire, on ne peut absolument plus aujourd'hui rien garder de ce sens du mot.

Nous verrons en effet que l'hystérie non-seulement se rencontre chez l'homme, mais encore est beaucoup plus fréquente chez lui qu'on ne le croit généralement.

On ne peut donc plus définir la névrose par son origine utérine ni même par une origine génitale, dans le sens le plus général du mot; et on ne saurait trop réagir contre le préjugé, que l'on trouve encore très-enraciné dans certains esprits, qui attache au mot d'hystérie un sens plus ou moins érotique, quasi déshonorant pour la malheureuse victime chez laquelle on la diagnostique.

Ce qui augmente la difficulté, c'est que très-souvent la maladie diffère non-seulement d'un malade à l'autre, mais encore prend souvent des aspects successifs très-divers chez le même sujet. La phrase classique de Sydenham est toujours vraie : l'hystérie est un véritable protée qui se présente sous autant de couleurs que le caméléon.

Cela dit, je tiens à prémunir aussi contre l'exagération inverse.

L'absence de définition courte et précise et l'impossibilité d'en donner une n'impliquent nullement l'impossibilité d'une étude scientifique et serrée. Il ne faut pas, comme Foville reprochait en 1833 à beaucoup de médecins de le faire, attribuer à l'hystérie « tous les phénomènes morbides inconnus dans leurs rapports physiologiques. »

Il ne faut pas que l'hystérie devienne une sorte de *caput mortuum* où on relègue et où on introduit avec plus ou moins de peine tout ce que l'on ne peut pas faire rentrer ailleurs en nosologie.

L'hystérie est une maladie bien nette, bien séparée des autres, ayant des caractères scientifiquement établis. Toute la description qui va suivre n'aura pour but que d'établir ce grand principe, sans lequel il n'y aurait ni diagnostic ni traitement possibles.

Pour commencer à préciser l'idée que nous nous faisons de la maladie, nous résumerons synthétiquement ici quelques grands principes qu'il est indispensable de bien connaître avant l'exposé des détails analytiques.

1. L'hystérie est une *névrose*, c'est-à-dire que nous n'en connaissons pas la lésion caractéristique.

Il y a là un aveu d'ignorance anatomo-pathologique, mais il faut aussi y voir autre chose.

Certainement le système nerveux n'est pas dans son état normal chez l'hystérique et il est infiniment probable que tôt ou tard on trouvera et on décrira cette lésion dont nous ne constatons actuellement que les manifestations. Mais, même après cette découverte, quelque chose restera toujours qui rappellera notre idée actuelle de la névrose : c'est la fugacité de cette altération.

Une contracture et une paralysie hystériques peuvent disparaître subitement sans laisser de traces alors même qu'elles datent de fort longtemps : voilà un fait clinique que l'anatomie pathologique n'infirmera jamais, et qui distinguera toujours les manifestations hystériques des symptômes d'une hémorrhagie cérébrale ou d'une sclérose spinale.

Voilà pourquoi l'idée de névrose fait partie intégrante de l'idée d'hystérie et, sous une forme plus ou moins modernisée, devra toujours en faire partie.

2. Cette même fugacité des symptômes fait une place à part à l'hystérie, même parmi les autres névroses.

Comme fixité de fond elle ne le cède à aucune ou presque à aucune. L'hystérie est essentiellement tenace et rebelle, plus que la chorée et que la tétanie, presque autant que l'épilepsie et la paralysie agitante.

Mais elle diffère essentiellement de toutes les autres névroses par la mobilité des manifestations. Sans doute nous verrons le même symptôme durer quelquefois fort longtemps chez le même sujet, puis il disparaîtra brusquement ou sera sans transition brutalement remplacé par un autre ou, pendant sa durée même, les phénomènes voisins varieront; il y aura toujours ou presque toujours quelque chose du caractère protéiforme dont nous parlions tout à l'heure.

Rien de semblable dans l'épilepsie, dans la chorée, dans la maladie de Parkinson.

C'est là un élément très-essentiel qui devra nous servir beaucoup pour le diagnostic.

3. Prise dans son ensemble, l'hystérie est une névrose du système nerveux tout entier.

Cerveau, bulbe, moelle, nerfs périphériques (sensitifs et moteurs), nerfs viscéraux, tous les départements du système nerveux peuvent être le siége du processus inconnu qui constitue l'hystérie.

De là le grand principe qui domine toute l'histoire clinique de cette névrose : c'est qu'elle peut simuler toutes les maladies du système nerveux.

Le mot « simuler » n'est pas exact; elle peut les produire réellement. Seulement l'altération qui développe les symptômes est fonctionnelle ou fugace, au lieu d'être organique et définitive.

Ainsi il y a certainement une hystérie des cordons postérieurs de la moelle produisant l'ataxie et simulant l'ataxie d'origine organique; il y a une hystérie des cordons latéraux produisant les contractures fixes et simulant la sclérose latérale, primitive ou secondaire; il y a même une hystérie des cornes antérieures produisant l'amyotrophie.

La chose est si vraie que, si l'altération fonctionnelle dure trop et reste trop longtemps fixée sur la même région, elle peut aboutir à une vraie lésion organique de ce département, et le tableau symptomatique ne change pas, et il faut l'autopsie pour démontrer que cette vieille névrosique à contractures très-anciennes a ses cordons latéraux, non plus seulement hystériques, mais sclérosiques.

De là de grandes difficultés diagnostiques quand, au lit d'un malade, il faut savoir si, oui ou non, il y a une lésion organique derrière le complexus symptomatique déjà bien analysé.

Cela s'explique du reste par ce fait plus général qu'en névropathologie l'aspect des symptômes dépend beaucoup plus du siége de l'altération que de sa nature anatomique : le trouble fonctionnel entraîne donc la même symptomatologie que la congestion ou la sclérose.

4. Un dernier principe, moins généralement admis, mais auquel pour ma part je suis fermement attaché, a trait à l'étiologie de l'hystérie.

Je tâcherai de démontrer plus loin que l'hystérie, comme les autres névroses, est le plus souvent (je dirais toujours, si j'allais au bout de ma pensée) *symptomatique*. Je n'admets pas les anciennes divisions en essentielle, sympathique ou symptomatique.

En cherchant bien, on trouve toujours derrière l'hystérie soit une maladie locale, soit plus souvent une maladie générale comme l'arthritisme ou la tuberculose.

Ce point de doctrine est capital parce qu'il vivifie l'histoire clinique de cette névrose considérée dans l'hérédité et dans la famille, et parce qu'il est la condition d'un traitement rationnel et vraiment complet de la maladie.

Pour résumer ces premiers principes et sans vouloir faire de cela une définition, je dirai donc que *l'hystérie est une névrose (c'est-à-dire une maladie à lésions actuellement inconnues, et en tout cas fugaces) tenace dans son fond, mais mobile et en général peu profonde dans sa forme, qui peut se localiser sur toutes les parties du système nerveux, dont les symptômes peuvent appartenir par suite à toutes les fonctions de ce grand appareil, et qui enfin, au point de vue nosologique et étiologique, est le plus souvent symptomatique d'un état général diathésique.*

II. Historique. Il faudrait un volume entier pour tracer l'historique de l'hystérie : je n'ai nullement la prétention de le faire, mais je dois indiquer rapidement l'évolution des idées à travers les âges. On m'en saura peut-être d'autant plus de gré que la plupart des auteurs des derniers articles de Dictionnaire se sont soustraits à cette laborieuse et ingrate obligation.

L'hystérie est connue depuis qu'il existe une civilisation, a dit Briquet, et de fait, sans parler de la lettre de Démocrite, souvent citée, mais qui me paraît étrangère à la question, on trouve l'étude de la névrose déjà fort avancée dès les premiers livres codifiés de la médecine hippocratique.

Nous trouvons là la première indication de cette théorie de l'utérus mobile qui va dominer pendant de longs siècles l'histoire de l'hystérie.

Cette névrose s'observe surtout chez les femmes qui n'ont pas de rapports sexuels et chez les femmes d'un certain âge plutôt que chez les jeunes, parce que les vaisseaux sont plus vides et la matrice, desséchée par la fatigue, est vide aussi et légère et se déplace; elle se jette sur le foie, y adhère et se porte aux hypochondres; elle court, va en haut vers le fluide : or le foie est plein de fluide. Quand elle s'est jetée sur le foie, elle cause une suffocation subite, interceptant la voie respiratoire qui est dans le ventre. Parfois en même temps du phlegme descend de la tête aux hypochondres; alors la matrice quitte le foie, retourne à sa place et la suffocation cesse : ayant pompé du fluide et étant devenue pesante, la matrice retourne. D'autres fois elle se porte vers les lombes ou vers les hanches et cause des souffrances (édit. Littré, t. VIII, p. 33).

A côté de cette théorie bizarre nous trouvons une description symptomatique remarquable par son exactitude clinique.

L'attaque convulsive est décrite en maints endroits : « La femme perd aussitôt la voix, elle serre les dents, la couleur devient noire; ces accidents la saisissent soudainement en pleine santé » (t. VII, p. 515). L'absence de perte de connaissance est notée comme un bon signe de diagnostic différentiel : « Moyens de reconnaître une suffocation hystérique. Pressez la malade avec les doigts; si la femme le sent, c'est une attaque d'hystérie; sinon, c'est une attaque de convulsion » (t. II, p. 523). [Le blanc des yeux se renverse, la femme devient froide et même quelquefois livide. Elle grince des dents; la salive afflue dans la bouche et elle ressemble aux épileptiques (t. VIII, p. 35).

Ce n'est du reste pas là la seule manifestation symptomatique. La matrice peut aussi se porter à la tête (t. VIII, p. 267) ou au cœur (*ibid.*, p. 269), etc. Les phénomènes sont très-variés : on note de la cardialgie, de la rachialgie (t. V, p. 451) dans la suffocation hystérique. Il y a des spasmes sans fièvre (t. V, p. 551, 659 et 709).

Le traitement est le reflet et le corollaire des théories étiologique et pathogénique. Comme ces accidents « surviennent surtout chez les vieilles filles et chez les veuves qui, étant jeunes et ayant eu des enfants, restent dans la viduité » (t. VII, p. 315), « le mieux est de devenir enceinte; quant à la fille, on lui conseillera de prendre un mari » (t. VII, p. 317); la femme, après avoir reçu une fumigation, ira auprès de son mari; la solution de cette maladie est une grossesse (t. VIII, p. 277).

A côté de ce conseil contestable se trouve une première indication de la compression ovarienne : « Les choses étant ainsi, on pousse avec la main, en écartant (les matrices) du foie, on serre un bandage sous les hypochondres » (t. VII, p. 315).

Enfin les divers moyens antispasmodiques sont bien employés, seulement adaptés à la théorie de la migration : les fétides en haut pour faire fuir l'utérus, les aromatiques en bas pour l'attirer, et le remettre ainsi en place.

On mettra des substances fétides sous les narines : asphalte, soufre, corne, mèche de lampe, huile de veau marin, castoreum, et on fera des fumigations aromatiques aux parties génitales (t. VII, p. 543), et plus loin (p. 409): si les matrices se transportent et causent de la suffocation, allumez une mèche de lampe, éteignez-la et tenez-la sous les narines, afin que la femme en attire la fumée, puis délayez de la myrrhe dans du parfum, trempez de la laine là-dedans et appliquez en pessaire; vous donnerez à boire de la résine dissoute dans l'huile.

On complètera cette notion de l'hystérie à cette époque par le passage suivant du Timée de Platon (édit. Cousin, t. XII, p. 241), qui résume bien l'idée courante alors sur la physiologie des organes génitaux :

« Les hommes lâches et qui ont été injustes pendant leur vie sont, suivant toute vraisemblance, changés en femmes dans une seconde naissance. Les dieux firent en même temps le désir de la cohabitation; ils mirent en nous un animal vivant, et ils en mirent un autre dans les femmes, et arrangèrent l'un et l'autre de la manière suivante (je passe ce qui concerne l'homme). Il en est de même de tous points pour la matrice et la vulve des femmes : c'est un animal qui désire ardemment engendrer des enfants; lorsqu'il reste longtemps stérile après l'époque de la puberté, il a peine à le supporter, il s'indigne, il parcourt tout le corps, obstruant les issues de l'air, arrêtant la respiration, jetant le corps dans des dangers extrêmes, et occasionnant diverses maladies, jusqu'à ce que le désir et l'amour, réunissant l'homme et la femme, fassent naître un fruit et le cueillent comme sur un arbre, semant dans la matrice comme dans un champ des animaux invisibles par leur petitesse et encore informes, etc. »

Cinq ou six siècles après, les doctrines n'ont pas changé; on a même précisé l'attraction de la matrice pour les bonnes odeurs et sa répulsion pour les mauvaises. On s'en convaincra aisément par les passages d'Arétée et de Cælius Aurelianus cités par Foville (*Dict. de méd. et de chir. prat.*, t. X, p. 276).

Galien maintient l'origine utérine de l'hystérie, mais il repousse comme absurde l'idée d'une matrice mobile se déplaçant comme un animal. Ceux qui ont accrédité ces erreurs (dont il attribue la paternité à Platon) n'avaient aucune connaissance en anatomie, car les personnes exercées dans cette science savent que les mouvements de la matrice sont impossibles (*De locis affectis*, lib. VI, p. 5, 58).

Dubois (d'Amiens), à qui nous empruntons cette citation, en ajoute un peu plus loin une autre d'Aétius, fort remarquable pour l'époque (cinquième ou sixième siècle) : *Uteri strangulatio ab utero quidem inferne oritur, verum supernæ partes et principales præsertim per consensum afficiuntur, nam ad cerebrum per nervos affectio transit, videturque uterus velut ad supernas partes ascendisse* (*Tatrabib. serm.*, IV, cap. LXVIII). C'est presque la théorie actuelle.

J'indiquerai encore Paul d'Égine (septième siècle) et je crois inutile d'insister sur les autres documents médicaux de cette époque.

Au moyen âge, l'étude médicale de l'hystérie n'a pas fait grand progrès. Et cependant la maladie existait, on peut dire qu'elle courait les rues ; il eût été facile de l'analyser scientifiquement.

C'est en dehors de la littérature médicale proprement dite qu'il faut chercher les documents sur l'hystérie de cette époque : l'astrologie, la magie, certains préjugés religieux, avaient envahi les esprits ; ces maladies étranges, bruyantes, revêtaient aux yeux du vulgaire un caractère surnaturel, en tout cas extra-médical ; on attribuait leur invasion à la colère divine, à l'intervention du démon, et les amulettes, les exorcismes, les paroles et formules magiques, étaient plus invoquées et employées que les interventions vraiment thérapeutiques.

Sous l'influence de ce milieu si favorable à son éclosion et à son expansion l'hystérie prenait alors un développement terrible. On trouvera dans l'ouvrage de Richer (2ᵉ édit. des *Études cliniques sur la grande hystérie ou hystéro-épilepsie*) des documents très-curieux, empruntés soit à la littérature, soit à l'art, qui rattachent nettement à l'*hysteria major* les grandes épidémies névrosiques de cette époque.

Ce sont, par exemple, les danseurs de Saint-Jean qui déjà en 1374 arrivent à Aix-la-Chapelle par troupes d'hommes et de femmes et dont les crises ne cessaient pas « jusqu'à ce qu'on leur eût serré le ventre avec des linges » ou « donné des coups de poings et de pieds dans le bas-ventre ». De là le fléau envahit les Pays-Bas ; ces danseurs frénétiques arrivent, le ventre entouré de linges ; pour les soulager, « on leur serrait fortement le ventre en tordant le linge au moyen d'un bâton qu'on y passait ». C'est alors que beaucoup de malades se rendaient à la chapelle de saint Guy, à Dresselhausen, dans le district d'Ulm, en Souabe. L'épidémie persista jusqu'au seizième siècle.

A côté de cette chorée d'Allemagne, Richer (à qui nous empruntons ces documents) place le tarentisme d'Italie et les épidémies de possession démoniaque. Parmi ces dernières il raconte plus spécialement la possession dite des nonnains vers le milieu du seizième siècle, puis au dix-septième siècle la possession des Ursulines d'Aix, celle des Ursulines de Loudun, celle des filles de Sainte-Élisabeth à Louviers (les épidémies de possession du dix-septième siècle eurent moins d'éclat). Puis il rappelle en détails l'histoire des convulsionnaires de Saint-Médard (1731) et de plusieurs extatiques : Douceline (1274), Marie de Merl (1384).

Je renvoie pour tous les documents complets de ces descriptions curieuses au livre même de Richer, qui a publié à la suite de remarquables dessins empruntés à divers artistes anciens et qui a complété la démonstration de la nature hystérique de tous ces phénomènes en rapprochant des histoires contemporaines toutes semblables de névroses épidémiques sur lesquelles nous devrons revenir.

Pendant cette période les données de la science médicale sur ces maladies ne progressaient guère.

Les Arabes, dit J. Frank, n'ont rien produit sur la doctrine des maladies nerveuses, si ce n'est ce que J.-E. Sérapion a écrit sur l'hystérie (*Breviar.*, V, c. xxvii, f. 55, *b*), Rhazès sur l'hypochondrie (lib. I, c. iii, f. 6, *a*). Ils conservent les idées humorales.

On trouvera à la page 428 du tome III de la *Pathologie interne* de J. Frank (édit. franç. de Bayle) une longue liste des dissertations publiées sur l'hystérie pendant cette période : nous croyons absolument superflu de la reproduire ici.

Ce qui nous montre bien le peu de progrès réalisés dans cette longue période, c'est qu'en plein seizième siècle Fernel vient reprocher à Galien précisément ce qu'il a dit de mieux : « Galien avait prouvé que la matrice ne peut errer dans l'abdomen et encore moins remonter jusque dans la poitrine. Fernel prétend que Galien l'avait induit en erreur et que, dans plusieurs cas, il a senti cet organe remonter sous sa main jusqu'à l'estomac (*De morb. partium quæ sub diaphragmate sunt*, cap. xvi. *Uteri sympt.*). »

Dubois, à qui appartient cette dernière citation, rapproche tout de suite de cette vieille doctrine de Fernel les idées de Sennert, qui se révèle en précurseur. Abandonnant l'humorisme galénique bien avant le système de Descartes, ressuscitant l'*aura quædam prava ad superiora transiens* de Paul d'Égine, il dit : *Nos unicam et proximam causam esse statuimus vaporem malignum et venenatum per arterias, venas et nervosum genus, ad superiores partes elevatum, earumque actiones varie lædentem.* Il montre nettement qu'une humeur ne se déplacerait pas assez vite : ce n'est donc pas une humeur qui s'élève de la matrice, *sed subtilissimus vapor, aura, vel spiritus, vi et efficacia potens attollitur.* Voilà les esprits animaux de Sydenham et les vapeurs de Pomme bien annoncées : c'est la théorie nerveuse substituée à la théorie humorale, mais toujours dans la doctrine de l'utérus considéré comme point de départ unique et nécessaire de l'hystérie.

Les choses changent dès le début du dix-septième siècle. Charles Lepois commence à battre en brèche la théorie utérine dans son ouvrage : *Selectiorum observationum et consiliorum de visis hactenus morbis adfectibus que præter naturam ab aqua seu serosa colluvie ortis liber singularis*. Ponte ad monticulum, 1618. Et les nouvelles idées du médecin de Pont-à-Mousson sont développées et soutenues avec plus d'éclat par Thomas Willis (*Pathol. cerebri et nervosi generis specimen, in quo agitur de morbis convulsivis et de scorbuto.* Oxonii, 1667).

Il rapproche l'hypochondrie et l'hystérie en leur donnant un siége commun et des causes prochaines analogues. La matrice n'entre pour rien dans la production des phénomènes hystériques. Le siége réel de ces névroses est l'encéphale. Les esprits animaux entrent en même temps en scène; c'est le mélange de ces esprits avec des parties hétérogènes qui détermine les convulsions.

Voilà la théorie nerveuse primitive placée en face de l'ancienne théorie utérine. Mais la substitution ne va pas se faire sans discussions; on peut dire que la lutte a duré entre les deux théories rivales jusqu'à nos jours.

La polémique est immédiatement inaugurée par Highmore, dont le premier ouvrage sur l'hypochondrie et sur l'hystérie (1660) est antérieur à celui de Willis, mais qui reprend la plume en 1670 pour répondre à ce dernier (*De passione hysterica et affectione hypochondriaca, responsio epistolaris ad D. Willisium.* Londini, 1670); Willis répond à son tour la même année (*Affectionum hystericarum et hypochondriacarum pathologia spasmodica vindicata contra responsionem epistolarem N. Hygmori.* Londini, 1670).

Je me contente d'indiquer cette curieuse querelle et j'arrive tout de suite à Sydenham, qui défend complétement les idées de Willis et dont le traité marque une étape très-importante dans l'histoire de notre névrose.

C'est en forme de lettre à Guillaume Cole que parut en 1682 la dissertation de l'Hippocrate anglais sur la petite vérole confluente et sur l'affection hystérique (trad. franç. de Jault; édit. de J.-B. Th. Baumes, 1846, t. II, p. 65).

C'est la plus fréquente des maladies chroniques (elle en constituerait la moitié). Ce n'est pas seulement une maladie de la femme : « Même entre les hommes, beaucoup de ceux qui s'attachent à l'étude et mènent une vie sédentaire sont sujets à la même maladie. Il est vrai que les femmes sont beaucoup plus souvent attaquées que les hommes, non que la matrice soit en plus mauvais état qu'aucun autre endroit du corps, mais par les causes que nous expliquerons ci-dessous. »

Cette maladie « se montre sous une infinité de formes diverses et elle imite presque toutes les maladies qui arrivent au genre humain, car, dans quelque partie du corps qu'elle se rencontre, elle produit aussitôt les symptômes qui sont propres à cette partie. » Suit une remarquable description clinique des diverses formes de la névrose.

Quant à la théorie, « cette maladie provient du désordre ou mouvement irrégulier des esprits animaux, lesquels se portant impétueusement, et en trop grande quantité, sur telle ou telle partie, y causent des spasmes, ou même de la douleur, quand la partie se trouve douée d'un sentiment exquis, et troublent les fonctions des organes, tant de ceux qu'ils abandonnent que de ceux où ils se portent, les uns et les autres ne pouvant manquer d'être fort endommagés par cette distribution inégale des esprits, qui est entièrement contraire aux lois de l'économie animale. »

Le chapitre thérapeutique est très-largement traité dans cette dissertation, qui, je le répète, fait époque dans l'historique de l'hystérie.

Frédéric Hoffmann (*Medic. ration. syst.*, t. III, c. III. *De motibus spasmod. vagis*, et *Diss. de morbi hysterici vera indole, sede, origine et cura.* Hal., 1733) reprend la théorie utérine contre Sydenham et par suite sépare de nouveau l'hystérie et l'hypochondrie que Sydenham avait confondues.

Nos vero, dit-il, cum antiquissimis medicis, symptomatum hystericorum primam originem ab utero ejusque membranosa et vasculosa substantia et vasis ad illum spectantibus, imprimis spermaticis petendam esse, firmiter persuasi sumus; quarum partium spasmodicæ constrictiones postea in nervos vicinos ossis sacri et lumborum sese insinuant, et, ob consensum totius medullæ spinalis, nerveas membranas gradatim occupant a partibus inferioribus ad superiores sensim paulatimque se propagando.

Dubois rapproche avec raison de ce passage d'Hoffmann les idées de Cullen, qui rentrent encore dans le même groupe doctrinal.

« Il me paraît évident, dit-il, que les paroxysmes de l'hystérie commencent par une affection spasmodique et convulsive du canal alimentaire, qui de là se communique au cerveau et à une grande partie du système nerveux. » « Cependant les accès ont si souvent une telle connexion avec le flux menstruel et avec toutes les maladies qui dépendent de l'état des parties de la génération, que c'est avec raison que les médecins ont de tout temps considéré l'hystéricisme comme une affection de l'utérus et des autres parties du système de la génération. »

Citons, sans insister, dans le même siècle, Stahl, Boerhaave (*Prælectiones academicæ de morbis nervorum;* paru après sa mort), Flemyng (*Neuropathologia, seu de morbis hypochondriacis et hystericis,* lib. III, 1760), Raulin (*Traité des affect. vaporeuses du sexe,* 1658) et Robert Wightt (*Obs. on the Nature, Caus. and Cure of those Disorders which are commonly called Nervous, hypochondriac or hysteric.* London, 1764).

A la même époque, les ouvrages de Sauvages montrent bien la place donnée à l'hystérie dans les classifications nosologiques dans la seconde moitié du dix-huitième siècle.

La première édition de son livre parut en 1731 sous le titre : *Nouvelles classes de maladies qui, dans un ordre semblable à celui des botanistes, comprennent les genres et les espèces de toutes les maladies, avec leurs signes et leurs indications,* par S. de L. (certains exemplaires, identiques aux autres, portent le nom en toutes lettres : Sauvages de Lacroix) ; imprimé à Avignon sans date ; mais une lettre d'envoi à Boerhaave et la réponse de celui-ci imprimée au début du volume fixent cette date à mars et avril 1731.

En tête du deuxième chapitre consacré aux maladies chroniques est la cinquième classe comprenant les maladies convulsives; la première section est formée par les convulsives générales ; l'hystérie est là la troisième (p. 248).

« La passion hystérique, les vapeurs, c'est une maladie caractérisée par des accès de convulsions générales ou particulières, internes ou externes, et par une crainte habituelle et démesurée de n'en pas guérir ou de mourir. » Les vapeurs sont la moitié des maladies chroniques. Cette maladie n'est pas particulière aux femmes, les hommes y sont sujets.

Il passe ensuite en revue diverses espèces : *hyst. spontanea* (Baglivi), *hyst. a cero acri in cerebro* (Willis), *a mesenteri ulcere* (id.), *a retento semine* (Bonct), *a putrido ovario* (Vesale, etc.), *a pancreate ulcerato* (Hyghmore), *febrilis continua* (Stahl), *febrilis intermittens* (id.), *epileptica* (River).

Dans l'ouvrage de 1752 (*Pathologia methodica seu de cognoscendis morbis.* Amstelodami) nous trouvons à la page 222 : *Classis tertiæ morbi spasmodici, seu convulsiones...,* 101. *Causa est influxus copiosior aut frequentior fluidi nervei his musculis contrahendis destinati, eo fine ut conatu spasmodico materiæ morbificæ stimulantes, aut sanguis ipse spissior, corrigantur ac eliminentur. Tres sectiones stabilimus....*

... Sectio II. 103. *Morbi clonici tum convulsivo, tum tremulo, semper coacto et involuntario motu stipati, citra inflammatoriam febrem ac dyspnæam notabilem aut constantem.*

... 5° Hysteria (vapeurs) ab epilepsia in eo discrepat, quod raro aboleantur sensus in paroxysmo, et semper hystericæ sint de more suo anxiæ....

Dans la troisième édition du même ouvrage (Lugduni, 1750), les maladies spasmodiques forment la quatrième classe (p. 280) et l'hystérie est dans le quatrième ordre de cette classe (*clonici universales*). Après avoir reproduit la caractéristique ci-dessus, il cite : *hyst. vulgaris* (Baglivi), *hyst. epileptica* (River), *hyst. febrilis* (Stahl).

Même texte, en français, dans les *OEuvres diverses*, tome I (Paris, 1771).

Parmi les imitateurs du créateur des classifications nosographiques, mentionnons Pinel, dont la *Nosographie philosophique* paraît en 1799 et qui classe l'hystérie dans les névroses des organes de la génération de la femme.

Déjà antérieurement nous aurions dû citer (si nous n'avions voulu rapprocher Pinel de Sauvages) Pomme, dont le premier mémoire (*Essai sur les vapeurs*) paraît en 1760, et dont le grand ouvrage (*Traité des affections vaporeuses des deux sexes ou maladies nerveuses, vulgairement appelées maux de nerfs*) est publié par l'Imprimerie royale en 1782.

L'œuvre du médecin de Montpellier est surtout importante au point de vue de la thérapeutique de l'hystérie.

« J'appelle, dit-il, affection vaporeuse, cette affection générale ou particulière du genre nerveux qui en produit l'irritabilité et le racornissement ». Il décrit, avec des observations à l'appui, l'histoire clinique de cette hystérique invétérée et de ce vaporeux languissant, qui peut dire :

> Ombre de l'homme et des vivants rayé,
> Sot par nature et sage par faiblesse,
> Malade, sain, ennuyeux, ennuyé,
> Je ris sans joie et pleure sans tristesse.

Il discute et réfute toutes les théories antérieures et n'admet que le spasme, l'éréthisme et le racornissement des nerfs, pour cause prochaine et immédiate de ces affections et la seule chose à combattre dans les maladies. De là l'indication de relâcher les tissus par les délayants et les humectants, et spécialement : les bains domestiques simples, composés, tièdes et froids, le pédiluve chaud, les lavements rafraîchissants, ceux d'eau commune froide et même à la glace, suivant les circonstances; les fomentations tièdes avec les herbes émollientes, les tisanes rafraîchissantes, l'eau de veau, ou d'agneau, ou de poulet; le petit-lait clarifié, le distillé, les bouillons de poulet, d'agneau, de mou de veau, ceux de grenouille et ceux de tortue; les potions huileuses et mucilagineuses, enfin les eaux minérales rafraîchissantes, en préférant les plus légères. Il proscrit absolument tous les antispasmodiques, mais il insiste surtout sur les lavements froids, et laisse ses malades dans l'eau plusieurs heures de suite, trois ou quatre heures par jour, quelquefois six et même plus.

Tissot (*Traité des nerfs et de leurs maladies*, 1768) discute les théories de Pomme : Les nerfs sont des corps mous, dit-il, qui ne se tendent point, et conséquemment ne se racornissent point. La discussion fut même assez aigre entre les deux médecins; la doctrine qui en faisait l'objet est depuis longtemps oubliée, mais l'œuvre des deux polémistes doit rester comme document clinique important dans l'historique de la névrose.

Les auteurs du *Nouveau Dictionnaire universel et raisonné de médecine, de chirurgie et de l'art vétérinaire en 1772* (t. V, p. 183) ne voulaient pas admettre non plus « cette opinion hypothétique et dangereuse sur le prétendu racornissement des fibres nerveuses, que l'on donne pour seule cause des vapeurs; paradoxe insoutenable, que l'on doit regarder comme une vision éphémère consacrée de sa propre nature à un oubli éternel ». « Nous reconnaîtrons, continuent-ils, pour causes prochaines et immédiates des affections vaporeuses, la sensibilité et l'irritabilité, la tension et l'éréthisme du genre nerveux, les vices des liquides, les obstructions des différents viscères du bas-ventre, la suppression des secours périodiques, les pertes rouges trop abondantes et les pertes blanches ».

En 1816, Baumes, dans ses notes ajoutées aux œuvres de Sydenham (t. II, p. 425), est plus juste dans sa critique de Pomme : « Il faut peser, dit-il, dans la balance de l'impartialité, ce que la méthode ressuscitée par lui a d'avantages et ce que, dans certains cas, elle a de défectueux et de dangereux : mais qui peut tenir justement la balance, et quel est le résultat le plus sévère de l'observation à cet égard » ?

C'est à ce moment que paraît l'ouvrage de Louyer-Villermay (*Traité des maladies nerveuses proprement dites.* Paris, 1817), dans lequel la théorie utérine est de nouveau défendue.

« Si l'on cherche à connaître, dit-il, quel est le siége de cette maladie et quels dérangements des organes de la femme produisent les phénomènes de l'hystérie, on est bientôt convaincu que l'utérus est le siége de cette névrose et qu'il existe vers cet organe une irritation, un spasme qui se fait le plus souvent sentir aux malades elles-mêmes, et qui est indépendant d'une lésion organique ou d'une altération du tissu. Pendant les accès d'hystérie, la main, placée sur l'hypogastre, reconnaît un mouvement vermiculaire qui se fait également sentir au doigt introduit dans le vagin ».

Comme pour montrer la perpétuité de la lutte entre les théories rivales, nous trouvons, immédiatement après Louyer-Villermay, un chaud défenseur de la théorie de Lepois, de Willis et de Pomme, dans Georget, qui dépossède entièrement l'utérus au profit de l'encéphale.

Dans son article du *Dictionnaire de médecine* (1824), Georget définit l'hystérie « une affection convulsive apyrétique, ordinairement de longue durée, qui se compose principalement d'accès ou d'attaques qui ont pour caractères des convulsions générales et une suspension souvent incomplète des fonctions intellectuelles ». Il décrit la maladie pendant les attaques convulsives et dans l'intervalle de ces attaques. Il défend du reste plusieurs des idées pratiques de Pomme, dont il dit : « C'est peut-être le seul auteur qui eut la sagesse de ne point opposer de moyens violents à un mal si peu connu dans sa nature, et pour lequel les secours de la pharmacie sont presque toujours inutiles, lorsqu'ils ne sont pas nuisibles ».

De 1826 à 1852 paraît le *Traité de pathologie interne* de Joseph Frank. Il étudie dans le même chapitre (p. 428, t. III, édit. franç. de Bayle, 1857) les affections spasmodiques vagues en général, et l'hystérie en particulier. Pour lui, cette dernière névrose est constituée par les affections spasmodiques vagues partant de l'utérus. Il donne une riche bibliographie, puis consacre de larges développements à l'étude complète de la maladie et à son traitement.

Immédiatement après paraissent les ouvrages de Brachet (*Recherches sur la nature et le siége de l'hystérie et de l'hypochondrie, et sur l'analogie et les différences de ces deux maladies.* Paris, 1832, in-8°) et de Dubois d'Amiens (*Histoire philosophique de l'hypochondrie et de l'hystérie.* Paris, 1833, in-8°).

Dans ce dernier ouvrage on trouvera surtout une riche bibliographie (à laquelle nous avons fait de nombreux emprunts pour cet historique), une critique approfondie des diverses opinions successivement soutenues par les auteurs et enfin, comme conclusion, une nouvelle proclamation de la théorie utérine.

« Il n'y a donc, dit-il, qu'une cause prochaine pour tous les phénomènes de l'hystérie : c'est cette excitation primitive que nous avons indiquée ; il n'y a aussi qu'un seul siége dans le principe, et ce siége doit être placé dans l'utérus ».

C'est là aussi l'opinion de Foville, qui, dans son article du *Dict. de méd. et de chir. prat.* (t. X, p. 295, 1833), combat Georget, et conclut qu'il faut « considérer l'utérus comme le point de départ véritable des phénomènes dont l'ensemble constitue l'hystérie ».

En 1846, Schützenberger publie (*Gaz. médic. de Paris*) un remarquable article (*Rech. clin. sur les causes organ. et le mécanisme de production des affections appelées hystériques*, réédité en tête des *Fragments d'études pathologiques et cliniques*. Paris, 1879), particulièrement intéressant au point de vue du rôle attribué à l'ovaire.

D'une savante critique historique et de l'analyse de plusieurs observations cliniques le professeur de Strasbourg conclut : « … A. Que certaines excitations nerveuses locales, le plus souvent continues, peuvent devenir la cause organique de perturbations fonctionnelles intermittentes, se traduisant sous forme d'attaques ou d'accès convulsifs plus ou moins généralisés, avec ou sous perte de connaissance, sans que les organes centraux ou le système nerveux en général soient atteints d'un état pathologique permanent démontrable. —B. Que, chez les femmes, l'excitation ovarique est la cause la plus fréquente de ce genre de perturbation, dont le mode de production est analogue à celui de tous les mouvements réflectifs et s'explique par la même loi physiologique. — C. Qu'on peut cliniquement reconnaître l'existence de cette cause et la réalité de son influence par l'excitation mécanique de l'ovaire, dont la compression profonde produit localement de la douleur et réflectivement le phénomène des attaques. — D. Que d'autres excitations locales sont susceptibles de produire des phénomènes analogues et qu'une investigation attentive pourra révéler ces foyers d'excitation locale. … — G. Que pour l'ovaire elle (la cause de l'excitation nerveuse locale) peut dependre d'une congestion, d'une inflammation, d'une dégénérescence, ou être purement nerveuse ou névralgique… ».

Il faut rapprocher de ce mémoire de Schützenberger le travail de Négrier (*Recueil de faits pour servir à l'histoire des ovaires et des affections hystériques de la femme*, 1858).

Signalons ensuite les traités classiques de Landouzy (1848) et de Briquet (1859), et les divers articles successifs de Lasègue, parmi lesquels nous citerons ceux sur la toux hystérique (*Arch. gén. de méd.*, 1854), l'anesthésie et l'ataxie hystériques (*ibid.*, 1864), l'anorexie hystérique (*ibid.*, 1873), les hystéries périphériques (*ibid.*, 1878). On trouvera ces divers mémoires et une leçon sur l'hystéro-épilepsie dans les *Études médicales*, publiées en 1884.

Nous touchons à la période absolument contemporaine.

Citons encore le travail de Bouchut (*De l'état nerveux aigu et chronique ou nervosisme confondu avec l'hystérie*. Paris, 1860), le traité des névroses d'Axenfeld (1863), l'*Étude ·clinique* de Chairou (1870), le livre de Duchenne, de Boulogne, sur l'*Électrisation localisée*, et surtout les premiers travaux de Charcot et de ses élèves.

Dans les limites où nous restreignons cet historique (1874), l'illustre médecin de la Salpêtrière a déjà publié ses leçons sur la paralysie et la contracture hystériques et le premier volume de ses leçons sur les maladies du système nerveux (hystérie, hystéro-épilepsie). Et, parmi ses élèves, Bourneville et Voulet ont étudié la contracture hystérique permanente (Paris, 1872); Bouchard, les vomissements incoercibles hystériques (*Mouvement médical*, 1873), etc.

C'est alors que paraissent, presque au même moment, les deux grands articles de Bernutz (*Nouv. Dict. de méd. et de chir. prat.*, t. XVIII, 1874), et de Jolly (*Ziemssen's Handbuch der spec. Pathol. und Therap.*, t. XII, 1875). C'est à cette date que finit notre historique ; tout ce qui a paru depuis sera indiqué dans la bibliographie (à la fin de l'article) [1] et directement résumé dans la rédaction même de notre travail.

III. ÉTIOLOGIE. Nous allons d'abord procéder analytiquement, c'est-à-dire envisager l'un après l'autre tous les éléments étiologiques et en déterminer le rôle, puis nous synthétiserons, à la fin de ce paragraphe, en quelques propositions générales, la doctrine étiologique et pathogénique de la névrose.

1. SEXE. La question de l'influence du sexe sur le développement de l'hystérie a toujours passionné les esprits; elle était liée intimement au problème de la nature même de la névrose et reflétait toutes les fluctuations de la doctrine.

Naturellement parmi les auteurs cités à l'historique tous ceux que nous avons donnés comme défenseurs de la théorie utérine n'admettaient pas l'hystérie de l'homme ; tous ceux, au contraire, qui repoussaient le point de départ utérin nécessaire et ne voyaient que l'état du système nerveux, admettent l'hystérie de l'homme.

Il est inutile de revenir sur l'énumération des uns et des autres.

Aujourd'hui la question est jugée : l'hystérie existe dans les deux sexes. Elle est même plus fréquente chez l'homme qu'on ne l'a cru jusqu'à présent. Il faut cependant se garder d'exagération en sens inverse (ce qui est peut-être la tendance dans ces dernières années).

La proportion statistique entre les cas d'hystérie féminine et les cas d'hystérie masculine me paraît impossible à établir, parce que, si on publie à peu près tous les cas d'hystérie confirmée chez l'homme, on ne publie plus les observations d'hystérie chez la femme que quand elles présentent quelque trait nouveau ou insolite.

Briquet a essayé de donner des chiffres. Sur 1000 cas d'hystérie observés par lui ou par d'autres, il en trouve 50 chez l'homme, et, en ne tenant compte que de ses observations personnelles, il a 204 femmes pour 11 hommes. Ce qui fait toujours une proportion de 1 homme pour 20 femmes parmi les hystériques.

Comme l'a fait remarquer Huchard, cette proportion établie par Briquet ne peut pas se concilier avec le chiffre donné par le même auteur pour la fréquence absolue de l'hystérie. Briquet admet en effet que la moitié des femmes est hystérique. Si on admet cette proposition (que je crois pour ma part exagérée), comment admettre que, sur 1000 hommes, il y ait 50 hystériques?

---

[1] Des considérations matérielles extra-médicales ont, à la dernière heure, obligé de supprimer cette bibliographie, au très-grand regret de l'auteur.

Bernutz croit même la proportion de 10 sur 1000 exagérée. J'estime qu'il va trop loin en sens inverse, et je n'en veux pour preuve que le raisonnement même qu'il fait pour étayer son opinion.

« Cette restriction repose, dit-il, sur ce que, si l'on accepte comme vrai que, dans les hôpitaux consacrés aux adultes, on trouve 33 hystériques sur 100 malades, comme l'indique le relevé fait par M. Briquet à l'hôpital de la Charité, la proportion de 1 hystérique homme sur 100 hystériques femmes forcerait à conclure qu'on devrait observer chaque année dans chacun des grands hôpitaux de Paris un et même plusieurs exemples d'hystérie chez l'homme, *ce qui n'a pas lieu* ». Ce dernier membre de phrase que j'ai souligné n'est plus exact, aujourd'hui qu'on connaît beaucoup mieux l'hystérie et sa caractéristique clinique. Il n'y a qu'à parcourir la bibliographie médicale récente pour voir que dans ces dernières années on a observé annuellement de nombreux cas d'hystérie chez l'homme dans les hôpitaux de Paris et de province.

Bernutz repousse ensuite, au nom des faits (et sur ce point je suis entièrement de son avis), « l'interprétation proposée par Landouzy, qui supposait, pour les besoins de sa cause, que la manifestation de l'hystérie chez l'homme est le fait d'un état morbide des organes génitaux, comme il l'admettait chez la femme ».

Pour donner une idée de la multiplicité des travaux parus dans ces dernières années sur l'hystérie de l'homme, citons (on trouvera les indications bibliographiques à la fin de l'article) : d'abord et surtout les publications de Charcot et de ses élèves, puis celles de Bourneville et de ses collaborateurs ; les thèses de Petit (1875), Paulmier (1876), Lallemand (1877), Maricourt (1878), Jannet, Klein (1880), Casaubon (1884), Batault (1885), Quinqueton (1886) ; les mémoires de Cavafy, Foet (1874), Fabre, Aron, Rochet, Bramwell, Bonnemaison, Lombard (1875), Rochet, Despine, Aussilhoux, Lustgarten (1876), Dreyfous, Armaingaud (1878), Potain, Hallopeau (1879), Legroux (1880), d'Olier (1881), Rueff, Lecoq (1882), Mossé, Pasternatzki, Walton (1883), Putnam, Mendel (1884), Voisin, Page, Joffroy, Troisier, Rendu, Féréol, Debove, Ball, Guinon, Boucher, Pedrazzi, Lanoaille de la Chèze, Camuset, Scheiber, Savage, Salemi Pace (1885), Berjon, Lumbroso, Duponchel (1886).

Cette simple énumération prouve déjà l'importance, et dans une certaine limite la fréquence de l'hystérie chez l'homme.

Klein, dans sa thèse faite sous la direction d'Olivier, a pu réunir 80 observations ; plus récemment Batault en a rassemblé 219, et Oseretzkowsky a démontré que l'hystérie n'est pas rare dans les troupes russes et en a publié 11 cas.

2. Age. L'hystérie peut se développer à tout âge. Contrairement à la théorie des médecins qui veulent faire provenir la névrose de la continence et des aspirations non satisfaites de l'utérus, l'hystérie est fréquemment observée dès l'enfance, chez les petites filles et même chez les jeunes garçons.

Landouzy cite 48 cas développés de 10 à 15 ans ; Briquet, sur 430 observations, cite 87 cas ayant débuté pendant l'enfance.

Chez 31 enfants, le début de l'hystérie s'est fait à une époque qui n'a pu être désignée autrement qu'en l'appelant l'enfance ; chez 3 il s'est fait à 5 ans, chez 6 entre 6 et 7 ans, chez 11 entre 7 et 8 ans, chez 6 entre 8 et 9 ans, chez 9

254 HYSTÉRIE.

entre 9 et 10 ans, chez 4 entre 10 et 11 ans, enfin chez 17 entre 11 et 17 ans
(Paris).

En additionnant les quatre statistiques de Landouzy, Georget, Beau et Briquet, citées par Bernutz, et que nous reproduirons plus loin, on trouve, sur
820 cas, 228 développés avant 15 ans. Amann, cité par Jolly, trouve 16 faits
de 8 à 15 ans sur 268, et Scanzoni 4 sur 217 avant 15 ans.

Dans un travail spécialement consacré à l'hystérie infantile, Greffier cite
25 cas ainsi distribués comme âge de début : 5 à 8 ans, 5 à 9 ans 1/2, 3 à
10 ans, 4 à 11 ans et 11 ans 1/2, 2 à 12 ans, 4 à 14 ans, 2 à 15 ans.

Nous trouvons que, pour l'hystérie de l'homme, Batault cite 10 cas (sur 192)
développés de 0 à 10 ans, l'âge minimum étant de 2 ans 9 mois.

Sur les 8 observations citées par Paris, l'hystérie a débuté entre 7 et 8 ans
chez 5, entre 9 et 10 ans chez 3, entre 10 et 11 ans chez 1, entre 11 et 12 ans
chez 1.

On trouvera des documents récents sur l'hystérie des enfants dans les thèses
de Guiraud, Petit (1880), Casaubon (1884) et Peugniez (1885), et les travaux de
Marmisse, Jacobi (1876), Bouchut (1877), Dreyfous (1878), Henrot, Armaingaud (1879), Charcot, Greffier, J. Simon (1882), Barrs (1883), Bourneville
(1884), Savage (1885).

Il ne faudrait pas croire cependant que l'enfance soit l'âge de prédilection pour
le développement de l'hystérie. Voici quelques statistiques d'où se déduiront
facilement les conclusions sur cette question :

AGE.	LANDOUZY.	GEORGET.	BEAU.	BRIQUET.	AMANN.	SCANZONI.
0 à 10 ans.. .	4	1	»	66	16	»
10 à 15 ans.. .	18	5	6	98		4
15 à 20 ans.. .	105	7	7	140	62	13
20 à 25 ans.. .	80	4	5	71		64
25 à 30 ans.. .	40	3	»	24	92	
30 à 35 ans.. .	38	»	»	9		78
35 à 40 ans.. .	15	»	»	9	81	
40 à 45 ans.. .	7	1	»	1		44
45 à 50 ans.. .	8	»	1	3	12	
50 à 55 ans.. .	4	»	»	3		11
55 à 60 ans.. .	4	1	2	2	5	
60 à 80 ans.. .	2	»	»	»		. 3
TOTAUX. . .	353	20	19	426	268	217

La plupart de ces statistiques concordent pour montrer que c'est de 10 à
20 ans, c'est-à-dire à l'âge de la puberté, qu'éclate le plus grand nombre des
cas d'hystérie. C'est l'opinion de tous les auteurs.

Dans le tableau ci-dessus, les chiffres de Scanzoni et de Amann sont en contradiction avec les quatre statistiques françaises et semblent attribuer une plus
grande fréquence de développement aux âges qui avoisinent 50 ans. Mais nous
ferons remarquer, avec Jolly, que ce sont là des statistiques faites dans des pratiques de gynécologistes, c'est-à-dire par des médecins qui ont occasion d'observer un nombre relatif très-considérable de névroses liées à des maladies utérines et par suite d'hystéries développées chez l'adulte.

Nous maintenons donc cette proposition que l'âge de prédilection pour le développement de l'hystérie est celui qui avoisine l'époque de l'instauration menstruelle ou d'une manière plus générale l'époque de la puberté.

Au delà de cet âge les cas diminuent de fréquence, surtout après 20 ans.

On trouve une certaine divergence dans les auteurs quand il s'agit d'apprécier l'influence étiologique de l'âge de la ménopause.

Les chiffres des statistiques ne signalent guère d'augmentation pour cet âge. Mais nous ferons une remarque qui infirme singulièrement la valeur de ces nombres. Ce sont là des chiffres absolus exprimant le nombre des hystéries développées à chaque âge, mais il faudrait rapporter ces divers chiffres à la population saine au même âge pour pouvoir les comparer entre eux. Il y a beaucoup moins de femmes de 50 ans que de jeunes filles de 15 ans ; les chiffres absolus des hystéries développées à 50 ans et à 15 ans ne peuvent donc être guère comparés.

Gardane avait avancé que de toutes les maladies qui se montrent à l'époque de la ménopause aucune n'est plus fréquente que l'hystérie. Louyer-Villermay avait accepté cette manière de voir. Bernutz fait remarquer avec raison que la contradiction n'est pas aussi grande qu'on pourrait le croire avec les statistiques. Car, « s'il est rare d'observer le développement de l'hystérie à l'époque de la ménopause, il ne l'est pas de voir reparaître des accidents nerveux qui avaient cessé depuis un temps plus ou moins long, ou les accidents nerveux reprendre une nouvelle acuïté, s'ils n'avaient pas complétement disparu, ce dont n'ont pu tenir compte les statistiques ».

On comprend du reste qu'une femme, susceptible de devenir hystérique, traversera difficilement tous les âges antérieurs à la ménopause sans rencontrer plusieurs fois les occasions suffisantes pour le développement de la névrose. On peut donc dire qu'il est rare qu'une femme devienne hystérique seulement à la ménopause, mais il est au contraire fréquent de voir à cet âge-là une hystérie assoupie ou disparue reprendre un nouvel essor.

On peut donc dire que, si la puberté est l'âge de prédilection pour la naissance de l'hystérie, la ménopause est un âge de prédilection pour la resurrection de la névrose.

Au delà de la ménopause le développement de l'hystérie devient une exception tellement rare, que l'on se demande même s'il en existe des exemples authentiques. Je ne veux pas dire pour cela que, comme l'ont avancé Dubois (d'Amiens) et Béclard, et comme l'admet Bernutz, l'abolition définitive des règles fait disparaître l'hystérie. J'ai vu plusieurs vieilles femmes rester hystériques bien longtemps encore après la ménopause, mais il s'agissait de névroses développées antérieurement.

Il est intéressant de rapprocher des considérations précédentes, basées sur l'étude de l'hystérie féminine, les résultats de l'étude récente de l'hystérie mâle.

Dans 192 des cas réunis par Batault on a noté la date des premiers accidents hystériques. Ces 192 cas se répartissent de la manière suivante :

De 0 à 10 ans (cas minimum : 2 ans 9 mois).	10 cas.
10 à 20 ans.	78 —
20 à 30 ans.	60 —
30 à 40 ans.	27 —
40 à 50 ans.	11 —
50 à 60 ans (âge maximum : 60 ans)	6 —

On voit que la concordance est à peu près complète avec les tableaux de l'hystérie féminine. 10 à 20 ans est toujours l'âge de prédilection pour le développement de la névrose,' puis les chiffres décroissent progressivement, sans présenter entre 40 et 50 ans la réascension légère que la ménopause motive chez la femme.

3. Hérédité. Pour comprendre toute l'importance de l'hérédité, qui est un facteur étiologique de premier ordre, il faut la comprendre sous son point de vue le plus général.

D'abord l'hystérie est héréditaire par elle-même, c'est-à-dire que les hystériques ont très-souvent des mères atteintes de la même névrose et que les mères hystériques ont des chances de voir la névrose se développer chez leurs enfants. D'après Briquet, la moitié des mères hystériques donnerait naissance à des hystériques et une fille qui naît d'une mère hystérique aurait une chance contre trois de devenir hystérique. Rarement on voit une mère hystérique ayant six filles hystériques, comme celle qu'a observée Bernutz. Sur 209 cas, Hammond a trouvé des mères, tantes ou grands parents, hystériques, chez 151 malades.

En dehors de cette relation qui rentre dans ce que Morel appelle l'hérédité similaire, nous trouvons en second lieu, beaucoup plus fréquemment encore, l'hérédité névropathique générale, c'est-à-dire qu'on trouve très-fréquemment dans les ascendants directs ou collatéraux diverses autres maladies du système nerveux, surtout des névroses (épilepsie, aliénation mentale, catalepsie, etc.), mais aussi des affections organiques de l'axe cérébro-spinal (paralysie générale, ataxie locomotrice, etc.).

Beaucoup d'auteurs ont insisté sur ces faits sans y attacher tous la même importance.

Parmi les 1103 parents de 351 hystériques Briquet a trouvé 214 hystériques et 58 autres maladies du système nerveux (13 épileptiques, 16 aliénés, 1 delirium tremens, 1 paraplégie, 3 somnambules, 14 maladies convulsives, 10 apoplexies), en somme, 25 pour 100 de parents névropathiques. Au contraire, parmi les 704 parents de 167 non-hystériques il ne trouve que 11 hystériques et 4 autres maladies du système nerveux, soit seulement 2 pour 100 de névropathes.

Georget avait déjà admis aussi comme prédisposés à l'hystérie « non-seulement les sujets issus d'hystériques, mais ceux qui sont issus d'épileptiques, d'aliénés, d'hypochondriaques, de sourds ou d'aveugles de naissance, enfin de parents qui ont été frappés d'apoplexie ou d'une maladie cérébrale quelconque ». Bernutz, qui rapporte cette manière de voir, la trouve excessive, et il essaie alors d'analyser de plus près l'action étiologique individuelle de chaque maladie nerveuse; il l'admet, avec réserves, pour l'épilepsie, avec plus de réserves encore pour l'aliénation mentale, et pas du tout pour les autres maladies nerveuses.

Je n'adopte pas cette manière de voir de Bernutz, et j'admets, au contraire, au nom de la clinique, les relations intimes qui unissent dans les chaînes héréditaires les diverses maladies du système nerveux, c'est-à-dire que je partage entièrement l'opinion de Féré sur la famille névropathique.

Dejerine a réuni dans sa thèse d'agrégation (1886) tous les documents relatifs à cette question. D'après les chiffres qu'il donne, l'épilepsie paraît engendrer l'hystérie aussi souvent, si ce n'est plus, qu'elle engendre l'épilepsie elle-même. Il cite ensuite une série d'observations soit inédites, soit empruntées à Doutrebente, Charcot, Vulpian, etc., dans lesquelles on voit dans l'hérédité des hystériques une série de bizarres, de fous héréditaires, de fous circulaires, de dipsomanes, d'idiots, de faibles d'esprit, d'imbéciles, de microcéphales, de déments, d'excentriques, de maniaques. Cette hérédité grave se trouve encore beaucoup plus marquée dans l'hystérie mâle. « L'alcoolisme, l'hystérie, l'épilepsie, l'aliénation mentale, le suicide du père ou du grand-père, l'hystérie, le nervosisme, l'excentricité, la folie de la mère, l'hystérie, l'aliénation mentale, la chorée, chez les collatéraux, c'est là le bilan qui résulte des observations d'hystérie mâle publiées ces dernières années et que démontrent surtout les observations provenant du service de M. le professeur Charcot ».

Batault trouve, sur 218 cas, 100 observations dans lesquelles les antécédents héréditaires sont notés, et sur ces 100 malades il constate l'hérédité névropathique 77 fois. Ces 77 hystériques appartiennent à 75 familles ; l'hérédité est directe dans 56 cas. Sur 35 mères névropathiques, il trouve 16 mères hystériques, 17 impressionnables, névralgiques ou migraineuses, 2 épileptiques. Sur 12 fois où le père et la mère sont névropathiques, il y a 3 mères hystériques et les autres nerveuses, atteintes de tics, de torticolis spasmodique, de chorée ; les pères sont impressionnables, choréiques, épileptiques, aliénés.

Donc, comme le dit Dejerine, « l'hystérie ne se combine pas seulement », dans la succession héréditaire, « avec l'épilepsie et l'aliénation mentale, elle peut s'associer à la chorée, à la maladie de Basedow, à l'ataxie locomotrice progressive (Vulpian), à toutes les névroses, à tous les états névro- et psychopathiques, graves ou légers. Disons donc, pour résumer, que l'hystérie peut être considérée comme la plus héréditaire des névroses, qu'elle affecte des relations intimes avec tous les états névro- et psychopathiques, qu'elle peut s'associer, se combiner avec eux, qu'elle peut en être la transformation ou à son tour se transformer en eux, montrant peut-être mieux que n'importe quelle névrose les connexions qui la relient à la grande famille neuro-pathologique. Disons enfin que l'hérédité semble d'autant plus grave, d'autant plus fortement accentuée, que l'hystérie éclate dès l'enfance ou chez l'homme ».

Rien n'est plus vrai, mais ce n'est pas tout. Outre cette hérédité névropathique, similaire ou hétérogène, qui est incontestable, je dois signaler, comme facteur étiologique de l'hystérie, l'hérédité diathésique, que l'on n'admet guère dans les classiques, mais que je crois pour ma part cliniquement démontrée.

Dejerine admet, en passant, les relations du nervosisme et de l'arthritisme, et montre que l'on peut trouver dans l'hérédité ascendante des hystériques « une mère migraineuse, arthritique, atteinte d'asthme, d'accès d'angine de poitrine neuro-arthritique ». Mais il n'insiste pas.

Déjà antérieurement Chairou avait indiqué que la phthisie pulmonaire chez les ascendants est une cause prédisposante d'hystérie chez les enfants. Mais cette opinion a été battue en brèche de divers côtés. Je la crois cependant vraie et j'en ai repris récemment la démonstration clinique.

Il faudra y revenir plus loin. Comme il vaut mieux ne pas scinder cette question importante, nous la traiterons dans le paragraphe suivant, consacré à l'influence étiologique des maladies générales. Ici nous nous contentons de l'indiquer.

Un dernier point reste à étudier dans cette question complexe de l'hérédité.

Dans les conditions qui précèdent nous n'avons pas cherché à distinguer et à séparer le rôle du père et le rôle de la mère. Que peut on dire à ce sujet?

« Le père, dit Axenfeld, prend une part beaucoup moindre que la mère à la transmission de l'hystérie ; dire cependant que la femme qui seule a cette impressionnabilité (l'impressionnabilité particulière qui préside au développement de l'hystérie) est nécessairement seule susceptible de la transmettre, c'est, ce nous semble, énoncer une proposition trop absolue ».

Sur les 56 cas d'hérédité directe cités par Batault, la mère seule était hystérique ou nerveuse 35 fois. Le père et la mère avaient, chacun de leur côté, des troubles nerveux dans 12 cas, et dans les 9 restants le père paraît seul avoir présenté des antécédents névropathiques.

Comme il s'agit d'hystérie mâle, on pourrait voir là une preuve que l'hérédité est surtout croisée. Mais, ainsi que le fait très-justement remarquer Batault, les auteurs qui se sont occupés de l'hystérie chez la femme sont arrivés aussi à admettre la plus grande fréquence de l'hérédité maternelle, ce qui n'est plus alors de l'hérédité croisée.

Cela veut donc dire simplement que, l'hystérie (et la plupart des névroses) étant plus fréquente chez la femme que chez l'homme, il est tout naturel de trouver l'hérédité névropathique plus souvent chez la mère que chez le père des hystériques.

Si maintenant on envisage l'hérédité sous le point de vue plus complet que j'ai proposé plus haut, on voit l'élément paternel et l'élément maternel se rapprocher de l'égalité. Il n'est pas rare en effet de voir le père léguer la diathèse pendant que la mère lègue la disposition névropathique, et l'hystérie se trouve alors chez l'enfant la résultante d'une double et complète hérédité.

4. **Maladies générales. Diathèses.** Plus on approfondit l'histoire clinique des maladies du système nerveux, plus on est, à mon sens, pénétré de l'importance étiologique des affections générales, des états constitutionnels, des diathèses. Ce que l'on décrit ordinairement sous le nom de maladies du cerveau, de la moelle ou des nerfs, n'est formé que par des syndromes, des actes morbides, qui manifestent une affection profonde générale. Ce n'est pas le lieu d'approfondir cette doctrine pour les scléroses médullaires, par exemple, ou les névrites, mais nous ne pouvons pas l'éluder dans ses applications aux névroses et spécialement à l'hystérie.

Pour certaines névroses, on accepte assez facilement cette idée. Ainsi les rapports de la chorée avec le rhumatisme, de l'angine de poitrine avec la goutte, de la migraine avec diverses diathèses, sont assez généralement admis ; il en est de même, dans une certaine limite et pour certains auteurs, de la tétanie et de la paralysie agitante.

Mais, quand il s'agit de l'hystérie, il n'en est plus question. Cette grande névrose semble être une maladie trop importante par elle-même, trop complète et trop particulière, pour qu'on veuille en faire la tributaire, la manifestation d'un état morbide plus général.

Et cependant rien n'est plus vrai. Quand on s'élève au-dessus de la simple constatation du fait actuel ou récent chez l'hystérique, quand on scrute l'évolution complète de la vie pathologique chez l'individu et dans sa famille, on est frappé des relations intimes qui unissent l'hystérie aux grandes diathèses.

Comme nous l'avons déjà dit ailleurs, les diathèses sont des états constitutionnels qui se retrouvent dans une série de générations de la même famille et chez un certain nombre de sujets de la série; elles peuvent se manifester par des névroses.

Ainsi, par exemple, dans une famille de phthisiques vous verrez, parmi les enfants d'un tuberculeux, l'un mourir d'une méningite tuberculeuse, le deuxième devenir un phthisique vulgaire, le troisième échapper à la diathèse. Ce dernier sera un névropathe, un hystérique, un hypochondriaque, voire même un aliéné. Pour moi, il n'a échappé qu'en apparence à la diathèse héréditaire. Il est tuberculeux comme les autres, mais il n'a de tubercules nulle part. C'est la névrose qui est la manifestation de l'affection diathésique. Et ce qui le prouve, c'est que le même névrosique engendrera des enfants chez lesquels la diathèse est encore présente et reprend souvent sa forme classique. Fils et père de phthisique, il n'interrompt pas la chaîne des diathésiques, seulement c'est son hystérie qui a remplacé chez lui la phthisie pulmonaire, qui a manifesté la diathèse. En dehors de cette preuve par les descendants, ce même sujet pourra montrer la nature de sa névrose en devenant lui-même phtisique dans une seconde partie de sa vie, et alors il y a souvent des phénomènes d'alternance et de balancement fort remarquables entre ces deux manifestations de la même diathèse, phénomènes qui ont fait admettre un antagonisme entre l'hystérie et la tuberculose, alors que c'est simplement l'histoire des manifestations diverses et successives, se substituant l'une à l'autre, de la même affection diathésique fondamentale.

Toute la doctrine est dans cet exemple. Et il ne faudrait pas croire que ce soit là une simple vue de l'esprit. C'est la conclusion même de l'observation clinique.

Seulement, pour être complète, cette observation clinique ne doit nullement se contenter de l'examen direct et actuel du malade : il faut scruter l'histoire entière de sa vie pathologique, remontant jusque dans ses origines les plus profondes, analyser l'histoire du sujet et de sa famille, faire l'étude des transformations de la maladie à travers les générations. C'est pour cela que cette conviction naît beaucoup plus de l'étude de la clientèle que de l'étude d'hôpital.

Dans le travail spécial que j'ai consacré aux rapports de l'hystérie avec les diathèses scrofuleuse et tuberculeuse, j'ai pu réunir 44 observations divisées en deux groupes : le premier (25 observations) comprenant les faits dans lesquels la névrose était la seule manifestation de la diathèse tuberculeuse; le deuxième comprenant les faits dans lesquels les sujets présentaient, soit à la fois, soit successivement, des manifestations thoraciques et des phénomènes névrosiques. Le premier groupe montre la filiation, dans la même famille, de la tuberculose et de l'hystérie; le second permet en outre d'étudier l'ordre de succession dans lequel se présentent les deux symptômes et l'influence réciproque qu'ils paraissent exercer l'un sur l'autre.

A ces derniers points de vue il faut subdiviser le groupe. Comme ordre de succession trois cas se sont présentés : 1° dans un certain nombre d'observations, l'hystérie s'est présentée d'abord, la tuberculose pulmonaire ensuite; 2° dans un certain nombre d'autres, la tuberculose est au contraire arrivée la première, l'hystérie ne venant qu'en second lieu; 3° dans d'autres observations enfin les deux ordres de manifestations ont paru débuter simultanément ou à peu près.

Quant à l'influence réciproque des deux ordres de manifestations symptomatiques, un certain nombre de nos observations montre une alternance très-nette, les symptômes thoraciques remplaçant et faisant disparaître les symptômes névrosiques ou réciproquement. Cette substitution d'un groupe de phénomènes à l'autre peut ne se produire qu'une fois dans le cours de la maladie; elle peut aussi se produire une série de fois. Nous avons cité des exemples de l'un et l'autre modes.

Quand le début des deux ordres de phénomènes a été simultané, on n'observe pas cette alternance. Ils évoluent côte à côte sur le même sujet; ils paraissent cependant encore alors s'influencer dans une certaine mesure, la tuberculose pulmonaire étant le plus souvent remarquablement lente. La victoire définitive appartient, du reste, tantôt à une manifestation, tantôt à l'autre. Nous avons cité des faits où l'hystérie est restée maîtresse du terrain et des faits où, au contraire, la tuberculose pulmonaire a définitivement et exclusivement régné.

Je renvoie à mon Mémoire pour l'examen critique des opinions des auteurs sur cette question. Nous avons essayé de montrer contre Huchard et Mossé que nos faits devaient être bien distingués, à la fois des fausses phthisies des hystériques et des fausses hystéries des phthisiques (phénomènes hystériformes symptomatiques de tubercules des centres nerveux). Nous avons combattu la théorie de la coïncidence soutenue par Brachet et Debove : comment admettre la simple coïncidence dans cette famille où sur six enfants (avec hérédité tuberculeuse) trois meurent poitrinaires, une est hystérique et un autre aliéné? Nous avons discuté l'opinion de Bernutz et de Jolly, ne voyant dans la phthisie des parents qu'une cause d'affaiblissement physique ou de privation morale, et la doctrine de ceux qui, comme Briquet, Tartivel, Féré, Pidoux, Walshe, Leudet et Largaud, voient seulement l'antagonisme entre l'hystérie et la tuberculose, et enfin la théorie de Huchard, qui voudrait trouver dans l'arthritisme la souche commune de la tuberculose et de l'hystérie.

Et nous avons conclu : « La tuberculose est, comme toutes les diathèses, une maladie essentiellement générale et constitutionnelle; la phthisie pulmonaire est une des manifestations de cette maladie, elle n'en est pas la seule. Les névroses en général, l'hystérie en particulier, peuvent aussi être la manifestation directe de l'affection diathésique. De même que la chorée est souvent de nature rhumatismale et l'angine de poitrine de nature goutteuse, de même l'hystérie peut être de nature tuberculeuse, le mot tuberculeux ayant ici son sens nosologique et nullement son sens anatomique, c'est-à-dire que dans l'hystérie de nature tuberculeuse nous ne supposons pas de tubercules dans les centres nerveux (cette proposition ne peut être comprise que si on admet comme nous que les tubercules ne sont pas pathognomoniques de la diathèse tuberculeuse, qu'ils existent sans elle et qu'elle existe sans eux). Essentiellement héréditaire, la diathèse tuberculeuse n'est bien comprise cliniquement que si on la suit dans les familles, derrière ses manifestations variées, à travers les générations successives. On voit alors que l'hystérie peut remplacer la phthisie pulmonaire chez un membre de la famille tuberculeuse, au même titre que la méningite tuberculeuse la représente chez un autre et le mal de Pott chez un troisième. »

Il ne faudrait du reste pas croire que la diathèse tuberculeuse est la seule que l'on rencontre ainsi derrière l'hystérie; telle n'a jamais été ma pensée. L'arthritisme s'y rencontre au moins aussi souvent, sinon plus. Ici nous avons un plus grand nombre d'auteurs avec nous.

Huchard cite les opinions de Hufeland, Sydenham, R. Whigt, Gerdy, Trousseau, Reynolds, et conclut lui-même : « Il est absolument démontré pour nous que l'arthritis (et par ce mot nous comprenons toutes les manifestations articulaires et abarticulaires de la diathèse) en se transmettant d'une génération forte et vigoureuse à une autre plus ou moins débilitée et affaiblie, dégénère souvent en névropathie; sans doute, le plus souvent, il s'agit de cette hystérie vague désignée et connue sous les noms divers de nervosisme ou de neurasthénie, mais parfois aussi l'état nerveux engendré par l'arthritis peut s'élever jusqu'à l'hystérie. » Nous faisons quelques réserves sur certaines parties de ce passage, mais nous retenons la constatation des rapports fréquents de l'hystérie avec la diathèse arthritique.

En 1880, Durand a consacré aux relations entre l'hystérie et le rhumatisme une thèse où se trouvent réunies 11 observations intéressantes, et plus récemment (1886) Souza Leite a publié des notes pour servir à l'étude des relations et de l'influence réciproque de l'épilepsie ou de l'hystérie avec le rhumatisme articulaire aigu.

Boinet a consacré tout un chapitre de sa thèse d'agrégation aux parentés de la famille arthritique et de la famille névropathique, et Dejerine a donné encore plus de développement à la question. L'exemple suivant, emprunté à Bouchard, montre bien les parentés cliniques :

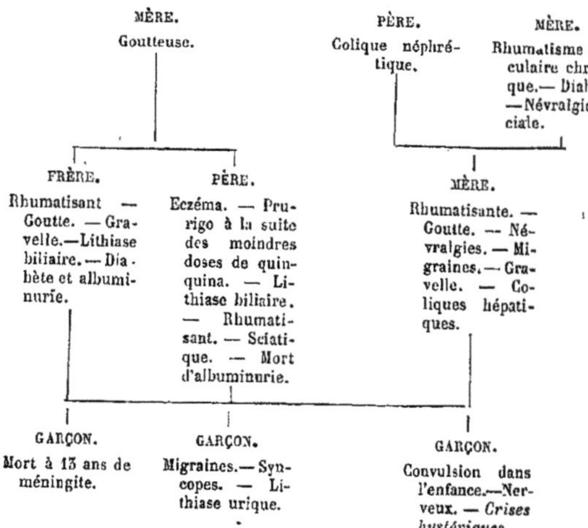

Dejerine rappelle ensuite que, « comme l'a montré Charcot, des accidents hystériformes se voient quelquefois chez les femmes au cours de la diathèse urique. Mossé en a rapporté récemment un exemple chez un enfant de dix ans et demi. » Il cite ensuite le travail de Landouzy sur l'angine de poitrine envisagée comme symptôme dans ses rapports avec le nervosisme arthritique, puis il ajoute plus loin : « Dans l'hystérie, il n'est point rare de rencontrer le rhumatisme, et les deux maladies peuvent évoluer ensemble, sans s'influencer notablement l'une l'autre. »

Tout en constatant ces faits, Dejerine ne les interprète nullement comme

nous. Pour lui l'hystérie n'est pas une manifestation de l'arthritisme : ce sont
des maladies distinctes, mais parentes, et qui s'entre-lacent souvent. Ici, dit-il,
« il n'y a pas de relation de cause à effet, il n'y a que des associations symptomatiques plus ou moins fréquentes, c'est une question de terrain et non une
question de graine. L'arthritisme et le nervosisme ont entre eux de nombreux
points de contact, mais ils ne s'engendrent pas mutuellement ni réciproquement.
Si l'on compare chacun de ces états morbides à un arbre à nombreux rameaux,
on voit facilement (M. Charcot, communication orale) les points où certains de
ces derniers, passant d'un arbre à l'autre, établissent entre les deux souches
primitives des liens d'étroite parenté. En continuant à employer la même comparaison, on peut dire que certaines branches de l'arbre neuro-pathologique
(chorée de Sydenham, maladie de Parkinson, hystérie) sont en connexion plus
ou moins marquée avec des branches de l'arbre de l'arthritisme. Envisagés
dans leur pathogénie, l'arthritisme et le nervosisme peuvent être, ainsi que je
l'ai indiqué précédemment, considérés comme relevant d'un trouble général de
la nutrition, et c'est à ce fait qu'ils doivent vraisemblablement leurs connexions
fréquentes. Ce sont l'un et l'autre des produits de dégénérescence, et, comme
le fait remarquer Féré, c'est à ce titre que la névropathie, la scrofule, la tuberculose, l'arthritisme, etc., se trouvent diversement combinés dans les familles,
et dans certaines conditions leurs manifestations se transforment et s'excitent
réciproquement. »

Malgré la grande autorité en neuro-pathologie des hommes que je viens de
citer, j'avoue que je ne puis partager leur manière de voir, qui revient au fond
à la théorie de la coïncidence déjà réfutée. Pour expliquer les coïncidences et
les transformations de ces actes morbides, il faut un état morbide fondamental
commun ; c'est cet état constitutionnel que nous appelons diathèse et qui, dans
l'espèce, est l'arthritisme. L'arthritisme est donc la maladie fondamentale, l'affection, tandis que l'hystérie est un syndrome manifestateur au même titre que
les douleurs articulaires, l'endocardite ou la chorée.

A côté des diathèses tuberculeuse et arthritique, je puis encore citer la
syphilis et l'impaludisme comme éléments étiologiques importants.

D'après Fournier, non-seulement la syphilis peut stimuler ou réveiller une
hystérie préexistante ou éteinte, mais elle peut même « créer de toutes pièces
la névrose hystérique qui n'existait pas auparavant, soit qu'il s'agisse d'accidents
hystériques avec crises convulsives, soit qu'il s'agisse seulement d'un état
d'éréthisme nerveux, caractérisé par des modifications de caractère, de l'éner-
vement, de l'impressionnabilité, des syncopes, de la sensation de strangulation,
d'étouffement ou de *globus hystericus*, ou encore de spasmes, de convulsions
partielles et de tremblements passagers. Ces phénomènes nerveux, traduisant
un état d'hystérie ou d'hystéricisme de la syphilis secondaire, ont pour caractères
d'être transitoires, c'est-à-dire de cesser avec la cause qui les a produites, et
de guérir bien plus facilement et plus rapidement au moyen du traitement spécifique, que par l'intermédiaire de tous les antispasmodiques. »

Nous avons emprunté cette citation à Huchard, qui fait suivre ce passage
d'une théorie à laquelle il nous est impossible de souscrire. « Dans ces cas,
dit-il, ce n'est certainement pas la syphilis qui peut par elle-même donner lieu
à tous les accidents nerveux; elle n'arrive à les produire que par une voie
détournée, en créant, en accentuant encore chez la malade un état plus ou
moins anémique auquel peuvent s'ajouter et s'ajoutent souvent les excès, les

ennuis, les émotions, les préoccupations, le chagrin même parfois d'avoir une maladie honteuse et grave. »

Pourquoi chercher si loin des explications alambiquées d'un fait si simple et si général? Pourquoi refuser à la syphilis le droit de déterminer des troubles fonctionnels nerveux? Ne détermine-t-elle pas des névralgies? Le succès du traitement n'est-il pas un puissant argument en faveur de la nature spécifique de l'hystérie?

Ce dernier argument s'applique aussi aux faits, comme celui de Marmisse et surtout celui de Ricoux, dans lequel chez une paludéenne les accès hystériques présentaient le type tierce et cédèrent à la quinine.

Quoi qu'il en soit du reste de cette dernière maladie, les exemples de la tuberculose, de l'arthritisme et de la syphilis, suffisent à établir la doctrine que je défends ici (et qui est une des idées mères de cet article), à savoir, le rôle étiologique considérable que jouent les maladies générales dans la production de l'hystérie.

Je n'insiste donc pas davantage et je termine ce paragraphe déjà trop long par cette phrase de mon travail cité plus haut : « Si on ne comprend pas les névroses sans voir leurs relations mutuelles, s'il est indispensable en neuro-pathologie de considérer la *famille névropathique*, il faut aller encore plus loin et compléter tout cela par la *famille diathésique*, en dehors de laquelle on ne verra que des unités isolées, éparses, sans réalité vivante. »

5. CONSTITUTION. CLIMATS. POSITION SOCIALE. ÉDUCATION. PROFESSIONS. VIE GÉNITALE. CAUSES MORALES. Il n'y a pas, d'après Briquet, de *constitution* physique spéciale aux hystériques, pas de signes extérieurs constants et prédominants. Je suis absolument de cet avis, qui n'est cependant pas celui de tous les auteurs.

Pour Louyet-Villermay « toute femme hystérique est forte, petite, brune, pléthorique, et paraît pleine de vie et de santé. Elle est d'apparence brunette et rougeaude, ses yeux sont noirs et étincelants, sa bouche est large, ses dents sont blanches, elle a les lèvres d'un incarnat rouge vif, la chevelure luxuriante et couleur de jais, les organes sexuels bien développés, et le liquide séminal est sécrété en abondance. »

Hammond fait justement remarquer que Sydenham, Whyte, Copland et d'autres auteurs anglais, représentent la prédisposition hystérique sous des traits tout à fait opposés. Cela vient du pays où l'on observe et on peut dire même que dans le midi de l'Europe déjà on observe des hystériques avec toute espèce d'habitus.

Nous conclurons donc comme Briquet et comme Hammond : « La maladie prend les femmes comme elle les trouve, blondes ou brunes, grasses ou maigres, fortes ou faibles, grandes ou petites, colorées ou pâles; l'hystérie ne fait pas de choix et peut les frapper toutes indistinctement. Quelques femmes hystériques ont les traits du visage délicats et l'esprit fin, mais il en est d'autres dont le visage lourd et massif réflète la stupidité; d'autres encore, dont les faces décharnées et haves nous montrent bien que le type grec de la beauté féminine ne doit pas être considéré comme une prédisposition à l'hystérie. »

On a cru d'abord que ce principe ne s'appliquait pas à l'homme et on a cherché chez les hystériques mâles des caractères tendant à les rapprocher du sexe faible, tant au physique qu'au moral. On a en effet trouvé ces signes de féminisme chez un certain nombre de sujets, mais ce n'est pas la règle générale. Sur les 218 observations qu'il a réunies, Batault fait remarquer que le féminisme a été noté seulement une douzaine de fois, et encore plusieurs fois « on a qualifié de féminisme les simples faits d'avoir le menton glabre ou couvert d'un duvet soyeux, ou bien d'aimer les poupées, d'être enjoué, peureux et irrésolu. »

Concluons donc qu'il n'y a pas de constitution physique propre à l'hystérie, ni chez l'homme, ni chez la femme.

Sur la question des *climats*, nous trouvons des opinions contradictoires.

Joseph Frank place dans les causes prédisposantes les climats chauds et humides, et dit que ses « propres observations enseignent que, quoiqu'on observe souvent les spasmes dans les régions septentrionales, on les rencontre cependant bien plus fréquemment en Italie. »

Dubois (d'Amiens) cite l'opinion d'Hoffmann et de Réveillon, qui accusent surtout les climats froids, celle de van Swieten et de Bosquillon, qui incriminent au contraire les climats chauds, celle de Louyet-Villermay, qui concilie tout le monde en invoquant les deux extrêmes de la température, et conclut lui-même que « l'hypochondrie règne dans les régions tempérées et dans les régions froides et humides; l'hystérie, au contraire, se montre plutôt dans les climats chauds. »

Bernutz laisse cette question de côté parce que pour lui l'hystérie « a été observée... dans tous les pays, sous toutes les latitudes... » Hammond déclare l'hystérie tout aussi commune dans le nord et dans le midi, et Batault arrive à la même conclusion pour l'hystérie mâle. « Tandis que nous trouvons, dit-il, des cas bien décrits et d'une authenticité parfaite dans les pays scandinaves, nous avons des exemples non moins avérés en Italie, en Grèce et en Espagne. »

Concluons que, dans l'état actuel de nos connaissances, l'influence étiologique des climats paraît nulle. De même pour les *races* et les *nationalités*.

Strümpell prétend bien que ces deux éléments ne sont pas indifférents et que les formes graves de l'hystérie sont beaucoup plus fréquentes en France qu'en Allemagne. Mais je ne sais vraiment où l'on pourrait trouver les éléments d'une statistique sérieuse pour étayer ou renverser cette proposition. La direction des études des médecins dans un pays donné ne peut-elle pas suffire à admettre cette plus grande fréquence que l'on juge alors uniquement par le nombre des publications sur le sujet ?

Plusieurs auteurs s'accordent à reconnaître la fréquence relative de cette névrose chez les juifs.

C'est plutôt pour des raisons d'éducation que pour des raisons de race et de climat que l'hystérie était presque inconnue chez les négresses de l'Amérique du Sud, car Hammond rapporte que, depuis leur émancipation, cette affection devient tout à fait commune chez elles.

L'influence de la *position sociale* serait nulle, d'après Briquet; l'hystérie frappe les pauvres comme les riches; la naissance et l'éducation dans les villes disposent seulement beaucoup plus que la vie à la campagne.

Je ne me range pas à l'opinion de Duvernoy quand il dit, dans un passage cité par Huchard : « Toutes les femmes peuvent devenir hystériques, pauvres et riches, mais elles le deviennent en proportion des peines qu'elles endurent et bien évidemment les pauvres en endurent plus que les riches. » La chose ne me paraît pas aussi évidente. Si, comme il faut le faire, on envisage non-seulement

la quantité, mais aussi la qualité des peines éprouvées par les femmes, on verra
que dans les classes élevées la part est au moins aussi grande, surtout pour les
peines morales et nerveuses, qui recrutent plus que toute autre les hystériques.

Du reste, les éléments d'une bonne statistique manquent encore ici absolument, parce que les médecins de campagne connaissent peut-être moins bien
l'hystérie, et en tous cas publient moins les exemples qu'ils observent. D'un
autre côté, on ne publie guère les observations prises dans les classes élevées de
la société. De sorte que, si on relevait les faits connus, on les trouverait tous
dans cette catégorie d'individus qui alimentent nos hôpitaux : les résultats
seraient donc fictifs.

Concluons pour le moment, comme Batault l'a fait pour l'hystérie mâle, que
la névrose « est répandue dans tous les degrés de l'échelle sociale et n'est
l'apanage exclusif d'aucune classe. »

Je crois au contraire beaucoup plus important le rôle étiologique de l'*éducation*. Le mode d'éducation a une influence incontestable pour développer l'action
d'autres causes, soit en rendant le système nerveux trop impressionnable, soit
en multipliant les occasions d'impression. Ceci est un point capital, parce que
c'est le point de départ de toute l'hygiène prophylactique de la névrose chez les
héréditaires et les prédisposés.

Joseph Frank accuse « l'éducation voluptueuse, efféminée surtout, avec l'habitude contractée de voir tous ses désirs immédiatement satisfaits (ce que Louyer-
Villermay a exprimé aussi), l'amour de soi-même, la vie luxurieuse, l'oisiveté,
les veilles, le sommeil prolongé pendant le jour (on trouvera peu d'hommes non
sujets aux spasmes parmi ceux qui travaillent la nuit et dorment le jour jusqu'à midi), le trop long séjour au lit, l'application continuelle à la poésie et à
la musique, les lectures lascives... » Tout cela appartient à l'éducation, à son
mode ou à ses résultats.

Il y a plusieurs manières de mal élever le système nerveux des enfants. Un
des modes les plus dangereux est de les faire vivre d'une vie oisive et frivole,
ne les aguerrissant pas aux impressions fortes, saines et nécessaires, et les laissant
se passionner pour les idées fausses et malsaines des romans ou du théâtre. Un
autre mode, très-répandu aujourd'hui, est le surmenage intellectuel, l'entasse-
ment hâtif et sans mesures d'un tas de connaissances dans une tête qui n'est
pas suffisamment mûrie : que d'hystériques les nouveaux programmes d'enseignement engendrent, surtout quand les parents font incessamment reluire devant
l'imagination de l'enfant des horizons d'ascension sociale indéfinie qui s'éva-
nouissent trop souvent devant le jeune homme devenu un déclassé ou un névrosique ! Enfin il y a un autre mode tout opposé, mais tout aussi défectueux : il
consiste non-seulement à ne pas satisfaire, mais encore à contrecarrer brutalement les aspirations légitimes de l'intelligence de l'enfant ; les mauvais traitements
infligés alors pour étouffer les essais de rébellion du cerveau sont souvent
l'occasion du développement de l'hystérie, notamment dans les classes pauvres.

L'éducation est, autant et plus que bien d'autres choses, surtout une question
de mesure et de pondération. Ne développer ni trop ni trop peu l'ensemble du
système nerveux, ne développer ni trop ni trop peu chaque partie de ce système
nerveux par rapport aux autres ; tenir compte, pour établir cette mesure, non
de règles absolues et égalitaires, toujours fausses, mais de l'observation patiemment faite et intelligemment recueillie de la nature particulière de l'enfant, de
l'étendue et des limites de ses aptitudes, de la puissance de ses facultés, de la

nature de ses aspirations dominantes; meubler autant que possible l'esprit de l'enfant de pensées fortes, stables, supérieures aux fluctuations de ses propres idées, et par suite directrices pour toute la durée de son existence... Voilà le but idéal que doit poursuivre tout éducateur et que doit plus attentivement rechercher l'éducateur d'un candidat désigné à l'hystérie.

Les *professions* paraissent n'avoir qu'une action indirecte sur le développement de l'hystérie.

D'abord la névrose se développe le plus souvent à un âge où la profession est encore à ses débuts et n'a guère eu le temps d'influer sur l'état de santé de l'individu. D'autre part, chez les femmes qui sont beaucoup plus souvent atteintes, les professions jouent un rôle bien moindre que chez l'homme. C'est donc surtout dans les travaux sur l'hystérie mâle qu'il faut chercher des documents pour résoudre cette question.

Dans le mémoire le plus complet sur ce sujet, Batault classe ainsi les cas qu'il a réunis :

1° 20 cas : professions libérales (hommes de lettres et de science, étudiants, musiciens, négociants, prêtres et religieux);

2° 12 cas : officiers et sous-officiers (officiers de marine, officiers de l'armée de terre, capitaine de pompiers, sergents-majors, etc.) ;

3° 24 cas : commerçants, employés de commerce, ouvriers intelligents (employés de commerce, mécaniciens, imprimeurs, sculpteurs sur bois, peintres en voitures, en décors, sur porcelaine, employés divers);

4° 35 cas : ouvriers de classe inférieure (cuisiniers, boulangers, maçons, peintres en bâtiments, menuisiers, forgerons, serruriers, plombiers, hommes de peine, domestiques, colporteurs);

5° 5 cas : cultivateurs, paysans, jardiniers;

6° 7 cas : soldats, pompiers, matelots;

7° 2 cas : instabilité professionnelle.

Ce tableau montre nettement que l'hystérie frappe partout et qu'aucune profession ne prédispose directement à la névrose.

Quant à une action indirecte, on peut l'admettre de différentes manières. Ainsi certaines professions sédentaires agiront par la privation d'exercice, l'atmosphère confinée, le surmènement intellectuel et l'anémie qui en résulte. Mais c'est encore plus par leurs influences morales que les professions agissent sur le système nerveux : l'insuffisance des salaires, l'ambition, les rivalités, les déceptions, toutes les phases de la lutte pour la vie, tous les drames de la vie à outrance, développeront facilement la névrose, surtout quand le sujet veut (ce qui arrive trop souvent) forcer son talent et faire donner à ses capacités intellectuelles plus qu'elles ne peuvent sainement et légitimement donner.

Un autre mode d'action indirecte à noter aussi, c'est l'influence de la mise à la retraite. Que le sujet l'ait désiré ou non, la brusque cessation d'occupations actives et absorbantes, l'oisiveté qui y succède trop souvent, font fréquemment replier le malade sur lui-même; il s'analyse, s'occupe de lui et peut facilement devenir hystérique ou hypochondriaque. C'est la ménopause de l'homme.

Cette manière de voir, qui a déjà été soutenue par divers auteurs (Forget et Dubois [d'Amiens] entre autres), commande une hygiène prophylactique spéciale qui se résume en une phrase : Lorsqu'un individu encore valide voit pour une raison quelconque cesser brusquement les occupations ordinaires de sa profession, il faut donner un aliment à son activité nerveuse, il faut trouver un but nouveau à la vie de son système nerveux, sous peine de le voir s'altérer par la contemplation de lui-même et aboutir à la névrose.

Nous devons dire quelques mots à part du rôle étiologique attribué à la *vie religieuse* et à la *continence*. C'est un sujet qui a passionné les esprits, peut-être plus pour des motifs extra-médicaux que pour des raisons vraiment scientifiques.

Par un reste d'influence des anciennes théories, on a longtemps considéré la continence comme une cause fréquente d'hystérie; les désirs non satisfaits de l'utérus paraissaient être le point de départ de tout et on disait, comme Louyer-Villermay, que l'orage serait bientôt passé, si le besoin de la nature était satisfait. C'est de cette théorie que dérive le préjugé invétéré qui, auprès de beaucoup de gens, fait encore de l'hystérie une maladie déshonorante et inavouable.

Plusieurs auteurs, Dubois (d'Amiens) entre autres, avaient déjà protesté contre cette manière de voir, mais on peut dire que c'est à Briquet que nous devons la réfutation scientifique et définitive de ces idées qu'il qualifie d'erreur ridicule.

Ne pouvant donner toute son argumentation, nous empruntons à Axenfeld les propositions qui la résument :

« Les femmes veuves ne sont pas plus que les autres femmes exposées à l'hystérie; contrairement aux assertions des auteurs, l'hystérie est très-rare au delà de trente ans et très-commune avant cet âge; l'hystérie paraît chez un cinquième des malades avant l'époque de la puberté, elle est moins commune chez les femmes mariées que chez les filles, seulement dans la proportion de sept à neuf; elle n'est pas plus commune, et il s'en faut de beaucoup, chez les personnes qui par état vivent dans la continence, que chez les autres; la satisfaction des besoins sexuels ne met nullement à l'abri de l'hystérie; il est faux que les attaques se terminent fréquemment par l'évacuation d'un liquide provenant des organes génitaux; il n'est pas vrai que, dès que les organes génitaux sont arrivés à leur développement complet, il soit nécessaire que leurs fonctions soient mises en exercice, sous peine d'hystérie. » Après avoir démêlé avec une grande sagacité l'action des causes morales méconnues, dans la plupart des circonstances où les auteurs n'ont voulu admettre que la seule privation des plaisirs sexuels, l'auteur termine par cette dernière proposition, ou plutôt par cette concession : « *Il est possible* que dans quelques circonstances les besoins génitaux, naturellement ou artificiellement excités, et n'ayant pas une satisfaction suffisante, soient une cause d'excitation pénible de l'encéphale de laquelle pourraient naître des dispositions à l'hystérie, mais, jusqu'à présent, cette prédisposition doit être admise comme résultat d'induction plutôt que comme une conséquence directe de l'observation... »

Et plus loin : « Briquet a analysé avec un soin extrême l'influence de certaines professions dont les unes font de la continence un devoir, les autres permettent la satisfaction du besoin génésique, et d'autres enfin dans lesquelles l'incontinence est en quelque sorte obligée. La rareté de l'hystérie chez les religieuses, à moins qu'il ne s'agisse de celles qui se livrent à la prière incessante, aux austérités et à la vie contemplative, enfin le fait digne d'attention que la moitié des prostituées de profession détenues à Saint-Lazare est affectée d'hystérie, tout cela détruit de la manière la plus décisive les assertions des auteurs sur les effets de la continence et établit positivement que les faits sur lesquels ils ont prétendu les appuyer sont complétement controuvés, et que l'observation donne précisément des résultats complétement opposés à ceux qui avaient été avancés. »

Bernutz reproduit les mêmes arguments et arrive à la même conclusion : « L'ensemble de ces différents faits, dit-il, démontre d'une manière à peu près certaine, quoique indirecte, que la continence ne peut être réellement considérée comme une cause prédisposante de l'hystérie. Il semblerait bien plutôt établir que les excès vénériens sont cause de cette maladie. » Mais ici aussi il faut tenir compte des incessantes émotions et préoccupations morales que ces mêmes excès entraînent constamment chez les sujets déjà nerveux bien souvent avant le commencement de leurs désordres.

De même, d'après Hammond, la prédominance de l'hystérie chez la femme « ne doit pas être attribuée aux plaisirs sexuels non assouvis, ni même au défaut d'accomplissement des fonctions génératrices, mais plutôt au manque d'un but dans la vie et à la concentration des pensées et des sentiments sur soi-même, qui en est la conséquence presque inévitable. Et certainement les femmes seules, qui se sont créé un but dans leur existence, ne sont pas plus sujettes à l'hystérie que les femmes mariées, si j'en juge du moins par mon expérience personnelle. »

Ces réflexions sont extrêmement justes.

Certainement une femme condamnée par les circonstances et malgré elle au célibat, regrettant le mariage et aigrie par ces regrets mêmes, a des chances de devenir hystérique, mais pas plus qu'une femme mal mariée, mariée contre ses goûts et comparant perpétuellement l'idéal qu'elle avait rêvé au mari qu'elle subit. Au contraire, la femme qui aura accepté et désiré le célibat sous l'inspiration d'une idée supérieure, par dévouement, par charité, par conviction religieuse, et qui trouvera dans cette vie de sacrifice elle-même la réalisation complète de ses aspirations et de sa vocation, n'aura pas plus de chances de devenir hystérique qu'une femme bien mariée trouvant dans son ménage toutes les satisfactions désirables.

J'ai vu bien des cas d'hystérie chez des religieuses, mais, si la continence et la vie religieuse avaient l'influence étiologique que l'on dit, ce ne sont pas des cas isolés, mais de constantes épidémies de grande hystérie que l'on observerait dans les couvents, bien disposés pour la contagion nerveuse et l'imitation. Ce qui n'est pas.

Cette question de la continence qui, je le répète, a un intérêt plutôt extra-médical, peut nous servir de transition entre l'étude des professions et l'étude des diverses phases de la *vie génitale*.

Sur l'influence de la menstruation, Axenfeld résume les idées de Briquet : « On peut établir, d'après une série de faits assez grande pour faire loi, que dans la majorité des cas (les cinq huitièmes) l'hystérie est indépendante de la menstruation, soit que le début de la maladie ait lieu avant la puberté ou après la ménopause, soit que, malgré l'existence de l'hystérie, la menstruation continue à se faire régulièrement ; c'est dans la minorité des cas seulement (les trois huitièmes) que divers troubles menstruels précèdent l'invasion de la névrose, ou que la première apparition des règles devient l'occasion de son développement ; l'influence de la menstruation se fait sentir plus fortement de l'âge de douze à celui de vingt ans qu'en tout autre temps ; les troubles menstruels prédisposent bien plus à l'hystérie lente et graduelle qu'à celle dont le début est brusque et signalé par une attaque (Huchard ajoute là qu'il y a cependant des faits qui font exception à ce principe, notamment ceux qu'on trouve dans la thèse de Verette sur l'hystérie aiguë conséquence de l'arrêt subit de la menstruation). »

Plus loin, Huchard résume sa propre manière de voir dans les trois propositions suivantes : « 1° L'hystérie peut se montrer longtemps avant la nubilité ou après la ménopause; 2° elle n'est pas incompatible avec la persistance d'une menstruation régulière; 3° chez un certain nombre de femmes, la diminution ou l'arrêt du flux menstruel dispose à cette affection ou en détermine la première apparition... Les observations d'hystérie imputables aux organes génitaux seuls sont en fort petit nombre : 30 sur plus de 400 malades, au dire de Briquet; ce chiffre est certainement minime, mais il ne faut cependant pas l'effacer. Quant à l'influence que l'époque des règles exerce sur le retour des accidents hystériques, elle est incontestable... »

Déjà Dubois (d'Amiens) avait écrit : « La suppression des règles ne joue pas un rôle aussi important qu'on l'a pensé jusqu'à présent dans l'apparition de l'hystérie; souvent, il est vrai, et très-souvent, à la suite d'une vive émotion, les règles se suppriment tout à coup et l'hystérie apparaît, mais cette suppression n'a été qu'un phénomène morbide précurseur de la maladie et non une cause; d'autres fois elle a simplement coïncidé, et, chose remarquable, on est souvent parvenu à rétablir l'écoulement régulier des règles, que l'hystérie n'en a pas moins persisté et que ses symptômes n'en ont pas même éprouvé le plus léger amendement. »

Bernutz reconnaît plus d'influence aux troubles menstruels. « L'importance étiologique, dit-il, de la menstruation et de ses dérangements, est tellement évidente, que les observateurs qui, depuis Charles Lepois, ont le plus combattu la théorie galéno-hippocratique, à laquelle ce fait a servi de fondement, ont, comme ceux qui ont accepté cette théorie, insisté sur ce point. Ils ont fait ressortir la fréquence non-seulement des attaques hystériques à l'époque menstruelle, qui est, on peut le dire, le moment d'élection, mais celle des cas, dans lesquels la névrose succède si directement à une suppression brusque des règles, qu'on est obligé de reconnaître qu'il existe dans les faits une relation de cause à effet, enfin la fréquence des cas dans lesquels on observe une coïncidence si marquée entre les troubles menstruels et le développement de l'hystérie, qu'on ne peut se refuser à admettre une intime corrélation entre les deux phénomènes pathologiques..... Les circonstances très-diverses dans lesquelles nous venons de voir l'hystérie succéder à des troubles variés de la menstruation, et dans lesquelles ces troubles ont été considérés comme la cause, tantôt prédisposante, tantôt déterminante de la névrose, par les observateurs, qui étaient les plus intéressés, par l'opinion qu'ils défendaient, à dénier cette action, conduisent à attribuer une influence procréatrice très-considérable à la menstruation et surtout à ses perturbations. »

La grossesse ou des phases diverses de l'état puerpéral jouent d'après certains auteurs dans quelques cas le rôle de causes, au moins occasionnelles. Scanzoni (cité par Jolly) compte, sur 217 hystériques, 165 (c'est-à-dire 75 pour 100) ayant accouché, et sur celles-ci 65 pour 100 ayant accouché plus de 5 fois. Pour Axenfeld, la grossesse ne disposerait à l'hystérie « qu'en raison des conditions morales où les femmes se trouvent placées pendant la durée de la gestation. »

Vient enfin la question, très-voisine des précédentes, de l'influence pathogénique exercée par les maladies de l'appareil génital.

Là, il faut soigneusement se garder d'exagérer dans un sens ou dans l'autre. On ne peut absolument plus soutenir aujourd'hui, comme l'ont fait Pujol et l'école physiologique, que l'hystérie reconnaît nécessairement pour cause une lésion connue ou inconnue de l'appareil génital, même en faisant jouer le principal rôle à l'ovaire, comme le voulaient Négrier et Schützenberger, ou au plexus sympathique abdominal, comme le voudrait R. dos Santos. Bernutz a soumis à une critique sévère les observations publiées avant 1874 à l'appui de cette manière de voir et a conclu avec raison que « la lésion d'un quelconque des organes génitaux n'est pas indispensable pour que l'hystérie se développe, que cette maladie peut exister sans qu'il y ait d'affection génitale ».

Mais il ne faut pas se jeter dans l'excès contraire et nier toute relation entre les maladies de la sphère génitale et le développement de la névrose. La coïncidence est au contraire trop fréquente pour qu'il n'y ait pas un lien.

Une chose à remarquer, avec la plupart des classiques, c'est que l'hystérie est plutôt produite par les lésions relativement légères de l'appareil génital que par les désorganisations profondes. C'est du reste la loi générale de la production des actes réflexes. Les déplacements de la matrice, les engorgements et altérations du col, etc., sont plus souvent notés que le cancer ou les tumeurs de cet organe. Assez souvent (et le contrôle thérapeutique a de l'importance) on voit disparaître les accidents névrosiques en traitant et en guérissant l'altération génitale.

Nous considérerons, avec Axenfeld et Huchard, comme faits absolument exceptionnels « les exemples de femmes chez lesquelles une métrite ou une ovarite aiguë, l'introduction de l'hystéromètre, une injection irritante poussée dans la matrice, le travail de l'accouchement, ont directement provoqué des attaques d'hystérie. » Ce ne sont là en tout cas que des causes occasionnelles.

L'excitation artificielle des organes génitaux est-elle une cause d'hystérie? Moins qu'on ne le croit. Non qu'il soit rare de constater l'onanisme chez les hystériques, surtout chez les hommes, mais je crois que c'est déjà chez eux souvent un symptôme de maladie plutôt qu'une cause. L'onanisme est souvent aussi, sinon un symptôme direct de la névrose, du moins une conséquence simultanée des causes qui ont produit l'hystérie. Ainsi l'éducation vicieuse, la lecture des romans obscènes, etc., développent à la fois l'hystérie et l'onanisme, surtout dans certaines conditions sociales.

Cela n'est pas dit cependant pour nier absolument l'action de cet élément étiologique; il peut intervenir dans quelques cas. Batault a noté ce vice dans une dizaine d'observations.

Terminons ce paragraphe par quelques mots sur les *causes morales*.

Elles peuvent agir de deux manières. Aiguës, brusques, rapides (émotions), elles peuvent servir d'occasion à l'explosion d'une attaque ou de la maladie; prolongées, chroniques, elles peuvent jouer un rôle encore plus grand dans le développement complet de la névrose.

Un des hystériques de Batault a sa première crise au moment où il est attaqué par deux individus qui se précipitent sur lui à l'improviste, l'un le saisissant à la gorge et l'autre lui tirant les cheveux. Chez un autre les premières attaques survinrent après un accident où il faillit être tué.

Il y a un peu d'exagération à dire, comme Batault : « Quel est l'heureux mortel qui jamais n'a eu d'ennuis d'aucune sorte? » Mais enfin il faut évidemment que le système nerveux soit prédisposé.

Le même auteur rappelle le malade de Tulpius, devenant cataleptique à la nouvelle du refus de la main d'une jeune fille aimée et le capitaine de pompiers de Tartivel, qui se trouvait mal à la vue d'un enterrement.

Quant' aux causes morales chroniques, dont l'action se prolonge et par suite est plus énergique, on peut citer toutes les affections morales, déprimantes, tristes, pénibles. Une des causes les plus fréquentes certainement est le malheur dans le mariage, non pas tant cette désunion absolue, complète, amenant plus ou moins rapidement la séparation ou le divorce, que la vie en commun se continuant pendant de longues années au milieu de tracasseries, de misères, de coups d'épingle incessants, soit que l'un des conjoints se conduise mal, soit qu'il ait l'humeur difficile, soit surtout qu'il se trouve notablement inférieur à l'autre comme intelligence, milieu social ou culture intellectuelle. Les hystéries nées dans ces enfers sont à peu près impossibles à guérir, parce que tout essai de cure est un travail de Pénélope, la cause persistant malgré tous vos efforts.

L'effet pathogénique est le même, si cette inégalité d'intelligence ou d'éducation est plus apparente que réelle et résulte plutôt de l'imagination vicieuse et dévergondée du névrosique. Que de femmes se trouvent incomprises, comparent leur mari à l'idéal que les romans avaient inspiré à leur cerveau de jeune fille, se créent ainsi un malheur imaginaire qui les ronge et les rend hystériques! On a dit avec beaucoup de raison que la cause sociale de l'hystérie est « la réalité inférieure au rêve ».

Souvent le rôle du médecin consiste à chercher avec soin cette cause morale qui s'étale dans certains cas, mais se dissimule dans d'autres et en tout cas ne demande pas mieux le plus souvent que d'être démasquée. Chez la jeune fille ou même chez la femme mariée, il faut aussi chercher du côté des inclinations contrariées, des affections irréalisables, etc.

.Enfin énumérons, avec Axenfeld, une série d'autres causes morales : « Les mauvais traitements, les tracasseries, les préoccupations, les soucis, les contrariétés provenant, soit du ménage, soit de la famille, soit des relations illicites ; les inquiétudes suscitées par les affaires, les revers de fortune, les changements défavorables de position ; la nostalgie, l'ennui, le chagrin, la crainte continuelle, les déceptions, la jalousie ; enfin les affections du cœur contrariées : tels sont, dans l'ordre de leur fréquence, les divers modes de souffrance morale que Briquet a notés chez 130 hystériques, sans avoir rencontré un seul fait où la prédisposition eût été produite par des affections morales autres que celles qui viennent d'être indiquées. »

6. Traumatismes. Les classiques insistent peu sur le rôle étiologique des traumatismes dans la production de l'hystérie. C'est cependant une question intéressante.

Un traumatisme peut, chez un sujet prédisposé, déterminer une attaque ; cette attaque peut être la première, et alors le traumatisme est la cause déterminante du développement de la névrose. Plus souvent encore, chez une personne déjà en puissance d'une hystérie plus ou moins latente, les traumatismes déterminent des accidents locaux, des symptômes d'hystérie locale.

Valude a publié récemment l'observation d'une malade chez laquelle l'énucléation de l'œil avec anesthésie détermina un état de mal hystéro-épileptique. J'ai vu également l'hystérie se révéler chez une jeune fille à l'occasion d'une opération de cataracte.

J'ai également observé une hystérique qui, se faisant une injection hypodermique dans le membre supérieur gauche, cassa l'aiguille et (quoiqu'aucun fragment ne fût resté dans le bras) eut instantanément une contracture de ce membre qui dura plusieurs mois. L'exemple suivant, emprunté à Brodie, est également très-remarquable.

Une jeune femme se pique ou se pince le doigt. Bientôt après elle se plaint de douleurs partant du doigt et s'étendant le long de la main et de l'avant-bras. Il s'ensuit même quelquefois une action convulsive des muscles du bras ou une contracture des muscles fléchisseurs de ce segment, de façon que l'avant-bras est maintenu en flexion au moins pendant la veille, car ce spasme cède en général pendant le sommeil. »

Dans ces cas l'effet produit est sans rapport avec l'intensité de la cause et ne ressemble en rien à ce qu'elle eût produit chez une autre personne. Comme dit Brodie, « ce genre de symptôme dépend plus de la constitution que de la lésion locale ».

Dans l'hystérie mâle, le traumatisme semble jouer un rôle étiologique encore plus considérable que chez la femme. Du moins, dans tous les récents travaux sur l'hystérie de l'homme, on a repris avec beaucoup de développements cette question de l'influence pathogénique du traumatisme. On arrive à poser en principe que « les chocs violents sont capables de produire les symptômes les plus variés de l'hystérie, chez des sujets qui, en apparence, ne sont pas prédisposés ; et cela le plus souvent d'emblée, rapidement, tandis que les autres causes ont besoin d'être accumulées petit à petit pour arriver au même résultat ». De sorte qu'on diagnostique l'hystérie traumatique chez l'homme toutes les fois que l'effet produit est en désaccord avec la cause déterminante.

Il y a peut-être un peu d'exagération dans cette manière de voir. Mais il est intéressant de résumer les faits et l'argumentation de Batault dans sa thèse faite à la Salpêtrière.

Le traumatisme violent révèle souvent subitement la diathèse nerveuse restée latente antérieurement. Sur 24 cas où ce traumatisme est signalé, l'hérédité névropathique est déclarée absente 8 fois, présente 8 fois, et n'est pas mentionnée dans les autres.

Chez les moins prédisposés, le traumatisme a été très-violent : chute sur la tête, chute d'un troisième étage d'une hauteur de huit pieds, coup de pied de cheval, coup de tête dans la région épigastrique avec chute consécutive, explosion près de l'individu. Chez les plus prédisposés, on note : chute, accident de chemin de fer, morsure de chien, ablation d'un ganglion, ouverture d'un érysipèle phlegmoneux par 27 coups de bistouri, fracture de jambe, chute sur la hanche suivie de coxalgie hystérique.

On ne doit pas considérer l'hystérie d'origine traumatique comme une névrose à part. Oppenheim et Thomsen ont soulevé cette question en séparant de l'hystérie, sous le nom d'anesthésie sensorielle traumatique, des faits de névrose développés après des accidents de chemin de fer, des coups sur la tête avec des barres de fer, une chute d'une hauteur de 15 mètres. Les Américains avaient déjà décrit des phénomènes du même ordre et, les rapportant à la commotion médullaire, les avaient appelés « spinal irritation ; railwayspine ». Walton, Batault et toute l'École de la Salpêtrière, ont, à l'instigation de Charcot, protesté contre ces manières de voir et rangé résolûment ces névroses dans l'hystérie traumatique de l'homme.

Ces cas-là soulèvent du reste des questions médico-légales fort délicates, à propos des accidents de chemin de fer notamment et de leurs conséquences. Et à ce sujet, si on a le courage de déclarer hystérique devant des juges un robuste mécanicien, il faudra bien expliquer ce qu'est l'hystérie, afin qu'on ne traite pas de femmelette ou de simulateur cette victime que l'on flétrit du diagnostic d'hystérique.

Le pronostic sera évidemment moins grave avec le diagnostic d'hystérie qu'avec celui de lésion cérébrale organique. Mais cependant les plus grandes réserves doivent toujours être faites, même avec le diagnostic de névrose, sur la curabilité et la durée de la maladie.

Il ne faut évidemment pas exagérer ces considérations, qui sont fort importantes, et il ne faudrait pas glisser sur la pente facile qui conduit à faire rentrer dans l'hystérie traumatique tous les faits de commotion ou de contusion du système nerveux (central ou périphérique). Ce serait là une exagération que l'on n'a peut-être pas toujours suffisamment évitée. Mais, sans aller jusque-là, il n'en faut pas moins retenir le rôle considérable que le traumatisme joue souvent dans l'étiologie de l'hystérie locale ou même de l'étiologie générale.

On trouvera un très-complet résumé des importantes recherches, faites récemment à la Salpêtrière sur l'hystérotraumatisme, dans la thèse de Paul Berbez. Il cite les travaux de Brodie, Russel, Reynolds, Weir Mitchell, Herbert, Page, Oppenheim, Duponchel ; la série de communications faites à la Société médicale des hôpitaux par Troisier, Joffroy, Féréol, Terrillon et Rendu, la thèse de Lober ; les mémoires ou les revues de Poupon, Bernhardt, Gilbert Renard, Quinqueton, Bataille, Onimus, Burckhardt, Dreschfeld, Lombroso, et surtout les belles leçons de Charcot faites à la Salpêtrière. J'ai consacré moi-même récemment à cette question quelques leçons cliniques qui ont paru dans le *Montpellier médical*.

Ce qui frappe dans l'étiologie, c'est le défaut de rapport entre l'intensité du traumatisme et le résultat névrosique produit ; l'effet moral est en général très-considérable. Le sujet voit arriver sur lui un train entier de 15 à 20 wagons ; le choc est insignifiant, mais il a été tamponné par un train entier, et l'effet est en rapport avec cette cause, qui est imaginativement énorme.

Notons cependant expressément l'influence qu'a le traumatisme sur la localisation des accidents. Si la foudre tombe sur l'épaule droite, c'est le membre supérieur de ce côté qui est paralysé. Si le traumatisme atteint la tête, il y a presque toujours une hémiplégie, et, ajoute Berbez, l'hémiplégie se produit du même côté que la lésion.

Les manifestations morbides observées sont de trois ordres : paralysies flasques, paralysies avec contractures, contractures douloureuses ou arthralgies. Nous retrouverons plus loin la symptomatologie de ces diverses formes.

7. INTOXICATIONS. L'attention étant ainsi éveillée dans ces derniers temps sur le rôle des causes occasionnelles dans le développement de l'hystérie, quelques auteurs ont signalé des cas dans lesquels la névrose avait été provoquée par une intoxication.

C'est ainsi que j'ai vu récemment à Necker un malade curieux, chez lequel mon excellent collègue Rendu a diagnostiqué des accidents hystériques développés par une intoxication mercurielle.

Déjà Potain et d'autres avaient assigné la même influence à l'intoxication saturnine.

C'est un chapitre nouveau qui s'ouvre des phénomènes névro-toxiques ou hystéro-toxiques. On pourra classer là des faits intéressants, à condition de ne pas exagérer néanmoins et de ne plus considérer comme nécessairement hystériques tous les malades dont les réactions nerveuses vis-à-vis du poison sont en désaccord avec l'intensité de la cause et les lésions anatomiques constatées.

J'ai vu également un soldat chez lequel, à la suite d'une blennorrhagie, il s'était développé une coxalgie hystérique, et un autre chez lequel une scarlatine fut le signal de l'explosion de l'hystérie. Est-ce le premier paragraphe d'un autre chapitre qui comprendrait les hystéries locales d'origine infectieuse ou virulente? Ceci n'aurait rien de contradictoire aux doctrines actuellement acceptées sur la pathogénie générale des hystéries locales.

8. IMITATION. CONTAGION. ÉPIDÉMIES. Tout le monde connaît les faits de Harlem, rapportés par Boerhaave. Bailly raconte qu'un jour de première communion, à l'église Saint-Roch, une jeune fille fut prise tout à coup de convulsions hystériques pendant la messe; dans l'espace d'une demi heure, 50 à 60 femmes eurent des convulsions semblables.

Tous les auteurs ont noté l'influence de l'imitation dans la production des attaques d'hystérie; c'est une sorte de contagion nerveuse, qui explique ce que l'on appelle les épidémies de cette névrose.

La vue d'une attaque d'hystérie peut en provoquer une semblable chez une névrosique qui n'avait pas encore eu cette manifestation. Et il n'y a pas là seulement l'émotion, le choc moral, produits par la vue d'un spectacle dramatique : il y a souvent une vraie imitation, puisque l'attaque provoquée reproduit plusieurs des traits de l'attaque provocatrice.

« A ce sujet, conclut très-justement Huchard, nous devons faire remarquer que le rassemblement de plusieurs hystériques dans une même salle d'hôpital ou dans un même hôpital est une mauvaise chose, car l'hystérie appelle l'hystérie, et il est certain que ces malades ainsi réunies puisent sans cesse des causes d'excitation, non-seulement dans la vue d'attaques convulsives qu'elles sont toujours disposées à imiter, mais aussi dans les examens répétés qu'on leur fait subir, dans l'intérêt ou l'étonnement qu'elles paraissent inspirer, dans les sentiments de jalousie qu'elles éprouvent les unes pour les autres. Il y a là même une notion précieuse à connaître pour la thérapeutique et la prophylaxie de cette affection. Si les maladies nerveuses et l'hystérie ont pris dans ces derniers temps une grande extension, c'est qu'on en a trop parlé, c'est qu'on a même trop initié le public à toutes ces questions, sans se douter que l'on fournissait ainsi un aliment pour l'éclosion de ces affections ; c'est aussi parce qu'on laisse trop souvent les hystériques en puissance ou à l'état latent vivre et s'agiter dans l'atmosphère nerveuse d'une famille où les orages convulsifs de la névrose éclatent si facilement ».

Nous retrouverons l'application de ces sages principes au chapitre du traitement.

Nous ne pouvons pas parler ici des diverses épidémies d'hystérie qui ont été observées depuis le moyen âge jusqu'à nos jours. On trouvera des détails très-intéressants sur ce chapitre dans le livre de Richer, qui étudie toutes les épidémies, depuis les possédées d'Allemagne (1550) jusqu'aux possédés de Plédran et de Jaca (1881).

Résumé et doctrine étiologique. Je n'ai certes pas la prétention d'avoir énuméré toutes les causes de l'hystérie; c'est une simple revue des principales, pour donner une idée de l'ensemble. Resterait maintenant à les classer et à les hiérarchiser, car elles sont loin d'avoir toutes la même importance et elles peuvent se superposer pour produire la névrose, qui éclate comme une résultante commune.

On peut diviser ces éléments étiologiques en trois catégories : les causes prédisposantes, les causes fondamentales et les causes occasionnelles, tout en se rappelant que l'inféodation d'une cause à une quelconque de ces catégories n'a rien d'absolu et que chacun de ces éléments peut, suivant les cas, être inscrit dans l'une ou l'autre de ces classes.

L'âge et le sexe me paraissent être le type des causes simplement prédisposantes; elles ne sont jamais plus. Un sujet ne devient pas hystérique par cela seul qu'il appartient au sexe féminin. Mais cette qualité le prédispose à une action plus intense des autres causes de la névrose.

Les vraies causes fondamentales sont l'hérédité et les maladies générales. On peut dire que le plus habituellement l'hystérie est la conséquence de la superposition de ces deux causes; le plus souvent on trouve chez l'hystérique une diathèse et de l'hérédité névropathique.

Puis viennent des causes qui, suivant les cas, sont causes fondamentales ou occasionnelles, c'est-à-dire dont le coefficient d'action est variable suivant les circonstances. Telles sont la position sociale, l'éducation, la profession, la vie génitale, les causes morales. Suivant leur intensité elles lanceront simplement la maladie déjà toute préparée et latente ou elles la développeront de toutes pièces sur un terrain qui se contente de n'être pas réfractaire.

Enfin certaines causes sont à peu près toujours occasionnelles, c'est-à-dire ne font éclater la maladie que si tout a été préparé déjà par une série d'autres éléments étiologiques : tels sont les traumatismes et l'imitation.

On ne peut donc plus conserver pour l'hystérie l'ancien classement des névroses en symptomatique, sympathique et idiopathique. L'hystérie est toujours symptomatique d'une maladie générale ou d'une maladie locale. Le plus souvent l'état général que l'hystérie manifeste n'est lui-même pas justiciable d'une cause unique, mais dépend de la superposition d'une série d'éléments dont l'importance relative et la hiérarchisation pathogénique varient du reste suivant les cas.

IV. Symptomatologie. La description symptomatique de l'hystérie présente des difficultés énormes. Chaque cas a en effet son allure spéciale. Il y a cependant des traits communs assez fixes sur lesquels nous devrons insister.

Le début de la maladie se ferait, d'après Briquet, suivant trois types : 1° quand l'hystérie se développe chez un sujet jeune, l'enfant devient impressionnable, irritable; à la moindre émotion il étouffe, suffoque, sanglote; il a des palpitations, de l'agitation et des tremblements. Plus tard surviennent les migraines et la céphalalgie; l'appétit devient capricieux et la digestion pénible. Les phénomènes douloureux s'accentuent à l'épigastre, entre les épaules, etc. ; 2° le début peut être également progressif chez la femme adulte. On observe alors des troubles variés du côté de la tête ou du ventre, se transformant peu à peu en véritables phénomènes hystériques; 3° enfin, dans un tiers des cas environ, les prodromes manquent complétement et le début se fait par une attaque hystérique, avec convulsions et perte de connaissance.

Pour soumettre les symptômes de l'hystérie à une étude analytique complète, nous les diviserons en deux catégories : 1° les phénomènes paroxystiques, c'est-à-dire les diverses variétés d'attaques; 2° les phénomènes fixes, c'est-à-dire les divers symptômes localisés et persistants que l'on peut observer du côté de la motilité, de la sensibilité, de la circulation, des sécrétions, de la nutrition et de la vie psychique.

1. Diverses variétés d'attaques (phénomènes paroxystiques). L'attaque est le phénomène capital de l'hystérie comme symptôme et comme valeur diagnostique, mais ce n'est pas le signe le plus fréquent de cette névrose.

Il ne faut pas croire en effet que toutes les hystéries se manifestent par des attaques. Loin de là : Briquet, se basant sur 450 observations, pose en principe que la moitié des femmes atteintes de cette névrose n'a pas d'attaques. Et cela est vrai surtout des femmes du monde, qui ont le plus souvent l'hystérie non convulsive.

L'attaque peut être un phénomène du début, sinon elle survient dans la première ou au plus dans la deuxième année. Ces données sont cependant très-approximatives, parce que le début est difficile à préciser chez les femmes nerveuses.

Elle survient quelquefois sans cause appréciable; dans d'autres cas, elle a pour point de départ une excitation sensible quelconque, en particulier les organes génitaux : toucher vaginal, examen, compression du ventre, etc. Le plus souvent il y a eu une impression psychique : conscience d'être observée, désir d'attirer l'attention sur soi, vue de plusieurs personnes l'observant et l'interrogeant, émotions vives, peine ou joie, colère, etc. L'époque de la menstruation, la vue d'une autre attaque, provoqueront aussi les convulsions.

Elle peut se développer encore à la suite d'une provocation artificielle, soit par hypnotisme (*voy.* ce mot), soit par la pression sur les régions hystérogènes, dont nous reparlerons plus loin.

Pour mettre un peu d'ordre dans cette description difficile, nous étudierons successivement : A, la grande attaque complète et régulière ou attaque de la Salpêtrière, *hysteria major;* B, les attaques incomplètes moins régulières qui constituent l'hystérie vulgaire, *hysteria minor;* C, les autres variétés d'attaques : syncopale, de spasmes, épileptoïdes, démoniaques, de clownisme, d'attitude passionnelle (extases), de délire, de contractures, de sommeil, de catalepsie. Nous terminerons ce paragraphe par l'étude comparative de ces diverses variétés entre elles et avec la grande attaque et par des considérations générales sur l'hystérie à attaques, sur les manifestations paroxystiques de l'hystérie.

A. *Grande attaque complète et régulière ou attaque de la Salpêtrière.* Nous proposons d'appeler attaque de la Salpêtrière la grande attaque complète et régulière d'*hysteria major,* telle que Charcot et ses élèves l'ont magistralement étudiée ; nous allons la décrire en suivant pas à pas le livre de Richer.

a. *Prodromes.* Ces prodromes peuvent se produire dans tous les grands appareils. Richer les divise en troubles psychiques et hallucinations, troubles des fonctions organiques, troubles de la motilité, troubles de la sensibilité.

Dans les troubles *psychiques* (qui apparaissent les premiers), on note surtout des changements de caractères et d'habitudes : la malade néglige ses occupations habituelles pour en faire d'autres, elle néglige sa mise, s'impressionne de tout, devient triste ou d'une gaîté folle, fait des enfantillages, est bruyante, cherche dispute, déchire ou casse des objets, s'agite en chantant, saute, se plaint. Au milieu de cet état que traversent quelques accès épileptoïdes légers ou quelques contractures passagères apparaissent souvent des hallucinations.

Ces hallucinations portent sur la vue ou sur l'ouïe. La malade voit des animaux ou des scènes plus ou moins compliquées, elle entend des voix, des conversations. L'organe affecté a un certain rapport avec le côté de l'hémianesthésie (Charcot) ; les animaux marchent toujours dans le même sens, les voix sont perçues par la même oreille ; le point de départ de l'hallucination est toujours du côté anesthésié. Le toucher peut également être le siége de ces sensations anormales. Enfin c'est assez souvent sur l'appareil génital qu'elles se localisent.

Comme troubles des *fonctions organiques*, signalons d'abord, dans le tube digestif, de l'anorexie, des perversions du goût, de la dyspepsie, des nausées, la boule ou suffocation hystérique (spasme de la gorge bien connu et que nous retrouverons), enfin des borborygmes et de la tympanite.

Du côté des sécrétions, on note de la polyurie claire et incolore (urines nerveuses), du ptyalisme, d'autres fois même des flots de liquide montant de l'estomac à la bouche.

Dans le domaine de la respiration, on observe dans certains cas de l'oppression, le spasme du larynx, le rire, le bâillement, la toux spasmodique, l'aphonie ou les cris d'animaux.

Les palpitations sont fréquentes, souvent intenses et généralisées ; les troubles vasomoteurs s'accusent par des sensations de chaleur et de rougeur ou de froid avec décoloration des tissus périphériques (Rosenthal, Gaube) : c'est la preuve de la participation de l'appareil circulatoire.

Au point de vue de la *motilité*, l'amyosthénie, si elle existe déjà comme stigmate fixe avec l'anesthésie, augmente à l'approche de l'attaque. On observe aussi du tremblement, des secousses (semblables à celles que produit une décharge électrique) ou commotions épileptoïdes plus ou moins généralisées, des contractures (variables d'une malade à l'autre, mais toujours les mêmes chez la même malade), de petits accès épileptoïdes « qui sont comme un lambeau détaché de la grande attaque » qui va bientôt éclater.

L'anesthésie, qui est un stigmate fréquent de la névrose, augmente ou apparaît comme prodrome *sensitif* de la crise ; ou bien c'est de l'hyperesthésie limitée à certains territoires nerveux. Sans revenir sur les hallucinations déjà indiquées, notons que la sensibilité spéciale suit assez exactement la sensibilité générale.

b. *Aura hysterica*. Les prodromes précédents durent un nombre de jours variable avant l'attaque, ceux qui constituent l'aura précèdent immédiatement la crise et en marquent le début.

Le point de départ ordinaire de l'aura est dans la région ovarienne. Nous reviendrons sur cette ovarie, qui est une douleur plus ou moins vive en un point déterminé par l'intersection de la ligne horizontale des épines iliaques antérieures

et supérieures et des lignes perpendiculaires qui limitent latéralement l'épigastre. La douleur peut y être spontanément très-vive, au point de simuler une
péritonite, ou bien elle n'existe qu'à la pression. Alors la peau est anesthésiée
à ce niveau, les muscles ne sont pas douloureux. Charcot admet que c'est
l'ovaire même qui est le point de départ et le siége de la douleur.

Féré a confirmé cette théorie par des observations intéressantes sur des hystériques devenues enceintes. Il a pu constater deux fois, pendant la grossesse, un
déplacement des points douloureux (dits ovariens), qui subissaient un mouvement
d'ascension proportionnel au développement de l'utérus gravide, et il a pu,
dans ces mêmes cas, constater après l'accouchement la descente des mêmes
points douloureux, encore proportionnelle à l'involution utérine. Dans ces différents moments, les points douloureux conservaient une situation qui est précisément celle qu'occupe l'ovaire pris au terme de la grossesse, après l'accouchement et à l'état de vacuité.

« L'exploration profonde de la région, dit le professeur de la Salpêtrière, fait
reconnaître aisément la portion du détroit supérieur qui décrit une courbe à
concavité interne : c'est là un point de repère. Vers la partie moyenne de cette
crête rigide la main rencontre le plus souvent un corps ovoïde, allongé transversalement et qui, pressé contre la paroi osseuse, glisse sous les doigts. Lorsque ce
corps est tuméfié, ainsi que cela se présente fréquemment, il peut offrir le
volume apparent d'une olive, d'un petit œuf. Mais, avec un peu d'habitude, sa
présence peut être facilement constatée, alors même qu'il reste bien au-dessous
de ces dimensions. »

La pression de cette région détermine expérimentalement tous les phénomènes
de l'aura ordinaire. On provoque avec la douleur locale des irradiations douloureuses vers le creux épigastrique (premier nœud de Piorry), quelquefois avec
nausées et vomissements, puis surviennent des palpitations, avec fréquence
extrême du pouls, et enfin se développe au cou la sensation du globe hystérique
(deuxième nœud). Charcot ajoute encore à la série des troubles céphaliques qui
complètent la scène. Ce sont, par exemple, des sifflements dans l'oreille (du côté
de l'ovaire comprimé), des coups de marteau dans la région temporale du même
côté, puis une obnubilation de la vue, encore du même côté. Si on insiste encore
sur la pression, la conscience du sujet se perd et l'attaque convulsive éclate.

    c. *Zones hystérogènes.* La région ovarienne est donc le type des zones
hystérogènes ; ce n'est pas la seule.

Dans ses études expérimentales sur l'épilepsie, Brown-Séquard a montré que
chez les animaux rendus épileptiques par diverses lésions du système nerveux
on peut provoquer des attaques en excitant une zone épileptogène, située du
même côté que la lésion nerveuse et siégeant vers l'angle de la mâchoire inférieure en s'étendant vers l'œil et la région latérale du cou.

Des zones hystérogènes analogues ont été signalées d'abord par Willing et
Turk (apophyses épineuses), Charcot et Schützenberger (ovaire, épigastre),
Rosenthal (col de l'utérus), Baillif (appendice xiphoïde).

Richer a étudié avec beaucoup de soin ces zones hystérogènes. Elles sont,
dans l'intervalle des crises, le siége de douleurs spontanées comparables à
l'ovarie et s'exaspérant au début de l'attaque (aura). Elles sont médianes,
bilatérales symétriques ou unilatérales (sans rapports avec le côté de l'hémianesthésie).

Pitres et Gaube ont complété ces recherches ; ils ont trouvé sur les membres ces zones que Richer n'avait rencontrées que sur le tronc, mais il ne paraît pas y en avoir sur les membres sans qu'on en trouve aussi sur le tronc ou la tête. Ces zones des membres siégent presque toujours au point de réunion des différents segments ou dans leur voisinage immédiat. Au bras elles occupent le pli du coude ; aux membres inférieurs, le pli de l'aine, le creux poplité, les malléoles, et ordinairement dans le sens de la flexion. La compression du tronc nerveux dont les ramifications se distribuent à une zone provoque l'attaque comme la compression de la zone elle-même. La glande mammaire serait aussi dans certains cas le siége d'une zone hystérogène profonde, viscérale, indépendante de la peau qui la recouvre.

Richer conclut, en somme, de ses recherches et de celles de Gaube, que ces zones ont un siége variable d'une malade à l'autre, mais constant chez le même sujet. Elles occupent le tronc ou les membres ; elles sont plus fréquentes en avant qu'en arrière ; en avant elles occupent les parties latérales et sont, le plus souvent, doubles et symétriques ; en arrière elles sont le plus souvent uniques et médianes ; enfin elles existent plus fréquemment à gauche qu'à droite et les zones unilatérales ont toujours été situées à gauche. Ces zones s'amoindrissent ou disparaissent après les attaques pour retrouver au contraire leur maximum de vivacité au moment qui précède immédiatement l'explosion de la crise. Différentes circonstances les font varier aussi (émotion vive, anémie locale par la ligature circulaire ou la bande d'Esmarch, sinapisme, injections sous-cutanées d'eau froide, électrisation locale, continue ou interrompue, métaux et bois, éther, courants médullaires et cérébraux).

Sur toutes ces zones hystérogènes comme sur la région ovarienne, une pression légère provoque l'aura et la crise, et une pression forte arrête au contraire l'attaque convulsive déjà commencée. De plus (toujours d'après Richer, et j'ai observé la chose moi-même), quand une malade possède plusieurs zones hystérogènes, l'attaque provoquée par la pression de l'une peut être arrêtée par la pression d'une autre.

Dans un travail plus récent, Pitres divise, au point de vue de leur siége anatomique, les zones hystérogènes en zones cutanées, sous-cutanées et viscérales.

« 1° Les zones cutanées, les plus rares de toutes, sont celles dont l'activité peut être mise en jeu par des excitations superficielles de la peau : le contact avec le doigt, ou un pinceau à aquarelle, quelques gouttes d'eau froide ou chaude, le rayonnement d'un corps en ignition, la pulvérisation de quelques gouttes d'éther. Les zones cutanées siégent dans les expansions nerveuses terminales de la peau. Il est curieux de constater à ce sujet qu'elles peuvent se rencontrer sur des régions cutanées qui sont complétement anesthésiques. 2° Les zones sous-cutanées, qui sont plus communes, résistent aux excitations précédemment énumérées : elles ne siégent donc pas dans la peau ni dans les muscles et tendons, car on peut, dans un certain nombre de cas, presser latéralement les masses musculaires qui traversent les régions hystérogènes ou les tétaniser à l'aide de courants faradiques intenses sans amener les convulsions. Il est probable que le point de départ est dans les troncs nerveux, car on peut également provoquer l'attaque par la compression énergique des troncs nerveux qui se rendent à la zone sous-cutanée, sur tous les points où ils sont accessibles dans leur trajet entre la moelle épinière et la zone. 3° Les zones viscérales ont pour siége le parenchyme de l'organe, tel que la glande mammaire ou

l'ovaire. Pour la mamelle, on le prouve en montrant que l'excitation énergique
de la peau qui recouvre le sein ne produit rien et que la compression de la
glande provoque l'attaque. » Nous avons déjà donné les arguments pour l'ovaire.
« Cependant, continue Binet en analysant ce travail, M. Pitres pense qu'il peut
y avoir des zones ovariennes et mammaires sous-cutanées, car il arrive chez
certains malades qui possèdent ces zones à arrêter l'attaque en pinçant un pli
de la peau qui recouvre le sein, sans comprimer la glande, ou un pli de la peau
du flanc, sans comprimer profondément l'abdomen. »

d. *Première période de l'attaque : période épileptoïde.* La première
période simule une attaque d'épilepsie (nous verrons cependant des symptômes
importants de différenciation). Or l'attaque d'épilepsie vraie peut se diviser en
trois phases : 1° tétanisation brusque des muscles de tout le corps, spasmes
viscéraux et perte de connaissance; 2° convulsion clonique des muscles tétanisés; 3° résolution générale et stertor.

De même la période épileptoïde présente trois phases : une phase tonique,
une phase clonique et une phase de résolution; de plus, il y a souvent au
début, avant la phase tonique, une sorte de phase prémonitoire ou initiale.
Richer (dont nous continuons à résumer la description) a très-bien étudié ces
diverses phases et est même parvenu, avec Regnard, à les enregistrer d'une
manière saisissante sur le cylindre de Marey.

La *phase prémonitoire*, quand elle existe, est marquée par des troubles
moteurs distincts des phénomènes douloureux de l'aura. Ce sont « des secousses
générales qui soulèvent tout le corps ou bien affectent plus particulièrement
un côté du corps, ou bien se localisent aux membres supérieurs; » d'abord
éloignées, elles se rapprochent de plus en plus. La malade n'a pas encore perdu
connaissance, mais son intelligence s'obscurcit.

L'attaque peut, au contraire, débuter brusquement; cette phase prémonitoire
n'existe pas alors. C'est ce qui se produit notamment dans les crises provoquées par la pression d'une zone hystérogène.

Puis survient la *perte de connaissance* qui marque le début de la phase
tonique en même temps que la *suspension de la respiration.* Cette perte de
connaissance ne s'accompagne pas de cris comme dans l'attaque d'épilepsie.
A partir de ce moment, la malade n'a plus ni conscience ni mémoire de rien
de ce qui se passe autour d'elle; elle est séparée du monde extérieur.

La *phase tonique* se subdivise en deux parties : la phase tonique avec mouvement et la phase tonique avec immobilité tétanique ou tétanisme, c'est-à-dire
que les muscles n'arrivent pas d'emblée à l'immobilité tétanique.

Dans la première partie, les mouvements « ont pour caractères d'être d'une
certaine lenteur, puisqu'ils sont exécutés par des parties du corps dont tous les
muscles sont déjà contractés à un assez haut degré; de plus, ils sont étendus,
ils produisent un déplacement du membre dans sa totalité; le plus souvent ce
sont des mouvements de circumduction.... La tête se raidit, se renverse lentement en arrière, faisant saillir le cou qui se gonfle, ou bien demeure rectiligne,
un peu penchée en avant et s'enfonçant entre les deux épaules qui s'élèvent. »
Les yeux se convulsent, la bouche s'ouvre démesurément, souvent la langue est
projetée en avant et se meut d'un côté à l'autre; ou bien les mâchoires sont
serrées en trismus; ou bien il y a du grincement de dents; toute la figure est
grimaçante! L'arrêt de la respiration est presque complet, coupé seulement de

temps en temps par de rapides, mais profondes inspirations. Pour les membres, voici un type de mouvement de circumduction aux membres supérieurs : « d'abord mouvement de pronation avec flexion du poignet; le pouce, contre la paume de la main, est recouvert plus ou moins par les doigts fortement fléchis, puis les bras s'élèvent, le coude se fléchit ensuite, ramenant la main au niveau de la figure, et le membre tout entier reprend sa position première, étendu le long du corps, en accusant le mouvement de pronation. Ces mouvements se répètent trois ou quatre fois de suite. »

Cette phase importante paraît appartenir en propre à l'attaque d'hystéro-épilepsie.

Puis les muscles arrivent à l'immobilisation absolue dans le tétanisme complet. Le type le plus ordinaire est alors celui de l'extension avec décubitus dorsal. « La tête est renversée en arrière, le cou gonflé au plus haut degré, les veines y dessinent des cordes saillantes. Il est fortement cyanosé, ainsi que la face devenue bouffie et dont les traits sont contracturés et immobiles. L'écume apparaît aux lèvres. Les bras sont étendus dans l'adduction et la rotation en dehors, le poignet fléchi, le poing fermé; parfois les deux mains ramenées vers le milieu du corps se touchent par leur dos et même se croisent. Les membres inférieurs sont également dans l'extension, les genoux fortement appliqués l'un contre l'autre, et les pieds en pied-bot équin tournés en dedans ou en dehors. Le tronc, raide comme une barre de fer, repose sur le dos ou sur l'un des côtés; il est fréquemment courbé en arrière comme dans l'opisthotonos. »

Dans d'autres cas moins fréquents, l'immobilisation se fait dans une position plus ou moins bizarre qui rappelle les contorsions de la période suivante; mais deux choses caractérisent toujours cette période épileptoïde à ses diverses phases et la distinguent de la suivante : la perte de connaissance et le spasme de la respiration.

Féré a montré que dès le début de la phase tonique la pupille se rétrécit rapidement et reste rétrécie tant que dure cette phase. Au contraire, dès que les mouvements cloniques se produisent, elle se dilate fortement et reste dilatée pendant toute la période épileptoïde. Ajoutons, pour le dire tout de suite, que, d'après le même auteur, cette dilatation pupillaire se retrouve encore dans toute la période des grands mouvements et des contorsions, et que pendant la période des attitudes passionnelles et celle du délire on observe dans le diamètre de la pupille des oscillations remarquables qui semblent en rapport avec les accommodations variées que les diverses hallucinations imposent successivement au sujet.

La *phase clonique* commence par de rapides et brèves oscillations des membres tétanisés. « Les mouvements cloniques sont généralisés; ils affectent tout le corps, les traits de la face sont agités convulsivement, la tête est animée d'oscillations rapides aussi bien que les membres. Mais le plus souvent ils prédominent d'un côté du corps, ils peuvent même s'y montrer exclusivement. » Le corps, qui a d'abord la position de la phase tonique, s'affaisse peu à peu en s'approchant de la résolution.

« En même temps la respiration suspendue reprend péniblement; » elle devient désordonnée, il y a du hoquet, des mouvements de respiration sifflants, saccadés. La face est également agitée de contractions, et l'écume coule en abondance.

« Cependant le calme se fait peu à peu, troublé seulement par les grandes

secousses dont nous avons parlé, qui prédominent souvent aux membres supérieurs ou d'un seul côté du corps. La tête elle-même participe à ces mouvements, qu'on ne saurait mieux comparer qu'à ceux produits par une commotion
électrique. Mais, d'abord très-rapprochées, les secousses s'éloignent de plus en
plus pour faire place au relâchement musculaire complet qui constitue la
troisième phase de la période épileptoïde. »

Dans cette dernière *phase de résolution musculaire* « le corps est dans le
décubitus dorsal ; la tête s'affaisse le plus souvent sur une épaule, la face est
encore congestionnée et légèrement bouffie, les yeux sont fermés, la respiration
s'établit plus régulière, mais elle est parfois très-bruyante. Il y a un véritable
stertor et la salive battue s'écoule des lèvres entr'ouvertes et soulevées par l'air
expiré. »

La contracture, qui en principe est étrangère à cette période, peut la troubler
par sa persistance dans tout le corps ou seulement dans un membre. Cette
même phase peut être coupée de temps en temps par de courtes secousses générales ou partielles.

D'après Richer, la durée des phases toniques et cloniques serait à peu près la
même ; il a trouvé une moyenne de 15 secondes pour la phase tonique avec
mouvements, 15 secondes pour la phase tonique avec immobilité et 30 secondes
pour la phase clonique. La durée de la phase de résolution serait beaucoup
plus variable. En général, l'ensemble de la période épileptoïde durerait 2, 3,
4 ou 5 minutes, rarement davantage.

On conçoit du reste une série de variétés possibles dans le type de la période
épileptoïde. Elles sont résumées dans le passage suivant de Richer : La période
épileptoïde « se modifie surtout de deux façons : ou par excès, ou par défaut.
L'une de ses phases se prolonge au détriment des autres ; ou bien l'une de ses
phases ou même deux peuvent manquer. Ces deux modes de variation peuvent
se combiner pour créer de nouveaux types : une phase peut se supprimer pendant qu'une autre prend une importance considérable. Enfin, un élément
étranger vient se surajouter à ceux qui d'ordinaire composent la période
épileptoïde, par exemple : la contracture permanente et plus rarement l'hallucination. »

e. *Deuxième période : période des contorsions et des grands mouvements*
(*clownisme*). — Après un temps de repos bien marqué, mais souvent assez court,
commence la deuxième période que Charcot a pittoresquement appelée la période
du clownisme, et Richer la période des tours de force. — Elle comprend deux
phases : la phase des contorsions ou attitudes illogiques et la phase des grands
mouvements.

Dans la *phase des contorsions*, « la malade prend les positions les plus
variées, les plus imprévues, les plus invraisemblables. » Charcot a appelé ces
attitudes *illogiques* par opposition aux attitudes de la troisième période, qui
sont dites passionnelles parce qu'elles répondent à quelque chose, parce qu'elles
représentent un sentiment ou une idée.

Le type presque constant de ces attitudes illogiques est l'arc de cercle. Le
plus souvent l'arc est à concavité postérieure et à convexité antérieure (arc de
cercle antérieur de Richer) : alors « le corps est courbé en arrière en forme
d'arc, ne reposant sur le lit que par la tête et les pieds. Le ventre souvent
météorisé forme le sommet de la courbe. La rigidité de tous les membres est

telle qu'on peut déplacer la malade, la mettre sur le ventre ou sur le côté, sans modifier cette attitude. » Suivant le décubitus du sujet vous avez les variétés dorsale, latérale et abdominale.

L'arc peut au contraire être postérieur, c'est-à-dire que la convexité est alors postérieure et la concavité antérieure: c'est l'arc en emprosthotonos, tandis que le précédent était en opisthotonos. Il y a les mêmes variétés suivant le décubitus.

Enfin on observe aussi, quoique plus rarement, l'arc latéral (pleurothotonos), pouvant se combiner avec le décubitus dorsal ou abdominal.

Dans chacun de ces types il y a aussi des sous-variétés en nombre infini, l'une pliant une jambe, l'autre levant un bras, etc. Comme l'a dit Richer, « la situation que peut prendre le corps dans cette phase de l'attaque ne semble soumise à aucune loi, si ce n'est la loi de l'étrange et de l'impossible. »

Cette période dure cinq à dix minutes; la respiration s'exerce plus ou moins facilement, mais n'est pas suspendue. La face n'est par suite pas turgescente. Il n'y a pas d'écume.

Les *grands mouvements* de la deuxième phase sont beaucoup plus étendus que ceux de la phase clonique de la première période, et de plus ils ne sont pas compatibles avec un degré quelconque de contracture; une des conditions de leur production est le relâchement musculaire complet.

Ces mouvements sont très-difficiles à décrire. S'ils sont à peu près constants chez la même malade, ils varient souvent beaucoup d'une malade à l'autre.

Un type assez fréquent est caractérisé par de brusques mouvements de flexion, se répétant quinze à vingt fois de suite, portant sur tout le corps ou sur une partie et amenant la tête au contact des genoux pour les écarter violemment ensuite. Féré a observé des mouvements de roulis s'exécutant autour de l'axe longitudinal, tandis que le précédent se fait autour d'un axe transversal.

Parfois, au lieu de présenter cette régularité, les grands mouvements prennent le caractère d'une lutte plus ou moins violente pouvant arriver chez certaines à des crises de véritable rage. Alors « la malade entre en furie contre elle-même. Elle cherche à se déchirer la figure, à s'arracher les cheveux..., elle s'en prend aux personnes qui l'entourent, cherche à mordre. Si elle ne peut les atteindre, elle déchire tout ce qui est à sa portée, ses draps, ses vêtements... »

Cette phase débute souvent par un cri perçant, semblable à un sifflet de locomotive, prolongé et parfois modulé. Il se répète plusieurs fois, soit de suite, soit ultérieurement. Les mouvements dont nous venons de parler s'accompagnent souvent de cris lamentables, de véritables cris de rage, de hurlements de bête fauve.

Quoiqu'il soit difficile de se rendre un compte exact de l'état de la connaissance chez la malade pendant cette période, il est cependant probable que la perte de connaissance est moins absolue que dans la période épileptoïde. Il semble aussi que, du moins dans certains cas, les malades ont des hallucinations le plus souvent pénibles, auxquelles on les arrache, à leur grande satisfaction, en arrêtant l'attaque par la compression de l'ovaire au milieu de cette période.

f. *Troisième période : période des attitudes passionnelles.* Cette période, que Charcot a caractérisée par les attitudes passionnelles ou les poses plastiques, est moins nettement séparée de la deuxième que les deux premières ne l'étaient entre elles.

L'état délirant domine ici la situation et la malade *vit son délire*. En effet,
« ce n'est pas ici un simple délire de mémoire ou d'imagination; la malade est
en proie à des hallucinations qui la ravissent et la transportent dans un monde
imaginaire. Là elle assiste à des scènes où elle joue souvent le principal rôle;
l'expression de sa physionomie et ses attitudes reproduisent les sentiments qui
l'animent; elle agit comme si son rêve était une réalité. Et, par la mimique
expressive à laquelle elle se livre, ainsi que par les paroles qu'elle laisse
échapper, il est facile de suivre toutes les péripéties du drame qui se déroule
devant elle, ou auquel elle prend elle-même une part active; son hallucination,
purement subjective, devient en quelque sorte objective par la traduction qu'elle
en fait. »

Deux caractères remarquables sont à noter spécialement pour spécifier cette
période : la malade conserve au réveil le souvenir de tout ce qui s'est passé et,
dit Richer, le récit qu'elle peut en faire concorde en tous points avec ce que
l'on a observé. En second lieu, la malade est pendant cette période complètement insensible à toute espèce d'excitation extérieure (piqûre, titillation de la
conjonctive, bruit violent aux oreilles, respiration de l'ammoniaque, etc.).
Seuls la compression d'une zone hystérogène (spécialement la compression de
l'ovaire) et le choc électrique peuvent interrompre le délire et faire évanouir les
hallucinations.

Le sujet et la richesse de ces scènes hallucinatoires varient suivant le passé
du sujet et la puissance de son imagination. Les circonstances qui ont provoqué
l'explosion de l'hystérie ou de graves événements survenus pendant son évolution auront souvent aussi de l'influence.

Les hallucinations gaies et les hallucinations tristes se succèdent sans ordre,
se remplacent mutuellement une série de fois, s'intriquent, s'entre-mêlent. Pour
donner une idée de la rapidité avec laquelle les scènes changent, je citerai le
tableau suivant d'une attaque chez une malade de la Salpêtrière : 1° période
épileptoïde, 50 secondes; 2° grands mouvements, salutations, 10 secondes;
3° attitudes passionnelles, croix, 25; défense, 14; menace, 18; appel, 10;
lubricité, 14; extase, 24; rats, 22; musique militaire, 19; nique, 13; lamentations, 23.

g. La *quatrième période* (*période de délire*) suit l'attaque comme les prodromes la précèdent. « C'est comme un reste de l'attaque qui s'épuise ».

« Le délire est le plus souvent un délire de mémoire, il porte sur les événements qui ont marqué la vie de la malade. Il est triste et mélancolique. La
malade raconte toute son histoire et l'accompagne de lamentations qui ont
parfois un accent de vérité vraiment saisissant... Ce délire de la quatrième
période porte sur les sujets les plus variés. Il est tantôt gai, triste, furieux, religieux ou obscène. Le ton général en est donné par l'impression du moment ».

Ce qui distingue surtout le délire de celui de la troisième période, c'est qu'ici
la malade le parle surtout au lieu de le représenter activement, de le jouer.
C'est dans cette quatrième période que la malade « découvre parfois les plus
secrètes pensées et fait part de ses projets les mieux cachés ». De plus, les communications avec le monde extérieur commencent à se rétablir. Elle voit, elle
entend; seulement elle interprète mal ces sensations; elle les rattache à son
délire. L'illusion remplace ici l'hallucination de la période précédente.

Cependant les hallucinations n'ont pas encore absolument disparu et, si elles ne dominent plus exclusivement la scène, elles viennent de temps en temps couper le délire. « Ce qui semble caractériser ces hallucinations de la fin, c'est la fréquence et la persistance des visions d'animaux » (vipères, corbeaux, crapauds, araignées, rats, etc.).

Enfin la contracture générale ou partielle persiste souvent après l'attaque. Quelle que soit l'attitude que cette phase imprime au corps, on la distinguera facilement de la période épileptoïde et de la période des contorsions en ce qu'il n'y a ni perte de connaissance ni hallucinations (la malade souffre horriblement et demande à grands cris qu'on la soulage) ; la respiration n'est en général pas troublée ; cet état peut se prolonger, sans que l'immobilité soit absolue et que l'attitude demeure longtemps la même.

« Parfois au contraire l'attaque laisse derrière elle une parésie ou une paralysie de certains muscles, se traduisant par l'impuissance fonctionnelle d'un membre, par l'incontinence d'urine, etc. Enfin les secousses ou commotions épileptoïdes générales ou partielles peuvent se rencontrer ici comme dans les prodromes de l'attaque. Il en est de même des spasmes viscéraux : hoquet, nausées, vomissements, borborygmes, etc. ».

Inversement des stigmates plus ou moins anciens, des paralysies ou contractures plus ou moins invétérées, peuvent disparaître brusquement lors d'une attaque.

Enfin on a signalé des sécrétions à la fin des crises soit d'urine claire et abondante, soit de salive, soit de mucus vaginal.

Si la première et la deuxième périodes durent environ de une à trois minutes chacune, si la troisième période dure en moyenne de cinq à quinze minutes (ce qui fait en général de quinze à trente minutes pour l'attaque proprement dite), la quatrième période a une durée plus variable et fort difficile à préciser, qui oscille de quelques minutes à quelques heures et même à plusieurs jours.

h. Pour résumer la longue exposition que nous venons de faire et afin qu'on se reconnaisse bien dans les divisions et sous-divisions de cette grande attaque-type, nous en condensons les principaux traits dans le tableau suivant :

ATTAQUE RÉGULIÈRE, COMPLÈTE, D'HYSTÉRIA MAJOR OU ATTAQUE DE LA SALPÊTRIÈRE

PÉRIODE PRÉMONITOIRE. . .
- Prodromes. . . .
  - Troubles psychiques et hallucinations.
  - Troubles des fonctions organiques.
  - Troubles de la motilité.
  - Troubles de la sensibilité.
- *Aura hysterica.*

PREMIÈRE PÉRIODE.
Période épileptoïde. . .
- Phase de début.
- Phase tonique. . .
  - Avec mouvements.
  - Avec immobilité tétanique.
- Phase clonique.
- Phase de résolution musculaire.

DEUXIÈME PÉRIODE.
Période des contorsions et des grands mouvements (clownisme). . .
- Phase des contorsions ou des attitudes illogiques.

TROISIÈME PÉRIODE. — *Période des attitudes passionnelles ou des poses plastiques.*

QUATRIÈME PÉRIODE. — *Période de prolongation : période de délire* (délire, hallucinations, zoopsie, troubles du mouvement).

Si nous jetons maintenant un coup d'œil synthétique sur cette évolution des phénomènes, nous trouverons dans leur succession un lien qui réunit ces diverses phases, bien complexes et bien inextricables à première vue.

Prenons pour base l'état de l'intelligence et de la connaissance.

Au début (après une période prémonitoire variable qui ne fait pas partie intégrante de l'attaque), la perte de connaissance est complète, absolue, et toute la scène est dominée par les mouvements automatiques, inconscients, les convulsions. Ces convulsions sont d'abord à leur plus haut degré de puissance (toniques), puis elles se relâchent un peu, deviennent cloniques, disparaissent enfin (résolution musculaire), c'est la première période (épileptoïde) : effacement complet de l'intelligence, prédominance des convulsions automatiques.

La deuxième période marque un temps de transition dans lequel l'intelligence commence à renaître ; elle ne communique pas encore avec le monde extérieur, elle cherche à maîtriser et à diriger les mouvements qui se produisent, mais elle n'y parvient pas encore, et les attitudes sont illogiques ; et cependant. au milieu de ce clownisme absurde, les hallucinations commencent à apparaître, c'est-à-dire que l'intelligence se réveille.

A la troisième période, le triomphe de l'intelligence réveillée sur les mouvements est complet. Les poses plastiques ne sont plus illogiques ; elles correspondent exactement à l'état de l'intelligence. Seulement cette intelligence n'a pas encore recouvré ses voies de communication avec l'extérieur ; elle est livrée à elle-même et vagabonde dans un délire que les attitudes passionnelles reflètent fidèlement à l'extérieur.

Mais bientôt ces voies de communication avec l'extérieur se rétablissent et la quatrième période commence. Seulement, au début de cette restauration des sens, leurs renseignements sont mal interprétés par cette intelligence qui renaît. Et les illusions entretiennent et accompagnent le délire que des hallucinations viennent encore compliquer de temps en temps, résidus intermittents des troubles constants de la précédente période.

Puis peu à peu et dans un temps variable suivant les cas, l'intelligence recouvre toute sa puissance normale et tout rentre dans l'ordre.

Je crois donc, en un mot, que pour trouver et comprendre la vraie loi de succession des symptômes dans cette grande attaque si bien étudiée à la Salpêtrière, il faut prendre pour guide et pour axe l'état mental ; tout est là, et c'est dans l'évolution de cet état mental lui-même qu'on trouvera la clef de l'évolution de tous les autres signes de la grande crise, qui sans cela paraissent bien obscurs et un peu inextricables, si l'on s'en tient à la pure énonciation analytique des faits observés.

B. *Attaques convulsives incomplètes. Hysteria minor, hystérie vulgaire.* Il n'est pas nécessaire de trouver la grande attaque complète que nous venons de décrire pour diagnostiquer une hystérie. Il y a souvent seulement des attaques convulsives incomplètes, petite hystérie.

Les zones hystérogènes peuvent se trouver également dans ces cas (Pitres).

Les prodromes existent aussi, mais sont en général moins marqués, moins caractérisés que dans la grande attaque. Ils consistent en un malaise indéfinissable : inquiétude, impatience, impossibilité de faire un travail continu ou de rester en place. La femme pleure et rit sans causes, malgré elle. L'appétit et la digestion sont troublés ; il y a des bâillements, des soupirs, de la douleur et de la constriction épigastriques. Le malaise est tel quelquefois que la femme désire l'attaque, qui lui rend une santé plus complète.

L'aura a un point de départ variable. Pour les Anciens, depuis Hippocrate jusqu'à Ch. Lepois, le point de départ unique et constant était dans l'utérus. Récamier a cru sentir par le toucher, pendant la convulsion hystérique, des contractions vermiculaires que personne n'a retrouvées depuis. D'après Briquet, le point de départ serait le plus souvent à l'épigastre; il y a là tout de suite un sentiment de constriction ou de chaleur brûlante. Nous avons vu que dans l'attaque de la Salpêtrière l'aura part ordinairement de l'ovaire pour gagner du reste rapidement le creux épigastrique.

Rarement (31 fois sur 225, d'après Briquet) l'aura part des membres, des extrémités ou de la totalité des membres inférieurs ou supérieurs, quelquefois d'un seul membre. Chez ces malades, la sensation gagne le tronc, puis le creux épigastrique : la constriction épigastrique est ainsi toujours produite, quoique tardivement.

Enfin, dans quelques cas, le début se fait par une période déjà plus avancée de l'aura : la malade éprouve d'emblée la sensation de strangulation ou même les troubles céphaliques : céphalalgie, vertiges, étourdissements; et tout de suite après survient la perte de connaissance.

Dans les faits ordinaires qui ne rentrent pas dans cette dernière catégorie, la constriction épigastrique est immédiatement suivie de la sensation de boule, qui est comme le second nœud de l'aura. Une sorte de globe monte, en quelques minutes ou quelques secondes, de l'épigastre au bord supérieur du sternum et plus souvent jusqu'au larynx, où il s'arrête et produit une sensation d'étranglement, d'étouffement, qui persiste quelque temps, à en juger par les mouvements de la malade, qui cherche à s'en débarrasser pendant l'attaque elle-même. En même temps commencent les palpitations qui continuent pendant l'attaque, en augmentant même d'intensité. Seulement les malades en ont maintenant conscience.

Très-souvent enfin l'aura aboutit aux phénomènes céphaliques que nous avons déjà décrits dans l'*hysteria major*. Quelquefois les mêmes phénomènes se produisent d'emblée : c'est l'aura céphalique de Bernutz.

Au moment de la strangulation, souvent la malade pousse un ou plusieurs cris qui annoncent la perte de connaissance. Ces cris sont très-différents du cri isolé, rauque, sinistre (comme dit Bernutz), de l'épileptique. Ils se prolongent quelquefois tout le temps de l'attaque et ressemblent plutôt aux cris de souffrance d'un opéré.

Alors le malade tombe. La chute ne se fait pas n'importe où, comme dans l'épilepsie. Aussi est-il très-rare que la femme se fasse mal ou se brûle en tombant contre une pierre ou dans le feu. C'est là un caractère vrai de l'hystérie ; il faudrait se garder de conclure de là à la simulation dans un cas donné. C'est la conséquence de la conservation de connaissance pendant tout le début de l'attaque et du pressentiment qu'ont les hystériques de l'imminence de l'attaque.

A partir de ce moment, la malade est dans un état apparent de perte de connaissance complète. Elle ne sent plus rien, ne répond rien, ne peut plus agir spontanément. Mais ici il faut nécessairement distinguer les cas légers et les cas graves.

Dans les premiers, la perte de connaissance n'est qu'apparente. La malade voit et surtout entend tout ce qui se passe autour d'elle, sans pouvoir réagir ni le manifester, mais elle se rappelle ensuite tout ce qui se passe pendant l'accès. D'où ce précepte, généralement donné, de ne jamais rien dire, pendant une attaque d'hystérie, que l'on veuille cacher à la patiente. Dans certains cas bénins, il serait même possible à quelques malades de mettre fin à leur accès sous l'influence d'une violente émotion, d'une secousse puissante, à la seule vue d'un seau d'eau ou d'un arrosoir qu'on leur destine.

Mais ce caractère n'est pas absolu, et dans les cas graves la perte de connaissance est complète, comme nous l'avons décrit pour l'hysteria major.

A ce moment la suffocation est à son maximum et l'aspect général exprime cette dyspnée, qui peut aller jusqu'à la menace d'asphyxie. La figure est vultueuse, injectée ; elle garde cependant son expression habituelle, et en cela elle diffère du facies épileptique, qui a un aspect particulièrement repoussant. Le cou est tuméfié, les carotides battent violemment ; les veines cervicales sont gonflées, distendues.

Ces phénomènes sont si intenses que quelques observateurs, Marshal Hall notamment, ont voulu attribuer les convulsions ultérieures au spasme laryngé lui-même. Partant de cette idée, on a même fait en Angleterre des trachéotomies qui n'ont pas empêché les convulsions. Briquet avait déjà observé une femme précédemment trachéotomisée pour un œdème de la glotte et qui avait des attaques malgré sa canule. Bernutz ajoute contre la théorie de Marshal Hall les cas où toute l'attaque est constituée par des crises d'oppression extrême, des menaces d'asphyxie, sans convulsion aucune.

Cette phase est du reste en général très-courte et bientôt surviennent les convulsions. Deux caractères très-importants de ces convulsions sont : la grande étendue des mouvements et le désordre de leur succession.

L'étendue des mouvements est très-considérable : ce sont des convulsions cloniques dans toute la force du terme. La malade déplace ses membres et la totalité de son corps dans le lit par une série de mouvements désordonnés qui, pris individuellement, ressemblent aux mouvements physiologiques, tandis que les secousses de l'épilepsie ou de l'éclampsie ne ressemblent à rien de physiologique. L'irrégularité de succession est extrême : la flexion succède à l'extension et inversement, sans ordre, passant d'un membre à l'autre, etc. Bernutz compare avec raison cet état à une lutte suscitée par la souffrance, la souffrance paraissant être au gosier. L'ennemi, la cause de tout le mal, est là, et beaucoup de mouvements semblent combinés pour entraîner et chasser ce globe gênant.

La figure reste en général indemne, assez calme, et ne grimace pas.

Bientôt les mouvements deviennent moins étendus, moins désordonnés ; la face est moins turgide, l'oppression diminue. On pense que tout va rentrer dans l'ordre et que la malade va reprendre connaissance ; c'est ce qui arrive souvent en effet. Mais d'autres fois, sous l'influence d'une cause insignifiante ou sans cause, un nouveau cri se fait entendre, et un nouvel accès se développe : il peut y en avoir deux, trois et même plus, avant la fin totale de la crise.

Quand l'accès touche réellement à sa terminaison, la malade peut reprendre directement connaissance après les convulsions, et tout est fini. Mais souvent aussi il y a une période intermédiaire hallucinatoire qui reproduit à peu près la phase des attitudes passionnelles décrite dans la grande attaque. Enfin ces diverses expressions s'effacent, les yeux se remplissent de larmes et la malade éclate en sanglots. C'est la crise après laquelle la connaissance revient entière. Chez d'autres, c'est le rire qui termine la scène, rire fou, nerveux, convulsif. Il s'accompagne souvent d'un demi-délire, quelquefois incohérent et inintelligible, mais d'autres fois très-imagé et à certain moment indiscret et compromettant. C'est à cette période qu'une malade de l'hôpital Saint-Éloi chantait des airs d'opérette qu'elle n'aurait pas avoué connaître dans l'intervalle de ses crises.

Voilà l'attaque ordinaire, dans laquelle toutes les phases sont représentées. Il est bien entendu que dans chaque cas particulier telle ou telle phase peut manquer; c'est même la règle.

Il est maintenant intéressant et indispensable de comparer cette attaque d'hystérie vulgaire décrite d'après les classiques (Briquet et Bernutz surtout) à l'attaque de grande hystérie décrite dans le paragraphe précédent d'après l'école de la Salpêtrière (Charcot et Richer).

Richer a fait cette comparaison avec beaucoup de soin et un sens critique très-profond et il en a conclu que : « On ne saurait séparer les deux affections pour en faire deux maladies de nature différente, et que l'hystérie vulgaire ou petite hystérie ne doit être considérée que comme une atténuation, ou, si l'on veut, l'état rudimentaire de l'hystéro-épilepsie ou hysteria major ».

J'adopte parfaitement la première partie de cette proposition, mais je crois nécessaire d'émettre quelques réserves sur la seconde.

Je conclus nettement avec Charcot à la nature hystérique de l'hystéro-épilepsie; ce n'est pas de l'épilepsie à forme hystérique, ce n'est pas de l'hystérie compliquée d'épilepsie : c'est de l'hystérie épileptiforme. Mais c'est aller un peu loin que de voir dans l'attaque d'hystérie vulgaire une simple atténuation de la grande attaque.

Sans doute on trouve dans l'hystérie vulgaire des traits qui appartiennent à la grande : on y trouve des mouvements épileptoïdes dans certains cas, du délire, des hallucinations dans d'autres, etc. Mais avec les mêmes éléments symptomatiques groupés différemment, hiérarchisés différemment, on a des tableaux symptomatiques qui finissent par différer profondément entre eux. « Il suffira, dit Richer, de modifier quelques traits au tableau de la grande hystérie, d'atténuer les uns, d'effacer, de supprimer complétement les autres, pour retrouver toutes les variétés possibles des attaques de la petite hystérie ou hystérie vulgaire ». C'est vrai, mais à force d'atténuer, de supprimer d'ici ou de là, on finit par avoir un tableau qui n'est plus seulement l'atténuation, qui constitue un type clinique, symptomatiquement distinct.

Ainsi je ne suis plus de l'avis de Richer quand il fait remarquer « combien il est difficile de poser la limite qui séparerait l'hystérie vulgaire de l'hystéro-épilepsie à crises combinées ou grande hystérie ». Je crois au contraire que, s'il y a (ici comme partout) des cas intermédiaires, de transition, difficiles à classer, il y a aussi la grande majorité des faits dans lesquels la distinction est possible et même facile.

Je citerai en particulier à ce point de vue l'état mental et les convulsions. Rien de net, rien de réglé comme l'état mental dans l'attaque de la Salpêtrière : cette perte de connaissance complète, caractéristique, qui laisse pleine activité indépendante à l'innervation automatique, cette intelligence qui renaît ensuite, mais dirige mal l'expression extérieure des attitudes illogiques, qui revient de plus en plus, mais en vagabondant, en se laissant entraîner à ces hallucinations variées, maintenant reflétées par des attitudes passionnelles bien appropriées, qui finit par reprendre possession complète et direction de l'être : voilà un type très-net, magistralement observé à la Salpêtrière, qu'on rechercherait vainement dans l'hystérie vulgaire.

Il en est de même des convulsions, de cette succession des phases, des périodes, des formes cloniques succédant aux formes toniques, etc., sur l'évolution desquelles nous avons spécialement insisté dans notre résumé de la grande attaque.

On se préparerait de nombreuses et grandes désillusions, si on croyait trouver tout cela chez les hystériques vulgaires, et on commettrait d'impardonnables erreurs de diagnostic, si on ne voulait reconnaître l'hystérie qu'en présence de ces symptômes.

Dans l'hystérie vulgaire, la connaissance est souvent conservée ; la malade ne peut pas communiquer activement avec le monde extérieur, mais elle perçoit encore passivement les communications de ce monde extérieur et souvent se les rappelle ensuite. Les convulsions sont désordonnées, variées, étendues, semblent des mouvements volontaires bien plus que des tours de force de clown.

Je n'insiste pas. Je voulais arriver seulement à cette conclusion : l'attaque de grande hystérie et l'attaque d'hystérie vulgaire sont deux manifestations de la même maladie, de la même névrose, comme les autres formes d'attaque que nous décrirons tout à l'heure ; mais ce sont deux types cliniques, deux variétés symptomatiques distinctes, qui méritent d'être conservées, séparées et décrites isolément. Quoique elles soient constituées au fond par des éléments symptomatiques identiques, ces éléments présentent des différences assez marquées dans leur groupement et leur évolution pour constituer deux variétés classiques de l'attaque d'hystérie.

C'est pour cela que nous en avons maintenu la description successive et que nous proposons, pour les désigner, les noms d'*attaque de la Salpêtrière* et d'*attaque vulgaire*. Je préfère ces mots à ceux de grande et de petite hystérie, car dans l'hystérie vulgaire il y a des cas tout aussi rebelles, tout aussi tenaces, tout aussi grands, que dans l'autre.

Ces deux variétés d'attaques ne sont du reste pas les seules.

C. *Autres variétés d'attaques.* Nous décrirons les variétés suivantes : attaques syncopale, de spasmes, épileptoïdes, démoniaque, de clownisme, d'attitude passionnelle, de délire, de contractures, de sommeil et de catalepsie.

Nous n'avons certes pas la prétention de tout indiquer dans cette nomenclature. Ne fût-ce que par l'association de toutes manières de ces divers éléments, on conçoit et on observe un nombre presque infini d'attaques différentes. Celles que nous avons choisies nous paraissent constituer les types les plus nets et les plus arrêtés.

a. *Attaque syncopale.* Il ne faut pas confondre sous ce nom toutes les syncopes que les hystériques (presque toujours anémiques) peuvent présenter plus ou moins accidentellement.

Il convient de ne ranger, avec Richer, sous cette dénomination, « que les états nerveux complexes dans lesquels à la perte de connaissance s'ajoutent la pâleur des téguments, la perte complète et plus ou moins subite du sentiment et du mouvement avec flaccidité absolue des membres, et l'arrêt momentané ou du moins l'affaiblissement considérable des battements cardiaques et des mouvements respiratoires ».

Une malade de Briquet « éprouvait de la constriction à l'épigastre et à la gorge, quelques vertiges et un peu de rougeur à la face. Après quoi elle tombait sans connaissance, pâle, inanimée et sans mouvements, les jambes restant flasques et le pouls très-faible ; après l'attaque, qui durait quelques minutes, il y avait quelquefois des sanglots et des pleurs, d'autres fois la connaissance revenait sans troubles particuliers ».

C'est certainement la forme d'attaque qui effraie le plus les familles. Je me rappellerai toujours l'affolement de la mère et même du père médecin (mais n'exerçant plus depuis assez longtemps) en présence d'une jeune fille qui nous présentait un très-beau type de ces attaques syncopales. « État syncopal très-alarmant ce matin, m'écrivait le père pour me presser d'arriver, lipothymie extrême, pouls filiforme, soubresauts du cœur ; petit à petit le pouls s'est relevé plus plein, réaction à la peau, rejet de gaz ; le soir, retour de cet état syncopal plus intense et si alarmant que j'ai cru un moment que le terme fatal arrivait : le bras droit est devenu froid ainsi que les jambes ; à sept heures du soir, le calme s'est annoncé par des pandiculations et une toux convulsive.... Que dois-je faire, mon Dieu ? Je perds la tête, je tremble pour l'accès qui va venir aujourd'hui. J'abandonne la quinine.... » On avait en effet pensé à des accès pernicieux, puis à une fièvre typhoïde ; une nuit parut même « si terrible » qu'à deux heures du matin on lui donna les derniers sacrements. C'était de la pure hystérie. J'eus beaucoup de peine à le faire accepter par la famille : la jeune fille est aujourd'hui absolument guérie depuis longtemps de cette forme d'attaques, mais elle en a d'autres encore de temps en temps, d'un aspect plus classique et moins effrayant.

Les attaques syncopales sont du reste rares. Sur 400 hystériques, Briquet n'en aurait trouvé que 11 dont les attaques convulsives étaient accompagnées de syncope.

Richer, développant une idée générale (sur laquelle nous reviendrons) d'après laquelle toutes les variétés d'attaque reviendraient à l'exagération d'une phase de l'attaque de la Salpêtrière, conclut que l'attaque syncopale « emprunte sa physionomie spéciale à quelques-uns des caractères de l'attaque convulsive et particulièrement à ceux de la période prodromique ».

Je crois le raisonnement un peu forcé. Il faut exagérer à un tel degré l'élément vaso-moteur (habituellement secondaire), dans les prodromes de la grande attaque, et diminuer tellement le rôle (ordinairement prépondérant) des autres éléments de cette période, qu'on arrive à avoir, par ces retouches, un tableau entièrement nouveau et constituant un vrai type clinique.

b. *Attaque de spasmes.* C'est encore aux variétés se rattachant à cette même période prodromique que Richer rapporte l'attaque de spasmes.

Bien souvent, en effet, cette attaque est uniquement constituée par l'aura de la grande attaque et constitue ainsi une grande attaque avortée. On constate alors : « Exagération de la douleur ovarienne et des zones hystérogènes variées ; douleur épigastrique, sensation de boule ascendante ; palpitations cardiaques, dyspnée, strangulation ; éblouissements, sifflements dans les oreilles, battements dans les tempes, etc. Mais, au moment où va survenir la perte de connaissance, tout s'arrête. La malade, un peu troublée, reprend aussitôt son assurance ; l'attaque a avorté ».

Dans les cas décrits par Briquet, c'est l'étouffement et la strangulation douloureuse qui dominent le plus la scène : « Les muscles de la poitrine, bien

que convulsés et faisant éprouver le sentiment de la suffocation et de l'étouffement, se contractent néanmoins très-rapidement et précipitent la respiration
au point de provoquer 100 inspirations à la minute; des douleurs vives se font
sentir dans les côtés et dans le dos; une sensation très-douloureuse semble
monter à la gorge sous la forme d'un globe et, arrivée là, elle y provoque une
strangulation qui cause la douleur déchirante la plus vive et pendant laquelle la
malade paraît près d'étouffer. Alors la déglutition devient complétement impossible, une violente douleur éclate dans la tête, les mains s'agitent, se crispent
involontairement; l'intelligence néanmoins se conserve tout entière. Cet état de
souffrance est quelquefois porté à un degré effrayant... »

Ce tableau conduit aux crises hydrophobiques, dont Maurice Raynaud et Féré
(observation citée par Richer) ont publié des exemples remarquables (le premier
terminé par la mort). Après une oppression pénible qui dure une demi-heure
et qui est ensuite remplacée par du ralentissement, la malade de Féré « cherche
à faire des mouvements de déglutition qui restent sans résultat; elle commence
à crachoter, puis, brusquement, la tête se renverse, la face se tuméfie et
devient violacée, le cou se gonfle, les épaules se portent en arrière et elle tombe
à la renverse... Elle porte ses mains à sa gorge comme pour arracher un obstacle,
fait de vains efforts de déglutition et se met à cracher dans toutes les directions... »

Bernutz admet également cette même variété d'attaque, « qui, dans quelques
cas exceptionnels, donnera lieu à une sorte d'état asphyxique, dans d'autres
sera constituée par un tétanos passager, du trismus, du roidissement des
membres ».

On peut voir dans cette attaque soit (comme le veut Richer) une grande attaque
réduite à l'aura, soit (mieux encore à mon sens) une réduction de l'attaque
vulgaire que nous avons décrite plus haut (B) sous le nom de *hysteria minor*.

c. *Attaques épileptoïdes*. Ceci appartient complétement à la nomenclature
de Richer. L'attaque épileptoïde (nous résumons la description de cet auteur)
est la grande attaque réduite à sa première période, période qui (nous l'avons
dit plus haut) présente elle-même trois phases (tonique, clonique, de résolution) quand elle est complète.

C'est l'attaque que Briquet et les classiques (avant les travaux de la Salpêtrière) appelaient hystéro-épileptique. C'est certainement celle qui donne lieu
aux difficultés les plus grandes de diagnostic différentiel avec l'épilepsie.

La confusion devient encore plus facile lorsque ces attaques se suivent en
nombre et à des intervalles tels que la malade présente un véritable état de mal
épileptoïde. Les caractères principaux qui permettent de distinguer cet état de
l'état de mal épileptique sont les suivants.

L'état de mal épileptoïde peut se prolonger pendant fort longtemps (plus de
deux mois chez un malade de Charcot) sans entraîner de troubles sérieux dans
l'organisme; l'état général n'inspire pas « la moindre inquiétude, malgré l'alimentation insuffisante et l'énorme dépense de force musculaire qui a dû se
faire. La situation mentale, d'un autre côté, n'était pas, tant s'en faut, aussi
profondément modifiée que cela eût eu lieu nécessairement, s'il se fût agi de la
vraie épilepsie; à aucune époque il n'y a eu d'évacuations involontaires d'urines
ou de matières fécales » (Charcot).

Charcot et Bourneville ont montré aussi toute l'importance diagnostique de la marche de la température dans ces cas. Dans l'état de mal épileptique (qui appartient nosologiquement à l'épilepsie) la température monte bientôt à 40 degrés, tandis que dans l'état de mal épileptoïde (qui appartient nosologiquement à l'hystérie) la température dépasse à peine la normale.

Le troisième caractère, également important, est l'influence de la compression des zones hystérogènes. Cette compression, absolument inefficace dans toutes les formes de l'épilepsie vraie, arrête au contraire l'état de mal épileptoïde comme les autres manifestations de l'hystérie.

Enfin les stigmates de l'hystérie apparaissent le plus souvent soit dans les commémoratifs de la malade, soit dans les courts instants de répit que les attaques lui laissent. Chez la malade déjà citée de Charcot, « une fleur dans les cheveux, des frisures bizarres, un vieux morceau de miroir placé sur la planchette du lit, témoignaient suffisamment des occupations favorites de cette femme dans les temps de répit ».

La chose devient, on le conçoit, beaucoup plus difficile quand, comme dans l'observation de Ballet cité par Richer, « les deux névroses, l'hystérie et l'épilepsie, existent à la fois chez le même sujet et se manifestent isolément, chacune avec les caractères qui lui sont propres ».

Au lieu de prendre par leur durée et leur succession un caractère de gravité spécial, les attaques épileptoïdes peuvent au contraire être très-réduites, incomplètes. Elles ressemblent alors tout à fait au petit mal épileptique, au vertige de cette névrose. Richer les compare plus spécialement à la variété décrite par Herpin sous le nom de commotions épileptiques.

Ces commotions épileptoïdes décèlent en général leur nature hystérique par l'apparition, antérieure ou simultanée, de quelques autres phénomènes plus nets pour le diagnostic, tels que « ovarie, strangulation, palpitations, sifflements d'oreilles, battements dans la tempe, gonflement du cou, tympanite, borborygmes, etc. ».

d. *Attaque démoniaque.* Nous arrivons, dans la nomenclature et la description de Richer, aux attaques qui constituent des variétés « par modification de la deuxième période ». L'attaque démoniaque ou attaque de contorsion correspond à la première phase de cette deuxième période (phase des contorsions ou des attitudes illogiques).

« Supposez, dit Richer, une seconde période dans laquelle tous les phénomènes les plus étranges, qui constituent ce que nous avons appelé le clownisme, se multiplient comme à plaisir. Joignez-y la fureur, les cris, la rage, les mouvements désordonnés que j'ai décrits également parmi les signes de cette même seconde période. Prenez en outre tout ce qui, dans les autres périodes de l'attaque, présente un dehors plus ou moins extraordinaire, ou est marqué par la prédominance de l'élément douloureux, comme les contractures généralisées de la fin, ou quelques hallucinations horribles de la troisième période. Et vous aurez ainsi constitué une variété de l'attaque bien faite pour inspirer, suivant les temps, la crainte, l'horreur ou la commisération ». Voilà les attaques démoniaques.

La période épileptoïde est représentée par du tétanisme qui immobilise les membres dans les positions les plus bizarres et par un clonisme léger (battement des paupières, tremblements partiels); mais la période vraiment importante est la seconde, celle des contorsions. « Les membres contracturés dans l'extension s'élèvent perpendiculairement au lit, ils s'entre-croisent souvent par une adduction forcée ; les jambes, parfois fléchies, se croisent diversement ; les bras se contournent et se placent derrière le dos ; les mains ont une attitude à peu près constante, le poignet est fléchi fortement, les trois premiers doigts, pouce, index et médius, étendus et écartés, les deux derniers fléchis. Enfin tout le corps se contorsionne d'une façon qui échappe à toute description. Le face revêt alors le masque de l'effroi ou de la colère : les yeux démesurément ouverts, la bouche tiraillée en divers sens ou bien ouverte, la langue pendante. Les grands mouvements s'exécutent avec une violence effrayante. La malade cherche à se mordre et à se déchirer la figure ou la poitrine, elle s'arrache les cheveux, se frappe violemment, pousse d'affreux cris de douleur ou des hurlements de bête féroce. Elle se démène comme une forcenée ; Ler..., dans ces attaques, ne peut conserver aucun vêtement et a bientôt mis tout en pièces. Elle se donne avec le poing des coups si violents, qu'on est obligé d'interposer un coussin pour amortir le choc ; elle secoue la tête, cherche à mordre, saisit une compresse qu'on lui présente et l'agite violemment avec de sourds grognements de rage » (Richer).

La troisième période (attitudes passionnelles) est en général à peine esquissée. Déjà apparaissent les crampes, les contractures douloureuses qui torturent atrocement la malade pendant la dernière période.

Un des caractères les plus remarquables de cette attaque (et qui en augmente l'horreur) est l'acuïté et la persistance de la douleur, qui imprime à la figure de la malade un cachet de souffrance atroce.

e. *Attaque de clownisme.*   Dans la deuxième période de l'attaque complète, nous avons distingué la phase des contorsions ou attitudes illogiques et la phase des grands mouvements. La prédominance extrême de la première de ces deux phases constitue l'attaque démoniaque, tandis que dans l'attaque de clownisme c'est la seconde phase qui prend une importance telle que tout le reste passe au second plan ou disparaît même.

Une dame que j'observe actuellement et depuis longtemps s'endort, se raidit, et alors commencent des mouvements rhythmés très-agiles que l'on peut décrire ainsi : couchée sur son lit en léger arc de cercle, elle pivote sur elle-même, se met en travers du lit, fléchit fortement les jambes, s'arcboute dessus et se projette violemment hors du lit ; son mari la reçoit dans ses bras, la replace sur son lit, et elle recommence. Ces mouvements se répètent avec une très-grande énergie et une grande force.

Dans d'autres cas, les phénomènes sont moins rhythmés et les mouvements sont désordonnés, mais toujours à grande amplitude : c'est l'ancienne attaque d'hystérie, telle qu'elle a été décrite par un très-grand nombre d'auteurs.

f. *Attaque d'attitudes passionnelles.*   Nous arrivons aux variétés par modifications de la troisième période de la grande attaque complète.

Les attitudes passionnelles qui caractérisent alors l'attaque (et qui peuvent même la constituer à elles seules tout entière) peuvent être multiples, variées, et se succéder avec une plus ou moins grande rapidité. La malade présente alors une série de poses plastiques.

D'autres fois l'attitude passionnelle varie peu ou même ne varie pas du tout pendant toute la durée de l'attaque. C'est à ces formes particulières que l'on donne plus spécialement le nom d'*extases*. L'école de la Salpêtrière a bien montré l'analogie que plusieurs observations d'extase présentent avec les atti-

tudes passionnelles. Il ne faudrait cependant pas croire que toutes les extases sont
nécessairement des manifestations de l'hystérie. « Je ne conteste pas, dit Richer,
que l'extase ne puisse se produire en dehors de l'hystérie, de même que la catalepsie et le somnambulisme », mais il existe évidemment des attaques d'hystérie
à forme d'extase et elles rentrent dans la catégorie des attaques d'attitude
passionnelle.

On obtient artificiellement chez beaucoup de sujets des attaques expérimentales du même genre par les inhalations d'éther. Richer donne même ces attaques
provoquées comme le type des attaques d'attitude passionnelle. Je n'insiste pas
sur la description clinique de cette forme d'attaque bien connue.

g. *Attaque de délire.* Ici c'est le délire de la quatrième période de la grande
attaque complète qui occupe la scène d'une manière exclusive ou presque exclusive. Tantôt le délire est précédé, accompagné ou suivi de diverses autres
formes d'attaques hystériques, tantôt au contraire il manifeste d'emblée la
névrose. « Ces accès de manie, dit Griesinger, s'observent parfois chez de très-
jeunes filles ; elles rient, elles chantent, battent leurs compagnes, leur disent
des injures ; quelquefois elles ont un délire furieux, elles font des tentatives de
suicide, elles ont une surexcitation nymphomaniaque, ou bien elles ont un délire
religieux ou démoniaque, ou enfin elles se livrent à des actes extravagants, mais
encore cohérents ».

Richer, qui cite le passage, rapporte de nombreuses observations à l'appui de
la description, puis il analyse avec soin les caractères généraux du délire hystérique. Nous y reviendrons plus loin à propos des phénomènes fixes de l'hystérie,
des symptômes observés en dehors des attaques. L'état mental des hystériques
est en effet à étudier avec soin parmi les stigmates de cette névrose et, pour ne
pas en scinder l'étude, nous préférons la renvoyer plus loin.

h. *Attaque de contractures.* Richer a, sur cette variété de l'attaque hystérique, un mode de classement qui ne me paraît pas pouvoir s'appliquer à tous
les cas : il la rattache toujours à la quatrième période.

Après avoir débuté par un membre quelconque, la contracture se généralise
rapidement et immobilise la malade dans une attitude particulière, soit en
extension, soit en crucifiement, soit en opisthotonos, etc. Le degré de la contracture varie depuis l'exagération des réflexes tendineux jusqu'à la raideur
absolue en planche ; le siége et le degré d'extension varient également. L'état de
la sensibilité varie aussi suivant les cas, de l'anesthésie à l'hyperesthésie, suivant l'état antérieur et habituel du sujet. Enfin, ajoute Richer, « un des caractères les plus remarquables de ces sortes d'attaques de contracture est la
conservation complète de l'intelligence, qui permet à la malade de rendre parfaitement compte de toutes ses impressions pendant tout le temps que dure
l'attaque ».

Ce dernier caractère n'est pas absolu.

J'ai récemment publié, avec Brousse, l'histoire d'une hystérique qui avait des
attaques de contractures très-remarquables qui répondaient à deux types : dans
une espèce elle conservait très-bien sa connaissance, mais dans l'autre elle la
perdait absolument. En même temps, chez F..., il n'y a aucune trace de
clownisme, de contorsions, de délire ; d'emblée elle perd connaissance et s'immobilise en extension avec crucifiement et arc de cercle. Cela serait donc plutôt

une attaque réduite à sa première période, à la phase tonique de la période épileptoïde.

Si l'on veut poursuivre les assimilations indiquées par l'école de la Salpêtrière, il faudrait donc distinguer deux sortes d'attaques de contractures : les unes, bien étudiées par Richer, appartiennent aux variétés de la quatrième période : les autres, représentées par notre malade, appartiennent plutôt aux variétés de la première période. J'ai du reste observé une autre malade, analogue à F..., et rentrant aussi dans le dernier type.

La durée de ces attaques de contracture varie de quelques instants à plusieurs semaines, sans être jamais illimitées, comme celle des contractures permanentes, qui appartiennent aux phénomènes fixes de la névrose.

Au lieu de rester simple, cette attaque peut du reste être accompagnée, précédée ou suivie de divers autres symptômes appartenant à la grande attaque hystéro-épileptique; Richer cite notamment les troubles épileptoïdes, l'agitation et les contorsions, le délire, et aussi la perte de connaissance dont nous avons parlé plus haut.

i. *Attaque de léthargie (sommeil).* Nous ne devons nous occuper ici que des attaques *spontanées* de sommeil chez les hystériques; tout ce qui concerne le sommeil provoqué sous ses diverses formes a déjà été décrit à l'article Hypnotisme.

Ces crises de sommeil, bien étudiées par Briquet, Bourneville et Regnard, Richer et Pitres, ne sont pas très-fréquentes, et leur description présente encore quelque confusion.

Briquet en décrit trois espèces qu'il considère comme des degrés de la même modification pathologique : sommeil, coma et léthargie. Dans le premier type, c'est l'aspect du sommeil naturel avec résolution des membres ; dans le deuxième, au sommeil s'ajoutent des phénomènes consécutifs ordinairement toniques dans la face et les membres et des signes de congestion cérébrale avec gêne de la respiration et dureté du pouls ; dans le troisième, il y a mort apparente.

Richer appelle tout cela de la léthargie et distingue : 1° l'attaque de léthargie simple (c'est l'attaque de sommeil de Briquet) ; 2° l'attaque de léthargie avec mort apparente (c'est l'attaque de léthargie de Briquet) : 3° l'attaque de léthargie compliquée : *a*. de contractures partielles ou généralisées (c'est l'attaque de coma de Briquet) ; *b*. de l'état cataleptiforme.

Nous avons publié nous-même avec Brousse l'histoire d'une malade qui prouve que toutes ces divisions sont un peu schématiques et deviennent artificielles, si on les généralise trop. Les attaques de sommeil ne rentraient notamment dans aucun des types de Briquet : ce n'était pas du sommeil simple, puisqu'il y avait des contractures; ce n'était pas du coma, puisque le sujet entendait et causait; ce n'était pas de la léthargie, puisqu'il n'y avait pas mort apparente.

Le mieux nous paraît être de décrire les attaques de sommeil simple qui servent de types, puis nous décrirons les variétés qui sont constituées par le sommeil-type avec des complications telles que le coma, la mort apparente, les contractures et les phénomènes épileptoïdes, les phénomènes cataleptiformes, le somnambulisme.

Bourneville et Regnard ont très-bien décrit les attaques de sommeil simple :

« Quelquefois les attaques viennent sans prodromes ; le plus souvent on note un certain nombre de phénomènes : les malades sont de mauvaise humeur, agacées, tristes, et pleurent; ou bien elles sont gaies outre mesure, rient aux éclats sans motif et ne peuvent se retenir; l'une d'elles avait des hallucinations de la vue; la tête est lourde; elles ont des secousses, laissent échapper les objets qu'elles tiennent à la main; par instant elles sont incapables de parler, quoi qu'elles fassent; elles ont une tendance très-visible à dormir, contre laquelle elles luttent; les paupières se ferment. Cette situation a une durée qui varie de quelques minutes à plusieurs heures, même une journée. Le corps et les membres offrent des alternatives de rigidité et de souplesse, ou bien sont toujours rigides; les mâchoires sont parfois contracturées. Les malades ont des secousses. Elles sont insensibles aux bruits environnants, à la piqûre, au pincement, au froid, etc. Dans aucun cas nous n'avons vu d'hyperexcitabilité musculaire. La face est rouge, chaude, quelquefois sudorale. Les paupières sont fermées et souvent animées de petites palpitations rapides; si on essaie de les écarter, on éprouve une certaine résistance; alors on voit que les globes oculaires sont humides, qu'ils sont atteints de nystagmus et que les pupilles sont dilatées. Si le sommeil se prolonge, on est obligé d'avoir recours à l'alimentation par la sonde œsophagienne... Le ventre est ballonné, bruyant; les selles ordinairement provoquées sont involontaires; il en est de même des urines. Le pouls est régulier à 84, 88, 92. La respiration est d'habitude tranquille, non stertoreuse, à 16, 17, 18; à certains moments, elle est précipitée, ce qui correspond à des rêves. La température vaginale est élevée de quelques dixièmes au-dessus du chiffre normal... A des intervalles variables, on observe des mouvements automatiques; les malades semblent lutter, faire des efforts pour écarter des êtres ou des objets imaginaires; elles poussent des plaintes étouffées, appellent au secours à haute voix; la physionomie exprime la terreur. Quand les malades conservent le souvenir de leurs rêves, elles racontent qu'elles ont des rêves agréables et des cauchemars. Tantôt l'attaque de sommeil se termine par une attaque convulsive, ou bien par des rires, des pleurs, de l'excitation. Les malades sont étonnées, paraissent ne plus se souvenir du lieu où elles se trouvent; elles se plaignent de courbatures, de douleurs de tête, ont la vue troublée, refusent de parler. Des crises avortées, des rires inextinguibles, de plus en plus rapprochés, annoncent chez H... la fin de l'attaque de sommeil. Dans ce cas aussi il se produit un véritable délire de parole. La durée des attaques de sommeil est très-diverse : douze, vingt-quatre, trente-six heures, plusieurs jours, cinq à six semaines. »

Barth ajoute que la durée peut aller à plusieurs mois, comme dans le fait de Burette cité par Semelaigne, d'après le *Dictionnaire des sciences médicales*, et même à des années entières, comme chez une jeune fille dont Jones a rapporté l'histoire. Le même auteur résume ensuite l'observation de quelques dormeurs célèbres : le soldat de Marduel, le malade de Ward Cousins, la jeune fille de Jones, la malade de Berdinel et Monod (cataleptique de l'hôpital Cochin) et celle de Millard à Beaujon.

Armaingaud, Huchard et surtout Richer, ont publié des observations confirmant la description ci-dessus des attaques de sommeil. Pitres a consacré d'intéressantes leçons cliniques à l'étude d'une hystérique célèbre, Albertine, qui avait des attaques de sommeil; le professeur de Bordeaux montre les analogies de ce sommeil avec le sommeil provoqué ou hypnotique; c'est un point que nous avons essayé aussi de mettre en lumière avec Brousse.

Étudiant en effet, à propos de notre malade F..., les caractères somatiques fixes de l'attaque de sommeil provoqué, nous avons démontré qu'il fallait diviser les sujets hypnotisables en deux catégories : ceux qui n'étaient pas hystériques antérieurement et chez lesquels la suggestion est toute-puissante pour modifier et créer tous les caractères de l'attaque (école de Nancy) et ceux qui, étant antérieurement hystériques, présentent dans l'hypnotisme certains caractères fixes, antérieurs et supérieurs à la suggestion (école de la Salpêtrière). Ces caractères somatiques fixes peuvent être ceux que Charcot a décrits sous le nom de grand hypnotisme, mais ils peuvent aussi en différer. Dans cette dernière catégorie se placent les sujets qui, comme notre malade, ont eu des attaques spontanées de sommeil ; dans ces cas, ces hystériques, dans leur sommeil provoqué, reproduisent simplement et fidèlement dans tous leurs traits leurs attaques antérieures de sommeil spontané. Ceci me paraît développer et préciser la manière de voir de Pitres.

Ce dernier auteur a enfin attiré fortement l'attention sur les zones hypnogènes, qui jouent vis-à-vis des attaques de sommeil le même rôle que les zones hystérogènes vis-à-vis des attaques convulsives. Ce sont « des régions circonscrites du corps dont la pression a pour effet, soit de provoquer instantanément le sommeil hypnotique, soit de modifier les phases du sommeil artificiel, soit de ramener brusquement à l'état de veille les sujets préalablement hypnotisés ». L'étude complète de ces zones appartient plutôt à l'article HYPNOTISME qu'à celui-ci. Disons un mot seulement des rapports qu'il y a entre les zones hypnogènes et les zones hystérogènes chez les malades qui présentent les unes et les autres.

Elles se rencontrent souvent sur les mêmes régions du corps et sont superposées, « de telle sorte que des excitations légères de ces points provoquent le sommeil hypnotique et des excitations plus énergiques, les convulsions hystériques ». Mais, malgré l'identité de leur situation, ces deux ordres de zones conservent dans ces cas leur individualité distincte. La preuve, « c'est qu'il est possible de faire disparaître les unes sans que les autres en soient le moins du monde modifiées ». Le tabouret électrique, la galvanisation des centres nerveux, « la faradisation ou la galvanisation localisées, la ligature circulaire des membres, l'anémie locale produite par l'application de bandages en caoutchouc, les pulvérisations réfrigérantes d'éther, la sinapisation, les injections hypodermiques, font disparaître localement les zones hystérogènes et restent généralement sans influence sur les zones hypnogènes siégeant dans les points correspondants ».

Chez notre malade F..., les zones hypnogènes sont situées dans les régions ovariennes, aux deux poignets, sous les deux seins, à la pointe des deux omoplates, aux deux chevilles.

Un degré de plus dans l'attaque de sommeil que nous venons de décrire conduit à l'attaque avec coma, qui est encore moins fréquente ; les malades sont insensibles aux excitations les plus fortes, quelques mouvements épileptoïdes se produisent parfois dans la face et dans les yeux. La crise qui a été le plus souvent précédée par une attaque convulsive se termine par une période de rêvasseries ou de délire, après laquelle la malade se réveille brisée, courbaturée, ne se rappelant l'attaque que par cette sensation même de lassitude générale.

Enfin un degré encore plus marqué du sommeil amène à l'attaque de mort apparente, dont les exemples paraissent plus nombreux, peut-être parce que, le tableau en étant plus dramatique et plus saisissant, on en retient et on en publie un plus grand nombre d'observations.

Les classiques rapportent un grand nombre de ces faits. Rappelons, avec Huchard, ceux d'Asclépiade et d'Apollonius de Thyane, qui, « rencontrant chacun une femme que l'on menait en terre, découvrirent qu'il s'agissait seulement d'un état léthargique prolongé » ; celui de Vésale, qui fut mandé, d'après Ambroise Paré, « pour ouvrir une femme de maison qu'on estimait être morte par suffocation de matrice, et le deuxième coup de rasoir qu'il donna commença ladite femme à se mouvoir et démontrer par autres signes qu'elle vivait encore » ; celui de la femme du colonel anglais, qui, au rapport du *Journal des Savants*, se réveilla huit jours après le moment où on l'aurait enterrée sans la résistance de son mari ; celui de Lepois, qui parle d'une religieuse qui fut ensevelie et faillit être mise en terre toute vivante ; celui de Zendler concernant une femme de vingt-huit ans qui fut enterrée et ne se réveilla que quand le fossoyeur rouvrit le cercueil pendant la nuit pour dérober les vêtements de la malheureuse ; cet autre du même auteur qui, avec cinq médecins de Vienne (parmi lesquels Franck), avait cru à la mort et pensé même sentir la putréfaction, quand la jeune fille se réveilla et rapporta la phrase atine dont s'était servi Frank pour prononcer l'arrêt fatal.

A côté de ces faits où des erreurs graves furent commises ou faillirent l'être, on en cite un beaucoup plus grand nombre dans lesquels le diagnostic put être posé de léthargie. C'est ainsi que Pomme, dit Barth, cite l'observation d'une jeune fille sujette à la léthargie hystérique, et qu'on eût enterrée vivante, si on n'avait pas eu connaissance du retour périodique de ces accès.

Aujourd'hui, des méprises comme celle qui amena indirectement la triste fin de Vésale deviennent de plus en plus faciles à éviter. L'analyse clinique poussée beaucoup plus loin permet le plus souvent de retrouver quelques signes de vie chez les malades, mais elle ne le permet en tous cas que si le médecin connaît bien les faits de ce genre et les difficultés diagnostiques qu'ils présentent.

Nous arrivons aux attaques de sommeil compliquées, et d'abord aux attaques avec *contractures*.

Les deux hystériques chez lesquelles j'ai observé les plus belles attaques de sommeil les avaient avec contractures. F..., qui est un type de ce genre de crises, dort, son œil unique fermé, le pouls et la respiration calmes, sans une convulsion clonique ni un mouvement. La sensibilité est absolument abolie dans tous ses modes généraux. Le corps tout entier est en contracture généralisée : les mains fortement enlacées et croisées derrière le dos, les deux jambes en extension complète, le pied gauche sur le pied droit ; le corps entier ne forme qu'une barre rigide. Les muscles de la tête échappent seuls à cette contracture. Les sens paraissent éteints, mais l'ouïe est conservée, ainsi que la parole. Elle entend tout ce qu'on lui dit, répond et soutient une conversation suivie.

Richer a consacré tout un paragraphe de son livre à l'étude de ces attaques. Des trois observations qu'il donne, deux se rapprochent suffisamment de la nôtre : une de lui, une du docteur Alexandre (de Livry). Seulement, dans tous les faits de Richer il y avait cette hyperexcitabilité névromusculaire que l'école de la Salpêtrière a donnée comme un caractère distinctif de la léthargie provoquée dans le grand hypnotisme. Chez nos deux malades, cette hyperexcitabilité n'existait pas : ce n'est donc pas un caractère nécessaire de ce genre d'attaques spontanées.

Au lieu de se présenter avec des contractures, l'attaque de sommeil peut aussi se produire avec des phénomènes *cataleptiformes*.

Ici pourrait se placer la discussion difficile des rapports de l'hystérie avec la catalepsie vraie, avec la névrose catalepsie (*voy.* ce mot). Pour le moment, contentons-nous de constater que les cas appartenant à l'hystérie sont plutôt cataleptoïdes ou cataleptiformes que cataleptiques ; il s'agit en général de catalepsies partielles et passagères, comme Lasègue en a rapporté des exemples. Dans ces cas, dit Richer, « la malade présente l'attitude du sommeil. Les yeux sont fermés, les paupières clignotantes. Souvent, contracture partielle ou rigidité générale. Le membre garde peu la position dans laquelle on le place, ou bien on est obligé de le maintenir quelques instants avant de l'abandonner à lui-même. La catalepsie est souvent partielle. Enfin les frictions amènent la résolution musculaire ».

Enfin aux variétés du même groupe appartiennent encore les attaques de somnambulisme.

Nous renverrons d'abord aux articles Somnambulisme naturel ou spontané et Hypnotisme pour l'étude de ce syndrome en lui-même. Dans beaucoup de cas, c'est évidemment une névrose distincte (*voy.* la thèse de Chambard), mais, dans d'autres, c'est une forme de la névrose hystérie ; il en est de même pour la catalepsie et pour la chorée elle-même, qui sont incontestablement des névroses distinctes, mais peuvent aussi dans certains cas représenter et manifester l'hystérie.

Richer étudie successivement et à part : 1° les cas dans lesquels le somnambulisme apparaît mêlé aux attitudes passionnelles de la grande attaque hystérique ou les remplace complétement ; 2° ceux dans lesquels le somnambulisme n'est accompagné que de quelques-uns des phénomènes appartenant aux quatre périodes de l'attaque ; 3° ceux dans lesquels le somnambulisme apparaît sous forme d'accès distincts chez une malade qui, d'autre part, a des attaques convulsives ou simplement d'autres signes d'hystérie ; enfin les cas d'attaque compliquée de somnambulisme et de catalepsie. Les observations que Richer rapporte dans chacun de ces groupes suffiraient à ceux qui voudront avoir une idée plus précise de cette variété des attaques de sommeil (*voy.* aussi la thèse d'agrégation de Barth et le livre de Yung).

j. *Attaque de catalepsie.* — Comme le somnambulisme, la catalepsie, quoique constituant une névrose distincte, peut dans certains cas être un symptôme de l'hystérie. Nous avons déjà dit un mot plus haut des phénomènes cataleptiformes qui accompagnent certaines attaques de sommeil. L'immixtion des phénomènes cataleptiques peut être plus complète : alors est constituée l'attaque hystérique de catalepsie que Richer a bien étudiée, en classant sous trois catégories les faits qui se rapportent à cette variété.

On peut en effet distinguer avec lui : 1° les cas dans lesquels la catalepsie complique les attitudes passionnelles de la troisième période de l'attaque hystéro-épileptique ; 2° ceux dans lesquels les accès de catalepsie sont accompagnés de phénomènes appartenant aux diverses périodes de l'attaque hystéro-épileptique ; 3° ceux enfin dans lesquels la catalepsie apparaît sous forme d'accès distincts chez une malade qui, d'autre part, a des attaques convulsives ou simplement d'autres signes d'hystérie.

Cette énumération suffit pour permettre au lecteur de bien analyser et de classer les faits de cet ordre qu'il pourra rencontrer. Nous renvoyons pour le reste à l'article CATALEPSIE de ce Dictionnaire.

D. *Considérations générales sur les attaques d'hystérie; comparaison de ces diverses variétés entre elles et avec la grande attaque.* Nous avons été obligé, pour rendre possible la description, de nettement séparer les unes des autres les diverses variétés d'attaques d'hystérie et d'en faire comme des entités distinctes. Au fond il n'en est rien.

A côté des types nettement définis que nous avons schématiquement isolés il y a dans la réalité clinique un très-grand nombre de termes de transition. Chacun des éléments dont la prédominance a caractérisé un de nos types peut se combiner de mille manières avec les autres éléments de la grande attaque et créer d'autres types faciles à concevoir. Il faut donc s'attendre à trouver des variétés nouvelles chez les hystériques qu'on observera. Seulement je crois qu'on pourra toujours, par l'analyse clinique et la décomposition raisonnée, retrouver dans ces tableaux particuliers les éléments que nous avons passés en revue dans la description ci-dessus.

D'autre part, non-seulement ces diverses attaques peuvent s'associer de mille manières pour constituer des hybrides nouveaux, mais encore elles se succèdent et se remplacent fréquemment mutuellement chez la même hystérique. Telle malade qui, pendant longtemps, n'aura eu que des attaques de sommeil, aura un beau jour des attaques de syncope et continuera pendant un certain temps à n'avoir que des attaques de syncope, pour avoir peut-être des attaques convulsives dans une troisième phase de sa vie pathologique.

Bien plus encore, chez certains sujets, l'attaque peut être habituellement constituée par la succession, régulière ou irrégulière, plus ou moins rapide, de plusieurs de ces variétés. Telle était l'hystérique d'Armaingaud dont nous reparlerons, et dont l'attaque était successivement constituée par du sommeil, de l'asphyxie locale des extrémités, des névralgies, etc. Chez d'autres, cette succession constitutive de l'attaque est absolument irrégulière, et l'on voit des crises de délire suivre ou précéder des crises de convulsions ou des crises de sommeil, alterner avec des contractures, etc.

C'est ainsi que se concilient, en clinique, deux opinions qui paraissent contradictoires et qui peuvent être appelées l'opinion ancienne et l'opinion nouvelle sur l'hystérie. Autrefois l'idée de protée, de caméléon, de variabilité, d'irrégularité, dominait tellement l'histoire de cette névrose, qu'on n'y voyait rien de réglé, rien de scientifique, rien qui fût susceptible d'une description précise. Aujourd'hui, surtout depuis les beaux travaux de la Salpêtrière, on s'est jeté dans l'exagération inverse : on professe volontiers que l'irrégularité et la variabilité n'apparaissent dans l'hystérie qu'aux ignorants, qu'en réalité tout y est soumis à des règles fixes et invariables, tout est susceptible d'une description scientifique et d'un classement méthodique; ce qui fait conclure qu'on ne connaît médicalement l'hystérie que depuis vingt ans.

Dans chacune de ces opinions, il y a une part de vérité et une part d'exagération. Il est certain que Charcot et son école ont introduit dans l'étude de l'hystérie la méthode scientifique et sont parvenus ainsi à préciser les caractères, à systématiser les symptômes d'une manière remarquable; si on a trouvé quelque clarté dans la description des diverses attaques, telle que nous l'avons donnée plus haut, c'est que nous avons suivi pas à pas la description de la Salpêtrière.

Mais il ne faut pas pour cela croire qu'en clinique les faits sont toujours aussi simples et aussi semblables les uns aux autres que notre description pourrait le faire croire.

La vraie conquête de la Salpêtrière, c'est la description magistrale de la grande attaque d'hystéro-épilepsie, d'*hysteria major*. C'est là un type très-accusé, admirablement observé, que l'on retrouve partout où l'on voit des hystériques. Nous en avons tous observé, et par suite il serait injuste et inexact de dire qu'on ne l'observe qu'à la Salpêtrière.

Mais là où l'universalité des cliniciens a plus de peine à suivre Charcot, c'est quand on veut faire de cette grande attaque le prototype *unique* de toutes les attaques d'hystérie. Sur ce point, je me permets de professer un avis un peu différent.

Nous avons déjà montré plus haut (p. 289) que l'attaque d'hystérie vulgaire, ce que l'on a dédaigneusement et à tort appelé *hysteria minor*, ne procède pas de la grande attaque, n'en est pas une variété ; il est inutile de répéter les arguments que j'ai invoqués. Les autres variétés (syncopales, de spasmes, etc.), que Richer a si ingénieusement rattachées à la grande attaque, me paraissent aussi, pour la plupart, bien difficiles à considérer comme de simples modifications de l'attaque de la Salpêtrière.

Sans doute les éléments constitutifs sont toujours les mêmes ; ils sont à peu près tous contenus dans la grande attaque quand elle est complète, et on peut ainsi en exagérant un élément, en en supprimant un autre, établir la chaîne et la dérivation, mais on arrive ainsi bien loin. Ainsi le délire, les contractures appartiennent bien à la grande attaque, mais il y a des crises de délire ou de contractures dans lesquelles la filiation avec la grande attaque est bien difficile à établir. Cela est si vrai que nous avons pu rattacher à la deuxième période de l'attaque hystéro-épileptique ce que Richer rattache à la quatrième. La chose n'est donc pas bien claire. Certainement il y a des termes de transition ; cela est vrai, mais les associations des divers éléments constitutifs entre eux sont si multiples, si variables d'une malade à l'autre, qu'il n'est pas étonnant de trouver certains faits pouvant servir de transition. Et les crises de sommeil, de somnambulisme ! Pour les rattacher à la grande attaque il faut admettre l'immixtion d'éléments nouveaux ; et ces éléments nouveaux prennent une importance telle que dans certains cas la crise n'est représentée que par eux. Où est alors l'attaque d'hystéro-épilepsie ?

Nous conclurons donc que toutes les variétés d'attaques d'hystérie ont entre elles les plus grandes analogies, les affinités les plus complètes, puisqu'elles peuvent se remplacer ou se succéder chez la même malade ; mais c'est forcer les ressemblances que de vouloir ramener toutes ces variétés à un seul type. Quoique la grande attaque, l'attaque de la Salpêtrière, soit une des plus marquées, une des plus importantes, et surtout la plus complète parmi ces variétés, c'est outrer la simplification nosologique que de vouloir en faire le *prototype unique* de toutes les attaques d'hystérie.

2. SYMPTÔMES EN DEHORS DES ATTAQUES (PHÉNOMÈNES FIXES). Nous classerons ces symptômes suivant les grandes fonctions du système nerveux et nous étudierons successivement, à ce point de vue, la motilité, la sensibilité, les vaso-moteurs (troubles circulatoires et sécrétoires) et les fonctions psychiques.

A. *Motilité.* Nous avons, dans ce paragraphe, à passer séparément et successivement en revue les convulsions partielles, les contractures et les paralysies.

a. *Convulsions partielles.* Des subdivisions sont encore nécessaires ici, car ce genre de phénomènes peut s'observer dans le tube digestif, l'appareil respiratoire, l'appareil circulatoire, l'appareil génito-urinaire et les muscles striés.

α. Du côté du *tube digestif*, nous trouvons d'abord la sensation de *boule*, qui est produite par la convulsion de l'œsophage, certainement la plus fréquente de tout cet appareil.

Ce phénomène manque chez peu d'hystériques. Briquet l'a trouvé 370 fois sur 400. Il varie seulement de forme et de fréquence.

Quand il est complet, le malade sent une boule qui monte du creux épigastrique au gosier, et là s'arrête, serre la gorge et produit une sensation pénible de constriction, de strangulation ; quelquefois le phénomène de la strangulation se produit seul et d'emblée : la malade éprouve un étouffement, un serrement, comme on le ressent dans les émotions vives quand on a peur. En dehors même de l'hystérie, cette constriction à la gorge est un phénomène nerveux très-fréquent. C'est un des éléments principaux du *trac* des acteurs, des examens et des concours.

Il y a du reste divers degrés dans cette constriction : 1, c'est une sensation de corps étranger avalé et immobilisé dans le pharynx, que l'on ne peut faire ni monter ni descendre ; 2, c'est une sensation de doigts ou de cordon serrant le cou ; 3, c'est une strangulation complète avec impossibilité de déglutir.

Quelquefois il y a même une sorte d'horreur pour les liquides. Chez une malade de Landouzy, une mie de pain dans un verre d'eau produisait des convulsions terribles. Quelques patientes ne peuvent pas boire du tout ; d'autres, au contraire, ne triomphent du spasme qu'à force de boire. Une malade de Sauvages était obligée, à chaque morceau qu'elle avalait, de boire un verre d'eau ; pour ne pas montrer cette infirmité, elle fut réduite à manger seule pendant plus d'un an.

Hippocrate et tous les Anciens, sauf Galien, jusqu'à Fernel, au seizième siècle, attribuaient le phénomène de la boule à l'ascension de l'utérus. Ce symptôme est essentiellement produit par des contractions péristaltiques de l'œsophage se faisant de bas en haut et par une contraction circulaire du pharynx, en même temps qu'un spasme du larynx.

En descendant dans le tube digestif, nous trouvons comme convulsions particlles, du côté de l'estomac : les *vomissements* (nous parlerons plus tard des vomissements liés chez les hystériques à l'ischurie et à l'anurie).

A un premier degré de convulsion, le vomissement ne se réalise pas, il y a une simple contracture de l'estomac. La malade sent au creux épigastrique une sensation de contraction profonde ; l'estomac se serre. Quelquefois c'est l'origine et le point de départ de la boule ; d'autres fois tout se borne là.

A un deuxième degré, le vomissement est complet. Le phénomène est quelquefois passager, plus souvent tenace, et peut durer des mois entiers. Et cependant on remarque une conservation relative de la nutrition, un certain degré de fraîcheur et d'embonpoint, les forces déclinent un peu, mais l'aspect extérieur ne se modifie pas. Bernutz cite un exemple de cet ordre après quinze mois.

Quelquefois les vomissements sont incoercibles et se produisent après chaque repas. La défécation est supprimée. Il faut nourrir les malades par lavements.

Ici se pose une grosse question que beaucoup d'auteurs ont discutée, et que

Briquet résout affirmativement : les aliments franchissent-ils la valvule iléo-cœcale de bas en haut, et les malades peuvent-elles vomir ce qui est administré en lavements?

La chose est fort difficile à décider, à cause de la simulation. Pour se rendre intéressantes et paraître extraordinaires, les malades peuvent se livrer à toutes sortes d'actes inimaginables. Ainsi, Jaccoud cite un fait de Nysten dans lequel la tromperie fut reconnue : la patiente avalait des boulettes de matières fécales qu'elle rendait ensuite.

Barthez a discuté la même question à propos de la passion iliaque. En tout cas, voici un fait de Briquet très-curieux à cause de la précision des détails et de la rigueur avec laquelle il paraît avoir été observé. Je le livre sans commentaires.

Une hystérique de vingt-sept ans, dans un état de somnolence habituelle, prend du café et le vomit. On administre du café en lavement : après une demi-heure, elle éprouve du malaise, des coliques, des gargouillements, puis des nausées, et elle finit par vomir le café (un tiers du lavement environ). Deux jours après, l'expérience est refaite tout entière devant Briquet, qui surveille : elle vomit le café. On varie alors l'épreuve. On ajoute beaucoup de magnésie au café : le café est vomi avec des traces de magnésie. Sans prévenir la malade, on lui donne un lavement avec de la teinture de tournesol bleue : douze minutes après, la teinture de tournesol était vomie et tournait au rouge. Enfin on donne un lavement d'eau salée : un quart d'heure après, la malade vomit un liquide où le *nitrate d'argent* révélait beaucoup de chlorures.

L'*intestin* peut aussi être le siége de convulsions successives ; les faits précédents le prouvent déjà.

Les *borborygmes* sont dus à un mélange de convulsions et de paralysies : pneumatose intestinale et cheminement bruyant de ces gaz. Certaines hystériques ont dans le ventre un bruit considérable que l'on peut entendre de très-loin et qui constitue une grande curiosité. Souvent il y a aussi des éructations gazeuses.

D'autres fois des contractures circulaires se produisent en deux points de l'intestin, emprisonnant des gaz et des matières dans le segment interposé, qui forme une tumeur limitée, bizarre, pouvant se déplacer. Ce sont ces tumeurs en mouvement qui ont donné les sensations d'utérus en migration à Hippocrate et à Fernel. Quelquefois elles s'accompagnent d'assez vives douleurs.

La tympanite, qui est souvent d'origine paralytique, peut aussi être d'origine convulsive. Talma admet notamment qu'il s'agit alors d'une contracture du diaphragme que le chloroforme fait disparaître brusquement en amenant la résolution musculaire. Lorsque la voussure de l'abdomen, au lieu d'être générale, est localisée, cela tient à un spasme limité à certains muscles des parois. Comme le fait remarquer J. Bex, cette interprétation est depuis longtemps enseignée en France.

β. Dans l'*appareil respiratoire*, nous étudierons d'abord les *troubles vocaux*.

Les convulsions courtes des muscles du larynx et du thorax donnent lieu à une sorte de cri plus ou moins aigu. Quelquefois ces convulsions sont prolongées et avec une espèce de coordination, ce qui produit un cri soutenu particulier simulant la voix de certains animaux : aboiement, hurlement des chiens, miaulement du chat, rugissements, glapissement, gloussement des poules, grognement du cochon, coassement des grenouilles.

L'apparition de ces cris est plus ou moins fréquente, quelquefois périodique et régulière.

L'imitation a ici une influence toute particulière. Une jeune fille hystérique avait un spasme respiratoire de cet ordre ; après quelques jours de séjour à la campagne, elle imitait l'aboiement des chiens de basse-cour. Itard raconte que, dans un pensionnat, une jeune fille poussait des cris avec soulèvement des épaules en entendant la cloche de l'établissement. Bientôt quelques autres élèves présentèrent le même phénomène. On les renvoya chez elles, où elles guérirent vite. La première fut guérie par l'humiliation qu'elle éprouvait à pousser des cris en public : on la mena dans des rues fréquentées et au milieu du monde.

On trouvera dans les auteurs l'histoire de plusieurs épidémies d'aboiements. Une jeune fille qui jappait comme un chien fit japper quatre de ses compagnes dans la même salle de l'Hôtel-Dieu. A Oxford, une épidémie d'aboiements débuta par deux familles dans lesquelles cinq sœurs furent affectées.

On observe encore des convulsions portant sur l'*acte respiratoire* même. Tel est l'*asthme*, *asthma uteri* des Anciens ; tel est encore le *hoquet*, qui est souvent tout particulier et bruyant ; il peut même devenir gênant pour les personnes voisines ; on a noté des épidémies de hoquet et de vrais cas de contagion. Tels sont encore les *éternuments* et les *bâillements*.

Brodie cite deux cas curieux dans lesquels il y avait des accès d'éternument. Chez une des malades, les crises revenaient une fois par semaine, et chaque fois elle avait une centaine d'éternuments ; l'écoulement qui tombait des narines suffisait à tremper un mouchoir.

Souza Leite et Féré ont plus récemment insisté sur ces éternuments névropathiques. J'en ai moi-même observé un exemple remarquable.

Souza Leite a compté les éternuments dans diverses crises et a trouvé des chiffres variables : 32, 37, 40, dans une minute ; 100, 95, dans trois minutes ; 161, 149, dans cinq minutes. Dans l'espace de vingt-deux jours la malade avait fait 16 195 éternuments, soit une moyenne de 163 par jour.

On a noté également les *rires* ou les *pleurs*, avec un caractère franchement convulsif et indépendamment de toute gaieté. Houllier cite les filles d'un président de Rouen qui étaient prises d'un fou rire qui durait une ou deux heures. Alors la mère et les parents arrivaient, et en les voyant ainsi se mettaient, eux aussi, à rire involontairement ; mais bientôt ils s'arrêtaient, exhortaient les malades, les grondaient, les menaçaient. Le père pleurait, rien n'y faisait ; les jeunes filles riaient toujours et assuraient qu'elles ne pouvaient pas s'empêcher de rire.

Briquet a vu également une malade qui était prise d'accès de rire involontaire que le chagrin même n'empêchait pas ; il lui arrivait souvent de rire quand elle avait envie de pleurer, et quelquefois elle riait et pleurait presque en même temps. Quoiqu'elle eût des sentiments pieux très-sérieux, elle était parfois prise de ce spasme inextinguible à l'église pendant les offices.

Je citerai enfin la *toux* hystérique, déjà bien décrite par Sydenham, de nouveau étudiée par beaucoup d'auteurs, Lasègue entre autres. Ce phénomène serait plus fréquent chez les jeunes filles que chez les femmes au delà de trente ans. Ce n'est jamais un phénomène primitif ; on ne le rencontre guère que dans l'hystérie confirmée.

Elle est produite par des causes diverses : laryngite ou bronchite, suppression des règles, excitation respiratoire par une marche forcée, par un air chargé de

timée; d'autres fois elle survient sans cause appréciable. Elle constitue un
symptôme très-fatigant, pénible, même pour les assistants. Quelquefois continue et incessante, elle ne donne de répit que la nuit. Elle survient le plus souvent par accès de plusieurs heures, souvent irréguliers, quelquefois périodiques.

La malade éprouve d'abord une titillation très-gênante à la gorge, un pico-
tement, puis commence la toux, avec un son aigre, très-aigu, toujours le même
chez la même malade. Elle ne s'accompagne d'aucune expectoration, ne correspond à aucun signe d'auscultation, sauf quelquefois un peu de sibilance à
l'expiration. La toux cesse presque toujours la nuit : c'est là un caractère
important.

Après un temps variable de quelques mois à un ou deux ans, la toux disparaît, quelquefois graduellement, le plus souvent brusquement, après une émotion,
par exemple.

Le diagnostic est quelquefois difficile d'avec la phthisie au début. Comme le
dit Bernutz, l'anémie est souvent profonde, elle entraîne des étouffements et des
palpitations à la moindre fatigue, il y a des troubles dyspeptiques, des points
d'hyperesthésie dans la poitrine et le long du rachis, quelquefois même des
accès de fièvre erratique. Les troubles menstruels pourront entraîner des hémoptysies complémentaires ou supplémentaires, et à ce moment on trouvera des
râles sous-crépitants et de l'obscurité respiratoire sous la clavicule. Bernutz cite
deux observations de cet ordre dans lesquelles on pouvait très-bien croire à la
présence de tubercules.

γ. Du côté de l'*appareil circulatoire*, les malades éprouvent des *palpitations*
survenant le plus souvent par crises qui peuvent se prolonger beaucoup. Les
battements cardiaques s'élèvent à 120, 160 pulsations, souvent avec irrégularité. Il n'y a rien en général à l'examen physique direct, sauf quelquefois un
peu plus d'éclat dans les bruits.

Les contractions du cœur sont parfois très-fortes. La tête du médecin est soulevée. Chez d'autres malades, au contraire, elles peuvent être très-faibles et
donnent à l'auscultation une espèce de sensation comparable à celle d'une souris
qui gratte sa cage. Dans certains cas, enfin, la malade éprouve des douleurs
névralgiques concomitantes.

δ. Certains phénomènes peuvent affecter l'*appareil génito-urinaire*. Ainsi, le
spasme du *col vésical* supprimera l'émission de l'urine ; c'est un état qu'il faut
bien distinguer de l'ischurie par diminution de sécrétion : on jugera la question
en faisant uriner le malade avec la sonde.

La *vessie* peut participer aux convulsions : pendant les crises, sous l'influence
d'une émotion, l'urine s'échappe involontairement.

Les convulsions des *uretères* peuvent se produire douloureuses et simuler les
coliques néphrétiques.

Les *sphincters* sont enfin parfois le siége des spasmes; la défécation et le
toucher rectal deviennent impossibles. Un phénomène analogue du côté du vagin
constitue le *vaginisme*.

ε. Les *muscles striés* sont, eux aussi, chez certaines malades, le siége de
convulsions partielles qui peuvent prendre la forme choréique ou la forme
de tremblement.

La *chorée* a été constatée 21 fois sur 430 cas. Ce n'est pas en général la chorée vulgaire, mais ordinairement une forme de chorée rythmique.

Quelquefois on observe des mouvements de flexion et d'extension du corps ; ce phénomène a été noté dans certaines épidémies. D'autres fois les malades présentent divers tics : clignotement, nystagmus, chorée rotatoire, salut, mouvements incessants d'épaule au point d'user les vêtements.

Le plus souvent de courte durée, ces mouvements se prolongent parfois pendant des mois et même des années. Bernutz avance que dans ces cas la peau peut s'altérer par le frottement, et on voit des accidents généraux se développer. Tout peut aussi disparaître brusquement.

Bernutz cite une demoiselle dont le membre inférieur était le siége d'une convulsion régulière revenant 30 fois par minute : c'était une flexion forcée suivie d'une extension brusque qui portait le pied contre le front, qu'on avait dû garnir de linges pour éviter les contusions. Cet état dura plusieurs mois, malgré toute espèce de traitement, et puis disparut brusquement un jour, après une émotion.

Charcot a cité un fait analogue dans une récente leçon clinique sur la *chorée rythmique hystérique*.

On voit, dit-il, « le front s'infléchir fortement sur le bassin, entraînant la tête, qui à son tour s'incline sur la poitrine, et il est un moment où le front ne s'éloigne guère plus de 50 centimètres du genou droit, qui dans ce temps-là est dans l'extension forcée, puis la tête et le tronc se redressent, décrivant une trajectoire qui figure un demi-cercle parcouru tout à l'heure en sens inverse dans le mouvement de flexion, si bien qu'au dernier terme le dos, puis l'occiput, retombent lourdement sur l'oreiller ; presque aussitôt ce mouvement de flexion recommence, suivi bientôt du mouvement d'extension, et ainsi de suite. On dirait l'image d'une salutation profonde et répétée, rendue ridicule par sa répétition même et par son exagération. »

Chez d'autres hystériques, on observe du *tremblement*. Ce phénomène n'est jamais continu. Ce sont des accès très-faciles à provoquer, surtout chez les femmes à caractère craintif, et notamment chez celles qui ont été maltraitées dans leur jeunesse.

C'est encore dans ce groupe qu'il faut placer les *secousses* que l'école de la Salpêtrière a décrites chez les hystériques ; Briquet et Landouzy ne les avaient pas mentionnées. Du reste, cet accident, s'il est fréquent dans l'hystérie, ne lui est point particulier, car il n'est pas rare de le rencontrer chez les épileptiques, du moins chez les femmes épileptiques.

b. *Contractures.* Pomme a parlé, le premier, du raccourcissement des extrémités dans la paralysie hystérique. Ces contractures ont été très-bien étudiées dans ces derniers temps par Charcot et ses élèves, notamment Bourneville et Voulet.

Ce n'est pas là un phénomène du début ; généralement il ne paraît que dans l'hystérie consommée, souvent après les paralysies et les anesthésies, et, dans ce cas, les contractures atteignent les membres paralysés, comme dans les lésions cérébrales.

On observe quelquefois des signes précurseurs dans le membre qui va se contracturer : fourmillements, engourdissement, crampes, sensations douloureuses, mais le plus souvent le début est absolument brusque. Ces accidents présentent du reste diverses formes cliniques : hémiplégique, paraplégique ou circonscrite.

Dans le type hémiplégique, le bras est le plus souvent en flexion, quelquefois, mais plus rarement, en extension. Dans ce dernier cas, il est rigide le long du corps. Ou encore il est en extension et adduction ; la malade le porte derrière le dos en le tordant, la torsion peut même aller au point de produire une luxation de l'épaule. Le membre inférieur est ordinairement en extension, avec pied-bot varus équin, qui est le vrai pied-bot hystérique, la face plantaire en dedans.

Il y a ensuite certaines formes exceptionnelles. Ainsi, Lasègue a vu les extrémités inférieures fléchies au point que les genoux venaient toucher le menton.

Dans le type paraplégique, le début se fait quelquefois par un membre, puis la contracture gagne l'autre. C'est le type complet de l'extension et de l'adduction extrêmes : les genoux se touchent et ne peuvent pas être séparés.

Enfin la contracture peut envahir les quatre membres, toujours suivant les mêmes types.

En face de ces contractures plus ou moins étendues que l'on rencontre chez les hystériques, il nous reste à étudier les contractures partielles qui affectent divers groupes musculaires.

Souvent provoquées par une excitation sensible plus ou moins énergique, elles peuvent alors être considérées comme des réflexes exagérés et permanents. Ainsi, une jeune fille hystérique reçoit, en jouant, un grain de sable dans l'œil droit : aussitôt survient une contracture de l'orbiculaire des paupières qui dure trois mois. Une autre malade se pique l'index avec une aiguille : le doigt reste fléchi en crochet pendant des mois. Cette cause peut aussi manquer.

La contracture atteint quelquefois la moitié de la face et fait croire à une paralysie du côté opposé : Moutard-Martin a relevé une erreur de ce genre. Landouzy a trouvé deux fois le trismus. Briquet a observé la contraction des muscles de la langue, qui devient raide, immobile, et se tient constamment hors de la bouche.

Charcot a constaté une contracture simultanée de la langue et du voile du palais (nous reviendrons un peu plus loin, à propos de la participation de la face à l'hémiplégie hystérique, sur les caractères et la valeur séméiologique de ces contractures semilatérales de la face).

Il y a aussi un torticolis hystérique. Boddaert, Charcot et d'autres, ont décrit un pied-bot hystérique, pied-bot varus équin isolé.

Galezowski a aussi observé quelquefois des contractures dans différents muscles de l'œil, entre autres dans l'orbiculaire ou dans les muscles droits, externes ou internes du globe. La contracture peut, dans des cas tout à fait exceptionnels, atteindre les muscles de l'iris et ceux de l'accommodation, et amener par conséquent des modifications notables dans la nature de la vision.

Il faut faire une mention spéciale des contractures périarticulaires s'accompagnant de douleurs vives et simulant une tumeur blanche avec immobilité douloureuse de l'articulation. Ce symptôme, qui se présente surtout à la hanche et simule la coxalgie, a une grande importance clinique.

C'est Brodie qui sépara le premier des affections articulaires vraies, inflammatoires, un certain nombre d'artropathies qu'il appela maladie articulaire hystérique. Les Anglais étudièrent de près ces faits, que Paget traita sous le nom de simulation nerveuse d'affections organiques. En France, on a surtout étudié la coxalgie hystérique, et Blum a nettement résumé dans sa thèse d'agrégation (1875) l'état actuel de la question.

Ce sont de simples contractures musculaires douloureuses, simulant une vraie arthropathie; elles appartiennent le plus souvent à l'hystérie confirmée et invétérée, à grandes attaques, à manifestations antérieures multiples. Le phénomène est rarement primitif.

Les articulations le plus souvent atteintes sont : la hanche surtout, puis le genou, la main, le pied et l'épaule.

Le début est souvent soudain. Après une ou plusieurs crises, la contracture s'établit brusquement. D'autres fois la douleur commence au niveau de l'articulation, lancinante, pulsative, térébrante. Mais c'est là un caractère important, elle ne trouble jamais le sommeil et apparaît au réveil avec une nouvelle intensité.

Elle occupe habituellement le côté interne de l'articulation et se propage le long du membre. Elle est souvent soulagée par une forte pression et exaspérée par une pression légère. La peau est quelquefois hyperesthésiée. La pression des surfaces articulaires l'une contre l'autre n'est pas douloureuse.

En même temps l'articulation est immobilisée par les contractures : tout mouvement est impossible, volontaire ou communiqué; le membre rigide prend une attitude fixe. La longueur apparente du membre peut même sembler diminuée.

Le chloroforme fait disparaître les contractures, mais celles-ci reparaissent dès que la malade revient à elle, et il est impossible de profiter du sommeil pour maintenir définitivement les membres redressés. Blum rapporte un fait de Le Fort très-curieux à ce point de vue.

Une malade présente une coxalgie hystérique; on la chloroformise et on applique pendant le sommeil un appareil plâtré laissant le pied libre; au réveil, le pied se tord en varus exagéré. On applique un appareil plâtré tenant tout : le plâtre ne résiste pas à l'effort des muscles et une contracture nouvelle et semblable réapparaît. Un mois et demi après, nouvelle chloroformisation, redressement; on place la patiente dans une gouttière de Bonnet. Un an après on enlève l'appareil : la contracture reparaît. Quelque temps plus tard, nouvel appareil plâtré renforcé par des bandes silicatées, toujours appliqué pendant la chloroformisation; l'appareil est enlevé deux mois après : la contracture se développe de nouveau. Un mois plus tard, nouvel appareil avec attelle métallique en T; pas de déviation possible : la malade ressent de violentes douleurs dans les muscles contracturés. Un jour ces douleurs disparaissent tout d'un coup; on enlève l'appareil quelque temps : la contracture était guérie, sauf cependant le pied-bot.

Voilà certes un résultat, tout heureux qu'il ait été, qui peut être considéré comme indépendant des appareils inamovibles.

Notons, en terminant la description de ces contractures périarticulaires, qu'il n'y a ni rougeur, ni chaleur, ni gonflement.

On peut encore observer des contractures du côté des muscles lisses : les spasmes déjà étudiés deviennent permanents dans l'œsophage, la vessie, etc. Les Anciens admettaient même un ictère vaporeux par contracture du canal cholédoque.

Quand les contractures frappent les membres, elles s'accompagnent en général de trépidation épileptoïde, de ces phénomènes tendineux que l'on rencontre dans la sclérose latérale. La chose a été notée par Charcot, même dans des cas où les contractures ont ensuite totalement disparu sans laisser de traces.

Ces contractures peuvent durer très-longtemps, des mois et des années, quelquefois même presque indéfiniment. Mais le fait le plus remarquable de leur histoire est leur disparition subite, immédiate, qui survient, quelquefois sans raison apparente, après une durée vraiment énorme. Pour mieux représenter la chose, je rappellerai comme type l'histoire d'une malade célèbre de Charcot, Etch.....

La maladie débute à trente-quatre ans par une attaque convulsive épileptiforme; les crises se succèdent à partir de ce moment. A quarante ans apparaissent des phénomènes permanents (ovarie et rétention d'urine). En octobre 1868, hémiplégie. En 1869 la contracture se déclare au membre inférieur et envahit quelque temps après le membre supérieur. Au moment où Charcot faisait ses leçons, elle présentait une contracture hémiplégique type.

Le 21 mai 1875, elle avait toujours une contracture du membre inférieur droit et des membres du côté gauche, datant de six ans; depuis près d'un an s'y était jointe une contracture des mâchoires qui nécessitait l'emploi de la sonde œsophagienne. Il y avait en même temps d'autres phénomènes hystériques.

Le 22 mai, à sept heures et quart du soir, survient une attaque avec contractures des muscles du cou à gauche, qui portent le menton derrière l'épaule de ce côté. La malade crie; la contracture des mâchoires avait disparu. Elle s'agite, on cherche à la contenir : avec son bras devenu libre elle repousse ceux qui la tiennent. Elle veut aller à la fenêtre pour avoir de l'air : comme on s'y oppose, sa colère augmente, et sous cette influence on voit cesser successivement la contracture de la jambe droite, puis celle de la jambe gauche, enfin celle du bras gauche. On laisse Etch.... se lever; elle marche : à huit heures, la guérison était complète.

Charcot cite encore trois autres cas. Dans l'un, il y avait contracture d'un membre inférieur datant de quatre ans au moins; la malade reçut une vive remontrance pour inconduite; on la menace de la chasser, tout s'efface. Chez la deuxième, la contracture d'un membre durant depuis plus de deux ans disparaît après une accusation de vol. Chez la troisième enfin une contracture hémiplégique persistant depuis dix-huit mois disparaît après une vive contrariété.

On comprend l'importance de ces faits au point de vue pronostique.

c. *Paralysies.*   Hippocrate parle d'une jeune fille qui, à la suite d'une toux sans importance, eut une paralysie du membre supérieur droit et du membre inférieur gauche, sans troubles de la face ni de l'intelligence; elle guérit bientôt, en même temps que les règles apparaissaient. C'est là très-probablement un cas déjà bien ancien, de paralysie hystérique.

On trouve une série de mentions de ce phénomène dans différents auteurs, puis il est oublié. C'est Wilson, en 1839, et c'est ensuite Macario, en 1844, qui reprennent la question.

Il s'agit là, du reste, d'un symptôme fréquent. Landouzy le trouve 40 fois dans 870 cas, Briquet 120 fois dans 450 cas: c'est donc chez plus du quart des hystériques qu'on le rencontrerait.

Beaucoup d'auteurs (Landouzy, Macario, Gendrin, Leroy d'Étiolles) ont cru que la paralysie se développe toujours après une attaque convulsive. Piorry a même voulu tirer de cette circonstance toute une théorie : il attribue la paralysie à la déperdition considérable d'influx nerveux qui se fait pendant les crises. La théorie et le fait même sur lequel elle veut s'appuyer sont également faux. La paralysie se produit souvent en dehors de toute attaque.

Chez la moitié de ses malades, Briquet a vu la paralysie apparaître longtemps après les attaques, et quelquefois même sans aucune espèce d'attaque antérieure. J'ai observé une jeune fille, dont je reparlerai, chez laquelle une paraplégie brachiale hystérique a débuté brusquement sans attaque convulsive d'aucune sorte. De plus, les femmes qui ont des attaques non convulsives (léthargiques, comateuses, etc.) sont aussi sujettes que les autres aux paralysies. La dépense nerveuse n'y est donc pour rien.

Les accidents se développent souvent après une affection morale brusque. Une hystérique, par exemple, reçoit à l'improviste la nouvelle de la mort de sa mère : à l'instant ses jambes tremblent, fléchissent sous elle, elle est paraplégique. Une jeune fille monte le soir un escalier non éclairé, un homme déguisé se jette sur elle ; dans son effroi, elle veut crier et se sauver : elle chancelle, tombe, et on la porte paralytique.

Quelquefois le phénomène est causé par une fatigue, une marche exagérée, un traumatisme. On le voit se développer chez des ouvrières mises en apprentissage forcé, chez des domestiques surmenées, chez les paysannes à l'époque des récoltes, etc. La jeune fille dont je parlais tout à l'heure, et que j'ai observée, était modiste ; elle passait des nuits et faisait de grands excès de travail pour nourrir sa famille pauvre ; elle ressentit tout d'un coup une douleur entre les épaules et fut paralysée des deux bras.

D'autres fois la paralysie apparaît en même temps qu'un autre phénomène hystérique disparaît brusquement.

Le début est rapide ou graduel. Dans le premier cas, les choses se passent comme dans l'hémorrhagie cérébrale, sauf la perte de connaissance, ou bien comme dans l'hémorrhagie de la moelle (c'est ce qui est arrivé chez notre malade). Si le début est au contraire graduel, la maladie s'annonce par des phénomènes de fourmillement, engourdissement, etc.

Une fois déclarée, la paralysie présente des degrés variables : 1° c'est un simple engourdissement, les membres sont lourds et moins mobiles ; 2° la contractilité musculaire est diminuée, ce qui abaisse la force et la justesse des mouvements ; 3° la faiblesse motrice, plus accentuée, permet encore les mouvements des jambes dans le lit, mais ne permet pas la marche d'une manière générale ; les mouvements ne sont pas possibles avec un poids à déplacer ; 4° enfin la paralysie est complète ; ce dernier cas est rare. Briquet ne l'a constaté que huit ou dix fois.

Duchenne a posé ce principe que dans les paralysies hystériques la réaction électrique reste normale pour les deux espèces de courant. La proposition est vraie en général. Il y a quelques cas exceptionnels qui s'accompagnent du reste d'atrophie, et dans lesquels on peut par suite supposer une lésion consécutive. La règle est évidemment la conservation de l'état électrique normal, même après des années.

Ces paralysies sont le plus souvent accompagnées d'anesthésie cutanée et même musculaire. Les malades ne sentent pas les contractions, même quand elles sont produites par l'électricité.

La paralysie apparaît, disparaît et reparaît, souvent sans cause apparente. Une malade de Briquet avait de ces alternatives très-fréquentes. Elle marchait,

s'asseyait, puis, sans cause, elle ne pouvait plus se lever. Elle restait paralysée
de demi-heure à six mois, et puis, sans cause encore, tout disparaissait, pour
reparaître un peu plus tard. La modiste que nous avons citée fut débarrassée de
sa paralysie brachiale par une attaque convulsive ; à l'époque menstruelle suivante, elle fut prise d'une paraplégie dont elle fut ensuite débarrassée par
l'émotion produite par une séance d'électrisation faradique.

Le siége de la paralysie peut aussi varier brusquement. Chez une femme, une
hémiplégie gauche cesse ; elle est remplacée par une hémiplégie droite. Chez
d'autres, la paralysie affecte successivement le bras, la jambe, le larynx, le
diaphragme, etc.

De là résultent diverses formes cliniques. La paralysie peut atteindre un côté
de la face, mais c'est très-rare. Quelquefois elle frappe un membre ou une
partie d'un membre, avec toutes les combinaisons possibles. Pour les membres,
les formes les plus habituelles sont l'hémiplégie et la paraplégie, cette
dernière pouvant être brachiale (rare) ; elle peut aussi atteindre les quatre
membres.

Du côté du larynx on constate l'aphonie. Le fait était déjà connu d'Hippocrate, qui avait noté des cas de perte de parole subite et se résolvant par une
urine claire, abondante. Tout le monde sait qu'une émotion étrangle la voix :
vox faucibus hæsit. L'hystérie crée la permanence de cet état. En général, du
reste, les phénomènes hystériques ne sont que l'exagération et la permanence
des phénomènes produits par une vive impression. L'aphonie apparaît et disparaît souvent brusquement.

Duchenne a noté dans certains cas la paralysie du diaphragme. On peut
encore observer : pour la vessie, la rétention d'urine ; pour le pharynx et l'œsophage, la dysphagie (rare et seulement après des convulsions répétées de ces
organes) ; pour l'intestin, on trouvera dans Briquet cette étrange affirmation,
textuellement reproduite par Bernutz, qu'il n'y a pas de paralysie entre l'estomac
et le rectum. C'est là une erreur. La tympanite est au contraire un phénomène
de cet ordre. Du côté du rectum, on peut avoir l'incontinence des matières ou
la constipation. Le cœur présente parfois des syncopes (nous en avons déjà
parlé).

La durée de ces paralysies est très-variable et souvent fort longue. La terminaison peut être graduelle ; elle survient alors sous l'influence du retour de la
menstruation ou de la disparition progressive de l'hystérie elle-même. Mais le
plus souvent la terminaison est brusque et survient à la suite de quelque
émotion.

Ainsi, Briquet voit en consultation une malade atteinte de paralysie hystérique ; il rédige avec son confrère une consultation avec pronostic favorable :
dès qu'elle le sait, elle se met à marcher. Une paraplégique était traitée ineffi-
cacement depuis plusieurs mois : on emploie la noix vomique, qui produit quelques soubressauts. On lui persuade que c'est l'indice du retour des mouvements,
et elle marche. Chez notre malade, l'influence, surtout psychique, de l'électrisation, fit disparaître la paraplégie ; une attaque convulsive avait guéri la paralysie des bras.

d. *Paralysies hystéro-traumatiques.* Les travaux récents ayant fait des paralysies hystéro-traumatiques une sorte d'espèce clinique distincte, à caractères
symptomatiques bien définis, nous allons en grouper ici la description, en

suivant pas à pas la thèse de Berbez, qui reflète fidèlement l'enseignement de la
Salpêtrière sur ce point.

. Nous avons déjà dit qu'il y avait des paralysies flasques, des paralysies avec
contractures et des contractures douloureuses ou arthralgies.

La monoplégie brachiale flasque est la plus fréquente : « Le bras est inerte
le long du corps, son attitude est commandée par la pesanteur ; il semble que la
main soit attirée en bas par un poids très-lourd, ce qui coïncide avec un aplatissement de l'épaule. Les mouvements spontanés n'existent pas, le bras paralysé est un véritable corps étranger sur lequel la volonté n'a aucune influence.
Les mouvements du thorax entraînent ce bras au même titre qu'une manche
vide, si bien que le membre peut se trouver projeté au devant de la poitrine ou
derrière le dos. Si on soulève le bras, il retombe tout d'une pièce comme les
membres d'un comateux. Le réflexe du biceps et des tendons du poignet reste
normal pendant toute la durée de la paralysie. La sensibilité sous tous ses modes
est abolie : anesthésie cutanée limitée du côté du thorax par une ligne coupant
la clavicule à l'union du tiers externe avec les deux tiers internes, le tiers
externe du pectoral passant au-dessous du creux de l'aisselle pour regagner la
clavicule en longeant le bord axillaire de l'omoplate (parfois des zones de sensibilité normale). Anesthésie profonde complète. Le sens musculaire est aboli ; le
malade n'a conscience de son membre que comme d'un corps étranger dont le
poids est gênant et se fait sentir dans la portion du thorax restée sensible ».

Dans la monoplégie crurale, « le malade couché sur son lit ne peut faire
aucun mouvement de cette jambe : la marche est impossible sans appui et,
lorsque le malade progresse avec des béquilles, le membre inférieur inerte pend
et traîne derrière lui ; il suit pour ainsi dire le bassin auquel il est attaché et
racle le sol tantôt avec la pointe, tantôt avec le bord externe du pied. Les réflexes
rotuliens sont conservés ou un peu diminués. La suppression de la motilité est
accompagnée d'une disparition de la sensibilité cutanée et profonde ; on pourrait
tordre les jointures jusqu'à arracher les ligaments sans déterminer aucune douleur. L'anesthésie cutanée (piqûre, pincement, froid) est remarquable par sa
distribution : elle suit en effet le pli de l'aine, gagne l'épine iliaque antéro-
supérieure, suit la crête iliaque, le pli fessier, le raphé périnéal, et revient à
l'extrémité interne du pli de l'aine, respectant le sacrum et les organes génitaux.
Le sens musculaire est complétement aboli, et c'est là un caractère de premier
ordre. Le malade perd son membre dans son lit, ignore les positions qu'on
donne à sa jambe, à sa cuisse ou à ses orteils, quand il a les yeux fermés. Pour
atteindre le pied du côté paralysé avec la main, il doit suivre le tronc, puis la
cuisse et la jambe, qui lui servent de fils conducteurs ».

. La paraplégie est constituée par deux monoplégies crurales, répondant chacune au type précédent. L'hémiplégie résulte de l'association chez le même
sujet d'une monoplégie brachiale et d'une monoplégie crurale. Dans ce dernier
cas, la face reste indemne comme dans l'hémiplégie hystérique en général.

Enfin la monoplégie peut être plus restreinte encore et se limiter à un segment
de membre. Il y a alors « impotence fonctionnelle de la portion sous-jacente à
l'articulation atteinte et anesthésie limitée par une ligne droite analogue à une
ligne d'amputation ». Cette distribution des accidents est très-remarquable.
Les troubles soit moteurs, soit sensitifs, ne suivent aucune distribution nerveuse,
ils paraissent rayonner autour d'une articulation et procèdent par paralysies
segmentaires associées.

Je me permets de noter en passant que ce fait de la distribution des anesthésies par segment de membre et non par territoire nerveux m'avait frappé en 1880 quand j'étudiais l'action cesthésiogène des vésicatoires (*Journal de thérapeutique* et *Montpellier médical*, t. XIV). « Il n'y a aucun rapport apparent entre la sensibilité restaurée et les divers territoires nerveux », disais-je expressément; et dans les conclusions : « La marche de la sensibilité présente des particularités très-curieuses quand elle apparaît ou disparaît. D'une manière générale, *elle ne procède nullement par territoires nerveux. Elle marche par membres ou segments de membres* ». Et, comme explication physiologique de ce fait bizarre, je rapprochais de cela « les observations de Munk et d'autres qui veulent qu'il y ait, dans l'écorce cérébrale, des zones répondant précisément aux grands segments sensitifs que nous avons établis (membre supérieur, membre inférieur, etc.). »

Pour terminer cette description des paralysies flasques hystéro-traumatiques, ajoutons quelques autres caractères, signalés encore par Berbez : la conservation de l'excitabilité électrique du tissu musculaire, la résistance au passage du courant électrique (fait étudié par Vigouroux et déjà constaté par notre ancien interne Estorc), enfin une facilité surprenante des muscles si flasques à répondre d'une façon même exagérée aux excitations mécaniques. « La percussion des tendons prolongée un certain temps, un massage un peu long, l'application d'un lien circulaire à la partie moyenne de l'avant-bras, sont suivis dans les muscles d'une contracture, soit dès la première séance, soit pour les malades réfractaires après deux ou trois séances ». Les troubles trophiques peuvent aussi s'ajouter : atrophie musculaire (Babinski), hypothermie et couleur violacée de la peau.

La paralysie avec contracture est moins fréquente. L'attitude du membre varie suivant que la contracture prédomine sur les extenseurs ou les fléchisseurs. C'est le type de la flexion qui est le plus fréquent et c'est celui que nous avons observé chez cette hystérique qui s'était cassé une aiguille de seringue hypodermique dans l'éminence thénar. Au membre inférieur le pied est souvent en varus équin, le genou souvent fléchi. Quelle que soit la prédominance, les deux groupes de muscles (extenseurs et fléchisseurs) sont toujours atteints, c'est-à-dire que l'articulation est immobilisée dans tous les sens. Il y a le plus souvent (si la contracture n'est pas trop forte) exagération des réflexes tendineux et même trépidation spinale. Il y a parfois de l'hyperesthésie complète et profonde du membre contracturé (avec quelques zones irrégulières de sensibilité normale). Parallèlement, on a vu des troubles trophiques : desquamation épidermique, atrophie musculaire, évolution anormale des ongles.

Si la douleur se joint à la paralysie et à la contracture, on a l'arthralgie, que nous retrouverons plus loin.

B. La *sensibilité* est, comme la motilité, altérée dans les deux sens : de là des hyperesthésies et des anesthésies.

a. *Hyperesthésies.* α. La *peau* peut être affectée. La *dermalgie* n'est cependant pas un phénomène très-fréquent. On la trouverait dans 1/10 des cas. C'est un symptôme bon à connaître au point de vue du diagnostic différentiel.

L'intensité en est variable, depuis une simple exagération de la sensibilité à certains moments, notamment en temps d'orage, jusqu'à l'intolérance de toute pression du doigt, qui donne à la patiente une sensation d'aiguilles en faisceaux. L'étendue est variable aussi. Quelquefois l'hyperesthésie est circonscrite en certains points, l'anesthésie se trouvant sur d'autres points, ou bien les deux phénomènes alternent dans la même région, ou encore ils se trouvent réunis aux mêmes points. Ainsi, chez notre malade, il y avait anesthésie positive (elle ne reconnaissait pas les objets) avec hyperesthésie (hyperalgésie).

L'extension complète de l'hyperesthésie constitue un affreux supplice pour la malade : elle ne peut rien saisir avec les mains ni marcher ou mettre les pieds par terre; elle ne peut pas même rester au lit et est tourmentée par une insomnie perpétuelle. Quelquefois il y a en même temps une hyperesthésie sensorielle qui crée un état d'impressionnabilité horrible.

On décrit quelques dermalgies particulières. Celle des grandes lèvres et de la vulve produit un vaginisme particulier, pour lequel la dilatation est absolument contre-indiquée; celle de la mamelle a pu aller jusqu'à en imposer à de grands chirurgiens qui décidaient l'ablation. Dans ces cas, dit Brodie, on ne perçoit aucune tumeur dans l'organe, mais, quand l'affection est de date un peu ancienne, le sein devient plus volumineux, probablement par suite d'une hyperémie secondaire; pourtant il n'y a pas de rougeur de la peau, plutôt au contraire un peu de pâleur avec un aspect légèrement lisse.

Ici peut se placer aussi la description de ce qu'on appelle le *sein hystérique :* « début brusque du gonflement qui atteint son maximum en quelques heures; le sein triple de volume, il est tendu, luisant, mais sans chaleur ni rougeur. Pendant vingt-quatre heures, le gonflement et la douleur persistent au même degré, puis diminuent peu à peu, et finalement disparaissent au bout de huit jours » (*Iconogr. photogr. de la Salpêtrière*, t. II, p. 209), etc.

β. L'hyperesthésie des *muscles* est très-fréquente; Briquet, sur 430 malades, n'en a trouvé que 20 au plus qui fussent indemnes. La douleur se fait sentir dans les masses musculaires et à leurs points d'attache; elle ne suit pas le trajet des nerfs et ne présente pas de points névralgiques. La masse musculaire tout entière est douloureuse. La pression, même superficielle, exagère la sensation; le pli cutané n'est pas douloureux. Les mouvements, le courant électrique, exaspèrent énormément la douleur. Le repos complet est au contraire un sédatif constant. L'hyperesthésie peut atteindre un très-haut degré d'intensité, la pression détermine alors des attaques.

Nous décrirons quelques espèces particulières :

La *rachialgie* est une des plus importantes. Déjà décrite par Sydenham, elle affecte le trapèze, le grand dorsal, la masse commune, une partie du sacro-lombaire ou le long dorsal. La fréquence de ce phénomène est extrême, c'est un symptôme presque constant de l'hystérie, seulement il faut quelquefois le chercher.

L'étendue de cette douleur est variable; elle occupe en général toute la hauteur de la colonne. Si elle n'est qu'à une région limitée, c'est surtout la partie inférieure du rachis, sur une étendue de quatre à cinq vertèbres. Dans ces points, la pression réveille de la douleur au niveau des apophyses épineuses et dans les gouttières avoisinantes. Le phénomène peut aller jusqu'à l'irritation spinale complète.

Quelquefois la pression sur les apophyses épineuses détermine, à la région cervicale, de la strangulation et la constriction de la glotte; au haut de la

région dorsale, l'oppression, la dyspnée, le serrement de la poitrine; plus bas,
la constriction épigastrique.

Dans les cas où ces symptômes douloureux dans le dos prennent une certaine
intensité on peut commettre les erreurs de diagnostic les plus graves et croire
à des lésions de la colonne vertébrale. « J'ai vu, dit Brodie, condamner au
repos et à la position horizontale, pendant des années, des jeunes filles que l'on
soumettait encore au traitement par les cautères et les sétons, alors que le
grand air, l'exercice et les passe-temps, les eussent complétement guéries en
quelques mois. » J'ai vu également un cas analogue.

Briquet désigne sous le nom de *cœlialgie* l'hyperesthésie des divers muscles
composant la cavité abdominale. La *thoracalgie* ou pleuralgie de Bernutz s'applique aux muscles thoraciques, la *miélosalgie* aux muscles des membres. Ce
dernier phénomène est du reste plus rare; Briquet l'a observé 64 fois.

Briquet place la *céphalalgie* dans l'hyperesthésie des muscles; d'autres la
mettent dans les névralgies, d'autres parmi les maux de tête plus profonds,
comme la migraine ou la céphalée fébrile. En tout cas, c'est un symptôme à
étudier à part.

La fréquence en est très-grande. Briquet l'a vue 300 fois sur 356 cas. Elle
précède souvent les manifestations vraies de l'hystérie confirmée. Il faut se
méfier en général des petites filles qui sont sujettes à la céphalalgie et à la
migraine.

Rarement générale, elle est souvent hémicrânienne. Souvent aussi elle est
limitée, c'est le clou ou l'œuf hystérique, qui est assez caractéristique. Elle
peut dans ce cas se rencontrer un peu partout, le plus souvent à la région
temporale ou sincipitale.

L'intensité varie et peut aller jusqu'à arracher des cris à la malade: on la
compare à un clou enfoncé, à un morceau de glace ou à un charbon ardent.
Quelquefois il y a en même temps des troubles gastriques.

γ. En arrivant aux *viscères*, nous citerons, comme transition des douleurs
superficielles aux douleurs profondes, la douleur *épigastrique*, qui est un mélange
de gastralgie et d'épigastralgie. Quelquefois c'est une simple dermalgie épigastrique ou une hyperesthésie des muscles de la paroi exagérée par la pression et
par les mouvements, notamment aux attaches des grands droits. Ces formes
simples sont rares.

Le plus souvent il y a en même temps gastralgie vraie qui atteint des degrés
divers : dépravation de l'appétit avec dégoût pour les substances vraiment alimentaires, douleur gastralgique, crampe allant jusqu'au déchirement atroce.
Dans ces cas, la pression du creux épigastrique peut provoquer les attaques.

Les troubles des fonctions *gastriques* sont toujours à surveiller. Capricieux
au début, le phénomène peut devenir grave, entraîner la détérioration de l'organisme et produire la mort directement ou par tuberculose. Ces accidents
entraînent le marasme, sans lésion gastrique.

L'hyperesthésie peut atteindre l'*intestin* lui-même. Alors il y a des coliques
plus ou moins fortes, avec pneumatose, au point de produire l'anhélation.
éphémères, survenant à la suite de chaque repas chez certaines malades
(intestin grêle), elles sont durables et entraînent une tympanite opiniâtre chez
d'autres (gros intestin). Le symptôme peut durer alors six mois, un an; il
simule une ascite, la grossesse, etc.

L'*ovarie* mérite une mention spéciale, à cause des travaux récents.

C'est une douleur iliaque siégeant dans le flanc, aux limites extrêmes de la région hypogastrique. Elle est très-fréquente, de l'aveu de tous. Seulement elle est rapportée à des origines diverses.

Les Anglais, et en France Schützenberger, Piorry et Négrier, la rapportent à l'ovaire; Briquet (et son livre a une grande autorité) l'attribue aux muscles de la paroi : myodynie de l'extrémité inférieure du muscle oblique (douleur dite ovarienne) et myodynie du pyramidal ou de l'extrémité inférieure du grand droit (douleur dite utérine).

Charcot a repris et développé la théorie de l'ovaire. Il ne nie pas la dermalgie ni la myosalgie; il y a même certains cas dans lesquels tout cela se complique avec la tympanite, ce qui produit la fausse péritonite des Anglais. Mais, dans d'autres cas, il n'y a pas d'hyperesthésie; il peut même y avoir anesthésie, le muscle est alors pincé sans douleur. Il faut, pour provoquer la douleur, enfoncer profondément les doigts.

On détermine ainsi un foyer net, à l'intersection d'une ligne horizontale des épines antéro-supérieures et d'une ligne verticale de l'épigastre. Vers la partie moyenne du détroit supérieur, on sent quelquefois l'ovaire même comme une olive ou un petit œuf. C'est alors qu'on provoque la douleur. Et la douleur ainsi provoquée est spécifique; elle s'accompagne des phénomènes de l'aura hystérique.

Ce foyer correspond au vrai siége de l'ovaire. On ne peut pas en juger sur le cadavre dont le ventre est ouvert, car les rapports y sont essentiellement changés, notamment par suite de la vacuité des plexus érectiles de Rouget. Mais sur les cadavres congelés, ou mieux en enfonçant une aiguille sur le point en question, quand le corps n'est pas ouvert, on atteint l'ovaire.

Il y a une relation importante, pour le côté du corps, entre l'ovarie et les autres accidents d'hystérie locale. — On ne sait rien de précis sur l'état même de l'ovaire. — Nous devrons revenir du reste sur la manière de provoquer ou d'arrêter les attaques par la pression de cette région.

Je crois inutile d'insister sur les autres douleurs abdominales, telles que : hystéralgie, cystalgie, néphralgie, etc. Ce sont des phénomènes faciles à constater et à comprendre.

δ. Les *névralgies* sont très-fréquentes dans l'hystérie. On les confond souvent avec des myosalgies ou myodynies.

Les névralgies intercostales sont celles que l'on observe le plus souvent. Sydenham, Franck, ont signalé l'*odontalgie*, qu'il est bon de connaître parce qu'elle peut être le prétexte de l'avulsion successive et inutile de toutes les dents de la mâchoire.

ε. Nous avons déjà parlé, à propos des contractures, des douleurs articulaires qui peuvent simuler des maladies graves de l'article. Nous retrouvons ici celles de ces *arthralgies* qui ne s'accompagnent pas de contractures, et qui peuvent cependant en imposer gravement au médecin.

Brodie les a bien décrites.

Si l'articulation de la hanche est prise, « vous rencontrez, dit-il, de la douleur à la hanche et dans le genou, douleur qui est augmentée par la pression et par le mouvement; la malade reste étendue sur un lit ou sur un divan et conservant toujours la même position. Vous vous dites que ce sont là les signes d'une affection de la hanche. Mais vous poussez plus loin l'observation : la douleur est rarement limitée à un point, elle s'étend à tout le membre. La malade fait des grimaces et pousse quelquefois des cris, si vous exercez une pression sur la hanche, mais elle le fait aussi, si vous pressez sur l'os coxal ou la région lombaire, ou la cuisse ou même la jambe jusqu'au niveau des malléoles. Partout la sensibilité morbide siége dans l'enveloppe cutanée; si vous pincez la peau jusqu'à la soulever des parties sous-jacentes, la malade se plaint plus que si vous poussez fortement la tête du fémur dans la cavité cotyloïde.

« La douleur est plus forte quand la malade voit l'examen auquel on la soumet; si, au contraire, quelque chose vient à la distraire, c'est à peine si elle profère une plainte. Il n'y a pas d'amaigrissement des muscles fessiers, qui ont conservé leur forme, et l'état général de la malade ne ressemble en rien à celui qu'on trouve dans les cas de suppuration des os et des cartilages. On ne constate pendant la nuit aucun de ces élancements douloureux qui s'accompagnent souvent de cauchemars. La douleur empêche parfois le sommeil, mais, une fois endormie, la malade ne se réveille qu'au bout de plusieurs heures. Cet état de choses peut persister pendant des semaines, des mois ou même des années, sans amener la formation d'abcès. »

Il y a quelquefois seulement des troubles vasculaires autour de la jointure malade. La plupart de ces malades présentent d'autres manifestations hystériques qui ont le plus souvent précédé l'arthropathie et qui peuvent aussi la remplacer.

Le début et la terminaison de ces accidents sont le plus souvent graduels. Cependant Brodie cite des cas dans lesquels tout disparut brusquement après une secousse physique ou morale, ou même sans cause appréciable.

η. Les *sens* peuvent acquérir une finesse extraordinaire. C'est par là qu'il faut expliquer certains faits bizarres attribués au magnétisme. Les paupières en apparence complétement abaissées, les patientes voient par une fente imperceptible. Elles entendent de très-loin, ce qui simule une sorte de divination. Cette hyperesthésie sensorielle peut rendre douloureux l'exercice des sens.

Tels sont les phénomènes d'hyperesthésie rétinienne (kopiopie de Fœrster) qui tourmentent certaines hystériques. « Il n'est pas de praticien, dit Abadie, qui n'ait eu à soigner des femmes se plaignant de ne pouvoir fixer un instant sans éprouver de violentes douleurs de tête, accusant une photophobie des plus pénibles, des douleurs frontales et périorbitaires presque constantes, s'exaspérant à la moindre lecture. Ces malades sont en outre tourmentées par des sensations pénibles de brûlure, de piqûre, de corps étrangers dans la conjonctive et les paupières, et néanmoins elles ne présentent aucune altération du fond de l'œil, aucune anomalie de la réfraction. »

b. *Anesthésies.* Les phénomènes bizarres de l'hystérie devaient frapper l'imagination des peuples : aussi ont-ils fait partie des symptômes de la sorcellerie. Parmi ces signes, l'anesthésie est certainement un des plus saisissants; il fut particulièrement noté. Il se révélait par l'indifférence du patient aux supplices physiques; on en arriva ainsi à en faire un caractère, un critérium de la sorcellerie.

En même temps que l'anesthésie, la peau présente habituellement dans ces cas une ischémie spéciale : ainsi, Grisolle et Charcot ont vu des sangsues prendre avec beaucoup de peine sur le côté anesthésié. Ce fait fut aussi remarqué autrefois, et de cet ensemble de signes on constitua une des épreuves de la sorcellerie.

Quand un individu était suspect, on lui bandait les yeux et on lui sondait la peau avec des aiguilles. L'absence de douleur et d'hémorrhagie le condamnait. Quelquefois alors on le brûlait.

Cette pratique se répandit tellement et généralisa à tel point le nombre des sorciers, qu'il fallut en restreindre la portée et l'application. On en contesta la valeur, et enfin, en 1603, un arrêt du Parlement de Paris défendit cette épreuve.

Alors (c'est une deuxième phase de cet historique) on se jeta dans l'excès opposé; on ne crut plus à l'anesthésie, et on attribua à une pure jonglerie tous les faits observés.

Enfin arriva une troisième période scientifique. Avec Piorry (1843), Macario (1844) et Gendrin (1846), les études commencent et conduisent au livre de Briquet (1859). Plus récemment, nous citerons les études de Charcot et de Pitres (dont nous résumerons les récentes leçons cliniques).

La sensibilité *cutanée* peut être atteinte dans tous ses modes : tact, douleur, température, électricité, ou bien dans quelques-uns seulement. De là des variétés diverses que résume bien le tableau suivant de Pitres :

ANESTHÉSIE....

1° Totale, c'est-à-dire portant sur toutes les perceptions sensitives.
- *a.* Complète : *anesthésie* proprement dite.
- *b.* Incomplète : *hypesthésie*.

2° Partielle, c'est-à-dire portant sur certaines sensations, les autres étant conservées.
- *a.* Perte des sensations douloureuses avec conservation des sensations tactiles : *analgésie.*
- *b.* Perte des sensations thermiques avec conservation des sensations tactiles et douloureuses : *thermo-anesthésie.*
- *c.* Perte des sensations tactiles et douloureuses avec conservation des sensations thermiques : *anesthésie avec thermo-anesthésie.*
- *d.* Perte isolée des sensations électriques : *électro-anesthésie.*
- *e.* Conservation isolée des sensations électriques : *anesthésie avec électro-esthésie.*

A côté de ces diverses anesthésies Pitres place l'alphalgésie (ἀλφή, contact, et ἄλγος, douleur), « variété de paresthésie caractérisée par la production d'une sensation douloureuse intense à la suite de la simple application sur la peau de certaines substances qui ne provoquent, à l'état normal, qu'une sensation banale de contact. »

En général, dans les régions de peau anesthésiée le chatouillement ne détermine pas de réflexe. Rosenbach veut qu'il y ait une exception pour le réflexe abdominal : dans certains cas, en effet, il existe, tandis que les autres sont abolis, mais on l'a vu aussi diminué et supprimé (Pitres).

Un certain nombre d'autres réflexes persistent au contraire ordinairement dans l'anesthésie hystérique : tels sont les réflexes vasculaires et sécrétoires (action normale des sinapismes, des vésicatoires), les réflexes de l'érection (sein, clitoris, d'après Briquet), le réflexe pupillaire sensitif (Pitres).

Un caractère remarquable et très-curieux de ces anesthésies hystériques, c'est que très-souvent les malades ne s'en doutent pas. D'une manière générale, c'est un phénomène qu'il faut rechercher soi-même chez ces malades.

On dit classiquement avec Briquet que « la température de la peau anesthésiée est abaissée de 1 à 2 centigrades; la circulation capillaire s'y fait lentement, les malades y sentent du froid. » Il ne faudrait rien exagérer. Pitres a montré que l'irrigation sanguine se fait aussi bien avec que sans anesthésie ; cependant les piqûres ne saignent pas dans les régions anesthésiées des hystériques comme dans les régions saines. Le professeur de Bordeaux l'explique par une contraction violente et rapide des vaisseaux, au moment de la piqûre, avant que le sang ait pu s'écouler de la blessure; c'est de l'hyperexcitabilité vasculaire et non de l'ischémie locale. Et il rapproche du même phénomène et du même mécanisme les faits, comme celui de Dujardin-Beaumetz, dans lesquels on peut écrire sur la peau avec un corps dur quelconque. « Elle était anesthésique générale. Si l'on traçait sur sa peau, avec l'ongle ou avec un corps dur quelconque, des traits, des lettres, des mots, il se formait après quelques minutes des saillies rouges à contours fort nets, très-exactement limitées aux points excités et persistant pendant quatre ou cinq heures. Ces saillies étaient telles qu'il était très-facile de lire les caractères tracés sur la peau et qu'on aurait pu en tirer des épreuves. »

Enfin, avec l'anesthésie cutanée, il y a souvent un certain degré d'amyosthénie dans les parties correspondantes, mais ce n'est pas nécessaire et la force musculaire peut être conservée.

Les *muqueuses* peuvent être le siége d'anesthésies comparables à celles de la peau. Ainsi on connaît très-bien l'anesthésie des muqueuses du pharynx, de l'épiglotte et de l'orifice supérieur du larynx, qui permet d'enfoncer impunément le doigt dans toute la gorge et l'arrière-gorge des malades. Cependant Chairou, qui a bien étudié ce symptôme, l'a considéré à tort comme un signe constant et caractéristique; on le rencontre également chez quelques épileptiques, certains saturnins, et dans la paralysie labio-glosso-pharyngée. Ce n'en est pas moins un symptôme important de l'hystérie et facile à constater.

Briquet a exagéré l'importance de l'anesthésie conjonctivale, mais c'est aussi un symptôme fréquent et d'une haute valeur séméiologique. « L'anesthésie des conjonctives, dit-il, et principalement de la conjonctive gauche, se rencontre si fréquemment qu'il est rare de trouver une hystérique qui sente bien nettement le contact du doigt ou celui d'une tête d'épingle promenés sur la conjonctive scléroticale de l'œil gauche. Cette insensibilité est tellement constante qu'elle pourrait être regardée comme un signe caractéristique de l'hystérie. »

Pitres et Lichtwitz ont bien étudié l'anesthésie de la muqueuse nasale et ont vu que, dans la grande majorité des cas, elle est bornée à la portion de la membrane de Schneider qui tapisse la région antérieure des fosses nasales. Les mêmes auteurs ont constaté aussi l'anesthésie du canal auditif externe et du tympan.

Les anesthésies *sensorielles* peuvent porter sur la vue, l'ouïe, l'odorat et le goût.

On voit quelquefois la vue disparaître brusquement chez les hystériques. J'ai assisté à un spectacle de cet ordre : chez une hystérique que l'on voulait hypnotiser, on dirigea brusquement un jet de lumière électrique sur les yeux : elle éprouva un vif saisissement et devint aveugle. Cette cécité dura quelques jours, puis disparut brutalement dans une crise. On a cité divers cas d'amaurose hystérique, plus ou moins semblables à celui-là, mais en somme ce n'est pas là un symptôme fréquent.

Ce qui est beaucoup plus classique, c'est l'amblyopie, en donnant à ce mot son sens le plus général. Charcot et ses élèves ont très-soigneusement étudié et analysé ce symptôme, dont nous résumons les caractères d'après Pitres.

Il y a d'abord souvent des troubles dans la perception des couleurs, anesthésie chromatique complète (achromatopsie) ou incomplète (dyschromatopsie). L'ordre de disparition des couleurs est indiqué par l'une ou l'autre des deux séries suivantes, qui ne diffèrent du reste que par la transposition du bleu et du rouge :

Série A : violet, vert, bleu, jaune, rouge ;

Série B : violet, vert, rouge, jaune, bleu.

En second lieu (et c'est un phénomène qui se rapproche du précédent), il y a des modifications dans l'étendue et la forme du champ visuel ; le rétrécissement concentrique est le plus souvent observé (c'est un bon signe de l'hystérie) ; très-rarement on trouve le scotome central ou l'hémiopie.

L'affaiblissement de l'acuïté visuelle que l'on observe dans certains cas sert de transition entre l'amblyopie et la cécité ; au même groupe d'éléments se rattache l'asthénopie (fatigue exceptionnellement rapide et douloureuse quand la malade regarde fixement).

Enfin Parinaud a étudié, dans les troubles de l'accommodation, la polyopie monoculaire des hystériques : « un objet placé verticalement auprès de l'œil est distingué normalement ; on l'éloigne lentement de l'œil et à une certaine distance (qui est variable selon les sujets, mais qui est comprise habituellement entre 10 et 20 centimètres) il est vu double ; on l'éloigne encore et une troisième image peut apparaître ».

Chose remarquable, cette amblyopie possède la même propriété curieuse que les autres anesthésies hystériques ; elle passe le plus souvent inaperçue des malades, si on n'attire pas spécialement leur attention sur la chose. Pitres, qui met bien en lumière ce caractère, l'explique par ce fait qu'il est dans la nature de cette amblyopie d'exister seulement dans la vision monoculaire ; aussitôt que les deux yeux sont ouverts et qu'ils agissent synergiquement, l'amblyopie disparaît et la vision devient normale. C'est pour cela que, quand on soumet ces malades aux épreuves destinées à démasquer les simulations de cécité unilatérale chez les conscrits, elles passent elles-mêmes pour des comédiennes devant certains médecins. Je ne chercherai pas du reste à expliquer le fait, dont la théorie est encore bien obscure, mais j'en rapprocherai cet autre caractère que l'on peut facilement mettre en évidence avec une toupie newtonienne : les couleurs qui ne sont pas perçues isolément se superposent cependant par la rotation (Regnard). J'ai vu un malade hémi-anesthésique qui ne distinguait pas les deux tiers du disque de Newton et qui avait cependant la sensation du blanc par la rotation du disque, tandis que, si nous masquions avec des papiers noirs les couleurs qu'il ne voyait pas, pour nous mettre dans des conditions analogues aux siennes, le disque en rotation ne nous apparaissait plus blanc, mais rouge. La doctrine de Ferrier sur la distinction du centre de la vision monoculaire (gyrus angulaire, croisé) et du centre de la vision binoculaire (lobe occipital, direct, hémilatéral), que Pitres invoque pour expliquer le premier caractère ci-dessus, ne me paraît pas suffire pour expliquer le second.

Comme la cécité, la surdité hystérique peut être complète et absolue, mais le plus souvent le phénomène observé du côté de l'ouïe est l'hypo-esthésie, sans bourdonnements ou sifflements ; on constate la dureté de l'oreille et son degré par la distance à laquelle est perçu le tictac de la montre, puis on voit que l'obstacle à l'audition ne siège pas dans l'oreille externe en constatant que la diapason placé sur l'apophyse mastoïde est moins énergiquement perçu que s'il est placé devant le conduit auditif externe (expérience de Rinne).

Walton a constaté un certain parallélisme entre l'hypo-esthésie ou l'anesthésie sensorielle de l'ouïe et l'hypo-esthésie ou l'anesthésie générale de la muqueuse du conduit auditif externe ; Pitres a montré que le fait n'était pas général.

Pitres et Lichtwitz ont bien étudié les troubles de la sensibilité *gustative*, qui seraient assez fréquents chez les hystériques ; l'anesthésie est générale ou limitée, totale ou partielle. A côté de ces phénomènes ou à leur place il y a d'autres fois des paresthésies gustatives (goût âcre non salé à une solution de sel marin chez une malade de Pitres).

L'*anosmie* hystérique paraît moins fréquente et est difficile à étudier. Le professeur de Bordeaux l'a cependant constatée chez 7 de ses 11 malades.

Le même auteur a enfin montré qu'il n'existait aucun rapport nécessaire entre les troubles sensoriels et les diverses anesthésies des muqueuses du nez ou de la langue.

Les *tissus profonds* et les *viscères* peuvent aussi ne pas échapper à l'anesthésie hystérique.

On a cité des cas dans lesquels les membres sont insensibles dans toute leur épaisseur et où le corps tout entier n'a plus aucune perception centripète de l'extérieur. Briquet raconte l'histoire d'une malade qui avait une insensibilité des membres si profonde qu'en lui bandant les yeux on pouvait l'enlever de son lit, la poser presque nue sur le carreau et la replacer dans son lit sans qu'elle eût la moindre idée de ce qui s'était passé. Peut-être y avait-il là en même temps un certain état psychique.

Ces faits sont du reste rares à un degré aussi absolu, mais on peut, avec une analyse soignée, constater souvent des anesthésies dépassant la peau et les muqueuses.

« On peut, dit Pitres, piquer le *périoste* de certaines hystériques, frapper leurs *os* avec des corps durs, sans provoquer la moindre douleur ». On peut de même constater chez certaines l'insensibilité des *ligaments articulaires* à la traction et à la torsion. Ces anesthésies profondes peuvent coexister ou non avec l'anesthésie cutanée. Les *troncs nerveux* (cubital dans la gouttière olécrânienne, Pitres) peuvent aussi être absolument insensibles à des contusions ou à des piqûres, même directes.

Le professeur de Bordeaux distingue soigneusement et analyse à part chez l'hystérique les diverses sensibilités dont les *muscles* sont le siége. Il y a d'abord la sensation que donne la pression forte et profonde des masses musculaires ; cette sensation peut être abolie dans la névrose que nous étudions, alors même que ces mêmes muscles restent excitables à la percussion et au pincement (contraction idio-musculaire). Il y a ensuite la sensation que nous donne la contraction musculaire et qui nous permet d'apprécier exactement le degré de durcissement actif des fibres musculaires ; quand cette sensation est abolie chez une hystérique, elle ne peut plus faire des actes précis qu'avec le contrôle de la vue, elle est maladroite sans cela, adapte mal l'effort au but à atteindre, a perdu la notion du poids des objets. Enfin il y a cette sensation complexe de la fatigue musculaire et de la courbature que l'on éprouve quand un muscle est resté contracté pendant un certain temps ou quand il s'est contracté souvent à des intervalles rapprochés. Cette sensation de fatigue peut, elle aussi, disparaître chez certaines hystériques.

Quelquefois les malades, quand elles ont les yeux fermés, non-seulement ne peuvent pas bien adapter et mesurer leurs contractions musculaires, mais même ne peuvent plus du tout contracter leurs muscles, parce qu'elles n'ont pas conscience de cette contraction. C'est la paralysie de la conscience musculaire (Duchenne, Lasègue). Pitres a vu que, dans ces cas, l'aptitude motrice peut être rendue non-seulement par le contrôle sensoriel (vue), mais aussi par la contraction synergique des muscles similaires du côté opposé ; certains mouvements continus ou régulièrement rhythmés, commencés les yeux ouverts, peuvent aussi être continués les yeux fermés.

Enfin, on peut observer l'abolition de la notion de position des membres (les malades perdent leurs membres dans leur lit) et même la perte du sentiment de l'existence des membres, allant jusqu'à l'abolition de la conscience du moi organique. Nous en avons cité un exemple, emprunté à Briquet, au début de ce paragraphe.

Enfin les *viscères* peuvent aussi être insensibles ; la pression des seins ou des testicules peut devenir indolore. On sait l'énergie avec laquelle on peut comprimer les organes abdominaux de certaines hystériques sans provoquer de douleur. « Chez les hystériques, on peut, dit Pitres, frapper brutalement l'épigastre sans provoquer de sensations désagréables..... Cette anesthésie profonde de l'épigastre peut être considérée comme un des meilleurs stigmates de l'hystérie, et je crois que, au point de vue du diagnostic, elle a au moins autant de valeur que l'anesthésie du pharynx ou de la conjonctive. »

Reste à étudier la *distribution topographique* des anesthésies hystériques.

Quand l'anesthésie existe (ce qui est très-fréquent, mais pas absolument constant), elle peut affecter trois grands types cliniques : généralisé, disséminé et hémiplégique (j'ai vu récemment un fait très-curieux d'anesthésie paraplégique qui pourrait donner lieu à la constitution d'un quatrième type).

1. Le type généralisé est très-rare. La malade, confinée dans son lit, ne peut pas se mouvoir. La vue a une influence nécessaire sur tous les mouvements. La patiente ne peut rien tenir ; elle ne marche que difficilement et ne sent rien ; il lui semble être dans le vide. Comme irrégularités à ce type, on constate quelquefois des îlots d'hypo-esthésie ou même de sensibilité normale.

2. Le type disséminé est plus fréquent. On trouve alors des plaques d'anesthésie bizarrement répandues sur tout le corps. C'est surtout cette forme-là qu'il faut chercher pour la constater. L'insensibilité occupera une épaule, une partie d'un membre, la face, une portion limitée du tronc, et cela sans relation appréciable avec le trajet d'un nerf. Briquet a vu, par exemple, l'anesthésie occuper le pourtour de l'anus et la moitié postérieure des grandes lèvres ; d'après le même auteur, il y aurait plutôt un certain rapport avec la distribution des vaisseaux sanguins. J'ai vu l'anesthésie frapper spécialement des segments du membre, soit dans les manifestations spontanées, soit dans les oscillations qui suivent l'application de certains agents œsthésiogènes. Le début se fait souvent par les parties de la peau les plus éloignées du centre.

3. Le type hémiplégique est le plus fréquent de tous ; il siége plus souvent à gauche ; on l'a rencontré 93 fois sur 400 cas, et 70 fois à gauche sur 93. Complète ou incomplète, l'anesthésie ne porte dans ce dernier cas que sur la sensibilité à la douleur et quelquefois à la chaleur. La ligne de démarcation médiane est le plus souvent très-nette à la tête, au cou, sur le tronc. Il y a pâleur et refroidissement du côté insensible. Les muqueuses sont atteintes encore du

même côté. Il en est de même des sens : vue, ouïe, goût, odorat. C'est le tableau complet de l'hémianesthésie d'origine cérébrale. Il y a de plus ovarie du côté anesthésié.

Ce type classique n'est pas toujours aussi net. Les troubles sensoriels se rencontrent souvent des deux côtés. Charcot a noté le rétrécissement du champ visuel dans l'œil du côté sain, à un moindre degré cependant que dans l'œil du côté anesthésié. Pitres a insisté sur ces exceptions au type hémilatéral : « Presque toujours, sinon toujours, dit-il, il y a des parties de ces organes (muqueuses et sens) qui sont épargnées du côté où existe l'anesthésie cutanée et des parties qui sont atteintes du côté où la peau a conservé sa sensibilité normale. A proprement parler, rien n'est plus rare que l'hémianesthésie sensitivo-sensorielle complète dans l'hystérie. On n'observe guère que des hémianesthésies cutanées avec prédominance plus ou moins marquée des troubles sensoriels du côté où le tégument externe est insensible ». Il ne faut exagérer dans aucun sens. Sans être aussi complet et aussi absolu qu'on le croyait d'abord, le type de l'hémianesthésie hystérique existe bien net, au moins comme forme particulière d'anesthésie cutanée.

Nous pourrions parler encore ici de la mobilité des anesthésies hystériques, mais ceci viendra mieux avec l'étude des agents œsthésiogènes qui sera faite dans le chapitre du traitement.

c. En terminant l'étude des troubles de la sensibilité, nous dirons un mot des *sensations anormales*, étranges, que perçoivent certaines malades. Ainsi, les unes voient les objets tout tachés de rouge ou teints en vert ; les autres ont des bourdonnements, des sifflements d'oreille, entendent des bruits imaginaires. Quelques-unes sont poursuivies par une odeur particulière, comme cette malade de Briquet qui, après chaque attaque, avait une odeur de cadavre. Certaines trouvent délicieuse l'odeur de l'asa-fœtida, ou bien encore le bruit de taffetas, de pomme mangée, la vue d'une épingle, l'odeur d'ail ou de fromage, les impressionnent péniblement et provoquent des crises nerveuses plus ou moins bruyantes.

Charcot a récemment appelé l'attention sur un autre genre de trouble visuel non encore signalé, quoique très-fréquent. Ce sont des hallucinations se produisant dans l'intervalle des orages convulsifs, à leur suite ou encore dans le temps où ceux-ci menacent d'éclater. « Il est très-commun de voir dans le service, dit-il, des hystériques dans leur période de calme, assises tranquillement, occupées à des travaux d'aiguille, se soulever brusquement et quitter leur siége en poussant un cri comme si elles étaient surprises par la vue d'un objet effrayant dont elles voudraient fuir le contact. De fait, si on les interroge touchant le motif de ces mouvements imprévus, elles racontent qu'elles ont cru voir des animaux, surtout des rats, des chats, d'autres fois des bêtes fantastiques, courir sur le parquet ou sur le mur voisin. Plus rarement c'est l'apparition de têtes grimaçantes qui a été la cause de l'effroi. On apprend de plus que ces animaux imaginaires, généralement de couleur noire ou grise, plus rarement d'un rouge vif, se présentent toujours, pour chaque malade, du même côté, et le côté où l'hallucination se dessine est toujours celui qui correspond à l'hémianesthésie, et par conséquent à l'amblyopie..... Habituellement les animaux passent en série et courent rapidement, venant de derrière la malade et se dirigeant en avant. Ils disparaissent en général aussitôt qu'elle tourne les yeux directement de leur côté ; cependant il peut arriver que l'hallucination persiste plus longtemps dans toute sa vigueur, lorsque l'hystérique est à l'époque d'une grande marée nerveuse, en état de mal, ou sort d'une crise ».

C. *Troubles circulatoires, secrétoires et trophiques.* Le pouls est en général normal, mais les hystériques sont très-sujettes aux palpitations, et du reste à tous les signes de la chlorose et de l'anémie.

On remarque aussi des oscillations curieuses dans l'état de contraction des muscles vasculaires, oscillations indépendantes du cœur. Tout le monde connaît la facilité avec laquelle la figure pâlit ou rougit chez ces malades. Briquet avait noté une sensation de froid aux extrémités, coïncidant quelquefois avec la rougeur et la chaleur de la figure. Sydenham avait remarqué des sueurs chez certaines hystériques, générales ou partielles, quelquefois unilatérales, survenant sous le moindre prétexte.

A la face, il y a non-seulement des alternatives de rougeur et de pâleur, mais quelquefois des ecchymoses, de l'œdème, des éruptions cutanées (acné, ecthyma, urticaire); ces phénomènes sont rares cependant et coïncident plutôt avec l'hyperesthésie. Quand il y a anesthésie, on trouve au contraire l'anémie cutanée et la diminution de température : les piqûres ne saignent pas et les sangsues prennent mal.

Castex a récemment décrit une éruption vésiculeuse, qu'il considère comme un trouble nutritif, chez une hystérique.

Les congestions locales dont nous avons parlé peuvent aller jusqu'à produire de véritables *hémorrhagies* qui se font par la peau ou par divers organes cutanés.

D'abord les troubles de menstruation sont assez fréquents dans l'hystérie, et alors, quand il y a aménorrhée, des hémorrhagies supplémentaires peuvent se produire. Mais ces hémorrhagies se développent aussi chez les hystériques en dehors des périodes menstruelles, sans qu'il y ait de rapport avec cette fonction : ce sont des troubles locaux d'innervation.

Les hémorrhagies gastriques ont été observées dans quelques cas isolés. Elles peuvent alors être très-copieuses, survenir tous les jours ou les deux jours pendant quelque temps. Le sang dans les vomissements est quelquefois rouge, d'autres fois noir comme du café. On peut en trouver aussi dans les selles. Quelquefois les malades, qui éprouvaient jusque-là une sensation de pression et de plénitude à l'épigastre, sont soulagées par l'hématémèse. Dans d'autres cas, au contraire, elles éprouvent, après les vomissements, des bourdonnements d'oreille, du malaise, des faiblesses, etc.

Il faut soigneusement distinguer ces états des hématémèses symptomatiques d'un ulcère de l'estomac, maladie qui peut se présenter chez une hystérique. On fera le diagnostic par l'état général, l'absence des troubles gastriques dans l'intervalle, etc.

L'hémorrhagie a lieu aussi parfois par les voies respiratoires (Carré).

Il faut du reste se méfier de la simulation pour les hématémèses et les hémoptysies.

On a encore noté des sueurs et des larmes de sang. Chauffard a observé une hystérique de vingt et un ans qui, pendant les attaques convulsives, lesquelles duraient de vingt-quatre à trente-six heures, avait une sueur colorée en rouge et mêlée de sang, sur les pommettes et à l'épigastre. Parrot a vu un liquide sanguinolent sourdre, pendant les attaques, aux doigts, au coude, aux cuisses, à la poitrine et sur la conjonctive.

Keller est récemment revenu sur les ecchymoses sous-cutanées chez les hystériques ; les émotions violentes, surtout répétées, en sont la cause déterminante ordinaire ; observées sur les régions du corps les plus diverses, sur la lèvre inférieure, sous les ongles des orteils, les ecchymoses sous-cutanées d'origine nerveuse, de dimensions fort variables, ont pour siége ordinaire le tronc et les membres. Tantôt une douleur caractéristique, lancinante, toujours la même, annonce que l'ecchymose va se former ; tantôt la douleur n'apparaît qu'après sa formation et sous l'influence de la pression ou du frottement des vêtements, ce qui les distingue des ecchymoses tabétiques toujours indolentes. Une fois formée, l'ecchymose se comporte comme toute ecchymose. Cet accident névropathique ne doit pas être ignoré du médecin légiste. Une malade de Keller disait souvent à son mari que, si on la voyait dans cet état, on pourrait croire qu'elle avait le plus méchant des époux.

Pour en finir avec les troubles vaso-moteurs de l'hystérie, je rappellerai le fait très-curieux que le docteur Armaingaud a décrit sous le nom de *forme vaso-motrice intermittente de l'hystérie.*

« Il s'agit d'une jeune fille qui, indépendamment d'une névralgie cervico-brachiale datant de plusieurs années et continue, est atteinte d'accès d'hystérie convulsive, d'abord irréguliers, plus tard régulièrement périodiques. Après quelques semaines, ces accès convulsifs cessent tout à coup et sont remplacés, dès le jour de leur disparition, par un accès de sommeil qui revient chaque jour à la même heure, et d'une durée toujours égale ; bientôt cet accès de sommeil se dédouble, et il s'en produit deux par jour, revenant chacun à la même heure, et d'une durée toujours la même pour chacun d'eux ; enfin il vient bientôt s'y ajouter quatre autres phénomènes nouveaux non moins singuliers, en sorte qu'à partir d'une certaine période de la maladie la malade est successivement atteinte chaque jour :

« 1° De onze heures moins un quart à onze heures du matin, d'un premier accès de sommeil d'un quart d'heure de durée ;

« 2° De deux heures moins un quart à trois heures vingt minutes, d'un deuxième accès de sommeil d'une durée d'une heure trente-cinq minutes ;

« 3° A cinq heures et demie du soir, d'une congestion locale des deux yeux d'une durée de deux heures ;

« 4° D'une asphyxie locale des extrémités survenant pendant la congestion des yeux et disparaissant quelques heures après elle ;

« 5° A six heures cinq minutes, d'une névralgie intercostale droite d'une grande intensité, cessant brusquement à six heures et demie précises, et n'étant apparue pour la première fois que quinze jours après la guérison de la névralgie cervico-brachiale ;

« 6° Enfin, une chromidrose des paupières est venue s'ajouter, à la fin de la maladie, à tous ces phénomènes.

« ..... Pendant les accès de sommeil, alors que toutes les parties du corps étaient absolument insensibles aux excitants les plus énergiques et qu'il était absolument impossible de réveiller la malade, la pression exercée sur l'apophyse épineuse de la deuxième vertèbre dorsale déterminait des signes de sensibilité très-vive chez la patiente qui, sans se réveiller cependant, éprouvait des tressaillements et des sanglots, et dont la physionomie prenait l'expression de la douleur la plus vive, phénomènes qui cessaient dès que la pression était abandonnée.

« ..... Au point de vue pathogénique, conclut Armaingaud, la coexistence, chez une même malade et dans la même journée, des accès de sommeil nerveux, de congestion locale et d'asphyxie locale, symétriques et intermittents, mérite assurément l'attention des pathologistes et m'amène à proposer l'introduction dans les cadres nosologiques d'une nouvelle forme de maladie non décrite jusqu'ici, la forme vaso-motrice intermittente de l'hystérie. »

Si des troubles circulatoires nous passons aux troubles *sécrétoires*, la *polyurie* peut nous servir de transition. Déjà l'urine hystérique ou nerveuse est une urine abondante, très-aqueuse, limpide et peu colorée. D'autre part, on a trouvé aussi des polyuries persistantes, notamment dans 7 cas sur les 72 réunis par Lancereaux dans sa thèse.

Charcot a bien étudié un autre trouble urinaire plus curieux et plus caractéristique : l'*ischurie* et l'*oligurie*.

Je ne parle pas ici de la rétention d'urine par spasme ou paralysie de la vessie ; il s'agit d'une diminution et même de la suppression de la sécrétion urinaire elle-même, l'urine étant évacuée. Laycock avait déjà parlé de ce phénomène à l'état passager, passant pour ainsi dire inaperçu. Charcot a attiré l'attention sur ce symptôme, devenu permanent, oligurie ou même anurie, pouvant durer des mois entiers et s'accompagnant alors de vomissements.

Nous avons déjà dit que tous les vomissements des hystériques ne sont pas liés à l'ischurie ; Fabre (de Marseille) a également insisté sur cette idée, mais il ne faut pas non plus nier les vomissements urémiques de nos névrosiques.

On remarque dans ce dernier cas que la courbe des vomissements monte à mesure que la courbe de l'urine descend, et réciproquement. Charcot fit alors rechercher l'urée dans les matières vomies, et Grehant en constata, sans en trouver cependant en excès dans le sang.

L'état de ces malades est alors comparable à celui des animaux néphrotomisés ou bien après l'oblitération des uretères par une ligature.

Les expériences de Prévost et Dumas, Cl. Bernard et Barreswill, ont montré que dans ces cas, en effet, il se fait une élimination supplémentaire par l'intestin, soit de carbonate d'ammoniaque, soit même d'urée en nature. Récemment Frew a publié un nouveau cas d'ischurie hystérique avec compensation par le flux diarrhéique.

Un fait remarquable, c'est la parfaite tolérance des hystériques qui vivent dans cet état, tandis que toutes les autres anuries pour une cause quelconque sont toujours fatalement mortelles et à courte échéance. Les animaux sont aussi frappés nécessairement de mort, à un moment donné, l'élimination supplémentaire par l'intestin diminue, se supprime ; les accidents cérébraux se développent et entraînent l'animal.

Ce phénomène de l'anurie hystérique est nié par beaucoup d'auteurs et toujours attribué par eux à la simulation. Les hystériques exploitent volontiers le fait en y ajoutant, par exemple, un flux d'urine par l'oreille, le nez ou le nombril. Mais Charcot et d'autres ont fait leurs constatations dans des conditions inattaquables, et ont mis l'existence réelle du fait hors de doute.

Il est impossible du reste de déterminer le mécanisme intime de cette ischurie, mais on voit nettement que c'est un phénomène nerveux comme les autres, et qu'il peut disparaître brusquement comme eux : témoin le fait de Fernet, dans lequel la prescription de pilules fulminantes (*mica panis*) arrêta le vomissement et fit reprendre le cours de l'urine.

Les sécrétions *gastriques*, *intestinales*, *sudorales*, peuvent aussi être influencées. Hoffmann cite une femme dont les seins se tuméfiaient énormément au moment des attaques, et Briquet rapporte une observation remarquable de *galactorrhée* qui dura sept ans, en alternant avec des attaques d'hystérie.

L'état de la *nutrition* chez les hystériques mérite de nous arrêter en terminant ce paragraphe. Un fait très-remarqué dans tous les cas est la faculté qu'ont les malades de vivre quelquefois longtemps avec une alimentation très-insuffisante, et tout en conservant cependant leur embonpoint.

Des études récentes ont démontré chez un grand nombre de malades un ralentissement et une diminution notables dans la désassimilation : il se produirait là quelque chose d'analogue à ce que l'on observe chez les animaux hibernants. La quantité d'urée éliminée est souvent très-diminuée et, même quand il y a des vomissements urémiques, la quantité de ce produit éliminé est en général bien inférieure à celle que contiendrait une urine normale. L'acide carbonique, les gaz de la respiration, sont également diminués ; en somme, il y a moins de désassimilation chez l'hystérique, comme chez la marmotte.

Si le fait est général, il n'est cependant pas absolument constant. Ainsi Mœbius a observé chez certains neurasthéniques un amaigrissement rapide, malgré un bon appétit et une ingestion suffisante d'aliments ; les selles semblent normales, mais sont très-abondantes et contiennent une grande quantité de matériaux alimentaires non absorbés. C'est le phénomène précisément inverse de celui que nous décrivions tout à l'heure.

Comme trouble trophique local, citons la chute spontanée des ongles, signalée par Falcone.

Dans quelques cas rares, ou plutôt à certaines périodes, on peut observer de la *fièvre* chez les hystériques. Briand l'a vue se présenter sous trois formes : 1° lente, elle est primitive ou secondaire (déjà décrite par Briquet) ; 2° intermittente, en général à type tierce ; 3° courte, d'allure typhoïde, elle est généralement primitive, signalant le début de l'hystérie avant toute attaque d'hystérie ; les phénomènes de la névrose se développent ensuite.

Fabre (de Marseille) a également bien étudié la fièvre des hystériques ; il lui reconnaît cinq formes : éphémère, chronique, intermittente, typhoïde, fébricule hystérique.

Plus récemment Debove est revenu sur la question et a cité à la Société médicale des hôpitaux une observation très-intéressante qui prouve que : 1° la fièvre hystérique existe ; 2° dans la fièvre hystérique des températures très-élevées (plus de 41 degrés) peuvent être observées pendant longtemps sans qu'elles occasionnent d'altération viscérale grave ; 3° l'hyperthermie ne suffit probablement pas à produire les altérations d'organes constatées chez les fiévreux, car la brusquerie de la convalescence chez sa malade semble exclure toute idée d'altération viscérale profonde. Debove a du reste déterminé par suggestion une sorte de fièvre expérimentale analogue.

Il va sans dire que, dans ces recherches, il faut se tenir en garde contre la simulation ou les exagérations, en se rappelant notamment que, comme l'a montré Du Castel, une exagération artificielle de température peut être obtenue par la percussion de l'extrémité du thermomètre, manœuvre qui fait monter la colonne mercurielle jusqu'à des chiffres parfois invraisemblables.

D. Les *troubles de la parole* n'ont été bien étudiés chez l'hystérique que dans ces derniers temps. Le premier travail d'ensemble sur l'aphasie hystérique est celui qu'a publié S. H. Serre à Montpellier en 1880 (*Gaz. hebdom. des sc. méd.*) et qu'on a trop oublié dans les publications ultérieures. Il rapporte avec détails une observation intéressante et en rapproche les faits anciens d'Hippocrate, de Primerose et du Journal de Vandermunde, puis ceux qui ont été réunis par Landouzy, Brachet et Briquet, l'observation de Watson, celle de Wels, celles plus récentes encore de Bucquoy (Soc. méd. des hôpitaux, avec discussion de Guyot, Dumont-Pallier, Delasiauve et Moreau), Bateman (trad. par Villard) et Richter (cité par Graves).

On voit combien ce travail est complet et méritait d'être cité, car on n'a pas ajouté grand'chose depuis au point de vue historique.

Après le mémoire de Serre viennent d'importants travaux contemporains de Debove, Sevestre, Wilks, Revilliod, Johnson et Demme. Enfin Charcot fixe définitivement la description de ce qu'il appelle le mutisme hystérique dans une série de leçons publiées par Gilles de la Tourette et par Cartaz, dans le troisième volume de son ouvrage, et plus récemment encore dans les derniers fascicules des Leçons du mardi.

Voici les principaux caractères assignés par Charcot à ce mutisme hystérique. Dans la grande majorité des cas, il débute soudainement après une attaque, une secousse morale ou sans cause; la guérison est constante, souvent soudaine, mais après un temps extrêmement variable. La soudaineté n'est cependant pas un caractère constant, soit au commencement, soit à la fin. Un bégaiement spécial précède, et suit dans un certain nombre de cas. Le malade fait ce qu'il veut de sa langue et de ses lèvres pour souffler, siffler, etc., mais il lui est impossible d'articuler un mot, même à voix basse, de chuchoter, même d'imiter les mouvements articulaires qu'il voit faire devant lui. Il est donc muet et aphone. C'est une espèce d'aphasie motrice sans cécité ni surdité verbales et sans agraphie, ce qui est un caractère important.

E. Nous donnerons d'abord une idée d'ensemble des *troubles psychiques* que l'on peut observer dans la névrose, nous les classerons ensuite sans insister longuement sur cette partie de notre tâche.

L'hystérique a une impressionnabilité excessive à tous les genres d'excitation. La réaction psychique est en tout exagérée; quelquefois ces troubles affectent une forme spéciale, idiosyncrasique : chez l'une, ce sont des sympathies ou des antipathies étranges pour un objet particulier; chez une autre des idées érotiques à des degrés divers et sous des formes variées. Le plus souvent il y a le désir de se faire remarquer, d'attirer bruyamment l'attention sur soi, de poser, d'inspirer de la pitié. De là une tendance extrême à la simulation et aux exagérations les plus extraordinaires et les plus répugnantes : elles boivent leur urine ou mangent leurs matières fécales. Ce sont de vraies aberrations psychiques. En même temps la volonté, l'énergie morale, ont une grande influence sur l'état physique même le plus bruyant.

Ces troubles psychiques peuvent être plus ou moins intenses, plus ou moins durables, et arriver même à la vésanie vraie. La transition entre ces divers degrés est vraiment insensible, et la ligne de démarcation impossible à tirer. C'est plutôt par la durée que par l'intensité des accidents que l'on peut les distinguer.

Les hallucinations accompagnent ou suivent beaucoup d'attaques. Il y a des crises dans lesquelles les troubles psychiques sont prédominants ou même exclusifs; on voit des attaques de délire. Dans ces cas, il est rare que l'état mental soit absolument normal dans l'intervalle.

Le délire est souvent religieux, les patientes mettent volontiers de bons ou de mauvais génies derrière leurs visions agréables ou désagréables. Quelquefois elles se croient transportées dans un monde imaginaire avec un prince charmant; les idées érotiques s'y mêlent alors souvent.

Quelquefois c'est encore une mélancolie profonde pouvant aller jusqu'aux idées de suicide, ou bien une folie raisonnante avec des idées d'égoïsme; elles ramènent tout à leurs pensées et à leur manière de raisonner, qu'elles regardent comme irréfutables. Enfin, dans certains cas, on observe primitivement déjà une sorte de démence, qui est du reste l'aboutissant des autres formes.

En somme, pour étudier complétement et analytiquement les divers phénomènes psychiques que présente l'hystérique, on pourrait les classer de la manière suivante : 1. troubles psychiques liés à l'attaque, comme élément plus ou moins important, parfois même exclusif, de l'attaque; 2. troubles psychiques permanents, faisant partie des stigmates de la névrose, des phénomènes fixes, indépendamment des attaques et dans l'intervalle de leur apparition. Dans cette dernière catégorie, il y a des degrés très-divers qui peuvent se relier les uns aux autres d'une manière insensible et qui vont depuis l'impressionnabilité grande jusqu'à l'aliénation mentale vraie. Le premier groupe a déjà été étudié plus haut à propos de l'attaque : nous ne nous occuperons donc ici que du second.

Huchard a consacré un très-intéressant chapitre de son livre d'Axenfeld à l'étude du caractère, des mœurs, de l'état mental et du délire des hystériques. Nous donnerons une rapide analyse de ce remarquable travail.

Un premier trait de leur caractère est la mobilité, mobilité dans les affections qui les fait passer de l'amour passionné à la haine violente pour les mêmes personnes, mobilité dans les sentiments qui fait alterner les pleurs et les rires avec une rapidité déconcertante, mobilité dans les idées qui fait succéder la loquacité la plus animée à des périodes de rêveries sombres et taciturnes.

Une sorte d'ataxie morale leur fait défigurer absolument la valeur des choses, faisant une montagne d'un grain de sable et dédaignant beaucoup plus un coup de sabre qu'une piqûre d'épingle.

En même temps et presque par-dessus tout il y a le désir de se rendre intéressantes, de fixer et de retenir l'attention sur elles. De là les jalousies qu'on voit se développer entre hystériques quand il y en a un certain nombre réunies dans le même lieu; de là les dénonciations souvent mensongères, les coquetteries, le besoin d'exagérer certains phénomènes vrais, d'en simuler même d'autres qui sont de nature à rendre leur cas plus curieux. On a certainement exagéré les dangers de la simulation chez les hystériques; elle existe certainement; seulement sa constatation même est un signe d'hystérie; *on ne simule guère l'hystérie, mais on simule souvent parce qu'on est hystérique.* Cette tendance à la duplicité, au mensonge, est capitale en médecine légale, surtout si on y joint l'esprit de contradiction, d'opposition et de controverse, qui est encore un trait capital de leur caractère.

A côté de la mobilité dans les idées et les sentiments ordinaires, il y a une fixité extraordinaire dans les idées fausses, les conceptions délirantes, les manifestations intellectuelles de la névrose. Les hystériques sont souvent obsédées

par des sentiments ou des idées. La malade est sans volonté pour fixer les idées
mobiles et pour chasser les idées fixes. Elle est l'esclave de ses sensations et de
sa maladie ; elle ne sait pas, elle ne peut pas, elle ne veut pas vouloir, dit
Huchard. C'est très-juste. Voilà pourquoi elle a toujours besoin d'une autorité
à côté; elle ne peut guérir que grâce à une volonté voisine et acceptée qui se
substitue à la sienne et la guide. Notons cependant, pour ne rien exagérer, qu'il
y a des formes partielles, localisées, de l'hystérie mentale comme de toutes les
autres hystéries, c'est-à-dire que certaines hystériques, absolument dépourvues de volonté sur un ou plusieurs domaines, ont au contraire à d'autres points
de vue et dans des circonstances différentes une énergie peu commune et une
force de volonté vraiment remarquable. Ceci n'est contradictoire qu'en apparence.

Sans vouloir manquer ici de galanterie, je ferai remarquer que la plupart des
traits de ce caractère des hystériques ne sont que l'exagération du caractère de
la femme. On arrive ainsi à concevoir l'hystérie comme l'exagération du tempérament féminin, *le tempérament féminin devenu névrose.*

Je regrette d'être obligé d'écourter ainsi ce chapitre si curieux de l'histoire de
l'hystérie et je renvoie pour les détails aux livres de Huchard et de Legrand du
Saulle.

V. Diagnostic. — L'affection hystérique, dit Sydenham, imite presque toutes
les maladies qui arrivent au genre humain ; et il ajoute ailleurs : Quand j'ai
bien examiné une malade, que je ne trouve en elle rien qui se rapporte aux
maladies connues, je regarde l'affection dont elle est prise comme une hystérie.
Ceci est non-seulement exagéré, mais inexact. Aujourd'hui l'hystérie rentre dans
les maladies « connues » ; on ne doit plus poser ce diagnostic uniquement par
exclusion, et en se basant sur des signes négatifs ou sur l'absence des signes.
Je me suis efforcé dans tout cet article de démontrer au contraire que cette
névrose a aujourd'hui une symptomatologie précise, scientifique : le diagnostic
doit donc s'établir sur des signes positifs. Cela ne veut pas dire cependant que
dans certains cas ce diagnostic ne soit fort difficile et n'embarrasse à certains
jours les spécialistes les plus exercés.

On doit d'abord faire le diagnostic de la nature hystérique d'un accident
donné.

L'attaque d'hystérie est souvent difficile à distinguer de l'attaque d'épilepsie.
Cela est d'autant plus vrai que les deux névroses peuvent se combiner et se
superposer chez le même individu et que l'hystérie peut affecter dans certains
cas le masque complet du mal comitial. Je n'insiste pas sur les caractères différentiels que l'on trouvera dans la description symptomatique que nous avons
donnée plus haut, mais je noterai trois caractères qui me paraissent essentiels :
1º la perte de connaissance absolue et de mémoire fait partie intégrante de toutes
les formes du mal comitial. Dans certaines crises d'hystérie, ces caractères
existent aussi, mais au début et à la fin de l'attaque on retrouve un état différent dans lequel la malade entend ou voit sans pouvoir répondre et se rappelle.
De plus, quelque réduite que soit la manifestation comitiale (absence, vertige,
petit mal), elle s'accompagne toujours de perte de connaissance et de mémoire,
tandis que les manifestations réduites de l'hystérie (boule, spasme) n'entraînent
nullement cet état; ceci est capital ; 2º à égalité de gravité apparente, les
troubles hystériques sont fondamentalement bien moins graves que les troubles

épileptiques; les fonctions intellectuelles ne s'affaissent pas, la température ne s'élève pas dans l'état de mal, le retentissement sur l'organisme est infiniment moindre ; 3° le bromure à haute dose modifie toujours heureusement les attaques d'épilepsie vraie, tandis qu'il reste le plus souvent d'une inefficacité absolue contre les attaques d'hystérie.

Pour chacune des autres manifestations hystériques, il faudrait faire le diagnostic différentiel, mais pour en avoir les éléments, il suffit de se reporter à notre description symptomatique que nous avons développée à dessein. On y trouvera les caractères qui permettent de reconnaître la nature hystérique d'une paralysie, d'une contracture, d'une anesthésie, etc.

Une seconde face du problème diagnostique consiste à ne plus considérer en soi une manifestation actuelle isolée, mais à analyser la situation dans son ensemble et à s'efforcer de reconnaître l'hystérie. Là se place la considération éminemment utile de ce que Charcot a appelé les *stigmates* de l'hystérie. Ceci est capital pour le diagnostic dans les conditions où on est le plus souvent appelé à le faire, c'est-à-dire en l'absence de tout symptôme actuel très-marqué. Berbez les a rappelés avec soin dans sa thèse.

Il y a d'abord les stigmates sensitifs. Sur 100 cas, Berbez les a trouvés dans 93. Le plus fréquent est le rétrécissement du champ visuel (70) et jamais l'hémiopie, puis vient l'anesthésie du pharynx (55). Ce sont là les deux caractères qu'on doit immédiatement rechercher chez tout individu soupçonné d'hystérie. Viennent ensuite : l'hémianesthésie sensitivo-sensorielle complète (38), les points hystérogènes (35), les hystéries générales ou partielles (23), l'anesthésie irrégulièrement disséminée (20), l'anesthésie de tout le corps à tous les modes (10), le scotome scintillant comme début d'attaque (2).

Les stigmates moteurs ont été trouvés moins souvent. Les attaques (73, toujours sur 100) se divisent en : classiques régulières (39), irrégulières (*hysteria minor* [34]), tremblement hystérique (7), diathèse de contracture sur 52 (dont 18 hommes et 25 femmes [43]), diathèse de contracture (type léthargique [43]), type somnambulique seul, 0; type mixte, 5. Dans une autre statistique, Berbez trouve la diathèse de contracture 52 fois sur 70 malades. Les stigmates paralytiques (34) se décomposent en hémiplégies, paraplégies (9), monoplégies (10), paralysies irrégulières ou segmentaires (6), paralysies hystéro-traumatiques (15), contracture hystéro-traumatique (8). Rappelons en passant pour le diagnostic de la paralysie hystérique l'absence constante de paralysie faciale (simulée quelquefois par l'hémispasme glossolabié) dans l'hémiplégie hystérique (Charcot).

Enfin il y a les stigmates psychiques que l'on trouve décrits dans le paragraphe précédant immédiatement celui-ci.

Cette statistique de Berbez, prise comme exemple, indique bien l'importance relative de ces divers éléments de diagnostic. Avec ces caractères on arrive à reconnaître l'hystérie, non plus par exclusion, mais d'une manière scientifique et positive, et on la distingue de ce qui n'est pas elle.

C'est notamment par là qu'on distingue les hystériques des neurasthéniques. Ce sont cependant deux névroses bien voisines, qui s'intriquent même parfois. Je ne puis pas insister sur le diagnostic différentiel; je renverrai à l'article NEURASTHÉNIE de ce Dictionnaire et aux Leçons du mardi de Charcot à la Salpêtrière; le neurasthénique n'a pas les stigmates de l'hystérie et il a les siens propres, comme la céphalée en casque, l'impuissance, etc.

Un autre grand intérêt du diagnostic est de savoir si on a affaire à une névrose

pure ou s'il y a derrière quelque lésion. Il peut en effet y avoir altération des
centres nerveux, et on sait que la maladie peut commencer par la névrose et
finir par la lésion : témoin la vieille contracturée de Charcot, qui finit par avoir
une sclérose pyramidale. La mobilité des accidents et la présence de phénomènes
nerveux proprement dits (stigmates) seront d'une grande utilité. Cependant la
distinction n'est pas toujours facile. J'ai vu deux faits d'hystérie symptomatique,
l'un de tumeurs cérébrales, l'autre d'une sclérose étendue d'un hémisphère.
Dans le premier cas, on avait bien diagnostiqué l'existence d'une altération
centrale, mais dans le second on s'était cru en présence de la névrose pure,
classique.

L'hystérie peut aussi se présenter comme épiphénomène dans le cours d'une
maladie d'un organe autre que les centres nerveux. Ainsi, j'ai vu une hystérique
avoir un cancer du pylore et y succomber. Il faut éviter dans ces cas de laisser
absorber toute son attention par la contemplation des phénomènes nerveux,
sans cela on ferait complétement fausse route pour le pronostic et pour le
traitement.

VI. Traitement. Le public croit volontiers qu'une maladie nerveuse est une
maladie d'imagination pure et n'est par suite justiciable d'aucun traitement
rationnel. Sans aller aussi loin, beaucoup de médecins croient inutile de traiter
sérieusement une maladie qu'ils regardent, avec Frank, comme plus désagréable
que dangereuse. Et cependant, si on en considère, avec Landouzy, la longue durée,
les souffrances vives qui l'accompagnent, les obstacles qu'elle apporte à l'exercice
des fonctions vitales et même des devoirs de famille et de société, les modifications fâcheuses qu'elle produit dans la constitution et l'extrême susceptibilité
qu'elle laisse au physique et au moral, on regardera avec raison l'hystérie
comme l'une des maladies les plus redoutables.

Sans parler de la mort que Mollière a récemment étudiée dans un article
intéressant, mais qui peut être en somme considérée comme une rareté exceptionnelle, sans parler des lésions anatomiques que nous avons dit pouvoir se
développer et qui apportent alors un élément d'incurabilité, mais qui constituent
une complication peu fréquente, on peut dire que l'hystérie par elle-même,
réduite à sa propre histoire de névrose, est une maladie tenace, très-rebelle,
fort difficile à guérir, fort pénible cependant pour le patient et son entourage,
qui mérite par conséquent toute l'attention thérapeutique.

Il ne faut pas confondre la fugacité et le peu de profondeur des manifestations
avec la ténacité et la durée de la névrose elle-même.

Le médecin doit donc être aussi armé que possible pour *prévenir* et pour
combattre cette cruelle maladie.

1. Prophylaxie. L'hérédité jouant un très-grand rôle, il y aura des précautions toutes spéciales à prendre non-seulement chez les enfants d'hystériques,
mais chez les enfants d'épileptiques, d'aliénés, de névrosés, chez tous les membres
des familles névropathiques.

Dans ces cas-là, déjà pendant la grossesse de la mère il faudra éviter toutes
les émotions, toutes les causes d'excitation. En général, il ne faut pas laisser
nourrir la mère et il faut choisir pour nourrice une paysanne robuste.

Dans l'éducation, on commencera de bonne heure à fortifier le côté physique
et à éviter un développement précoce intellectuel et surtout affectif. L'habitation

à la campagne, la vie un peu rude, les bains et les lotions froides, les promenades, l'exercice, les jeux agités et bruyants, sont à conseiller. On évitera au contraire trop d'affection et surtout de sensiblerie dans les rapports avec les parents; on proscrira les internats, le surmenage scolaire, la recherche précipitée de brevets inutiles, et plus tard les bals, les soirées, les toilettes, les histoires effrayantes et la lecture des romans. Tissot a dit avec raison : Si votre fille lit des romans à quinze ans, elle aura des vapeurs à quinze ans. Quant à la musique, on proscrira les romances, la musique sentimentale, mais on n'a pas besoin d'interdire le piano, qui est une corvée et une occupation mécanique et gymnastique avant de parler à l'imagination. Comme le dit Briquet, si vous voyez une jeune fille rêver et se lancer dans le pays des chimères, faites-la mettre à son piano, les châteaux en Espagne tomberont bien vite. En somme, il faut développer le corps et les muscles par-dessus tout et diriger l'intelligence vers le côté surtout pratique, je dirai presque terre à terre de la vie quotidienne. On doit aussi développer les idées fortes qui soutiennent dans les grandes circonstances de la vie et consolent dans les malheurs inévitables. Je n'hésite pas à dire que dans les cas où c'est possible des principes religieux sages et prudemment présentés sont utiles au développement pondéré d'un enfant de névropathe.

Telle est la direction à imposer à l'éducation, et l'on doit en tracer les détails à la famille, non comme un conseil banal, mais comme une règle absolue et nécessaire. A l'époque que nous traversons, le grand conseil prophylactique doit être surtout : ne faisons pas de déclassés, formons les enfants à regarder toujours au-dessous d'eux pour plaindre et aider, au lieu de regarder toujours au-dessus pour soupirer et envier, apprenons-leur leurs devoirs plus que leurs droits, et nous diminuerons le nombre des hystériques et nous enraierons l'invasion croissante de la névrose.

Le mariage, à l'âge voulu, doit-il être conseillé, soit pour prévenir, soit pour guérir l'hystérie? C'est une grave question; ce que nous avons dit à l'étiologie sur l'influence pathogénique de la continence fait déjà prévoir notre réponse.

Hippocrate recommande le mariage aux deux titres prophylactique et curatif. Pour une fille menacée d'hystérie, *nubat illa et morbum effugiet*, dit-il; et pour une fille hystérique : *ego impero virgines his morbis affectas quam citissime cum viro jungi*. Ces formules ont résumé l'enseignement presque unanime jusqu'à nos jours.

Briquet a réfuté ces raisonnements par les faits. Rien n'établit l'action utile du mariage. Un mariage heureux, désiré, peut certainement être utile, comme tout bonheur, toute tranquillité, mais un mariage malheureux peut aussi être cause du développement ou de l'aggravation de l'hystérie. D'autre part, il faut se rappeler ce que dit Frank : Peut-on imaginer quelqu'un de plus malheureux que le mari d'une hystérique? à moins peut-être qu'il ne trouve du plaisir dans la variété : en effet, une hystérique, dans l'espace de vingt-quatre heures, est successivement triste, calme, douce, tranquille, irascible, etc., présente le caractère de dix personnes différentes. Et encore, ajouterons-nous, cette variété ne sera que dans la forme du supplice, ce sera un enfer perpétuel pour le pauvre homme qui est perpétuellement traité d'égoïste ou de bourreau, suivant qu'il s'occupe ou non de la maladie de sa femme, qu'il la plaint ou la secoue, qu'il abonde dans son sens ou qu'il la contredit... Il ne faut pas oublier aussi l'hérédité qui menace les enfants. Et on verra d'après tout cela qu'en définitive le mariage n'est pas à considérer comme un remède prophylactique ou curatif. On peut le permettre suivant les circonstances, mais on n'a pas le droit de le prescrire.

Dans les cas d'épidémie, pour éviter et restreindre la contagion nerveuse, il faut surtout agir sur le moral. Le levier variera suivant le milieu. L'épidémie de suicide des filles de Milet disparut quand on les avertit que toutes celles qui se pendraient seraient exposées nues en public, la corde au cou. Il y a quelques années, une épidémie du même ordre fut arrêtée dans une petite ville du département, quand le curé rappela en chaire qu'on refuserait la sépulture religieuse et les prières de l'Église à toutes celles qui se tueraient.

En même temps il faut séparer les personnes atteintes d'hystérie, quand les circonstances permettent de le faire, hors des pensionnats, des communautés et même hors de la famille. Nous indiquons simplement ici ce moyen à titre prophylactique et dans le seul intérêt de l'entourage encore sain, mais nous le retrouverons et le développerons avec plus de force tout à l'heure à titre curatif et dans l'intérêt supérieur de la malade elle-même.

2. TRAITEMENT CURATIF.   Tout a été employé et vanté contre l'hystérie, depuis la poudre de vers lombrics jusqu'au pénis desséché. Et en général tous les moyens préconisés sont alignés les uns à la suite des autres sans qu'il ressorte rien de consolant pour l'esprit d'une nomenclature après laquelle le médecin sait bien ce que l'on peut prescrire, mais ne sait pas quand il faut donner tel ou tel moyen plutôt que tel autre.

Pour faire un exposé vraiment rationnel du traitement curatif de l'hystérie, il faut se baser sur l'analyse clinique et les indications; c'est le seul moyen. Or, à mon sens, l'analyse clinique ne peut être édifiée ici qu'en appliquant la doctrine que nous avons exposée à l'étiologie.

Sans entrer dans le détail, nous dirons donc que pour nous il y a dans l'hystérie (comme dans toutes les névroses et même dans toutes les maladies du système nerveux) trois éléments à considérer comme de précieuses sources d'indications : 1° l'état affectionnel profond, l'état diathésique, qui est le plus souvent derrière la névrose et qui en constitue le fond constitutionnel, ou, d'une manière plus générale, la maladie vraie, générale ou locale, qui est le point de départ de l'hystérie; 2° l'état du système nerveux dans son ensemble, qui sert d'intermédiaire entre la diathèse et les accidents hystériques, état purement fonctionnel, si l'on veut, mais état particulier dont il est impossible de contester l'existence; 3° les actes morbides, c'est-à-dire les symptômes, les manifestations proprement dites de la maladie. Nous passerons successivement en revue les indications tirées de ces trois éléments dans l'ordre inverse de celui que nous avons adopté pour les exposer.

A. *Moyens employés contre les manifestations symptomatiques.* On a beaucoup crié contre la médecine des symptômes et l'on a dit avec raison qu'elle est anticlinique, mais de ce que nous ne devons pas nous contenter de cette seule indication ne s'ensuit pas qu'elle perde toute son importance; les symptômes sont quelquefois assez gênants pour nécessiter l'emploi d'un moyen thérapeutique qui les supprime; les paralysies hystériques sont très-pénibles et souvent fort longues, les contractures, les grandes attaques elles-mêmes, sont fort désagréables pour les malades et pour leur entourage... Il y a donc lieu de

chercher à débarrasser autant que possible l'hystérique des manifestations de sa
maladie.

a. Parlons d'abord des moyens dirigés *contre l'attaque* d'hystérie elle-même
et d'abord des moyens employés pour l'arrêter, la faire avorter.

Partant de l'idée ancienne déjà plusieurs fois rappelée, Arétée recommande
de faire revenir l'utérus à sa place et de l'y maintenir; pour cela, on repoussait
la matrice dans le bassin et on comprimait fortement. Par une théorie absurde,
on était arrivé ainsi à un fait vrai et utile, la compression du ventre. C'est qu'en
réalité l'ordre des idées était l'inverse de ce que l'on dit généralement : les
Anciens n'avaient pas édifié leur théorie *à priori* pour en déduire la pratique;
ils avaient d'abord bien observé les faits et avaient ensuite bâti leur théorie;
celle-ci a changé, mais ceux-là sont restés. La pratique a été poursuivie. Au
seizième siècle, Monardès plaçait une grosse pierre sur le ventre de ses malades;
au dix-septième, Willis conseille la compression de l'abdomen pour empêcher
le spasme convulsif de monter au cou et à la tête; au dix-huitième, la pratique
populaire recommande ce moyen comme secours aux convulsionnaires : tantôt on
appuyait sur le ventre avec un pesant chenet ou un pilon; tantôt on enserrait
le ventre dans de longues bandes que l'on tirait à droite et à gauche; d'autres
fois enfin, trois, quatre et même cinq personnes montaient sur le corps du
malade.

Une chose curieuse, c'est que cet usage est resté dans le peuple, du moins
dans une partie de notre population. On a pu voir, dans un faubourg de la
ville, un alcoolique qui a des attaques épileptiformes : quand une crise le
prend, sur la route ou ailleurs, sa femme et sa fille, qui l'accompagnent toujours,
s'asseoient sur lui et invitent quelque passant à en faire autant.

A notre époque, on a repris l'étude scientifique de ce traitement. Récamier
faisait mettre sur le ventre un oreiller ou le coussin d'un canapé et y faisait
asseoir quelqu'un dessus. Briquet repousse cette pratique et la déclare inefficace et même dangereuse. La question a encore été étudiée plus tard, seulement on a substitué l'ovaire à l'utérus. Négrier recommande la compression de
la région ovarienne, mais son livre a fait peu de bruit et de prosélytes.

Charcot a de nouveau attiré l'attention sur ces faits. Il présente des cas graves
d'hystéro-épilepsie dans lesquels il y a douleur ovarienne nette et aura partant
de ce point. Quand l'accès s'est produit, que la femme est par terre sur un
matelas, le medecin met un genou en terre et plonge le poing fermé dans la
fosse iliaque qui est le siége de l'ovarie. Il faut faire appel à toute sa force pour
vaincre la rigidité des muscles abdominaux. Cette résistance une fois vaincue,
quand on a pénétré dans le bassin, la sédation se manifeste; quelques mouvements de déglutition se produisent et les muscles reviennent en résolution. Il
faut maintenir la compression pendant quelques minutes, et alors l'attaque est
bien réellement terminée; sinon, on pourrait recommencer. Chez toutes les
malades l'effet n'est pas aussi complet. Chez quelques-unes l'attaque est seulement modifiée, mais toujours en bien.

Le fait est mis hors de doute et nous l'avons bien souvent mis en pratique,
mais on ne peut pas nier d'autre part la brutalité du moyen qui offusque dans
certains milieux. Comme le dit Bernutz, il est bien difficile qu'une mère permette jamais de l'employer sur sa fille. En principe d'ailleurs l'attaque d'hystérie ordinaire ne mérite pas un si grand moyen. On pourra seulement l'essayer

dans les attaques graves d'hystéro-épilepsie, qui, en se répétant, pourraient mettre en danger la vie du malade. On trouvera dans l'iconographie photographique de la Salpêtrière les résultats obtenus par la compression ovarienne prolongée avec un compresseur, celui de Poirier, par exemple.

Du reste, ce que nous venons de dire de la région ovarienne peut être généralisé à toutes les zones hystérogènes qui sont en même temps hystérofrénatrices. Nous avons publié, avec Brousse, l'histoire d'une hystérique dont nous arrêtions facilement les attaques en serrant les poignets ou les chevilles ou en comprimant le dessous des seins ou l'angle des omoplates. Nous n'avons pas à revenir ici sur la situation ordinaire de ces zones hystérogènes dont nous avons largement parlé plus haut.

Un procédé un peu analogue pour faire avorter l'attaque est la constriction du larynx proposée par Guéneau de Mussy : c'est une sorte de strangulation véritable. La chose est encore à expérimenter, son efficacité n'étant pas démontrée pour la généralité des cas.

Richer et Regnard ont attiré l'attention sur l'action du courant galvanique, sur les attaques d'hystérie et surtout d'hystéro-épilepsie. Le courant continu appliqué pendant la période d'état de mal hystéro-épileptique a toujours diminué le nombre des attaques. Les interversions du courant arrêtent en général l'attaque, mais lorsqu'elle est déjà commencée : par exemple, si l'on fait une application de quarante éléments Trouvé à un malade en état d'attaque et qu'on intervertisse les pôles, l'excitation qui résulte de cette rupture du courant détermine l'arrêt immédiat de l'attaque. Ajoutons enfin que les attaques peuvent disparaître pour ne plus revenir, ou, ce qui est plus fréquent, les attaques reviennent et s'espacent de plus en plus et perdent peu à peu de leur intensité.

Les médecins anciens avaient multiplié les moyens d'intervention dans les attaques qu'ils cherchaient à abréger, les croyant très-funestes, dangereuses. Depuis l'arrachement des ongles ou d'un poil du pubis jusqu'aux pilules très-complexes dans lesquelles entrait le placenta desséché, tout a été mis en usage. Je ne parlerai pas des pratiques que préconisaient Forestus et bien d'autres, basées sur ce fait plus ou moins vrai de l'écoulement du mucus vaginal à la fin de l'attaque. Ce sont des procédés que la morale et les plus élémentaires convenances réprouvent d'une manière absolue.

Briquet recommande le chloroforme. Les hystériques sont très-sensibles à son action. On place sous leur nez un plumasseau de charpie imbibée. La patiente fait d'abord quelques mouvements pour s'en débarrasser, puis l'agitation cesse, les muscles tombent dans le relâchement; au bout de quelques minutes, la malade s'endort et les convulsions cessent. De l'aveu même de Briquet, les fortes convulsions ne sont que momentanément arrêtées et le moyen ne réussit bien que dans les attaques de moyenne intensité. Dès lors reparaît l'objection que Briquet lui-même faisait à d'autres procédés : ce n'est pas la peine d'employer un moyen qui, en somme, est dangereux, pour enrayer seulement des attaques sans danger.

On a encore essayé le nitrite d'amyle. Bourneville a arrêté par ces inhalations des attaques d'hystérie grave et d'hystéro-épilepsie. C'est un moyen dangereux et insuffisamment étudié jusqu'à présent. Plus récemment Bourneville et d'Olier ont essayé le bromure d'éthyle. Ce médicament, administré à plusieurs reprises à cinq hystériques mâles de Bicêtre et à des malades de la Salpêtrière, a presque constamment amené la cessation des phénomènes convulsifs, et plusieurs fois, chez deux malades, le passage rapide du clownisme au délire.

Le plus souvent on se bornera à surveiller la malade pendant l'attaque. On enlève à la patiente tout ce qui peut gêner la circulation ou la respiration : vêtements, ceinture, etc. On la maintient au lit; il faut quelquefois résister aux convulsions trop fortes en immobilisant les quatre membres. On ne doit recourir aux liens que si c'est absolument indispensable. On peut faire quelques inhalations antispasmodiques. Un peu d'eau froide en aspersion ou en boisson est utile : on a recommandé de faire avaler, de gré ou de force, à la malade un grand verre d'eau froide; il n'y a pas à redouter qu'elle s'étouffe. Enfin, si le cas est grave et chez une ovarique, on essaiera la compression ovarienne ou la compression d'une autre zone hystérofrénatrice déjà connue ou que l'on recherche.

Dans un cas assez sérieux, malgré une apparence de perte de connaissance complète, chez une malade que je n'avais jamais endormie, mais sur laquelle j'avais une grande influence, je suis parvenu à lui suggérer le calme et le sommeil par des ordres réitérés, et puis je l'ai réveillée en obtenant, toujours par suggestion, un calme complet.

b. Bien des *médicaments* ont été employés contre les manifestations de l'hystérie. Et d'abord les *antispasmodiques*.

D'après les théories anciennes, l'utérus craignait les mauvaises odeurs et les évitait par la fuite, tandis qu'il aimait et recherchait les parfums. De là toute une médication : on faisait respirer des fétides, de manière à faire fuir l'utérus des parties supérieures du corps, et on pratiquait à la vulve des fumigations parfumées, afin de l'attirer en bas à sa position naturelle. Les fétides employés étaient très-variés : le castoreum a été l'un des premiers. On conseillait aussi la corne de cerf, le pied d'élan, le pied de bouc, le vieux cuir, la chandelle au moment où on l'éteint, la fumée de lampe à demi éteinte, les poils d'hommes et d'animaux, les verrues des pieds des chevaux; on faisait brûler cela sous le nez.

Ce sont là des idées et des pratiques bien étranges. Mais nous savons que les contemporains en sont arrivés, avec Fonssagrives, à ne trouver comme caractère commun du groupe des antispasmodiques que leur volatilité et leur odoréité.

Que valent les antispasmodiques dans l'hystérie? Briquet fait une charge à fond contre ces moyens; Bernutz les défend au contraire. En somme, ils produisent une stupéfaction diffusible peu profonde et passagère, qui ne diffère que par le degré de l'action anesthésique. Ils sont donc indiqués, non contre la névrose hystérie, mais contre quelques-unes de ses manifestations, spasmes ou convulsions. L'indication capitale de ces agents se trouve dans cet état d'agacement, d'excitation, d'éréthisme nerveux, qui précède ou suit les attaques, l'état d'imminence spasmodique, l'attaque incomplète, la boule hystérique, le nervosisme. Ces agents peuvent entièrement dissiper ces états.

Dans les cas d'excitation plus intense et durable, les antispasmodiques sont encore indiqués à un autre titre : ils produisent une sédation passagère et permettent le traitement du fond même de l'hystérie, en calmant l'éréthisme général qui s'oppose à ce traitement. On les emploie encore avec succès contre quelques spasmes peu tenaces : la constriction de la gorge, la strangulation, la dysphagie même, cèdent quelquefois à l'éther.

La réaction des malades vis-à-vis de ces substances est du reste fort variable, et il faut toujours tenir compte des observations antérieures, s'il y en a eu. Ainsi certaines malades ne peuvent pas sentir l'éther, qui les excite au lieu de les calmer. Chez une malade de Charcot, les inhalations d'éther prolongées donnent lieu assez souvent à un état cataleptique; l'éther occasionne aussi à certaines un délire qui offre beaucoup d'analogie avec celui qui succède aux attaques; la volonté paraît absente; la malade s'abandonne à des confidences qui trahissent ses aspirations, ses besoins les plus intimes. Les sensations génitales dominent chez plusieurs hystériques dans le délire produit par l'éther.

Sous réserves de ces considérations, on peut dire que les antispasmodiques s'adressent aux phénomènes d'excitation motrice de l'hystérie, à condition que ces phénomènes soient peu tenaces et peu profonds ; les convulsions tenaces et habituelles (la toux, par exemple) résistent au contraire ordinairement.

Comme annexe à la médication antispasmodique, nous citerons l'exercice rythmique des muscles atteints, dont on peut tirer profit dans les troubles musculaires. Ainsi, pour la voix, dans les cas d'aboiements ou d'autres spasmes du même ordre, l'exercice régulier de la parole est utile : on fait déclamer des vers, scander les mots, lire à haute voix, chanter en marquant la mesure. De même quand il s'agit des membres inférieurs : Bernutz cite une dame qu'on faisait promener, précédée ou suivie d'un tambour battant la charge.

c. Pour obtenir une action persistante, il faut recourir aux *stupéfiants fixes*, narcotiques et anesthésiques. Seulement, pour ces agents plus que pour tout autre, il faut tenir compte des susceptibilités personnelles, de l'ataxie thérapeutique que certaines ataxiques poussent si loin. Combal citait une dame qui ne pouvait pas prendre une goutte de laudanum, même par surprise, sans délire. Bernutz en a vu une autre qui prenait impunément des lavements avec 200 grammes de laudanum. Il ne faut du reste accepter sur ce point que ce que l'on a vu et contrôlé soi-même : les hystériques posent souvent pour ne supporter que des doses infinitésimales des médicaments, chacune d'elles étant en général convaincue qu'elle n'a pas sa pareille au monde. Que de fois nous avons vu des injections de morphine, décorées d'un autre nom, bien supportées par des malades qu'une préparation quelconque d'opium devait tuer.

Quand il est bien toléré, l'opium continué à assez haute dose est un excellent traitement contre les états douloureux ou convulsifs durables. Il doit être en général préféré à la belladone, qui entraîne plus rapidement des phénomènes d'intoxication. La belladone aurait une indication générale dans les cas d'idiosyncrasie vraie contre l'opium et dans les cas de constipation opiniâtre et gênante; dans cette seconde circonstance, on peut très-utilement associer les deux moyens. L'injection hypodermique de morphine (toujours associée à une très-petite quantité d'atropine pour éviter les vomissements) est un très-bon moyen contre beaucoup de manifestations hystériques : j'ai même vu d'inquiétantes hémorrhagies de nature hystérique céder très-bien à ce moyen et ne céder qu'à lui. Seulement, il est de règle absolue de faire soi-même les injections à la malade : livrer la seringue et la solution à une hystérique, même pour une fois, est une faute qui ouvre la porte au morphinisme.

Les bromures sont journellement employés dans toutes les névroses, et on peut dire qu'il n'y a pas d'hystérique qui n'en ait pris de hautes doses. Comme je l'ai écrit il y a déjà assez longtemps, plus je vois d'hystériques, moins je donne les bromures contre cette névrose. Je suis même arrivé à faire de leur insuccès un moyen de diagnostic dans les cas douteux entre les attaques d'hystérie et les attaques d'épilepsie. Un vrai comitial est toujours heureusement influencé par de hautes doses (8 à 10 grammes) de bromure alcalin, très-rigoureusement administrées sans interruption, tandis que les mêmes doses du même remède pourront ne produire aucune espèce de résultat chez une hystérique à attaques convulsives fréquentes. Je ne crois donc pas les bromures bien utiles contre les attaques d'hystérie. Leur indication est plutôt contre l'état de nervosisme vague que les hystériques présentent souvent en dehors de toute attaque : c'est l'action des antispasmodiques moins rapide, mais plus prolongée. On choisira le bromure de sodium ou l'association des trois bromures de potassium, sodium et ammonium. Dans tous les cas où je donne du bromure pendant longtemps j'ai l'habitude d'associer de l'arsenic (liqueur de Fowler dans du vin de quinquina ou solution aqueuse d'arséniate de soude) : c'est un correctif de l'action sur les forces et de l'action sur la peau.

Le chloral est encore un bon sédatif du système nerveux; on l'emploiera surtout comme hypnotique. On l'associe souvent au bromure. J'aime assez, pour produire le sommeil, une association qu'une spécialité connue a vulgarisée, mais qu'on peut prescrire, 1 gramme de chloral, 1 gramme de bromure de sodium, 1 centigramme d'extrait de jusquiame et 1 centigramme d'extrait de chanvre indien par cuillerée d'un julep gommeux ; on prend de deux à quatre de ces cuillerées d'heure en heure ou de demi-heure en demi-heure, le soir à partir de dix heures, dans une tasse d'infusion de feuilles d'orangers.

Les hypnotiques plus récents, la paraldéhyde, l'hypnone, l'uréthane, rendent aussi des services en permettant de varier le médicament ; ce qui est souvent nécessaire, soit que la malade s'habitue et ne soit plus influencée par le premier, soit qu'elle ait de la tendance à trop abuser du premier.

Je considère du reste ces médicaments un peu comme des médicaments d'exception dans l'hystérie. En général, il faut plutôt retenir les malades que les pousser dans cette voie médicamenteuse. La morphine, l'éther, le chloral, sont souvent l'objet d'abus fâcheux et la cause de vraies manies et d'intoxications chroniques dont on a ensuite beaucoup de peine à les débarrasser.

Parmi les acquisitions récentes de la thérapeutique, l'antipyrine est un très-bon médicament de la douleur dans l'hystérie, surtout de la douleur précise limitée (migraines, névralgies, etc.), plutôt que de la douleur vague et généralisée. Pour que l'antipyrine réussisse il faut la donner, gramme par gramme, le matin à jeun, de deux à quatre, à une heure d'intervalle l'un de l'autre.

La solanine rend aussi des services. Quoique nous ayons montré avec Sarda que c'était surtout le médicament des faisceaux pyramidaux, nous l'avons vue aussi bien calmer des douleurs qui avaient résisté à l'antipyrine et à l'acétanilide, et je l'ai vue récemment agir très-heureusement pour atténuer et espacer de grandes attaques quotidiennes d'hystérie contre lesquelles tous les autres moyens classiques avaient échoué.

d. *Métallothérapie et œsthésiogènes.* Tous les moyens que nous venons de passer en revue s'adressent surtout aux phénomènes d'excitation (soit motrice, soit sensitive) de l'hystérie. Voici une catégorie toute différente destinée à combattre et à faire disparaître les anesthésies.

On connaît les recherches de Burq sur la métallothérapie, recherches qui ont été reprises et confirmées à la Salpêtrière. Quand on applique une plaque métallique sur la peau d'une hystérique hémianesthésique, la sensibilité revient en même temps que la force musculaire augmente et que la température s'élève.

Tous les métaux ne produisent pas ces effets chez une même malade; une hystérique est sensible à un métal donné, quelquefois à deux ou même trois. Cette sensibilité métallique est en général fixe, constante et toujours la même pour la même malade. On l'a vue cependant varier quelquefois; après des applications réitérées, après une perturbation par l'électricité, elle peut disparaître. Elle disparaît également souvent dans le voisinage des grandes attaques. Le phénomène ainsi développé est transitoire. Qu'on laisse ou non les métaux appliqués sur la peau, on voit au bout d'un certain temps la sensibilité disparaître de nouveau dans les mêmes points : c'est l'anesthésie de retour. En même temps que la sensibilité, générale et spéciale, reparaît dans une région anesthésiée, elle disparaît dans la région symétrique. C'est là le phénomène du transfert, constaté d'abord par Gellé (pour l'ouïe) et dénommé par Dumont-Pallier. De plus, avant que l'anesthésie de retour s'établisse d'une manière définitive, on observe des oscillations successives. Ces oscillations, découvertes par Charcot et bien étudiées par Richer, se produisent, que l'application métallique soit ou non continuée. Leur nombre est très-variable; on en a observé 10, 12 et plus.

Si une hystérique est guérie de son hémianesthésie (pour une cause ou pour une autre) et qu'on réapplique le métal auquel elle était sensible, l'anesthésie reparaît (Charcot). Cette anesthésie métallique ou post-métallique apparaît au point d'application, puis s'étend de là à tout le corps, en suivant pour cela une marche singulière : elle débute par quatre points symétriques, parmi lesquels celui qui est le siége de l'application. L'anesthésie provoquée ou métallique a une valeur diagnostique et pronostique, Charcot ayant constaté que cette facilité de développer l'anesthésie diminue chez les malades à mesure que l'hystérie s'affaiblit.

On développe la même série de phénomènes, si chez une hystérique hémianesthésique on applique le métal sur le côté sain au lieu de l'appliquer sur le côté anesthésié. Cette manière de procéder a même réussi dans certains cas où l'expérience fondamentale avait échoué.

L'anesthésie n'est pas la seule manifestation hystérique modifiée par les applications métalliques. On a vu les mêmes procédés agir de la même manière sur des paralysies, des contractures, des attaques convulsives, l'état hypnotique et la catalepsie. Tous ces états peuvent être provoqués, transférés par les métaux. On peut, ajoute Charcot, mettre ainsi en évidence différents états pathologiques dont les conditions sont présentes chez le sujet.

D'une série d'expériences qu'il est impossible de rapporter ici Vigouroux a conclu que l'action d'un métal actif est perturbée par un second métal inactif placé sur le même membre, à quelque distance du premier. En réalité, le métal neutre n'annule pas l'effet du métal actif. Il immobilise l'état d'innervation tel qu'il est au moment où on l'applique. Il rend durable l'état de transfert ou l'état primitif, suivant que la superposition est faite dans l'un ou l'autre de ces états. Ces observations permettent de transformer la métalloscopie en métallothérapie externe.

La métallothérapie interne consiste à administrer à l'intérieur le métal auquel l'hystérique a été trouvée sensible; elle paraît bien avoir donné quelques résultats dans un certain nombre de cas. Il faut cependant se rappeler que c'est là un point bien moins établi que les précédents dans la doctrine de Burq et ne pas rendre solidaires l'une de l'autre la métalloscopie et la métallothérapie interne.

Dans une série de travaux qu'il nous est impossible même de résumer on a rapproché de ces applications métalliques les courants continus faibles, l'électricité statique, les solénoïdes, les aimants : avec le gros aimant de Charcot, on détermine les mêmes phénomènes que nous venons de décrire. Nous engageons même à commencer ordinairement par ce moyen ; quand une hystérique est sensible à un métal quelconque, elle est ordinairement influencée par l'aimant. Si donc chez une malade l'aimant échoue, on n'a pas besoin d'essayer la longue série des métaux. Seulement il faut se rappeler qu'il est nécessaire d'employer toujours un très-fort aimant.

On a aussi essayé à la Salpêtrière, avec le même succès, les vibrations sonores d'un diapason. Pour avoir l'action locale, on fait appuyer la main sur la caisse de résonnance ; pour l'action générale, on place la malade sur la caisse même de résonnance. On fait ainsi disparaître des anesthésies, etc.

Mêmes résultats encore avec des agents thermiques. Regnard, Vigouroux, ont obtenu des transferts, des anesthésies, des contractures provoquées, etc., avec le froid. Therme a montré que l'eau à 8 ou à 38 degrés peut, suivant les sujets, remplacer les métaux sensibles.

Des disques de bois réussissent aussi dans certains cas. Hughes Bennett a fait disparaître une anesthésie en appliquant des disques de bois sur la peau ; il a même donné du quassia à l'intérieur pour compléter le traitement. Westphal a obtenu des résultats analogues avec des jetons en os ou en ivoire. Plus récemment, Dujardin-Beaumetz et Jourdanis ont repris cette étude de la xylothérapie. Les plaques de bois directement appliquées sur la peau rappelleraient la sensibilité chez les malades anesthésiques plus promptement que les métaux. Tous les bois n'agissent pas avec la même intensité ; on peut les classer, au point de vue de l'efficacité de leur action, dans l'ordre suivant : quinquina, thuya, bois de rose, acajou, pitch-pin, noyer, érable, pommier ; on n'obtient aucun effet sensible avec le peuplier, le frêne, le palissandre et le sycomore (le marbre, la pierre, ne donnent aucun résultat). Dans aucun cas il n'y a eu de transfert ; le retour de la sensibilité a toujours été très-fugace. La température de la plaque de bois ne modifie en rien les résultats.

Nous avons enfin nous-mêmes ajouté en 1880 les vésicatoires à cette liste des œsthésiogènes. Nous avons étudié avec Blaise l'évolution de la sensibilité dans ces cas-là et nous avons constaté ce fait curieux de la marche de la sensibilité par segments de membre et non par territoires nerveux, comme on l'a observé ensuite dans les hystérotraumatismes.

Deux caractères particuliers distingueraient cette action œsthésiogène dans les anesthésies hystériques et dans les anesthésies organiques.

Dans ces dernières il n'y a pas de transfert et l'effet est permanent ; dans les premières, au contraire, il y a transfert avec oscillations successives et retour définitif à l'état antérieur. Cette règle, vraie dans la majorité des cas, n'est cependant pas absolue. Vigouroux et d'autres ont vu le transfert dans des cas d'origine organique ou toxique. Proust et Ballet et d'autres ont vu aussi, dans des cas analogues, les effets n'être pas permanents et augmenter de durée après chaque nouvelle application. D'autre part, Debove a montré qu'on évite le transfert et qu'on obtient des guérisons chez les hystériques par l'aimantation bilatérale et prolongée.

e. Électrothérapie et hydrothérapie. Nous avons déjà parlé plus haut de l'action de l'électricité sur l'attaque.

L'électrisation *faradique* de la peau (tampons secs) est très-bien indiquée

contre les anesthésies, elle agit plus ou moins rapidement et les fait presque
toujours disparaître, au moins pour un temps. De plus, la douleur produite est
dans certains cas un puissant moyen de perturbation et la crainte d'une nouvelle séance peut achever la guérison ; c'est ce qui nous est arrivé chez une
malade dont une électrisation douloureuse a guéri la paralysie. Préconisée aussi
comme moyen perturbateur contre les convulsions tenaces, elle est conseillée par
Briquet contre la toux hystérique et les spasmes permanents ; l'effet psychique
doit jouer ici un très-grand rôle. On emploie aussi avec succès les courants
interrompus contre les paralysies (tampons humides).

L'électricité *galvanique* (courants continus) agit aussi très-bien sur les
paralysies. Ce sont les seuls agents contre les contractures fixes; ils jouent enfin
un grand rôle dans le traitement des atrophies musculaires.

Le tabouret (électricité *statique*) est un excellent calmant par lui-même et
sans étincelle. Dans toutes les formes de l'hystérie caractérisées par l'excitation
motrice et surtout sensitive, il est indiqué et rend de grands services; il fait
dormir. En y joignant l'étincelle, on peut combattre les paralysies et surtout les
anesthésies.

L'hydrothérapie est un agent complexe qui peut, quand on sait la manier,
produire dans l'hystérie les effets les plus divers et en apparence les plus
opposés. L'eau est, suivant les cas, un moyen de sédation ou d'excitation, de
perturbation ou de tonification.

Les bains tièdes prolongés sont un très-bon agent de sédation à employer
contre tous les phénomènes d'excitation. Pomme en faisait un fréquent usage et
regrettait que la journée n'eût pas plus de vingt-quatre heures, afin de les prolonger davantage. C'est un excellent moyen contre les convulsions permanentes :
on leur donne une durée de quatre, six et huit heures. On peut les donner soit
avec de l'eau seule (33 à 35 degrés centigrades), soit avec une forte décoction de
tilleul ; nous aimons beaucoup l'addition de 100 à 200 grammes de sous-carbonate de soude et 500 grammes de gélatine ou d'amidon dans le bain de
tilleul ou de belladone. Le bain salé (avec 5 kilogrammes de sel marin et 1 litre
d'eaux-mères de Salies de Béarn) est beaucoup plus tonique et n'est pas excitant, comme on pourrait le croire ; ces bains seront de quinze à vingt minutes
de durée. Quand il s'agit au contraire de bains calmants de longue durée, il est
quelquefois bon de se servir du hamac, qui est très-commode, pour que la
malade ne se fatigue pas dans la baignoire.

L'eau glacée a encore une action sédative. L'ingestion de glace pilée, l'application épigastrique d'une vessie remplie de glace, sont utiles contre les vomissements et le hoquet. Cruveilhier faisait boire à ses malades plusieurs verres
d'eau froide à la régalade. Briquet prescrit la glace pilée et avalée par cuillerées à bouche.

L'action perturbatrice est obtenue quand on projette de l'eau à la figure, ou
sur le corps des hystériques pendant l'attaque.

Quant à l'action tonique générale et tonique spéciale sur le système nerveux,
que l'on peut obtenir par le drap mouillé, les lotions froides, les affusions et
les douches, cela rentre surtout dans le traitement de la névrose elle-même, et
nous y reviendrons tout à l'heure.

f. *Hypnotisme.* Un article spécial étant consacré dans ce Dictionnaire à
l'hypnotisme, je ne puis pas donner ici à ce sujet les développements qu'il com-

porterait. Mais il est impossible de n'en pas dire un mot dans le traitement des symptômes de l'hystérie.

Il faut se garer dans cette question des excès d'enthousiasme et de dénigrement entre lesquels la science semble destinée à osciller. L'hypnotisme est dangereux, je ne le nie pas, mais l'opium, l'arsenic et la digitale, le sont aussi. L'hypnotisme est dangereux sur les sujets qui n'en ont pas besoin ou qui sont mal disposés : il est dangereux en des mains inhabiles ou inexpérimentées, mais entre les mains d'un médecin consciencieux, honnête et observateur, il peut rendre les plus grands services *thérapeutiques :* ceci est une conviction absolument arrêtée chez moi et basée sur un nombre déjà respectable de faits.

Le moyen n'est pas applicable à tous les cas, d'abord parce que les hystériques ne sont pas tous hypnotisables. Il y a un certain nombre d'hystériques qu'on ne peut pas endormir; le nombre en est même plus grand qu'on ne le croirait d'après certaines statistiques, celle de Bernheim, par exemple. Il me semble même, sans que je puisse fournir des chiffres précis, que le nombre des hystériques hypnotisables est relativement inférieur au nombre des individus hypnotisables en général. Pour connaître la réaction d'un malade à ce moyen je ne connais pas d'autre procédé que d'essayer; j'ai étudié l'hypnoscope d'Ochorowicz ailleurs et je lui trouve moins de valeur qu'à un essai direct. Si en quelques séances on n'obtient *rien*, je n'insiste pas. S'il y a quelque chose et que le sujet ne soit pas fatigué, se trouve bien, il faut continuer : on obtiendra ensuite davantage.

Il y a une autre catégorie d'hystériques que l'on ne peut pas traiter par l'hypnotisme. Ce sont les sujets que la fixation du regard et la suggestion plongent, non dans le sommeil lucide de l'hypnotisme régulier, mais dans une crise d'hystérie. Nous avons montré, avec Brousse, que les caractères somatiques fixes de l'hypnotisme chez les hystériques sont souvent les caractères mêmes de l'attaque spontanée d'hystérie chez ces malades. Dans certains cas alors la malade s'endort sous le regard, mais elle réalise une crise qui n'est pas l'état suggestible qui est nécessaire. Il ne faut pas se décourager d'emblée avec ces malades; on obtient quelquefois par la répétition des tentatives un sommeil utilisable. Si on échoue après quelques séances, on renoncera à ce moyen comme chez les non-hypnotisables.

Ce moyen ne peut donc être employé que chez les hystériques susceptibles d'être placées en état de suggestibilité, car, je n'hésite pas à poser ceci comme un principe, l'emploi thérapeutique de l'hypnotisme dans l'hystérie revient entièrement à la médication suggestive.

Sans doute le sommeil provoqué est bon par lui-même; il faut qu'il procure chez les malades plutôt du soulagement et de la détente que de la fatigue. Mais le vrai, le seul moyen d'en faire un agent thérapeutique puissant, c'est d'y joindre la suggestion. C'est la suggestion qui est le véritable agent thérapeutique de l'hypnotisme dans l'hystérie.

Cela posé, je ne parle pas des divers procédés pour endormir. Pour moi, pratiquement il n'y en a qu'un, c'est la fixation du regard. On fait d'avance une atmosphère favorable autour de la malade, on prépare le milieu qui doit être convaincu, on fixe le jour, l'heure, on obtient la foi du sujet, on le force à penser à la séance et à ses résultats (suggestion præhypnotique), on la fixe dans les yeux en lui disant de ne penser qu'au sommeil, on l'amène doucement à dormir, et elle dort.

Quelles sont les indications particulières de l'hypnotisme dans l'hystérie? Toutes les manifestations locales, tous les symptômes spéciaux. Plus une hystérie est localisée, plus le symptôme est étroit et précis, plus l'hypnotisme réussit. Je l'ai vu faire disparaître rapidement, quelquefois héroïquement en une seule séance, une paralysie, une contracture, une aphonie, un mutisme..., tous phénomènes que chacun avait déclarés bénins, qui pouvaient disparaître d'un moment à l'autre, mais qui n'en duraient pas moins depuis des semaines et des mois et avaient résisté à l'hydrothérapie et à l'électrisation prolongées. J'ai cité plus haut un cas dans lequel j'ai fait cesser par l'hypnotisme une attaque qui se prolongeait; dans d'autres cas j'ai fait cesser des attaques en agissant préventivement sur elles pendant les périodes de calme.

En somme, l'hypnotisme, sagement conduit et bien appliqué, reste pour nous un des plus puissants moyens de combattre les manifestations symptomatiques de l'hystérie.

g. *Agents perturbateurs.* C'est par perturbation sur le système nerveux qu'agissent les moyens appelés à tort dans l'espèce des révulsifs ou des dérivatifs : les ventouses scarifiées sur les muscles contracturés, les sinapismes ou vésicatoires au creux épigastrique contre le hoquet tenace. Ce n'est pas là de la dérivation vraie; il n'y a rien d'humoral. Les antipériodiques peuvent aussi agir de la même manière, en rompant l'ordre dans les cas de retour régulier des crises.

C'est encore dans la même catégorie que rentre ce qu'on appelle le traitement moral. C'est de la perturbation mêlée à de la suggestion.

Une femme était atteinte de convulsions choréiformes depuis six semaines, et ces convulsions étaient si violentes que l'épiderme des avant-bras était excorié par le frottement; après plusieurs médications infructueuses, Guéneau de Mussy saisit un jour le bras de la malade, et, lui parlant de la nécessité de guérir, de l'insuffisance des agents employés, dit qu'il lui reste un moyen, réservé jusquelà à cause de son énergie; il faut même prescrire en même temps un contrepoison que l'on tient à côté pour le cas où les effets de la pilule seraient trop énergiques : on prescrit alors une pilule *mica panis* que l'on recommande à la sœur pour qu'elle ne s'égare pas, et à côté 125 grammes de protoxyde d'hydrogène à titre d'antidote; la malade éprouve au passage de la pilule un sentiment de brûlure œsophagienne telle qu'elle se jette sur la bouteille de protoxyde d'hydrogène pour le calmer, et après une pilule les convulsions cessaient complétement.

Des effets plus curieux encore ont été obtenus dans des cas de constipation; des purgatifs répétés étaient restés inactifs; une pilule *panchymagogue à mica panis* entraîna une superpurgation. Dans un cas d'aphonie, Bernutz place la patiente dans un coin de la chambre la bouche ouverte; il se met dans le coin opposé, armé d'une seringue à injection remplie d'un liquide glacé; il en dirige le jet vers la bouche de la malade à travers toute la pièce : l'aphonie est guérie. Guéneau de Mussy cite plusieurs faits de paralysie guérie par ses pilules fulminantes.

Seulement, pour essayer ces moyens, il faut inspirer une grande confiance à la malade : il faut qu'elle soit convaincue qu'on croit à son mal, et on ne doit prévenir absolument personne autour d'elle de la réalité des choses. Je préfère du reste l'hypnotisme régulier à ces suggestions troublantes et d'un résultat douteux.

C'est encore par perturbation qu'on agit quand, dans un but thérapeutique
et pour faire disparaître un symptôme hystérique fixe, on provoque une attaque.
On sait en effet que certains phénomènes permanents, comme les contractures
ou les paralysies, disparaissent parfois brusquement au moment d'une attaque
convulsive. C'est en imitation de ces faits naturels qu'on provoque quelquefois
des attaques ; j'ajoute du reste qu'on ne réussit pas toujours.

Le moyen à employer est assez simple. Chez les ovariennes, on pratique, la
compression de l'ovaire douloureux ; on provoque d'abord tous les phénomènes
de l'aura et, si l'on insiste, on peut arriver à l'attaque complète ; on peut aussi
utiliser dans le même but les diverses autres zones hystérogènes dont nous avons
parlé plus haut.

B. *Moyens employés pour modifier l'état du système nerveux.* Les moyens
que nous venons de passer en revue varient avec la nature des manifestations
symptomatiques de l'hystérie. Ils ne sont pas les mêmes contre l'anesthésie et
contre la douleur, contre les convulsions et contre la paralysie. De là leur
multiplicité et la longueur relative du paragraphe qui est consacré à leur étude.
Mais il y a toute une autre catégorie d'agents thérapeutiques qui s'adressent à
la névrose elle-même, quelle que soit la forme de ses manifestations. Chez tous
les hystériques, à côté de l'élément symptomatique variable il y a l'élément
névrose fondamental qui est toujours le même. Il y a donc un traitement commun de tous les hystériques. C'est ce traitement que nous allons étudier maintenant dans un paragraphe qui sera, nécessairement et par nature, beaucoup
plus court que le précédent, mais qui cependant ne le cède en rien en importance à celui-ci.

a. *Hydrothérapie.* L'hydrothérapie est pour moi le moyen par excellence
de modifier cet état général du système nerveux qui constitue la névrose hystérie.
Seulement c'est un moyen plus complexe qu'il ne paraît, dont le maniement est
difficile, dont les effets peuvent être opposés ; c'est une vraie médication.

Le moyen le plus ordinaire que je conseille le plus souvent et qui réussit fréquemment est la douche froide quotidienne, en jet brisé, sur tout le corps, sauf
le tète, en insistant sur la colonne vertébrale et surtout sur les pieds en terminant, de quinze à trente secondes de durée totale ; friction sèche énergique et
promenade à la suite.

La température de l'eau est une des conditions les plus difficiles à obtenir.
Pour moi, ce qui fait surtout l'utilité des établissements spéciaux, c'est en dehors
de la compétence des doucheurs et des médecins, la température de l'eau. A
l'automne et au printemps on a de l'eau froide partout, mais en été il n'en est
plus ainsi. Et, il faut se le rappeler, l'action est d'autant plus énergique et la
réaction se fait d'autant mieux que l'eau est plus froide. Malgré la sensation de
brisement et de lassitude que les premières douches entraînent souvent, j'insiste pour qu'elle soit prise tous les jours. La thérapeutique de l'hystérie doit
toujours, pour être efficace, s'émanciper des sensations des malades. J'aime
mieux le jet brisé, qui est moins énervant que la pomme d'arrosoir et moins
percutant que le jet direct (surtout quand la pression est un peu forte) ; on peut
le diviser avec le doigt ou avec l'ajutage en éventail. Je fais habituellement
laisser la tète en dehors ; on peut même la recouvrir d'un casque ou d'un bonnet
de toile cirée. La douche en pluie ne me paraît qu'exceptionnellement indiquée.
La malade pivote une fois devant le doucheur, puis lui tourne définitivement le

dos, et la douche s'achève le long de la colonne vertébrale et sur les pieds. Je tiens beaucoup à la durée très-courte de la douche; la réaction se fait mieux et l'effet tonique est infiniment supérieur. Il faudrait des circonstances exceptionnelles pour faire recoucher la malade après la douche. Il vaut beaucoup mieux la faire frictionner, quelquefois même masser, et ensuite promener : c'est la réaction personnelle.

Il faut dès le début prévenir le malade que ce traitement sera fort long et qu'il devra être continué pendant de longs mois et pendant des années, alors même qu'il produirait très-rapidement les effets attendus. L'hydrothérapie doit entrer définitivement dans la vie ordinaire de l'hystérique. Cette considération est capitale pour la détermination du lieu où doit se faire ce traitement.

Je pose en principe que l'hydrothérapie est incomparablement meilleure dans les établissements spéciaux qu'à domicile ou dans les établissements des villes. Il est donc excellent de prescrire un et même deux séjours par an, de trente à quarante-cinq jours chacun, dans un établissement comme Divonne (Ain), Lafoux (Gard) ou Saint-Didier (Vaucluse). Mais cela ne suffit pas. Il faut que, revenue chez elle, la malade continue l'hydrothérapie, soit dans les établissements de ville, soit à domicile. Pour cette dernière installation, les appareils ordinaires et le tube anglais sont bien défectueux et douchent presque toujours la tête. Je conseille ordinairement d'avoir simplement un réservoir d'eau à hauteur d'étage (4 à 5 mètres), un tuyau descendant jusqu'à 1 mètre du sol, à ce niveau un ajutage horizontal et une manche comme pour l'arrosage des gazons ou des boulevards. Une femme de chambre est facilement dressée à donner la douche; l'essentiel est de lui apprendre à la donner courte. Ceci ne veut pas dire que je mette cette hydrothérapie sur le même pied que celle des établissements spéciaux, mais c'est le complément nécessaire. Il est pratiquement impossible (dans la majorité des cas) d'obtenir un séjour dans les établissements supérieurs à trois ou quatre mois par an; il faut prescrire ce séjour, mais il est insuffisant, et alors il faut continuer chez soi pendant tout le reste de l'année. A peine, dans les climats très-froids, si je permets de suspendre pendant un mois ou deux de gros hiver. Une fois habituée, la malade elle-même réclame sa douche par tous les temps et ne peut plus s'en passer. Cela finit par faire partie intégrante et définitive de sa toilette quotidienne : il faut obtenir cela.

Il y a des procédés hydrothérapiques qui sont ou paraissent plus simples et plus faciles à organiser que la douche : les lotions, les affusions ou le drap mouillé. On trempe une éponge dans l'eau, on l'exprime pour qu'elle ne coule pas l'eau, et on la promène rapidement sur tout le corps; on enveloppe le sujet dans un peignoir éponge ou dans un drap bien sec, on le sèche et on le frictionne, puis on l'aide à s'habiller rapidement; et il va se promener. Ou bien on mouille une grosse éponge de voiture et on l'exprime sur les épaules ou sur la tête du patient, soit à la fin d'un bain, soit directement au saut du lit; on assure la réaction comme après la lotion. Ou encore on trempe un drap dans l'eau froide, on le tord fortement, de manière qu'il ne soit plus que mouillé, on en enveloppe le malade dépouillé de ses vêtements et on le lui sèche dessus par des frictions et une sorte de massage qui sont du reste fort fatigants pour les personnes chargées de l'opération. Pour moi, ce sont là des procédés d'attente, de préparation, de transition, qui ménagent la susceptibilité de l'hystérique, l'habituent à l'eau froide et peuvent ainsi rendre des services, mais qui dans la très-grande majorité des cas ne peuvent et ne doivent pas remplacer la douche.

Je ne prétends pas cependant que la douche froide convienne indistinctement à tous les hystériques. Il y a toute une catégorie, importante et nombreuse, de ces malades, que l'eau froide excite et qui ne peuvent pas la supporter.

Avant de renoncer à ce moyen thérapeutique il faut d'abord s'assurer que l'intolérance est bien réelle. Avec les hystériques il ne faut croire que ce que l'on voit. Quoi qu'elles puissent redouter d'après les désastreux effets de l'hydrothérapie antérieure, il faut toujours essayer; après les premiers essais on ne s'arrêtera pas aux sensations plus ou moins pénibles accusées par la malade; on continuera et on n'arrêtera que si on constate par soi-même les mauvais effets de l'hydro-thérapie froide.

Ce départ une fois fait, il y a encore les hystériques qui supportent mal l'eau froide d'emblée, mais que l'on peut y habituer. On commence par des lotions tièdes, on abaisse progressivement la température; de la lotion froide on passe à la douche tiède, enfin on arrive peu à peu à la douche froide, qui est alors bien supportée. Il y a là une question délicate de tact et de mesure dans chaque cas particulier.

Mais il y a aussi (il est impossible de le nier) un certain nombre d'hystériques qui, même avec ces précautions et ces transitions insensibles, ne peuvent pas supporter l'eau froide. Il faut savoir le reconnaître et les traiter exclusivement à l'eau tiède par les procédés que nous avons déjà indiqués.

b. *Isolement.* Souvent, quand l'hystérie est grave, l'hydrothérapie et toutes les médications les plus rationnelles échouent complétement, si on n'a pas eu soin en même temps d'extraire la malade de son milieu habituel et de la placer dans un milieu tout nouveau où l'autorité médicale s'exerce exclusivement sans contrôle de la famille. C'est un élément de succès sur lequel Charcot a avec beaucoup de raison attiré fortement l'attention et qui a en effet une très-grande importance.

Dans sa famille l'hystérique est souvent entourée d'affection, mais d'une affection mal comprise, inintelligente, exagérée; de plus, le milieu où la névrose s'est développée est par lui-même un excellent terrain de culture pour cette névrose, si je puis m'exprimer ainsi. L'hystérique est trop fréquemment l'esclave de ses sensations; ce sont ces sensations qui sont la cause de tous ses maux et le mobile de tous ses actes; ces sensations faussent constamment le tableau vrai de la maladie et entravent perpétuellement le traitement. Il est impossible que la famille fasse abstraction complète de ces sensations, et toujours (c'est un fait d'expérience) l'hystérique gouverne plus ou moins consciemment, tant qu'elle est chez elle, au milieu des siens. Or, pour que le traitement réussisse, il faut au contraire que la malade et son entourage abdiquent absolument et définitivement toute direction, toute intervention même dans la direction. Le médecin doit seul commander le détail, comme l'ensemble du traitement et même de la vie quotidienne. Il est indispensable en d'autres termes que l'hystérique soit complétement et constamment dans la main du médecin. Il n'y a pas jusqu'à la compassion bruyante, à la pitié expansive que provoque l'hystérique chez les siens, qui ne soit un élément de culture pour la névrose.

Je pourrais développer encore ces arguments, mais la meilleure raison à donner, celle qui remplace toutes les autres, est le témoignage même de l'observation clinique. Tous les jours on voit des hystériques, qui ont continué à être malades malgré des traitements très-appropriés dans la famille, guérir, quelquefois même rapidement, quand les mêmes traitements sont appliqués dans un milieu nouveau, hors de la famille, sous la surveillance directe et incessante du médecin.

On éprouve naturellement de très-grandes résistances quand on formule une prescription pareille; on perd quelquefois des clients quand on insiste. Mais ceci est le bien petit côté de la question pour un médecin honnête. Il faut insister et ordonner. Les parents, les mères surtout, objectent toujours qu'on va tuer la malade, que leur fille ne peut pas se passer d'elles. Ceci est une erreur absolue. Il est péremptoirement démontré par les faits que les hystériques, après un peu de désolation plus bruyante que prolongée, se résignent fort bien à leur nouveau genre de vie. Charcot cite des exemples remarquables de la chose; nous en avons vu aussi. Le vrai sacrifice est, non pour la malade, mais pour la mère, pour les parents. Ceci est réel; il faut le leur dire, mais ils sont toujours disposés à se sacrifier pour leur enfant.

On insistera donc pour que la malade soit placée dans un établissement spécial, où ses parents la laisseront seule (ceci est indispensable). Ces établissements spéciaux sont malheureusement trop peu nombreux; la plupart des maisons d'hydrothérapie, ayant un médecin consciencieux à leur tête, peuvent très-bien servir dans ce but. Mais je profite de l'occasion pour signaler et regretter cette lacune considérable de notre organisation hospitalière : nous manquons absolument d'asiles spéciaux pour les névrosés non aliénés, ou du moins il y en a fort peu; il n'y en a pas dans toutes les régions de la France et il n'y en a pas à la portée de toutes les bourses. C'est là un vrai *desideratum* que l'avenir supprimera. Mais, en attendant, les établissements d'hydrothérapie peuvent en général remplir cette mission, et le médecin doit prescrire l'isolement des hystériques dans ces maisons, non comme un détail secondaire, mais comme un élément capital du traitement.

c. *Électrothérapie et métallothérapie.* Quand la métalloscopie a révélé la sensibilité de la malade à un métal particulier, on peut essayer ce métal à l'intérieur : chlorure d'or et de sodium pour l'or, nitrate d'argent pour l'argent, etc. Ce moyen a réussi quelquefois; c'est alors la vraie métallothérapie qui s'adresse bien à l'élément névrose que nous étudions dans ce paragraphe.

Nous avons déjà parlé de l'électricité comme moyen de combattre les manifestations du mal, les localisations de la névrose. Le même moyen peut rendre de grands services aussi contre l'état général du système nerveux pris dans son ensemble.

En tête des procédés à employer dans ce but je placerai l'électricité statique, c'est-à-dire le séjour prolongé et quotidien sur le tabouret électrisé par une forte machine à rotation. On peut faire des séances de trente, quarante-cinq minutes, une heure. Ce bain d'électricité statique suffit souvent. On peut y joindre aussi soit quelques étincelles, soit mieux encore l'excitateur en bois le long de la colonne vertébrale ou au niveau du ventre. En général, à la suite de quelques séances, les malades dorment mieux, mangent davantage, les crises s'espacent et se calment : le système nerveux dans sa totalité semble heureusement modifié. C'est un excellent adjuvant de l'hydrothérapie.

Les autres modes d'électricité peuvent aussi être employés, à condition d'être appliqués d'une manière générale sur le corps tout entier, les applications locales rentrant plutôt dans les indications du paragraphe précédent. Je citerai donc la faradisation générale, la galvanisation générale, la galvanisation centrale et le bain électrique ; je rappellerai le principe de ces diverses méthodes d'après le beau *Traité d'électrothérapie* de Erb.

Voici la faradisation générale d'après Beard et Rockwell. Le malade étant presque complétement déshabillé ou très-légèrement vêtu, on l'étend sur un tabouret et on place ses pieds nus sur une très-grande électrode en forme de plaque revêtue de la manière ordinaire et bien humectée ou sur un plat rempli d'eau tiède : elle communique avec le pôle négatif. Le pôle positif est formé de la main humectée du médecin, qui prend l'électrode dans l'autre main et fait passer le courant à travers son propre corps, ou encore d'une grande électrode formée d'un épais bonnet éponge de 5 à 8 centimètres de diamètre ; c'est avec cette électrode qu'on met successivement toutes les parties du corps autant que possible en contact. « On commence par le front, en le faisant traverser, ainsi que les tempes, d'un courant nettement sensible ; on passe ensuite au vertex, où le pôle positif séjourne assez longtemps ; ensuite avec un courant un peu plus fort on traite la région de l'occiput et de la nuque ; après quoi, avec une force de courant encore plus grande, on promène l'électrode de haut en bas, pendant quelque temps, le long de la colonne vertébrale, pour agir spécialement sur la moelle épinière ; elle peut séjourner un peu plus longtemps sur différents points, sur des apophyses épineuses douloureuses, sur un foyer de maladie ; vient ensuite la faradisation du cou (avec un courant plus faible) pour exciter le sympathique, le pneumogastrique, le phrénique et les muscles du cou ; plus loin on faradise la région antérieure de la poitrine, surtout celle du cœur, puis l'abdomen, avec des courants plus énergiques ; le pôle positif peut, en ce moment, rester fixé sur l'épigastre pour atteindre le plexus cœliaque, puis se promener lentement par-dessus tout le ventre pour exciter l'activité intestinale et les muscles de l'abdomen ; enfin entre en ligne une excitation énergique des muscles de la peau du dos et de toutes les quatre extrémités ; l'électrode est promenée, avec des pressions énergiques sur toutes ces parties, particulièrement sur les troncs des nerfs principaux et sur les muscles, avec un courant assez fort pour que partout se produisent des contractions musculaires, vives et énergiques, et que tous les muscles soient exposés, autant que possible plusieurs fois, à l'action excitante du courant ; on peut ensuite terminer par un traitement réitéré et de peu de durée de la moelle épinière. Toute cette manœuvre doit durer de dix à vingt minutes et varier naturellement d'intensité et de durée, dans sa localisation spéciale chez les différents individus et les formes des maladies les plus diverses » (Erb).

Remplacez dans la même description le courant faradique par le courant galvanique, et vous avez la galvanisation générale dont, d'après Beard et Rockwell, les effets seraient identiquement les mêmes.

La galvanisation centrale de Beard « consiste à poser sur l'épigastre un grand pôle négatif en forme de plaque, tandis que le pôle positif est appliqué, au moyen d'une grande électrode-éponge ronde, sur la tête, les sympathiques, et tout le long de la colonne vertébrale, pour agir sur tout le système nerveux central, sur le vague et sur le sympathique. Avec un faible courant (de 2 à 8 éléments) on commence par frotter le front, d'une extrémité à l'autre, doucement, puis le centre du crâne, la région du vertex, juste entre les oreilles, à laquelle Beard attache une importance spéciale, et que l'on occupe l'espace de 1 à 2 minutes. Le pôle positif est ensuite promené de haut en bas pendant 1 à

5 minutes, des deux côtés, le long du sympathique, du cou et des pneumo-gastriques, enfin de la même manière, pendant 3, 4, 5 et 6 minutes, on frotte toute la colonne vertébrale, lentement, de haut en bas, en tenant spécialement compte du cou ».

Je n'insiste pas sur les bains électriques, dont on trouvera également la technique dans le livre d'Erb.

d. *Hypnotisme et traitement moral.* Nous considérons surtout l'hypnotisme comme un traitement de l'hystérie locale ou des manifestations localisées de la névrose. Cependant on peut aussi, dans certains cas, trouver dans cette médication un moyen de modifier l'état d'ensemble du système nerveux. Le procédé à employer est toujours celui que nous avons décrit ; on agit à la fois par le sommeil lui-même et par la suggestion. Seulement il faut alors des traitements beaucoup plus prolongés que pour l'hystérie locale. On ne peut modifier une névrose par l'hypnotisme qu'à la condition de répéter et de multiplier les séances pendant longtemps. Il faut donc ici, plus que dans les autres cas, être prudent et ne continuer que si la malade supporte très-bien la médication sans en être énervée ; il faut qu'après chaque sommeil (même sans suggestion), elle se trouve mieux par le fait seul du sommeil provoqué.

Dans la même catégorie de moyens rentre ce que l'on a appelé le traitement moral. Les rapports du médecin avec les hystériques doivent être d'une nature un peu spéciale. Nul ne peut traiter une malade de cet ordre, s'il n'a son absolue confiance ; il doit la traiter avec autorité, ne pas lui permettre la discussion des prescriptions, mais ne jamais être violent ni brutal. L'hystérique est toujours une impressionnable, et il faut tenir grand compte de ce tempérament. Il ne faut pas accepter tout ce que la malade raconte et abonder dans son sens quand elle se plaint ; il faut au contraire réagir et la pousser à réagir, mais il faut avant tout se garder de traiter ses maux d'imaginaires, ce qui n'est pas vrai du reste et l'agacerait absolument. Il est indispensable que le médecin connaisse aussi complétement que possible les causes morales qui, dans chaque cas particulier, ont provoqué l'explosion de la névrose ou tout au moins en entretiennent l'évolution ; et, une fois ces causes connues, il faut doucement et graduellement arriver à en contre-balancer l'effet. Que de fois par une conversation affectueuse et suggestive le médecin soulage mieux une hystérique que par tous les remèdes de la pharmacopée ! C'est de l'hypnotisme à l'état de veille et d'une manière en quelque sorte permanente.

Cette partie du traitement est capitale dans la pratique, mais ne peut guère être développée dans un article général comme celui-ci ; il fallait l'indiquer. Dans chaque cas particulier, le médecin qui a du tact trouvera la note juste de l'application.

e. *Eaux minérales.* Les stations d'eaux minérales aident bien dans le traitement de l'hystérie. Le déplacement, le changement de milieux, les distractions et la confiance, constituent déjà un puissant élément de médication, mais ce n'est pas le seul. Il y a des eaux minérales qui conviennent très-bien aux hystériques.

Chimiquement, ce sont des eaux très-peu minéralisées, appartenant à ce groupe qu'on a irrévérencieusement appelé groupe des eaux indifférentes ou indéterminées. Il est certain que leur composition n'explique que très-incomplétement leurs succès. Ce sont des eaux sulfatées calciques, ferrugineuses, gazeuses, mais, je le répète, surtout faiblement minéralisées. Elles sont chaudes ou tièdes. On les administre sous forme de bains (piscines ou baignoires), en général à eau courante, quelquefois de douches. Dans tous ces établissements, on peut aussi faire de l'hydrothérapie.

Je n'insiste pas, mais je citerai, par ordre alphabétique : Bagnères de Bigorre, Lamalou, Néris, Plombières, Ragatz. Bigorre est particulièrement calmant (Salut) avec une note tonique (Salies). Lamalou est également tonique (Capus) avec une indication antirhumatismale plus particulière (sources du bas). Néris est plus exclusivement calmant, avec ses bains prolongés. Plombières est mieux indiqué quand il y a un point de départ utérin ou utéro-ovarien. Avec Ragatz réapparaît l'indication arthritique (goutteuse).

C. *Moyens employés pour combattre la maladie fondamentale.* C'est un groupe extrêmement important, dont la nomenclature sera courte cependant, car, d'un côté, nous ne sommes pas toujours armés contre les états constitutionnels, et puis ce que nous savons de cette partie de la thérapeutique se trouve partout, n'appartient pas en propre à l'hystérie et par suite ne peut figurer que pour mémoire dans un article comme celui-ci.

Contre la syphilis on instituera le traitement mixte d'abord (5 centigrammes de protoiodure d'hydrargire et 4 à 6 grammes d'iodure de sodium par jour) pendant un mois, puis le traitement alternatif mois par mois. Contre l'arthritisme, si fréquent derrière l'hystérie, on emploiera l'iodure de sodium (1 gramme par jour), alterné avec le salicylate de lithine (1 gramme par jour), les bains sulfureux et les purgations répétées ; contre la scrofule et la tuberculose, l'arsenic (5 milligrammes à 1 centigramme d'arséniate de soude), les iodés (aux doses de l'arthritisme) ou les sels d'or (5 milligrammes par jour de chlorure d'or et de sodium) ; contre l'herpétisme, les arsenicaux et les sulfureux, etc.

S'il y a de l'anémie ou de la chlorose, ce qui est fréquent encore, le fer (10 centigrammes de fer réduit à chaque repas) s'associera très-bien au quinquina, à l'arsenic et à l'hydrothérapie. De même, on combattra les maladies locales de l'utérus et de l'ovaire, si on les constate, ou les vers intestinaux, quoique ces causes ne jouent en général qu'un rôle secondaire d'occasion et ne constituent pas le fond essentiel de la névrose.   GRASSET.

HYSTÉROMÈTRE. L'hystéromètre ou *sonde utérine* se compose d'une tige métallique graduée, fléchie à son extrémité suivant l'axe de l'utérus normal et parfois, comme dans la sonde de Huguier, munie d'un curseur qui permet de mesurer la profondeur de l'utérus.

Sims a également imaginé une sonde utérine, mais, au lieu d'être métallique, elle est souple, très-flexible, et de plus mince.   L. Hn.

HYSTÉROPHORE. *Voy.* PESSAIRES.

HYSTÉROTOMIE. *Voy.* UTÉRUS.

HYSTRICIDES. *Voy.* RONGEURS.

I

IATROCHIMIE. *Voy.* Chimie et Médecine (*Histoire*).

IATROMANTIQUE. *Voy.* Divination.

IATROMÉCANICISME. *Voy.* Médecine (*Histoire*).

IBÉRIENS. *Voy.* Ligures et France.

IBERIS (L.). Genre de Crucifères-Thlaspidées, qui n'a qu'une importance minime en médecine. On croit que les *I. umbellata* L. et *sempervirens* L., de la région méditerranéenne, souvent cultivés dans nos jardins, produisaient les *Semina Thlaspeos cretici*, vantés comme diurétiques et expectorants. L'*I. amara* L., commun dans nos terrains arides, passe pour antiscorbutique; ses jeunes feuilles se mangent parfois en salade. L'*I. nudicaulis* L. est un *Teesdalia;* on le dit antiscorbutique. L'*I. Bursa-Pastoris* est le type du genre *Capsella*. *Iberis* a souvent été le nom officinal de la Passesage (*Lepidium Iberis* L.) et du Cresson alénois (*Lepidium sativum* L.).　　　　　　　　　　H. Bn.

IBIS. Les Ibis, que l'on rapprochait autrefois des Courlis (*voy.* le mot Échassiers), à cause de certaines analogies dans l'aspect général de l'oiseau et dans la forme du bec, ressemblent davantage, par leur organisation intime, aux Tantoles, aux Spatules et aux Cigognes. Ce sont des Échassiers de taille moyenne, mais solidement charpentés. Leur tête, relativement petite est portée sur un col flexible et se termine en avant par un bec recourbé en faucille, sillonné longitudinalement et très-épais à la base, qui est presque aussi élevée que la tête; leur corps, de forme ovoïde, repose sur des pattes de hauteur médiocre qui sont dénudées jusqu'au-dessus de l'articulation tibio-tarsienne et dont les trois doigts antérieurs se trouvent réunis à la base par de petites membranes. Ces doigts sont armés d'ongles excavés inférieurement et celui du doigt médian est généralement dentelé. Les ailes sont amples et arrondies, avec les pennes secondaires et parfois quelques-unes des scapulaires décomposées et formant panache; la queue est assez courte, mais large et un peu recoudée, et le plumage est raide et serré. Dans certaines espèces la tête et le cou sont dénudés et couverts d'une peau tantôt noirâtre ou bleuâtre, tantôt rouge, quelquefois sim-

plement plissée, d'autres fois hérissée de papilles ou de verrues; dans d'autres
espèces la tête seule est nue et il existe une collerette de plumes effilées, ou
bien encore la région antérieure du corps ne présente rien d'anormal. Enfin, si
le système de coloration du plumage est toujours uniforme, les teintes varient
considérablement d'une espèce à l'autre : il y a des Ibis blancs ou rosés, des
Ibis gris, noirs, pourprés, verts, etc.

On rencontre des Ibis dans toutes les parties du monde, mais c'est dans les
régions chaudes de l'Afrique et de l'Asie qu'ils sont le plus répandus. Leur
séjour de prédilection est dans les rives boisées des fleuves et des marécages et
leur nourriture consiste en Poissons, en Reptiles, en Mollusques et en Crustacés. Ce sont des oiseaux très-intelligents et doués d'un naturel sociable qui se
réunissent volontiers à des individus de leur espèce, mais à des Hérons, des
Tantales, etc. Pour dormir et pour se reposer ils se retirent sur les arbres et,
grâce à leur prudence ils échappent assez facilement aux atteintes des Rapaces
et des Carnassiers. Ils ont soin également de placer sur des branches d'arbres et
d'arbustes dont le pied est immergé leurs nids grossièrement construits et contenant, à chaque couvée, de trois à six œufs, généralement blancs.

Les Ibis, qui constituaient pour les naturalistes du commencement du siècle
un simple genre (*Ibis* de Cuvier et de Vieillot), ont été élevés plus tard au rang de
tribu sous le nom d'Ibidinés et répartis en un grand nombre de genres (*Ibis,
Gonreticus, Lophotibis, Herpiprion, Falcinellus, Eudocimus,* etc.), qui n'ont
pas grande valeur. L'espèce la plus anciennement connue est l'Ibis sacré des
Égyptiens (*Ibis æthiopica* Lath., *I. religiosa* Savigny), qui à l'âge adulte se
reconnaît à sa tête et à son cou dénudés, d'un noir mat, à son bec noir, à ses
pattes d'un gris brunâtre et à son plumage blanc, rehaussé par de belles plumes
noires, légères et décomposées, retombant sur les ailes. Cet oiseau, dont l'image
apparaît à chaque instant sur les monuments égyptiens et que l'on trouve
embaumé dans les sépultures royales, était vénéré soit à cause des services qu'il
rendait en détruisant des Reptiles et des Insectes nuisibles, soit parce que son
apparition annonçait la crue des eaux du Nil. Les Anciens entretenaient d'ailleurs
à son égard une foule de croyances superstitieuses. Non contents d'admettre, ce
qui est probablement inexact, que l'Ibis sacré pourchasse et dévore des Serpents
venimeux de grande taille, ils disaient que le basilic provenait d'un œuf d'Ibis,
formé du venin de tous les Serpents avalés par l'oiseau. Il suffisait, croyait-on,
du contact d'une plume d'Ibis, pour réduire à l'immobilité ou même pour faire
périr les Crocodiles et les Serpents. L'Ibis pondait quatre œufs en se réglant sur
les phases de la lune; il s'efforçait de conserver sa virginité; il avait une vie
extraordinairement longue ; peut-être même était-il immortel ; il avait l'instinct
de déterger ses entrailles en avalant de l'eau salée, et c'est de lui que les hommes
avaient appris l'utilité des lavements, etc., etc.

Quelques-unes de ces superstitions s'appliquaient d'ailleurs également à une
autre espèce, à l'Ibis falcinelle (*Tantalus falcinellus* L., *Ibis falcinellus* V.,
Falcinellus igneus Gr.), qui se distingue aisément de l'Ibis sacré par sa taille
plus faible, ses membres plus sveltes, son plumage d'un vert sombre, à reflets
métalliques et pourprés. Cette dernière espèce que Buffon appelait le *Courlis
d'Italie* habite les bords de la mer Noire, de la mer Caspienne et de la Méditer-
ranée, ainsi que la vallée du Nil, et est représentée dans le Nouveau Monde par
une race à peine distincte. Elle occupe donc à la surface du globe une aire
aussi vaste que l'Ibis sacré, qui ne se rencontre plus aujourd'hui en Égypte, mais

qui est encore fort répandu dans le Soudan ou sur les bords du canal de Mozambique, dans l'Afrique australe, en Sénégambie, et même sur certains points de l'Australie et des Moluques.

Parmi les autres espèces de la famille des Ibidinés nous citerons encore l'*Ibis gigantea* Oust. des bords du Mé-kong, l'*Ibis comata* Rüpp d'Abyssinie, l'*Ibis nippon* Tem. du Japon, l'*Ibis cristata* Bodd. de Madagascar et l'*Ibis cœrulescens* V., du Brésil.   E OUSTALET.

IBN. *Voy.* EBN.

ICACINE. $C^{47}H^{48}O$ (Hesse). D'après Stenhouse le résidu de la distillation de l'encens avec la vapeur d'eau cède à l'alcool bouillant l'*icacine*, cristallisable en aiguilles soyeuses fusibles à 175 degrés, insoluble dans l'eau et la potasse, soluble dans l'alcool bouillant, l'éther, le sulfure de carbone, le pétrole, la benzine bouillante, très-attaquable par l'acide nitrique.   L. HN.

ICAJA. Sous ce même nom indigène africain et sous celui de *M'boundou* ou de *casa* selon les tribus, on désigne à la fois un poison d'épreuve très-utilisé par les Pahouins du Gabon, ainsi que l'arbuste qui le fournit.

Ce végétal, que l'on rencontre assez abondamment dans toute l'Afrique équatoriale et surtout au Gabon, à la lisière des bois et sur les bords marécageux des fleuves de cette région, inspire une telle vénération, une telle crainte aux indigènes, qu'il a été impossible de s'en procurer les fleurs. On a pu avoir ses feuilles et ses fruits, ce qui a permis de le classer dans les Loganiacées sous le nom de *Strychnos icaja* Baillon.

Le M'boundou est un arbuste à tige droite, de 2 à 3 mètres de haut et de 2 à 3 centimètres de circonférence. Les feuilles sont grandes, entières, opposées et ovales, terminées en pointe allongée; elles présentent 3 fortes nervures longitudinales qui partant du pétiole vont se rejoindre en ligne courbe près de la pointe. La racine en est forte, pivotante, noueuse et recouverte d'une mince écorce rougeâtre. En voici la description anatomique telle que nous l'avons observée : 1° au-dessous d'une couche parenchymateuse épaisse, une zone subéreuse formée de cellules aplaties; 2° une couche d'éléments libériens scléreux très-épaisse, formée de 3 ou 4 rangées non interrompues de cellules (c'est le centre d'accumulation de la *strychnine*, seul principe actif de cette plante); 3° une zone cambiale épaisse; 4° enfin le bois qui est parcouru par des rayons médullaires très-développés, formés de cellules très-larges et de deux séries linéaires de ces cellules. Les vaisseaux du bois sont à lumen très-large. La matière colorante rouge de cette racine est surtout localisée dans le parenchyme cortical et dans la zone subéreuse sous-jacente. Cette structure histologique est assez spéciale pour devenir caractéristique.

C'est l'écorce de la racine qui sert aux nègres du Gabon et du cap Lopez à préparer la liqueur d'épreuve dont l'usage est si répandu chez les peuplades non soumises à l'autorité européenne. Ils appliquent ce jugement de Dieu à tout malheureux soupçonné de sorcellerie, ce qui se présente toujours au décès d'un homme de la tribu, le nègre s'imaginant que la mort est une violence contre nature résultant forcément de quelques maléfices. Sitôt que l'opinion publique a désigné un nègre comme coupable d'avoir déchaîné l'esprit du mal contre un de ses semblables, le féticheur ou Olonga prépare le breuvage que l'accusé doit boire pour faire la preuve de son innocence. La plante est arrachée et sa racine est raclée de manière à en détacher complétement l'écorce qui est mise à macérer dans l'eau à dose variable, selon que le grand-prêtre, livré à son action spontanée ou préalablement soudoyé, veut ou non sauver l'accusé.

« Quand la liqueur a pris une teinte rougeâtre, le poison est prêt : le féticheur trace alors une raie sur le sable, à 10 pas devant le patient auquel il tend ensuite la coupe remplie de M'boundou. Celui-ci doit l'avaler d'un trait, puis à un signe du féticheur se mettre en marche. Déjà le poison commence à produire son effet, une torpeur invincible s'empare de l'accusé. Et cependant il rassemble toute son énergie dans un suprême effort et cherche à marcher en avant, car malheur à lui, s'il tombe avant d'avoir franchi cette raie tracée sur le sable : sa culpabilité est prouvée aux yeux de ces barbares et une foule altérée de sang l'égorgera, arrachera ses entrailles et coupera son corps en petits morceaux. Si, au contraire, ses forces ne l'ont pas trahi tout de suite, s'il franchit la ligne fatale, il est déclaré innocent et la colère du peuple retombera alors sur son accusateur qui sera soumis à la même épreuve » (Touchard, *La rivière du Gabon et ses maladies*. Thèse de Montpellier, 1884).

La mort n'est pas toujours, en effet, le terme fatal de cette épreuve ; le poison peut être rejeté d'abord et même quand il est conservé, ainsi que l'ont établi les expériences de Pécholier et Saint-Pierre sur les animaux, ceux-ci, après avoir présenté les symptômes les plus graves, dus à l'influence de la strychnine tétanisante, peuvent revenir peu à peu à la vie. C'est évidemment là une question de dose et de résistance nerveuse du sujet.

La racine du M'boundou, en dehors des études physiologiques des deux habiles expérimentateurs déjà cités, a été l'objet de nombreuses recherches de divers ordres : 1° de Peyri et Rabuteau, qui en expliquent l'action par la présence de deux alcaloïdes : la *strychnine* et la *brucine;* 2° de M. Kauffeisen, qui prouve par un grand nombre d'expériences que la *strychnine* (seul alcaloïde dont il ait pu par des réactions caractéristiques déceler la présence) suffit à expliquer son action ; 3° de M. le professeur Testut, qui fut conduit par des essais uniquement physiologiques à se demander si son action ne serait pas le résultat de la présence de deux alcaloïdes, l'un *stupéfiant*, qui, dans les cas de fortes doses, tuerait les animaux avant que les effets convulsivants aient pu se produire, et l'autre *tétanisant*, agissant dans les cas de faible dose.

Devant ces divergences j'ai repris, avec M. Schlagdenhauffen, ces recherches (*Journal de l'anat. et de la phys.* de Ch. Robin, en 1882) physiologiques et chimiques; il en est résulté : 1° que la *strychnine* existe seule dans les diverses parties de cette plante; 2° que les tracés myographiques d'une grenouille soumise à l'action de la *strychnine* et du *M'boundou* (extraits préparés avec les diverses parties de ce végétal) présentent la plus grande analogie: 3° que les différences d'actions observées par M. Testut tiennent exclusivement à des questions de dose du poison strychnique, comme celles que l'on a relatées entre les Strychnos d'Amérique, qui sont dits paralysants, par opposition aux Strychnos d'Afrique, qui passent pour être uniquement tétanisants.   Édouard Heckel.

ICAQUIER. Nom vulgaire du *Chrysobalanus Icaco* L., de la famille des Rosacées, qui est le type d'une série particulière, caractérisée par un réceptacle creux, en forme de cône renversé, dont les bords portent double périanthe et de nombreuses étamines. Le gynécée est au fond du réceptacle, formé d'un seul

carpelle libre, à pied court, à style gynobasique, avec deux ovules ascendants.
Le fruit est une drupe, et la graine n'a pas ou n'a que peu d'albumen. C'est la
plus connue des espèces du genre ; elle se trouve aujourd'hui dans tous les pays
tropicaux. Son fruit est la Prune d'Icaque ou P. d'Amérique, comestible, à
sarcocarpe fade d'abord, puis un peu aigre et âcre, prenant à la gorge. Il est
astringent, et c'est un remède populaire des diarrhées. L'embryon sert à préparer des émulsions antidiarrhéiques. La racine, l'écorce et les feuilles, sont
également astringents. On en prépare des bains pour raffermir les chairs et les
muqueuses ; elles sont employées contre les leucorrhées et les blennorrhées.
L'huile de l'embryon sert à préparer des onguents détersifs.   H. Bn.

ICHNEUMONS. Insectes (de Ἰχνεύμων, venant d'ἰχνεύω, fureter ou suivre
une piste). Les Égyptiens vénéraient l'Ichneumon, ou rat de Pharaon, mammifère carnassier, de la famille des Civettes, qui détruit les Serpents et les œufs
de Crocodiles. Les Ichneumons sont des insectes Hyménoptères térébrants à
abdomen pédiculé (*voy.* Hyménoptères), à mœurs créophages ou entomophages.
Ils sont très-intéressants pour l'agriculteur, dont ils constituent les auxiliaires
zoologiques arrêtant les dévastations des autres insectes destructeurs des feuilles,
des fruits, des arbres. Tous les Ichneumoniens femelles pondent leurs œufs
soit dans le corps même des larves d'insectes, soit à côté ou à la surface (*Pim-
pla*). Les larves nées de ces œufs vivent du tissu splanchnique de leurs victimes,
d'abord du réseau graisseux, n'attaquant les organes essentiels à la vie qu'en
dernier lieu. L'insecte rongé parvient au plus à l'état de nymphe (*voy.* Nymphe)
et la larve, d'abord atteinte, ne fournit pas l'insecte futur de son espèce à
l'état sexué : ce dernier est donc frappé à mort, anéanti, étant arrêté dans son
développement.

Les Ichneumoniens renferment les plus grandes espèces des Hyménoptères à
larves entomophages. A l'état de perfectose, ce sont des insectes agiles que
Réaumur appelait Mouches vibrantes, parce que leurs antennes, organes
d'odorat et d'audition (*voy.* Hyménoptères, Insectes), sont dans un mouvement
vibratoire presque continuel, en quête d'une proie vivante. On les a aussi
nommés Mouches à trois soies, à cause de la forme de leur tarière parfois très-
longue, très-saillante ; le filet central, analogue de l'aiguillon ou de la tarière
des térébrants sessiles, est droit, rigide, tandis que les pièces analogues au gorgeret s'écartent latéralement ou même se tortillent ou s'enroulent, chez l'insecte
mort, par la dessiccation (*voy.* Porte-aiguillon, Térébrants).

A l'état d'insecte parfait ou sexué, les Ichneumons volent vivement entre les
herbes, les taillis, ou courent sur les murs, les palissades, les talus des
chemins creux, même dans nos maisons, cherchant une proie où ils puissent
déposer leurs œufs. Les femelles à courte tarière fréquentent les feuillages et
les endroits où se trouvent des larves à découvert ; celles qui portent une tarière
longue ou très-longue (*Ephialtes, Rhyssa*) explorent les troncs d'arbres et
les grosses branches où leur instinct leur révèle des larves profondément
cachées.

L'Ichneumon femelle qui a découvert une fente, une cavité, une galle
(*voy.* Galles), en un mot, un nid où peuvent vivre une chenille ou des larves,
s'accroche par les pattes antérieures au-dessus du plan de position, soulève son
corps, dresse son abdomen perpendiculairement, en même temps qu'elle insinue
sa tarière dans la cavité où est la larve vivante. Le bout de la tarière insinue

l'œuf, et assez profondément pour qu'il ne reste pas dans la vieille peau, si la larve vient à muer.

J'ai vu des femelles d'*Ephialtes* pondant et la tarière engagée dans le bois ; j'ai pu alors toucher et déplacer l'insecte sans qu'il cherchât à s'envoler. Dans le genre *Ophion* n'ayant qu'une très-courte tarière, l'œuf est déposé avec une sorte de glu et ne touche pas le corps de la chenille, il est fixé par un pédicule rappelant celui des Hémérobes et Chrysopes femelles (*voy.* Névroptères).

Si on saisit un Ichneumon avec les doigts, l'insecte ne cherche pas à mordre, mais la femelle recourbe l'abdomen en dessous, et la tarière cherche à piquer la peau. Si, comme avec les *Ophion*, par exemple, il y a égratignure du derme, la douleur est vive, comme je l'ai éprouvé, mais fugace, car il n'y a pas de venin déposé dans la piqûre. Plusieurs Ichneumoniens exhalent des odeurs rappelant assez celles de l'acide acétique, d'autres celles cuir de Russie, ou de rose, ou de jacinthe, etc.

Les œufs des Ichneumons déposés dans le corps ou sur le corps des chenilles ou des larves d'autres insectes, des Araignées, etc., donnent naissance à des larves apodes et qui ne font pas d'excréments. Ces larves d'Ichneumons sont molles, presque cylindriques, ou amincies aux extrémités. Quelques-unes extérieures ont des pseudopodes dorsaux (A. Laboulbène, *Annales de la Société entomologique de France*, 3ᵉ série, t. VI, p. 797, pl. 17, n° 2, 1858). Leurs ocelles sont très-petits, leurs mandibules aiguës, avec un labre charnu, et une lèvre trilobée représentant les mâchoires et la languette soudées. Un grand nombre est pourvu d'une filière qui peut tisser un cocon de soie. Le cocon où a lieu la nymphose est oblong, oviforme, blanc ou jaunâtre, parfois avec des bandes brunes, ce qui est dû probablement au fonctionnement alternatf de glandes distinctes. La nymphe ressemble à l'adulte, et De Géer avait observé que la tarière visible sur la nymphe remonte sur le dos de l'abdomen. Cette disposition transitoire est permanente dans le genre *Leucopsis* faisant partie des Chalcidiens. Tantôt les larves quittent la peau vidée ou émaciée de la chenille, tantôt elles subissent leurs métamorphoses dans le corps de leur victime. Souvent, comme je l'ai dit, la nymphose peut avoir lieu, mais l'insecte parasite sort adulte de la nymphe morte. Les Ichneumons viennent au jour, en général, à l'époque de l'apparition normale de l'insecte qu'ils ont tué, les Ichneumons mâles précédant leurs femelles. En résumé, on voit surgir de la chrysalide un Ichneumon au lieu du papillon qu'on attendait, aussi les anciens auteurs, Gœdart en particulier, observant ces faits très-réels, croyaient à une métempsychose ou à une métamorphose dans le sens des fables de l'antiquité.

Au point de vue de la classification, les Ichneumonides ont longtemps été réunis avec les Braconides, et Nees ab Esenbeck faisait de ces derniers des Ichneumonides adjoints (1818). Plus tard, Gravenhorst établit leur séparation et publia sur eux un ouvrage magistral (*Ichneumologia Europæa*, 3 vol. in-8°, Vratislaviæ, 1829). Les principales sections des Ichneumonides sont celles des Ichneumonides proprement dits, Cryptides, Tryphonides, Ophionides et Pimplides (*voy.* Hyménoptères, Insectes, Porte-aiguillon, Térébrants).

A. Laboulbène.

ICHTHIDINE. Principe azoté mal défini, contenu, d'après Frémy et Valenciennes, dans les œufs mûrs des poissons Cyprinoïdes, soluble dans les acides acétique et phosphorique. L. Hn.

ICHTHINE. Principe azoté, retiré par Frémy et Valenciennes du jaune d'œuf d'un grand nombre de poissons, particulièrement des raies. Elle forme des grains transparents, homogènes, insolubles dans l'eau, l'alcool et l'éther, solubles dans l'acide chlorhydrique concentré et dans les acides phosphorique et acétique étendus, ainsi que dans les alcalis. L. Hn.

ICHTHULINE. Substance albumineuse, visqueuse, semblable au gluten, devenant pulvérulente par l'action de l'alcool et de l'éther, soluble dans les acides chlorhydrique, phosphorique et acétique, et qui accompagne l'ichthidine dans les œufs de poissons Cyprinoïdes. C'est, comme elle, un principe mal défini. L. Hn.

ICHTHYOCOLLE. *Voy.* GÉLATINE.

ICHTHYOMANCIE. *Voy.* DIVINATION.

ICHTHYOPHTIRES. Schmarda (*Zoologie*, Wien. 1878) a établi sous ce nom un groupe d'animaux Arthropodes, de la classe des Crustacés, comprenant les *Siphonostomes* de Latreille et les *Entomostracés* de Milne Edwards et correspondant, par suite, à une partie des *Cyclopigènes* de Gervais et van Beneden.

Ces Crustacés, tous de très-petite taille, vivent pour la plupart en parasites sur la peau ou sur les parois de la bouche ou de la cavité branchiale des Poissons. Leur corps, plus ou moins déformé, est cependant composé de trois parties distinctes : la tête, le thorax et l'abdomen. Ce dernier, ordinairement rudimentaire, est pourvu d'une seule paire d'appendices disposés de manière à constituer une petite nageoire caudale. Le thorax est garni de quatre ou cinq paires de pattes natatoires biramées. La tête porte une paire d'antennes et ordinairement trois paires de pattes-mâchoires ancreuses ou préhensiles. Les pièces buccales sont disposées pour piquer et pour sucer.

Les sexes sont séparés. Les mâles se distinguent en général des femelles par la taille beaucoup plus petite ; ces dernières portent presque toujours leurs œufs dans des tubes cylindriques qui naissent près du bord postérieur du dernier segment thoracique de chaque côté de l'abdomen et qui atteignent souvent une longueur considérable. Les larves naissent sous la forme de *Cyclops* et subissent des métamorphoses considérables avant de se transformer en animaux adultes.

Les Ichthyophtires renferment un grand nombre de genres dont les principaux, *Corycœus* Dana ; *Ergasilus* Nordm., *Ascomyzon* Thor., *Caligus* O. F. Müll., *Lernœa* L. et *Argulus* O. F. Müll., constituent les types d'autant de familles distinctes. L'espèce type du genre *Argulus* est l'*A. foliaceus* L. ou *Pou des Poissons*, qu'on trouve communément en Europe sur les Carpes, les Tanches et les Épinoches. Ed. Lef.

ICHTHYOSE. HISTORIQUE. Avicenne est, au dire de Hébra, le premier auteur qui donna une description de l'ichthyose : il la désignait sous le nom d'*albarras nigra* et la caractérisait ainsi : *est scabiositas accidens cuti aspera vehemens, et facit squamas sicuti sunt piscium.* Les faits qui semblent avoir le plus vivement frappé les auteurs jusqu'au commencement de ce siècle sont ceux dans lesquels les productions épidermiques atteignent des dimensions considérables et revêtent des formes plus ou moins bizarres : la comparaison, qui jouait un si grand rôle dans les dénominations imposées aux lésions de la peau, avait beau jeu, et, comme le vulgaire le fait encore aujourd'hui, les anciens auteurs ne manquaient pas d'exagérer les ressemblances, pour peu qu'elles rapprochassent les sujets observés de quelque animal bizarre ou redoutable : aussi, pendant de longues années, la description de l'ichthyose, rangée parmi les lichens, la lèpre ou la gale, comprend-elle surtout, sinon uniquement, celle d'hommes comparés par les auteurs à des lions, à des porcs-épics, à des hérissons. Ce sont des faits de cet ordre qui sont encore décrits par Bartholin, Panarolus, Stalpart van der Wiel, Boissier de Sauvages, etc. L'imagination des auteurs était tellement surexcitée par de tels phénomènes qu'ils vont jusqu'à dire que de tels sujets ont non-seulement l'apparence, mais jusqu'à l'odeur même des poissons.

Lorsque vint en Angleterre un Islandais nommé Lambert, atteint, ainsi que les fils qu'il eut plus tard, d'ichthyose cornée, les descriptions de celle-ci se multiplièrent, et la famille Lambert eut successivement pour historiographes Jean Machin (1732), Henri Baker (1755), Tilésius, Buniva, Alibert, I. Geoffroy Saint-Hilaire. L'émotion causée parmi les médecins par ces hommes phénomènes dans leurs pérégrinations multiples à travers l'Europe fut sans doute la cause du regain de curiosité que suscita l'ichthyose à la fin du dix-huitième siècle et au commencement du dix-neuvième siècle. Précisément à cette époque les classifications dermatologiques se fondaient en même temps que les descriptions devenaient plus précises.

En réalité, et quoique quelques-uns de ses prédécesseurs l'aient tentée, c'est à Willan que l'on doit la première description régulière et un peu complète de l'ichthyose ; il décrivit non-seulement les difformités prononcées, sur lesquelles avaient tant insisté les auteurs précédents, mais encore les degrés moindres de la maladie qui, moins extraordinaires et prêtant moins aux descriptions fantastiques, sont cependant beaucoup plus importantes en raison de leur fréquence. Il divisait l'ichthyose en deux variétés : ichthyose simple et ichthyose cornée.

La description donnée par Willan était assez exacte pour avoir été adoptée par ses contemporains.

Alibert contribua à la faire connaître en France ; il conserva à peu près la division de Willan et Bateman et se contenta de distinguer dans l'ichthyose simple deux formes différentes : l'ichthyose nacrée et l'ichthyose serpentinée.

Pour ces auteurs, l'ichthyose est une maladie caractérisée par l'épaississement et l'induration de la peau, et la formation de squames ayant plus ou moins nettement l'aspect des écailles des poissons. Elle est isolée des autres affections du groupe des affections squameuses, mais elle n'est pas encore absolument et nettement individualisée ; les descriptions de Willan renferment des faits appartenant à la séborrhée.

Rayer signale cette erreur de Willan. En outre il range l'ichthyose parmi les vices de conformation congénitaux ou acquis de l'épiderme et est ainsi un des premiers à la différencier nettement par son évolution.

Les auteurs qui suivent donnent une importance de plus en plus considérable à l'hérédité de l'ichthyose, à la persistance de ses lésions pendant toute la vie, et montrent ainsi comment elle constitue une lésion spécialisée par son étiologie et par son évolution ou plutôt par son absence d'évolution.

E. Wilson attribue toutes les affections désignées sous le nom d'ichthyose à des altérations des glandes sébacées, mais à des altérations différentes. Les unes sont dues à une diminution de la sécrétion de ces glandes, elles sont caractérisées par la sécheresse de la peau, et répondent à l'ichthyose simple de Willan. E. Wilson leur donne le nom de xerodermia (ξηρὸς, sec), les autres résultent d'une altération de la sécrétion de ces glandes, elles répondent à l'ichthyose cornée, et Wilson leur donne le nom d'*ichthyosis sebacea squamosa*, d'*ichthyosis sebacea spinosa*, d'*ichthyosis spuria*, de *sauriderma* (peau de saurien). Wilson basait sa théorie sur l'examen des squames dans les différents cas, sur la présence de matière sébacée concrétée à l'orifice des follicules sébacés dans l'ichthyose cornée. Il y a dans la théorie de Wilson, comme dans tant d'autres théories, une part d'erreur et une part de vérité. La part d'erreur consiste dans l'origine qu'il donne à la xérodermie : les lésions de l'épiderme et non pas seulement un fonctionnement insuffisant des glandes sébacées en sont la cause : aussi les idées de Wilson sur ce sujet n'ont pas tardé à être abandonnées ainsi que la dénomination dont il se servait. La part d'erreur consiste encore dans le rôle exclusif qu'il faisait jouer aux glandes sébacées dans la production de tous les cas d'ichthyose cornée : les examens histologiques ont montré que, dans bon nombre de cas, celle-ci s'accompagne de modifications très-considérables dans la constitution du stratum épidermique, et que la théorie de Wilson n'était pas applicable à tous les cas. La part de vérité consiste dans la constatation et dans l'affirmation de ce fait que, dans certains cas dénommés ichthyose, les saillies et les productions de la surface cutanée sont constituées par une sécrétion sébacée modifiée.

Il est à regretter que le nom d'ichthyose sébacée, donné par Wilson, ait persisté dans le vocabulaire dermatologique, car il tend à consacrer des erreurs de diagnostic et à entretenir la confusion entre l'ichthyose véritable et une affection qui n'a avec elle qu'une simple similitude d'aspect.

Après les travaux de Wilson, l'ichthyose s'est trouvée définitivement constituée, sa description symptomatique était terminée, aussi les travaux sur ce sujet se sont-ils faits rares, en même temps que peu importants : nous aurons seulement, dans le cours de cet article, à signaler les recherches anatomopathologiques récentes.

DÉFINITION. On donne le nom d'ichthyose par suite de la ressemblance qu'elle affecte avec l'aspect de la peau des poissons — ressemblance un peu forcée — à une lésion de la peau, « caractérisée par la formation incessante d'écailles épidermiques sèches, légèrement imbriquées, ou juxtaposées, tantôt minces, fines et transparentes, tantôt opaques, dures, épaisses, et parfois d'une consistance cornée » (Bazin), lésion se développant presque toujours dans les premiers mois ou dans les premières années de la vie, se transmettant ou susceptible de se transmettre par hérédité directe ou collatérale.

ÉTIOLOGIE. L'étiologie de l'ichthyose peut, quoi qu'en ait encore dit récemment Unna, se résumer tout entière en un mot : elle est héréditaire. Mais, lorsqu'on parle de l'hérédité de l'ichthyose, il faut donner à ce terme son sens le plus large. Si l'on entendait par là une affection ne se rencontrant que chez des sujets dont les ascendants en sont eux-mêmes atteints et dont les descendants sont presque fatalement condamnés à en porter les traces, on exagérerait singulièrement, et il est indispensable de s'entendre sur ce sujet : pour cela, il faut comprendre l'hérédité, ainsi d'ailleurs qu'on le fait pour la plupart des maladies qu'elle contribue à produire, comme la faculté de se transmettre à un nombre plus ou moins considérable de membres d'une même famille appartenant à des générations diverses, tout en respectant ou pouvant respecter les générations intermédiaires.

Rien n'est plus irrégulier que cette transmission à travers les générations, et d'ailleurs cette irrégularité n'est ni plus ni moins considérable pour cette affection que pour celles qui reconnaissent une semblable origine. Dans certaines familles, on a pu suivre les ichthyosiques pendant plusieurs générations successives. Nayer rapporte qu'il a observé une famille d'ichthyosiques chez laquelle la transmission héréditaire s'était faite sans interruption, pendant six générations. La célèbre famille Lambert, dont nous avons déjà parlé plus haut, a pu être observée pendant quatre générations sans que l'ichthyose ait cessé de se reproduire. De tels exemples sont rares cependant. Le plus souvent, après deux générations successives, la transmission cesse de se faire dans la ligne directe, pour passer dans la ligne collatérale, revenir quelquefois aussi dans la ligne directe après avoir épargné une ou deux générations ; peut-être, si l'on avait une généalogie pathologique un peu étendue des familles ichthyosiques, verrait-on se multiplier ces récurrences de la lésion dans une même ligne, mais les documents font défaut. Il faut donc se contenter le plus souvent de ce que l'on peut observer directement sur deux, quelquefois trois générations consécutives. On voit alors que la transmission se fait des parents aux enfants dans des proportions variables et d'une façon irrégulière. Gaskoin, qui a relevé, au point de vue de l'hérédité, les antécédents de 100 ichthyosiques, a constaté 4 fois la transmission du père au fils, 4 fois la transmission de la mère à la fille ; 1 fois de la mère au fils d'une façon claire et 5 fois moins clairement, 1 fois du père à la fille (cas douteux) ; 1 fois de la grand-mère maternelle à un garçon. Les enfants des ichthyosiques ne sont pas tous atteints nécessairement, lorsque l'un d'eux a hérité de la maladie paternelle, et celui ou ceux qui sont atteints peuvent être indifféremment parmi les aînés ou parmi les puinés. Ils peuvent appartenir aux deux sexes indifféremment, mais parfois la maladie frappe uniquement les enfants d'un même sexe : Kaposi rapporte qu'une femme ichthyosique avait 5 fils tous atteints d'ichthyose, tandis que ses 3 filles en étaient indemnes. Des deux produits d'une grossesse gémellaire, l'un peut être atteint d'ichthyose, alors que l'autre a des téguments normaux (obs. de Leloir). En résumé, la transmission de l'ichthyose des parents aux enfants n'est ni fatale, ni régulière, elle semble même beaucoup moins fatale et moins régulière que pour d'autres affections ou malformations nettement héréditaires, telles que la myopathie atrophique progressive, mais elle est certainement plus fréquente que pour le cancer, qui est cependant considéré généralement comme un type d'affection héréditaire.

Ce n'est point seulement dans la ligne directe qu'on observe des exemples multiples d'ichthyose frappant une même famille; des collatéraux en peuvent être atteints simultanément. Les neveux et les nièces d'oncles et de tantes ichthyosiques dans la ligne paternelle ou dans la ligne maternelle peuvent présenter la même affection.

Dans une même génération, plusieurs membres d'une famille, du même sexe ou de sexes différents, peuvent être atteints d'ichthyose, dont le développement simultané chez eux montre bien qu'il ne s'agit pas d'une lésion purement accidentelle, mais bien d'une véritable maladie de famille dont le germe leur a été transmis par des générateurs indemnes eux-mêmes.

Nous en avons dit assez sur les diverses modalités suivant lesquelles l'ichthyose peut sévir dans une même famille pour que l'influence de l'hérédité apparaisse nette ; elle est d'ailleurs admise par l'immense majorité des auteurs actuels. Il nous reste à rechercher dans quelles proportions elle s'exerce.

Gaskoin, d'après ses observations, estime que, dans le quart des cas, l'ichthyose provient directement des parents ou se produit chez les collatéraux : ces cas seuls méritent, dans le sens strict du mot, d'être appelés héréditaires. Dans un autre quart, l'ichthyose atteint plusieurs membres d'une même famille. C'est donc environ un cas sur deux où l'on doive considérer comme démontrée l'existence de l'hérédité. Il reste, par conséquent, une moitié des cas où on ne peut avec certitude invoquer l'hérédité. D'après notre observation personnelle, plus restreinte, il est vrai, que celle de Gaskoin, nous considérons la proportion de 1 cas d'hérédité sur 2 cas d'ichthyose comme bien au-dessous de la vérité, et d'ailleurs les auteurs, sans donner des chiffres exacts, considèrent l'hérédité comme la cause la plus fréquente ou presque constante du développement de l'ichthyose.

Il faut aussi reconnaître que de nombreuses causes d'erreur peuvent notablement diminuer la proportion apparente des cas héréditaires. D'abord, lorsque l'ichthyose est peu considérable, elle est à peine remarquée, des parents peuvent en ignorer l'existence, alors surtout que celui qui en est atteint y prête peu d'attention ; le sujet, porteur d'une forme plus accusée, répond donc avec la plus entière bonne foi que la maladie est inconnue dans sa famille : Bazin rapporte que, appelé auprès d'un enfant couvert d'ichthyose et ne pouvant rien découvrir dans les antécédents de famille, il demanda à examiner la mère et découvrit sur l'un de ses coudes une petite plaque d'ichthyose des mieux caractérisées. Une enquête approfondie conduite à propos de chacun de ces cas en apparence non héréditaires et l'examen direct des plus proches parents augmenteraient certainement d'une façon notable la proportion des cas héréditaires. De plus, il faut tenir compte, dans l'appréciation des renseignements fournis sur l'hérédité, des erreurs volontaires commises par les malades et par leurs parents : les affections cutanées, dans toutes les classes de la société, ont une mauvaise réputation, sont considérées comme le signe de quelque vice héréditaire ou de quelque maladie que l'on aime mieux ne pas divulguer, et l'enquête sur l'hérédité vient se heurter parfois à des dénégations qui n'ont pas d'autre raison. Enfin, dans la transmission des maladies héréditaires, il faut se rappeler que le principe de droit : *is pater est quem nuptiæ demonstrant,* comporte en fait nombre d'exceptions qui peuvent introduire dans une famille une branche d'ichthyosiques dont l'origine reste inconnue. Pour ces raisons, sur lesquelles il n'y a pas à insister plus longuement, la statistique fournit au sujet de l'hérédité de l'ichthyose des données qui sont certainement au-dessous de la vérité et, si l'on tient compte de ces causes d'erreur, on arrivera à cette conclusion que dans la majorité des cas, sinon dans tous, l'ichthyose est transmise par hérédité, et nous allons voir que c'est là la cause unique.

L'hérédité a-t-elle toujours pour origine un cas d'ichthyose ou bien ne peut-elle pas dériver de quelque autre dermopathie ? Cette question peut être soulevée par analogie avec ce qui se passe pour d'autres maladies héréditaires, pour les affections du système nerveux, par exemple. Elle ne semble pas devoir être résolue par l'affirmative : les dermatoses sont rares chez les ascendants

des ichthyosiques. Gaskoin n'a relevé que 3 ou 4 cas d'eczéma dans les antécédents héréditaires ; il est vrai que cette recherche est plus difficile encore
que celle de l'ichthyose. Néanmoins J. Hutchinson a vu plusieurs fois des
ichthyosiques naître de parents atteints de psoriasis, et, sans admettre l'identité de l'ichthyose et du psoriasis, il considère que très-probablement l'ichthyose est le résultat d'une manifestation intra-utérine de la diathèse dartreuse
ou psoriasique ; il fait remarquer, en outre, que les parties qui sont le plus
atteintes dans l'ichthyose sont celles que le psoriasis intéresse le plus et que
celles qui échappent à l'ichthyose sont celles aussi que le psoriasis respecte.

Quant aux affections générales ou autres des ascendants, elles ne semblent
aucunement prédisposer au développement de l'ichthyose ; quoi qu'en ait dit
Gaskoin et quoiqu'il les ait souvent rencontrés chez ses malades, la phthisie et
l'asthme ne paraissent pas plus fréquents dans les familles d'ichthyosiques que
dans les autres, et il ne peut être question de leurs transformations dans l'étiologie de l'ichthyose.

A côté de l'hérédité nous devons signaler, surtout au point de vue historique, quelques causes qui ont été invoquées pour expliquer le développement
de l'ichthyose et dont l'influence ne peut plus être admise aujourd'hui.

On a dit, surtout après l'arrivée en Angleterre du fameux Lambert, qu'il
existait des races de sujets ichthyosiques ; on a prétendu que, à Haïti, au Para-
guay, dans les populations voisines de la mer et des rivières poissonneuses
— toujours à cause de la ressemblance de la peau ichthyosique avec le tégument des poissons —, l'ichthyose était très-fréquente.

On n'a pas manqué, comme pour toutes les déformations ou difformités congénitales, d'invoquer, surtout pour l'ichthyose cornée, l'influence des émotions,
des envies, etc , éprouvées par la mère pendant la grossesse. Stalpart van der
Wiel, qui a plus que tout autre insisté sur cette étiologie, rapporte que la mère
de son sujet avait vu des poissons et des animaux couverts d'écailles dans la
rivière où elle lavait du linge : elle accoucha quelque temps après d'un enfant
ayant l'aspect d'un veau marin. Il n'est pas besoin de s'attarder à réfuter cette
opinion que l'on s'étonne de retrouver encore adoptée par Cazenave et Schedel.

On a signalé encore le genre de vie, le manque de soins dans le jeune âge :
ces causes n'ont aucune influence ; ce que l'on peut dire seulement, c'est que le
manque de soins de propreté contribue à rendre plus apparentes les lésions
cutanées, mais il est absolument incapable de leur donner naissance. De même
la profession du malade ne joue aucun rôle : elle n'a pu être invoquée que pour
expliquer la production de certaines lésions appelées ichthyoses locales et qui
n'ont aucune parenté avec la lésion que nous étudions ici.

De même encore le tempérament : on peut dire avec Bazin que l'ichthyose
s'observe souvent chez les sujets à tempérament lymphatique, mais c'est là une
simple coïncidence et, en réalité, elle peut s'observer chez des sujets présentant
les attributs des tempéraments les plus variés.

Le sexe ne paraît pas avoir une importance bien considérable. Biett, il est
vrai, dit l'avoir observée 20 fois plus souvent chez l'homme que chez la femme,
mais Bazin déclare cette proportion fort exagérée et son avis est partagé par
presque tous les auteurs des traités classiques de dermatologie. Gaskoin a
trouvé sur 100 malades un nombre à peu près égal d'hommes et de femmes. Il
semble résulter de l'ensemble des observations publiées par les auteurs que les
formes sévères de l'ichthyose cornée se rencontrent rarement chez la femme ;

quant aux formes plus légères, elles sont peut-être moins souvent observées chez elle, quoique en réalité aussi fréquentes que chez l'homme, parce qu'elles sont dissimulées par les soins de propreté auxquels elle se livre plus assidûment que l'homme.

Symptômes. La forme la plus légère de l'ichthyose est constituée par un état rugueux de la peau, qui est sèche, irrégulière, surmontée d'une série de petites saillies coniques rappelant l'aspect de la chair de poule et donnant à la main la sensation d'une râpe. Chacune de ces petites saillies, recouvertes d'une squame mince et fortement adhérente, correspond à un follicule pileux et, lorsqu'on l'arrache par le grattage, on la trouve constituée par une agglomération d'épiderme corné entourant un poil atrophié et contourné sur lui-même. Cette lésion est surtout développée à la partie postéro-externe des bras, et, par suite de la rougeur dont elle s'accompagne et qui la rend plus apparente, elle constitue pour les jeunes filles et les jeunes femmes du monde une véritable infirmité qui les oblige à recourir à divers artifices pour la dissimuler lorsqu'elles ont les bras découverts; elle s'observe encore sur la partie externe des cuisses, des jambes; parfois aussi elle s'étend à la face, où on la retrouve principalement sur le front et les joues et où elle est constituée par des granulations beaucoup plus fines et plus serrées que partout ailleurs. A la description précédente on peut reconnaître le lichen pilaire des anciens auteurs, dénomination qui doit être abandonnée pour celles plus exactes de xérodermie pilaire ou d'*ichthyose ansérine*, auxquelles on pourra ajouter la dénomination de juvénile, car elle s'observe surtout chez les jeunes sujets ou du moins est surtout remarquée chez eux; on pourrait encore, si le mot de scrofule n'était à l'heure actuelle sur le point de disparaître du langage médical, appliquer à cette lésion la qualification d'ichthyose des scrofuleux, sous laquelle elle a été décrite par Lemoine, car elle peut être considérée comme l'apanage ordinaire des sujets lymphatiques. Quelque dénomination qu'on lui donne d'ailleurs, cette xérodermie doit être rangée dans l'ichthyose, dont elle est souvent la forme unique et persistante, mais dont elle précède parfois aussi des manifestations plus nettes et plus sérieuses et dont elle partage l'origine congénitale et l'absence d'évolution.

Si déjà dans cette forme les squames qui constituent la caractéristique de l'ichthyose apparaissent sous un aspect discret, elles deviennent plus nettes et plus prédominantes dans les formes plus accentuées. Dans les cas un peu plus avancés, celles-ci forment une couche plus ou moins épaisse, quelquefois cependant elles sont tellement minces qu'elles ressemblent à une couche de collodion étendue sur la peau et commençant à se craqueler; d'autres fois plus épaisses, résistantes et opaques, ces squames sont adhérentes par toute leur surface, et cela d'autant plus nettement qu'elles sont plus minces, ou bien elles sont détachées sur une portion plus ou moins considérable de leur contour (*ichthyose scutulée* de Schönlein); quelquefois elles n'adhèrent plus que par une de leurs extrémités et sont un peu flottantes; tantôt elles sont juxtaposées les unes aux autres, tantôt, mais plus rarement, elles se recouvrent légèrement les unes les autres de façon à s'imbriquer; ces squames sont souvent larges et épaisses, d'autres fois elles sont minces, en même temps qu'adhérentes, et leur présence sur la peau, à laquelle elles sont intimement appliquées, se révèle surtout par les plicatures qu'elles forment lorsqu'on vient à plisser la peau; quelquefois petites et minces, mais cependant soulevées sur leurs bords, elles ressemblent aux squames du pityriasis, dont elles ne diffèrent que par une plus forte adhérence à la peau (*variété pityriasique* de Hardy). Les squames sont quelquefois d'une coloration blanche, mais le plus souvent de coloration grise, brune ou noirâtre, et la peau présente presque toujours un aspect sale tout particulier. Lorsqu'on passe la main sur la surface cutanée, on la sent irrégulière, mais non plus rude et rugueuse comme dans la xérodermie pilaire. La peau atteinte de la sorte est amincie, et son atrophie peut atteindre un haut degré : Campana, par des mensurations avec le compas d'épaisseur, a constaté que la peau atteinte d'ichthyose avait chez une de ses malades une épaisseur de 1 à 2 millimètres, alors que sur des parties voisines la peau saine présentait une épaisseur de 4 à 6 millimètres ; en même temps que l'épaisseur de la peau est diminuée, celle-ci a perdu de son élasticité : les plis qu'on lui fait ne disparaissent pas facilement, et sous ce rapport on ne pourrait mieux comparer la peau des ichthyosiques qu'à celle des cholériques. Dans les points où les squames épidermiques sont minces et adhérentes, la régularité de leur surface, la disparition des sillons normaux de l'épiderme et en même temps le plissement de la couche cornée, donnent au tégument quelque ressemblance avec une cicatrice de brûlure.

La forme d'ichthyose que nous venons de décrire a reçu, en raison d'une vague ressemblance avec l'enveloppe de certains mollusques, le nom d'*ichthyose nacrée* (*Ichthiosis nitida*).

Le nom d'*ichthyose serpentine*, tiré de la comparaison avec la peau des reptiles, est donné à une forme dans laquelle la peau ne se détache plus comme des écailles, mais présente une sécheresse remarquable et est formée d'une série de plaques épidermiques de forme diverse, losangiques, carrées, polygonales, résultant de l'entre-croisement d'une série de lignes qui la sillonnent : les plaques épidermiques ainsi constituées ont en effet dans quelques cas une grande ressemblance avec la peau des reptiles. E. Wilson a encore désigné cette forme sous les noms de *sauriosis* et de *sauriderma*. Les plaques épidermiques sont d'une largeur et d'une épaisseur variables ; mesurant quelquefois 1 ou 2 millimètres à peine, elles peuvent atteindre plusieurs millimètres d'épaisseur ; elles sont toujours plus épaisses à la partie centrale qu'à la périphérie, de sorte que leurs bords se continuent presque toujours sans changement brusque de niveau avec la peau saine du voisinage. La surface cutanée ainsi altérée est extrêmement sèche et rude, sa coloration est presque toujours foncée : de même et plus souvent que dans l'ichthyose nacrée, l'infiltration de l'épiderme par des poussières atmosphériques ou des matières grasses, le desséchement de l'épiderme longtemps exposé à l'action de l'air, lui donnent une coloration grise, brune ; quelquefois cette coloration devient tellement foncée qu'elle ressemble à celle de la peau du nègre ou même est absolument noire (*ichthyose noire*). Cette coloration est loin d'être uniforme et plus souvent elle est tachetée, ce qui complète la ressemblance avec l'enveloppe cutanée des reptiles. Alibert cite l'observation d'une jeune actrice dont la peau de l'abdomen présentait, dit-il, l'aspect et la couleur de celle d'une couleuvre.

Hardy donne le nom d'*ichthyose lichénoïde* à une variété de l'ichthyose serpentine dans laquelle, au lieu de former des espaces losangiques en manière d'armure, la peau est épaissie et sillonnée de plis allongés s'entre-croisant comme des hachures de dessins et rappelant assez bien l'état de la peau dans la dernière période du lichen.

L'*ichthyose cornée*, encore désignée sous le nom d'*ichthyose hystrix* ou d'*hystricisme* (*hystrix*, porc épic), présente un aspect assez variable, suivant la

forme revêtue par les excroissances qui se développent à la surface de la peau :
« ce sont tantôt, dit le professeur Hardy, des tumeurs verruqueuses, tantôt des
saillies coniques semblables aux piquants des hérissons, ou des espèces d'ergots
irrégulièrement disséminés ou rangés symétriquement de manière à simuler les
crins d'une brosse. Dans ces circonstances, on a comparé la peau au cuir de
l'éléphant, à la peau des jambes des rhinocéros ou même à l'enveloppe cutanée
des porcs-épics. » Le type le plus curieux de l'ichthyose hystrix était représenté
par les membres de la fameuse famille Lambert, qui présentaient sur presque
toute l'enveloppe cutanée, à l'exception de la face, de la paume des mains et du
bout des doigts, des écailles cornées, de forme conique ou prismatique, de
dimension et de longueur variables, quelques-unes ayant un pouce de long ;
celles qui étaient situées sur le dos, sur les flancs, sur les parois abdominales,
étaient séparées les unes des autres par leur sommet, mais réunies par leur base ;
la tête de ces écailles était noire, la racine blanche et le corps grisâtre ; elles
étaient d'une assez grande fragilité. Dans certains cas d'ichthyose cornée, avec
saillies dures et élastiques, on a signalé encore comme une curiosité très-remarquable le bruit qu'elles sont quelquefois susceptibles de rendre lorsque la main
les touche ou lorsqu'on les frotte rapidement avec une certaine force ; ce bruit,
dit Alibert, « a la plus grande analogie avec celui qui résulte du froissement de
la terre par le serpent à sonnettes ».

Les différentes formes que nous venons de décrire peuvent se combiner et en
fait se combinent souvent entre elles : si rebelle, si ancien, si longtemps abandonné à lui-même que soit un cas d'ichthyose, il est bien rare qu'il ne présente
pas, à côté des lésions les plus intenses et les plus avancées, des altérations d'un
degré moindre, et ces lésions d'ordre inférieur occupent précisément les régions
qui, dans la règle, sont plus particulièrement respectées.

En effet, si dans la plupart des cas l'ichthyose est généralisée ou du moins
occupe la plus grande partie de la surface du corps, certaines régions sont de
préférence indemnes : ainsi la face est souvent respectée par l'ichthyose et,
lorsque celle-ci l'atteint, elle se localise ordinairement aux joues et au front et
forme des squames fines peu étendues et assez adhérentes, analogues à celles du
pityriasis ; le cuir chevelu est sec, recouvert d'écailles, les cheveux sont clair-
semés et secs, le tronc est le plus souvent envahi, mais la partie supérieure du
thorax est souvent relativement respectée, les régions inguinales sont indemnes
ou à peu près ; aux membres supérieurs, le sommet de l'aisselle, le pli du
coude, sont presque toujours indemnes, mais souvent aussi la portion de peau
respectée par l'ichthyose est des plus restreintes et parfois réduite à une surface
presque linéaire au voisinage de laquelle les lésions présentent un développement très-considérable ; la partie inférieure de l'avant-bras est relativement peu
atteinte, ainsi que le dos des mains ; la paume des mains est presque toujours
respectée, sans doute en raison de l'abondance de la transpiration ; par contre,
le sommet du coude, la partie postéro-externe des bras et des avant-bras, présentent en général des lésions très-accusées. Aux membres inférieurs les localisations sont presque analogues à celles que nous venons de relever aux
membres supérieurs : le creux poplité, la plante des pieds, sont presque toujours
respectés, cependant la partie inférieure de la jambe et le dos du pied sont souvent le siége de lésions prononcées, contrairement à ce qui a lieu pour les parties
correspondantes de l'avant-bras et de la main ; au niveau des genoux et de la
partie antérieure et externe de la cuisse et de la jambe nous retrouvons, comme

sur les régions analogues des membres supérieurs, les lésions portées à leur plus
haut degré d'intensité. Les organes génitaux et principalement la verge sont
presque toujours respectés; parfois cependant on voit sur le scrotum des
squames sèches souvent assez étendues.

Les localisations que nous venons d'indiquer sont celles que présente ordinairement l'ichthyose nacrée; celles de l'ichthyose serpentine sont un peu différentes, et il n'est pas rare de la voir présenter les lésions les plus marquées dans
le sens de la flexion des membres et du tronc; quant à l'ichthyose cornée, elle
offre généralement ses manifestations les plus prononcées à la partie externe
des membres et à la partie postérieure du tronc.

D'ailleurs, dans toutes les formes de l'ichthyose il y a des cas s'éloignant par
leurs localisations de la description générale que nous venons de donner : ces
ichthyoses paratypiques (Ernest Besnier) viennent montrer que, dans la de
scription de cette dermatose, pas plus que dans aucune des descriptions pathologiques, on ne peut édifier de loi qui ne comporte des exceptions. Ne pouvant ici
insister sur ces faits, rares d'ailleurs, nous nous contenterons de dire que les
localisations de l'ichthyose peuvent en pareils cas affecter tous les points de la
surface du corps, occuper même parfois exclusivement ou du moins d'une façon
prédominante les points qui, dans la règle, sont respectés d'une manière absolue :
témoin un cas que nous avons pu récemment observer dans le service de notre
maître Ernest Besnier, dans lequel l'ichthyose discrète et de forme serpentine
sur la presque totalité du corps offrait aux aisselles la forme cornée.

Un fait très-remarquable dans la distribution des lésions de l'ichthyose est leur
symétrie presque parfaite, non-seulement au point de vue de la disposition et de
l'étendue des lésions, mais encore au point de vue de leur forme et de leur
intensité. Cette symétrie des lésions tient à ce fait que les points symétriques
ont une structure identique et, sous l'influence d'une cause générale, se comportent également d'une façon identique.

L'ichthyose est sans contredit le plus souvent généralisée, mais l'accord est
moins facile sur l'existence des ichthyoses locales ou localisées. Que dans le
cours de l'évolution des lésions ichthyosiques celles-ci puissent à un moment
donné présenter une localisation très-restreinte, cela n'est pas douteux; mais ce
n'est point à ces faits qu'on a appliqué la dénomination d'ichthyose locale : sous
ce nom on a décrit des lésions circonscrites à une région ou à plusieurs régions
voisines, n'occupant même parfois qu'une étendue très-restreinte, y restant localisées et ne s'étendant pas ultérieurement. Admises par certains auteurs, les
ichthyoses locales sont absolument rejetées par d'autres en tant que formes de
l'ichthyose véritable. Le désaccord tient à l'extension considérable que quelques dermatologistes ont voulu donner au groupe des ichthyoses locales en y
rangeant les pseudo-ichthyoses professionnelles et même des plaques légèrement squameuses, rouges, accompagnées d'une légère démangeaison, qui ne sont
autres que des placards d'eczéma sec de forme pityriasique. On comprend qu'en
présence de cette extension excessive du groupe des ichthyoses locales on ait été
jusqu'à en nier l'existence. D'autre part, il faut reconnaître que quelques faits
répondent bien à l'idée que l'on doit se faire de l'ichthyose, maladie congénitale
ou plutôt d'origine congénitale, se transmettant par hérédité, se manifestant par
des lésions symétriquement disposées et essentiellement incurables et se reproduisant inévitablement après des périodes d'apparente guérison temporaire. De
semblables faits existent et méritent d'être décrits sous le nom d'ichthyose locale.

L'état de la sensibilité au niveau des plaques ichthyosiques varie en raison du développement plus ou moins considérable des lésions; néanmoins elle est beaucoup moins atteinte qu'on ne pourrait le supposer *à priori*. Dans l'ichthyose nacrée, ses modifications sont peu considérables : Campana, explorant la sensibilité au moyen du compas de Weber, ne l'a pour ainsi dire pas trouvé modifiée. Dans l'ichthyose serpentine, les modifications sont plus considérables; dans l'ichthyose cornée, les sensations de piqûre et de température sout assez notablement diminuées, tandis que les sensations de contact sont conservées, transmises qu'elles sont par l'intermédiaire du revêtement corné aux terminaisons nerveuses dermiques demeurées normales.

Quant aux symptômes fonctionnels produits par l'ichthyose, ils sont à peu près nuls : que de larges et épaisses plaques d'ichthyose cornée gênent les mouvements des membres, cela se conçoit de reste; encore faut-il qu'elles acquièrent une épaisseur peu communément observée. Le prurit est nul dans cette affection, ou du moins rarement observé, car il n'existe guère que lorsque quelque complication inflammatoire vient à se produire au niveau de la peau ichthyosique.

Un autre caractère négatif doit être signalé, car il a une grande importance diagnostique : c'est l'absence de toute rougeur au niveau des parties ichthyosiques, même lorsque l'on a arraché les squames avec plus ou moins de violence.

Quelle que soit la forme revêtue par l'ichthyose, il est un certain nombre de troubles fonctionnels et de lésions des annexes de l'épiderme qui l'accompagnent constamment, d'autant plus accusés, il est vrai, et d'une intensité d'autant plus considérable, que l'altération ichthyosique est elle aussi portée à un plus haut degré.

Les poils sont le plus souvent peu abondants sur les régions ichthyosiques, ou même y font entièrement défaut : leur disparition est la règle pour le tronc et les membres. Lorsque l'ichthyose occupe les téguments du visage, la barbe est rare ou absente; les sourcils sont également peu fournis, et, pour peu que les lésions épidermiques soient un peu accusées dans cette région, on voit la partie externe des sourcils présenter une alopécie analogue à celle que l'on observe si souvent dans la syphilis secondaire. Les cheveux sont également peu abondants chez la plupart des ichthyosiques atteints d'une façon un peu prononcée; ils sont, en outre, secs et souvent cassants. Notons en passant que, en France tout au moins, le système pileux des ichthyosiques est presque toujours de coloration brune ou châtain.

La sécrétion sudorale est diminuée ou même complétement abolie au niveau de la peau ichthyosique; elle fait absolument défaut au niveau des parties atteintes d'ichthyose cornée; Aubert, dans ses intéressantes études sur la sueur dans les maladies de la peau (*Annales de dermatologie*, 1re série, t. IX), a constaté d'une façon précise que le nombre des glandes sudoripares qui conservent leur fonction est notablement diminué, que leur disposition est très-irrégulière et que leur nombre se rapproche d'autant plus de l'état normal que la surface cutanée paraît plus saine. Dans les régions qui sont moins profondément atteintes ou qui sont respectées par l'ichthyose, la sécrétion sudorale est au contraire augmentée dans des proportions souvent considérables; dans un cas, Aubert a constaté au niveau de la plante des pieds, de la paume et du dos des mains, une sécrétion bien plus considérable que celle qu'il avait constatée au niveau de ces régions dans tout le cours de ses recherches sur les altérations de la sueur dans les diverses affections cutanées. Cette hypersécrétion sudorale

des régions non ichthyosiques est probablement supplémentaire et destinée à
compenser l'insuffisance de la sécrétion dans les points où existent les lésions
ichthyosiques.

La sécrétion sébacée est également diminuée d'une manière plus ou moins
accusée.

Les lésions des ongles chez les ichthyosiques sont peu connues et paraissent
souvent nulles, ce qui ne semblera pas étonnant, si l'on réfléchit que les doigts
sont le plus souvent respectés par l'ichthyose. Cependant ils sont quelquefois
durs et cassants, et parfois aussi on y constate des altérations très-prononcées.
Sans parler ici de l'onychogriphose, qui a été quelquefois considérée comme
appartenant à l'ichthyose et qui doit certainement en être distraite, nous signalerons une observation considérée par Hardy comme un exemple d'ichthyose
limitée aux ongles : il s'agit d'un homme présentant, ainsi que son père et son
frère, une altération des ongles plus prononcée aux membres supérieurs et
caractérisée par leur dureté, leur sécheresse, leur coloration jaunâtre dans la
partie supérieure et noirâtre à leur extrémité libre, et par la présence au-dessous
de l'ongle d'une matière dure, analogue à de la corne et noirâtre (Ancelet, *Des
ongles au point de vue anatomique, physiologique et pathologique*. Thèse de
Paris, 1868, p. 133).

Les lésions de l'ichthyose sont exclusivement limitées au tégument externe et
les muqueuses sont absolument respectées par elles. Le nom d'ichthyose de la
langue, donné par Plumbe et par la plupart des auteurs anglais à une forme de
l'affection que Bazin a désignée sous le nom de psoriasis buccal et que l'on
appelle plus habituellement et plus exactement aujourd'hui leucoplasie buccale,
ne fait que consacrer une erreur, car l'affection ainsi appelée n'a aucun rapport
avec l'ichthyose cutanée, qu'elle n'accompagne jamais, pas plus d'ailleurs qu'elle
ne coïncide avec le psoriasis. Le cas souvent cité de Church, dans lequel la langue
était atteinte en même temps que le tégument externe, n'appartient pas à
l'ichthyose et n'est qu'un exemple, presque unique et très-remarquable, de
nævus verruqueux ichthyosiforme unilatéral envahissant les muqueuses.

Barthélemy (Annotations à la traduction de Duhring) signale, comme coïncidant fréquemment avec l'ichthyose, la dysménorrhée membraneuse . nous
n'avons pas eu l'occasion de faire cette remarque, qui ne laisse pas que d'étonner
quand on réfléchit aux conditions du développement de la dysménorrhée membraneuse et à l'origine embryogénique différente de la peau et de la muqueuse
utérine.

Le développement général des sujets atteints d'ichthyose 'est très-variable, et
les auteurs ont soutenu à ce sujet les opinions les plus divergentes. Pour les
uns, et H. Fagge a récemment encore insisté sur ce fait, les ichthyosiques sont des
sujets malingres, de petite taille, dont le système musculaire comme la charpente osseuse sont très-peu développés, chez lesquels les caractères de la puberté
ne se montrent pas ou n'apparaissent que tardivement, dont le caractère est taci-
turne. Pour d'autres, au contraire, ils sont souvent vigoureux, bien musclés, et
rien autre que l'état de leur tégument ne les distingue des autres hommes. La
vérité est que, pour les ichthyosiques comme pour les sujets atteints des vices
de conformation les plus variés, il n'est pas de règle absolue qui détermine les
conditions de leur développement et l'état de leur ossature. Il est des ichthyosiques gravement atteints qui présentent les attributs d'une robuste santé; il
en est qui sont à peine touchés par l'ichthyose, dont le développement est

incomplet et la vigueur des plus réduites. Sauf quelques cas rares où les enfants atteints des formes les plus sévères de l'ichthyose absolument généralisée ont présenté une taille notablement au-dessous de la normale et un arrêt de développement tant intellectuel que physique, les ichthyosiques se comportent généralement, au point de vue de l'accroissement, comme les autres sujets. Il faut cependant reconnaître, suivant la juste remarque du professeur Fournier, que la couche adipeuse sous-cutanée est peu développée chez les ichthyosiques.

En raison de la gravité et de l'étendue des lésions qui, dans l'ichthyose, atteignent les diverses portions actives du tégument et en raison de la part importante attribuée à la peau comme organe de sécrétion et d'élimination, il semble que cette affection doive produire de graves altérations dans les fonctions de l'économie. Un sujet atteint d'ichthyose semble l'analogue des animaux que l'on recouvre d'un vernis et qui succombent rapidement avec des congestions viscérales multiples. La clinique ne permet pas cette assimilation. La calorification, la respiration, la circulation, s'exécutent d'une façon absolument normale chez les ichthyosiques.

Les modifications des urines ont surtout été recherchées dans l'ichthyose, en raison de la suppléance réciproque admise entre les reins et la peau, en raison aussi de l'intérêt qui a été attaché à la constatation de l'albuminurie dans les expériences de Fourcault sur le vernissage des animaux. Ces modifications sont en réalité bien peu considérables. Les urines des ichthyosiques sont généralement claires, abondantes (Nayler, Lecorché et Talamon), d'une densité un peu inférieure à la normale. Thompson (*London Medical Gazette*, 3 juillet 1846) les a vues cependant peu abondantes, très-chargées d'anurates, mais il semble que ces modifications aient été passagères. La proportion d'urée est normale ou un peu inférieure à la normale (Nayler), l'élimination de l'acide phosphorique et de l'acide sulfurique est également normale. Parfois la proportion d'acide urique est augmentée, et l'urine peut laisser déposer des cristaux plus ou moins nombreux d'oxalate de chaux (Bulkley, *The Relation of the Urines to the Diseases of the Skin.* In *Archives of Dermatology*, octobre 1875). On s'explique ainsi comment on voit quelquefois les ichthyosiques présenter de la surcharge urique, être atteints de gravelle urique ou oxalique (Ch. Bouchard, *Maladies par ralentissement de la nutrition*, p. 256). Quant à l'albuminurie survenant comme conséquence de l'ichthyose, nous n'en connaissons aucun exemple. Après avoir, à l'occasion d'une revue sur les relations des dermatoses avec l'albuminurie (*Annales de dermatologie*, 1884), compulsé un grand nombre d'observations de néphrite, nous n'avons pu trouver qu'une seule observation d'albuminurie chez un sujet atteint d'une dermatose ressemblant à de l'ichthyose (Monod, *De l'encéphalopathie albuminurique.* Thèse de Paris, 1868, obs. XVI), et encore la relation entre les deux affections n'y est-elle nullement admissible. L'absence d'albuminurie dans le cours de l'ichthyose, formellement constatée dans nombre de cas et récemment encore par Lecorché et Talamon (*Traité de l'albuminurie et du mal de Bright*, 1888, p. 733) est une nouvelle preuve que l'étendue des lésions cutanées et la suppression des fonctions de la peau ne sont pas seules en cause dans la production de l'albuminurie dans les dermatoses.

Des lésions multiples peuvent se développer sur la peau atteinte d'ichthyose. Les parties affectées de simple xérodermie sont souvent le siége d'une rougeur accompagnée d'épaississement de l'épiderme, qui se détache en larges lamelles, et quelquefois cette rougeur venant compliquer une ichthyose légère de la face rend le diagnostic difficile avec un léger état eczémateux. L'eczéma peut d'ailleurs se développer aussi sur la peau ichthyosique, ainsi que H. Fagge, J. Hutchinson, Lailler (*in* thèse de Fourgs) en ont rapporté des exemples : cette complication est loin d'être rare ; s'accompagnant d'un prurit plus ou moins considérable, elle a pu faire dire que le prurit s'observait souvent dans l'ichthyose alors qu'en réalité il y est presque toujours l'indice d'une complication. L'acné est fréquente aussi chez les ichthyosiques, s'observant soit à la face, soit sur le thorax. L'impétigo isolé ou accompagnant l'eczéma et greffé sur lui, l'ecthyma, les furoncles, peuvent également se développer chez les sujets atteints d'ichthyose, principalement dans leur jeune âge ; la présence des squames, dans les interstices desquelles peuvent s'accumuler les microbes pathogènes de ces diverses affections, est certainement une condition prédisposante à leur développement.

Il est cependant à remarquer que, lorsque les lésions de l'ichthyose sont très-considérables, elles peuvent mettre obstacle au développement de certaines affections cutanées : un ichthyosique observé par Kogerer ayant été atteint de variole, l'éruption n'apparut que sur les régions respectées par l'ichthyose, tandis que celles où celle-ci était très-développée ne furent pas le siège de pustules et n'étaient même pas douloureuses à la pression. Signalons la rareté des affections squameuses venant se greffer sur l'ichthyose : le cas de psoriasis survenu chez un sujet ichthyosique cité par Lesser (in *Ziemssen's Handbuch*) est absolument sans analogue.

MARCHE. L'âge auquel débute l'ichthyose est variable. D'une façon générale, on peut dire qu'elle est remarquée dans le cours de la première enfance. Hébra a certainement exagéré en posant cette loi que la véritable ichthyose ne débute jamais avant l'âge de deux ans, que jusque-là elle ne se manifeste guère que par un état pityriasique des téguments. Des parents soigneux et observateurs ont vu des modifications de la peau chez des enfants moins âgés ; des médecins les ont également constatées. Nous aurons à discuter ultérieurement la question de savoir si elle peut exister dès la naissance. Des faits incontestables permettent en tous cas de dire qu'elle peut exister dès les premiers jours de la vie et que son début a été observé à des âges divers s'étendant dans tout le cours de la première et de la seconde enfance. Le début apparent ne correspond d'ailleurs pas exactement au début réel : les soins hygiéniques dont on entoure l'enfance contribuent certainement à retarder l'apparition des altérations vraiment caractéristiques de l'épiderme, de même que le séjour dans la cavité utérine remplie de liquide amniotique, c'est-à-dire dans un bain de plusieurs mois (Profeta), en a empêché l'apparition au moment de la naissance. La vaccination est parfois la cause occasionnelle du développement de l'ichthyose.

Au delà de l'enfance, on ne la voit plus se montrer et on peut, dans une famille où règne l'ichthyose, affirmer avec une certitude presque absolue qu'un sujet qui en est resté indemne jusqu'à l'âge de dix ou douze ans est désormais assuré de n'en pas être atteint. Les exceptions à cette règle se comptent, et on peut citer comme un fait extraordinaire le cas de Profeta dans lequel l'ichthyose ne serait apparue qu'à l'âge de vingt-neuf ans.

Au début, l'affection se présente sous ses formes les plus légères, puis peu à peu les squames deviennent de plus en plus épaisses, recouvrent des surfaces de plus en plus étendues. Elles arrivent ainsi au bout d'un temps variable à acquérir un développement et une extension qui varient suivant les cas, mais qui dans un cas donné se modifient peu en dehors de l'intervention thérapeutique. Cependant, et surtout dans les formes les plus légères, l'ichthyose n'est pas absolument stationnaire : la chaleur du printemps et de l'été, en activant les fonctions de la peau, en provoquant la transpiration, empêche l'accumulation des squames ou du moins la modère, quelquefois même les squames tombent entièrement, la peau reprend sa souplesse et son apparence normales, mais cette amélioration est passagère et le retour du froid ramène la peau à son état antérieur.

En dehors de ces modifications saisonnières, l'ichthyose est essentiellement persistante ; telle elle existe à la puberté, telle on la retrouve dans l'âge adulte ou dans la vieillesse. Les faits d'ichthyose guéris au moment de la puberté, disparaissant à la suite d'une grossesse, se modifiant même aux époques menstruelles (B. O'Connor), sont exceptionnels et tous plus ou moins contestables. Les fièvres éruptives, la variole elle-même, malgré l'affirmation de Hébra, ne semblent jamais avoir guéri une véritable ichthyose et peuvent tout au plus en atténuer les manifestations au moment même de l'éruption ; les diverses lésions qui se développent fréquemment sur la peau ichthyosique n'y produisent pas de modifications durables et, une fois qu'elles sont guéries, les squames se reproduisent comme auparavant ; il n'est pas jusqu'aux cicatrices de brûlures ou de vésicatoires sur lesquelles l'ichthyose ne se montre et presque toujours avec la même apparence que sur les parties voisines.

Certaines pratiques thérapeutiques peuvent bien amender passagèrement la situation des ichthyosiques, les *blanchir* pour un temps, mais, si les sujets se relâchent de leur mise en œuvre, ils ne tardent pas à présenter de nouveau des squames qui en un temps plus ou moins long reviennent à l'état dans lequel elles se trouvaient avant toute intervention.

L'ichthyose est donc, en réalité, caractérisée par une lésion de la peau dont les apparences peuvent, à certaines périodes, s'amender au point même de laisser la peau revenir à l'état normal, mais dont on ne peut empêcher le retour.

Mais, si persistante qu'elle soit, l'ichthyose n'exerce aucune influence sur la durée de la vie : les ichthyosiques meurent jeunes ou meurent vieux suivant les hasards des maladies dont ils sont atteints, sans que l'ichthyose soit pour rien dans le développement de celles-ci. Ils ne sont pas plus exposés que d'autres sujets à la scrofule ou à la tuberculose. Un malade de C. Pellizzari succomba à un cancer de l'estomac, et cet observateur fait remarquer que cette affection est fréquente dans les affections squameuses, le psoriasis, par exemple : il faudrait néanmoins, pour pouvoir admettre un rapport entre le cancer et l'ichthyose, relever d'autres faits semblables.

Diagnostic. Le diagnostic de l'ichthyose est généralement, pour ne pas dire toujours, d'une extrême simplicité.

Les diverses affections qui donnent lieu normalement ou accidentellement à la production de squames, le psoriasis, le pityriasis, la dermatite exfoliatrice, l'herpétide exfoliatrice, la pellagre, l'eczéma, le lichen, ne ressemblent que de très-loin aux altérations que nous avons décrites. Elles ne peuvent causer des erreurs de diagnostic que dans le cas où, comme cela s'observe surtout pour l'eczéma, elles viennent à se développer chez un sujet ichthyosique, mais alors il suffit d'interroger celui-ci pour apprendre que, avant les lésions de caractère anomal qu'il offre actuellement, il avait déjà depuis de longues années la peau sèche, rude et squameuse.

Il existe cependant certains états pathologiques de la peau dont l'apparence extérieure se rapproche assez de ceux de l'ichthyose pour que des auteurs n'aient pas hésité à les comprendre dans la description de celle-ci ; s'ils sont, comme l'ichthyose, constitués par la production de squames, ils ne présentent cependant pas comme elle l'origine congénitale et héréditaire, la longue persistance coïncidant avec l'absence d'évolution qui forment les caractéristiques de l'ichthyose. Ils méritent seulement le nom de pseudo-ichthyoses.

Pseudo-ichthyoses de cause professionnelle. Il n'est pas rare, dans les professions manuelles, de voir se produire des épaississements de l'épiderme, qui se fendille et rappelle l'aspect de l'ichthyose ; la localisation de ces altérations dans les points qui sont le siége de pressions répétées, leur apparition tardive et surtout la profession du sujet permettront de reconnaître facilement ces lésions qui doivent être rapprochées, au point de vue de leur mécanisme, de l'épaississement si fréquent de l'épiderme au niveau des genoux et des coudes.

Pseudo-ichthyoses consécutives à des dermatoses antérieures. À la suite de certains eczémas, on voit persister pendant longtemps une desquamation épidermique, un état pityriasique, qui rappelle également l'ichthyose, mais en diffère par sa localisation en des régions précédemment malades.

Pseudo-ichthyoses sébacées. L'accumulation de matière sébacée peut produire des squames plus ou moins épaisses analogues à celles de l'ichthyose ; elle peut même arriver à former des productions cornées se rapprochant tellement de l'ichthyose hystrix, que E. Wilson confond celle-ci avec l'ichthyose d'origine sébacée. L'apparence extérieure est d'une utilité fort restreinte pour distinguer cette pseudo-ichthyose de l'ichthyose vraie, et l'examen histologique des productions épidermiques n'a donné non plus aucun résultat net. Les lésions des glandes sébacées coexistent, d'ailleurs, parfois avec les altérations épidermiques de l'ichthyose (de Amicis), et on comprend combien le diagnostic devient embarrassant en présence de ces cas où les deux affections s'associent entre elles. L'existence à la face profonde des squames de prolongements pénétrant dans les conduits des glandes sébacées n'est pas constante dans les pseudo-ichthyoses sébacées, mais a, lorsqu'elle existe, une grande valeur diagnostique. Il convient d'ajouter à ce signe la présence de la séborrhée du cuir chevelu, de placards de cet eczéma séborrhéique dont nous devons à Unna la récente et remarquable description ; enfin la pseudo-ichthyose sébacée, même lorsqu'elle se montre dès l'enfance, n'a pas la remarquable ténacité de l'ichthyose vraie.

Pseudo-ichthyose des convalescents, des cachectiques et des vieillards. Cette altération doit, en raison de son mécanisme, être rapprochée de la précédente ; quelle que soit la cause de la cachexie, ou la maladie antérieure, il est fréquent de voir chez les sujets convalescents ou affaiblis la peau présenter des lamelles brillantes, en état de desquamation constante, parfois adhérentes au niveau des follicules pileux, couvrant plus spécialement le tronc et le côté de l'extension ; cet état, qui a été désigné sous le nom de *pityriasis tabescentium*, est dû à une perversion de la sécrétion sébacée, de même que chez les vieillards la desquamation et le plissement de l'épiderme (*ichthyose sénile* de quelques auteurs) sont dus pour une part à l'atrophie des glandes sébacées. Les conditions de développement de ces altérations, leur apparition à un âge plus ou moins avancé, les font facilement reconnaître.

Pseudo-ichthyose d'origine nerveuse. Signalé depuis longtemps chez les paraplégiques, l'état ichthyosique de la peau a été plus récemment décrit dans

le tabes ataxique (Fournier, Ballet et Duthil, Capdeville, Straus, etc.), dans le
mal de Pott (Lancereaux); il s'y produit lentement, occupe particulièrement les
jambes, les mains, la face externe des avant-bras, il répond assez bien à la
description que le professeur Hardy donne de l'ichthyose pityriasique, s'accompagne d'anidrose et coïncide généralement avec des troubles de la sensibilité
occupant les mêmes régions que lui. Les lésions traumatiques des nerfs (Weir
Mitchell, Guelliot, *in* thèse de Leloir, etc.), les névrites qui sont la cause du
mal perforant (Duplay et Morat), celles qui se produisent chez les tuberculeux,
chez les typhiques, chez les vieillards (Pitres et Vaillard), produisent également
des lésions locales de la peau qui ressemblent à l'ichthyose, mais en diffèrent
par leur limitation au domaine des nerfs altérés, leur coïncidence avec d'autres
troubles trophiques cutanés ou profonds, leur développement tardif. L'existence
de ces pseudo-ichthyoses d'origine nerveuse montre la variété des causes qui
président aux altérations épidermiques, mais ne peut suffire à établir la nature
trophoneurotique de l'ichthyose vraie.

Nævus verruqueux et corné. Il est un certain nombre de cas où le nævus
simule absolument l'ichthyose, si bien que des observations de ce genre sont
presque toutes publiées sous le nom d'ichthyose cornée. Il s'agit en pareil cas
de plaques plus ou moins étendues, occupant le plus souvent les membres inférieurs et assez souvent symétriques, plus rarement limitées à un côté du corps
et pouvant alors l'affecter dans presque toute son étendue. Elles reproduisent
d'une manière souvent très-remarquable (comme la presque totalité des nævi)
le trajet d'un tronc nerveux. Ces plaques sont constituées par une accumulation
d'épiderme corné, de coloration souvent brunâtre ou noirâtre, sous forme de
saillies arrondies, isolées ou confluentes. Durkee, W. Church, M' Connell,
Curtis, Butruille, ont publié de très-remarquables exemples de ces lésions que
leur distribution, leur limitation, l'absence d'hérédité (ou l'hérédité transmettant
un nævus, comme dans le cas de Durkee, et non pas une variété quelconque
d'ichthyose), feront reconnaître pour des nævi.

Anatomie pathologique. Les lésions histologiques de la peau ichthyosique
ont été décrites par de nombreux observateurs : Tilesius, Martin, Gluge, Mason
Good, Rokitansky, von Bœrensprung, G. Simon, Neumann, Hébra, Kaposi, Esoff,
Leloir, Lemoine, ont pu les constater soit à l'autopsie, soit au moyen de la
biopsie. Leurs descriptions sont loin d'être concordantes. Les premiers observateurs ont signalé l'épaississement de l'épiderme, qui est toujours resté la lésion
la plus importante, mais non la seule.

Lorsqu'on examine les figures représentant les lésions de l'ichthyose telles
que les reproduisent les traités de dermatologie, on est frappé de l'allongement
des papilles du derme, qui affectent des dimensions considérables entre les
colonnes épidermiques stratifiées et formant des cônes épais. Cette hypertrophie
des papilles, notée par Rokitansky, von Bœrensprung, G. Simon, Kaposi, Esoff,
Leloir, donne à la coupe dans les cas les moins accentués un aspect légèrement
papillomateux (Leloir). Elle est constante dans les formes graves de l'ichthyose
et acquiert son plus haut degré dans l'ichthyose hystrix. Elle manque cependant
dans quelques faits; G. Simon en avait déjà noté l'absence, et Kaposi, dans les
cas d'ichthysose nacrée et serpentine, l'a vue manquer, sauf dans les points où
les squames sont assez épaisses. Les papilles sont en outre, ainsi que le derme,
le siége d'un épaississement, d'une infiltration embryonnaire ou même fibreuse
dont l'intensité varie suivant les cas (Neumann, Kaposi, Leloir, Lemoine, etc.);

les fibres élastiques du derme sont moins nombreuses qu'à l'état normal, ce qui explique le manque d'élasticité de la peau ichthyosique (Leloir). Les vaisseaux du derme et surtout des papilles sont dilatés (Neumann, Esoff, Leloir), leurs parois épaissies (Esoff).

Quant à l'épiderme, ses lésions portent sur ses diverses couches. Le corps muqueux de Malpighi est, dans son ensemble, tantôt hypertrophié (Neumann), tantôt légèrement atrophié (Leloir), tantôt normal (Campana). Neumann signale particulièrement le développement excessif des cellules épineuses au niveau des colonnes interpapillaires. Les cellules du corps muqueux ne présentent pas de dilatation de leur nucléole et sont d'apparence absolument saine (Leloir). Bœrensprung a signalé dans les cellules de la couche la plus profonde des cellules malpighiennes, immédiatement au-dessus des papilles, la présence de granulations pigmentaires foncées entourant le noyau; Neumann et Esoff, ainsi que Leloir, ont retrouvé cette altération, mais ce dernier observateur fait remarquer que cette pigmentation est moins prononcée que celle de la couche granuleuse, ce qui donne à penser que l'aspect noir de cette dernière tient en partie à sa pénétration par des poussières extérieures.

Au corps muqueux succède par une transition brusque la couche cornée, dans laquelle Kaposi signale l'abondance de la substance unissante, surtout dans l'ichthyose hystrix, ce qui explique la minceur relative du corps muqueux par rapport au développement exagéré de la couche cornée et, de plus, la persistance sur place de ses cellules cornées.

Les follicules pileux disparaissent dans les formes intenses; ils persistent dans les cas légers et contiennent encore des poils, mais sont diminués de nombre et atrophiés, parfois allongés. Leurs orifices sont souvent obstrués ou même fermés par des amas d'épiderme, le poil est atrophié et souvent recourbé en spirale, quelquefois même remplacé par un amas arrondi de cellules dépourvues de noyaux occupant la partie profonde du follicule (Esoff). D'après Esoff, les muscles arrecteurs des poils sont hypertrophiés, souvent divisés en deux ou trois branches. Leloir dit au contraire n'avoir trouvé que peu ou même pas de fibres musculaires dans la peau. Autour des follicules pileux Lemoine a trouvé dans la xérodermie pilaire une atmosphère de cellules embryonnaires parfois très-étendue et qui les entoure depuis la racine du bulbe jusqu'au collet.

. Les glandes sébacées, que Neumann déclare avoir toujours trouvées absentes, manquent en partie et sont en quelques points kystiques (Leloir); Esoff les a vues perdre leur caractère lobulaire, formant tantôt de petits corpuscules arrondis qui entourent le follicule pileux, tantôt des kystes remplis d'une masse granuleuse. Dans une observation publiée par de Amicis, avec des lésions épidermiques appartenant indiscutablement à l'ichthyose coexistait une hypertrophie des glandes sébacées, cause de la séborrhée qui était associée à l'ichthyose.

Les glandes sudoripares que Bœrensprung a vues intactes sont, d'après Esoff, profondément modifiées, contenant des kystes et présentant une prolifération des cellules épithéliales de la membrane interne et une hyperplasie conjonctive de leur membrane propre avec développement de cylindres hyalins dans leur intérieur.

Ajoutons que le pannicule adipeux a presque toujours été trouvé atrophié.

Les lésions histologiques que nous venons de décrire sont, on le voit, très-variables, et cela pour des causes multiples. Les recherches ont porté sur des cas d'ichthyose parvenus à des degrés très-différents de leur développement;

elles n'ont même pas toujours porté sur des cas d'ichthyose vraie et les descriptions de Esoff, en particulier, semblent se rapporter à une fausse ichthyose partielle et acquise. Dans ces conditions, on comprend comment les descriptions ne donnent pas de résultats concordants. Cependant il est un fait qui doit être noté : dans toutes les formes d'ichthyose on observe un développement exagéré de l'épiderme, qui ne s'accompagne d'hypertrophie des papilles que dans les formes les plus accusées. Les lésions papillaires semblent donc être accessoires, subordonnées aux altérations épidermiques et à leur intensité. C'est aussi l'irritation chronique produite par la présence de celles-ci que semblent révéler les modifications de structure du derme, des papilles et de leurs vaisseaux. Donc, au point de vue anatomique, l'ichthyose est une altération épidermique entraînant à sa suite des lésions du derme, mais primitivement celui-ci est indemne.

PHYSIOLOGIE PATHOLOGIQUE ET NATURE DE L'ICHTHYOSE. Les beaux travaux du professeur Ranvier ont montré les diverses phases du processus de la kératinisation épidermique et le rôle des différentes couches du corps muqueux dans la production du revêtement corné ; c'est évidemment dans cette direction que doivent être conduites les recherches sur le processus du développement de l'ichthyose ; ce sont les altérations des diverses stratifications malpighiennes qui doivent être étudiées à ce point de vue. Jusqu'ici pareil travail n'a pas été fait, et on est réduit à cette notion très-insuffisante de la pigmentation des cellules des couches profondes du corps muqueux, signalée pour la première fois par Bœrensprung, retrouvée par Neumann, Leloir, etc. L'analogie avec tout ce que l'on connaît de la kératinisation en général, la valeur très-secondaire des altérations du derme lui-même, permettent cependant de considérer l'ichthyose comme produite par une altération ou un trouble fonctionnel—dont il reste à déterminer la nature exacte—des cellules du corps muqueux. On ne peut en tous cas pas admettre que la formation des squames soit due à une adhérence plus intime des cellules épidermiques déterminée par une sécrétion glandulaire altérée, comme le croyait Büchner, ou par leur dégénérescence graisseuse, ainsi que le pensait Schabel ; il n'est même pas vraisemblable qu'elle soit due à l'existence de principes chimiques spéciaux contenus dans l'épiderme, comme l'admettaient Schlossberger, F. Simon, Marchand.

Mais sous quelle influence les cellules malpighiennes arrivent-elles à évoluer d'une façon vicieuse ?

Leloir ayant trouvé dans deux cas des lésions évidentes des nerfs cutanés, et dans l'un d'eux des lésions des racines postérieures et des lésions beaucoup moins prononcées des racines antérieures, rapprochant de ces recherches les faits de lésions nerveuses périphériques et centrales accompagnées d'états ichthyosiques des téguments, rappelant la coïncidence parfois observée de l'ichthyose avec l'asthme, la migraine, etc., rappelant enfin les cas dans lesquels des nævi suivant le trajet des nerfs périphériques offrent tous les caractères symptomatiques de l'ichthyose, conclut « qu'il est présumable que certains cas d'ichthyose sont en relation avec des altérations des nerfs cutanés, et peut être des racines postérieures. » Cette conclusion, si modérée qu'en soit l'expression, ne peut être admise ; dans les cas où Leloir a trouvé des lésions nerveuses, l'ichthyose était accompagnée—Leloir en fait expressément la remarque—de pemphigus, lequel est tout à la fois la conséquence et l'explication de ces lésions ; quant aux faits d'éruption ichthyosique siégeant sur le trajet des nerfs, ils appartiennent à un groupe morbide différent de l'ichthyose. Malgré tout le talent qu'a mis Leloir à soutenir l'origine nerveuse de l'ichthyose, il faudrait pour l'établir un complément de preuves qui fait encore défaut.

Le début de l'ichthyose dans les premières années de la vie, sa persistance indéfinie—sauf intermissions toujours passagères et toujours expliquées par une influence extérieure—montrent qu'il s'agit d'une lésion permanente, d'une manière d'être du tégument externe. En d'autres termes, l'ichthyose n'est pas une *maladie* de la peau, c'est une *difformité* de la peau.

Si les classifications anatomiques peuvent la comprendre parmi les hyperkératoses, les classifications étiologiques doivent, comme l'ont fait avec Rayer et Bazin presque tous les dermatologistes français, la placer avec le lentigo, le molluscum et le nævus, parmi les difformités cutanées.

Une explication est cependant nécessaire au sujet de ce mot difformité, que l'on pourrait rejeter sous prétexte que l'ichthyose n'existe pas, comme le nævus, le molluscum, dès la naissance, et est susceptible de s'amender ou de disparaître par un traitement approprié. Les squames épidermiques qui constituent la caractéristique clinique de l'ichthyose peuvent n'être pas encore apparues ou avoir disparu, l'ichthyose n'en existe pas moins; elle est latente au point de vue clinique, mais l'altération du corps de Malpighi qui en est l'essence persiste toujours, et la preuve en est qu'elle ne tardera peut-être pas à en produire les signes appréciables. La difformité réside donc moins dans la forme macroscopique des squames que dans la constitution vicieuse du stratum malpighien.

Comme toute difformité, l'ichthyose est donc bien congénitale et permanente; on naît ichthyosique, mais ichthyosique en puissance et seulement par l'état de son corps muqueux, et l'on reste toute sa vie ichthyosique, tantôt et le plus longtemps avec les apparences de l'état ichthyosique, tantôt seulement en puissance.

Comme de nombreuses difformités enfin, l'ichthyose se transmet par hérédité, ce qui achève de justifier la place qui, dans une nosologie rationnelle, appartient à cette dermatose.

Traitement. Persistante comme elle l'est, l'ichthyose ne pouvait manquer de susciter de nombreux essais thérapeutiques, et on peut dire qu'il n'est presque pas de médication qui n'ait été employée pour tenter de la guérir.

Les premiers observateurs qui ont suivi Willan ont surtout eu recours à des modes de traitement dont l'énoncé fait sourire aujourd'hui. Non-seulement des altérants comme le bichlorure de mercure, mais la saignée et même des saignées répétées, ont constitué, sous l'influence des exagérations extrêmes de la doctrine broussaisienne, le traitement employé par quelques-uns. Plus souvent on a eu recours à des excitants, comme le soufre, à des balsamiques et en particulier au goudron, à des amers, à des reconstituants, principalement à l'arsenic, qui a joui longtemps d'une grande vogue, à des médicaments dont on ne comprend guère ici l'action, comme l'eau de chaux, etc. L'expérience a fait abandonner successivement toutes ces médications, dont elle a montré l'absolue inefficacité. De toutes les médications internes, une seule semble rationnelle et est parfois utile: c'est la médication diaphorétique, qui agit mécaniquement, à la manière des moyens externes, pour détacher les squames, mais l'infidélité de ses agents la fait généralement abandonner, et on recourt presque toujours uniquement à la médication externe ou topique.

Elle a pour but de faire tomber les squames et les productions épidermiques qui recouvrent la peau et, celle-ci une fois mise à nu, de lui rendre et surtout de lui conserver son apparence normale.

La première indication peut être remplie par les frictions avec des flanelles ou des linges rudes, mais surtout par les bains répétés. On a employé, à tour de rôle et avec un succès sensiblement égal, les bains de vapeur, les bains chauds simples, sulfureux, alcalins, savonneux et salés, plus rarement et avec des résultats moins satisfaisants les lotions froides. Le plus souvent on a recours aux bains simples seuls ou alternant avec des bains alcalins. Ces bains doivent être administrés avec persévérance, répétés chaque jour ou tout au moins deux fois par semaine, suivis soit de frictions avec un linge sec, soit d'onctions prolongées. et accompagnées d'un léger massage (Lailler) avec les préparations que nous indiquerons plus loin. Au bout de deux à trois semaines de ce traitement, la peau est généralement débarrassée de la presque totalité des squames. Les bains peuvent être remplacés ou précédés par des onctions au savon, ou alterner par séries avec elles. Hébra vante les frictions au savon mou, répétées deux fois par jour et suivies de l'enveloppement dans des couvertures de laine, puis après six à douze jours de ce traitement un bain quotidien de deux heures au moins. Duhring conseille, pour les cas rebelles, un traitement analogue.

Mais les bains, qui n'agissent qu'en ramollissant et en macérant l'épiderme, laissent la peau trop sèche; il faut à leur sortie appliquer un corps émollient ou gras, destiné à modifier l'épiderme et à lui rendre sa souplesse normale. Ici encore les corps les plus divers ont été successivement proposés et employés : les huiles (d'olives, d'amandes douces, de ricin, de foie de morue), les diverses graisses (moelle de bœuf, axonge pure ou benzoïnée), cérat, cold-cream, la glycérine, la vaseline. L'un des plus employés est la glycérine, que Lailler a surtout contribué à faire adopter dans le traitement de l'ichthyose : il la préconise sous la forme de glycérolé d'amidon du *Codex* additionné de 10 pour 100 d'eau de laurier cerise pour calmer les démangeaisons et masquer l'odeur un peu fade de la glycérine; les onctions faites d'abord deux fois, puis une fois par jour, et enfin une fois par semaine lorsque la peau a repris son apparence, suffisent à maintenir la peau souple. Lailler recommande d'employer une quantité de topique suffisante pour rendre la peau souple et onctueuse sans la rendre collante quand on la touche.

Ainsi formulé, le traitement de l'ichthyose par la glycérine est certainement de beaucoup supérieur à tous ceux qui avaient été précédemment employés, bien supérieur à celui par les pommades soufrées, par la pommade au goudron recommandée par Bazin, etc. On peut encore employer avec avantage, pour remplacer la glycérine, la vaseline blanche pure ou additionnée d'acide borique.

Nous ne citerons que pour mémoire le traitement interne par le charbon (*ustilago*), du maïs, proposé par Lombroso, la résorcine, proposée par Andeer pour décaper les surfaces ichthyosiques. Enfin Unna a vanté particulièrement le soufre employé en pommade ou sous forme de soufre sublimé imprégnant des vêtements de laine que le malade porte à nu sur la peau.

Quel que soit le traitement employé, on ne peut—et il faut en prévenir les malades — que pallier les manifestations de l'icthyose, et non la guérir. On parvient en général assez rapidement, même dans les formes les plus intenses, à faire tomber les squames, à décaper l'épiderme et à *blanchir* plus ou moins complétement le malade, pour peu que celui-ci mette quelque suite dans son traitement ; on lui rend ainsi son infirmité tolérable et possible à dissimuler. Mais, s'il cesse son traitement, s'il éloigne trop rapidement l'époque des bains et des frictions, le bénéfice de ce traitement est bien vite perdu. Aussi peut-on dire qu'il est peu de lésions cutanées dont la curation et la persistance de la curation soient aussi complétement subordonnées à la persévérance et à la persistance dans l'emploi des moyens curatifs.

ICHTHYOSE INTRA-UTÉRINE OU FŒTALE. Sous le nom d'ichthyose intra-utérine ou d'ichthyose fœtale nous décrirons ici la lésion cutanée que certains auteurs ont décrite sous le nom d'ichthyose congénitale ; cette dernière expression doit être dorénavant abandonnée, parce qu'elle prête trop à la confusion, ayant été appliquée à la fois à des lésions constatées dès la naissance, — celles que nous allons étudier maintenant, — et par un abus de langage à des lésions pour lesquelles l'enfant naissant ne présente qu'une disposition congénitale — celles que nous venons de décrire précédemment. Les dénominations que nous venons de rappeler ne sont pas les seules qui aient été appliquées à cette lésion, également décrite sous les noms de kératose, de kératome diffus congénital, par les auteurs qui l'ont complétement distraite du cadre de l'ichthyose.

Considérée d'abord par les premiers auteurs qui l'ont décrite comme une extraordinaire anomalie de l'épiderme, comme une monstruosité, cette lésion fut ensuite regardée comme se rapportant à l'ichthyose, en raison de la ressemblance qu'elle présente avec l'enveloppe cutanée des poissons. Néanmoins on tendait toujours plutôt à la regarder comme une lésion tératologique que comme une forme de la dermatose déjà désignée sous le nom d'ichthyose. Behrend et F. Hébra la séparent nettement de l'ichthyose en faisant valoir que les fœtus affectés de cette difformité n'ont pas vécu et qu'on n'a pu en suivre la marche ultérieure, en niant que l'ichthyose vraie pût se développer avant deux ans.

Ces idées, appuyées par la grande autorité de Hébra, furent généralement acceptées, tant en Allemagne que dans les autres pays, et presque tous les auteurs qui décrivent ensuite ces lésions acceptent les dénominations de kératose et de kératome proposées par Lebert ou s'excusent de se servir du nom impropre d'ichthyose congénitale. L'opinion de Hébra est encore aujourd'hui généralement adoptée par les dermatologistes de tous pays ; cependant, dans ces dernières années, une réaction contre cette opinion absolue s'est produite en Allemagne même, où Lang, Caspary et Munnich, ont décrit des cas intermédiaires entre l'ichthyose vulgaire et l'ichthyose fœtale et fait résolûment de cette dernière une variété de l'ichthyose vulgaire ; Lesser (*Ziemssen's Handbuch*) se sépare également de l'opinion soutenue par Hébra.

Nous aurons ultérieurement à examiner cette question, la plus discutée et la plus discutable de celles qui ont trait à l'histoire de l'ichthyose, mais, pour pouvoir le faire utilement, il nous faut d'abord exposer les symptômes et les lésions de l'affection désignée sous le nom d'ichthyose intra-utérine considérés dans les cas les plus nets. Le sujet en vaut la peine, au point de vue doctrinal comme au point de vue pratique ; il est d'autant plus nécessaire de l'envisager sous ses diverses faces que les publications françaises relatives à l'ichthyose intra-utérine sont des plus rares, réduites qu'elles sont aux observations de Souty (1842), de Houel (1853), de Houel et Chambard (1879), et à la thèse fort incomplète de Pelletier (1879). C'est donc surtout aux travaux étrangers, parmi lesquels il faut citer en première ligne ceux de Simpson (1843-1856) et de

Beverley Livingston (1882), aux publications déjà signalées de Lang, de Caspary, de Munnich, à celles de H. Hébra et de Lassar, que nous emprunterons la description de l'ichthyose intra-utérine.

Symptômes. Épaississement de l'épiderme, qui est dur et résistant, a perdu son élasticité, a dilaté tous les orifices extérieurs, a fait disparaître toutes les saillies et a subi, par suite de la croissance du fœtus, de véritables éclatements donnant lieu à la production de fissures plus ou moins profondes, telle est en quelques mots la caractéristique de l'ichthyose intra-utérine dans les cas typiques.

Appelé auprès d'une femme chez laquelle le travail a débuté à l'époque normale ou a précédé de quelques jours ou de quelques semaines le terme normal de sa grossesse, l'accoucheur en pratiquant le toucher constate, au lieu des sutures et des fontanelles normales, une longue fissure plus superficielle que la suture médiane, et plus souvent encore deux fissures séparées par une saillie qui n'a aucune ressemblance avec les os pariétaux, et dont les bords présentent une résistance plus considérable que les os du crâne revêtus de téguments normaux ; quelque soin qu'il y mette, il ne parvient à sentir ni les fontanelles ni la suture lambdoïde et reste incertain sur le diagnostic de la présentation : il peut croire à l'existence d'un fœtus anencéphale, ou à quelque anomalie des os du crâne, comme dans le cas de Keiller et Simpson ; il peut même, s'il ne s'aide du palper, être exposé à diagnostiquer une présentation du siége, les fissures médianes pouvant être à la rigueur prises pour la fente interfessière.

La cause de la difficulté du diagnostic est facilement reconnue lorsque le fœtus est hors des parties maternelles. On se trouve alors en présence d'un enfant véritablement monstrueux, dont les figures données par les auteurs ne parviennent qu'à donner une bien faible idée. Il semble couvert d'une couche d'enduit sébacé desséché, et sa peau présente une couleur sale, jaune claire, elle a l'aspect et la consistance du cuir dur et est sillonnée de fissures irrégulières circonscrivant des plaques plus ou moins larges.

La face est surtout hideuse, presque informe. La bouche largement ouverte, de forme arrondie, est bordée par des lèvres sur lesquelles on distingue à peine la portion cutanée de la portion muqueuse ; ces lèvres sont sillonnées par des dépressions et des fissures dont la disposition rappelle celle des rhagades des petits syphilitiques, formant autour de l'orifice buccal des rayons divergents et des cercles concentriques ; à travers l'orifice buccal on aperçoit la langue formant un gros moignon rouge et entourée par les gencives d'apparence normale. Le nez ne présente aucun relief : de chaque côté de la ligne médiane, entre l'orifice buccal et les yeux, on trouve deux orifices ou mieux deux dépressions comblées par une membrane blanche, ferme et épaisse, qui n'est autre que l'épiderme hypertrophié recouvrant deux orifices plus ou moins nettement arrondis qui donnent accès dans la cavité des fosses nasales ; mais les narines et la cloison cartilagineuse des fosses nasales dans toute sa portion extérieure font défaut. Les joues sont sillonnées par des dépressions et des fissures de largeur variable. A la place des yeux on trouve deux gros bourgeons rouges, mollasses, d'apparence charnue : ce sont les paupières renversées en dehors par suite de la rétraction de leur couche cutanée, laquelle est plus altérée à la paupière supérieure qu'à la paupière inférieure ; au-dessous de ces saillies rouges que quelques auteurs avaient considérées comme représentant le globe oculaire lui-même considérablement altéré, et en les écartant l'une de l'autre, on trouve le bulbe

de l'œil normal, sans rougeur, sans épaississement de ses membranes ; les cils
sont rares ou absents ; les paupières présentent comme les autres parties du
tégument des dépressions et des fissures, mais de dimensions peu considérables ;
les sourcils sont peu développés ou font complétement défaut. Le pavillon de
l'oreille a pour ainsi dire disparu : il n'est plus représenté que par une saillie
plate, allongée verticalement, collée contre la paroi crânienne et sur laquelle on
rencontre une dépression analogue à celle qui représente les orifices des narines ;
quelquefois même l'oreille n'est représentée que par un petit tubercule rougeâtre et sans ouverture ; de saillies de la conque et d'isolement du lobule il
ne reste plus de traces : la peau étant trop étroite, le pli cutané qui isole du
crâne le pavillon de l'oreille a disparu et les cartilages qui constituent ce dernier
sont directement appliqués le long des os crâniens.

Sur le crâne on voit les fissures antéro-postérieures que nous avons déjà
signalées comme des causes d'erreur dans le diagnostic de la présentation : elles
sont profondes, uniques ou multiples, parfois étendues de la racine du nez ou
de l'arcade orbitaire jusqu'à l'occipital : leur étendue semble avoir mis à l'abri
de la production de semblables lésions les parties latérales du crâne sur lesquelles la peau forme une couche continue. Les cheveux sont parfois courts,
fins et soyeux, plus souvent ils sont absents en apparence ; nous verrons plus
loin, en étudiant les lésions microscopiques de la peau, ce qu'il faut penser de
cet état du cuir chevelu.

Le cou est large et court, sillonné de fissures perpendiculaires à son axe. Le
tronc présente des sillons et des fissures dont la disposition est très-irrégulière ;
souvent il y a un sillon médian plus ou moins étendu à la partie supérieure
de la poitrine, bifurqué inférieurement ; souvent aussi des sillons horizontaux
se voient à des hauteurs variables du thorax et de l'abdomen, parfois il se forme
sur le dos des plaques triangulaires comparables aux écailles des serpents. Les
mamelons font complétement défaut. L'insertion du cordon est normale et la
région périombilicale ne présente qu'un petit nombre de sillons. Les organes
génitaux sont le plus souvent rudimentaires ; le prépuce fait défaut, le pénis
forme un petit bourgeon charnu fortement coloré en rouge et semble dépourvu
d'épiderme, on y voit un petit orifice par lequel on peut faire pénétrer un stylet
jusque dans la vessie ; le scrotum, dans lequel on ne trouve pas de testicules,
est aplati et à peine distinct du périnée, en arrière duquel on voit l'anus parfois
normal, le plus souvent très-étroit et parfois imperforé.

Les membres sont comme œdémateux, l'épaisseur de l'épiderme leur donne
parfois un aspect transparent et gêne beaucoup leurs mouvements, ils sont quelquefois parcourus par des sillons verticaux, mais le plus souvent ne présentent
que des sillons circulaires occupant surtout les régions articulaires et principalement marqués au niveau des poignets. Les aisselles sont parfois couvertes de
petites plaques séparées par des sillons peu profonds. Les extrémités des
membres sont quelquefois bien conformées, et on remarque seulement sur les
doigts des craquelures circulaires au niveau des articulations des phalanges ;
d'autres fois les doigts des mains sont réunis les uns aux autres ou défigurés,
ressemblant à des griffes, parfois à peine formés, quelquefois aussi complétement absents ; les mains et les pieds sont alors remplacés par des tumeurs
volumineuses, arrondies, lisses, de couleur lie de vin, ayant l'aspect d'abcès
tuberculeux ; même lorsque les doigts et les orteils existent à un état plus ou
moins normal, le dos des mains et des pieds est presque toujours gonflé, violacé,

couvert de fissures. Les ongles sont peu développés, souvent cachés par l'épaisseur de l'épiderme du voisinage.

Sur les diverses régions du corps, les sillons qui parcourent la peau ont une coloration rouge de nuance variable allant du violacé au pourpre; certains d'entre eux sont recouverts d'une pellicule mince et transparente comme une séreuse qui établit la continuité de la surface épidermique; d'autres en paraissent dépourvus; par suite des mouvements, il arrive que ces sillons se transforment en surfaces saignantes. Leur largeur et leur longueur sont extrêmement variables, ainsi que les dimensions des plaques ou écailles épidermiques qu'ils circonscrivent, ils atteignent parfois jusqu'à 5 et même 10 millimètres de largeur; les plaques, d'épaisseur variable et généralement d'autant plus épaisses que la couche épidermique normale est plus développée dans la région qu'elles occupent, sont quelquefois imbriquées les unes sur les autres; le plus souvent leurs bords ne se touchent pas, et sont tantôt taillés à pic, tantôt et plus souvent amincis de façon à atteindre progressivement le niveau du sillon voisin, quelquefois aussi relevés et détachés dans une étendue plus ou moins considérable; parfois les difficultés de l'extraction du fœtus ont amené la chute de plaques plus ou moins étendues qui laissent à leur place des surfaces saignantes.

Ajoutons que le placenta est normal, ne présente pas de dépôts calcaires, et que le cordon ombilical est normal aussi.

Il semble que des êtres aussi mal conformés ne puissent ni vivre ni manifester leur existence par aucun signe. Il n'en est rien. Beaucoup d'entre eux sont vigoureux; leur cri est parfois fortement articulé, d'autres fois il n'a rien d'humain et ne cesse pas pendant la courte existence de ces malheureux petits êtres; leur appétit est souvent vorace, ils avalent avec ardeur les liquides qu'on dépose dans leur bouche, mais que l'obstruction de leurs narines et la rigidité de leurs lèvres les empêchent d'aspirer, de même que les petits syphilitiques atteints de coryza et de rhagades des lèvres ne peuvent ni teter ni prendre le biberon; ceux qui vivent un temps suffisant expulsent leur méconium. La vie n'est donc pas entravée d'une façon absolue, mais elle ne peut se prolonger longtemps. Au contact de l'air, les couches épidermiques deviennent plus dures et plus rigides encore, les sillons se rompent dans les mouvements, causant ainsi des douleurs et une insomnie qui épuisent l'enfant; toutes les fissures sont pour les microbes pyogènes des refuges assurés où les débris de l'enduit sébacé leur permettent de pulluler : aussi la suppuration apparaît-elle rapidement, suppuration dont la fétidité répand autour du corps de l'enfant une odeur nauséabonde et dont l'abondance contribue à l'affaiblir. Voilà avec l'entrave aux fonctions de la peau et les congestions viscérales, plus encore que la débilité native de ces enfants, les causes de leur mort. Celle-ci arrive dans un espace de temps court, mais quelque peu variable; parfois quelques minutes seulement, plus souvent deux ou trois jours, exceptionnellement huit ou neuf jours. La mort est, d'après la plupart des auteurs, dans les cas typiques d'ichthyose intrautérine, la terminaison fatale et fatalement rapide : nous verrons plus loin ce qu'il faut penser à ce sujet, et nous nous contentons pour le moment de cette affirmation.

ANATOMIE PATHOLOGIQUE. Lorsque l'on sectionne les plaques épidermiques, on constate que leur épaisseur, variable suivant les sujets et suivant les régions du corps, mesure ordinairement de 3 à 6 millimètres.

Au microscope, on voit déjà à un faible grossissement que l'épiderme forme

une couche continue recouvrant aussi bien les saillies qui constituent les
plaques que les sillons qui les circonscrivent, mais, tandis qu'au niveau des
sillons il est plus mince que sur un fœtus du même âge, au niveau des saillies il est considérablement augmenté d'épaisseur : dans le cas de Houel-
Chambard, l'épaisseur de la couche cornée au niveau des sillons était à peu
près uniforme, variant seulement de 40 à 50 μ, tandis qu'au niveau des plaques
elle était beaucoup plus inégale et mesurait de 1200 à 2200 μ, c'est-à-dire de
30 à 50 fois l'épaisseur observée au niveau des sillons. Ces variations portent
uniquement sur la couche cornée ; le corps de Malpighi a une épaisseur uniforme au niveau des plaques comme au niveau des sillons : comparé au corps
de Malpighi d'un fœtus sain, il est tantôt d'épaisseur normale, plus souvent
hypertrophié dans des proportions variables. Les prolongements qu'il fait pénétrer entre les papilles sont, comme le corps muqueux lui-même, tantôt normaux, tantôt très-amplifiés. Les cellules de la couche de Malpighi sont tantôt
normales, de forme cylindrique et réduites à une seule couche, tantôt formant
deux ou trois couches de cellules rondes à noyaux très-volumineux sur lesquelles repose une couche unique de cellules cylindriques. La couche cornée
est séparée de la couche de Malpighi par une couche de cellules allongées
parallèlement à la surface de la peau, puis par une couche de larges cellules
à bords nets et dentelés qui sont plus volumineuses que dans la peau normale.

Quant à la couche cornée, elle est remarquable par la présence d'une série
d'orifices destinés au passage des poils, et renfermant avec ceux-ci une certaine
quantité de matière sébacée. Nombreux surtout au cuir chevelu, ils lui donnent
un aspect spongiforme signalé par Müller; autour de ces orifices les cellules
épidermiques affectent une disposition concentrique, comparable aux lamelles
du bulbe de l'oignon, qui rappelle les globes épidermiques des épithéliomas.
Dans l'intervalle de ces amas concentriques, les cellules épidermiques sont disposées parallèlement à la surface de la peau; de même que dans l'épiderme
normal, les limites des cellules deviennent de moins en moins nettes en se
rapprochant de la surface libre, les noyaux deviennent de moins en moins nombreux, puis finissent par disparaître, et il ne reste plus qu'une couche homogène de substance kératinisée, ce que l'on désigne sous le nom de kératome.

Les annexes de l'épiderme subissent des modifications plus ou moins considérables. Les glandes sudoripares, souvent en tous points normales, sont
quelquefois atrophiées (Müller), leur conduit excréteur traverse la couche
cornée au milieu de laquelle il est facilement reconnaissable. Les glandes
sébacées, parfois normales, sont plus souvent incomplétement développées et
remplies de matière sébacée que l'inextensibilité de la couche cornée n'a pas
laissée écouler; une partie de leurs cellules ont subi la dégénérescence graisseuse totale, d'autres ont subi la transformation cornée. Si ces modifications
glandulaires sont inconstantes et presque toujours peu intenses, il en est
autrement des poils, qui présentent des modifications portant surtout sur leur
direction. Nous avons déjà signalé les modifications de la couche cornée aux
points où ils la traversent. Il faut en outre relever la disparition d'un certain
nombre d'entre eux, mais plus encore leur changement de direction : quelquefois
ils traversent la couche cornée perpendiculairement à sa surface et parallèlement
les uns aux autres (cas de Kyber); plus souvent ils s'inclinent dans l'épaisseur
même de la couche cornée et la traversent sous un angle qui peut atteindre
45 degrés environ (cas de Houel-Chambard); parfois encore ils sont couchés dans

l'épaisseur de cette couche, les poils fins dans toute leur longueur, les cheveux dans la plus grande partie de celle-ci (cas de Livingstone). Les bulbes pileux sont souvent atrophiés par suite de la compression qu'exerce sur eux la matière sébacée, dont la rétention est produite par les modifications de la couche cornée; quant aux poils eux-mêmes, ils sont peu développés, leurs gaînes sont plus ou moins kératinisées.

Au-dessous de l'épiderme si profondément altéré, le derme est absolument sain; les papilles seules sont quelquefois hypertrophiées au niveau des plaques épaisses, peu développées au contraire au niveau des sillons (cas de Houel-Robin), mais le plus souvent elles ne sont augmentées ni en hauteur ni en épaisseur, et, si elles paraissent quelquefois plus élevées qu'à l'état normal, cela tient à l'augmentation de l'épaisseur des cellules du corps muqueux de Malpighi. Mais, ni au niveau des papilles, ni dans la couche sous-papillaire, le derme ne présente aucune modification dans sa structure ni dans sa vascularisation. La couche graisseuse sous-dermique est seule, dans la plupart des cas, peu développée, sans présenter d'ailleurs d'altération de sa structure.

Les lésions que nous venons de décrire peuvent se résumer ainsi : augmentation considérable de l'épaisseur de la couche cornée, lésions peu considérables et encore mal définies du corps muqueux de Malpighi, intégrité absolue du derme. Chambard les résume en disant qu'elles sont comparables à celles d'une ichthyose de dimensions colossales.

Pour compléter l'étude des lésions observées chez les enfants atteints d'ichthyose fœtale, signalons la rareté des vices de conformation, imperforation anale, pied-bot, etc., et l'existence des congestions viscérales multiples analogues à celles que l'on trouve à l'autopsie des sujets morts à la suite des brûlures étendues.

Étiologie. Les conditions étiologiques de l'ichthyose fœtale sont absolument inconnues. On a invoqué la syphilis : elle manque complétement dans les antécédents héréditaires et les enfants n'en portent d'ailleurs aucune trace. On a invoqué aussi les émotions ressenties par la mère pendant sa grossesse : nous avons déjà vu, à propos de l'ichthyose vulgaire, ce qu'il faut croire de cette cause invoquée à propos de toutes les malformations congénitales. Les parents dont les enfants présentent cette difformité sont presque toujours d'une bonne santé et ne sont atteints d'aucune affection diathésique ni d'aucune affection cutanée : il n'y a pas à s'arrêter à l'ostéomalacie, dont était atteinte la mère de l'enfant observé par Jahn.

Un seul point mérite d'être relevé : c'est l'existence de l'ichthyose intra-utérine chez les produits de plusieurs grossesses d'une même femme; il en était ainsi dans les cas de Okel et de Houel; si l'on réfléchit à la rareté de cette lésion (à peine en connaît-on 35 observations probantes), à l'insuffisance de la plupart des observations cliniques, on ne pourra manquer d'être frappé de cette coexistence deux fois observée de l'ichthyose fœtale dans une même famille.

Traitement. Contre une lésion aussi étendue et d'un pronostic aussi sévère, la thérapeutique est à peu près désarmée. On devra néanmoins, après avoir lavé l'enfant dans un bain tiède pour le débarrasser de son enduit sébacé, le tremper dans un bain tiède d'eau boriquée et renouveler fréquemment ces immersions, afin de s'opposer autant que possible à la pullulation des germes infectieux au niveau des sillons épidermiques. On devra, en outre, faire sur les diverses parties du tégument des onctions soit avec de la glycérine ou du glycérolé d'amidon, soit avec de la vaseline boriquée, dans l'espoir d'agir sur la nutrition de l'épiderme corné ; la face et les lèvres en particulier devront surtout être fréquemment onctionnées de la sorte, dans l'espoir de les rendre aptes aux mouvements de succion. Enfin, il est à peine besoin de dire que l'alimentation de l'enfant devra être tentée au moyen du lait, de préférence le lait d'anesse, donné à la cuiller, non au moyen du sein ou du biberon, qu'il serait incapable d'utiliser.

DES RAPPORTS DE L'ICHTHYOSE FŒTALE AVEC L'ICHTHYOSE VULGAIRE. Si l'on s'en tenait à la dénomination que nous avons, avec de nombreux auteurs, employée pour désigner ces deux difformités, on ne pourrait guère douter qu'elles soient absolument identiques et que l'ichthyose fœtale soit une forme plus rapide dans son apparition et plus intense dans ses lésions que l'ichthyose vulgaire.

Il s'en faut cependant que cette opinion ait été universellement acceptée et, insi que nous l'avons déjà dit, Behrends, Hébra, Kaposi, considèrent comme essentiellement différentes les deux lésions désignées sous une même dénomination. Ne serait-ce qu'en raison de l'autorité de ces auteurs et de l'accueil fait jusqu'à ces derniers temps à leur opinion, il est nécessaire d'envisager la question d'une manière particulière.

Les auteurs qui soutiennent la non-identité des deux lésions ont fait valoir que les fœtus atteints de kératose étaient infailliblement condamnés à mourir en quelques heures ou quelques jours, de sorte qu'on ignore ce que seraient devenues ces lésions ; ils ont soutenu que l'ichthyose vraie ne débute jamais avant l'âge de deux ans ; ils ont fait remarquer que l'ichthyose intra-utérine n'était pas héréditaire et que ses lésions n'étaient pas identiques à celles de l'ichthyose vraie.

Il est certain que dans les cas les plus accentués l'ichthyose intra-utérine amène rapidement la mort, mais à côté des cas qui ont servi de base aux descriptions divers auteurs ont publié des observations où les lésions sont pour ainsi dire dégradées, où les déformations du visage sont moins accentuées et moins caractéristiques, et qu'il est impossible cependant de ne pas rapporter à l'ichthyose fœtale. En comparant entre elles les observations de Davidson, de Caspary, de Munnich, de Perez, de Gidon, de Lang, de Weisse, on arrive à constituer une série de faits où les lésions, tout en existant dès la naissance, sont de moins en moins graves et permettent à l'enfant de vivre, et à l'aide d'autres faits plus nombreux et mieux connus on peut ainsi passer graduellement et insensiblement aux cas dans lesquels l'ichthyose se développe peu de semaines ou peu de mois après la naissance, sans qu'une différence nette permette d'établir une ligne de démarcation absolue entre les faits appartenant à l'ichthyose intra-utérine et ceux qui se sont développés après la sortie de l'utérus : il y a des degrés dans l'intensité, dans la gravité et dans la précocité, mais non une dissemblance. Ce serait dépasser les limites de cet article que de reproduire ici les observations qui servent de traits d'union à ces deux formes symptomatiques, et nous devons nous contenter de les avoir indiquées.

L'opinion, soutenue par Hébra, que l'ichthyose ne débute jamais avant l'âge de deux ans, est, nous avons déjà eu à le faire remarquer, manifestement exagérée et erronée.

L'hérédité est, nous l'avons vu, un des caractères cardinaux de l'ichthyose : on ne l'a pas constatée dans l'ichthyose fœtale, cela est vrai, mais les observations de Okel et de Houel nous montrent plusieurs cas développés dans la même famille, et dans les observations de transition, déjà citées, de Caspary et de Munnich, les sujets avaient eu un frère aîné atteint d'ichthyose fœtale.

Quant à la dissemblance des lésions anatomiques, elle est, ainsi que l'a fait remarquer Caspary, moins profonde qu'on ne le prétend en se basant sur l'examen histologique dû à Esoff, lequel a examiné des pièces de pseudo-ichthyose ; en réalité la seule différence consiste dans l'épaisseur des couches de Malpighi, ce qui ne saurait infirmer la similitude des deux lésions.

En résumé, l'étude des faits récents montre que les arguments tirés tant de la gravité que de l'évolution, de l'étiologie et de l'anatomie pathologique, sont loin d'être décisifs.

Aussi reste-t-il, au sujet des rapports entre l'ichthyose fœtale et l'ichthyose vulgaire, des doutes dans l'esprit. Il est remarquable d'ailleurs que les faits d'ichthyose véritablement fœtale sont toujours d'une gravité considérable, que les enfants qui en sont atteints survivent rarement, ou tout au moins restent toujours peu développés physiquement et intellectuellement ; que l'hérédité se manifeste sous une forme particulière, deux enfants pouvant être seuls atteints et presque toujours gravement et dans la période fœtale, alors que les géniteurs et les autres membres de la famille ne présentent pas de lésions plus bénignes. On pourrait à la rigueur considérer l'ichthyose fœtale comme une lésion voisine de l'ichthyose vulgaire, due comme elle à une influence héréditaire, mais ne se transformant pas en ichthyose vulgaire.

De ces doutes résulte l'impossibilité de décider d'une façon absolue d'après les documents jusqu'ici connus si la lésion de la peau désignée sous le nom d'ichthyose fœtale ou intra-utérine est une forme particulière de l'ichthyose vulgaire ou en est complétement indépendante. Telle est la raison pour laquelle nous avons dû tout à la fois la décrire à l'article ICHTHYOSE, et la distraire de celle-ci pour faire de son étude un paragraphe spécial. GEORGES THIBIERGE.

ICICANE. *Voy.* TACAMAQUE.

ICIQUIER, ICICA (AUBLET). Genre de Térébinthacées-Bursérées, aujourd'hui réintégré dans le genre *Bursera* dont il ne diffère par aucun caractère essentiel. L'*Icica Tacahamaca* H. B. K., de l'Amérique équinoxiale, qui est le *Bursera Tacahameca* H. BN, donne une Résine tacahamaque quelquefois employée en médecine. L'*I. Icicariba* DC. est le *Bursera Icicariba* H. BN. Ses fruits sont aromatiques et se mangent à la Guiane et au nord du Brésil. Ses racines ont une écorce astringente, dépurative, antisyphilitique. Il a passé pour produire l'Élémi du Brésil. L'*I. guianensis* AUBL. est le *Bursera guianensis* H. BN, l'arbre à l'encens de Cayenne et à la Tacahamaque, dite huileuse incolore de ce pays. L'*Icica pentendra* AUBL. (? *I. enneandra* AUBL. — *Protium decandrum* MARCH.) est notre *Bursera decandra*, le *Chipa* des Galibis. Il produit une résine jaune et transparente, à odeur de citron, qu'on brûle dans les temples et qui est également usitée comme médicament. L'*I. heterophylle* DC. (*Amyris hetero-*

phylla W. — *Protium Aracouchili* March.) est le *Bursera Aracouchili* H. Bn. Il donne la Résine *alouchi* ou *aracouchili*, fluide, médicamenteuse, rare aujourd'hui. L'*I*. *Abilo* Blanco, des Philippines, a longtemps passé pour donner l'Élémi de Manille, qu'on sait aujourd'hui être produit par le *Garuga floribunda* Dcne.   H. Bn.

ICTÈRE. Définition. On désigne sous le nom d'*ictère* un syndrome clinique caractérisé par la coloration jaune plus ou moins accusée de la peau, des conjonctives et des sécrétions, notamment de l'urine, coloration due à l'imprégnation par le pigment biliaire. Les uns font dériver ce mot de ἰκτίς, belette dont les yeux sont jaunes, les autres d'ἰκτέρος, grive dorée, loriot, oiseau à plumage jaune dont la vue, au rapport de Pline, guérissait les ictériques, mais qui lui-même succombait sous leur regard. Les anciens auteurs emploient pour désigner ce symptôme des dénominations latines diverses : *morbus regius, morbus arquatus, aurigo, ileus favus, icteroides, fellis suffusio, fellis obstructio*. Les auteurs français de la première moitié du siècle disent encore ictéricie. Aujourd'hui on n'emploie plus que les mots ictère ou jaunisse.

Historique. Les Anciens avaient des notions trop imparfaites sur la bile et son mode d'élaboration pour avoir pu entrevoir seulement la pathogénie de l'ictère. Les états bilieux développés par le foie, le sang modifié, la bile, les humeurs diverses, comprenant en même temps que l'ictère l'état gastrique ou saburral, constituent un ensemble symptomatique confus et mal défini. Pour Hippocrate la bile est un des sucs cardinaux du corps; les Arabes dissertent sur le nombre de variétés que peut présenter ce suc. Au seizième siècle, Paracelse et van Helmont contestent l'influence pathogénique de la bile; le premier l'appelle une substance étrangère qui a pénétré comme une mauvaise herbe dans l'organisme; le second, au contraire, en fait un suc noble, élaboré par la meilleure partie du sang; c'est le baume du sang et de la vie qui ne peut être cause de la maladie. Les affections dites bilieuses sont dues aux produits de la digestion modifiés dans l'estomac : c'est la *théorie gastrique des maladies bilieuses*. Si Sylvius considère de nouveau la bile comme un produit de fermentation nuisible jouant un rôle pathogénique important, ce n'était là encore qu'une vue de l'esprit, vague et confuse.

Avec les progrès des études anatomiques, la notion de l'ictère devint plus nette. Morgagni (*epist.* 37) exprime le premier l'idée de rétention de la bile dans le sang par suppression de la fonction hépatique; l'ictère commença à être interprété dans ses causes mécaniques. Morgagni, Boerhaave, van Swieten, acceptant avec Glisson l'opinion que le foie n'est qu'un réservoir de bile fournie par le sang, considèrent l'ictère et les états bilieux comme liés à l'absence de sécrétion hépatique. Cependant peu à peu, dit Frerichs, ils perdirent du terrain devant ceux qui, avec D. Monro, Eller, Werlhoff, Reil, Selle, voyaient seulement dans la perturbation de l'excrétion la cause de l'ictère. Dans Marcard (*Medizinische Versuche*, 1778) se trouvent rassemblés les arguments qui, à cette époque, étaient opposés à l'admission d'un ictère par l'activité sécrétoire du foie. »

Voilà donc les deux doctrines nettement posées : celle de l'*ictère par défaut de sécrétion* et celle de l'*ictère par défaut d'excrétion*.

La première doctrine devait conduire nécessairement à une autre hypothèse. Si la bile n'est pas fabriquée par le foie, mais seulement extraite par lui, si elle est préformée dans le sang, l'intervention du foie n'est pas nécessaire pour le développement de l'ictère, le sang lui-même se transforme en bile; c'est la *théorie de l'ictère hématique*. Elle est énoncée par Bianchi dans ces termes : *Sunt duo primaria icteri genera; primae classis icterus e vitio hepatis, alterius speciei icteri a causa. solutiva sanguinis* (*Historia hepatica*, etc. Turin, 1710). Grant appelle la partie jaune du sérum suc biliaire, et trouve dans l'augmentation et la modification de ce suc, sans l'intermédiaire du foie, la cause de l'ictère (*Obs. on the Fevers*, t. I). La polycholie de Reil (*Tractatus de polycholia*. Halle, 1782) est due à une bile anormale par transformation directe du sang; cette bile, déversée dans l'intestin, engendre des troubles qui donnent lieu à la maladie bilieuse. Plus tard, il est vrai, Reil affirme que l'intervention du foie est nécessaire à la formation de la bile.

Voici donc la troisième doctrine, celle de l'ictère hématique, nettement posée. La première, basée sur l'opinion que la bile ne se forme pas dans le foie, mais dans le sang, a vécu jusqu'à nos jours; Andral et Budd admirent encore l'ictère par défaut de sécrétion.

L'expérience de ligature du canal cholédoque faite par Saunders en 1796, pour la première fois, établit sur une base expérimentale la doctrine de l'ictère par résorption. Puis l'expérience de Jean Müller, extirpant le foie de grenouille sans ictère et sans produire d'accumulation de principes biliaires dans le sang, établit définitivement que le foie fabrique la bile. La doctrine de l'ictère par suppression de la fonction hépatique était condamnée. Par les progrès de la chimie animale, par l'analyse de la résine biliaire due à Strecker (1848) et sa découverte des acides cholique et choléique, la réaction de Pettenkofer apprenant à les caractériser, par celle de Hoppe-Seyler les éléments de la bile rendus accessibles à l'analyse chimique dans le sang de la veine porte et de la veine cave, le rôle du foie dans l'élaboration de la bile était démontré.

Toutefois la doctrine hématogène de l'ictère n'était pas frappée du même coup que celle de l'ictère par défaut d'excrétion. L'ictère ne trouvait pas toujours son explication à l'autopsie. Les voies biliaires souvent sont libres, l'excrétion ne paraît pas entravée. On pensa à un obstacle dynamique, on invoqua une contracture spasmodique, ou une paralysie musculaire des conduits biliaires. Mais l'expérimentation physiologique ne put établir la réalité d'une rétention produite par ce mécanisme. D'autre part, on a pensé que, si dans les conditions physiologiques la bile ne se fait pas dans le sang, il se peut que, dans certaines conditions pathologiques, du pigment biliaire s'y développe. On a démontré en effet que l'hématine du sang est la source de tous les pigments, et, quand l'ictère apparaît dans une maladie nettement infectieuse avec altération profonde du sang, telle que la pyémie, la septicémie, les pyrexies diverses, la fièvre jaune, quand il s'accompagne d'hémorrhagies diffuses, de dissolution des globules sanguins, il est naturel de penser que l'ictère est dû à cette altération du sang. Breschet a le premier, en 1821, démontré que le pigment est fourni par le globule sanguin. « Je présume, dit-il, que l'ictère est occasionné bien moins par la bile que par le sang. » Dubreuil (de Montpellier) émit le même avis. Les recherches de Virchow, de Zenker et Funke, établirent l'analogie qui existe entre l'hématine et la cholépyrrhine. La question de l'ictère hématique resta depuis lors à l'ordre du jour. Malgré les laborieuses recherches, histologiques, chimiques, expérimentales et cliniques, qui font honneur à la médecine contemporaine et ont singulièrement élargi le cercle de nos connaissances sur l'ictère, la question de l'ictère hématique, comme nous le verrons, reste encore à résoudre. Nous sommes arrivés dans ce court aperçu à la période actuelle, dont l'histoire se trouve dans les développements qui vont suivre.

PHYSIOLOGIE PATHOLOGIQUE DE L'ICTÈRE. La bile, dont les principes imprégnant l'organisme font l'ictère, est un liquide alcalin qui contient 9 à 18 grammes de résidu sec sur 100 parties évaporées. Elle contient des sels minéraux qui viennent du sang, des graisses, de la cholestérine, qui se trouvent dans le foie et en même temps dans les autres tissus et organes. Ce qui la caractérise, c'est la présence des acides biliaires, acide glycocholique et taurocholique à l'état de sels de soude, formant de 55 à 70 pour 100 du résidu sec de la bile; acides qui ne préexistent pas dans le sang normal et sont le produit de l'activité même du foie; ce sont aussi les pigments biliaires, la bilirubine et ses dérivés, pigments qui à l'état normal n'existent que dans le foie et sont, comme les acides, élaborés par le foie, aux dépens de la matière colorante du sang.

Cette simple vue d'ensemble sur la constitution de la bile suffit à établir tout d'abord que, si les éléments caractéristiques de la bile, le pigment et les acides, sont fabriqués à l'état normal dans le foie aux dépens des matériaux qui lui sont apportés par le sang et la lymphe, la présence anormale de ces principes dans le sang et les tissus, notamment celle du pigment qui constitue l'ictère, ne peut s'expliquer que par les mécanismes suivants :

1° Le pigment biliaire est résorbé dans le foie ou les organes excréteurs (y compris l'intestin) et rentrant dans le sang va imprégner les tissus (*ictère par résorption, ictère d'origine hépatique, ictère hépatogène*);

2° Le pigment biliaire est anormalement fabriqué dans le sang en dehors du foie (*ictère sanguin, ictère hématique, ictère hématogène, ictère d'origine extra-hépatique*).

Nous allons étudier successivement ces deux mécanismes. L'ictère par résorption se conçoit et se démontre aisément. Quand il y a obstacle à l'excrétion biliaire, la bile ne pouvant s'écouler au dehors est reprise par le sang : de là ictère. Formulée par Monro et van Swieten, cette théorie mécanique de l'ictère a été démontrée expérimentalement par Saunders en 1795, et confirmée par Tiedemann et Gmelin. La ligature du canal cholédoque fait de l'ictère; deux heures après la lymphe qui vient du foie et le sang des veines sus-hépatiques sont colorés en jaune. D'après les recherches faites par Fleischl (*Arbeiten des Leipziger phys. Inst.*, t. IX, 1874), cette résorption de bile consécutive à l'occlusion du canal cholédoque a lieu par les vaisseaux lymphatiques largement répartis, comme le montrent les recherches contemporaines, si bien que chaque élément de l'organe peut être figuré comme baigné dans la lymphe. C'est dans elle que les cellules hépatiques puisent de nouveau le pigment, et la stase biliaire engendre rapidement un foie ictérique.

La possibilité de la résorption de matières colorantes par les voies biliaires est démontrée par l'expérience suivante de Heidenhain. A l'aide d'une seringue dont la canule est introduite dans le canal cholédoque d'un chien, il injecte une solution de sulfate d'indigo. Quelques heures après, les urines se colorent en bleu ainsi que les muqueuses, les séreuses et tout l'organisme, témoignant ainsi de leur imprégnation par l'indigo résorbé.

Quel est le temps nécessaire à la manifestation de l'ictère après l'obstruction du canal cholédoque? Nous avons vu que Saunders constate deux heures après la ligature du canal la lymphe et le sérum du sang des veines hépatiques colorés en jaune. Suivant Frerichs, il faut attendre vingt-huit à trente heures. Il y a évidemment là, dit Vulpian, de l'exagération; la vérité est que le passage de la bile se fait plus vite que ne le pense Frerichs, mais moins rapidement que ne le dit Saunders. On a fait à ce sujet de nombreuses expériences sur des chiens. Audigé, dans sa thèse (*Spasme des voies biliaires*, etc. Paris, 1874), dit avoir fait à plusieurs reprises la ligature du canal cholédoque, il a constaté que la matière colorante de la bile se retrouve dans les urines trois, quatre, six heures après l'opération. « Je dois faire remarquer, ajoute Vulpian, que les expériences relatives à l'ictère peuvent donner prise à des objections, lorsqu'elles sont faites sur le chien. Les chiens présentent en effet très-souvent une certaine quantité de matière colorante de la bile dans l'urine à l'état normal, ou du moins en dehors d'un état morbide notable. On peut cependant conclure de ces recherches que la matière colorante de la bile passe assez rapidement dans les urines, mais il faut beaucoup plus longtemps, quelquefois deux ou trois jours, pour voir apparaître la coloration ictérique de la peau et des muqueuses. » Aussi, lorsque chez l'homme il y a obstruction subite des voies biliaires par un calcul déterminant un accès de colique hépatique, ce n'est pas au début de cette colique que l'ictère apparaît. La coloration jaune de la peau et des muqueuses n'est guère appréciable avant vingt-quatre heures, et quelquefois seulement après deux ou trois jours.

L'oblitération du canal cholédoque produit-elle toujours de l'ictère? Hanot et Gombaud relatèrent à la Société de biologie (1881) un cas d'oblitération du canal cholédoque constatée à l'autopsie, sans qu'il y eût eu ictère. Les auteurs expliquent cette anomalie par défaut de sécrétion biliaire, dû à l'absence d'irrigation vasculaire du foie, car il y avait sclérose autour des canalicules biliaires et autour des radicules de la veine porte et de l'artère hépatique.

M. Quinquaud dit à ce sujet que cette explication ne suffit pas. Il a observé une malade qui succomba aux suites d'une hémorrhagie cérébrale; elle n'avait jamais présenté d'ictère. On trouva chez elle les conduits excréteurs de la bile oblitérés, et le système vasculaire du foie à l'état normal. Il ajoute que chez certains animaux la ligature du canal cholédoque peut ne pas déterminer d'ictère, les vaisseaux du foie restant perméables. Chez le cochon d'Inde, par exemple, cette ligature ne produit que difficilement le passage de la bile dans le sang. On ne peut déterminer les conditions de cette variabilité.

Y a-t-il diminution de la sécrétion biliaire? Y a-t-il acholie pigmentaire, c'est-à-dire défaut de formation de la matière colorante biliaire, la bile restant incolore?

Quoi qu'il en soit, ce sont là des faits exceptionnels. D'une façon générale, l'oblitération mécanique des voies biliaires, notamment du canal cholédoque, constitue le mécanisme le plus aisé à concevoir de l'ictère. Cette oblitération peut être produite par un calcul, par un cancer de la tête du pancréas, par une angiocholite catarrhale déterminant un gonflement de la muqueuse ou un bouchon muqueux oblitérateur, par la compression qu'exerce sur les gros canaux une tumeur du foie ou un cancer primitif des voies biliaires, une tumeur anévrysmatique, des ganglions lymphatiques dégénérés, etc. Alors même qu'il n'y a pas oblitération complète des voies biliaires, mais simple difficulté à l'excrétion de la bile, l'ictère peut apparaître plus ou moins intense. Tel est l'ictère

par congestion aiguë du foie, l'ictère de la cirrhose hypertrophique à la suite
de la stase que l'angiocholite crée non dans les grosses voies biliaires, mais
dans les canalicules de néoformation.

Les canaux biliaires peuvent-ils se rétrécir par contracture de leurs fibres
musculaires suffisamment pour que l'écoulement de la bile soit entravé? La
résorption biliaire peut-elle résulter d'un spasme des voies biliaires? Existe-t-il
un *ictère spasmodique?* La production de l'ictère à la suite d'émotions morales
vives, telles que colère, frayeur, etc., a fait admettre cette doctrine. Elle est
aujourd'hui généralement abandonnée. D'une part, chez le chien et chez l'homme,
es gros conduits biliaires et le canal cholédoque ne présentent dans leurs parois
que peu de fibres-cellules musculaires, disposées la plupart longitudinalement.
D'autre part, la faradisation du canal cholédoque et des conduits hépatiques
chez les Mammifères, le chien en particulier, ne produit pas de resserrement
notable de ces canaux; ils ne possèdent, ainsi que la vésicule, qu'une contractilité très-faible; Vulpian a établi ce fait sur de nombreuses expériences. On
sait d'ailleurs que les spasmes dus aux fibres musculaires lisses sont de courte
durée et ne peuvent déterminer d'oblitération prolongée des canaux. [Concluons
donc avec les auteurs que l'*ictère spasmodique n'existe pas.* C'est par un autre
mécanisme qu'il faut expliquer la genèse de l'ictère à la suite d'émotions morales.

Les canaux excréteurs de la bile peuvent-ils se paralyser, comme le croit
von Dusch, et cette paralysie peut-elle, entraînant la stase et la stagnation de
la bile, déterminer l'ictère par résorption?

Cette doctrine est abandonnée comme les précédentes; la pauvreté des voies
biliaires en fibres musculaires exclut l'idée de paralysie comme celle de spasme.
D'ailleurs expérimentalement la section des nerfs qui vont aux voies biliaires
ne détermine pas d'ictère. On a sectionné les deux nerfs splanchniques et
extirpé le ganglion cœliaque sur un chat qui survécut trois jours et demi à
l'opération, sans voir apparaître l'ictère. On a sectionné la moelle cervicale au-
dessus et au-dessous du plexus cervical, sans qu'il en résultât de l'ictère (Frerichs, Reichert, Valentiner). Concluons donc encore que l'*ictère paralytique
n'existe pas* plus que l'ictère spasmodique.

Jusqu'ici nous ne connaissons que les obstacles mécaniques qui, arrêtant
l'écoulement de la bile dans les canaux excréteurs, déterminent l'ictère par
résorption. Faut-il admettre, avec Frerichs, une variété d'ictères par résorption,
dus à des troubles dans l'apport du sang au foie? On conçoit que, lorsque la
pression du sang diminue dans les capillaires de la veine porte, la pression
restant la même dans les capillaires biliaires, la bile puisse à la faveur de ces
conditions de tension différente être résorbée par le courant sanguin. Tel serait,
du moins en partie, le mécanisme de l'ictère : 1º dans l'oblitération de la veine
porte par la pyléphlébite; 2º dans l'oblitération des veines interlobulaires hépatiques par les concrétions pigmentaires de la cachexie palustre; 3º dans l'ictère
des nouveau-nés chez lesquels, immédiatement après la naissance, la pression
diminue dans les vaisseaux hépatiques, parce que la veine porte n'est plus
alimentée par les veines ombilicales; 4º dans la fièvre jaune où cette pression
diminue à la suite des hémorrhagies profuses continues qui ont lieu par les
racines des veines portes.

Ce sont là de simples vues théoriques qui ne sont pas sanctionnées par l'expérimentation. Dans toutes ces circonstances, ainsi que cela est dit aux articles
qui ont trait à ces diverses affections, des conditions multiples interviennent

altération organique du foie (pyléphlébite, fièvre jaune, cachexie palustre), altérations du sang (dans ces deux dernières). On sait d'ailleurs que l'abaissement
de la pression dans la veine porte, tel qu'il a lieu à la suite d'hémorrhagies
intestinales copieuses dans la fièvre typhoïde, par exemple, n'a jamais l'ictère
pour conséquence. Si cette cause intervient dans les affections signalées par
Frerichs, elle ne joue en tous cas qu'un rôle secondaire et ne saurait être invoquée, je pense, comme la principale déterminante.

La circulation sanguine du foie peut être influencée aussi par voie nerveuse.
Claude Bernard a vu la congestion du foie succéder à des lésions de la moelle
épinière, à l'irritation du nerf vague, à la contusion de la tête, à l'empoisonnement par le curare et l'éther; il a vu l'anémie du foie succéder à la section de
la moelle au-dessous de la région cervicale.

Les troubles dans la circulation ont-ils une influence sur le fonctionnement
du foie? L'ictère peut-il en résulter? Sans doute, ils peuvent intervenir comme
condition adjuvante. Mais les troubles de la circulation hépatique sont si fréquents dans les affections du cœur et du poumon, sans ictère; le foie muscate des emphysémateux n'en produit pas. La clinique montre donc que des
modifications rapides et considérables dans la réplétion vasculaire du foie ont
lieu très-souvent sans déterminer de l'ictère. Cela ne veut pas dire que cette
influence soit nulle, mais seulement qu'elle n'est pas constante ni fréquente; il
faut en outre d'autres conditions auxiliaires. Qu'un sujet, par exemple, soit
facilement sujet à l'angiocholite catarrhale, qu'en raison d'une diathèse locale
innée ou acquise la muqueuse des canaux biliaires soit irritable et prolifère à
l'appel d'un léger stimulus, alors chez ce sujet particulièrement prédisposé la
congestion active ou passive du foie, qu'elle succède à un trouble cardio-pul-
monaire ou à une influence nerveuse, pourra retentir sur l'épithélium des
canaux sécréteurs et engendrer un ictère catarrhal. Mais, chez le plus grand
nombre des sujets, la réplétion sanguine du foie ne trouble pas notablement
l'excrétion du liquide biliaire.

Pour en revenir aux troubles circulatoires du foie par voie nerveuse, leur
rôle est plus difficile à déterminer encore, parce qu'il faut tenir compte aussi
de l'influence que peut exercer le système nerveux sur la sécrétion du foie.
Les recherches faites dans cette voie peuvent-elles éclairer la pathogénie des
ictères consécutifs à une émotion morale, faussement appelés ictères spasmodiques?

Rappelons, par exemple, que, d'après Heidenhain, l'excitation faradique de la
moelle épinière produit un ralentissement dans l'écoulement biliaire, et ce
ralentissement ne dépendrait pas d'une contraction des canaux biliaires, mais
d'un ralentissement de la sécrétion ou d'une accélération de la résorption de la
bile dans les canalicules. Ce serait surtout la diminution de la pression dans
les vaisseaux du foie qui interviendrait en restreignant la sécrétion.

D'après Röhrig, la section de la moelle cervicale aurait au contraire pour
effet d'accélérer la sécrétion biliaire. De même la section des nerfs splanchniques.

Vulpian, il est vrai, n'a constaté aucun résultat appréciable par l'électrisation
ou la section des nerfs splanchniques. Il ne pense pas que ces résultats soient
définitivement acquis à la physiologie.

Mais cet auteur a constaté sur un grand nombre de chiens morts des suites
de la section des deux nerfs pneumogastriques ou de lésions du plancher du
quatrième ventricule la vésicule biliaire, dans le premier cas surtout, extrême-

ment distendue par la bile, et l'intestin en contenant aussi une grande quantité.
Le foie reçoit-il, outre ses nerfs vaso-moteurs, des nerfs sécréteurs agissant sur
la sécrétion de la bile comme la corde du tympan sur les glandes salivaires ?
Cela est vraisemblable, bien que la démonstration physiologique et anatomique
fasse encore défaut.

Le seul point de vue qui nous occupe ici est de savoir si les troubles d'origine
nerveuse de la sécrétion hépatique, quel qu'en soit d'ailleurs leur mécanisme,
peuvent jouer un rôle dans la genèse de l'ictère.

Si la diminution de la sécrétion ne peut être invoquée, l'augmentation au contraire de la quantité de bile sécrétée peut être envisagée comme une cause possible. Nous voici amené à la doctrine de l'*ictère par polycholie*.

L'excès de sécrétion biliaire produit peut-être de l'ictère par résorption intestinale. Ce n'est pas dans les voies biliaires, sans doute, dans ces cas que la
résorption a lieu, car la *vis à tergo* évacue rapidement la bile dans la vésicule
et de celle-ci dans l'intestin; l'hypersécrétion biliaire semble incompatible avec
un courant osmotique en sens inverse qui ferait refluer le produit sécrété dans
les vaisseaux sanguins d'où il dérive. Mais la résorption peut avoir lieu dans
tout le trajet du tube intestinal, depuis l'embouchure du canal cholédoque
jusqu'à l'anus.

On sait qu'à l'état normal toute la bile excrétée n'est pas rejetée par l'anus.
Elle subit en partie des transformations dans les voies digestives. Les acides
biliaires se dédoublent ; dans les parties inférieures de l'intestin grêle on trouve
de la glycocolle, de la taurine et de l'acide cholalique; ce dernier acide et
l'acide choloïdique qui en dérive par une transformation plus profonde disparaissent un peu plus loin, ainsi que les autres produits. D'après certains auteurs,
cependant, on retrouverait encore dans les excréments de l'acide cholalique, de
l'acide choloïdique, et un autre produit de transformation neutre et insoluble,
la dyslysine. Hoppe-Seyler y constate encore des traces d'acide cholalique et
même glycocholique. La glycocolle n'existe plus (ou presque plus) dans les fèces ;
la taurine y est rare; d'après William Marcet, elle s'y trouve transformée en
une substance cristallisable, soluble dans l'éther, qu'il appelle excrétine. La cholestérine serait éliminée à l'état de stercorine (Flint). Quant à la matière colorante de la bile, elle éprouve dans son trajet des transformations successives
inconnues; dans le gros intestin, on n'obtient plus avec la matière fécale les
réactions caractéristiques, la coloration verdâtre par l'acide nitrique et la teinture d'iode.

Mais dans certains cas de diarrhées bilieuses liées peut-être à l'hypersécrétion biliaire le liquide passe en nature dans les selles; la réaction de la
biliverdine se retrouve dans les matières évacuées.

Quoi qu'il en soit de ces transformations mal élucidées encore, un fait est
certain : c'est qu'une partie de la bile est résorbée dans l'intestin. Bidder et
Schmidt, en évaluant la quantité de soufre éliminée par l'intestin d'un chien
et la comparant à celle contenue dans la bile (taurine) que ce chien peut fournir pendant ce temps, trouvent $0^{gr},384$ de soufre dans les matières fécales
recueillis pendant cinq jours, au lieu de $2^{gr},40$ que la quantité de bile excrétée
pendant ce temps contient. Si les autres éléments de la bile faisaient défaut
dans la même proportion dans les matières évacuées, on pourrait en conclure
que les 6/10 de la bile sont résorbés.

Expérimentalement Naunyn a montré que si on injecte dans l'intestin grêle de la matière colorante de la bile et des acides biliaires, on retrouve ces principes dans les urines.

La résorption de la bile par l'intestin est donc démontrée. D'après les expériences de Tappeiner, elle a lieu dans le gros intestin plutôt que dans l'intestin grêle où cette résorption est très-faible.

Cette matière colorante de la bile qui rentre ainsi dans la circulation n'est pas suffisante pour colorer les tissus; elle subit d'ailleurs des transformations chimiques dans l'organisme. Jaffé pense que d'elle dérive par un processus d'oxydation la matière colorante de l'urine.

Mais on conçoit très-bien que, si un excès de bile versé dans l'intestin a pour conséquence la résorption d'un excès de pigment biliaire, ce pigment peut échapper en partie à l'oxydation et, imprégnant les tissus, réaliser l'ictère.

Certains auteurs ont voulu expliquer par la diminution des oxydations organiques seule certaines variétés d'ictère, telle que l'ictère de la pneumonie, celui des affections cardiaques, l'ictère des pays chauds, etc. Le pigment normalement résorbé par l'intestin ne rencontrerait pas des conditions d'oxygénation suffisantes dans le sang pour se transformer en pigment urinaire. Si cela était, toutes les maladies qui entravent l'hématose et l'oxydation devraient s'accompagner d'ictère. Et cependant ce symptôme est une exception très-rare dans les affections cardio-pulmonaires. La clinique infirme absolument cette conception théorique. La polycholie seule peut, en introduisant dans le sang un excès de pigment biliaire, déterminer la coloration ictérique.

Ces considérations physiologiques étaient nécessaires pour démontrer la réalité possible de l'*ictère par polycholie*. La sanction clinique absolument rigoureuse manque; cependant il semble difficile de trouver une autre hypothèse. Beaucoup d'ictères se rencontrent, dans lesquels les selles bilieuses abondantes dénotent que les canaux excréteurs ne sont pas obstrués; il n'y a pas défaut d'excrétion, et cependant l'absence de symptômes graves semble exclure l'idée d'un trouble de l'hématopoèse, l'idée d'un ictère hématogène. L'ictère par émotion morale dont nous avons parlé n'est pas d'origine spasmodique; il peut être dû à un défaut d'excrétion par catarrhe des voies biliaires, car une perturbation du système nerveux peut retentir sur les fonctions digestives et engendrer un catarrhe gastro-intestinal qui se propage aux voies biliaires. Dans ce cas, les selles sont peu ou point colorées. Mais cette explication n'est pas possible, alors que l'ictère coexiste avec des selles colorées. Ce peut être alors, comme le pense Vulpian, un ictère par polycholie dû à une influence exercée par les centres encéphaliques troublés dans leur fonctionnement par la secousse morale.

Dans ce qui précède nous avons étudié la pathogénie de l'ictère d'origine hépatique, de l'ictère produit par la bile sécrétée par le foie; nous avons admis que cet ictère est un ictère par résorption; la résorption de la bile a lieu dans le foie lui-même (ictère par défaut d'excrétion), soit dans l'intestin (ictère par polycholie et résorption intestinale).

Une autre doctrine a été émise : celle de l'*ictère par suppression* (des fonctions hépatiques). Le foie altéré dans sa structure ou dans son fonctionnement cesse d'élaborer la bile. Celle-ci s'accumulerait dans le sang et produirait l'ictère comme la suppression des fonctions rénales produit l'urémie. Mais il est démontré que les principes essentiels de la bile ne sont pas préformés dans le sang, ils sont fabriqués par le foie. Tandis que le rein, simple filtre-presse, ne fait qu'extraire du sang les principes qui constituent l'urine, le foie, organe

d'élaboration chimique et biologique, modifie les principes apportés du sang et
en fait du pigment et des acides biliaires. L'extirpation du foie des grenouilles
ne détermine pas la présence dans le sang d'acides biliaires, ni de matière colorante; cette expérience déjà faite par J. Müller a été répétée par Lehmann et
Kunde et confirmée par Moleschott. L'extirpation du rein au contraire produit
la concentration dans le sang de l'urée et de l'acide urique.

La clinique confirme les données de la physiologie. Les maladies qui détruisent
le parenchyme sécrétant du foie, sans entraver l'excrétion, n'engendrent pas
l'ictère. Le foie est détruit par la dégénérescence graisseuse, amyloïde, cancéreuse, par la [cirrhose atrophique; la bile est élaborée en quantité moindre:
elle cesse d'être fabriquée, l'ictère n'apparaît point. *Il n'y a pas d'ictère par
défaut de sécrétion.*

L'ictère est-il toujours d'origine hépatique. Très-souvent le foie n'accuse
aucune altération, la sécrétion et l'excrétion biliaire paraissent normales; rien
n'implique l'idée de résorption dans le foie ou dans l'intestin. On a pensé que
dans ces cas le pigment biliaire peut se produire de toutes pièces dans le sang
aux dépens de sa matière colorante; on a admis qu'il s'agissait d'un ictère
sanguin, hématique, hématogène. De nombreux travaux ont été entrepris sur
cette question dans ces trois dernières années, surtout en Allemagne; ils ont été
analysés dans une excellente revue critique de Schrader (*Schmidt's Jarhbücher*,
1887). Nous lui ferons de larges emprunts dans l'exposé que nous allons faire
des diverses doctrines de l'ictère hématique.

La grande analogie entre les deux pigments, la possibilité de transformer l'un
en l'autre, devaient donner du corps à cette doctrine. Le premier, Breschet
fournit des preuves pour établir que le pigment biliaire dérive du sang et
pense que « l'ictère est occasionné bien moins par la bile que par le sang »
(*Journal de Magendie*, t. I. Paris, 1821). La matière colorante de la bile, on
se le rappelle, est constituée par plusieurs principes, la bilirubine, la bilifulvine, la biliverdine, la bilifuscine, la biliprasine, la bilihumine (Staedeler). Mais
la plupart des chimistes pensent que toutes ces substances dérivent en réalité
de la bilirubine ou cholépyrrhine, qui est la matière colorante primitive et la première formée dans le foie. Toutes les autres peuvent être considérées comme
des produits d'oxydation ou de dédoublement de la bilirubine. Déjà dans la
vésicule biliaire celle-ci se transforme en partie en une matière d'un vert plus
ou moins foncé, laquelle devient elle-même le point de départ de nouveaux
dédoublements.

Quoi qu'il en soit, la bilirubine provient très-probablement de la matière
colorante du sang. Virchow, confirmant l'opinion de Breschet, a montré que dans
certaines conditions l'hématine du sang donne lieu à une matière colorante
jaune qui se comporte avec les dissolvants et les réactifs comme la cholépyrrhine
(*Arch. f. path. Anatomie*, t. I, p. 391).

Dans les extravasats sanguins (foyers apoplectiques du cerveau) on rencontre
des cristaux d'hématoïdine dérivant incontestablement de la matière colorante.
Or les recherches de Jaffé, Hoppe-Seyler, Salkowski, ont démontré que les
réactions de l'hématoïdine sont identiques à celles de la bilirubine. Celle-ci
peut cristalliser sous des formes semblables. Zenker et Funke auraient même
établi qu'un dérivé de la nature colorante biliaire, la bilifulvine, se convertit
facilement en un dérivé de l'hématine, l'hématoïdine (Lehmann, *Lehrbuch der
physiol. Chemie*, t. I, p. 292). C'est en soumettant la bile à l'action prolongée

de l'éther que cette transformation s'obtiendrait, suivant Zenker; Vulpian toutefois ne l'a pas obtenue.

Mentionnons encore comme preuve à l'appui de cette opinion que le pigment biliaire peut se former, dans certains cas, indépendamment du foie, dans le sang et dans les tissus, le fait de l'existence de la biliverdine dans le placenta du chien et de sa présence bien constatée dans certains kystes, notamment par Hoppe dans un kyste du sein chez une femme non ictérique.

D'ailleurs V. Recklinghausen a pu suivre directement sous le microscope cette transformation. Il a vu dans le sang de grenouille conservé sans putréfaction dans la chambre humide se produire au bout de trois à dix jours une coloration intense vert de bile du sérum primitivement incolore. Cette coloration s'accentue et devient vert pré foncé; en même temps il constate dans les globules devenus sphériques et incolores des cristaux rouge brun, en aiguilles, absolument semblables aux cristaux d'hématoïdine. Ces cristaux se multiplient de jour en jour et finalement on les rencontre aussi libres dans le sérum, qui est devenu teinté en rouge par la matière colorante du sang.

V. Recklinghausen peut déterminer artificiellement cette altération en ajoutant au sang une solution de papayine ou de pancréatine dans une solution neutre de glycérine. Elle serait due, suivant lui, à un processus de fermentation qui peut être déterminé par le protoplasma des tissus en voie de nécrose (*Handbuch der Allgem. Pathol. der Kreislaufes und der Ernährung*).

Chimiquement, malgré les nombreuses recherches faites au laboratoire de Hoppe-Seyler sur l'hémoglobine, le mystère de sa transformation en pigment biliaire n'est pas élucidé. On a vu l'hémoglobine, à l'abri de l'oxygène, se dédoubler en une substance colorante, hémochromogène, et en globuline. L'hémochromogène devient hématine, dont le chlorhydrate constitue les cristaux de Teichmann. Avec l'hématine Hoppe-Seyler peut, au moyen de l'étain et de l'acide chlorhydrique, obtenir un corps identique avec l'urobiline, obtenue par Maly avec la bilirubine. Mais la transformation directe de l'hématine en bilirubine n'a pu être réalisée. Hoppe-Seyler déclare en somme que la composition chimique de l'hématine ne donne pas la clef des relations qui existent entre le sang et le pigment biliaire (Hoppe-Seyler, *Berliner chem. Berichte*, 18).

Quoi qu'il en soit, une chose certaine, c'est que c'est l'hémoglobine du sang qui fournit au foie de quoi faire le pigment biliaire. L'idée que dans certaines conditions la transformation peut se faire directement dans le sang, sans l'intermédiaire du foie, devait naître naturellement. De là la conception de l'ictère hématique.

La première doctrine cependant émise sur le mécanisme pathogénique de l'ictère hématique ne fait pas intervenir l'hémoglobine : c'est aux dépens d'une autre substance que se formerait dans le sang la matière colorante de la bile; c'est aux dépens des acides biliaires résorbés par les intestins. C'est la théorie de Frerichs, *théorie des acides biliaires*. En voici l'exposé. Nous avons vu que normalement une partie de la bile est résorbée par les intestins. Les acides biliaires ainsi introduits dans la circulation subissent par l'oxygène de la respiration des processus d'oxydation qui donnent lieu à des substances chromogènes, lesquelles par une série chimique longue et inconnue aboutissent en fin de compte à la formation du pigment urinaire. Or le pigment biliaire est un des produits intermédiaires de cette transformation. A l'état physiologique, l'oxydation étant complète, le pigment biliaire change de nature à mesure qu'il se

produit, et ne peut par conséquent apparaître comme matière colorante biliaire
dans les urines. Mais que la quantité d'acides biliaires résorbés par l'intestin
soit trop grande (polycholie) ou que l'oxygène fasse défaut par suite de troubles
respiratoires ou nutritifs, le travail d'oxydation sera insuffisant; la substance
chromogène due à la transformation des acides biliaires n'arrivera pas à se
transformer totalement en pigment urinaire et restera en partie à l'état intermédiaire de pigment biliaire. Ce pigment passant dans l'urine et les tissus donnera lieu à un ictère hématogène. Tel serait, d'après Frerichs, l'ictère de la
septicémie, de la pyémie, l'ictère consécutif à la morsure de serpents, à l'empoisonnement par le chloroforme, à la pneumonie.

La doctrine de Frerichs est basée sur les faits suivants : D'une part certaines
réactions chimiques transformeraient les sels biliaires en pigment biliaire. En
faisant réagir l'acide sulfurique sur l'acide glycocholique, il aurait, de concours
avec Städeler, réussi à obtenir des substances chromogènes ayant la plus grande
analogie avec les dérivés du pigment biliaire. Donc les acides biliaires pourraient
engendrer le pigment.

D'autre part, si on injecte de grandes quantités d'acide biliaire dans les veines
d'un chien, on voit apparaître dans les urines le pigment biliaire, tandis qu'on
n'y trouve pas, ou seulement des traces, d'acides biliaires. Le pigment y serait
d'autant plus abondant que la respiration de l'animal était plus gênée. Sur cette
base expérimentale est édifiée la doctrine de Frerichs.

Cette doctrine, généralement abandonnée, n'a jamais rencontré beaucoup
d'adeptes. La base expérimentale est fragile. Hoppe montra d'abord que la
matière colorante obtenue par Städeler avait des réactions notablement différentes de celles du pigment biliaire. Städeler (*Ueber die Farbstoffe der Galle,
Moleschott's Untersuchungen*, IX, 1863) lui-même fournit la meilleure preuve
de cette différence radicale entre ce dernier et le pigment artificiel obtenu : il
montre en effet que l'acide cholalique est susceptible, comme les acides glycocholique et taurocholique, d'être transformé en matière colorante. Or cette
matière ne saurait être assimilable au pigment biliaire, puisque celui-ci est
azoté, tandis que l'acide cholalique ne renferme pas d'azote : un produit non
azoté ne peut engendrer un autre produit azoté. Ainsi la preuve de la transformation des acides biliaires en pigment biliaire fait défaut.

Le second fait expérimental, l'absence des acides biliaires injectés, dans les
urines, est contesté aussi. A l'aide d'un nouveau procédé, Hoppe arriva à
déceler d'une façon plus rigoureuse les acides biliaires dans les liquides. Il put
établir ainsi dans 890 centimètres cubes d'urines fortement ictériques l'existence
de $0^{gr},040$ d'acide choloïdique caractérisés sans conteste possible au polari-
mètre. Armé de cette méthode d'analyse, W. Kühne (*Virchow's Arch.*, XIV,
1858) répéta les expériences de Frerichs, injecta des acides biliaires dans les
veines, obtint comme lui du pigment biliaire dans les urines, mais y retrouva
constamment les acides biliaires en quantité notable.

Ainsi tombe l'hypothèse de Frerichs et fait place à l'hypothèse suivante de
Kühne. Cet auteur admet aussi que les acides biliaires peuvent être résorbés en
nature dans l'intestin. Mais ils ne se tranforment pas directement en pigment.
Celui-ci naît par action dissolvante des acides de la bile sur les globules rouges.
Cette action de la bile fraîche sur les globules, déjà constatée par Hünefeld et
Simon, contestée par Henle, est bien établie aujourd'hui. La matière colorante
du sang mise en liberté, dissoute dans le sérum, serait ainsi transformée en

pigment biliaire. Cette dissolution s'observe sous le microscope. Elle serait due, d'après von Dusch, aux sels biliaires, probablement à l'acide cholalique, car la cholalate de soude a une action dissolvante ; la taurine serait sans action (*Untersuchungen und Experim. als Beitrag zur Pathogenese des Ikterus von Joh. v. Dusch. Leipzig, 1854*).

Cette action de la bile sur les globules sanguins explique l'hématurie, presque constante à la suite des injections d'acide biliaire. La clinique semble confirmer cette donnée ; dans les observations relatées par Frerichs, 17 fois sur 26 la matière colorante du sang fut constatée dans les urines ayant le pigment biliaire. Ce serait donc bien l'hémoglobine mise en liberté qui subit la transformation en matière colorante biliaire.

Malheureusement pour cette doctrine, l'injection d'une solution d'hémoglobine dans le sang ne fut pas suivie de réaction biliaire bien nette dans les urines.

Il y avait donc lieu de penser que les acides biliaires n'agissaient pas seulement par la mise en liberté de l'hémoglobine. Celle-ci, seule injectée, ne réalise pas l'urine ictérique. En ajoutant à la même quantité d'hémoglobine 0,5 centimètres cubes d'une solution à 4 pour 100 de glycocholate de soude et l'injectant dans une jugulaire, on obtient au contraire une magnifique réaction biliaire dans les urines. Et cette réaction n'est pas due à la minime quantité de glycocholate injectée, car cette même quantité mélangée à 15 centimètres cubes de son sang défibriné injectée à un chien ne détermine qu'une trace de pigment biliaire dans l'urine. Ces expériences tendraient à prouver que l'hémoglobine se transforme réellement dans le sang en pigment biliaire, et que les acides biliaires ont une influence déterminante sur cette transformation, influence de nature inconnue ; ils interviendraient sans s'altérer eux-mêmes, rappelant l'action catalytique de certaines substances qui président à des décompositions chimiques.

Telle est la *doctrine de Kühne* sur l'ictère hématogène. Elle fut favorablement accueillie en Angleterre et en Allemagne et soutenue par Harley et Leyden.

Cette doctrine fut même étendue dans un sens plus large à la suite de nouvelles recherches expérimentales. On reconnut en effet que diverses substances ont, comme les acides biliaires, une action dissolvante sur les globules sanguins et font comme eux du pigment biliaire. Ainsi, Max Hermann constata, dans le laboratoire de Hoppe, que l'injection d'eau pure dans les jugulaires d'un chien donne lieu dans les urines à la matière colorante biliaire qu'il obtint sous forme cristalline (*De effectu sanguinis diluti in secret. urinae.* Berlin, 1859). L'empoisonnement par l'éther, d'après Wittich, par le chloroforme, d'après Böttcher (*Virchow's Arch.* XXXII, 1865), peut agir de même sur le globule sanguin. Ainsi s'expliquerait l'ictère léger qui a été parfois observé à la suite de l'anesthésie par le chloroforme. Enfin Munk et Leyden (*Die akute Phosphorvergiftung.* Berlin, 1865) ont vu après injection d'acide phosphorique dans le sang l'urine contenir le pigment biliaire, et ils ont constaté que cet acide dissout les globules sanguins.

L'ictère hématogène pourrait donc être engendré par divers principes ayant une action commune dissolvante sur le globule sanguin. C'est sur ces données expérimentales que Leyden a cru pouvoir édifier la nosologie de l'ictère hématique. Ce groupe comprendrait : 1° l'ictère par le chloroforme ; 2° l'ictère à la suite d'hydrémie, dans les cas de chlorose, d'anémie, de dégénérescence graisseuse du cœur; 3° l'ictère dans la fièvre jaune; 4° l'ictère de la pyémie; 5° l'ictère de quelques maladies du cœur (endocardite ulcéreuse); 6° la forme habituelle de l'ictère des nouveau-nés.

L'analyse des urines pourrait servir à différencier l'ictère hépatogène de l'ictère hématogène en démontrant dans le premier la présence des acides biliaires dus à la résorption de la bile, dans le second l'absence de ces acides, car le pigment dérive du sang. De plus, l'ictère hématique est plus accusé souvent sur les téguments que dans les urines; la peau peut être jaune et la réaction urinaire faire encore défaut. Dans les cas graves, des symptômes généraux, faiblesse, petitesse du pouls, somnolence, stupeur, délire, adynamie, trahissent la dyscrasie et son retentissement sur des centres d'innervation. L'autopsie montre un foie nullement ictérique, mais stéatosé, en même temps que les reins et le cœur.

Cette systématisation de Leyden ne repose ni sur des données cliniques, ni sur des données expérimentales rigoureuses. Cliniquement la preuve fondée sur la présence des acides biliaires est douteuse, pratiquement elle est difficile à établir; la présence de ces acides est controversée; la quantité obtenue en cristaux est minime.

L'ictère à la suite d'hydrémie est chose exceptionnelle; dans les autres espèces les troubles organiques et fonctionnels divers qu'engendre la maladie primitive ouvrent un champ vaste à toutes les interprétations pathogéniques.

D'ailleurs ce n'était pas chose démontrée que le pigment biliaire pût se former dans le sang sans l'intervention du foie. Les expériences étaient contradictoires. Kühne, il est vrai, crut l'établir en réinjectant au lapin son sang chargé d'hémoglobine dissous dans le sérum par le procédé de Rollet (congélation, puis dégel du sang) et constatant alors le pigment biliaire dans les urines (*Physiol. Chemie*, p. 89, 1868). D'autre part, Nothnagel et Bernstein (*Moleschott's Unters.*, 1867, 1870) démontrèrent que, dans l'ictère chloroformique, l'hémoglobine se dissout dans le sérum et le pigment biliaire apparaît dans les urines. Mais rien ne démontre que ce pigment se fasse dans le sang. La dyscrasie sanguine peut agir sur le foie et modifier la constitution de la bile.

Aussi la doctrine de Leyden trouva un adversaire sérieux dans l'école de Naunyn (*Arch f. Anat. u. Physiol.*, 1868, p. 401). Ce médecin affirma d'abord que les urines du chien contiennent à l'état normal toujours des acides biliaires, souvent du pigment. Celle de l'homme contient aussi des acides, bien qu'en petite quantité. Cette assertion ne repose, il est vrai, que sur la réaction douteuse de Pettenkofer. De plus Naunyn, injectant sous la peau des chiens 40 centimètres cubes d'une solution pure d'hémoglobine, constate de l'hémoglobinurie qui dure environ vingt-quatre heures. Deux fois seulement sur 8 cas il rencontre dans les urines une réaction insignifiante de pigment biliaire. Il soumit les animaux à l'inhalation d'hydrogène arsénié et leur administra de l'arséniate de zinc. Il constata au microscope la dissolution des hématies; les urines contenaient de l'hémoglobine, mais pas (sauf une fois) de pigment biliaire; jamais ces empoisonnements, quelle qu'en fût l'intensité, ne déterminèrent la stéatose du foie ou du cœur, à laquelle Leyden attache tant de signification. L'action des acides biliaires, de l'éther, du chloroforme, etc. est complexe : une fois on trouva de l'hémoglobinurie; parfois du pigment biliaire en petite quantité. Enfin Naunyn répéta sans succès l'expérience de Kühne; une quantité un peu grande de sang dissous par le procédé de Rollet (2 à 2 1/2 centimètres cubes de sang) entraîna la mort par coagulation du sang; une petite quantité (1/2 centimètre cube) ne détermina pas d'altération notable.

Pour montrer le rôle de la résorption intestinale dans la genèse de l'ictère, Naunyn cite les faits expérimentaux suivants : L'injection de bilirubine et d'acides biliaires dans l'intestin du lapin après laparotomie donne lieu à la présence d'acides biliaires et de matière colorante biliaire dans les urines. Une solution d'hémoglobine résorbée par l'intestin y fait apparaître aussi le pigment biliaire. De même l'injection d'éther dans la veine porte ou sa résorption directe par l'intestin produisent cette réaction, tandis qu'une dose triple injectée sous la peau ne la produit pas. Ces expériences paraissent affirmer l'intervention du foie dans la genèse du pigment.

Ajoutons à cet ensemble de faits expérimentaux ce fait clinique constaté par Leyden, que dans trois cas de pyémie avec ictère, sans obstruction des voies biliaires, il trouva les acides biliaires en quantité manifestement accrue dans les urines.

La doctrine de l'ictère hématique établie par Leyden ne reposerait donc sur aucune preuve sérieuse. Naunyn pense d'ailleurs que tous les faits de prétendu ictère sanguin s'expliquent par les mécanismes suivants : 1° le pigment biliaire normalement résorbé et transformé en pigment urinaire (Jaffé) n'est pas oxydé en quantité suffisante, soit qu'il y ait polycholie, soit que les oxydations organiques soient abaissées d'une façon générale (ictère des climats chauds, de la pneumonie, des affections du cœur) ; 2° l'absorption intestinale est accrue (ictère léger par constipation et colique de plomb); 3° la résorption bilieuse a lieu dans le foie, à la suite d'une diminution de pression dans les vaisseaux hépatiques, comme le pensait Frerichs. Dans toutes ces conditions, les selles peuvent être bilieuses, le foie peut ne pas être ictérique et cependant l'ictère être d'origine hépatique.

Telles sont les objections de Naunyn. Elles établissent sans doute que l'ictère hématique n'est pas démontré, mais elles ne suffisent pas à établir que tout ictère est d'origine hépatique. Deux faits subsistent que Naunyn n'a pas examinés : D'une part, l'injection d'acide biliaire et de chloroforme dans le sang donne lieu à des urines ictériques. D'autre part, l'hémoglobine peut circuler en quantité notable dans le sang, sans que les urines contiennent du pigment biliaire. Il faut, comme Kühne l'a démontré, des conditions spéciales pour que ce pigment y apparaisse: par exemple, la concomitance dans le sang d'une petite quantité d'acides biliaires. Il paraît hors de doute que certaines substances introduites dans la circulation agissant sur le globule sanguin donnent naissance à du pigment biliaire. Mais la transformation de la matière colorante du sang en matière colorante de la bile a-t-elle lieu dans le sang lui-même, comme le pensent Kühne et Leyden, a-t-elle lieu dans le foie, comme le pense Naunyn? Les faits expérimentaux et cliniques que nous avons relatés ne suffisent pas à résoudre la question.

De nouvelles expériences furent entreprises dans les deux camps; elles ne firent qu'augmenter les contradictions. Ainsi Steiner (*Arch. f. Anat. u. Physiol.*, 1873), répétant les expériences de Hermann sur l'injection d'eau dans la veine jugulaire des lapins, n'obtint jamais de pigment biliaire dans les urines. Dans 17 expériences il constata 12 fois du pigment sanguin seul dans les urines.

Mais les expériences de Steiner furent contestées par Tarchanoff (*Arch. f. Physiol.*, IX, 1874), travaillant au laboratoire de Hoppe-Seyler. Des défectuosités opératoires sont signalées, notamment la précipitation de l'albumine avant la recherche du pigment : or celui-ci est entraîné avec les flocons d'albumine. Tarchanoff, à l'aide de la méthode de Huppert, modifiée par Hoppe, évite les erreurs et confirme les données de Kühne et de Hermann. L'injection d'eau ou l'injection d'une solution d'hémoglobine dans la veine donne lieu au bout de trois heures à l'apparition du pigment biliaire dans l'urine.

Si l'hémoglobine est injectée dans la veine d'un chien auquel on a établi une fistule biliaire, on constate, d'après Tarchanoff, que la bile devient plus aqueuse, moins riche en acide biliaire, mais notablement plus riche en matière colorante. Celle-ci ne passe pas dans l'urine. Il en est de même, si on injecte 5 centigrammes de bilirubine ; la bile montre pendant deux heures plus de matière colorante ; l'urine n'en contient pas. Déjà Feltz et Ritter (*Journal de l'anat. et de la physiol.*, 1870) avaient injecté 4 grammes de bilirubine dans le sang, sans la retrouver dans les urines. Il faut donc admettre que ce pigment qu'on trouve accru dans la bile est excrété avec elle. Tant que cette excrétion est suffisante par les intestins, le pigment n'apparaît ni dans les urines, ni dans les tissus, mais, un léger obstacle mécanique venant à diminuer l'excrétion biliaire, l'ictère pourra se produire.

Une chose restait démontrée : c'est l'accroissement du pigment de la bile par le fait de la matière colorante en circulation dans le sang. Ces faits furent confirmés au laboratoire même de Naunyn par Stadelmann (*Arch. f. experim. Pathol. u. Pharmacol.*, t. XV, 1882). Injectant en une ou plusieurs fois une solution de 40 grammes d'hémoglobine dans 200 grammes d'eau, il obtint une augmentation notable de pigment biliaire (71 milligrammes en plus dans les vingt-quatre heures). Ajoutons que la quantité normale de pigment biliaire secrété en vingt-quatre heures avait été estimée par Kunkel à 307 milligrammes chez un chien de 4700 grammes, excrétant 82 à 86 grammes de bile pendant ce temps (*Arch. f. Physiol.*, 1877). Cette détermination quantitative fut faite à l'aide de la méthode spectrale indiquée par Vierordt. L'augmentation de sécrétion de bilirubine ne commence que trois à quatre heures après l'injection et peut durer vingt à vingt-quatre heures. Ajoutons que l'injection d'une solution de chlorure de sodium a une influence analogue, bien que l'accroissement de pigment biliaire soit moindre.

De plus, aussitôt après l'injection, la quantité de bile diminue ; le liquide s'épaissit, devient visqueux, s'écoule difficilement par les canaux biliaires. Et cette circonstance suffit à expliquer naturellement l'ictère dit hématogène. Un léger obstacle, une disposition individuelle entravant plus complétement l'excrétion du liquide, la résorption a lieu dans les voies biliaires. Mais celle-ci sera de courte durée, car bientôt la diminution de la sécrétion biliaire fait place à une augmentation notable qui augmentant la vis *à tergo* lèvera l'obstacle à l'écoulement.

Donc diminution et épaississement de la bile suivie de polycholie, accroissement de pigment biliaire dans les urines de l'hémoglobine, mais pas de pigment biliaire, voilà ce que Stadelmann a observé. Jamais les chiens ne sont devenus ictériques.

Où se forme d'ailleurs ce pigment biliaire en excès ? Stadelmann pense pouvoir tirer une conclusion du fait suivant : après l'injection de bilirubine, l'excrétion du pigment accru par la bile commence immédiatement et est terminée en cinq à six heures. Après l'injection d'hémoglobine, elle ne commence qu'après trois à quatre heures et est terminée en vingt à vingt-quatre heures. Donc, dit l'auteur, dans le second cas le foie est obligé d'abord de transformer l'hémoglobine en bilirubine. Mais cela prouve-t-il que la transformation ait lieu dans le foie lui-même? Et puis, s'il est vrai qu'une solution simple de chlorure sodique agit de la même façon sur la sécrétion biliaire, tout reste à démontrer. L'hémoglobine injectée est-elle directement transformée? Ne peut-elle agir à la façon du chlorure sodique, en excitant l'activité des cellules hépatiques ou des nerfs sécréteurs du foie?

Il reste démontré, comme Kühne et Tarchanoff l'avaient établi, que l'hémoglobine injectée dans le sang augmente la sécrétion du pigment biliaire, que cette hémoglobine en solution dans le sang donne lieu à de l'hématurie, mais non à de l'ictère.

Pour élucider le mécanisme de l'ictère par introduction de substances étrangères dans le sang, il faut avant tout réaliser cet ictère. Schmiedeberg avait vu chez les chiens l'injection de *toluylène diamine* le produire. A son instigation Stadelmann (*Arch. f. exper. Path. u. Pharmacol.*, 1883, 1887) en étudia le mécanisme. Il apparut régulièrement chez les chiens, que la substance fut injectée sous la peau, dans l'intestin ou dans le sang. Le pigment se montra rapidement dans les urines. L'ictère, passager dans les cas suivis de guérison, apparut vite et intense avec les doses mortelles. Rarement et souvent longtemps après l'ictère on observa de l'hémoglobinurie; dans un cas seulement il y eut hémoglobinurie subite, sans ictère manifeste. L'urine ictérique contenait toujours des acides biliaires. A l'autopsie le foie était ictérique, les voies biliaires contenaient beaucoup de bile, sans catarrhe.

Sur des chiens à fistule biliaire, Stadelmann constata dès les douze premières heures un épaississement de la bile avec augmentation jusqu'au double de la bilirubine. Cette augmentation persista encore, bien que moindre, les heures suivantes. Après vingt-quatre heures parut l'ictère des tissus et de l'urine. Ces chiens fistuleux supportent d'ailleurs plus de poison et ont un ictère moins intense que les autres. Donc l'ictère résulterait de la polycholie d'une part, de l'épaississement extraordinaire du liquide de l'autre.

Le poison toutefois se comporte différemment chez les chats : ils ont toujours une hémoglobinurie intense, qui précède, accompagne ou suit un léger ictère. Chez le lapin, malgré de très-fortes doses injectées, Stadelmann ne réussit pas à démontrer le pigment dans les urines.

Quoi qu'il en soit, l'*ictère déterminé par le toluylène-diamine* serait d'origine hépatique; l'auteur ne constate pas de dissolution des hématies; la substance agirait directement sur le foie en augmentant son activité sécrétoire. Mais comment expliquer l'hémoglobinurie qui dans une des expériences apparut sans ictère et domine toujours la scène chez les chats?

Cette difficulté semble tranchée par les expériences de Afanassiew (*Zeitschr. f. klin. Medic.*, t. VI, 1884 [*Arch. f. Physiol.*, 1883]), faites au laboratoire de Heidenhain. Ces expériences montrent, contrairement à celles de Stadelmann, une action destructive de la substance sur les globules rouges. Ceux-ci se divisent en granulations qui conservent leur coloration dans le plasma incolore. C'est cette altération du sang qui, conformément aux expériences relatées de Tarchanoff et Stadelmann, détermine la polycholie constatée aussi par Afanassiew. Ainsi s'expliquent l'hémoglobinurie et l'ictère. Les petites doses de poison, inférieures à 30 centigrammes, font de l'ictère seulement; les doses plus fortes, à partir de 30 centigrammes, font de l'ictère et de l'hémoglobinurie. L'un ou l'autre dépendent du mode de destruction des hématies. Si l'hémoglobine se dissout dans le sérum, laissant les globules incolores, il se produit de l'hémoglobinurie. Si le globule se fragmente dans un sérum qui reste incolore, il se produit de l'ictère ; le foie seul utilise ces fragments d'hématies pour en retirer le pigment biliaire. Dans les empoisonnements graves les deux modes coexistent ; hémoglobine libre dans le plasma à côté de globules décolorés et globules fragmentés colorés.

Stadelmann confirma d'ailleurs par de nouvelles recherches l'action dissolvante de la toluylène-diamine sur les globules sanguins qu'il avait niée d'abord. L'hémoglobine libre est en partie utilisée par le foie et donne lieu à une augmentation de pigment biliaire, tandis que les acides biliaires paraissent diminuer. Le foie ne présente qu'une légère stéatose insuffisante à expliquer l'ictère, sans autre altération. L'ictère est dû à l'altération de la bile. Celle-ci, au début de l'empoisonnement, est souvent très-riche en cristaux de bilirubine. Plus tard, la matière colorante biliaire diminue dans la vésicule, tandis que l'ictère augmente ; finalement le contenu de la vésicule apparaît pâle et ressemble à du mucus visqueux simple sécrété par la vésicule. La bile, ainsi devenue visqueuse, est résorbée et engendre un ictère généralisé (*Arch. f. experim. Pathol. u. Therapie*, t. XXII, 1887).

L'acide pyrogallique agit absolument comme la toluylène-diamine.

L'essence d'aniline paraît avoir une action analogue. Dans un cas d'empoisonnement qui se termina par guérison, après ingestion de 10 grammes d'huile d'aniline, le docteur R. Dehio constata de l'ictère au bout de trente heures ; cet ictère s'accrut progressivement jusqu'au sixième jour, puis diminua graduellement ; les urines étaient bilieuses, le sang était altéré ; les hématies ne s'accolaient plus en pile, les globules blancs étaient relativement plus abondants, l'oxyhémoglobine était nette au spectroscope. Avec la diminution de l'ictère et la disparition du pigment biliaire des urines coïncida l'hémoglobinurie, comme si l'un des pigments était remplacé par l'autre.

L'essence d'aniline rentre donc dans le groupe des poisons qui agissent sur le sang et engendrent de l'ictère et de l'hémoglobinurie (*Berl. klin. Wochenschrift*, t. XXV, 1888).

Ces résultats semblent différer de ceux que Naunyn avait obtenus avec l'hydrogène arsénié. Il n'avait constaté que de l'hémoglobinurie sans ictère et avait conclu que la dissolution des globules rouges ne suffit pas à faire de l'ictère. Chez l'homme cependant l'ictère est souvent mentionné dans l'empoisonnement par l'hydrogène arsénié. Stadelmann par de nouvelles recherches expérimentales montra que ce poison agit comme la toluylène-diamine, c'est-à-dire détermine de l'ictère chez les chiens et les chats, non chez les lapins. La quantité pour 100 de bilirubine s'élève de 5 centigrammes à 1 gramme ; la quantité de bile sécrétée diminue de 147 à 26 grammes, celle des acides biliaires baisse jusqu'au dixième du chiffre normal. Dans l'urine on trouve au spectrocope de la méthémoglobine ou de l'hématine, des fragments de globules rouges, du pigment biliaire, et parfois des acides biliaires.

D'après ces faits, il est incontestable que c'est la dissolution du sang qui est cause de l'ictère, mais c'est par l'intermédiaire du foie qui avec ce sang anormal fabrique une bile anormale, susceptible d'être résorbée. Nous rentrons toujours dans la doctrine de l'ictère par résorption.

Un autre poison végétal susceptible de produire de l'ictère a été étudié à ce point de vue par Ponfick (*Virchow's Arch.*, 1882) : il s'agit d'un champignon, *helvella esculenta*, *morille rouge*, dont une variété est toxique. Dans une épidémie de maison relatée par cet auteur, l'ictère est noté. Ponfick supposa que le toxique obtenu par cuisson dans l'eau est un alcaloïde; Böhm et Külz établirent que c'est un acide (helvellique) (*Arch. f. experim. Pathologie u. Pharmacol.*, 1883).

La toxicité se manifeste par une dissolution rapide des hématies dont la matière colorante se diffuse dans le sérum. Au bout de six ou sept heures, on constate de l'hémoglobinurie; l'ictère apparaît dans le cours du premier jour. L'animal tombe en somnolence, les urines diminuent jusqu'à l'anurie : mort le deuxième au troisième jour. Dans les cas bénins, sans ictère, l'urine redevient normale le troisième ou quatrième jour et la guérison se fait graduellement. A l'autopsie on trouve la rate et la moelle des os gorgées de détritus d'hématies ; les tissus sont ictériques, les reins sont atteints de néphrite diffuse, leurs canalicules obstrués par des cylindres d'hémoglobine. Le contenu intestinal montre une excrétion de bile accrue.

Ponfick place au premier plan l'hémoglobinurie; cette altération du sang constituerait d'ailleurs, suivant lui, une véritable espèce morbide qui succède à des causes diverses ; la transfusion d'un sang étranger, les brûlures étendues la déterminent aussi. L'hémoglobinurie et l'ictère seraient consécutifs à l'hémoglobinurie ; la présence dans le sang de pigment sanguin résultant de la destruction des globules agit d'une façon pernicieuse, comme un toxique. Le foie n'utilise pour la formation du pigment biliaire que la soixantième partie de l'hémoglobine du corps. Si le sang en contient plus à l'état libre, il y a hémoglobinurie. Mais l'activité excrétoire du rein est limitée. Son épithélium est irrité par le passage de l'hémoglobine et des cylindres constitués par elle obstruent les tubes. Alors l'élimination faisant défaut, l'hémoglobine se transforme en méthémoglobine et plus tard en pigment biliaire.

Cette conception théorique manque de démonstration. Dans les expériences de transfusion, on constate bien de l'hématurie, mais pas d'ictère. Ponfick trouve les canalicules urinifères oblitérés, mais n'a jamais réussi à faire de l'ictère. Recklinghausen, dans un cas mortel chez l'homme à la suite de transfusion de sang de mouton, a constaté à côté d'une altération amyloïde du foie une coloration brune ocre des tissus et du sérum due à des aiguilles brunes d'hématoïdine en quantité dans les séreuses, le sang et les urines. Mais ce n'était pas de l'ictère (*loc. cit.*, p. 438).

Il n'est pas démontré d'ailleurs que l'hémoglobine directement injectée dans le sang produise les altérations rénales telles que Ponfick les a constatées dans ses expériences de transfusion et d'empoisonnement par le champignon.

Ce qui reste établi d'après Tarchanoff et Stadelmann, c'est que l'hémoglobine est en majeure partie excrétée sous forme de pigment biliaire. Où s'opère cette transformation ? Est-ce l'hémoglobine dissoute, comme le croit Ponfick, sont-ce les fragments de globules colorés détruits, comme le croit Afanassiew, qui servent à l'élaboration de ce pigment biliaire ? Est-ce la polycholie consécutive à l'hémoglobinurie ou à l'action des toxiques qui donne lieu à l'ictère ? Toutes ces questions attendent encore leur solution.

Les autres poisons du sang n'éclairent pas davantage la question. L'empoissonnement par le phosphore, la lupinose, font de l'ictère, mais déterminent des altérations du parenchyme hépatique.

Les faits nombreux d'hémoglobinurie paroxystique observés chez l'homme sans symptômes graves et sans ictère tendent à montrer d'ailleurs que destruction des hématies dans le sang et ictère ne sont pas des phénomènes connexes. Une inconnue subsiste.

Nous savons d'ailleurs, d'après les expériences relatées de Virchow, de Langhans, de Neumann, de Recklinghausen, que dans les extravasats sanguins la matière colorante du sang peut se transformer en pigment biliaire, soit que ce pigment dérive, comme le pense Virchow, de l'hématurie dissoute dans le sérum, soit qu'il dérive du globule rouge fragmenté et transformé en granulations pigmentaires, comme le pense Langhans, soit que, comme l'a vu Recklinghausen, ces deux modes de transformation coexistent, liés à l'activité biologique du protoplasma cellulaire.

Ce processus de transformation peut-il se réaliser dans les vaisseaux sanguins? L'observation de Naunyn paraît répondre affirmativement. Dans la polycholie déterminée par l'hydrogène arsénié, le professeur de Konigsberg a vu dans les capillaires du foie nombre de cellules riches en hématies, et dans ces dernières de la matière colorante biliaire avec une belle teinte verte caractéristique. Ce pigment s'est formé sur place, car il n'existe pas à l'état de liberté dans le sang; la même coloration verte est diffuse partiellement dans certaines cellules. Elles sont isolées, le foie n'est pas imprégné de pigment; les cellules hépatiques elles-mêmes ne contiennent que des granulations rouges, résidu ferrugineux de l'hémoglobine décomposée. Des cellules semblables furent retrouvées dans le sang en circulation, dans la rate, dans la moelle osseuse, mais avec une teinte verdâtre moins caractéristique. Il fallut donc admettre que la biliverdine peut se faire dans le sang et ailleurs que dans les capillaires du foie. Mais Naunyn et Minkowski pensent que c'est dans le foie seulement que ce pigment qui a traversé la circulation est définitivement utilisé.

D'une façon générale, les globules blancs remplis d'hématies et les autres produits de décomposition et de transition des hématies se rencontrent dans le foie, la rate, la moelle osseuse et les ganglions, peut être parce que la vascularisation spéciale et la lenteur de la circulation offrent dans ces organes des conditions favorables; là se trouve aussi le pigment granuleux ferrugineux. Les globules blancs seraient les ateliers de cette transformation et fourniraient au foie les produits transformés nécessaires à la sécrétion biliaire. Dans les autres tissus l'élaboration de l'hémoglobine continue à se faire dans un autre sens. Quoi qu'il en soit, le pigment biliaire se forme-t-il exclusivement dans le sang? Les cellules hépatiques opèrent-elles aussi cette transformation? Cela n'est pas démontré directement. Mais le nombre des cellules à hématies pigmentées qu'on rencontre dans le foie ne suffit pas à expliquer la polycholie intense observée. De plus celle-ci existe avant que l'on constate l'existence de ces cellules. L'observation de Naunyn démontre bien que la biliverdine peut se produire dans le sang en circulation. On ne peut pas en conclure que l'ictère soit dû *uniquement* à ce processus intra-vasculaire.

La biliverdine est un des dérivés de l'hémoglobine en voie de transformation chimique. D'autres dérivés du pigment sanguin peuvent imprégner l'organisme, et on s'est demandé si l'ictère était toujours dû à la bilirubine, si d'autres pigments dus à la matière colorante du sang transformée ne peuvent pas colorer les tissus en jaune plus ou moins accentué et réaliser l'ictère. Ainsi sont nées es doctrines de l'ictère hémaphéique et de l'urobilinémie.

La *théorie de l'hémaphéisme* ou *ictère hémaphéique*, imaginée par Gubler, a été exposée à l'article Foie. Les urines hémaphéiques ont une coloration brune foncée; l'acide nitrique n'y produit pas le jeu de couleur caractéristique de la bile, ni la teinte verte, mais une coloration brune vieil acajou; les urines teignent le papier et les étoffes d'une nuance jaune rouge rappelant la chair de saumon ou une tranche de melon, différente de la coloration jaune franc due aux urines bilieuses. Du reste l'hémaphéine de Gubler n'a jamais été isolée. Ce serait un dérivé de l'hémoglobine qui se produit chaque fois que le parenchyme hépatique est insuffisant à élaborer les produits de la destruction globulaire, que ce parenchyme soit altéré, comme dans la cirrhose, ou que l'usure du globule sanguin soit accru, comme dans la fièvre. L'hémaphéine serait le pigment de l'insuffisance hépatique.

Mais l'hémaphéine, je le répète, n'a jamais été isolée ni définie. Certains auteurs, comme A. Robin, ont voulu l'identifier avec l'urobiline. Engel et Kiener (*Arch. de physiol.*, t. X, n° 6, 1887) ont montré que la coloration brune des urines par l'acide azotique n'est pas due à l'urobiline, laquelle ne présente pas cette réaction. Ces auteurs établissent d'ailleurs que la réaction hémaphéique n'est pas due à une substance déterminée, mais à l'ensemble des matières colorantes et chromogènes. Elle se produit au contact de l'acide nitrique dans toute urine, pourvu que les chromatogènes soient assez abondants pour obscurcir sa teinte naturelle plus ou moins foncée. On la produit artificiellement en ajoutant à une urine normale concentrée par évaporation une certaine quantité de solution de bilirubine ou d'urine bilieuse. On l'obtient, sans concentrer l'urine, si on ajoute la matière colorante biliaire à une urine fébrile dense, fortement colorée par l'urobiline ou la matière colorante de l'urine. L'acide donne lieu alors à la réaction dite hémaphéique. La doctrine de l'ictère hémaphéique est donc infirmée par ce fait que l'hémaphéine n'existe pas, ou du moins que son existence n'est pas démontrée.

Reste la *théorie de l'urobiline.*

Poncet, en 1874, avait appelé dans sa thèse (*De l'ictère hématique.* Paris, 1874) l'attention sur l'ictère hématique d'origine traumatique. Consécutif aux extravasations sanguines, il serait dû aux modifications subies par l'hémoglobine du sang résorbé. Gerhardt (*Wiener medic. Wochenschrift*, 1887) confirme ces faits, et trouvant de plus dans l'urine de certains ictères de l'urobiline, alors que la réaction de Gmelin faisait défaut, conclut avec Kunkel qu'il s'agissait d'un ictère urobilique. Bergmann et Dick ont démontré en effet que la résorption de sang extravasé accroît la quantité d'urobiline contenue dans les urines. D'autre part, Hoppe-Seyler et Quincke (*Virchow's Arch.*, 1884) ont constaté aussi l'urobiline accrue dans l'ictère par résorption. Il existait même d'après Quincke une première période au début de l'ictère, durant laquelle, la peau étant ictérique, la réaction biliaire fait défaut dans le sérum et les urines, alors que celles-ci contiennent un excès d'urobiline. Hoppe-Seyler ayant obtenu l'urobiline par réduction de l'hémoglobine et Maly par réduction de la bilirubine, ces deux variétés d'urobilinurie pourraient s'expliquer l'une par la réduction de l'hémoglobine dans les tissus à la suite des épanchements sanguins, l'autre par réduction de la bilirubine dans l'intestin à la suite d'un ictère bilieux.

Toutefois la théorie de l'ictère urobilique ne repose sur aucune preuve. Quincke n'a jamais pu constater au spectroscope la bande d'urobiline dans la peau des ictériques ayant de l'urobiline dans les urines. Dans les ictères in-

tenses il retrouva toujours la matière colorante biliaire dans le sérum et les
urines; si l'ictère est moins intense, les selles étant plus colorées, la matière
colorante biliaire disparaît d'abord dans l'urine, puis dans le sérum, mais dans
ce cas l'urobiline n'apparaît pas dans les urines. Elle peut manquer dans
l'ictère le plus intense. Quincke conclut que l'ictère urobilique n'est nullement
démontré. L'urobiline éliminée par les urines provient de la transformation du
pigment biliaire déposé dans les tissus. Si au début de l'ictère l'urobiline seule
paraît dans l'urine, c'est parce qu'une partie du pigment résorbé est transformée
en urobiline et éliminée comme telle : le reste du pigment colore et imprègne les
tissus, sans être éliminé encore.

Engel et Kiener arrivent aux mêmes conclusions : l'urobiline ne fait pas
d'ictère. Chez plusieurs ictériques par cirrhose du foie ou fièvre paludéenne
existait constamment un certain degré de stase biliaire variable d'intensité suivant les jours et de plus une très-forte urobilinurie. L'ictère pouvait donc être
rapporté à la matière colorante biliaire, mais, comme l'urine contenait des
quantités considérables d'urobiline et seulement des traces de pigment biliaire,
on pouvait se demander si l'urobiline ne contribuait pas à la coloration de la
peau. Pour résoudre cette question, MM. Engel et Kiener ont recherché la
distribution de l'urobiline dans les humeurs et les tissus pendant la vie et après
la mort chez un ictérique avec cirrhose. Ils ont trouvé l'urobiline diffusée dans
les diverses sérosités, en petite quantité seulement, puisque ces sérosités débarrassées de la matière colorante biliaire étaient à peu près incolores et ne laissaient voir au spectroscope la bande caractéristique que sous une épaisseur de
plusieurs centimètres. Quant aux tissus, tels que l'aorte, la peau, le péritoine,
la sclérotique, nettement colorés en jaune, l'examen spectroscopique resta
négatif, bien qu'on distinguât les raies de l'hémoglobine. La quantité d'urobiline qui les imbibe était donc minime; ce n'est pas à elle qu'était due leur
coloration jaune.

L'urobiline est dans l'ordre des dérivés par réduction de l'hémoglobine « un
terme plus éloigné que la bilirubine ; les probabilités sont pour que dans l'économie la bilirubine soit un intermédiaire nécessaire dans la formation de l'urobiline aux dépens de l'hémoglobine. La transformation de la bilirubine s'accomplit, en effet, à l'état normal dans l'intestin où la matière colorante biliaire
versée par le foie se transforme en presque totalité en urobiline. »

Cependant à l'état normal l'urine ne renferme pas d'urobiline, mais seulement
une petite quantité de son chromogène. D'autre part l'urobiline est souvent très-
abondante dans l'urine chez les ictériques, dans le moment même où les selles
en partie décolorées renferment moins d'urobiline que normalement. Ce n'est
donc pas l'intestin, comme le pense Kunkel (*Arch. de Virchow*, 1880) qui est
la source de l'urobilinurie chez les ictériques. Avec Quincke, Engel et Kiener
pensent que l'urobiline prend naissance dans les tissus aux dépens du pigment
biliaire (ou de l'hémoglobine). Si quelquefois dans les ictères intenses avec selles
décolorées l'urine peut être chargée de bile et dénuée d'urobiline, cela peut
tenir à ce que le pigment biliaire passe immédiatement dans les urines, tandis
que sa transformation en urobiline dans les tissus peut exiger quelque temps
pour se réaliser. Si la quantité d'urobiline constatée dans l'urine n'est pas proportionnelle à l'intensité de l'ictère, cela peut tenir à ce que le pigment biliaire
des tissus ne subit pas nécessairement cette transformation et peut être résorbé
sans être altéré.

Dérivé de l'hémoglobine et de la bilirubine, l'urobiline, diffusible à l'égal des substances cristalloïdes, est promptement et aisément éliminée par les urines. L'organisme emploie ce procédé pour se débarrasser du pigment biliaire peu soluble, peu diffusible. Telle est la conclusion des deux professeurs de Montpellier.

Les faits nombreux que nous venons d'énumérer jettent bien un peu de jour sur la pathogénie de l'ictère dit hématogène, mais sont loin encore de faire la lumière complète. L'hémoglobine peut se transformer en biliverdine dans le tissu conjonctif; au contact des extravasats sanguins, des taches jaunes dues à la bilirubine restent longtemps imprimées dans ce tissu, à côté des taches brunes dues au pigment ferrugineux (Langhans, Quincke). L'hémoglobine peut subir aussi cette transformation dans le courant sanguin, puisque Naunyn a vu dans les capillaires des globules blancs remplis d'hématies chargées de biliverdine. Mais cette transformation est-elle assez notable pour réaliser l'ictère? L'hémoglobine, résultant de la destruction des globules, est en majeure partie excrétée sous forme de pigment biliaire (Tarschanoff et Stadelmann). La bilirubine résorbée est reprise par le foie et éliminée par la bile. La plupart des agents toxiques qui déterminent de l'ictère augmentent la sécrétion biliaire et modifient la constitution de la bile.

La doctrine hématogène de l'ictère a perdu du terrain. C'est en agissant sur le foie, soit directement par eux-mêmes, soit par l'altération du sang, que les poisons minéraux, végétaux ou organiques (miasmes, principes infectieux), peuvent engendrer l'ictère.

On sait que, dans l'empoisonnement par le phosphore, Ebstein avait cru pouvoir expliquer quelquefois l'ictère par un catarrhe des voies biliaires. Cependant, dans la plupart des ictères toxiques, on ne constate ni catarrhe ni obstruction de ces canaux. Dans l'ictère dû à la toluylène-diamine, Kiener n'a pu le constater; il n'a pu retrouver les bouchons muqueux signalés par Kunkel dans les conduits interlobulaires, ni la compression de ces conduits par des leucocytes accumulés dans le tissu conjonctif, signalés par Alfananiew; c'est la polycholie et l'épaississement du liquide biliaire qui semble jouer un rôle prépondérant. Dans l'empoisonnement par la toluylène-diamine, la stase existe d'après Kiener, dans les lobules hépatiques. « Les cellules hépatiques étaient généralement infiltrées de grosses gouttes de matière colorante biliaire, et les capillaires de Mac Gillavry étaient par place dilatés par des thrombus jaunes, souvent ramifiés. Dans quelques nodosités brunes et ramollies, la stase biliaire était si considérable qu'il en était résulté des foyers disséminés de nécrose dans lesquels on trouvait d'énormes cellules hépatiques gorgées de gouttelettes biliaires et disjointes, des gouttelettes de graisse et des amas de pigment biliaire en partie cristallisé. Dans de pareilles nodosités, la bile pouvait pénétrer directement dans la circulation portale, et d'autre part le sang pouvait pénétrer dans les conduits biliaires. Dans les affections du foie, sans altération franche du sang, telles que la cirrhose, l'épaississement de la bile qui fait la stase dans les canaux intra-lobulaires pourrait être dû à ce que le matériel d'hémoglobine, sans être plus considérable qu'à l'état normal, est cependant exagéré par rapport au nombre de cellules hépatiques capables de l'élaborer. Il y a surabondance relative de l'hémoglobine élaborée par le foie. »

Cette conception est toutefois, il faut l'avouer, purement théorique.

La seule conclusion de cette longue étude, c'est que, si la doctrine de l'ictère hématique, c'est-à-dire de l'ictère fait par le sang sans intervention du foie. n'est pas établie sur des preuves certaines, cependant elle n'est pas complétement infirmée. On peut encore aujourd'hui répéter ce que disait Vulpian il y a douze ans : « L'existence de l'ictère hématogène me semble être encore entièrement à prouver ».

ANATOMIE PATHOLOGIQUE. Les lésions anatomiques qu'on rencontre chez les ictériques ne sont pas toutes la conséquence de l'ictère. Elles peuvent être dues à la cause qui détermine ce symptôme ou à la dyscrasie générale consécutive à l'altération fonctionnelle du foie et des autres viscères affectés. L'alcoolisme, les intoxications diverses, les maladies infectieuses, etc., comptent l'ictère au nombre de leurs symptômes, mais parmi les nombreuses perturbations anatomiques que ces maladies déterminent il est difficile de discerner ce qui est sous la dépendance de l'ictère. D'autre part, les troubles de l'hématose hépatique, la suppression de la fonction excrémentitielle de l'organe, la pénétration dans le sang de principes provenant de la décomposition des substances azotées, soit de celles qui sont amenées au foie par le sang, soit de celles qui entrent dans la constitution des éléments de l'organe, tous ces troubles contribuent à la viciation du sang ; ils engendrent le syndrome connu sous le nom d'ictère grave, dont l'exposé a été fait à l'article FOIE, et qui ne doit pas nous arrêter ici. Ils ne sont pas subordonnés au phénomène ictère seul, mais à la maladie dont l'ictère est une des expressions symptomatiques. Nous n'envisagerons ici que les troubles organiques et fonctionnels, conséquences directes de l'ictère.

Le *foie imprégné de bile* par l'effet de la stase consécutive à un obstacle qui entrave son libre écoulement subit des altérations. L'organe augmente de volume, au moins au début. Quelquefois il dépasse de plusieurs travers de doigt le rebord costal; sa surface, lorsque cette stase n'est due qu'à une obstruction des voies biliaires sans altération organique primordiale du parenchyme, reste lisse et régulière. Sa coloration est d'un jaune plus ou moins foncé, souvent verdâtre à la coupe, qui montre les orifices des canaux biliaires contenant une bile plus ou moins altérée.

Les altérations de texture, étudiées au microscope, portent d'une part sur les cellules hépatiques, d'autre part sur les canalicules biliaires et le tissu conjonctif des espaces et des fissures. Les altérations des cellules hépatiques sont en général peu intenses : infiltration de pigment biliaire, altération granulo-graisseuse, quelquefois destruction et atrophie rapide. Mais cette altération n'est pas due à l'imprégnation biliaire seule. Rokitansky et v. Dusch avaient pensé autrefois que les acides biliaires qui dissolvent les globules du sang ont aussi une action dissolvante par contact prolongé sur les cellules hépatiques. Mais on sait aujourd'hui, par les recherches de Ch. Robin (Société de biologie, 1857), de Kühne (*Arch. de Virchow*, 1858), de Wickham Legg (*St.-Bartholomew's Hospital Reports*, 1876), que cette dissolution n'a pas lieu, que l'atrophie jaune aiguë n'est pas due à un ramollissement bilieux. On a vu à l'article FOIE que des conditions pathogéniques complexes interviennent dans la destruction du parenchyme.

On a étudié expérimentalement les effets de la stase bilieuse en liant le canal cholédoque sur des animaux. Leyden (*Beitrage zur Pathol. des Icterus.* Berlin, 1866) n'avait observé que la dégénérescence graisseuse des cellules hépatiques. Heinrich Meyer (*Med. Jahrb.*, 1872) constata, outre la dilatation des gros canaux, une augmentation du tissu conjonctif intra et extra-lobulaire. Wickham Legg, en 1873, compléta ces résultats. Le foie commence à s'altérer chez les chiens et les chats après une rétention de dix à douze jours. Outre la néoplasie cellulaire du tissu conjonctif, il trouva les cellules hépatiques à contours anguleux, arrondis, remplies de granulations pigmentaires, leurs noyaux homogènes, sans nucléoles. Ce processus serait dû, suivant l'auteur, non à la stase biliaire, mais à la propagation suivant la paroi des canaux biliaires, épaissis par hyperplasie nucléaire, de l'irritation traumatique provoquée par la ligature.

Charcot et Gombault reprennent la question en 1876 (*Arch. de phys.*) et font des expériences sur des cochons d'Inde. Ils trouvent les gros canaux biliaires notablement dilatés, leurs parois épaissies, leur tissu conjonctif et notamment celui de la vésicule, infiltrés de leucocytes, présentant quelquefois de véritables abcès microscopiques; la bile épaisse, muqueuse, contenant des débris d'épithélium; cellules hépatiques relativement peu altérées au début, quelques-unes s'atrophiant plus tard par l'effet de la stase prolongée. Les lésions peuvent se systématiser ainsi : élargissement par néoformation du tissu conjonctif des espaces portes et des fissures interlobulaires, c'est-à-dire sclérose périlobulaire et monolobulaire; développement anormal, à leur niveau, d'un grand nombre de canalicules biliaires interlobulaires qui se dilatent d'abord, s'insinuent dans les fentes et se prolongent jusque dans l'intérieur des lobules.

Charcot et Gombault n'acceptent pas l'explication de Legg. L'infiltration est due, suivant eux, à la stase biliaire. La dilatation des conduits s'accompagne de prolifération épithéliale, puisque la surface interne des conduits dilatés est constamment recouverte d'épithélium cylindrique; il y a angiocholite, puis périangiocholite avec sclérose périlobulaire.

Les expériences de Chambard sont concordantes (*Arch. de phys.*, 1877); les observations cliniques d'obstruction par lithiase biliaire avec autopsies relatées par Pierret, Pitres (thèse de Hanot); Charcot et Gombault, Ducastel (*Arch. de méd.*, 1876), Beale, Foa et Salvioli (cités dans le mémoire de Charcot et Gombault), semblent confirmer d'une façon générale ces données expérimentales. On a noté comme différence : la paroi interne des canaux biliaires dépouillée de son epithélium ; le tissu conjonctif de nouvelle formation moins abondant que dans les expériences sur les cochons d'Inde.

Si le processus est très-aigu et rapidement mortel, à l'autopsie on trouve des abcès dans le foie, tantôt petits et rares, tantôt plus nombreux ou plus gros. La lésion scléreuse n'a fait que commencer à se produire.

Nous avons dit que les cellules hépatiques résistent longtemps à la stase biliaire et à l'hyperplasie conjonctive. Quelques-unes subissent une dégénérescence granuleuse. Dans certains cas on constate de l'atrophie sans altération graisseuse. Williams, Budd, Murchison, citent des faits de ce genre. Frerichs relate une observation d'atrophie jaune aiguë consécutive à la stase biliaire ; il ajoute : « Cet état est assez rare; dans la plupart des cas où la mort résulte de l'occlusion des voies biliaires, on trouve les cellules hépatiques intactes, quoique gorgées de bile ».

Ce serait donc, en somme, une cirrhose d'origine biliaire consécutive à l'angiocholite par stase (Charcot et Gombault), par traumatisme (Legg, Little).

Beloussow, à l'Institut anatomo-pathologique de Leipzig (*Arch. f. experim. Pathol.*, 1881) combat cette doctrine. Quelques heures après la ligature du canal cholédoque il constate déjà dans le foie des îlots jaunâtres lenticulaires, constitués par un tissu réticulé trabéculaire, que l'auteur considère comme dû à la nécrose du parenchyme hépatique. Autour de ces îlots nécrotiques se produit, dès les premières vingt-quatre heures, une réaction inflammatoire avec hyperémie vasculaire et accumulation d'éléments lymphoïdes, non-seulement autour des branches portes de la périphérie du foyer, mais encore dans l'intérieur des lobules hépatiques, dans le foyer, entre les cellules hépatiques jusque autour de la veine centrale. Quatre jours après la ligature, tout le foyer nécrotique est infiltré de ce tissu jaune de granulations ; on trouve en même temps déjà des canalicules biliaires nouvellement formés. Le foyer se rapetisse et, au bout de douze jours, le tissu réticulé a presque disparu, mais à côté de l'infiltration cellulaire et de la néoformation canaliculaire on voit déjà des tractus de tissu conjonctif avec cellules fusiformes très-belles. Le reste du parenchyme hépatique n'offrait aucune altération, aucune prolifération consécutive ; celle-ci était limitée autour des foyers de nécrose. L'auteur aurait obtenu ces résultats sur 80 expériences. Contrairement à l'opinion des auteurs précédents, l'altération du parenchyme hépatique serait primitive, la néoformation connective consécutive. Après l'oblitération du canal cholédoque, la stase biliaire s'établit dans les canalicules, et alors, soit par rupture de certains canalicules, soit par pression due à la distension des vaisseaux, de nombreuses parties du foie, plus ou moins étendues, se nécrosent ; autour de ces foyers de nécrose se développe une réaction inflammatoire avec néoformation connective et néoformation régénérative des canalicules.

Ces résultats sont d'ailleurs d'autant plus constants et plus accentués que l'oblitération du canal est plus rapide et plus complète. Aussi, dans les observations cliniques où l'obstacle à l'écoulement biliaire se fait lentement ou incomplétement, ces lésions, on le conçoit, peuvent être nettes ou peu accentuées

D'après Lahousse (*Arch. de biolog.*, 1887), les lésions hépatiques observées à la suite de la ligature du canal cholédoque chez les lapins et les cobayes diffèrent, suivant que l'animal a succombé dans le stade aigu ou chronique. Dans le premier, congestion des vaisseaux sanguins et lymphatiques, et nécrose des cellules hépatiques ; plus tard, accumulation de leucocytes dans les espaces interlobulaires. Dans le stade chronique, hyperplasie du tissu conjonctif interlobulaire qui englobe et atrophie lentement la partie périphérique du parenchyme ; les canalicules sont distendus et remplis de pigment ; les cellules hépatiques sont intactes, ou bien présentent soit un léger degré d'atrophie, soit la tuméfaction trouble, soit la dégénérescence hydropique, soit même la dégénérescence graisseuse.

De nouvelles expériences sont nécessaires peut-être pour résoudre définitivement la question et élucider le mécanisme pathogénique de toutes ces lésions : angiocholite, sclérose, atrophie de cellules hépatiques.

L'angiocholite suppurée et les abcès du foie sont rarement dus à l'ictère simple ; ils se rencontrent parfois dans la lithiase biliaire et paraissent dus à l'irritation inflammatoire déterminée par la gravelle précipitée dans le liquide stagnant des petits canalicules. Dans un cas d'ictère consécutif à l'obstruction complète des voies biliaires par lithiase ayant duré neuf semaines, j'ai rencontré dans le foie des foyers nombreux de ramollissement purulent qui paraissaient avoir pris naissance dans les canaux biliaires périlobulaires de quelque importance. Ces foyers étaient entourés d'une zone de tissu conjonctif pénétrant dans les acini au pourtour du foyer, dissociant et atrophiant les travées de cellules hépatiques. Mais, chose remarquable, les canaux biliaires situés en dehors des petits abcès dans le même espace périlobulaire ne paraissaient aucunement malades; leur épithélium était normal. Les foyers d'inflammation suppurative et de néoformation conjonctive périphérique étaient limités, et les autres parties du foie montraient une intégrité parfaite du tissu conjonctif périlobulaire et des canaux biliaires ou sanguins qu'il renfermait. Cette observation concorde en quelques points avec les données expérimentales de Beloussow. Bien que la stase ictérique eût duré plus de deux mois, elle n'avait pas déterminé de sclérose diffuse périlobulaire, mais de la sclérose circonscrite, localisée autour des foyers de suppuration.

Il est possible que dans le foie comme ailleurs la même cause irritante occasionne, suivant les diathèses individuelles spéciales et les circonstances spéciales qui nous échappent, des altérations inflammatoires diverses.

Le *rein*, qui sert d'émonctoire aux principes biliaires accumulés dans le sang, subit des altérations.

Frerichs, l'un des premiers, a bien étudié le rein des ictériques. Dans les formes chroniques et intenses de l'ictère, cet organe prend une couleur vert olive; à sa surface on voit quelques canalicules urinifères flexueux foncés; dans les pyramides, à côté des tubes bruns ou d'un vert d'herbe, on en trouve d'autres remplis de dépôts noirs. Dans les tubes moins colorés, un examen attentif fait reconnaître une teinte verdâtre ou brune. Leur épithélium, surtout le noyau, est fortement teint en brun; quelques cellules sont même d'un rouge de sang, d'autres renferment du pigment déposé en couches concentriques autour du noyau, les cellules ont subi parfois la dégénérescence graisseuse. Le dépôt, moins abondant dans les cellules épithéliales des corpuscules de Malpighi, plus abondant dans les canalicules flexueux, a son maximum d'intensité dans les tubes droits des pyramides, dont quelques-uns ont leur calibre obstrué par des masses dures d'un noir de charbon.

Lebert, Budd, Johnson, Virchow, Cornil, ont constaté aussi la dégénérescence graisseuse associée à la pigmentation des tubes. Julius Moebius (*Arch. der Heilkunde*, 1877) étudie à son tour, à l'Institut de Leipzig, les reins dans l'ictère. Le rein, sous l'influence d'un ictère qui a duré quelques mois, conserve son aspect lisse et son volume normal; sa coloration est jaune moutarde; les pyramides sont striées de vert sombre, surtout dans leur tiers moyen. Comme Frerichs, il constate que le tissu interstitiel reste indemne; les glomérules restent longtemps épargnés. De plus, le dépôt de pigment biliaire précède la dégénérescence graisseuse. Ce pigment se dépose d'abord dans la substance des épithéliums, les remplit ou constitue un ou deux grains autour du noyau; des cylindres jaunes courts se rencontrent dans les tubes. Après quelques mois d'ictère, les vaisseaux lymphatiques très-nombreux sont gorgés de pigment; celui-ci augmente dans les canalicules, surtout dans les *tubuli contorti* et les canaux excréteurs; tantôt la lumière est rétrécie par une couronne foncée, tantôt elle est obstruée par des bouchons jaunes de granulations pigmentaires empilées.

Enfin plus tard, si l'ictère se prolonge encore, l'épithélium s'altère, devient granulo-graisseux, d'abord dans les cellules des tubes excréteurs; il se résout finalement en un amas de détritus granuleux. Dans d'autres tubes, on voit des cylindres hyalins d'exsudat plus ou moins colorés par le pigment biliaire.

Cette dégénérescence graisseuse de l'épithélium serait due, suivant Möbius, à l'action prolongée des acides biliaires.

Cette action a été étudiée expérimentalement par R. Werner, sous la direction du professeur Langhans (*Arch. f. experim. Pathol.*, 1887). Voici les résultats obtenus sur les reins de lapins, après injection sous-cutanée de bile et de sels biliaires.

A l'œil nu, la couche corticale paraît normale, sauf quelques points troubles : les papilles sont remarquablement claires et transparentes. Le tissu connectif reste indemne. Toute la substance rénale est hyperémiée, les capillaires dilatés ; dans quelques tubes on voit des globules rouges isolés ou empilés en cylindres ; la capsule des glomérules, dont les capillaires sont dilatés, ne contient jamais de sang, jamais d'exsudat albumineux semi-lunaire dans la capsule de Bowman, après cuisson, bien que les urines contiennent toujours de l'albumine, souvent, il est vrai, des traces seulement. L'altération épithéliale existe surtout dans les canalicules contournés, dans la branche ascendante de l'anse, rarement dans la descendante et dans les tubes collecteurs. Dans les premiers, les cellules subissent dans leur moitié interne un gonflement vésiculaire, deviennent claires, remplissent le tube, puis, se détachant, elles constituent un globe granuleux, sans noyau, ou une vésicule claire, libre dans le canalicule. Dans les tubes collecteurs les cellules subissent toutes la transformation vésiculeuse qui s'étend de leur centre à la circonférence, refoulant le noyau petit, ratatiné, contre la périphérie. On rencontre dans le tube deux variétés de cylindres : les uns, cylindres d'exsudat, dans les tubes contournés, devenant d'un brun foncé par l'acide osmique, très-brillants, et offrant à leur surface de nombreuses anfractuosités qui s'insinuent entre les épithéliums voisins ; les autres, cylindres hyalins clairs, dus essentiellement aux fragments de protoplasma de la moitié interne des cellules.

Il s'agit, en somme, dans les observations cliniques comme dans les faits expérimentaux, d'une *altération exclusivement parenchymateuse.*

Cette altération joue un rôle important dans l'histoire de l'ictère, car le rein sert d'émonctoire aux principes toxiques que le foie et le sang altéré déterminent dans l'organisme ; l'excrétion entravée de ces substances nuisibles, leucine, tyrosine, ptomaïnes, acides biliaires, etc., peut engendrer des phénomènes d'intoxication qui constituent le syndrome ictère grave. Cette question a été particulièrement étudiée par Decaudin dans sa thèse inaugurale : *Concomitance des maladies du foie et des reins, et en particulier des reins, dans l'ictère* (Paris, 1878).

Le *sang* recevant par résorption des principes de la bile subit des altérations. La matière colorante de la bile y fut démontrée par Saunders à la suite de ligature du canal cholédoque chez les animaux. Chevreul signale la couleur orangée du sérum dans un cas de jaunisse et l'attribue au pigment biliaire. Lecanu et d'autres ont depuis confirmé ce fait. Si la matière colorante de la bile est assez facile à constater dans le sang, il n'en est pas de même des acides biliaires. Kühne, Huppert, les ont trouvés dans le sang d'animaux rendus ictériques, mais chez l'homme, dans l'ictère simple, ils ont été démontrés rarement. Grollemund cite un cas où ils furent constatés par Feltz et Ritter (thèse de Strasbourg, 1869).

L'analyse chimique plus complète du sang a été faite par Becquerel et Rodier dans plusieurs cas d'ictère. Chez deux ictériques avec selles colorées ils ont obtenu les résultats suivants : chez l'un, diminution des matières grasses, légère augmentation de la cholestérine ; chez l'autre, diminution légère des globules, augmentation notable de cholestérine et de sels acides gras.

Chez plusieurs ictériques, avec rétention de bile et selles colorées, l'examen du sang révèle la concentration dans le sang des matières grasses, particulièrement de la cholestérine et des sels à acides gras. Le sérum est foncé de couleur. Les globules ont leur aspect normal dans l'ictère simple ; leur nombre aussi est normal ; la fibrine est en proportion ordinaire, même souvent élevée.

Gorup-Besanez, au contraire, signale une diminution des globules, une augmentation de l'eau, un état normal des graisses et de la cholestérine. Kühne et Simon ont aussi relaté des cas où ces substances n'étaient pas exagérées, tandis que Frerichs en a rencontré une forte quantité.

On arrive donc à des résultats variables qui s'expliquent par la nature, la durée, les complications des divers ictères. Il semble que c'est surtout dans les ictères de longue durée que la cholestérine et les graisses s'accumulent dans le sang ; alors aussi le nombre des globules diminue. Flint a retiré jusqu'à 1,185 de cholestérine et 6,5 de matières grasses sur 1000 de sang.

On sait que les acides biliaires ont une action dissolvante sur les hématies. Les globules rouges en contact avec la bile s'altèrent, se décolorent, perdent leur forme discoïde pour devenir sphériques, et finalement disparaissent, ne laissant sur la plaque de verre qu'un liquide jaunâtre où peuvent se déposer des cristaux d'hémoglobine ; les globules blancs sont aussi dissous. Cette action est bien due aux acides de la bile, car on l'obtient aussi bien par une solution à 12 pour 100 de sels biliaires. Chez les animaux auxquels ils ont lié le canal cholédoque, Feltz et Ritter ont signalé la même dissolution des hématies avec cristaux d'hémoglobine dans le sérum (*Journal de l'anat. et de la physiol.*, 1874). Cette dissolution du sang, qui n'est presque plus coagulable, explique les urines sanguinolentes et les infiltrations hémorrhagiques diverses qu'on rencontre chez les animaux expérimentés et chez l'homme, dans les cas d'ictère grave.

Dans l'ictère simple prolongé la diminution du nombre des globules paraît être due aux troubles généraux de la nutrition (suppression des fonctions du foie, troubles digestifs, etc.), comme le pensent Budd et Wickham Legg, plutôt qu'à l'action dissolvante des acides biliaires.

Makay (*Arch. f. experim. Pathol. und Therap.*, 1886) trouve, il est vrai, dans l'ictère artificiel des lapins par ligature du canal cholédoque, une diminution constante du nombre des hématies, et cette diminution semblait marcher de pair avec l'excrétion accrue d'acides biliaires par l'urine.

Mais dans l'ictère simple chez l'homme nous avons vu que les sels biliaires se rencontrent si rarement et en si petite quantité dans le sang, qu'on ne peut raisonnablement attribuer à cette dose, qui n'est pas toxique, une influence pernicieuse sur les globules. Dans l'ictère grave l'altération du sang est plus intense. Ce n'est plus la bile seule qui adultère le sang, c'est la maladie primordiale dont la cholémie est un symptôme, c'est la suppression totale du foie comme organe excrémentitiel, c'est l'altération parenchymateuse du rein. Les altérations du sang sous l'influence de ces conditions pathogéniques diverses sont décrites à l'article Foie.

Le sang chargé de matière colorante biliaire l'apporte aux organes et aux tissus qui sont imprégnés. Le tissu cellulo-adipeux devient jaune citron ; le tissu connectif, les membranes fibreuses et séreuses, les parois vasculaires, le tissu osseux et dentaire, sont plus ou moins colorés ; le cartilage s'imprègne moins. Les muscles prennent une teinte jaune par l'imprégnation exclusive de leur substance conjonctive. Le cerveau, la moelle, d'après Murchison, ne paraissent jaunes à la coupe que par le sérum qui s'écoule des vaisseaux sectionnés. Après le foie ce sont les urines, la conjonctive oculaire et la peau, qui trahissent tout d'abord la stase biliaire et donnent lieu aux premières manifestations caractéristiques.

SYMPTÔMES DE L'ICTÈRE. La coloration jaune des urines et la réaction biliverdique qu'elles présentent peuvent précéder toute autre détermination visible. Dans certains cas légers et fugitifs, la matière colorante passe par les urines sans teindre la peau. Avec elle on peut observer au début une teinte jaune des conjonctives qui apparaît d'abord vers le grand angle de l'œil, dans le cul-de-sac de la muqueuse.

La *peau* se colore ensuite ou en même temps ; suivant le degré de l'ictère, sa coloration passe du jaune soufre pâle au jaune citron, puis à la teinte vert-olive. C'est l'ictère par obstruction des voies biliaires qui commande l'imprégnation la plus forte ; l'ictère dit hématogène est en général moins accentué. Dans certains cas la teinte devient verdâtre ou presque noire ; cela arrive chez les malades que l'ictère trouve déjà cyanotiques à un certain degré par trouble de la respiration ou de la circulation ; la coloration jaune de l'ictère s'ajoutant à la teinte bleuâtre de l'asphyxie donne lieu à la couleur verte. L'intensité de l'ictère varie d'un jour à l'autre chez le même sujet, suivant que l'obstacle à l'excrétion biliaire est plus ou moins considérable, suivant aussi que l'émonctoire rénal élimine plus ou moins le pigment résorbé.

L'ictère persiste après la mort, car le pigment se dépose surtout dans le réseau de Malpighi ; les cellules des couches profondes de l'épiderme sont plus brunes, plus pigmentées que les cellules superficielles.

Les muqueuses en général ne sont que légèrement imprégnées ; la conjonctive bulbaire seule est presque toujours jaune. Les lèvres ne le deviennent que lorsque l'ictère est très-intense. Alors aussi les muqueuses linguale, buccale et pharyngée présentent la teinte plus ou moins nette. Le voile du palais peut revêtir une coloration jaune uniforme qui ne paraît pas dépasser la voûte palatine.

A l'exception de l'urine, les diverses sécrétions ne contiennent pas habituellement de pigment en quantité notable. Les glandes de la peau en éliminent parfois. On a cité des cas de *sueurs jaunes*. Chomel relate le fait. Dutrouleau l'a observé dans la fièvre bilieuse de Madagascar. Cheyne a vu un ictérique teindre son mouchoir en jaune en s'essuyant le front, mais ce sont là des faits exceptionnels. Frerichs n'a constaté dans le contenu des glandes sudoripares qu'une légère coloration jaune, et çà et là des granulations et des noyaux de couleur foncée, mais pas de dépôts pigmentaires agglomérés. Les humeurs de l'œil et le cristallin ne sont imprégnées qu'exceptionnellement. Heberden a vu des larmes colorées ; Frerichs n'a jamais pu le constater. Il en est de même de la salive. Huxham et Wright en rapportent, il est vrai, des exemples, mais il s'agissait de salivation mercurielle : or la salive, dans ce cas, n'est pas normale ; elle contient de l'albumine et se trouve mélangée à des produits d'exsudation sanguine qui lui apportent le pigment. Frerichs et Vulpian n'ont jamais constaté dans la salive la moindre trace de réaction biliaire ; le parenchyme des glandes parotide et sous-maxillaire ne contient que de faibles dépôts pigmentaires.

Les muqueuses respiratoires et digestives ne semblent pas éliminer de pigment, du moins pas de quantité notable. Cela n'arrive que si les sécrétions sont mélangées d'exsudat inflammatoire. Dans le mucus expectoré par les bronches enflammées, dans les crachats de la pneumonie, chez les ictériques, on note parfois une coloration verdâtre. On la trouve aussi dans le pus des abcès.

Le *lait jaune* a été signalé par Marsh (de Dublin) et Richard Bright (*Guy's Hospit. Rep.*, 1er série, I, p. 623). Ils ont exprimé des mamelles un liquide jaune visqueux ressemblant à la bile pure. Gorup-Besanez a démontré chimiquement le pigment biliaire dans le lait d'une ictérique. Mende, Franck, Villeneuve (art. ICTÈRE. In *Dictionn. en 60 vol.*), ont vu des nourrices ictériques donner l'ictère à leurs nourrissons. D'autre part Heberden a vu une femme atteinte d'ictère intense allaiter son enfant pendant six semaines sans lui communiquer ni ictère ni autre trouble fonctionnel. En résumé, la teinte ictérique du lait est un fait exceptionnel.

L'ictère d'une femme grosse peut se communiquer au fœtus, fait observé par Th. Bonnet, Wrisberg et Finke. D'après Frerichs, il faut que l'ictère de la mère dure longtemps pour qu'il se transmette au fœtus. La coloration n'existe pas encore lorsque l'avortement a lieu de cinq à quinze jours après l'invasion de l'ictère maternel.

Prurit. L'ictère s'accompagne souvent de démangeaisons ou prurit. Ce prurit d'ailleurs peut s'observer dans les affections hépatiques sans ictère, d'où il est permis de conclure que ce n'est pas à la présence du pigment biliaire dans la peau qu'il est dû. D'ailleurs il précède parfois l'ictère; Graves l'a vu devancer l'apparition de l'ictère de dix jours dans un cas, de deux mois dans l'autre. En général il apparaît avec l'ictère et cesse avec lui, mais pendant sa durée il est susceptible d'exaspérations et de rémissions. D'intensité variable, il est souvent insupportable, surtout la nuit et par la chaleur. Généralisé sur tout le corps, il a sa plus grande acuïté à la paume des mains, à la plante des pieds, entre les orteils.

Ce prurit existe ordinairement sans papules de prurigo, mais la démangeaison amène le grattage et celui-ci donne lieu à des papules de *prurigo* et à des excoriations; ces papules ne sont pas constantes; consécutives au prurit, elles peuvent être considérées comme dues à l'irritation traumatique et non à l'ictère. Cependant le prurigo primitif, avec démangeaisons très-vives et croûtes caractéristiques, peut survenir dans l'ictère chronique; il paraît dû à une excitation spéciale du système nerveux de la peau par la présence des matériaux de la bile (Hardy). On a signalé d'autres éruptions cutanées qui coexistent parfois avec l'ictère : l'*urticaire,* le *lichen,* quelquefois même des furoncles et des anthrax. Graves cite 8 ou 9 cas de sujets qui, dans le cours d'un rhumatisme articulaire aigu, furent pris subitement d'ictère et à la suite d'urticaire. L'urticaire dans ce cas peut relever du rhumatisme. Toutes ces éruptions d'ailleurs peuvent être dues au grattage et au réveil d'une diathèse préexistante, par l'irritation cutanée. D'autres fois elles sont dues sans doute à l'agent infectieux qui détermine l'ictère, car dans les relations d'ictères infectieux épidermiques ou spasmodiques nous trouvons signalés assez souvent, outre les pétéchies, des poussées d'urticaire, des taches de roséole, de l'érythème circiné, etc.

Une maladie de la peau qui est certainement liée à l'ictère chronique, c'est le *xanthélasma* (*voy.* ce mot). Signalée par Rayer sous le nom de plaques jaunes des paupières, décrite avec soin par Addison et Gull (*Guy's Hosp. Rep.*, 1851) sous le nom de vitiligoïdea, elle est désignée sous le nom de xanthélasma par Erasmus Wilson, de xanthome par Franck Smith, Kaposi, Hébra, Bristowe. Le nom de *fibroma lipomatodes* employé par Virchow indique la constitution anatomique des petites plaques ou tumeurs.

La connexion avec l'ictère est incontestable. La coïncidence est plus fréquente que ne l'avait d'abord pensé Hutchinson (*Medico-chir. Trans.*, 1874). Cet auteur, qui a appelé l'attention sur cette coïncidence, signale l'ictère 6 fois sur 56 cas de xanthélasma. Mais dans ses observations le xanthélasma était le plus souvent limité aux paupières, et celui-ci existe presque toujours sans ictère. Le xanthélasma multiple et généralisé, au contraire, s'accompagne presque toujours d'ictère. Depuis le mémoire de Hutchinson, Chambard (*Ann. dermat.*, 1879-1880, 1882, 1884) signale ce symptôme 11 fois sur 22 cas, Kaposi 15 fois sur 27. Exceptionnellement l'affection cutanée apparaît la première. Ordinairement l'ictère existe déjà depuis des mois, depuis un an ou plus, quand se montrent les taches sur les paupières. D'ailleurs toute maladie du foie avec ictère chronique persistant peut se compliquer de xanthélasma.

Hilton Fagge (*Trans. of path. Soc.* London, 1868) invoque comme pathogénie l'irritation chronique de la peau par les éléments de la bile. Potain pense que ces dépôts d'amas graisseux dans la peau sont en rapport avec la diminution de la faculté d'oxydation des matériaux assimilables, diminution consécutive à la maladie du foie.

Quinquaud (cité par Chambard), examinant le sang des xanthélasmiques, y a trouvé une augmentation de matières grasses et de cholestérine, une diminution légère d'hémoglobine ; de plus, le pouvoir absorbant de cette hémoglobine pour l'oxygène est diminué. Dans le derme Quinquaud constate une augmentation de graisse et une diminution des matières albuminoïdes.

L'auteur admet que les matières grasses forment avec les sels du sang un savon qui se dépose dans les éléments anatomiques du derme, les irrite et détermine la prolifération. Mais, comme le sang est chargé de cholestérine et que son pouvoir absorbant pour l'oxygène est diminué, cette inflammation, au lieu d'évoluer d'une manière complète, n'aboutit qu'à la dégénérescence graisseuse d'éléments ; c'est là la phlegmasie adiposique (fibro-lipome de Virchow). Il faut d'ailleurs des conditions diathésiques spéciales qui expliquent pourquoi la même cause ne produit pas cette lésion chez tous.

Xanthopsie. Certains ictériques voient les objets en jaune, surtout les objets blancs. Ce symptôme, appelé xanthopsie, paraît extrêmement rare. J.-P. Frank ne l'a rencontré que 5 fois, Frerichs ne l'a jamais observé. Il n'est pas en rapport avec l'intensité de l'ictère ; il peut être intermittent, sans qu'on observe de modifications corrélatives dans l'ictère.

Quelle est la pathogénie de la vision en jaune? Est-elle en rapport avec la présence du pigment biliaire dans les milieux de l'œil? Nous avons vu que les milieux sont rarement imprégnés de matière colorante. La xanthopsie peut manquer d'ailleurs, dans les cas où la cornée et les autres tissus de l'œil présentent un ictère intense (Frerichs). Th. Watson a plusieurs fois constaté dans ces cas une distension des vaisseaux de la conjonctive et il rapporte un cas d'Elliotson où la vision en jaune était limitée à un œil recouvert de vaisseaux variqueux. Le là il conclut que, si les vaisseaux de l'œil sont assez gros pour laisser passer les globules sanguins, le pigment sanguin peut les traverser et colorer les humeurs de l'œil. Murchison, qui rapporte ces faits, a observé en effet la xanthopsie chez un malade qui avait les vaisseaux conjonctivaux très-dilatés, mais ce symptôme fut de courte durée et disparut, malgré la persistance de la dilatation vasculaire.

On peut rapprocher la xanthopsie des ictériques de celle produite par la santonine. Cette action a été attribuée à une paralysie momentanée des éléments rétiniens du violet, paralysie précédée d'une période d'excitation très-courte pendant laquelle on voit tout en violet. D'autres auteurs ont attribué cette action à l'augmentation du pigment jaune qui recouvre la tache jaune et la fosse centrale (Beaunis).

La xanthopsie est parfois associée à d'autres troubles, tels que l'héméralopie. Beaucoup d'auteurs considèrent les deux symptômes comme d'ordre purement nerveux.

Héméralopie. Ce symptôme assez rare est signalé par Scarpa, Strambio, Bamberger, Frerichs. Cornillon (*Progrès médical*, 1881) cite 5 faits d'hypertrophie du foie avec ictère intense et héméralopie. Dans un de ces cas l'héméralopie cessa en même temps que l'ictère pendant toute la durée d'une pneumonie intercurrente et reparut après la chute de la fièvre. Toujours l'héméralopie dans les observations de Cornillon s'est montrée longtemps après l'apparition de l'ictère, jamais au début. D'abord elle est éphémère, peu tenace, cédant le plus souvent spontanément au bout de quelques semaines. Puis, lorsque l'ictère s'aggrave et devient chronique, elle reparaît et se maintient opiniâtre, comme si un désordre persistant du nerf optique était constitué. Elle est donc subordonnée à l'ictère dont elle suit les fluctuations. Parinaud (*Arch. gén. de méd.*, 1881) relate aussi 4 observations d'héméralopie avec ictère chronique hépatogène. Il pense que ce phénomène peut être en rapport avec la production du pourpre rétinien modifiée par la contamination du sang (*voy.* HÉMÉRALOPIE).

Troubles digestifs et nutritifs. Généralement les ictériques ont des troubles digestifs. Mais il est difficile de faire la part de ce qui revient dans la genèse de ces troubles à l'ictère lui-même, soit à l'absence de bile dans l'intestin, soit à l'altération des sucs digestifs par un sang imprégné de bile résorbée. L'ictère s'accompagne chez les uns de catarrhe gastro-intestinal, chez presque tous d'altération du foie, souvent d'altérations primitives ou consécutives du sang. Les calculs biliaires peuvent par action réflexe déterminer des gastralgies, de la dyspepsie gastro-intestinale. Toutes les fonctions organiques troublées peuvent retentir sur le tube digestif. Il est impossible d'éliminer ces facteurs complexes pour dégager l'influence de l'ictère seul sur la digestion et la nutrition.

La physiologie montre que des chiens auxquels la bile est soustraite peuvent continuer à se nourrir et même engraisser, si on les soumet à une alimentation plus abondante. La plupart, il est vrai, malgré cette alimentation, maigrissent et dépérissent (Schwann, Nasse). Un chien a survécu cinq mois; un autre un an. Blondlot a conservé un chien ainsi opéré qui a vécu cinq ans avec une fistule biliaire. L'animal, après avoir d'abord maigri considérablement, avait engraissé de nouveau et au bout de quelque temps paraissait revenu à son état normal. D'autre part on voit des malades depuis longtemps ictériques avoir de l'appétit et bien digérer; quelques-uns même, ont un appétit excessif et mangent avec voracité. Ils se soutiennent, mais en général ils maigrissent, bien qu'ils s'alimentent copieusement.

Habituellement, cependant, les ictériques ont de l'anorexie, quelquefois du dégoût pour les aliments, surtout pour les corps gras; comme tous les anorexiques, ils recherchent les aliments aigres ou fortement pimentés. Leur langue

est d'ordinaire saburrale, couverte d'enduits plus ou moins épais ; elle peut être
jaune ou légèrement verdâtre, ce qui serait dû, suivant Gubler, à la présence
de pigment biliaire dans le derme muqueux. Cette teinte bilieuse peut être
masquée d'ailleurs par l'enduit brunâtre dû à la dessiccation de l'épithélium.
La bouche est amère, surtout le matin, à jeun, à la suite d'éructations bilieuses,
lorsqu'il y a polycholie. Cet amertume serait dû souvent, d'après Murchison, à
la présence dans le sang de taurocholate de soude qui a un goût très-amer.

La digestion est laborieuse ; il y a dyspepsie flatulente ou acide, avec gonflement de l'épigastre.

On constate souvent de la constipation avec flatulence et tympanisme ; la bile
ayant une action antiseptique, suivant certains physiologistes, on conçoit que
sa suppression entraîne des fermentations anormales avec production de gaz
putrides ; d'autre part la bile ayant, suivant quelques-uns, une action stimulante sur la contractilité intestinale, son absence peut donner lieu à une atonie
du tube digestif. Cependant la constipation est rarement opiniâtre : quelquefois
les selles sont abondantes, de consistance et de volume normaux. Souvent elles
sont fétides. Si l'obstruction des voies biliaires existe plus ou moins complète,
elles se décolorent, prennent une teinte qui varie du blanc mat au gris ardoisé ;
elles deviennent argileuses. Quelquefois cependant elles sont colorées par le
mélange de sang (ictère hémorrhagique) ; par des substances médicamenteuses,
des préparations mercurielles qui se convertissent en sulfure de mercure
(Gubler) ; peut-être, mais cela est douteux, par le pigment biliaire mélangé
aux sécrétions des glandes intestinales.

Ces *selles* sont surtout remarquables par l'abondance de la graisse, R. Bright
et Owen Rees ont surtout signalé ce fait ; il peut y avoir une véritable stéatorrhée.
D'après Austin Flint, elles seraient caractérisées aussi par l'absence de stercorine : la stercorine serait un dérivé de la cholestérine ; ce dérivé seul existerait
dans les selles normales, à l'exclusion de la cholestérine. Mais Hoppe-Seyler a
démontré que la stercorine n'est autre chose que de la cholestérine impure qu'on
trouve toujours, en notable quantité, dans les matières fécales.

Franz Müller (de Berlin) conclut de ses recherches (*Zeitschr. f. klin. Med.*,
1887) que la suppression de la bile dans l'intestin de l'homme ne modifie en
rien la résorption des féculents, ne modifie que très-peu la résorption des
substances albuminoïdes, mais entrave considérablement celle des graisses.
Tandis que l'homme sain élimine par les selles une proportion de 6,9 à 10,5
pour 100 des graisses ingérées, l'ictérique par suppression du flux biliaire en
élimine 55,2 à 78,5 pour 100. La présence de cristaux de graisse dans les
selles est un symptôme qui accuse ce trouble de résorption ; les graisses sont
d'autant mieux résorbées que leur degré de fusion est moins élevé. Plus la
résorption est complète, plus le point de fusion de la graisse fécale est élevé et
dépasse celui des graisses ingérées. Dans les selles décolorées de l'ictère on rencontre des cristaux, sous forme d'aiguilles, consistant en acides gras libres et
en savons gras de chaux et de magnésie ; ces cristaux ont été observés et décrits
d'abord par Nothnagel (*Zeitschr. f. klin. Med.*, t. III) et Gerhardt (*ibid.*, t. VI).

De plus, contrairement à ce qui est admis, Fr. Müller constate que l'absence
du suc pancréatique n'augmente pas la quantité de graisse dans les selles ; il
met en doute la stéatorrhée des affections pancréatiques. L'oblitération du canal
cholédoque seule la déterminerait, non celle du canal de Wirsung. Le suc pancréatique aurait seulement la propriété de décomposer les graisses neutres ;

lorsqu'il fait défaut, le dédoublement des substances grasses serait diminué de plus de moitié : 39,8 pour 100 au lieu de 84,5 pour 100 de la graisse ingérée.

Ajoutons enfin que Gerhardt a trouvé dans les selles décolorées de l'ictère catarrhal des faisceaux de cristaux en aiguilles offrant l'aspect de la tyrosine.

Insistons encore, sur ce fait, qui semble résulter des expériences de Müller, que l'assimilation des matières albuminoïdes n'est pas troublée notablement dans l'ictère simple. Cela explique pourquoi les ictériques maigrissent, en perdant leur graisse, mais continuent à se soutenir, et ne sont pas voués à une déchéance organique fatale, alors qu'aucune complication ne précipite la dénutrition.

Troubles de la circulation. Ralentissement du pouls. Le ralentissement du pouls est un des symptômes les plus remarquables de l'ictère. Il a été signalé pour la première fois par Bouillaud. « Généralement dans les ictères purs le pouls offre une lenteur remarquable, il tombe de 72 à 60, 50 et même 40 pulsations par minute » (*Nosographie médicale*). Frerichs a noté 28 et 21 pulsations dans deux cas. Cette lenteur est surtout marquée dans le décubitus dorsal; dans la station debout, la circulation s'accélère et le pouls augmente un peu de fréquence. Si l'ictère se complique de fièvre, le pouls bat plus vite, mais l'influence de l'ictère peut persister et diminuer la fréquence, qui n'est pas en rapport avec l'élévation thermométrique.

Cependant ce ralentissement n'est pas constant; le pouls est quelquefois de fréquence normale, alors que l'ictère est simple et apyrétique, ou bien il a une fréquence proportionnelle à la fièvre, dans les cas d'ictère grave et fébrile. Le mécanisme de ces variantes n'est pas élucidé.

En même temps qu'il est ralenti, le pouls peut être dur et résistant ; d'autres fois il est petit et dépressible; ces derniers caractères appartiennent surtout aux ictères avec fièvre, symptômes nerveux, dyscrasie sanguine, altération parenchymateuse du cœur. Le tracé sphygmographique dans l'ictère simple présente des caractères qui semblent indiquer une augmentation de tension artérielle : ligne d'ascension très-oblique et peu élevée, ligne de descente très-longue avec polycrotisme accentué (Marey, Kleinpeter). Toutefois Lorain a recueilli des tracés qui semblent indiquer une diminution de tension artérielle.

Quelle est la cause du ralentissement du cœur dans l'ictère? Ce n'est plus l'action du pigment biliaire. Murchison a vu maintes fois le pouls tomber à 36 ou 40 sous l'influence de troubles hépatiques sans ictère. Les expériences de Röhrig (*Arch. der Heilkunde*, 1863), de Wickham Legg, de Feltz et Ritter (*Académie des sciences*, 1876), montrent que ce symptôme est dû aux acides biliaires. Kleinpeter (Thèse de Nancy, 1873) conclut de ses expériences sur les grenouilles que le taurocholate a une action paralysante sur le muscle cardiaque ; de plus, il excite le pneumogastrique, modérateur du cœur. Après la section des nerfs pneumogastriques, l'empoisonnement par les sels biliaires impressionne encore le pouls.

L'excitation du nerf vague explique bien le ralentissement du pouls, mais la dureté du pouls et sa tension exagérée dans le plus grand nombre des cas protestent contre l'hypothèse de paralysie du muscle cardiaque. Les acides biliaires ont-ils sur l'homme, comme la digitale, à dose moyenne, outre l'action sur le vague, une action excitante sur le muscle cardiaque ou son centre d'innervation? Ont-ils une action sur le grand sympathique?

Troubles fonctionnels du cœur, Gangolphe (thèse de Paris, 1875) a signalé
le *bruit de souffle mitral dans l'ictère.* Il publie 9 observations se rapportant
à des affections diverses du foie (catarrhe, cancer, calculs du foie) où ce
symptôme est noté. Il aurait son maximum d'intensité vers la pointe du
cœur ; il est doux le plus souvent, offre des intermittences, disparaît avec
l'ictère ; il est plus marqué lorsque le pouls est ralenti ; il diminue et quelquefois disparaît entièrement, lorsque le pouls est accéléré par la fièvre ; ce caractère, d'après Gangolphe, différencierait ce souffle d'un souffle anémique. L'auteur le rattache à une lésion mitrale passagère due à une parésie des muscles
papillaires du cœur et probablement à une légère dilatation du cœur consécutive à la présence des éléments biliaires dans le sang. Teissier père a constaté
aussi l'existence de ce souffle qu'il localise, comme Gangolphe, à l'orifice
mitral.

Potain (*Note sur un point de la pathogénie des dilatations cardiaques
d'origine gastro-hépatique.* Paris, 1878) n'a jamais constaté de souffle mitral,
mais un *souffle tricuspidien* qu'il rattache à une insuffisance fonctionnelle par
dilatation transitoire des cavités cardiaques droites. Cette dilatation a été
observée par l'éminent clinicien plusieurs fois dans les affections aiguës des
voies biliaires. Elle est caractérisée par une augmentation du diamètre transversal du cœur à la percussion, par la déviation de la pointe du cœur qui est
en dehors, sans être abaissée, par le renforcement du second bruit de l'artère
pulmonaire, au niveau du second espace intercostal gauche, par un bruit de
galop tricuspidien, c'est-à-dire par un bruit sourd qui précède immédiatement
le premier bruit du cœur dont il constitue un redoublement, ayant son maximum d'intensité à l'épigastre, perceptible autant comme sensation tactile que
comme sensation auditive, par un pouls mou et dépressible, indiquant la faible
tension artérielle. A ces signes dénotant une dilatation du cœur droit s'ajoutent parfois ceux de l'insuffisance tricuspidienne : souffle au premier temps
ayant son maximum à l'épigastre et se propageant à droite, quelquefois battements expansifs systoliques du foie. Exceptionnellement des phénomènes évidents d'asystolie se sont manifestés. Ces symptômes habituellement sont transitoires ; dilatation du cœur droit et insuffisance tricuspidienne disparaissent
avec l'ictère et l'affection hépatique qui leur a donné naissance. Teissier fils a
signalé au Congrès pour l'avancement des sciences 1879 des faits analogues : il
a observé 12 ou 15 fois des lésions du cœur droit développées, non-seulement à
la suite de maladies du foie, mais encore à la suite de maladies gastro-intestinales.

Ajoutons toutefois que ces complications sont rares ; nous les avons recherchées maintes fois dans les affections hépatiques sans les trouver. Quel est le
mécanisme pathogénique? Le renforcement du second bruit dans l'artère pulmonaire dénotant une tension exagérée dans cette artère exclut l'idée de dilatation paralytique du ventricule droit. D'autre part la tension exagérée dans
l'artère pulmonaire n'est pas due à la suractivité du ventricule droit, puisque
ce ventricule se laisse distendre. Potain considère comme l'élément primordial
et cause de la dilatation du cœur droit un excès de la tonicité vasculaire dans
les artères pulmonaires. Cette tonicité accrue est-elle due à l'action directe des
matières biliaires sur les capillaires du poumon ? L'existence de ce symptôme
dans des lésions du foie sans ictère (Potain), dans des affections gastro-intestinales (Tessier fils), combat cette opinion. Aussi Potain pense-t-il à un acte réflexe

qui partant des voies biliaires aboutit au poumon et au cœur. Ce serait peut-être
le pneumogastrique qui transmet des voies biliaires l'impression au centre
réflexe et réagit sur les vaisseaux pulmonaires. Tessier ayant observé ces phénomènes à la suite d'affections intestinales innervées par le grand sympathique
pense que c'est ce nerf qui transmet l'impression centripète. Enfin François-
Franck (*Gaz. hebdomadaire*, 1879), concluant des expériences de Brown-
Sequard et des siennes que le pneumogastrique ne contribue pas à la vaso-
motricité pulmonaire, pense que l'acte réflexe tout entier, voie centripète et
voie centrifuge, se passe dans le grand sympathique.

Morel (Th. de Lyon, 1879) croit pouvoir appuyer ces conclusions par ses
recherches expérimentales.

Ces troubles cardiaques sont à mettre en parallèle avec ceux que détermine
la néphrite interstitielle. Ici c'est le cœur gauche qui se dilate et s'hypertrophie; le bruit de galop est mitral; le pouls est dur et tendu. Les affections
rénales réagissent sur les vaisseaux de la grande circulation, dont la tonicité
est accrue, tandis que les affections hépatiques réagissent sur la petite circulation.

Œdème. Guéneau de Mussy (*Leçons de clinique médicale*) signale un léger
degré d'œdème qu'on observerait dans tous les ictères quand leur durée se prolonge pendant plusieurs jours. « Il est très-rare qu'à la face interne du tibia la
pression ne laisse pas une empreinte. Je suis porté à croire que cet œdème est
lié à une modification de l'action vaso-motrice; le stimulation de la peau avec
l'ongle laisse en général une large traînée rouge qui l'atteste. Il n'est pas rare
d'observer dans l'ictère des bruits vasculaires qui ont la même origine. »

Hémorrhagies. Dans tout ictère prolongé le sang s'appauvrit; les globules
rouges diminuent de quantité, ainsi que la fibrine. Les troubles de la nutrition
dus à l'absence de bile intestinale, l'altération des globules sanguins par les
acides biliaires ou les poisons divers qui président au mécanisme de l'ictère, le
trouble des fonctions hémato-poétiques, etc., déterminent une altération du
sang et peut-être des parois vasculaires. De là des hémorrhagies fréquentes par
les muqueuses, stomacale, intestinale, ou dans les séreuses (péricardite hémorrhagique); elles ont lieu aussi bien dans l'ictère mécanique par obstruction
que dans les ictères graves sans obstruction. Leur histoire se rattache à la description de l'ictère grave.

Enfin ces troubles de nutrition divers engendrent avec l'anémie une série
de symptômes, faiblesse générale, hypochondrie, irritabilité nerveuse, communs
dans tous les cas d'ictère chronique.

Fièvre intermittente hépatique. Ce symptôme, qui a été étudié à l'article
Foie, déjà signalé à la fin du siècle dernier par Senac et Sœmmerring, a été
particulièrement mis en lumière par Monnéret et par Charcot. Fréquent surtout
dans la lithiase biliaire, on l'observe, suivant ce dernier auteur, dans toutes les
obstructions des voies biliaires avec distension des canaux et angiocholite. J'ai
publié dans la *Revue médicale de l'Est* (1887) un cas de cancer primitif des
voies biliaires sans lithiase ni angiocholite suppurée, mais avec ictère et dilatation des voies biliaires, dans lequel la fièvre intermittente était très-nette, à
type quotidien, vespéral au début. Ajoutons à la description de ce symptôme,
telle qu'on la trouvera à l'article foie, ce fait constaté par Regnard et que
Charcot considère comme caractérisant la fièvre intermittente hépatique : l'excrétion de l'urée serait diminuée pendant l'accès et le maximum de température

correspondrait au minimum de l'urée sécrétée (*Société de biologie*, 1873).

En outre, la présence constatée dans les urines de la leucine et de la tyrosine qu'on trouve toujours dans la bile altérée vient à l'appui de l'opinion de Charcot que cette fièvre est due à la résorption de la bile ou des éléments de bile altérée par les parois des voies biliaires enflammées ou ulcérées.]

Urines dans l'ictère. Les urines, au lieu de la teinte normale jaune ambrée, sont jaune foncé, rougeâtres ou brunâtres, quelquefois verdâtres. Elles moussent facilement et leur mousse est jaunâtre, avec reflet nacré, tandis que la mousse d'une urine non ictérique est blanche. Les caractères chimiques de l'urine sont d'ailleurs fort variables, suivant la cause, la nature, les complications de l'ictère.

La quantité d'urines paraît être normale, peut être un peu accrue dans l'ictère simple, sans fièvre. Wickham Legg (*Medic. Chir. Trans.*, 1876), après ligature du canal cholédoque, Feltz et Ritter (*Journal de l'anatomie de Robin*, 1875), après injection de bilirubine dans le sang, ont constaté une diurèse plus abondante. Si l'ictère est fébrile, l'urine est habituellement diminuée; cependant Leyden (*loc. cit.*) a observé deux faits d'ictère avec hyperthermie et avec urines abondantes. Dans les diverses formes d'ictère grave, l'urine est souvent rare ou nulle; la fièvre, la stéatose du cœur, la diminution de tension artérielle, la néphrite parenchymateuse concomitante, expliquent la diminution de la sécrétion urinaire.

La réaction des urines est le plus souvent acide. Abandonnée à elle-même, elle subit une fermentation ammoniacale et prend une coloration verte, par modification du pigment biliaire.

Les matières colorantes de la bile s'y rencontrent en quantité variable; la bilirubine y a été constatée avec le plus de certitude; les trois autres dérivés la biliverdine, la bilifuscine et le biliprasine, ne sont pas démontrés d'une façon aussi certaine dans l'urine fraîche; on sait que ces dérivés se produisent rapidement aux dépens de la bilirubine, au contact de l'air. Deux autres produits d'une oxydation plus avancée, la cholécyanine (bilicyanine) et la cholétéline, ont été constatés, le premier dans un cas au spectroscope par Heynsius, le second fréquemment par Campbell (*Pflüger's Archiv*, t. IV, 1874).

L'urobiline, dont il a été question, peut exister dans l'urine normale, mais, d'après Jaffé, cela est rare; elle se développerait après l'émission de l'urine sous l'influence de l'oxygène, plus rapidement au contact des acides. L'urine se fonce alors graduellement. Chez les ictériques, la quantité d'urobiline dans l'urine fraîche est parfois, comme nous l'avons vu, plus grande qu'à l'état normal.

L'intensité de teinte de l'urine ictérique n'a aucun rapport avec la quantité de bilirubine qu'elle peut renfermer. Riche en bilirubine, elle peut avoir une coloration faible; pauvre, au contraire, elle peut être foncée (Garnier et Schlagdenhauffen). L'urine ictérique des vingt-quatre heures renferme de 2 à 15 milligrammes de bilirubine, au maximum 1 milligramme pour 100 centimètres cubes (Schwanda).

Les acides biliaires, d'après quelques auteurs (Naunyn, Draggendorff), existeraient à l'état normal dans l'urine, mais non d'une façon constante, et à l'état de traces seulement. Hoppe-Seyler ne les a pas constatés normalement, mais dans de nombreux cas d'ictère il les y a trouvés; leur quantité, toujours minime, ne dépasse pas un tiers de gramme dans les vingt-quatre heures. Ils peuvent d'ailleurs faire défaut dans les ictères les plus prononcés par rétention (Salkowski). Leur recherche dans les urines n'a pas la signification diagnostique que Leyden leur avait attribuée.

La question des *rapports de l'ictère avec la quantité d'urée éliminée*, corrélative avec celle des rapports du foie avec la formation de l'urée, n'est pas définitivement jugée (*voy.* article FOIE). En général, dans l'ictère simple catarrhal, l'urée excrétée augmente, s'élève parfois à 35 ou 40 grammes. Bouchardat a cité un cas d'ictère où les matières solides dans l'urine atteignaient le chiffre énorme de 220^{gr},87, sur lesquels il y avait 133^{gr},18 d'urée. Cet excès dans la production d'urée, constaté par Parkes, Murchison, Brouardel, Charcot, Bouchardat et autres, s'observe en général chaque fois qu'il y a irritation fonctionnelle du foie sans lésion grave des cellules. L'urée diminue au contraire dans l'ictère grave, comme dans toutes les affections dégénératives du foie. Dans ces cas, il est vrai, la nutrition est atteinte, le sang est altéré dans sa constitution; il est difficile de faire la part qui revient au foie dans cette diminution d'urée excrétée. Fraenkel et Cazeneuve dans leurs expériences d'intoxication phosphorique avec ictère ont trouvé un excès d'urée, contrairement à la doctrine exposée.

Le rôle du foie dans la fabrication de l'urée, tel que Meissner l'avait établi, n'est pas encore bien élucidé. Déjà J. Munk avait trouvé dans quatre expériences plus d'urée dans le sang que dans le foie; Gscheidlen n'avait pas trouvé plus d'urée dans le sang des veines sus-hépatiques que dans le sang veineux général; de plus l'urée ne s'accumule pas, comme le sucre, dans le foie, après son extirpation. P. Picard, il est vrai, arrive à un résultat opposé et admet que le foie fabrique de l'urée, mais seulement au moment de la digestion.

Viennent confirmer la doctrine de Meissner, Mosler qui trouve de l'urée en grande quantité dans le foie, Stolnikow (*Petersb. Med. Wochensch.*, 1879) qui en aurait obtenu de grandes quantités en soumettant à l'action d'un courant électrique pendant plusieurs heures un mélange de sang et de substance hépatique, Sigrist qui affirme avoir obtenu beaucoup d'urée par l'électrisation du foie.

D'autre part Hoppe-Seyler n'a pas trouvé d'urée dans le foie; Gréhant et Mislawsky (Acad. des sciences, 1887), concluent de leurs expériences que l'excitation électrique du foie n'a pas d'influence sur la formation de l'urée dans le foie; elle peut augmenter, il est vrai, la quantité d'urée excrétée, mais en analysant le sang des vaisseaux du foie on n'observe de variation d'urée que dans le sang artériel, non dans le sang veineux. Ces variations ne sont donc pas dues à l'intervention du foie. On voit que les résultats sont un peu contradictoires. Cependant la donnée précédente de l'accroissement de l'urée par l'ictère sans dégénérescence est en général confirmée par la clinique.

L'acide urique semble accru quand l'urée diminue; lorsque les oxydations s'accomplissent incomplétement dans le foie, il se produit de l'acide urique et des urates insolubles, à la place de l'urée, soluble, qui représente le dernier terme de l'oxydation des substances azotées.

L'*albumine* ne se rencontre pas dans l'urine de l'ictère simple et apyrétique. Il ne faut pas se laisser tromper, disent Lécorché et Talamon, par un nuage opalin qui accompagne souvent la formation des zones colorées, peut-être dû à des matières grasses (Gubler) qui accompagnent la cholépyrrhine.

L'ictère chronique, même très-foncé, dû à l'obstruction des voies biliaires, ne détermine que peu d'albumine : cette substance peut faire défaut ou n'exister que par intervalles. Elle apparaît et peut être assez abondante, s'il y a complication de fièvre intermittente par angiocholite aiguë. La stase bilieuse seule ne paraît pas suffire à produire de l'albuminurie. L'injection d'acides biliaires dans le sang produit de l'hémoglobinurie ou de l'hématurie, mais non de l'albuminurie.

Dans l'ictère fébrile, l'albuminurie est peu importante et passagère. Dans les diverses formes d'ictères graves, l'albuminurie est la règle, elle est en rapport avec l'altération anatomique du rein, en général peu abondante et intermittente comme dans les maladies infectieuses en général. Quelquefois elle est abondante, mais le degré de l'albuminurie n'est pas proportionel à la gravité de la maladie. Talamon et Lécorché pensent d'ailleurs qu'on a exagéré l'importance des lésions rénales dans la pathogénie de l'ictère grave.

L'absence d'albuminurie dans l'ictère simple, sans fièvre, s'explique par l'intégrité des glomérules dans le rein ictérique. Nous avons vu que l'ictère ne produit pas de néphrite glomérulaire, mais une sclérose des tubuli; la matière colorante s'élimine par l'épithélium des tubes contournés.

Aussi, même en l'absence d'albuminurie, trouve-t-on souvent des cylindres dans l'urine des ictériques. James Finlayson (*Brit. and For. Medico-chirurg. Rev.*, Janvier 1876, et Nothnagel (*Deutsch. Arch. f. klin. Med.*, t. XII), ont appelé l'attention sur ce fait. Dans tous les cas d'ictère un peu intense, on les rencontre, quelquefois très-nombreux, plusieurs dans chaque goutte de liquide, d'autres fois moins nombreux; il faut faire cinq ou six préparations pour les découvrir. Dans la plupart des cas, ces cylindres sont hyalins; ils contiennent des granulations brillantes jaunâtres en nombre variable; leur surface présente parfois des cellules épithéliales et des globules blancs teints en jaune. Les véritables cylindres épithéliaux sont rares, les cylindres dit fibrineux exceptionnels.

La présence de ces éléments n'est nullement subordonnée à l'albuminurie, Nothnagel n'a constaté celle-ci que dans les deux tiers des cas où les urines contenaient des cylindres. Ils peuvent être très-nombreux sans trace d'albumine. En rapport avec l'intensité de l'ictère, ils disparaissent avec lui, indiquant une altération passagère de l'épithélium des tubes urinifères, altération que Nothnagel attribue à l'action directe des acides biliaires. Car la présence de ces acides dans les urines s'accompagne toujours de la présence de cylindres, et Leyden dans ses injections d'acides biliaires chez les animaux détermine en même temps que l'albuminurie l'apparition de cylindres dans les urines.

Rappelons d'ailleurs que ce n'est pas dans l'ictère seulement que les urines contiennent des cylindres, sans albumine; le fait a été signalé dans d'autres circonstances.

Étiologie. Les considérations que nous avons émises sur la pathogénie de l'ictère montrent qu'une classification rigoureuse des causes de l'ictère n'est guère possible. La division en ictère bilieux et ictère hématique repose sur une conception théorique contestable. La division en ictère par rétention et ictère sans rétention n'a pas de raison d'être, si l'on admet que tous les ictères sont par rétention, la stase biliaire due à l'épaississement de la bile pouvant avoir lieu dans les canalicules intra ou extra-lobulaires. Sauf les cas d'obstruction du canal cholédoque ou hépatique, les autres mécanismes pathogéniques de l'ictère sont trop controversés encore et peut-être trop complexes pour servir de base à une classification étiologique. Nous passerons donc en revue les causes de l'ictère sans chercher à les classer d'après la nature ou la pathogénie du symptôme.

Parmi ces causes, celles dont l'interprétation s'impose agissent par *l'oblité-*

ration plus ou moins complète du canal cholédoque ou hépatique. Telles sont :

1° *Les calculs biliaires.*

2° *D'autres corps étrangers* pouvant obliterer les voies biliaires, tels que des pépins de raisin, des noyaux de cerise, des lombrics, un distome (cas de Biermer); ce sont là des faits exceptionnels.

3° Les *vices de conformation des voies biliaires : oblitération congénitale du canal cholédoque :* faits de Donop (*De ictero neonatorum.* Dissert. Berlin), Lhommeau (*Bullet. de la Soc. anat.*, 1842), Murchison (*Maladies du foie*), Bintz (*Virchow's Arch.*, 1866), Campbell (*Northern Journ. of Med.*, 1844), Morgan (*Brit. Med. Journ.*, 1878); *absence des conduits biliaires :* faits de Romberg et Henoch (*Klin. Wahrnehm.*, 1852), de Lotze (*Berl. kl. Woch.*, 1866), de Wickham Legg (*Transact. of Path. Soc.*, t. XXVII); *obstruction par sclérose fibreuse :* fait de Wilks (*Pathol. Trans.*, t. XIII).

4° Le *rétrécissement cicatriciel des canaux* (fait d'Andral [*Clin. médicale*]); canal cholédoque transformé en cordon ligamenteux; vésicule biliaire moulée sur un calcul; faits de Bristow et de Holmes (*Pathol. Trans.*, t. II et IX, 1868) : cicatrice rétractée par ulcération calculeuse. La *cicatrice d'un ulcère simple du duodénum* peut intéresser l'orifice du canal cholédoque et l'obstruer (cas rapportés par Marot, thèse de Paris, 1865; Teillais, thèse de Paris, 1869).

5° *L'oblitération des canaux par l'épaississement inflammatoire de la muqueuse ou du muco-pus concret.* L'inflammation des gros canaux biliaires, cholécystite (Monneret), angiocholite, comme on l'appelle aujourd'hui, peut être consécutive à la lithiase ou à d'autres causes de rétention biliaire. Elle peut déterminer l'ictère, sans oblitération calculeuse. L'angiocholite peut être spontanée ou consécutive à un catarrhe gastro-dudénal : telle serait la cause de beaucoup d'ictères simples. Ce mode d'obstruction des voies biliaires par gonflement de la muqueuse et sécrétion de mucus tenace a été constaté anatomiquement par Budd, par Virchow, par Vulpian. Faut-il cependant attribuer au catarrhe des voies biliaires, primitif ou consécutif au catarrhe gastro-duodénal l'importance capitale que Frerichs et Niemeyer ont voulu lui accorder dans l'étiologie de la plupart des cas d'ictères bénins, dits ictères simples ou ictères catarrhaux? Comme nous le verrons plus loin, la doctrine de l'ictère catarrhal a perdu une partie de son terrain et la question de l'ictère spontané est envisagée à un autre point de vue.

6° *L'oblitération des canaux par des tumeurs ou néoformations de leurs parois ou du voisinage.* Ces tumeurs peuvent exister dans le foie. Le *cancer primitif des voies biliaires* est une cause assez fréquente d'ictère chronique, soit par l'obstruction directe du canal cholédoque dont la paroi est dégénérée, soit par l'intermédiaire des calculs biliaires qui accompagnent souvent cette maladie. Le cancer du foie peut évoluer sans ictère, lorsqu'il siége exclusivement à la face convexe de l'organe; il ne réalise l'ictère que lorsqu'une tumeur envahit la face inférieure de l'organe et comprime les canaux excréteurs de la bile. Il en est de même des *kystes hydatiques.* Exceptionnellement ils donnent lieu à l'ictère. On a cependant vu une poche hydatique logée dans le canal cholédoque et l'oblitérer (Aran, *Union médicale*, 1851). Les *kystes hydatiques alvéolaires* affectant des rapports plus intimes avec les voies biliaires s'accompagnent habituellement d'ictère.

Les néoformations susceptibles d'amener l'ictère par obstruction peuvent siéger dans le voisinage du foie. La *périhépatite, syphilitique ou développée autour d'une tumeur* peut enserrer dans un tissu fibreux rétractile les canaux excréteurs de la bile (observ. de Frerichs).

Ainsi agissent aussi les *ganglions lymphatiques hypertrophiés* vers le hile du foie, cancer, lymphome, tuberculose ganglionnaire. Les tumeurs de la région pylorique de l'estomac arrivent exceptionnellement à comprimer le canal cholédoque, mais des dépôts cancéreux secondaires dans le petit épiploon, le foie, vers le hile de cet organe, peuvent amener ce résultat.

Les *tumeurs du pancréas*, notamment le cancer, peuvent englober le canal cholédoque. Sur 37 cas de cancer de la tête du pancréas relevés par Da Costa, l'ictère est noté 21 fois. Les autres tumeurs et altérations du pancréas, sclérose, kyste, abcès, agissent de même. Murchison rapporte d'après Harley le cas d'un abcès du pancréas consécutif à un ulcère simple du duodénum obstruant l'orifice du canal cholédoque.

Les *tumeurs rétro-péritonéales ou épiploïques*, inflammatoires, cancéreuses, tuberculeuses, peuvent déterminer l'ictère par obstruction.

Signalons les *tumeurs anévrysmatiques de l'aorte abdominale* (cas de Hutton cité par Stokes [*Maladies du cœur et de l'aorte*]), de l'*artère hépatique* (4 cas réunis par Frerichs), de l'*artère mésentérique supérieure* (cas de James-Arthur Wilson, de Gairdner, relatés par Murchison).

La présence de matières fécales dans l'intestin liée à la constipation pourrait, d'après Bright et Frerichs, donner lieu à un ictère, qui disparut dans les faits observés par eux à la suite d'évacuations provoquées. Est-ce un ictère par compression? Je ne le pense pas; le ballonnement le plus intense ne s'accompagne jamais ou presque jamais d'ictère. La compression directe du canal cholédoque par des matières fécales ne me paraît pas possible. Mais on comprend que la circulation de la veine-porte puisse être entravée par la distension des intestins ou la compression des capillaires de leurs parois, on comprend aussi que l'excrétion de la bile puisse être entravée par la réplétion de l'intestin, et que chez les sujets prédisposés il puisse en résulter une stase sanguine ou biliaire dans le foie qui expliquerait cet ictère, rarement observé.

L'*utérus gravide* peut-il directement entraver l'excrétion de la bile? La *grossesse* paraît prédisposer à l'ictère. Toutefois cette prédisposition n'est pas très-marquée, puisque Chiari, Braun et Spaeth, n'ont vu que 4 cas sur 16,079 femmes enceintes. Ce qui est mieux démontré, c'est que la grossesse imprime souvent à l'ictère un caractère de gravité spéciale; nous aurons à revenir sur ce fait.

Quoi qu'il en soit, l'ictère de la grossesse se rencontre surtout au 6e et 7e mois. Sur 67 cas d'ictère chez des femmes enceintes réunis par Hébert (thèse de Paris, 1878) il se montra 1 fois au 4e mois, 9 fois au 5e, 21 fois au 6e, 18 fois au 7e, 11 fois au 8e, 3 fois à 8 mois 1/2, 4 fois à terme.

Joseph Frank pense que les femmes enceintes sont sujettes à l'ictère : 1° aussitôt après la conception, par suite d'une altération du système nerveux et peut-être du sang; 2° vers le 3e mois, par pléthore générale; 3° vers la fin de la grossesse, à la suite de la pression exercée par l'utérus sur l'appareil biliaire.

Sauvage et Portal attribuaient l'ictère à la pléthore sanguine ou bilieuse due à la suppression du flux menstruel, à la stase de la veine porte, à l'activité fonctionnelle modifiée des viscères abdominaux.

Frerichs admet un ictère simple et bénin qui peut survenir dans les premiers mois de la grossesse, dû à la compression exercée sur les canaux biliaires par l'utérus augmenté ou par les matières fécales accumulées. Parfois cet ictère est dû à un catarrhe des conduits biliaires ou à une émotion morale. La deuxième forme grave, toujours mortelle, s'accompagne de lésions profondes du parenchyme hépatique. Cazeaux admet aussi une forme bénigne et une forme grave.

Examinons ces diverses causes pathogéniques. Les troubles nerveux des premiers mois de la grossesse peuvent, on le conçoit, avoir une influence. Un trouble sympathique de la sécrétion biliaire, une polycholie, par exemple, ou une congestion vasomotrice du foie, est aussi concevable que le ptyalisme ou le catarrhe gastrique de la grossesse. Mais la statistique de Hébert montre que l'ictère est rare avant le 4e mois.

La pléthore sanguine générale de la grossesse n'est plus admise aujourd'hui. La compression du foie par l'utérus, acceptée par beaucoup d'auteurs (van Swieten, Frank, Villeneuve, Hardy et Béhier, Caradec), compression soit directe, soit médiate par l'intermédiaire des viscères abdominaux refoulés, ou par l'accumulation de matières fécales, compression donnant lieu à une stase san guine porte en même temps qu'elle entrave l'excrétion de la bile; tout ce mécanisme ne me paraît pas suffire à lui seul pour expliquer l'ictère, car ce symptôme est exceptionnel chez les femmes atteintes de tumeurs utérines ou ovariques.

L'influence des émotions morales n'est pas douteuse. Hébert rapporte d'après les auteurs 6 observations de ce genre. J'en relate deux. Une jeune femme au 7e mois de la grossesse perd son enfant dans la foule; elle est en proie à la plus vive émotion. Le lendemain malaise général et ictère mortel. Une jeune fille au 5e mois est prise à la suite d'une vive contrariété d'un ictère presque immédiatement compliqué d'agitation extrême, etc.

Ces cas sont intéressants, car ils montrent qu'un ictère simple, sans caractère infectieux, par émotion morale, accidentellement survenu chez une femme enceinte, peut devenir grave par le fait seul de la grossesse. Nous verrons plus loin que l'ictère épidémique bénin peut devenir grave chez les femmes enceintes et nous chercherons les causes qui déterminent cette gravité spéciale.

En résumé, dans la grossesse, plusieurs facteurs peuvent intervenir dans la genèse de l'ictère : le développement de l'utérus comprimant les veines abdominales et entravant la circulation porte peut favoriser la congestion passive du foie; la constipation fréquente, les troubles gastro-intestinaux susceptibles d e retentir sur le canal cholédoque, l'impression nerveuse modifiant peut-être la sécrétion biliaire, les modifications organiques et fonctionnelles subies par le foie dans la grossesse, tous ces éléments peuvent entrer en jeu dans le méca - nisme pathogénique de l'ictère gravidique.

Nous avons énuméré les principales causes déterminantes de l'ictère par obstruction du canal cholédoque ou hépatique. Ce n'est pas le seul mécanisme de l'ictère par rétention. L'entrave à l'écoulement de la bile peut exister dans es capillaires biliaires intra ou extra-lobulaires, alors que les gros canaux excréteurs restent perméables. Nous avons vu que l'épaississement de la bile à la suite d'agents toxiques ou d'excès d'hémoglobine dans le sang est peut-être la cause de l'ictère, par stase de cette bile concentrée et visqueuse dans les canalicules intra-lobulaires; nous avons dit que l'ictère dit hématique n'est peut-être qu'un ictère hépatogène d'origine hématique. C'est l'étude de la cirrhose hyper-trychique avec ictère qui a appelé l'attention sur ce mécanisme de l'*ictère par obstruction des canalicules biliaires*.

On avait observé que la cirrhose atrophique, que les dégénérescences graisseuse, amyloïde, cancéreuse, la congestion passive du foie, évoluent dans le plus grand nombre des cas sans ictère ; que toutes les maladies qui détruisent le parenchyme hépatique et restreignent son champ sécrétoire, sans entraver l'écoulement par les canaux biliaires, ne déterminent pas l'accumulation de la bile dans le sang. Seule l'atrophie jaune aiguë du foie faisait exception à la règle ; il ne s'agissait pas là, pensait-on, d'un ictère hépatique, mais d'un ictère hématique. L'atrophie jaune est une maladie infectieuse aiguë qui, comme la fièvre jaune, frappe le sang, le foie, les reins, les centres nerveux ; l'ictère n'est pas subordonné à l'altération du foie. Avec la découverte de la *cirrhose hypertrophique*, on se trouvait en face d'une maladie chronique, localisée uniquement dans le foie, laissant les canaux cholédoque et hépatique intacts et déterminant l'ictère sans obstruction apparente. On dut expliquer l'ictère par la stase dans les voies biliaires intra-hépatiques, voies biliaires plus ou moins oblitérées par le pigment biliaire et de jeunes cellules proliférées. Dans les canalicules de néoformation formant un réseau dans les parties scléreuses se produit une stagnation qui détermine la résorption bilieuse. Les selles sont parfois très-colorées ; peut-être y a-t-il polycholie liée au travail de néoformation ou de développement des anciens canalicules ; c'est une angiocholite capillaire qui paraît présider à cet ictère.

Le *foie palustre* donne lieu quelquefois seulement à de l'ictère, d'ordinaire à une période avancée. Il s'agirait là aussi d'une cirrhose périlobulaire mélanémique (Cornil) ; la sclérose, d'après Kelsch et Kiener, se fait autour des canalicules ; il y a aussi néoformation des capillaires biliaires et catarrhe ou déformation de ces capillaires, consécutif à la cirrhose. L'ictère peut s'expliquer par le catarrhe des petites voies biliaires.

Faut-il attribuer à la même cause l'*ictère de la congestion du foie?* Ici les conditions sont complexes. La congestion passive, telle qu'on l'observe chez les cardiaques, les emphysémateux, qui donne lieu au foie muscate, occasionne rarement un ictère prononcé ; quelquefois on observe une teinte jaunâtre des sclérotiques, une légère suffusion ictérique de la peau et du pigment biliaire dans les urines.

Les congestions actives s'observent dans l'alcoolisme, dans la goutte, sous l'influence de la chaleur dans certains pays, par ingestion de substances irritantes, par traumatisme ; elle est souvent infectieuse ; la malaria, la fièvre jaune, la fièvre à rechute, la syphilis, surtout la syphilis des nouveau-nés, peuvent s'accompagner de congestion du foie qui aboutit à des lésions variables. L'ictère est loin d'être constant dans ces cas ; il est en général peu intense, et les selles ordinairement restent colorées. Le mécanisme est sans doute variable. La compression des canalicules biliaires par les vaisseaux sanguins hyperémiés, l'obstruction catarrhale consécutive de ces canalicules, un catarrhe gastro-intestinal propagé aux voies biliaires, la polycholie déterminée par irritation sécrétive du foie, un principe infectieux agissant sur le sang et le parenchyme hépatique, telles sont les causes diverses qui peuvent intervenir comme génératrices de l'ictère.

Murchison parle d'un état morbide assez vague qu'il appelle *état bilieux par torpeur du foie*, caractérisé par de la langueur, de la céphalalgie, une langue chargée, de la flatulence et de la constipation, une sensation de pesanteur et d'oppression après les repas, et assez souvent de l'hypochondrie ; ces sujets ont facilement de l'ictère, par ingestion d'aliments excitants ou autres causes susceptibles d'augmenter la congestion du foie.

Faut-il rapporter aussi à la congestion vasomotrice du foie ou à une polycholie par irritation sécrétoire l'*ictère d'origine nerveuse?* Nous avons vu que la théorie de spasme des canaux biliaires a été abandonnée. Sous l'influence d'émotions violentes, de colère, de peur, etc., un ictère peut survenir. Villeneuve relate le cas d'un jeune soldat qui, insulté, se précipita sur son agresseur; il fut arrêté par les personnes présentes, se débattit en vains efforts pour assouvir sa vengeance et fut tout à coup pris d'ictère. Il cite aussi le cas d'un jeune abbé qui, voyant un chien enragé se précipiter sur lui, tomba sans connaissance et devint jaune comme du safran. Murchison insiste sur la rapidité avec laquelle l'ictère se développe dans ces cas; la peau et les conjonctives deviennent jaunes presque instantanément avant qu'il n'y ait du pigment biliaire dans l'urine. Je ne sais pas toutefois si ce fait, production *subite* de l'ictère à la suite d'émotions vives, est bien appuyé sur des observations certaines; les faits qui le relatent sont déjà anciens et peut-être discutables. Murchison insiste aussi sur la fréquence des symptômes cérébraux graves qui compliquent l'ictère d'origine nerveuse et en font souvent un ictère grave.

Après avoir étudié les causes déterminantes de l'ictère par action exclusive et directe sur le foie, nous allons passer en revue celles qui agissent sur le foie par l'intermédiaire d'un sang contaminé, les *ictères infectieux et toxiques.* Ici le mécanisme de l'ictère est complexe et souvent obscur. Nous avons étudié la question précédemment; nous avons considéré la doctrine de l'ictère hématique comme n'étant pas cliniquement et expérimentalement démontrée, et nous nous sommes rallié à l'opinion qui considère ces ictères comme hépatiques, bien que d'origine hématique.

L'ictère *toxique* est consécutif à de nombreux poisons minéraux ou végétaux. Le *phosphore* est le plus connu, et celui dont l'action a donné lieu à de nombreuses controverses. On a voulu expliquer l'ictère qu'il produit par un simple catarrhe des voies biliaires (Lebert, Ebstein). Mais O. Wyss a montré que l'ictère phosphorique se produit chez les chiens pourvus d'une fistule biliaire : cet ictère n'est donc pas dû à l'obstruction du canal cholédoque. On pourrait songer à une obstruction catarrhale des petites voies biliaires, et ce qui tendrait à confirmer cette idée, c'est que la bile qui s'écoule chez le chien fistuleux rendu ictérique est diminuée de quantité et mélangée de mucus; parfois même la fistule ne donne issue qu'à un mucus incolore. Toutefois Cornil et Brault n'ont pas constaté dans l'empoisonnement par le phosphore d'inflammation, pas de catarrhe des canalicules. Les cellules hépatiques subissent d'emblée la nécrobiose graisseuse; le foie phosphorique est un foie stéatosé. Or la stéatose du foie à elle seule n'engendre pas l'ictère. D'ailleurs les symptômes concomitants de l'intoxication phosphorique, l'état typhoïde, les hémorrhagies, la dissolution du sang, l'albuminurie, montrent que l'altération du foie et l'ictère sont commandés par l'altération du sang.

D'autres poisons nombreux font de l'ictère. Citons la *toluylène-diamine*, l'*acide pyrogallique*, le *sulfate d'aniline*, la *morille rouge*, dont il a été question au chapitre PATHOGÉNIE. Citons encore comme le déterminant plus rarement l'*arsenic*, le *mercure*, le *cuivre*, l'*antimoine*, l'*alcool*, et plus rarement encore le *chloroforme* et l'*éther*. Rappelons encore la *morsure par les serpents venimeux.*

J'aborde l'*ictère infectieux.* Diverses maladies infectieuses le déterminent.

La *fièvre jaune*, avec son ictère, ses hémorrhagies, son albuminurie, ses symptômes nerveux, son altération hépatique, qui ressemble souvent à l'atrophie jaune aiguë, constitue le type des pyrexies infectieuses avec ictère hépatique d'origine hématogène.

Le *typhus récurrent*, typhus à rechute, *relapsing fever*, s'accompagne souvent d'ictère, si bien que d'anciens auteurs, comme Graves et Stokes, l'ont décrit sous le nom de fièvre jaune de Dublin ou des îles Britanniques. Murchison admet que l'ictère existe dans un cinquième des cas; cet ictère, sans obstacle à l'excrétion biliaire, complique parfois les cas bénins; le plus souvent, symptôme grave, il accompagne un état typhoïde avec hémorrhagies; quelquefois le foie est mou, pâle, jaune comme dans la fièvre jaune.

Le *typhus bilieux*, qu'il ne faut pas confondre avec la rénittente bilieuse, analogue aux formes ictériques graves du typhus récurrent et à la fièvre jaune, s'accompagne toujours d'ictère et de phénomènes uro-cholémiques.

Les *fièvres paludéennes* graves intermittentes, rémittentes et pseudo-continues des pays chauds, de l'Inde, de l'Algérie, présentent souvent l'ictère au nombre de leurs symptômes. Morehead, dans l'Inde, a constaté l'ictère 28 fois sur 114 cas de fièvre intermittente. En Algérie, dit Murchison, on a noté l'ictère dans les 7 dixièmes des cas de fièvre intermittente. Les voies biliaires sont libres; le foie est légèrement hyperémié, quelquefois pâle et stéatosé. L'ictère est souvent léger, les selles parfois abondantes et décolorées.

Les autres fièvres typhiques ne donnent lieu à l'ictère qu'exceptionnellement. Dans le *typhus exanthématique* Jenner ne l'a pas observé. Frerichs rapporte deux cas de coïncidence; Murchison l'a rencontrée 15 fois. Sur 7604 cas de vrai typhus, dit-il, admis à l'hôpital des fiévreux de Londres en quatre années, l'ictère ne fut noté que 16 fois, c'est-à-dire 1 sur 475 cas. Sur ces 16 cas 12 furent mortels. Comme dans les autres typhus, les voies biliaires sont libres; le foie est pâle, mou, stéatosé, la leucine et la tyrosine ont été constatées dans le foie, le rein et l'urine.

Dans la *fièvre typhoïde*, l'ictère est chose assez rare. Murchison l'a observé 5 fois, Biermer 1 fois sur 695 cas, Liebermeister le note 26 fois sur 1420 cas et Griesinger 10 fois sur 600. J'ai vu 3 ou 4 fois de véritables accès de coliques hépatiques, 2 fois avec légère suffusion ictérique, survenir pendant le cours de la fièvre typhoïde chez des sujets qui n'en avaient pas présenté auparavant. La fièvre typhoïde produirait-elle une altération ou une stagnation de la bile, susceptible de déterminer chez les sujets prédisposés de la lithiase? Cela m'a paru vraisemblable, d'après ces quelques faits d'observation. Le catarrhe gastro-intestinal typhique peut, on le conçoit, se propager aux voies biliaires. D'autre part le foie subit sous l'influence du poison typhique une altération parenchymateuse. Frerichs a vu deux cas mortels, dont un présentait les lésions de l'atrophie jaune aiguë du foie. D'autres observations signalent aussi un état comparable à l'ictère grave.

Parmi les fièvres éruptives la *scarlatine* détermine parfois de l'ictère. Graves la note 2 fois avec gonflement du foie, Harley, 1 fois, Murchison sur 2000 cas n'a constaté que 5 fois de l'ictère, sur lesquels 3 se terminèrent par la mort; le foie était stéatosé dans l'un de ces cas, muscate dans une autre; les voies biliaires étaient libres dans les deux.

Dans la *pneumonie* l'ictère à un degré plus ou moins prononcé se rencontrerait, d'après Grisolle, dans la proportion de 7 pour 100 pneumoniques.

Chwostek a trouvé plus de 21 pour 100 sur 147 cas, Fismer à Bâle, 28 pour 100, tandis que les statistiques de Roth, du grand hôpital de Vienne et de Stockholm, les deux dernières portant sur plus de 8000 pneumonies, ne fournissent pas une proportion de 1 pour 100 ; Gerhardt indique 5,7 pour 100 (Lépine, *Pneumonie. In Dict. de méd. et de chirur. prat.*). Sur 19 cas réunis par Drasch 7 fois le poumon droit était pris, dont 5 fois la base, 1 fois le sommet, 1 fois tout le poumon ; 8 fois le poumon gauche était pris, 4 fois la pneumonie était double. Il ne s'agit donc pas d'une phlegmasie propagée au foie à travers le diaphragme. Sans doute une angiocholite catarrhale peut succéder au catarrhe gastro-intestinal souvent concomitant avec la pneumonie. Mais quelquefois les selles colorées bilieuses annoncent que les voies biliaires sont libres. On a invoqué une congestion hépatique, consécutive aux troubles de la circulation, ou bien d'origine réflexe par irritation du poumon (Murchison). L'état typhoïde, l'albuminurie, les symptômes nerveux, qui accompagnent parfois la pneumonie, son origine microbienne à peu près démontrée aujourd'hui, permettent aussi de penser que cet ictère est de nature infectieuse, comme la phlegmasie pulmonaire elle-même.

La *pyémie et la septicémie* occasionnent parfois de l'ictère indépendant de tout abcès hépatique. Maréchal a noté ce fait (thèse de Paris, 1828) que tous les auteurs ont observé depuis. Lancereaux l'a signalé dans l'endocardite ulcéreuse. L'ictère de la septicémie est plus souvent léger, les selles sont bilieuses, le foie est pâle, anémique ou stéatosé ; les voies biliaires sont perméables.

Après cette étude d'ensemble sur l'ictère infectieux consécutif aux maladies infectieuses connues, nous allons aborder celle de l'*ictère infectieux épidémique et sporadique primitif*. Étude clinique qui, appuyée sur de nombreux documents, a ouvert de nombreux horizons à la conception pathogénique de l'ictère.

L'ictère s'observe souvent sous forme épidémique ou endémique. Il règne dans une ville, dans un quartier, ou bien il est circonscrit à une caserne, à un navire, à une prison, à une maison, à une famille. L'ictère, dit Kelsch, n'est pas rare dans l'armée (2 à 3 pour 1000 dans l'armée allemande) ; il y règne sporadiquement et sous forme de petites épidémies. Les cas sporadiques, pour se montrer aux différents mois de l'année, sont cependant plus communs en février, mars et avril ; dans l'armée allemande, plus de la moitié des cas se rapporte à ces derniers mois.

Ces épidémies, sans être fréquentes, s'observent cependant chaque année, ainsi qu'en témoignent les archives du Comité de santé français et les rapports sanitaires annuels de l'armée prussienne. Comme les cas sporadiques, elles peuvent survenir à toutes les époques de l'année, mais se montrent particulièrement au printemps ; leur extension est en général assez restreinte, leur durée, courte, comprend en général de un à deux mois, et le nombre des atteintes ne dépasse guère pour une garnison moyenne le chiffre de 30 ou 40. Les explosions épidémiques soudaines et passagères sont exceptionnelles ; la répartition de l'ensemble des faits sur plusieurs semaines constitue la règle. Enfin ce sont presque toujours les jeunes soldats qui sont atteints (*Revue mensuelle de médecine*, 1886).

C. Fröhlich, réunissant les épidémies d'ictère publiées jusqu'en 1879, en compte 30. Il rappelle que les rapports sanitaires des États-Unis pendant la guerre de l'Amérique du Nord signalent pendant la première année seulement de la campagne 10 929 cas d'ictère épidémique sur lesquels 40 morts. Pendant la guerre franco-allemande, le 1er corps de l'armée bavaroise compta de février en mai 799 cas d'ictère, c'est-à-dire 2,4 pour 100; le corps d'armée saxon devant Paris fut atteint de même (*Deutsches Arch. f. klin. Med.*, 1875).

L'ictère épidémique peut être bénin et ressembler à l'ictère simple, dit catarrhal. Telles furent l'*épidémie de Luedenscheid* relatée par Frerichs, qui ne tua qu'un malade sur 70; l'ictère, le plus souvent apyrétique, avec selles décolorées, était précédé de troubles gastro-intestinaux pendant huit à quinze jours. — Telle encore l'*épidémie de Chasselay* (Rhône) rapportée par Chardon (*Mémoires de l'Académie de médecine*, 1842). Comme dans la précédente, apyrexie, gastricisme, selles décolorées. — Citons l'*épidémie de la citadelle d'Arras*, à la suite du curage d'un fossé (Rizet, *Mémoire de médecine et de chirurgie militaires*, 1867); 17 soldats du génie furent pris d'ictère simple, avec selles le plus souvent colorées, apyrexie en général, urines bilieuses, constipation, ralentissement du pouls; durée moyenne, douze jours. J'insiste sur les conditions étiologiques qui mettent hors de doute l'origine miasmatique de cette épidémie. Le fossé fut curé le 22 décembre 1864, et le détritus rangé en deux gros tas aux extrémités du fossé, recouverts d'une couche de terre de 50 centimètres de hauteur. En février 1865, élévation subite de température. Du 13 février au 23 mars, 17 cas d'ictère se développèrent dans le bâtiment parallèle à la pièce d'eau recurée. Le Crinchon, ruisseau alimentant le fossé, est curé en février au milieu de la ville : 9 cas d'ictère sont signalés dans la population civile sur le parcours des travaux, avec des fièvres larvées et intermittentes dans les rues avoisinantes. L'année suivante, le curage du fossé est repris : 6 nouveaux cas d'ictère se déclarèrent dans le même bâtiment : durée moyenne du traitement, six jours. En janvier 1867, on enlève les immondices dans une partie du lit du Crinchon; un des 8 ouvriers occupés à cette besogne est pris d'ictère; un officier qui avait assisté à ces travaux est atteint au bout de quatre jours d'un ictère généralisé accompagné de fièvre intermittente et d'éruption ortiée.

En avril et mai 1855, au 1er *régiment de hussards à Marseille*, 33 cas d'ictère se manifestèrent, dont 23 sur deux escadrons logés dans des chambres contiguës. En février et mars 1879, 26 cas survinrent coup sur coup dans *un régiment de Berlin*, presque exclusivement dans deux compagnies.

Des petites épidémies d'ictère dans l'armée ont été signalées par Fröhlich, en 1875, à *Neufbrisach;* 17 cas d'ictère simple sans prodromes, convalescence parfois très-longue; en 1877, à *Soultz* (Alsace), 16 cas en février et mars; ictère simple apyrétique, précédé de catarrhe gastro-intestinal; durée moyenne de l'affection, dix-neuf jours. En 1878, à *Constance,* février et mars, environ 20 cas à côté de cas de gastro-duodénite; la même année à *Raslatt,* février et mars, 19 malades exclusivement dans une compagnie de la garnison; durée très-courte de la maladie.

Presque toujours le foyer est circonscrit à une partie de la troupe, à l'aile d'un bâtiment, par exemple.

A *Heusenstamm,* près d'Offenbach, le docteur Klingelhoeffer (*Deutsche Berl. Wochenschrift,* 1876) rapporte que sur une population de 1300 à 1400 habitants, 35 adultes, tous au-dessus de vingt ans, furent atteints d'ictère dans l'espace de six mois, d'octobre 1874 à mars 1875 : lassitude extrême dès le début, rarement céphalalgie, mais vertige habituel; après quelques jours de catarrhe gastro-intestinal, ictère : guérison en quelques jours. Les malades restèrent presque tous levés. La maladie ne prit un caractère grave que chez les femmes enceintes ou accouchées. Nous pourrions multiplier les exemples.

D'autres fois l'épidémie présente des symptômes plus ou moins graves. Signalons celle de *Rotherham* (Angleterre) relatée sans détail par Murchison et qui succéda pendant le printemps de 1862 à une épidémie de fièvre typhoïde d'automne. En février, 150 personnes étaient atteintes : tous ceux qui avaient eu la fièvre typhoïde furent épargnés par l'ictère. Le chiffre de la mortalité n'est pas donné.

L'épidémie grave décrite par Carville, qui sévit à la *maison centrale de Gaillon* en 1859, régna cinq mois, fit 47 malades dont 11 succombèrent. La maladie présenta une première période d'apparence typhique, fièvre, céphalalgie, prostration qui dura six jours; une seconde période avec ictère, douleur épigastrique, urines bilieuses sans albumine. Mais l'ictère ne se développa que dans la moitié des cas. Vers le douzième ou treizième jour, mort avec symptômes nerveux, délire, convulsions, coma, ou convalescence. L'autopsie montra 8 fois un foie normal, 2 fois un foie ayant des caractères analogues à ceux de l'atrophie jaune aiguë. La rate était volumineuse, souvent diffluente. Ici le caractère infectieux de l'ictère subordonné à un état général apparaît nettement

Les deux épidémies que nous allons relater présentèrent des symptôme analogues. L'une fut observée par Worms (*Mém. de méd. et de chir. militaires,* 1865) sur la *garnison de Saint-Cloud*, et due à l'eau puisée dans une citerne en mauvais état; 49 soldats furent affectés, 18 à un degré faible, 23 à un degré plus intense, 8 très-gravement, toutefois sans mortalité. Une période fébrile avec courbature et douleurs musculaires vives, symptômes gastriques, prostration, se terminait au bout de huit jours par la guérison chez les uns; chez les autres elle était suivie d'une seconde période avec épistaxis abondante suivie d'ictère du septième au dixième jour; dans les cas graves, pétéchies, ecchymoses, anémie longue.

L'autre épidémie, qui régna à la *caserne de Lourcine* (*Mém. de méd. et de pharm. militaires,* 1865), a été décrite par Laveran père. Elle fut attribuée à l'eau puisée dans un réservoir d'eau mal entretenu; 49 soldats furent pris comme dans la précédente. Il y eut aussi une première période de six à huit jours avec fièvre, prostration, rachialgie, douleurs musculaires; dans les cas légers la convalescence, relativement longue, succéda sans ictère à cette première période. La moitié des cas présentèrent une seconde période avec ictère (du sixième au dixième jour) plus ou moins grave, chez quelques-uns hémorrhagies, épistaxis chez le dixième des malades, hématurie 1 fois, convalescence longue. Durée moyenne de la maladie, douze jours; quelques-uns furent malades pendant vingt-cinq jours et au delà.

Laveran n'hésite pas à donner à cette épidémie le nom de fièvre rémittente bilieuse. Elle a été décrite, dit il, par Pringle, dans les pays non marécageux, et observée souvent au siècle dernier par les médecins militaires, Monro à Gibraltar, Thion de la Chaume en Corse, Bonnafont à Perpignan.

L'épidémie observée par Fritsch sur la *garnison de Civita-Vecchia* (thèse de Strasbourg, 1861) offrait des caractères analogues : période fébrile de deux à six jours avec céphalalgie, douleurs musculaires et lombaires, prostration, état gastrique, souvent taches de purpura. Seconde période avec ictère précédée d'épistaxis qui se répètent; la courbature, la fièvre, la céphalalgie, cessent. Dans les cas graves, ataxo-adynamie mortelle du huitième au dixième jour. Dans les cas moins graves, prostration plus ou moins marquée durant dix à quinze jours. Langueur prolongée pendant la convalescence. Cette épidémie atteint surtout les soldats travaillant aux fortifications, habitant la même caserne. Il y eut 47 ictères dont 4 mortels, 21 graves nécessitant le séjour au lit, les autres légers. Il y eut en outre 109 purpuras sans ictère, dont 7 nécessitant l'alitement, les autres le simple séjour à l'infirmerie.

Arnould et Coyne observèrent en juin 1877 une petite épidémie sur la *garnison de Lille*. Il y eut 10 cas d'ictères dont 4 mortels. La période prodromale de un à trois jours était caractérisée par de la fièvre, avec courbature, insomnie, douleurs à l'hypochondre droit. L'ictère signalé par des vomissements et des épistaxis devint mortel 3 fois au bout de trois jours, 1 fois en cinq jours avec symptômes ataxo-adynamiques. Dans les cas heureux, l'ictère durait douze jour jusqu'au retour de la coloration normale. Il s'accompagnait d'anorexie, de gencives saignantes, d'épistaxis, de vomissements (chez trois, sanglants), de selles décolorées ou olive foncée, de tendance à la constipation, de ralentissement du pouls. L'urine, toujours bilieuse, contenait au début une quantité accrue jusqu'au double d'urée, puis devenait pauvre en urée pendant la période ictérique, pour redevenir de nouveau très-riche en urée en même temps que très-abondante pendant la convalescence.

En 1859, à *Pavie*, sur 1022 soldats français, 71 furent atteints d'ictère, tous guérirent. Cette épidémie fut caractérisée par de la douleur à l'épigastre et dans les hypochondres et par l'augmentation de volume du foie et de la rate.

L'association d'un élément palustre est mentionnée dans diverses épidémies. Dans celle de *Greifswald* en 1807 et 1808, relatée par Frerichs, le quart des malades étaient des ictériques. Cet ictère était tantôt apyrétique, tantôt fébrile ; la fièvre était rémittente ou intermittente avec prédominance du type tierce.

Pendant l'épidémie, dit le même auteur, qui en 1826 régna sur les *côtes de l'Allemagne septentrionale et en Hollande,* beaucoup de fièvres bilieuses apparurent en même temps que des fièvres intermittentes et rémittentes.

D'après Sir Thom. Watson, dit Murchison, l'ictère régna épidémiquement à Londres en 1846, immédiatement à la suite d'un temps extrêmement chaud, saison qui fut aussi remarquable par une prédominance inaccoutumée de fièvres typhoïdes.

Cet aperçu rapide sur les épidémies d'ictère montre l'importance du rôle que joue l'élément infectieux dans la genèse de l'ictère. Nous avons vu que depuis l'ictère simple et bénin qui guérit en quelques jours jusqu'aux formes les plus pernicieuses avec tout le cortége du syndrome ictère grave, avec la même lésion atrophie jaune aiguë, toutes les variantes intermédiaires peuvent être réalisées. Nous avons vu que la même épidémie peut présenter des individualités à des degrés différents, l'ictère bénin étant dû à la même étiologie que l'ictère grave. De plus, plusieurs de ces épidémies offrent une évolution clinique semblable qui semble dégager déjà parmi ces maladies diverses infectieuses et ictériques, une entité morbide assez nette (épidémies de Lourcine, de Saint-Cloud, de Civita-Vecchia).

L'ictère probablement infectieux peut être localisé dans une famille. Griffin (*Journal de Dublin*, 1834) vit deux frères et deux sœurs successivement atteints d'ictère avec somnolence et coma ; deux succombèrent. Hanlon, cité par Graves, vit en juillet 1840, mars et juin 1841, successivement trois jeunes sœurs de dix-sept ans, de onze ans et de huit ans, frappés d'ictère à développement rapide avec symptômes nerveux ; une seule guérit. Hérard (*Gaz. des hôpitaux*, 1859) cite l'observation de deux individus habitant le même appartement morts le même jour d'ictère grave.

L'ictère, avec ces mêmes caractères d'affection générale infectieuse, se rencontre à l'*état sporadique*. Voici, par exemple, en quelques mots, une observation publiée par Rayer en 1845 dans le *Journal des connaissances médico-chirurgicales*. Un journalier, âgé de soixante ans, est pris de frisson avec douleurs généralisées. La fièvre persiste; il a des crampes dans les mollets pendant quatre ou cinq jours, des nausées, des selles jaunes diarrhéiques. En même temps, céphalalgie atroce, douleur excessive à l'hypochondre droit et à l'épigastre. Insomnie. Le 5ᵉ jour développement de l'ictère avec épistaxis légère. La céphalalgie disparaît; la douleur hypochondriaque persiste, avec fièvre, anorexie, constipation, ténesme, prurit. Amélioration à partir du 9ᵉ jour, graduelle suivie de guérison. Faiblesse prolongée pendant la convalescence.

De nombreuses observations plus ou moins analogues sont publiées sous divers noms. En 1849, Ozanam écrit sa thèse sur la forme grave de l'ictère essentiel. Monneret décrit en 1859 l'*ictère hémorrhagique essentiel*, Verdet (thèse de Paris, 1851) ajoute aux observations d'Ozanam deux faits personnels sous le nom d'*ictère essentiel grave*; Siphnaïos (thèse de Paris, 1852) décrit sa propre observation sous le nom de *fièvre jaune sporadique*. Genouville réunit les faits sous le nom d'*ictère grave essentiel* (thèse de Paris, 1859). Guayda (thèse de Strasbourg, 1867) relate un fait analogue. Blachez publie quelques observations dans sa thèse d'agrégation (Paris, 1860). En 1873, Grellesy Bosviel ajoute trois observations personnelles à celles déjà relatées et donne une description assez complète de l'ictère grave terminé par guérison, qu'il appelle *ictère pseudo-grave*. En 1876, Dupau (Thèse de Paris) donne quatre observations nouvelles d'*ictère grave avec guérison*. En 1879, paraît la thèse remarquable de Mossé (de Montpellier) sur l'ictère grave, avec cinq nouvelles observations d'ictère grave guéri, car l'ictère grave, dit cet auteur, n'est pas seulement l'ictère dont on meurt. En 1882, Lancereaux publie dans la *Revue de médecine* les leçons sur les ictères graves, et donne avec six observations personnelles une description complète de l'ictère grave essentiel ou *fièvre ictérique*. Landouzy, en 1883, rapporte dans la *Gazette des hôpitaux* deux faits sous le nom de *typhus hépatique*. C'est aussi sous ce nom (*typhus hépatique bénin*) qu'Albert Mathieu publie une observation dans la *Revue de médecine* (1886). En 1884, Rondot de Bordeaux réunit dans un mémoire intitulé *Ictère grave sporadique curable* une trentaine de cas, dont deux personnels. Enfin les deux observations étudiées par Chauffard sous le nom d'ictère catarrhal dans la *Revue de médecine*, 1885, rentrent dans la même catégorie.

Ces indications sommaires auxquelles on pourrait en ajouter d'autres montrent que de tout temps on a observé et décrit en France un ictère subordonné à un état général infectieux, ictère qui peut rester bénin malgré les symptômes généraux qui l'accompagnent, qui d'autres fois, bien qu'associé à des manifestations graves, typhoïde ou hémorrhagiques, se termine par la guérison, qui d'autres fois au contraire tue par ataxo-adynamie, cholémie ou hémorrhagies. L'ictère grave a été magistralement décrit par notre éminent collaborateur M. Rendu (article Foie).

En Angleterre, les travaux de Budd, et de Bright, en Allemagne, les travaux de Lebert, de Wanderlich, de Buhl, tendirent aussi à rapprocher l'ictère grave des maladies infectieuses et des pyrexies (*ictère typhoïde de Lebert, ictère perni-*

cieux de Wunderlich). Toutefois la découverte de l'atrophie jaune aiguë du foie par Rokitansky en 1843 et l'entité clinique établie par Frerichs sous le nom d'ictère grave, identifié avec la lésion hépatite diffuse aiguë, amenèrent une certaine confusion. L'ictère grave sporadique pour beaucoup de médecins paraît être liée toujours à l'atrophie jaune du foie. La terminaison est toujours mortelle. « Les rares observations, dit Frerichs, où l'on parle de guérison, doivent par cela même éveiller des doutes sur leur authenticité ».

La conception de Frerichs semble encore dominer la médecine allemande, à ce point que, lorsque dans ces dernières années le professeur Weil (de Heidelberg) observa successivement quatre ictériques graves avec symptômes typhoïdes, tuméfaction de la rate et albuminurie, il crut avoir découvert une maladie nouvelle qu'il décrivit dans les *Archiv f. klinische Medicin*, 1886, sous ce titre : *Sur une maladie infectieuse aiguë particulière avec tumeur splénique, ictère et néphrite.*

Voici le tableau rapide de cette maladie à laquelle on a même donné le nom de maladie de Weil. Début brusque, frisson, fièvre avec acmé du 2ᵉ au 4ᵉ jour, prostration, douleurs diffuses, céphalalgie, vertige, sommeil agité. Ictère du 2ᵉ au 5ᵉ jour avec gonflement douloureux du foie, gonflement de la rate, troubles gastro-intestinaux, urines chargées d'albumine et de cylindres hyalins et épithéliaux ; selles colorées ou passagèrement grisâtres. L'acmé fébrile est passagère ; défervescence en terrasse en cinq à six jours, disparition de l'ictère du 6ᵉ au 7ᵉ jour. Convalescence rapide en peu de jours.

Souvent (3 fois sur les 4 cas), après 1 à 7 jours d'apyrexie, nouvelle fièvre qui dure 5 à 6 jours et peut s'accompagner de retour de l'ictère, du gonflement du foie et de la rate. Défervescence définitive du 10ᵉ au 24ᵉ jour ; quelquefois encore exacerbations fébriles pendant la convalescence, qui peut s'accompagner de langueur et d'anémie prolongée.

« Il s'agit, dit l'auteur, d'une maladie spéciale non décrite jusqu'ici, due à une cause spécifique inconnue, favorisée peut-être par une influence climatérique ».

Il suffit de lire les observations publiées en France que nous avons mentionnées, la description synthétique que donne Grellety Bosviel, et surtout celle de Lancereaux, en 1882, pour se convaincre qu'il ne s'agit nullement d'une maladie nouvelle. Voici, par exemple, succinctement analysé, le tableau de Lancereaux basé sur six observations. Début généralement brusque, sans être instantané comme dans la pneumonie. Lassitude, céphalalgie intense le second jour, frissons, vomissements alimentaires et bilieux, douleurs musculaires, surtout aux mollets, quelquefois épistaxis. Le 2ᵉ et le 5ᵉ jour, aspect d'un typhique avec sensibilité de la région hépatique et urines ictériques. Prostration souvent extrême. Ictère du 2ᵉ au 3ᵉ jour, matières fécales toujours colorées au début, grises après trois ou quatre jours. Urines bilieuses, rares pendant la période aiguë, abondantes pendant le déclin. Chez tous, albuminurie. Région hépatique douloureuse ; foie normal ou débordant de 1 à 3 travers de doigts. Rate augmentée mesurant 10 à 12 centimètres de hauteur. Fièvre parfois à 40 à ascension brusque, diminuant du 7ᵉ au 9ᵉ jour ; descente en terrasse jusqu'à la normale vers le 10ᵉ jour. De plus hémorrhagies fréquentes (ictère hémorrhagique de Monneret) ; surtout épistaxis, plus rarement hématémèses, mélænas, hémoptisies, pétéchies. Rechutes fréquentes après deux ou trois jours d'apyrexie et retour de fièvre ou exacerbations qui peuvent prolonger la durée du mal pendant deux, trois et même quatre septenaires. Convalescence toujours longue par

langueur et anémie, de sorte que pour une maladie qui n'a duré qu'une dizaine
de jours on voit des malades faire à l'hôpital un séjour de six semaines ou deux
mois. Mort quelquefois vers la fin du septenaire (le 8e jour dans un cas); quelquefois seulement à la fin du second au troisième septenaire (observation 4 et
6 de Mossé). En général, le pronostic est meilleur, si les malades dépassent le
10e jour. A l'autopsie, teint ictérique, ecchymoses, taches ecchymotiques sous
la plèvre et le feuillet séreux du péricarde. Muscle cardiaque flasque, pâle,
friable. Sang fluide. Congestion pulmonaire. Rate congestionnée, grosse, friable.
Reins altérés, congestionnés, volumineux, substance corticale jaune; épithélium des tubuli trouble ou granulo-graisseux; quelquefois cylindres hyalins.
Foie ordinairement diminué, capsule ridée, atrophie rouge ou jaune aiguë,
coloration uniforme, cellules hépatiques altérées, pigmentées, granulo-grais-
seuses ou fragmentées; d'autres fois simple infiltration granulo-graisseuse (hépatite parenchymateuse ou épithéliale). Sur 8 malades de Lancereaux, 6 ont guéri.

Il s'agit, pour Lancereaux, d'une maladie infectieuse, miasmatique, à déterminations anatomiques multiples.

On voit que les deux descriptions de Weil et de Lancereaux se ressemblent
singulièrement. Même début, même époque de l'apparition de l'ictère, même
douleur avec gonflement (parfois) du foie, même tumeur splénique, même
albuminurie, mêmes rechutes, même convalescence prolongée. Lancereaux
signale les hémorrhagies en plus. La maladie de Weil n'est donc autre chose
que l'ictère grave essentiel d'Ozanam, l'ictère pseudo-grave de Grellety Bosviel,
la fièvre ictérique de Lancereaux, le typhus hépatique de Landouzy et Mathieu,
l'ictère grave sporadique curable de Rondot. A toutes ces dénominations nous
préférons celle d'ictère infectieux, qui comprend à la fois les formes bénignes et
malignes, les formes épidémiques et sporadiques, qui n'exprime d'ailleurs qu'un
symptôme et une étiologie. Nous avons vu que certaines épidémies ont déterminé chez les différents sujets atteints la même maladie infectieuse avec ou
sans ictère. L'ictère n'est pas constant; la détermination anatomique du foie
peut être légère ou faire défaut; le terme de typhus hépatique n'embrasse pas
l'ensemble des cas relevant d'une même cause morbifique. Le terme ictère grave
exclut les cas bénins qui, appartenant à la même épidémie, constituent des
formes mitigées d'une même maladie. Nous avons vu d'ailleurs que certains
ictères épidémiques présentent tous les caractères apparents, avec la bénignité,
de l'ictère catarrhal, bien que la cause infectieuse soit manifeste. Les ictères
infectieux ne sont pas tous graves.

Cette donnée d'observation bien établie, on fut amené à se demander, du
moins en France, si l'élément infection ne jouait pas un rôle plus considérable
encore dans la genèse de l'ictère, si tous les cas d'*ictère sporadique, dit catarrhal,* ne devaient pas lui être attribués.

La théorie du catarrhe gastro-duodénal propagée au canal cholédoque avait
paru jusque dans ces dernières années expliquer la plupart des faits. Andral,
(*Mal. des voies d'excrétion de la bile,* 1829) avait insisté sur l'irritation de la
muqueuse gastro-duodénale, à la suite d'un écart de régime, comme cause déterminante de l'angiocholite. Frerichs sur 41 ictères simples a observé 31 fois la
gastro-duodénite initiale. Virchow, en 1865 (*Arch. de Virchow,* t. XXIII), constate *de visu* le bouchon de mucus qui obstrue la partie intra-duodénale du
canal cholédoque; Vulpian (*École de médecine,* 1874) constate chez deux phthisiques ictériques, à côté d'une congestion très-nette de la muqueuse duodénale,

un épaississement de l'embouchure du canal cholédoque avec mucus puriforme s'en écoulant. Il est vrai que Lebert et O. Wyss (*Arch. der Heilk.*, 1886) objectaient à cette théorie les résultats de leurs recherches expérimentales : qu'un bouchon muqueux dans le canal cholédoque ne saurait suffire à entraver longtemps et sérieusement le cours de la bile ; ils affirmaient la nécessité d'un catarrhe des petites voies biliaires pour déterminer une stase biliaire susceptible d'engendrer l'ictère par résorption.

Cependant la doctrine de l'ictère catarrhal restait classique. « L'influence saisonnière signalée par les anciens médecins, et qui se traduisait par les noms d'ictère saisonnier, vernal, automnal, était attribuée à des refroidissements plus fréquents pendant la saison de transition » (A. Petit, *Gaz. hebdomadaire*, 1887.

Mais cette doctrine ne tarda pas à être ébranlée par les nombreux faits d'ictère d'origine infectieuse qui se présentèrent à l'observation. En 1885, Chauffard, (*Revue de médecine*, 1885) ayant étudié deux cas d'ictère simple, reconnut dans l'évolution cyclique de la maladie les phénomènes généraux, le gonflement de la rate, l'albuminurie légère, la fièvre avec rechute, la convalescence traînante avec anémie prolongée, les caractères d'une maladie générale toxique, et conclut que, dans certains cas au moins, l'ictère catarrhal doit être rayé du cadre de plus en plus restreint des maladies locales, pour être rangé au nombre des maladies générales, à déterminations organiques multiples, à évolution régulière et cyclique. Quant au processus pathogénique, A. Chauffard, séduit par la découverte des poisons organiques fabriqués par le corps humain et la doctrine de l'auto-intoxication professée à l'école de Paris, pense qu'il a son point de départ dans une déviation des fermentations digestives. Ainsi agiraient les excès de boissons ou autres écarts de régime. Des produits toxiques se constituent dans l'intestin ; leur résorption irrite la glande biliaire et ses conduits d'excrétion, d'où, en dernier ressort, l'obstruction du canal cholédoque ; leur diffusion plus lointaine donne lieu aux symptômes généraux de l'auto-toxémie. Kelsch (*loc. cit.*), généralisant plus que Chauffard, arrive, par ses études sur l'ictère épidémique et sporadique dans l'armée, à saisir une relation très-étroite entre l'ictère catarrhal et l'ictère grave. L'ictère catarrhal sporadique ou épidémique serait une maladie spécifique, infectieuse. L'agent infectieux se développe en dehors de l'organisme. Ce n'est pas une auto-toxémie, comme le pense Chauffard, c'est une maladie miasmatique. Les foyers générateurs sont les mares, les vases, le sol riche en matière organique végétale ou animale, ou les eaux tenant en suspension ces matières. Ces foyers infectieux lui étant communs avec la malaria et la dothiénentérie, on s'explique la coïncidence signalée dans certains cas des épidémies d'ictère et de fièvre intermittente ou typhoïde.

L'ictère catarrhal ou ictère simple ne serait que la forme abortive de l'ictère grave : « Les deux sont associés dans leur règne ; l'ictère simple est signalé dans les épidémies d'ictère grave, et réciproquement, des cas épars de ce dernier se montrent parfois au cours des épidémies d'ictère catarrhal : celui-ci, par quelques-uns de ses traits effacés, tels que les douleurs musculaires, la prostration, l'épistaxis, rappelle souvent la physionomie de celui-là ; l'ictère grave a ses formes bénignes et l'ictère simple est souvent marqué par des allures sévères ; dans une épidémie, des degrés intermédiaires rattachent souvent ensemble les cas extrêmes ».

Les faits que nous avons relatés concordent évidemment avec cette manière

de voir. Est-ce à dire qu'il faille rayer du cadre nosologique l'ictère catarrhal
en tant que maladie primitive localisée dans les canaux biliaires ? Ce serait certainement aller trop loin. L'ictère simple peut exister par obstruction catarrhale
des voies biliaires ou par polycholie d'origine nerveuse ou congestive. Mais l'infection entre pour une large part dans la genèse de l'ictère simple ; le champ
de l'ictère catarrhal est plus restreint qu'on ne l'avait cru.

MARCHE, DURÉE, TERMINAISON. PRONOSTIC. Ils sont subordonnés à la cause
et à la nature de l'ictère. Nous n'avons à étudier ici qu'un symptôme : ce symptôme est dû à des maladies diverses qui sont étudiées aux articles correspondants ; l'ictère affecte une évolution clinique, marche, durée, terminaison, qui
varient suivant la maladie qui lui a donné naissance. L'ictère catarrhal, calculeux, toxique, infectieux, l'ictère des pyrexies, celui des maladies du foie
diverses, ont autant d'évolutions variables.

L'ictère simple, idiopathique, catarrhal ou lié à une cause infectieuse, a,
comme nous l'avons vu, une évolution courte et régulière ; il augmente pendant un petit nombre de jours, puis disparaît en huit ou quinze jours, laissant
encore les traces de pigment sur la peau quelquefois pendant un temps assez
long, jusqu'à six semaines. Les conjonctives oculaires qui présentent la première
manifestation apparente de l'ictère la conservent aussi le plus longtemps. L'ictère des nouveau-nés se dissipe en deux ou trois semaines. Les ictères des
pyrexies, les ictères toxiques et infectieux, ont en général une marche et une
terminaison rapides, soit par la guérison, soit par la mort. L'ictère des maladies
du foie est tantôt passager, comme cela peut arriver dans la cholélithiase, tantôt durable, chronique, permanent, sujet à répétition, dans l'obstruction calculeuse ; il est chronique dans la cirrhose hypertrophique, dans le cancer des
voies biliaires, dans les tumeurs diverses qui compriment le canal excréteur.

L'ictère par lui-même n'est pas dangereux ; il peut exister longtemps sans
mettre la vie en danger. On cite des malades qui ont vécu pendant des années
avec un ictère presque continu ; ils maigrissent en général, en dépit d'une alimentation abondante, mais se soutiennent assez bien durant un temps plus ou
moins long. Les symptômes graves qui accompagnent l'ictère récent sont dus à
la maladie primordiale et non à l'ictère lui-même.

Cependant, quand l'ictère se prolonge, quand l'obstruction qui le détermine
reste permanente et l'entretient, il arrive généralement un moment où des symptômes graves se manifestent. L'ictère, plus ou moins foncé, dure déjà depuis
plusieurs années, continu ou intermittent, quand se déclarent des accidents
nerveux et hémorrhagiques qui entraînent la terminaison fatale. C'est une
toxémie due à l'insuffisance hépatique qui détermine le syndrome ultime, ictère
grave. La matière bilieuse est retenue dans le sang ; celui-ci est altéré de plus
par les troubles de l'hématose hépatique ; le foie n'agissant plus comme organe
hématopoétique laisse s'accumuler dans le sang les produits toxiques constitués par l'organisme. En outre, le rein peu à peu altéré dans sa structure
par le passage de la bile ne sert plus d'émonctoire suffisant aux acides biliaires
et autres produits de décomposition nuisibles : ainsi se constitue fatalement
au bout d'un temps variable, par uro-cholémie, l'ictère grave secondaire, à la
suite de tout ictère chronique consécutif à une affection du foie ou des voies
biliaires.

Combien de temps peut-on vivre avec un ictère par obstruction ? Pendant
plusieurs mois, dit Murchison, on peut ne pas en éprouver grand inconvé-

nient, mais habituellement la mort s'ensuit par épuisement dans l'espace de
dix-huit mois ; la terminaison fatale est souvent précédée et hâtée par les hémorrhagies intestinales ou des symptômes cérébraux. Cependant Murchison cite
quelques faits d'ictère par obstruction prolongé plus longtemps et qui finit
cependant par guérir ; un cas, d'après Ramskill, où l'ictère calculeux dura
deux ans et demi et guérit ; un autre, d'après Budd, où un homme affecté d'ictère depuis quatre ans par oblitération du canal cholédoque était encore assez
fort et musclé ; un fait personnel d'ictère intense par calcul datant de vingt mois
et qui guérit ; un autre qui semble montrer, dit-il, que l'ictère calculeux, après
avoir persisté sans discontinuer cependant près de six ans, peut complétement
disparaître. Mais tous ces faits me paraissent discutables. En lisant, par exemple,
cette dernière observation, je constate que l'ictère ne fut pas continu et que les
selles n'étaient pas toujours décolorées. La même objection s'adresse à l'observation de J. Hertz (*Berl. klin. Wochenschr.*, 1876), concernant un homme qui
vécut pendant trois ans avec une occlusion calculeuse complète du canal cholédoque. Rien ne prouve, à la lecture de l'observation, que l'occlusion ait été
complète pendant tout ce temps. L'ictère n'apparaissait que par crises passagères, ce que l'auteur attribue, il est vrai, à la diminution de la sécrétion
biliaire dans le foie atrophié. Mais je constate dans l'observation que l'ictère se
montra encore dans les derniers mois de la vie, ce qui implique une sécrétion
biliaire suffisante.

Chez le nouveau-né avec une oblitération congénitale du canal cholédoque,
la survie fut de huit mois dans un cas de Lotz, de cinq mois dans un cas de
Wickham Legg, de deux mois dans un cas de Donop, de trois mois dans un cas
de Lhommeau, de quatre mois dans un cas de Romberg et Henoch, de six
semaines dans un cas de Wilks, de deux jours et vingt-sept jours dans deux cas
de Bintz, de deux mois dans un cas de Murchison.

Toutes les causes débilitantes peuvent assombrir le pronostic de l'ictère. Les
affections du cœur, du foie et des reins, les *troubles de nutrition divers*,
chlorose, anémie, scorbut, l'état puerpéral, etc., qui ont déjà vicié la composition du sang, venant à se compliquer d'un ictère qui accumule encore dans le
sang les principes excrémentitiels de la bile, peuvent transformer l'ictère simple
en ictère grave. C'est un *ictère aggravé*, comme l'appelle Mossé. Rendu, Parinaud, Mossé et surtout Decaudin (thèse de Paris, 1877) insistent sur le rôle
que jouent les *lésions rénales préexistantes* dans la marche grave de l'ictère.
Un ictère catarrhal simple, non infectieux, développé chez un albuminurique,
peut se compliquer de cholémie mortelle, parce que les reins altérés dans leur
structure ne livrent plus passage aux principes de la bile résorbés, quelquefois
à l'urée élaborée en excès par la suractivité fonctionnelle du foie ; le rein est
insuffisant pour éliminer les toxiques ; il y a uro-cholémie d'origine hépatique
et rénale.

L'*alcoolisme* peut aussi aggraver l'ictère. Je ne parle pas de l'ictère aigu des
ivrognes décrit par Leudet, qui est un ictère primitivement grave, toxique, dû
à l'absorption rapide d'une grande quantité d'alcool qui donne lieu à l'atrophie
aiguë du foie ou à une hépatite parenchymateuse et interstitielle aiguë ; nous
avons publié une observation de ce genre dans la *Revue méd. de l'Est*, 1887.
Ces faits rentrent dans l'histoire de l'ictère grave tracée ailleurs.

Mais un ictère catarrhal simple survenu chez un alcoolisé peut s'aggraver et
devenir mortel, à cause de l'altération préexistante du foie et des reins chez

les alcoolisés. Le foie peut être cirrhotique ou gras ; les reins aussi sont stéatosés souvent par l'alcool ; l'hématopoèse est profondement troublée et les produits nuisibles restent accumulés jusqu'à dose toxique (*voy*. observation de M. Émile Demange dans la *Revue méd. de l'Est*, 1879).

L'*obésite* en infiltrant le parenchyme hépatique de graisse peut aussi rendre l'ictère pernicieux, comme paraît en témoigner une observation de Perls (*Centralblatt*, 1875).

L'*influence de la grossesse sur l'ictère* a été étudié surtout par Decaudin et Hébert (thèses de Paris, 1878).

Nous avons vu que la grossesse semble prédisposer à l'ictère grave (atrophie jaune aiguë). Mais nous devons insister sur ce fait qu'un ictère simple peut devenir facilement grave par le seul fait de la grossesse. Cette circonstance a été relevée surtout dans certaines épidémies d'ictère.

Dans l'*épidémie de Lüdenscheid*, en 1794, 70 malades furent atteints, dont un seul mourut. En outre, 5 femmes grosses furent affectées, dont 3 avortèrent et 2 moururent après accouchement prématuré, l'une le quatrième, l'autre le cinquième jour de l'accouchement.

Dans l'*épidémie de Roubaix*, en 1854, bénigne pour les autres, toutes les femmes qui accouchaient pendant l'ictère sont mortes, un ou deux jours après, avec adynamie ; souvent accouchement prématuré.

Dans l'*épidémie de Saint-Pierre de la Martinique*, en 1858, 42 hommes sur 600 de la garnison furent atteints d'ictère, bénin chez tous, sauf chez 2 qui cependant guérirent. La population civile fut atteinte ; bénignité chez les hommes. Mais dans le sexe féminin, 20 décès en soixante jours, et dans ce nombre 18 femmes enceintes de cinq à sept mois ; chez toutes, sauf une, l'avortement précède le coma final. Le docteur de Saint-Vel cite à côté de ces 20 morts 10 cas de guérison sans avortement.

Dans l'*épidémie de Limoges*, en 1859, rapportée par Bardinet, la maladie fut particulièrement grave chez les femmes grosses. Sur 13 cas relatés, 5 furent bénins, 5 suivis d'avortement avec guérison, 3 morts avec ataxie, 1 fois mort avant la fausse-couche. Sur 13 enfants, 6 sont morts.

Dans l'*épidémie déjà relatée de Heusenstamm*, l'ictère ne fut grave que chez les femmes enceintes. Sur 5 femmes, 3 fois l'ictère fut grave, dont 1 cas mortel ; 4 fois accouchement prématuré ou avortement ; l'autre était à terme quand l'ictère se déclara.

Cependant on note aussi des épidémies d'ictère moins grave. Meunier (thèse de Paris) relate 15 observations d'ictère dans la grossesse prises dans les hôpitaux de Paris, en 1872 : 2 morts sur 15, les autres cas bénins ; 7 fois avortement ou accouchement prématuré, 3 accouchements à terme, 5 fois l'ictère survint après l'accouchement.

L'ictère sporadique chez les femmes enceintes est quelquefois bénin. La bénignité habituelle a été affirmée par van Swieten, Sauvages, Portal, Villeneuve, Béhier, Joulin. Frerichs pense que cette bénignité n'existe que dans les premiers mois de la grossesse. Plus tard on observe la forme grave avec atrophie aiguë du foie. Louis Caradec, cité par Hébert, pense aussi que l'ictère est d'autant plus grave que la grossesse approche de son terme. Il cite 5 faits : Dans le 1er, ictère grave au 7e mois, guérison ; nouvel ictère au 9e mois, éclampsie, mort. 2e cas, ictère grave au 6e mois ; nouvel ictère au 9e mois, éclampsie, mort. 3e cas, ictère grave au 4e mois, accouchement, guérison. 4e cas, ictère

au 7e mois, accouchement prématuré, persistance des symptômes graves, mort.
5e cas, ictère grave chez une accouchée, mort le 44e jour.

Signalons encore les trois cas suivants relatés par Monks (*Gaz. hebd.*, 1876) :
1° ictère au 5e mois de la grossesse : accouchement prématuré, l'enfant naît
mort, la mère meurt quelques heures après la délivrance. 2° Fait analogue.
5° ictère avec hypertrophie du foie ; l'enfant étant mort, on pratique l'accouchement prématuré. La mère meurt quelques heures après.

Uzanam sur trois ictériques grosses relate un cas mortel ; Cazaux rapporte
un cas d'avortement mortel chez une ictérique ; Woillez, Blot, Kovatsch, Decaudin et d'autres, rapportent des observations semblables.

Il est donc incontestable que l'ictère est facilement aggravé par la grossesse.

Le plus généralement, d'après Hébert, si la grossesse a dépassé le septième
mois, les enfants naissent vivants, mais succombent rapidement. Le plus souvent ils ne sont pas ictériques, mais ils peuvent l'être (Bonnet, Wrisberg, Frank,
2 cas, Klingelhœffer). L'expulsion du fœtus a lieu ordinairement en pleine
période typhoïde, à une époque voisine de la mort ; dans les trois cas de Monks
elle eut lieu quelques heures avant la mort de la mère ; dans les deux cas de
Kowatsch, ce fut avant les phénomènes ataxiques de l'ictère. Ceux-ci ne se
développent quelquefois que plusieurs jours après l'accouchement. D'autres fois
c'est pendant l'agonie ou le coma (cas de Lancereaux, Decaudin) que l'enfant
est expulsé. Enfin il y a des cas où la mort de la mère a précédé l'avortement
(Frerichs, Woillez).

L'influence de l'ictère, comme déterminant l'accouchement ou l'avortement
prématuré, paraît due à l'action des sels biliaires sur la contractilité musculaire.
Cette action a été établie par les expériences de Schiff, Budge, Kuhne, Hoppe.
Rauke et Leyden). Il est vrai, d'après ce dernier auteur, que des doses considérables de sels biliaires sont nécessaires pour obtenir chez le chien des crampes
et des trémulations musculaires. Si la femme avorte sans avoir eu une jaunisse
très-intense, cela tient, dit Meunier, à la masse de sang considérable qui se
trouve dans les sinus utérins et qui baigne véritablement les fibres utérines,
les excite pour chasser le produit et pour les tenir comme tétanisées après la
délivrance, enfermant ainsi le placenta et empêchant les hémorrhagies et surtout l'inertie utérine qui suit quelquefois les accouchements naturels. En effet,
l'hémorrhagie avant ou après la couche n'est mentionnée dans aucun cas ; la
matrice reste contracturée.

Quelle est la cause de la gravité de l'ictère chez les femmes enceintes ou
accouchées ? Pourquoi, dans les épidémies d'ictère bénin, la maladie peut-elle
chez elles seules prendre un caractère redoutable ? On sait que dans la grossesse
le foie et le rein ont subi des modifications de texture ; le foie est gras et gra-
nité (Laennec). Tarnier, sur 80 autopsies, a rencontré 75 fois dans le foie gravidique des taches plus ou moins confluentes dues à une replétion graisseuse
des cellules hépatiques. Pendant la lactation, les cellules de la périphérie des
lobules hépatiques deviennent graisseuses, comme l'ont montré Ranvier et de
Sinéty ; ce serait une véritable fonction stéatogène. De plus, d'après Quinquaud
et Brouardel, le foie fabriquerait plus d'urée pendant la grossesse. Il y a donc
une suractivité fonctionnelle du foie. D'autre part on sait combien l'albuminurie est fréquente dans la grossesse ; la fonction rénale est entravée de plus par
la compression des uretères. L'éclampsie est fréquente, avec ou sans albuminurie, car la pression exercée sur les uretères peut en neutralisant la pression

du sang sur le filtre rénal restreindre la sécrétion urinaire et par suite retenir
dans le sang les principes toxiques de l'urine. C'est dans cette altération préexistante du foie et des reins que la plupart des auteurs en France, avec Decaudin, Hébert, trouvent la raison de la gravité de l'ictère chez les femmes
enceintes. L'insuffisance rénale empêche l'élimination des acides biliaires
résorbés et des produits de décomposition liés à l'activité de la glande hépatique : de là la toxémie consécutive à l'ictère simple.

Diagnostic. Le diagnostic de l'ictère consiste à reconnaître qu'il y a ictère,
diagnostic symptomatique, à reconnaître la maladie qui donne lieu à l'ictère,
diagnostic nosologique, à reconnaître la cause qui donne lieu à cette maladie,
diagnostic étiologique.

L'ictère se reconnaît à la coloration de la peau et des conjonctives et à la
présence du pigment biliaire dans les urines.

On ne confondra pas la coloration ictérique avec le teint jaune verdâtre de la
chloro-anémie, avec le teint jaune paille de la cachexie cancéreuse, avec le teint
jaune terreux de la cachexie palustre, avec le teint terreux ou grisâtre des saturnins associé au liséré gingival, avec la teinte bronzée de la maladie d'Addison,
avec le hâle pigmentaire du soleil. Dans le cas de doute, l'examen des urines
tranchera la question.

L'urine ictérique est de couleur foncée jaune rougeâtre, brunâtre, quelquefois
verdâtre. Elle mousse fortement quand on l'agite ; cette mousse est jaunâtre
avec un reflet nacré.

Pour reconnaître le pigment biliaire, on a généralement recours à la *réaction
de Gmelin*, caractéristique à la fois de la bilirubine, de la biliverdine et de la
biliprasine.

Dans un verre à expérience on verse une certaine quantité d'urine ; on ajoute
lentement une quantité égale d'acide nitrique devenu légèrement nitreux par une
exposition de quelques jours à la lumière ; on le fait couler le long des parois
du verre un peu incliné. L'acide arrive au fond du vase surnagé par l'urine. A
la zone de contact apparaît, dans le cas d'urine bilieuse, un anneau vert qui
s'élève peu à peu et au-dessous duquel se développent successivement de haut
en bas des zones colorées bleue, violette, rouge et enfin jaune. La coloration
verte seule est caractéristique ; les autres couleurs peuvent se produire avec les
pigments normaux de l'urine.

Il peut arriver avec l'acide nitrique en trop grande quantité que ces colorations diverses se succèdent trop rapidement pour être constatées facilement.
Aussi a-t-on proposé des variantes qui rendraient la réaction plus nette.
Rossenbach, ayant observé que, lorsqu'on filtre une urine, le papier condense
et retient le pigment, met cette observation à profit ; il filtre l'urine bilieuse
sur du papier blanc et fait couler par le filtre quelques gouttes d'acide
nitrique ; les couches colorées apparaissent nettement concentriques, en jaune,
violet, bleu et vert de dedans en dehors (*Revue des sciences médicales*, 1876,
t. VII, p. 496).

Fleischl ajoute à l'urine une solution concentrée de nitrate de soude et fait
couler de l'acide sulfurique concentré sur la paroi du verre. La réaction serait
plus nette et persisterait près d'une demi-heure (*Zeitschr. f. ph. Chem.*, t. XV).

Masset ajoute à l'urine acidulée par l'acide sulfurique un fragment de nitrite
de soude (*Ibid.*, t. XIX) ; Vitali, quelques gouttes de solution de nitrite. Sous
l'influence de ce réactif, la teinte verdâtre passe directement au jaune sans

passer par le rouge ou le bleu, ce qui permet d'éviter la confusion avec l'indican (*Jahresb. üb. d. Fortschr. der Thierchemie*, 1873).

Ultzmann ajoute à l'urine un tiers environ de solution au quart d'hydrate de potassium et agite le verre pour transformer la bilirubine en biliverdine, puis il sature d'acide chlorhydrique ; une belle coloration vert émeraude se manifeste (*Wiener med. Presse*, 1877). Quelques gouttes de teinture d'iode ou d'une solution d'iodure de potassium produisent la même coloration, mais ce réactif est moins sensible que celui de Gmelin.

On a eu recours aussi au chloroforme pour déceler des traces de bilirubine. Ultzmann épuise un volume assez considérable d'urine par le chloroforme (10 pour 1) dans un entonnoir à boule. Quelques centimètres cubes de la solution chloroformique décantée, traités par le réactif de Gmelin, donnent naissance aux zones colorées, mais de haut en bas.

Swanda évapore l'urine au bain-marie jusqu'à siccité, épuise le résidu par l'eau, dessèche de nouveau la partie insoluble et l'épuise ensuite par le chloroforme ; la solution chloroformique est traitée par l'acide nitrique (*Zeitschr. f. anal. Chemie*, t. VI).

Remarques. 1° La présence de l'albumine ne gêne en rien la réaction de Gmelin dans les urines riches en matières colorantes biliaires; le coagulum blanc fait mieux ressortir la zone verte. Mais, dans les urines ne renfermant que peu de pigment, l'albumine détermine la formation au-dessus de l'anneau rouge d'un anneau gris qui occupe la place où devrait se trouver le vert et en atténue la teinte. On devra donc, dans ce cas, éliminer d'abord l'albumine par la coction, et, comme le coagulum peut entraîner de petites quantités de bilirubine, on devra encore, après dessiccation, l'épuiser par le chloroforme.

2° De faibles quantités de pigment biliaire ne sont que très-difficilement reconnues par l'acide azotique dans les urines foncées ou riches en indican; ces dernières, en particulier donnent naissance, sous l'influence du réactif, à du bleu d'indigo qui, mélangé au jaune de l'urine, peut paraître vert. En pareil cas, Vitali recommande son procédé. Mais il sera toujours préférable d'extraire la bilirubine de l'urine par la méthode de Swanda, par exemple, ou de la caractériser par le procédé suivant : « On alcalinise l'urine par le carbonate de soude, puis on ajoute du chlorure de sodium ou de baryum, tant qu'il se forme un précipité coloré, ou tout simplement on la précipite directement par l'eau de baryte (Hilger), ou par un lait de chaux (Ruppert) en excès. La couleur du précipité est jaune, si l'urine est ictérique, blanche, si elle est normale. On chauffe le précipité recueilli sur un filtre, après addition de quelques gouttes d'acide sulfurique étendu, et l'on obtient une coloration verte, soit de la partie insoluble, soit du liquide surnageant. On pourrait encore épuiser par le chloroforme le précipité terreux acidulé par l'acide chlorhydrique et soumettre la solution chloroformique au réactif de Gmelin » (Garnier et Schlagdenhauffen, in *Encyclopédie chimique*, 1888).

La recherche des acides biliaires est plus difficile. Suivant Vogel, Naunyn, Dragendorff, ils existeraient normalement dans l'urine à l'état de traces. Mais Hoppe-Seyler conteste l'exactitude du procédé d'extraction de Dragendorff: il n'a reconnu leur présence dans l'urine que dans les cas d'ictère, mais toujours en quantité minime et d'une façon inconstante. Leur présence n'a pas, comme le pensait Leyden, de valeur séméiologique particulière pour distinguer l'ictère biliverdique de l'ictère dit hématique ; nous nous sommes déjà expliqué sur ce point.

On recherche les *acides biliaires* par le procédé de Pettenkofer et celui de Hoppe-Seyler.

La *réaction de Pettenkofer* consiste à ajouter dans un tube contenant le liquide à essayer quelques gouttes d'une solution de sucre de canne, puis à faire couler goutte à goutte de l'acide sulfurique concentré jusqu'à ce que le mélange arrive à une température de 50 à 60 degrés. S'il y a des acides biliaires, le liquide devient rouge cerise pâle, puis rouge carmin foncé et finalement pourpre. Il ne faut pas ajouter trop de sucre, ce qui produirait une coloration brune ou noire. Le liquide coloré fortement étendu d'alcool, jusqu'à ce que le violet du spectre soit seul absorbé, présente deux bandes d'absorption au spectroscope, l'une, en avant de F; l'autre, entre D et E, plus rapprochée de E. Une solution concentrée ne donne que la deuxième bande (Schenk, *Jahresb. f. Thierchemie*, Bd. II).

Strassburg (*Pfluger's Arch.*, 1871) plonge dans l'urine additionnée d'un peu de sucre un morceau de papier à filtre blanc qu'on laisse sécher. On y dépose ensuite une goutte d'acide sulfurique concentré : il se forme autour de la goutte d'acide une belle coloration violette. La réaction réussit avec 30 centigrammes d'acide biliaire par litre d'urine. L'indican donne aussi lieu à une coloration violet rouge, si l'urine ne contient pas d'albumine.

Pour une recherche certaine, les essais précédents basés sur la réaction de Pettenkofer sont insuffisants; il faut isoler les acides et, comme leur quantité est très-faible, il faut opérer sur la totalité de l'urine des vingt-quatre heures.

Le *procédé de Hoppe-Seyler* est le plus généralement employé. L'urine est précipitée par le sous-acétate de plomb ammoniacal. Le précipité lavé et desséché est traité par l'alcool bouillant qui dissout les sels biliaires plombiques. La solution alcoolique, additionnée de quelques gouttes de carbonate de soude pour séparer le plomb, est évaporée à siccité; le résidu repris par l'eau donne une solution qui est soumise au réactif de Pettenkofer. Si la coloration pourpre n'est pas nette, on précipite une seconde fois l'extrait aqueux de sel biliaire sodique par l'acétate de plomb. On peut ainsi retrouver dans 500 centimètres cubes d'urine jusqu'à 1 centigramme et même 5 milligrammes d'acides biliaires.

L'ictère est diagnostiqué. Quelle est la maladie déterminante de ce symptôme? Est-ce une angiocholite catarrhale? Est-ce une obstruction liée à la lithiase biliaire? Est-ce un cancer des voies biliaires? Est-ce une cirrhose hypertrophique? Est-ce un ictère infectieux? un ictère toxique? L'examen du malade, les antécédents morbides, le mode de début, les symptômes concomitants, l'examen des selles, l'évolution ultérieure de la maladie, les conditions étiologiques, donneront la clef du diagnostic nosologique. La décoloration complète et permanente des selles avec des urines bilieuses indique une obstruction des canaux excréteurs. Les coliques hépatiques, les accès de fièvre intermittente irréguliers, la constatation de gravelle ou calculs dans les selles, accusent la lithiase biliaire. La teinte jaune paille, les bosselures marronnées à la surface du foie, l'ascite indiquent une affection cancéreuse. L'hypertrophie notable du foie avec ictère chronique sans ascite, avec selles bilieuses, sans irrégularités de la surface hépatique à la palpation, fera songer à une cirrhose hypertrophique. La fièvre dès le début avec prostration, état typhoïde, douleurs musculaires, selles bilieuses par moment, décolorées à d'autres moments, les pétéchies, les épistaxis, l'albuminurie, le gonflement de la rate, impliquent l'idée d'un ictère infectieux. Nous ne poursuivrons pas cette étude qui est faite à l'article Foie et à chacun des articles concernant les maladies qui s'accompagnent d'ictère.

Quelquefois c'est la notion étiologique qui domine le diagnostic. L'ictère toxique est révélé par la cause, l'alcoolisme aigu, le phosphore, l'arsenic, les champignons vénéneux, la morsure de serpents, font des ictères dont la pathogénie n'est éclairée que par la connaissance de la cause.

L'ictère infectieux peut être un épiphénomène des pyrexies ; il peut être le symptôme principal de la maladie. Chaque fois que l'ictère règne sous forme endémique ou épidémique, une cause infectieuse, miasmatique, tellurique, devra être recherchée ; les circumfusa, les ingesta, seront étudiés avec soin. On examinera la localité, le terrain, les fossés avoisinants, les égouts, les latrines, les eaux potables, les réservoirs qui contiennent ces eaux, etc.

Les émotions morales peuvent donner lieu à un ictère catarrhal par gastroduodénite ou à un ictère nerveux par polycholie ou trouble de la sécrétion hépatique ; la présence ou l'absence de matières colorantes dans les selles pourra éclairer le mécanisme pathogénique de l'ictère d'origine nerveuse. Ajoutons cependant qu'une influence nerveuse peut, non-seulement troubler dynamiquement la fonction du foie, mais déterminer peut-être, à la faveur d'une diathèse préexistante, une altération organique. La lithiase biliaire latente manifeste parfois ses premiers symptômes à la suite d'une émotion morale vive qui est suivie d'un accès de colique hépatique. On a vu les symptômes initiaux de l'ictère grave avec atrophie jaune aiguë succéder à une frayeur ou à une colère. J'ai été surpris, dit Murchison, du nombre de fois où des malades affectés de cancer primitif du foie ont rapporté le début de leur mal aux troubles digestifs qui accompagnent les chagrins ou les tourments d'esprit prolongés. J'ai moi-même constaté la fréquence du cancer hépatique chez des hommes déprimés à la suite de revers de fortune et de déceptions cuisantes dans la lutte pour l'existence.

La notion étiologique, émotion morale, comme point de départ de l'ictère, ne suffit donc pas à éliminer l'idée de maladie organique profonde du foie. L'examen des autres symptômes et l'évolution ultérieure de la maladie doivent concourir au diagnostic nosologique.

Traitement. — Le traitement de l'ictère varie suivant chaque cas ; il s'adresse à la maladie dont dépend l'ictère, au mécanisme pathogénique qui réalise ce symptôme. Dissoudre les calculs qui obstruent le canal cholédoque ou du moins empêcher la formation de nouveaux calculs qui peuvent augmenter ou renouveler l'obstacle, arrêter l'évolution d'une cirrhose hypertrophique ou d'un cancer des voies biliaires, tuer le microbe connu ou inconnu qui agissant sur le foie et le sang détermine l'ictère infectieux, neutraliser ou éliminer le toxique, tel que le phosphore qui désorganise les parenchymes, tel est le problème le plus souvent insoluble pour le praticien.

S'il s'agit d'un simple catarrhe gastro-intestinal avec angiocholite secondaire, s'il s'agit d'un trouble sécrétoire du foie consécutif à une influence nerveuse, l'ictère est en général bénin et accessible aux moyens thérapeutiques. Un régime convenable, l'hygiène, les alcalins, suffisent souvent à calmer l'irritation de la muqueuse et à rétablir le cours de la bile.

Mais alors, que la maladie elle-même échappe à nos moyens, on peut songer à en combattre les effets ; il y a stase biliaire dans le foie ! Ne peut-on, par exemple, en augmentant et en fluidifiant la sécrétion biliaire, déterminer un flux biliaire qui lève l'obstacle, ou bien, en augmentant la contraction des canaux biliaires, favoriser l'excrétion de la bile? Sans doute, lorsqu'un obstacle sérieux tel qu'un calcul, ou une compression, oblitère le canal cholédoque, une médication qui accroîtrait la sécrétion biliaire alors que l'excrétion reste invinciblement entravée ne ferait qu'augmenter la stase et l'engorgement du foie et la cholémie consécutive. Les cholagogues ne sont indiqués que lorsque l'ictère ne résulte pas d'une obstruction, ou que celle-ci est due à un obstacle surmontable, par exemple, à la bile épaissie.

On appelle *cholagogues* les substances qui déterminent un flux biliaire abondant dans les selles. Tous les purgatifs peuvent être considérés comme tels, car, s'ils n'augmentent pas la sécrétion de la bile, ils évacuent du moins la bile excrétée par le tube digestif et ses produits de décomposition ; ils empêchent la résorption de cette bile qui est, comme nous l'avons vu, très-active dans l'intestin. Ainsi agissent les purgatifs salins, sulfate de magnésie ou de soude, tartrate de potasse et de soude, le phosphate de soude, les eaux minérales salines et alcalines, eaux de Carlsbad, de Friedrichshall, de Birmensdorff, de Pullna, de Hunyadi-Janos, de Montmirail, etc. Ces sels irritent peu la muqueuse, purgent sans coliques intenses et sans mouvements péristaltiques exagérés ; ils produisent une exosmose aqueuse considérable à la surface de la muqueuse qui entraîne la bile excrétée et empêche sa résorption. D'après Rutherford, le sulfate et le phosphate de soude auraient de plus, chez le chien, le pouvoir d'accroître la sécrétion biliaire ; le sulfate de magnésie ne l'aurait pas.

Le calomel jouit d'une vieille réputation comme cholagogue. Cependant la plupart des expérimentateurs, tels que Kölliker et Müller en 1855, Scott, Georges, Mosler, en 1858, Hugues Bennet, avec le Comité de l'association médicale britannique, Rutherford et Vignal en 1875, expérimentant cette substance sur des animaux pourvus de fistule biliaire, n'ont pas constaté qu'elle déterminât un écoulement plus abondant de bile par la fistule. Quelques-uns, Scott, Rutherford et Vignal, ont plutôt constaté une diminution du flux biliaire. Röhrig, en 1873, a trouvé, il est vrai, que de fortes doses de calomel augmentent un peu la sécrétion biliaire. En étudiant les différents cholagogues, cet auteur les classe dans l'ordre suivant d'après leur influence plus ou moins grande sur la sécrétion de la bile : l'huile de croton, la coloquinte, le jalap, l'aloès, la rhubarbe, le séné, le sulfate de magnésie, et enfin le calomel au bas de l'échelle.

Le calomel agit-il comme les purgatifs salins? Les selles bilieuses qu'il détermine sont-elles dues seulement à l'irritation de la partie supérieure de l'intestin qui exhale de la sérosité entraînant la bile avant sa résorption? Quoi qu'il en soit, pour Murchison l'efficacité du mercure dans certains troubles hépatiques serait de la dernière évidence. Peut-être active-t-elle les décompositions et favorise-t-elle la résorption des produits phlogistiques, en diminuant la plasticité de la fibrine? Les médecins français ne sont pas aussi affirmatifs.

Les autres purgatifs, la coloquinte, l'aloès, la rhubarbe, le jalap, conviendraient aussi, dans les cas de constipation avec uricémie et torpeur du foie (Murchison) quand la bile n'est pas excrétée en quantité suffisante. Ce sont de bons cholagogues ; Rutherford et Vignal contestent cette propriété au séné, mais l'ipéca serait un des plus efficaces. Le podophyllin a une action analogue à celle du mercure. A petites doses, d'après Rutherford, il augmente la sécrétion de la bile ; à dose purgative, il la diminue. Il aurait aussi, d'après Anstie, une affinité spéciale pour l'intestin grêle, spécialement pour le duodénum. Murchison qui signale ces faits préfère le calomel au podophyllin qui, même à doses modérées, produit quelquefois des épreintes [et des évacuations muqueuses. Pour les prévenir, on associe au podophyllin parfois l'extrait de jusquiame ou de belladone.

Blondeau recommande de plus, quand l'action de ce médicament commence à s'user par accoutumance, l'association de la noix vomique sous la forme suivante : extrait de jusquiame, 1 centigramme; extrait de noix vomique, 1 centigramme; podophyllin, 15 milligrammes; savon médicinal 5 centigrammes, pour une pilule. A prendre 1 à 3 le soir en se couchant.

Quelques autres substances sont réputées en Amérique comme cholagogues et altérants dans les affections du foie. Murchison cite l'iridine extraite du bulbe de l'iris versicolor, l'évonymine de l'écorce de l'*Évonymus atro-purpureus* et la sanguinarine de la sanguinaire. L'iridine, administrée par Henri Guéneau de Mussy en pilules de 20 centigrammes, serait un cholagogue énergique, mais il ne produit pas de selles. On donne le lendemain du sel de Glauber. Pour obtenir l'effet cholagogue et purgatif en même temps, ce clinicien associait le podophyllin à l'évonymine et à la jusquiame. Il prescrit une pilule avec 25 milligrammes de podophyllin, 5 à 10 centigrammes d'évonymine et 5 centigrammes d'extrait de jusquiame. L'évonymine serait, d'après Constantin Paul, moins active que le podophyllin, et son action s'épuiserait plus vite, mais l'action des deux médicaments est analogue. Blondeau a vu l'action des pilules d'évonymine se prolonger plus longtemps que celle des pilules de podophylline (Société de thérapeutique, 14 mai 1884).

Tous ces cholagogues auraient d'ailleurs, suivant Guéneau de Mussy, une activité plus énergique, chez les malades affectés d'embarras gastrique ou bilieux chez lesquels la sécrétion de la bile paraît être plus abondante. Il a vu 1 centigramme de calomel déterminer dans des cas de ce genre une purgation abondante.

Une autre médication est fréquemment employée dans les maladies du foie, dans l'ictère en particulier : ce sont les *carbonates alcalins*, les sulfates alcalins et le chlorure de sodium, surtout sous forme d'eaux minérales. L'expérience montre leur efficacité dans la cholélithiase et dans le catarrhe chronique des canaux biliaires. La formation de gravelle biliaire est-elle facilitée par le défaut d'alcalinité de la bile? On a dit que les alcalins, surtout les sels de soude, activent la sécrétion biliaire. Cependant Nasse conclut le contraire de ses expériences sur les chiens fistuleux; le carbonate de soude injecté avec les aliments diminuerait considérablement cette sécrétion. L'injection de cette substance dans l'intestin ou dans les veines a donné à Röhrig le même résultat : diminution de la quantité de bile, partie liquide et partie solide, spécialement des sels biliaires. D'après ce physiologiste, le carbonate de soude agit sur les transformations chimiques du foie, activant les oxydations et la décomposition des substances albuminoïdes. Après l'ingestion de 8 grammes de carbonate de soude, les urines de l'homme deviennent riches en acide hippurique.

Le chlorure d'ammonium, au dire de Murchison, réputé dans l'Inde et les pays tropicaux contre la congestion hépatique, serait utile dans les troubles fonctionnels du foie qui s'accompagnent d'uricémie. A la dose de 1^{gr},30 donnée trois fois par jour, il est diaphorétique et diurétique et exerce une influence puissante sur la circulation porte. Cependant Rutherford le trouve sans action sur elle. Éliminé sans transformation, il augmenterait l'azoturie et donnerait à l'urine 4^{gr},50 d'urée en plus par jour.

Les *acides* ont été administrés aussi dans certaines formes d'ictère. Scott et Thompson ont donné l'acide nitrique combiné avec l'acide chlorhydrique. Henoch et Frerichs ont recours aussi à l'eau régale à l'intérieur ou en bains ; ce médicament serait efficace dans l'ictère lié à la cirrhose et dans l'ictère catarrhal simple prolongé qui a résisté à d'autres médicaments. D'après Frerichs, l'utilité des acides s'expliquerait, du moins en partie, par l'action sur la muqueuse intestinale et par l'influence réflexe exercée sur la sécrétion biliaire. Leur efficacité cependant est contestée par Bamberger. D'après Rutherford l'eau régale n'agit pas sur la sécrétion biliaire. Murchison pense que dans les états morbides du foie associés à l'uricémie les acides sont plutôt nuisibles qu'utiles ; ils peuvent être cependant utiles quand il y a débilité et atonie, mais le plus grand bien qu'ils produisent est probablement d'améliorer la digestion gastrique.

L'acide citrique, employé aussi dans l'ictère catarrhal, est tout aussi douteux comme action directe sur le foie : peut-être est-ce aussi en modifiant le catarrhe gastrique qu'il agit favorablement.

On voit combien sont incertaines comme mode d'action et comme efficacité les médications qui s'adressent au symptôme ictère. Une nouvelle thérapeutique a surgi dans ces dernières années qui s'annonce comme souveraine dans l'ictère simple catarrhal.

En 1877, Krull (*Berl. Wochenschr.*, 1877) proposa les *lavements d'eau froide*. Un lavement de 1 à 2 litres d'eau à 12 degrés Réaumur est injecté le premier jour, les jours suivants on élève la température peu à peu à 18 degrés. Dès les premiers lavements, les symptômes généraux s'amendent, l'appétit se restaure, la sensibilité épigastrique et hépatique disparaît. Les forces redeviennent normales du deuxième au quatrième jour ; la guérison dans 11 cas d'ictère datant de cinq jours à un an et demi fut rapide. Hugo Loewenthal confirma ces résultats dans 41 cas. Quelquefois deux lavements suffisent pour faire apparaître la bile dans les selles ; le plus souvent quatre sont nécessaires ; jamais il n'en fallut plus de six. Chez les enfants Loewenthal injecte 1 litre ; chez les adultes 1 à 2. La xanthopsie disparut après le premier lavement dans un cas, après le second dans l'autre : le prurit aussi disparut rapidement.

Eichhorst (*Handbuch der spec. Pathologie*, 1877) a réussi chez l'adulte et Kraus (*Arch. f. klin. Chir.*, 1886) chez les enfants par la même méthode, Pregadino a obtenu les mêmes succès chez les enfants auxquels il a injecté 1 à 2 litres d'eau dans l'intestin.

Chauffard (*Revue mensuelle*, 1887) a introduit cette méthode en France. Il a constaté que deux lavements d'eau de 18 à 20 degrés centigrades n'agissent pas plus vite qu'un seul. Le lavement est gardé pendant cinq à dix minutes ; il est bien supporté et ne détermine que des coliques intestinales peu douloureuses avec sensation de borborygmes et de contraction péristaltique. Sur 7 cas la désobstruction du canal cholédoque se fit une fois en deux jours, une fois en trois, deux fois en cinq, deux fois en six, une fois en huit jours. Vers le troisième ou quatrième jour, on constata que le pigment biliaire avait diminué dans l'urine, et les selles prenaient une coloration café au lait ou jaune brun. On peut admettre, dit Chauffard, qu'on doit réussir en quatre à six jours dans les ictères récents ou datant de plusieurs semaines. L'auteur insiste sur ce fait que la désobstruction est accompagnée et suivie de polyurie et d'azoturie. Cette modification des urines a été d'ailleurs souvent observée pendant la résolution spontanée de l'ictère. L'azoturie est due au retour à l'état normal de la nutrition troublée par l'absence de bile dans l'intestin, et j'ajouterai aussi par la restauration de la fonction uro-poétique du foie entravée par la stase biliaire. La polyurie serait due à l'action diurétique de l'urée et peut-être à l'augmentation de tension artérielle générale due au lavement d'eau froide, à la diminution de la stase dans le système de la veine porte.

Les lavements d'eau froide agissent, d'après Chauffard, en provoquant le péristaltisme intestinal, un spasme réflexe des voies biliaires extra-hépatiques et peut-être une hypersécrétion réflexe de la bile : de là une véritable chasse biliaire qui rétablit la perméabilité du canal.

Dans un cas d'oblitération calculeuse, Chauffard constata à la suite d'un lavement froid une crampe douloureuse paroxystique suivie de fièvre intermittente hépatique ; l'ictère persista.

Tels sont les faits jusqu'à présent confirmatifs de la méthode de Krull. Espérons que l'avenir ne les démentira pas.

L'ictère n'est le plus souvent qu'un symptôme dû à des maladies diverses ; d'autres symptômes se trouvent associées à lui : troubles digestifs, nutritifs, circulatoires, cutanés, nerveux. La cholémie est l'aboutissant ultime des ictères chroniques. La thérapeutique de ces manifestations diverses qui dominent l'ictère, l'accompagnent ou en sont la conséquence, appartient à l'histoire spéciale de chacune des maladies qui donne lieu à l'ictère.   BERNHEIM.

IDE. *Voy.* CYPRINS à l'*Addenda* au C.

IDENTITÉ. MÉDECINE LÉGALE. Le mot *identité*, pris dans son sens le plus général, exprime la qualité qui fait qu'une chose est la même qu'une autre, que deux ou plusieurs choses n'en sont qu'une ou sont comprises sous la même idée. Dans le sens algébrique, c'est l'espèce d'équation ou d'égalité dont les deux termes sont identiquement les mêmes ; pour le philosophe, c'est l'unité personnelle créée en nous, mais qui se modifie ou s'efface quand la mémoire s'éteint. L'identité est un *terme de jurisprudence* qui s'applique à la reconnaissance d'une personne au sujet de laquelle s'élève une action judiciaire. Les questions d'identité, dit Littré, sont celles dans lesquelles on se propose de déterminer : 1° si un individu est vraiment ce qu'il prétend être, comme lorsqu'un absent reparaît et réclame ses droits de famille ; 2° s'il est celui que l'on présume reconnaître et auquel s'adresse une question judiciaire ; 3° si le cadavre ou le squelette soumis à l'examen est celui de tel individu présumé victime d'un assassinat ou d'un empoisonnement ; on établit l'identité d'une personne en état d'arrestation, d'un prisonnier évadé, d'un condamné, d'un cadavre trouvé sur la voie publique, on y rattache la définition du *signalement :* la description de la figure et de l'extérieur d'une personne, avec l'indication des signes qui peuvent servir à son identité au point de vue médico-légal. Tardieu caractérise en ces termes les questions d'identité : « On comprend sous ce nom les recherches et la constatation des signes physiques à l'aide desquels il est possible d'établir, soit pendant la vie, soit après la mort, l'individualité de personnes inconnues, ou encore la participation de tel ou tel individu à certains actes déterminés. » Nous résumerons ainsi cette définition : L'identité est constituée par l'ensemble des caractères qui font reconnaître une personne et qui la distinguent d'une autre ; cette identité est absolue ou relative : dans le premier cas, c'est l'individualité de la personne qui est déterminée ; dans le second, ce sont les rapports de la personne avec un acte en particulier; ces problèmes se posent pendant la vie et après la mort.

Les questions d'identité ont une importance considérable par leurs conséquences juridiques, par le nombre et la variété des faits qui s'y rapportent. Il faut avoir la preuve de l'individualité de celui qui réclame un droit; quand un crime est commis, le premier point est de déterminer quel en est l'auteur et quelle en est la victime. L'identité forme donc une question préliminaire qui se présente en matière civile, comme dans l'instruction criminelle. Les faits médicaux ont ici une grande valeur et ils donnent souvent à la justice les meilleures preuves de l'individualité de la personne. Ces signes sont empruntés à toutes les parties des sciences médicales dans ce qu'elles ont de plus précis; l'expertise les réunit pour en tirer des conclusions. Des travaux d'une grande valeur aboutissant à une utilité pratique incontestable, fournissent de nombreux matériaux pour cette étude qui peut être comprise dans les divisions suivantes : 1° législation, applications médico-légales, historique; 2° preuves de l'identité, caractères anatomiques, physiologiques, pathologiques spéciaux; 3° identité pendant la vie; 4° identité après la mort; 5° identité relative à un acte déterminé. Des subdivisions se rapportent à l'étude des différents signes, à la détermination de la race, du sexe, de l'âge, de la conformation, des professions, des états morbides et des signes divers, congénitaux ou acquis, par lesquels se caractérise l'individualité.

I. LÉGISLATION. Les questions d'identité se rapportent au droit civil et au *droit criminel.* Les premières concernent la filiation, l'absence, le mariage.

La *filiation* des enfants légitimes se prouve par les actes de naissance inscrits sur les registres de l'état civil (C. C., 319), mais à défaut de ce titre la possession constante de l'état d'enfant légitime suffit (320). Les faits qui caractérisent la possession d'état sont que l'individu a toujours porté le nom du père auquel il prétend appartenir, que le père l'a traité comme son enfant et a pourvu en cette qualité à son éducation, à son entretien, à son établissement, qu'il a été reconnu constamment pour tel dans la société et dans sa famille (321), mais, à défaut de titre et de possession constante, ou si l'enfant a été inscrit sous de faux noms ou comme étant de père et mère inconnus, la preuve peut se faire par témoins, quand il y a un commencement de preuve par écrit ou s'il existe des présomptions ou des indices graves résultant de faits déjà établis (323). C'est ici qu'intervient l'expertise médicale, qui a sa place parmi les témoignages les plus importants. La preuve contraire pourra se faire par tous les moyens propres à établir que le réclamant n'est pas l'enfant de la mère qu'il prétend avoir, ou même, la maternité prouvée, qu'il n'est pas l'enfant du mari de la mère (325); ici encore le témoignage médical peut intervenir.

Un individu demande l'acte civil d'un autre et, si la possession a duré un certain temps, il invoque l'article 322, qui ne permet pas de contester l'état de celui qui a une possession conforme à son titre. L'*article* 45 du Code civil autorise toute personne à se faire délivrer par les dépositaires des registres de l'état civil des extraits de ces registres qui, dûment légalisés, font foi jusqu'à inscription de faux. Des malfaiteurs habiles se procurent ainsi l'extrait de naissance d'une autre personne, à peu près du même âge, décédée ailleurs, pour cacher leur identité et obtenir, s'il y a lieu, un extrait de casier judiciaire intact.

La recherche de la *maternité* est admise (*art.* 341), mais l'enfant qui réclame sa mère sera tenu de prouver qu'il est *identiquement* le même que celui dont elle est accouchée. Il ne sera admis à faire la preuve par *témoins* que lorsqu'il aura déjà un commencement de preuve par écrit. Cet article conduit aussi à la preuve médicale de l'identité.

La question d'identité peut encore se soulever à l'occasion du *mariage*, lorsque la validité en est attaquée par l'un des deux époux, par suite d'une erreur sur la personne (*art.* 180). Cette erreur portant sur l'identité même du conjoint est de nature à soulever une question médicale; la demande en nullité n'est d'ailleurs plus recevable, s'il y a eu cohabitation continuée pendant six mois depuis que l'erreur a été reconnue (181).

L'*absence* est l'occasion la plus fréquente des procès dans lesquels la question d'identité joue un rôle principal; elle a donné lieu à des causes célèbres, indiquées à l'occasion de l'historique et à des erreurs occasionnées par la ressemblance. Les droits de l'absence sont protégés par des dispositions spéciales du Code, ils sont maintenus dans des limites qui s'étendent jusqu'à la durée maximum de vie humaine. Si l'absence a continué pendant *trente ans*, depuis l'envoi des héritiers en possession provisoire, ou s'il s'est écoulé *cent ans* révolus depuis la naissance de l'absent. Alors seulement les ayants droit peuvent faire prononcer l'entrée en possession définitive (*art.* 129). Si l'absent reparaît même après cette époque, il reprendra ses biens dans l'état où ils se trouveront, le prix de ceux qui auront été aliénés, ou les biens provenant de l'emploi de ceux qui auront été vendus (132); après trente ans d'absence, les revenus seuls ne lui seront pas restitués (127); ceux qui possèdent pour autrui ne prescrivent jamais, par quelque laps de temps que ce soit (2236). Si l'absent reparaît après cette longue période, quelle difficulté pour lui de faire reconnaître ses droits, s'il n'a pas en sa possession de titres réguliers! Son identité est contestée; que de changements accomplis depuis cette longue série d'années! « On a oublié les traits, les mœurs, les circonstances de la personne qu'on croyait perdue et qui reparaît inopinément; que de contemporains moissonnés par la mort, dont le témoignage eût été décisif! » (Fodéré). La détermination de l'identité se présente ici avec toutes ses difficultés, elle exige l'étude approfondie et minutieuse de tous les signes et des influences diverses qui ont pu les modifier.

Les mêmes délais rendent possible la fraude de l'imposteur audacieux, qui revient avec de faux titres ou avec des titres dérobés. Le véritable héritier est depuis longtemps mort en pays étranger; sous le voile de la ressemblance, l'aventurier cherche à s'emparer d'un nom illustre ou d'une succession à laquelle il n'a pas droit. Le mari prétendu, comme on en a des exemples, est accueilli sous le toit conjugal, et des témoins pris même dans la famille reconnaissent une identité qui n'existe pas. Des erreurs du même genre ont été constatées à l'occasion d'enfants réputés morts et qu'on a représentés avec des titres plus ou moins spécieux. La supposition et la substitution de part, les enfants changés en nourrice, d'autres élevés par des personnes bienfaisantes et qui, au décès de celles-ci, ont été considérées comme appartenant à leur famille; le vol d'enfants que la mère croit plus tard reconnaître, tels sont encore les faits qui donnent lieu au diagnostic de l'identité.

C'est au point de vue du *droit criminel* que se présentent le plus habituellement les questions d'identité; elles se produisent à la suite des arrestations opérées par la police, dans les instructions judiciaires, à l'occasion des prévenus, des accusés, des condamnés, des récidivistes, de la victime des attentats divers, des fraudes qui se rapportent aux assurances sur la vie. Des erreurs judiciaires trop tard reconnues montrent toute l'importance de ces questions et parfois aussi la difficulté de les résoudre.

Dans les arrestations opérées par la police pour les cas de flagrant délit, des témoignages immédiats ne laissent le plus souvent aucun doute sur l'identité de la personne. Quand il s'agit de vagabonds plus ou moins suspects, un examen plus approfondi peut être nécessaire. La police peut avoir à contrôler les indications d'un passeport. C'est pendant l'instruction judiciaire, à l'occasion de crimes ou de délits commis à une époque plus ou moins éloignée, que la question se pose avec toutes ses difficultés et que l'intervention médicale devient nécessaire. La prescription est de dix années révolues pour l'action publique relative à un crime, à dater du jour où il aura été commis (C. I. C., 637), elle peut être retardée encore, s'il a été fait dans cet intervalle des actes d'instruction ou de poursuite non suivis de jugement; c'est après cette longue période que l'identité doit être reconnue, malgré les difficultés qui résultent des modifications amenées par le temps. En matière correctionnelle, la durée de la prescription est réduite à trois ans (638).

Pour les condamnés, les limites de la prescription sont plus étendues. Les peines portées par les arrêts ou jugements en matière criminelle se prescrivent par vingt années révolues, à partir de la date des arrêts ou jugements (C. I. C., 585); pour les peines correctionnelles, la prescription est de cinq ans, c'est dans ces larges limites qu'on peut être appelé à reconnaître l'identité d'un condamné évadé et repris. Une des premières lois édictées à l'occasion de cette reconnaissance est celle du 4 frimaire an VII, reproduite dans les *articles 5*, 18 et 520 du Code d'instruction criminelle. La reconnaissance de l'identité d'un condamné évadé et repris sera faite par la cour qui aura prononcé la condamnation. Il en sera de même pour les individus condamnés à la déportation ou au bannissement qui auront enfreint leur ban. Tous ces jugements seront rendus sans assistance de jurés, après que les témoins, appelés à la requête du procureur général ou de l'individu repris, auront été entendus. Le banni qui, avant l'expiration de sa peine, rentre sur le territoire de la République, sera, sur la *seule preuve de son identité*, condamné à une détention pour un temps au moins égal à celui qui restait à courir pour l'expiration de sa peine (C. P., 33); si la condamnation avait été prononcée en dernier ressort, le recours en cassation est seul possible. Les tribunaux correctionnels ont le même droit en ce qui concerne les évadés après condamnation pour délits, mais leur décision est susceptible d'appel. Les conseils de guerre ont la même compétence, sauf appel au conseil de révision. Le principe est que la reconnaissance de l'identité appartient au tribunal qui a prononcé la condamnation, mais est-il bien certain, suivant la remarque déjà faite par Fodéré, que les juges fassent une assez sérieuse attention aux traits d'un accusé pour pouvoir se les rappeler après une longue période de temps; et il faut encore tenir compte des changements qui se seront opérés dans son apparence extérieure. Le Code prescrit que l'audience sera publique et que l'individu sera présent, à peine de nullité. Vers la fin de l'an VIII, des difficultés se produisirent dans l'Ardèche à l'occasion de l'identité d'un condamné à mort, évadé et repris. L'expertise médicale est évidemment nécessaire pour compléter les témoignages dans tous les cas douteux.

La question d'identité se pose encore lorsque, après une condamnation pour crime ou délit, un nouvel arrêt ou jugement aura condamné pour le même fait un autre accusé ou prévenu, et que les deux condamnations ne pourront se concilier, leur contradiction étant la preuve de l'innocence de l'un ou de l'autre prévenu (445). La révision est encore possible lorsqu'après une condamnation pour homicide des indices suffisants se produisent pour attester l'existence de la prétendue victime. Il faut ici s'assurer avant tout de l'identité de la personne. Ainsi, dans l'affaire qui s'est jugée il y a peu d'années devant une cour de Bretagne, l'accusé déclarait avoir tué sa servante et l'avoir jetée dans un étang; sa culpabilité semblait certaine, lorsque la prétendue victime reparut et l'évidence se fit sur l'hallucination bizarre qui avait dicté les aveux. L'identité de la victime peut encore être recherchée à l'occasion de débris de cadavre et d'ossements plus ou moins altérés par le temps ou par la combustion. Il est évident que, dans les cas de ce genre, l'expertise médicale peut seule déterminer une conviction.

L'alibi est souvent invoqué par le prévenu; les témoignages en décident. Le médecin est appelé pour apprécier la valeur de cette preuve; dans les faits matériels de la cause, il trouve les indices d'une identité relative qui permet d'apprécier la part que l'inculpé a prise à un acte déterminé.

Des mesures administratives ont pour but de constater dans les prisons l'identité des prévenus. Un règlement du 27 octobre 1808, une ordonnance du 29 octobre 1820, des circulaires du 26 août 1831, du 23 octobre 1849, contiennent des prescriptions formelles à cet égard. Il est recommandé aux directeurs de prison de recueillir avec le plus grand soin tous les signes particuliers qui affectent l'habitude du corps. Il est surtout utile, dit la circulaire de 1849, de relever les sujets représentés par le tatouage et de ne pas les signaler seulement par l'expression générale de tatoués. La marque, abolie en 1832, qui constituait une flétrissure et une peine, avait aussi pour but de constater par un signe indélébile l'identité du condamné; on avait même proposé de la remplacer par un tatouage de petite dimension sur une région cachée.

La loi du 27 mai 1885 sur les *Récidivistes* a donné une nouvelle importance à ces questions d'identité; la relégation peut être la conséquence de condamnations multiples dont le nombre, suivant leur qualité, varie de deux à sept, et qui ont été prononcées dans un intervalle de dix ans, non compris la durée des peines subies (*art.* 4). La relégation n'étant pas applicable à ceux qui ont plus de soixante ans et moins de vingt et un ans, à l'expiration de la peine (*art.* 6). Dans ces conditions, il est nécessaire de prévoir les changements de nom, les allégations mensongères, par lesquels les prévenus chercheront à dissimuler leur passé. Des mesures ont été prises à cet égard à la préfecture de police de Paris, sur la proposition et la direction du docteur Bertillon. On arrête à Paris environ 200 individus par jour, parmi lesquels se trouvent des récidivistes, de nombreux repris de justice qu'il importe de reconnaître. Un signalement photographique et anthropométrique donne à cet égard les meilleures garanties. Chaque jour, depuis quelques années, on fait photographier un certain nombre de ces individus, mais bientôt le nombre de ces photographies s'est augmenté au point de rendre bien longue et bien difficile la recherche du portrait qui concerne l'individu arrêté. En cinq ans on a eu près de 50 000 photographies : « En dix ans la police a réuni dans ses cartons la photographie de 100 000 sujets ». M. Bertillon a eu la pensée de soumettre ces photographies a un classement méthodique, de les subdiviser en groupes secondaires, fondés sur des caractères immuables et précis, qui permettent de retrouver facilement le portrait qui s'adapte à l'individu arrêté. Il a ajouté à la photographie, prise de profil et de face, un signalement anthropométrique qui caractérise la personne et fait retrouver primitivement la photographie cherchée (*Identité des récidivistes.* Paris, 1883. — *Des signalements anthropométriques*, 1885). Ces signes ont une utilité très-réelle au point de vue médico-légal.

Les *assurances sur la vie* ont été l'occasion de fraudes dans lesquelles la question d'identité tient un rôle principal. Il y a quelques années, à Londres, le cadavre d'un inconnu fut inhumé pour celui d'une personne assurée pour une somme considérable; la substitution fut reconnue. En 1887, la même fraude a été découverte à Meudon. Les circonstances de ce triste fait offrent un intérêt particulier pour la médecine légale. Scheurer, baron allemand ruiné, contracte neuf assurances sur la vie pour 53 000 livres sterling de 1874 à 1888, en faveur de sa maîtresse, avec trois compagnies anglaises. Scheurer se lie avec le médecin Castelneau, âgé de soixante-huit ans, qui, par l'intermédiaire d'un pharmacien, sous prétexte d'essayer une cure nouvelle, se procure un malade, phthisique agonisant, qu'il installe chez lui, rue de Paris, à Meudon, sous le nom du baron Scheurer. Un autre médecin, le docteur Chanu, le voit trois fois, présenté sous ce nom, le 17, le 18, le 19 novembre, lorsque déjà le moribond ne pouvait plus parler. Il mourut le 20 novembre 1883; la vérification du décès est faite par le médecin de l'état civil, dans une pièce sombre où l'on pouvait à peine distinguer le corps; la déclaration du décès qui porte le nom du baron Scheurer est faite par des témoins auxquels il est absolument inconnu; le cercueil est déposé dans la fosse commune; une croix noire sur laquelle sont inscrits les noms, le titre et l'âge, trente-deux ans, du prétendu décédé, marque le lieu de l'inhumation. Les compagnies conçoivent des doutes, elles font quelques recherches inutiles; l'assurance est payée; une somme de 25 000 francs est remise à Castelneau par l'intermédiaire du pharmacien qui déclare avoir cru à un remboursement de frais. En 1887, une dénonciation anonyme est faite à la justice, avec des détails précis; l'information les confirme; quatre ans après la substitution, en septembre 1887, la preuve est acquise qu'un nommé Carl Glokner, d'origine Suisse, garçon brasseur, âgé de trente ans, dans la misère, phthisique au dernier degré, a été transporté et traité à Meudon, au domicile de Castelneau, sous le nom de baron de Scheurer, puis déclaré à l'état civil comme décédé et inhumé sous le même nom. Scheurer, se voyant découvert, se tue à Côme, avec son revolver, le 22 octobre 1882, il laisse une lettre d'aveu et de repentir; on l'exhume pour reconnaître son identité. Par arrêt de la cour d'assises de Versailles, du 26 avril 1888, Castelneau, âgé de soixante-douze ans, est condamné à huit ans de reclusion, pour le fait de substitution de cadavre à Meudon, de faux en écriture publique et d'usage du faux (*Gazette des tribunaux*, du 27 avril 1888). En juin 1888, la cour de cassation a rejeté le pourvoi des condamnés. L'exhumation du corps substitué n'avait pas été ordonnée; ce supplément de preuves n'a pas paru utile; l'accusé d'ailleurs avait pris la précaution de faire déposer le cercueil dans la fosse commune.

II. HISTORIQUE. Des faits célèbres, des erreurs judiciaires, ont donné à cette partie de la médecine légale une grande notoriété; des travaux importants se rattachent à cette question.

Nos auteurs ont cherché dans l'antiquité les exemples de ces ressemblances qui ont amené des erreurs. Sans parler d'Amphytryon et des ménechmes, on a un chapitre de Pline (*Histor.*, lib. VII, cap. xii), intitulé *Exempla similitudinum*, qui constate ces jeux de la nature par suite desquels une personne pouvait à peine être distinguée d'une autre : ainsi le grand Pompée était confondu avec le plébéien Vibius, Scipion avec un esclave, un consul avec un comédien. Valère Maxime (lib. IX) rapporte que la femme d'Antiochus, roi de Syrie, s'étant défaite de son mari, mit dans son lit un homme qui lui ressemblait et qui dicta aux grands ses volontés dernières, précédant ainsi de bien des siècles la scène du légataire où l'identité est aussi en cause. Fodéré a un chapitre intitulé *Faits trompeurs de ressemblance et jugements qu'ils ont provoqués*, tirés des causes célèbres.

Un des faits les plus anciens, avec des détails, est celui du faux Martin Guerre, jugé, en 1560, par le parlement de Toulouse. Celui qui portait ce nom a disparu depuis huit ans; Arnaud Dutile, qui avait avec lui quelque ressemblance, se présente à sa place; on hésite d'abord, plus de trente témoins le reconnaissent; il est mis en possession de la femme et des biens de l'homme disparu et reste trois ans dans cette situation, admis par quatre sœurs et deux beaux-frères, il a des enfants, et, quand le véritable Martin Guerre se présente, il est d'abord déconcerté par l'assurance de l'imposteur, mais bientôt il est reconnu par sa famille, et le parlement, non sans hésitation, admet l'identité. Dans l'affaire du mendiant de Vernon, en 1654, l'enfant de cet homme est attribué à la veuve Lemoine dont les deux fils s'étaient égarés : le mendiant est arrêté comme voleur d'enfants, les juges de Vernon condamnent la veuve à reconnaître cet enfant : l'appel de cette décision est fait au Parlement de Paris, quand onze jours après le jugement l'enfant reparaît, on doute encore, l'existence d'une cicatrice à la tête contribue à résoudre la question, et le Parlement par un arrêt rend au mendiant son fils et annule une maternité illusoire. Dans l'affaire de Caille et de Piere Mége, à laquelle se mêlent les passions religieuses, un soldat de marine vint se faire passer pour le fils de ce gentilhomme, décédé en exil, après la révocation de l'édit de Nantes : il abjure sous le nom de Caille pour entrer en possession de ses biens. Il est mis en prison comme imposteur, et la cause se plaide devant le parlement d'Aix, elle dure sept ans. Trois cents témoins déposent qu'il est réellement le fils du gentilhomme; trois ou quatre nourrices qu'ils avait eues et les domestiques de la maison attestent son identité. En 1706, un arrêt du parlement d'Aix reconnaît ses droits et le met en possession des biens, il contracte un mariage, mais il était déjà marié depuis vingt ans; sa femme réclame, l'arrêt du parlement d'Aix est cassé par le conseil d'État; l'affaire est renvoyée devant le parlement de Paris; des signes physiques sont constatés : une différence de taille, un gonflement du genou, la monorchidie, une mamelle sur la région abdominale. L'affaire dure encore six années et en 1712, sur les conclusions de d'Aguesseau, l'imposture est reconnue.

Parmi les faits qui ont eu une notoriété médico-légale nous citerons celui d'un enfant réclamé par deux mères en 1768. L'enfant, âgé de six ans, avait été perdu dans les rues de Paris deux ans auparavant; des traces de petite vérole, la cicatrice d'une saignée, deux doigts palmés, furent les signes interprétés par les chirurgiens du Châtelet, et qui conduisirent à une solution, sans pouvoir convaincre la mère à qui on refusait l'enfant. Un débat analogue s'éleva entre deux pères à l'occasion d'une erreur commise à l'hôpital Saint-Louis, et rectifiée en 1777 par un arrêt du parlement de Paris : un enfant scrofuleux appartenant à un cabaretier de Strasbourg est placé dans cet hôpital, il y meurt, et l'enfant d'un bourgeois de Paris, atteint du même mal, est placé dans le même lit, onze jours après la mort du premier. Le père vient de Strasbourg pour chercher son fils, on lui remet l'autre enfant qu'il croit être le sien, et une longue procédure aboutit à faire restituer cet enfant au bourgeois de Paris. La question se compliquait par suite de l'identité des deux maladies. Une différence d'âge de douze ans, dans une autre cause qui alla aussi jusqu'au parlement de Paris, en 1775, fait débouter de ses prétentions une femme qui vient réclamer un héritage, et dont l'identité était affirmée par un frère et une sœur et de nombreux témoins (*Recueil des causes célèbres*, p. 128).

Une consultation de Louis qui fit réparer une erreur judiciaire est un des documents les plus importants que nous possédions sur ce sujet. Un nommé Baronet, du diocèse de Reims, disparu depuis vingt-deux ans, revient au pays pour réclamer une succession ; son identité est contestée par sa sœur qui était l'autre héritière, l'opinion se prononce contre lui ; les témoignages lui sont contraires, on le fait passer pour Babilot, qui avait aussi disparu depuis la même époque, et par sentence du balliage de Reims, du 29 octobre 1773, le prétendu Babilot est condamné aux galères perpétuelles, et à être flétri comme faussaire et spoliateur de successions sous un nom supposé. On l'emmène aux galères, mais passant par Paris il est visité par une sœur de Babilot qui ne le reconnaît pas. Des doutes s'élèvent et, après deux ans qu'il a passés aux galères, on obtient une révision du procès par le Parlement de Paris. Louis est consulté sur les différences qui peuvent exister entre les deux individus, il constate qu'elles sont caractéristiques : Baronet a soixante ans et offre tous les signes de cet âge, Babilot n'aurait que quarante-six ans ; le premier est de petite taille, boiteux, une jambe plus courte que l'autre, la colonne courbée ; l'autre de haute taille n'avait aucune de ces difformités ; la tache de naissance sur la cuisse, de la largeur d'un écu de six livres, reconnue chez Babilot, n'existait pas chez Baronet ; aucune cicatrice n'indiquait qu'on eût cherché à la faire disparaître. Le visage, chez les deux, offrait des cicatrices, mais chez l'un au sourcil par suite d'une blessure, chez l'autre à la joue et au menton, provenant d'humeurs froides. L'évidence était acquise et par un arrêt du Parlement, en date du 26 août 1778, Baronet est déchargé de toute peine, remis dans ses droits et reconnu pour tel qu'il se disait. Zacchias avait rapporté un fait analogue (*Consul.* LXI), au point de vue de l'altération de la ressemblance par les progrès de l'âge et sous diverses influences. Un noble bolonais, Carali, qu'on supposait mort dans les combats, revient après trente ans et réclame ses biens ; personne ne le reconnaît, il était parti dans l'âge de la jeunesse, libre et opulent, il revient âgé, pauvre et méconnaissable par suite des souffrances d'une longue captivité. Zacchias constate les effets de ces influences, et les circonstances qui peuvent encore caractériser l'identité ; elle est reconnue par les juges, qui rendent au prisonnier son nom et son état.

Des discussions ont eu lieu, et se prolongent encore, à l'occasion de l'identité du dauphin Louis XVII, décédé à la tour du Temple le 20 prairial an III (9 juin 1795), suivant l'acte inscrit à l'état civil. L'identité a été contestée pendant la vie et après la mort. Lors de son séjour au Temple du 13 août 1792 au 9 juin 1795, deux substitutions d'enfants auraient eu lieu. Au moment où le malheureux enfant, abreuvé d'outrages, affaibli par la solitude et par les mauvais traitements, ne répondait plus à aucune question, ses partisans auraient réussi à l'enlever du Temple et auraient mis à sa place un sourd-muet. Desault est appelé près du malade le 9 mai et meurt presque subitement le 1er juin. Pelletan le 5 juin, Demangin le 7, et tous deux le 8, jour de la mort, visitent encore l'enfant. L'autopsie est faite le 21 prairial an III, de onze heures et demie du matin à quatre heures, par Demangin, Pelletan, Jeanroy, Lassus ; ils constatent l'affection scrofuleuse, les tubercules du mésentère, deux tumeurs avec matière puriforme, l'une au genou droit, l'autre au poignet gauche sur le radius. Le premier dauphin avait succombé à une affection semblable, à Versailles, le 4 juin 1789, à l'âge de sept ans. L'inhumation eut lieu le 27 prairial au cimetière Sainte-Marguerite, le cercueil en bois fut déposé dans la fosse commune. Pour beaucoup la mort resta douteuse, et les prétendants ne tardèrent pas à se montrer ; à diverses époques parurent Hervagaud, Mathurin Bruneau, le baron de Richemont, Naundorf, dont l'héritier vient de mourir à Dordrecht, en octobre 1887, portant encore le nom de Bourbon. Leurs partisans furent nombreux, aux convictions tenaces, non encore éteintes. La question à diverses reprises a été agitée devant les tribunaux, en 1811, en 1834, procès de Richemond, en 1851, le 28 février 1874, avec un arrêt de la cour de Paris contre les héritiers Naundorf, malgré une plaidoirie de Jules Favre en leur faveur. En 1816, la question d'identité se pose à l'occasion du lieu de la sépulture ; des recherches allaient être faites dans le cimetière de Sainte-Marguerite, lorsqu'un ordre ministériel prescrit d'y renoncer. En novembre 1846, en faisant une fosse dans cet ancien cimetière pour une construction, on trouve un cercueil en plomb contenant un squelette presque entier que l'on croit être celui du dauphin, le docteur Milcent, puis Récamier, en février et en avril 1842, examinent ces ossements. Le crâne avait été scié et la calotte remise en place, ce qui fut constaté. On trouve sur l'os de la cuisse gauche des traces de carie, mais les dimensions de certains os n'appartiennent évidemment pas à l'enfance, un fémur de 46 centimètres correspond à l'âge adulte et à une taille élevée, de 1m,70 à 1m,83 d'après les tableaux ; un humérus de 31 centimètres, un cubitus de 29, avec un tibia de 33,8, sont dans les mêmes conditions. La tête a des dimensions moindres, 16cm,13 et 10 pour les diamètres antéro-postérieur, temporal et facial ; une dent de sagesse était presque sortie. D'après les dimensions de la tête, des os du tronc, et l'état des sutures du crâne, c'était un sujet de douze ans environ, dit Récamier. L'hésitation est restée et la sépulture royale n'a pas été accordée à ces débris. M. de Chantelauze a conclu cependant que les ossements découverts au cimetière Sainte-Marguerite ne peuvent être que ceux du malheureux petit prince (*Les derniers chapitres de mort de Louis XVII.* Paris, 1882). On s'est occupé des changements que le temps et la terre peuvent apporter à la coloration de la chevelure ; ceux que Pelletan avait coupés en 1795 au moment de l'autopsie étaient d'un blond doré ; ceux qu'on retrouva dans le cercueil de plomb en 1846 étaient de longs cheveux roux, dit Milcent, leur couleur était blonde, d'après Récamier. L'identité du cœur a également donné lieu à des discussions. Pelletan, pendant l'autopsie, à l'insu de ses collègues, dont un seul, Demangin, eut un soupçon, avait mis de côté le cœur du jeune prince ; il garda dix ans cette relique conservée dans de l'alcool, desséchée ensuite ; elle lui est enlevée par un de ses élèves auquel il en avait fait la confidence et restituée ensuite par la veuve de ce jeune médecin. En 1816, Pelletan eut la pensée d'offrir cette pièce au roi Louis XVIII ; il fut question de la transférer à Saint-Denis, mais des doutes s'élevèrent, et on renonça à ce projet. La pièce déposée à l'archevêché de Paris disparut pendant le pillage du 29 juillet 1830 ; elle fut ensuite retrouvée, et restituée au fils de Pelletan (Beauchesne, *Louis XVII*, t. II, p. 529). La même question se souleva à cette époque pour le cœur du premier dauphin décédé le 4 juin 1789 ; cette pièce avait été enlevée pendant la spoliation des tombeaux de la famille royale au Val-de-Grâce ; malgré les documents en faveur de son authenticité, le transport à Saint-Denis, dont on avait eu l'idée, comme pour la première pièce, ne fut pas accordé. En ce qui concerne les corps de Louis XVI et de la reine Marie-Antoinette, les ossements qui en étaient les seuls restes furent découverts dans l'ancien cimetière de la Madeleine, rue d'Anjou Saint-Honoré, 43, le 18 et le 19 janvier 1815, les preuves de l'identité furent les témoignages qui attestaient cet emplacement et la disposition de la tête qui indiquait d'une manière évidente qu'elle avait été séparée du tronc. Pour l'un des squelettes c'était le corps d'un homme, « la tête au milieu de deux os de jambes ». Divers personnages, dont un seul médecin, Distal, chirurgien du roi, assistaient à l'exhumation. Il n'y a pas eu d'étude scientifique des ossements. Les ouvrages de Beauchesne, de Chantelaure, une bibliographie nombreuse, se rapportent à ces différentes questions.

Des consultations modernes sur l'identité offrent un grand intérêt scientifique. Dupuytren et Breschet, en 1829, dans l'affaire Dautun, rétablissaient l'unité et l'identité d'un cadavre dont les débris ont été trouvés, les uns sur la place Louis XV, les autres dans la Seine. Le sexe, l'âge, la particularité d'une claudication, sont indiqués et font reconnaître la personne. Les *Annales d'hygiène* de 1829 contiennent un remarquable rapport de Laurent, Noble et Vitry, au sujet d'ossements trouvés dans une cave. Ils constatent le sexe masculin, la taille, certaines particularités anatomiques, un rachitisme ancien. Les limites de l'âge sont placées de vingt-cinq à cinquante ans, l'époque probable de la disparition est indiquée. Le rapport de Marc, Orfila, Boy de Loury, en 1833, au sujet de l'affaire de la rue Vaugirard, appartient à l'historique de l'identité. La veuve Houet avait disparu depuis onze ans, on trouve inhumés dans un jardin des débris de cadavre, que l'on croit être celui de cette femme. Les os sont dépouillés de leur périoste, il reste à peine des traces de cartilages, une matière noirâtre représente les viscères. Reconstituant le squelette, les experts déterminent le sexe féminin, la taille, 1^m,54 ; l'état des sutures du crâne, l'affaissement du corps des vertèbres, indiquent un âge avancé qui est fixé entre soixante et soixante-dix ans ; des cheveux roux et blancs servent de caractère d'identité ; une corde, avec six tours, placée autour des vertèbres, de la troisième à la sixième, ne laisse aucun doute sur le genre de mort. Les coupables, pour lesquels un commencement de procédure avait retardé d'un an l'époque de la prescription, sont découverts et condamnés.

Parmi les faits modernes, le procès Tichborne, rapporté par Taylor, mérite une attention particulière ; ce sont ici les cicatrices et les tatouages qui ont servi surtout à résoudre la question. Le vrai Tichborne s'est perdu en mer en avril 1854 ; l'imposteur se présente en 1871 pour réclamer ses biens : alors procès civil, puis procès criminel en 1873. L'affaire se prolonge, beaucoup de témoignages sont accueillis pour et contre. Le vrai Tichborne avait sur le bras des tatouages bleus représentant divers objets ; son ami et lui s'étaient tatoués réciproquement, et après vingt-cinq ans cet ami venait l'attester en montrant sur son bras le tatouage fait à cette époque. Les parents de Tichborne connaissaient cette circonstance, l'imposteur ne présentait aucune trace de tatouage. Une autre différence résultait de l'absence de toute cicatrice provenant des saignées pratiquées au bras, aux pieds et à la tempe, sur le véritable Tichborne, avant qu'il quittât l'Angleterre; aucun vestige d'un séton au bras entretenu pendant deux ans. Ces preuves médicales ne laissaient aucun doute; elles furent confirmées par d'autres témoignages et l'imposteur fut condamné.

L'importance des travaux scientifiques sur ces questions est en rapport avec l'intérêt du sujet; c'est la partie de la médecine légale qui a donné lieu aux recherches les plus variées, l'individualité humaine est étudiée sous toutes les formes de ses manifestations. L'histoire de l'identité tient une large place dans nos traités généraux; elle est exposée avec détails par Fodéré, Orfila, Devergie, Casper, Taylor, Hoffmann, Legrand du Saulle, Vibert, Briand et Chaudé, dans un article remarquable de Tardieu. Des travaux spéciaux s'appliquent aux points de détail par lesquels l'identité se caractérise; la médecine légale a utilisé à cet égard les progrès de la science et a approfondi des questions nouvelles; c'est à l'étude des signes en particulier que se rattache l'indication de ces travaux qui ont augmenté la force et la précision du diagnostic et qui font de l'histoire de l'identité une des parties les plus intéressantes et les plus utiles de la médecine légale.

III. Preuves de l'identité. Questions médicales. 1° *Les preuves juridiques* de l'identité sont les actes de naissance, inscrits sur les registres de l'état civil, à défaut de ce titre la possession d'état et, si ces deux conditions manquent, la preuve par les témoignages, lorsqu'il y a un commencement de preuve par écrit.

La chimie légale peut intervenir dans les questions de preuves par écrit, lorsqu'il s'agit de titres de famille, de registres, de papiers domestiques, d'actes publics ou privés émanés d'une des parties engagées dans la contestation (C. C., 324). La nature de l'encre, les caractères de l'écriture, peuvent fournir des indices.

La possession d'état, caractérisée par une réunion de faits qui indiquent des rapports de filiation et de parenté, n'implique point directement de constatations médicales. C'est à l'occasion des témoignages prévus par l'*Article* 223 que ces constatations se produisent sur divers points et offrent souvent un grand intérêt.

2° Le *contrôle des témoignages* peut être l'objet d'un examen médical. Les témoins ont cru voir, entendre, reconnaître : combien d'erreurs commises à cet égard! Des ressemblances plus ou moins frappantes ont fait prendre un individu pour un autre et ont amené la condamnation d'innocents. Pline avait réuni des exemples remarquables de ce genre d'erreur. Fodéré consacre un chapitre à l'histoire des faits trompeurs de ressemblance. Père, mère, époux, se sont fait illusion sur l'identité de leurs enfants ou de leur conjoint. Nous oublions facilement la véritable image des personnes et des choses, et le temps aussi les modifie promptement. Et cependant aucun individu n'est semblable à un autre; le chien reconnaît toujours son maître, et l'*Odyssée* nous rapporte l'exemple d'une identité constatée par ce moyen qui pourrait être utilisé à l'occasion. Les altérations de la ressemblance sont aussi une cause d'erreur; par l'action du temps et des circonstances, l'individu n'est plus semblable à lui-même, il perd les signes de son identité; la physionomie s'altère; les traits du visage changent comme l'habitude du corps; on reconnaît à peine l'homme qu'on a vu enfant quand il a dépassé l'âge de la puberté, ou la femme arrivée à la dernière période de la vieillesse. Parmi les exemples de ces erreurs, Foderé cite un cas où d'anciens domestiques, où la nourrice même de l'individu, attestaient une fausse identité. Nous avons observé dans l'affaire Blétry un exemple remarquable d'une erreur de ce genre. Le 10 juin 1843, à la gare de Strasbourg, l'attention est appelée sur une malle de laquelle suinte un liquide rougeâtre ; elle avait été mise au chemin de fer à la gare de Dornach, près de Mulhouse : on ouvre cette malle, on y trouve un cadavre de femme auquel manquaient les deux jambes. Nous faisons l'autopsie le 11 juin, avec le docteur Willemin ; une large plaie faite pendant la vie et d'un seul trait, par un instrument tranchant, a pénétré jusqu'à la 4e vertèbre cervicale, coupant la trachée entre le premier et le second anneau, ouvrant les deux carotides primitives dans la moitié et les quatre cinquièmes de leur circonférence. Le 24 juin, on découvre les jambes non loin de la station d'où la caisse est partie ; nous constatons qu'elles appartiennent bien à ce cadavre. Le suicide d'un étudiant en médecine, le même jour, près de cette localité, avait d'abord fait croire à une soustraction de pièces anatomiques ; c'est après la mort que la désarticulation avait eu lieu pour pouvoir faire entrer le corps dans la malle trop petite. La victime est inconnue, mais on avait vu une dame en noir se promener la veille du crime dans le jardin de l'accusé ; des témoins déclarent que c'était une femme de quarante à cinquante ans, elle avait les cheveux abondants, de teinte foncée et grisonnants, une excroissance sur la joue. On avait entendu, pendant la nuit du 3 au 4 juin, un cri de femme parti d'une des chambres de cette maison. La question d'identité devenait ici le fait principal. Nous constatons l'âge de cinquante ans environ, les signes de la ménopause et d'une maternité ancienne, vergetures abdominales, ovaires flétris, utérus petit et ne pesant que 30 grammes, col triangulaire et échancré ; taille, $1^m,50$; fémur, $0^m,37$; pied, $0^m,24$; chevelure abondante, châtain foncé, tresse de $0^m,73$, quelques cheveux blancs ; iris jaunâtre ; oreilles non percées ; dents altérées ; face petite et arrondie, nez déprimé par la putréfaction ; en bas de la joue droite une excroissance charnue du volume d'une lentille ; du même côté, près du menton, une petite excroissance semblable, avec légère hypertrophie de la peau. La tête, détachée du tronc, est conservée pour résoudre plus tard la question d'identité ; elle est placée dans une solution alcoolique d'alun et de nitrate de potasse, plusieurs fois renouvelée ; les teintes vertes et noirâtres de la putréfaction disparaissent, la peau se durcit et prend une couleur grisâtre. La tête, avec son épaisse chevelure et ses signes particuliers, est conservée dans un état qui permettrait de la reconnaître. Pendant dix-huit mois, elle a été présentée à de nombreux témoins ; elle a figuré comme pièce de conviction aux deux sessions de la Cour d'assises du Haut-Rhin, du 30 avril 1844, du 10 mars 1846. Les témoins ont reconnu la dame en noir qu'ils avaient vue dans le jardin de l'accusé. Un moment on a cru avoir constaté l'identité de la victime, et c'est ici que se place l'erreur sur laquelle nous appelons l'attention et qui est une preuve bien frappante de la faillibilité des témoignages humains. Treize personnes qui sont mises en présence de cette tête n'hésitent pas à reconnaître les traits d'une femme qui avait été autrefois en rapport avec l'accusé. La nourrice de cette femme confirme ces témoignages ; elle manifeste l'émotion la plus vive en présence de ces tristes restes, détaillant les signes qui précisent l'identité. C'est non-seulement à l'expression de la physionomie, à la chevelure, à l'état des dents, que cette femme est reconnue, mais la verrue qui existe à la joue droite est indiquée par les témoins comme un signe caractéristique. La justice croit enfin avoir constaté l'identité de la victime, Adèle Bulard ; celle-ci écrit elle-même pour attester son existence, on croit à une fraude, les témoins persistent, et il fallut l'arrivée elle-même de cette femme, mandée par la justice, pour mettre un terme à cette étrange erreur. Deux années de recherches ont été vaines, la victime reste inconnue ; toutes ces circonstances ont affaibli l'accusation, et à une seconde session de la cour d'assises de Colmar, en mars 1845, l'affaire se termine par un acquittement. La pièce anatomique, objet de ces débats, est restée au musée de la Faculté de Strasbourg.

3° *Vision et audition distinctes.* Les questions suivantes se posent à l'occasion des témoignages : à quelle distance la vue, l'audition, sont-elles possibles ? Pour la vision, la faculté de reconnaître varie suivant la nature des personnes et le mode d'éclairage. M. Vincent (*Mémoires de l'Acad. de médec.*, 1871, 1873) a fait à cet égard d'intéressantes recherches. Il distingue trois catégories de personnes : celles que nous connaissons bien, qui ont des caractères de totalité bien accentués, une stature élevée, une singularité d'attitude ou de costume, peuvent être reconnues à la lumière du jour, à une distance de 100 à 150 mètres, qui se réduit à une moyenne de 60, parfois inférieure, si les caractères de totalité sont peu prononcés. Pour une personne qui nous est moins connue, l'identité n'est guère constatée au delà de 25 à 30 mètres, et pour une personne que nous voyons pour la première fois, à moins d'une excentricité notable, une distance de 15 mètres, et même au-dessous, est la limite au delà de laquelle, même après l'avoir vue de face, il ne nous reste qu'un souvenir douteux et confus. La distance varie encore suivant que l'objet est placé dans la lumière directe ou diffuse. Par le clair de lune le plus complet, il est difficile de reconnaître au delà de 3 à 4 mètres au plus. La couleur influe : le blanc se voit d'aussi loin que l'objet lui-même ; le rouge garance, le rouge écarlate, se voient aussi à distance ; en pleine lune, ces couleurs ont été reconnues à 25 ou 30 mètres ; la diminution de lumière empêche rapidement de distinguer les couleurs, surtout celles qui sont foncées ; à la lumière artificielle, le champ visuel est encore moins étendu, mais avec la lumière électrique, avec l'arc voltaïque surtout, la reconnaissance se fait de plus loin. Ces remarques s'appliquent aux circonstances d'un acte et à ses incidents, aussi bien qu'à l'identité des personnes. Une voiture, roulant sur la route, n'était pas reconnue avant 100 mètres pendant le premier quartier de la lune, en pleine lune après 300 mètres. L'identité du son de voix ne se constate qu'à une faible distance ; il en est de même de la parole distincte ; la voix est contrefaite, le vol au téléphone en a offert un exemple. Des expériences aussi ont été faites sur la distance à laquelle un son est perçu. Ici des circonstances bien variables influent, et le contrôle des témoignages peut se faire par expériences directes sur les facultés auditives et visuelles du témoin.

4° La *preuve médicale* est un témoignage fondé sur les données de la science. L'expert relève tous les signes, organiques ou fonctionnels, physiologiques et pathologiques, généraux ou spéciaux, permanents, contingents et variables, qui déterminent l'individualité d'une personne, qui permettent de la reconnaître dans le présent et qui attesteront son identité pour l'avenir. Ces caractères, qu'il est utile d'énumérer dans leur ensemble, sont les suivants : la race, le sexe, l'âge, la taille, le poids, l'embonpoint ; l'aspect général, l'attitude, l'expression faciale, les rides, l'état des yeux, la conformation générale, spéciale, la forme et les dimensions de diverses régions du corps, la peau, les ongles, les cheveux et les poils, canitie, calvitie, teinture, les organes génitaux, vices de conformation, virginité, maternité, l'état intellectuel et moral ; les signes professionnels, les tatouages et les empreintes, les lésions pathologiques congénitales ou acquises, nævi materni, vices de conformation, cicatrices, traces de blessures et d'opérations chirurgicales, altérations viscérales par suite de l'âge et des maladies, interprétation de débris d'organe, étude spéciale de la dentition, du système osseux dans son développement et ses altérations, caractères physiques et chimiques, ancienneté des os, effets de la putréfaction, appréciation des influences diverses qui ont pu modifier les signes.

Un examen méthodique met en évidence le plus grand nombre de ces faits ; les conclusions ont d'autant plus de valeur qu'elles reposent sur des caractères plus nombreux. Elles portent d'abord sur le sexe et sur l'âge, puis sur le détail des caractères qui peuvent spécialiser l'individu et qui sont en rapport avec les différentes circonstances de la vie. L'étude du commémoratif a ici une grande importance : le genre de vie, la profession, les maladies, les accidents, des influences diverses, ont pu laisser des traces caractéristiques. L'expertise a lieu pendant la vie ou après la mort, constatant des caractères communs et d'autres spéciaux à chacun de ces deux cas. Les conclusions ont le but d'établir l'individualité de la personne ou sa participation à un acte déterminé, identité absolue ou relative.

5° A ces questions se rattachent celles du *signalement* et des précautions à prendre pour établir l'identité actuelle et future des individus qui tombent sous l'action de la justice. La loi du 27 mai 1885, sur les récidivistes, a donné une nouvelle importance à cette question. Par suite de l'*article 4* de cette loi, la relégation sur le territoire de colonies ou de possessions françaises peut être prononcée après un nombre de condamnations qui varie de 2 à 7, ce qui suppose autant d'occasions de constater l'identité des prévenus. Chaque jour on arrête à Paris un certain nombre d'individus, 100 à 200 en moyenne, dont il est nécessaire d'établir l'identité et dont la plupart font de grands efforts pour dissimuler leurs noms et leurs antécédents. M. Bertillon, dans son ouvrage sur l'identification anthropométrique (1885), rend compte des mesures adoptées à cet égard, sur sa proposition, par la préfecture de police de la Seine.

La photographie du prévenu est prise en deux épreuves, l'une de profil, aux trois quarts, l'autre de face. La première donne en traits plus précis la forme du front, du nez, l'avancement de la mâchoire, elle est prise de pied ; la seconde, en buste, est prise de face ; c'est celle qui est généralement le mieux reconnue par les témoins. Ces photographies s'accumulent, elles sont bientôt au nombre de 60 000 pour les hommes, de 20 000 pour les femmes. Comment reconnaître dans cette foule d'images celle que l'on cherche ? M. Bertillon classe ces portraits d'après des caractères particuliers, il les subdivise en groupes de moins en moins nombreux et l'on arrive à trouver le portrait dans un dernier groupe, qui n'en contient plus qu'un nombre restreint. Les trois premières classes sont fondées sur la taille ; petite, 1^m,61 et au-dessous ; moyenne 1^m,62 à 1^m,68 ; grande 1^m,69 à 2 mètres, chacune de ces classes ayant environ le tiers des photographies. Dans chacune de ces divisions primordiales il y a trois classes nouvelles, d'après les dimensions de la tête, petites, moyennes, grandes, subdivisées suivant leur longueur, puis d'après la largeur. On a déjà reparti ainsi les photographies en 81 groupes distincts. Ces groupes sont encore successivement divisés en trois, suivant l'envergure, la longueur du pied et celle du médius gauche. On arrive ainsi à un nombre excessivement réduit de photographies dans lesquelles on reconnaît facilement celle qui se rapporte au détenu dont l'identité est contestée. Si pour la taille les dimensions s'étaient trouvées sur la limite de deux sections, la photographie serait placée en double dans chacune d'elles, pour être recherchée ensuite dans deux groupes attenants. Au verso de la photographie on écrit en outre quelques indications caractéristiques, l'âge de l'individu, la couleur de l'iris, celle des cheveux, les cicatrices, les *nævi materni*. De dix ans en dix ans, les photographies sont placées aux Archives, en conservant leur division. Une période de dix ans suffit pour contenir la partie vivante et agissante de cette population qui traverse les prisons.

Les *mesures anthropométriques* donnent à chacun une identité certaine et durable et doivent servir de base au signalement. Ces mesures sont celles que M. Bertillon a proposées pour la division des photographies. Quelques détails particuliers s'y ajoutent. La taille est prise, pieds nus, le corps adossé à un mur; on constate la longueur du buste, qui peut varier de 10 centimètres sur des sujets de même taille. La céphalométrie est l'objet d'une attention particulière, la longueur est prise du front, à la racine du nez, jusqu'à la partie la plus saillante de la protubérance occipitale, la moyenne de 18 centimètres environ présente des différences de 5 centimètres et plus; la largeur maximum est mesurée derrière l'oreille et au-dessus, sa moyenne est de 15 à 16 centimètres. Le rapport entre ces deux dimensions forme un signe caractéristique. La grande envergure, les bras en croix, plus variable, peut être inférieure à la taille et d'autres fois la dépasser de plusieurs centimètres. Le pied gauche est mesuré, debout, sur ce pied, le genou plié; le médius gauche et l'auriculaire gauche, le doigt plié mesuré de l'extrémité à l'articulation métacarpienne; on prend la longueur de l'oreille droite. Le nez est indiqué dans ses dimensions et dans sa forme : le dos, concave, droit, convexe, coudé, ondulé, à la base relevée, horizontale ou affaissée, long, court, gros, aplati, effilé à la cloison large ou saillante, la cloison découverte, dévié, tordu, à droite ou à gauche. La couleur de l'iris, examinée dans les zones centrales et périphériques, est rapportée aux types principaux, du bleu d'azur et du marron foncé ou noir, avec les nuances intermédiaires jaune, châtain, marron irisé et pur, sept divisions étant admises. La couleur des cheveux et de la barbe, l'état des dents, les cicatrices, les tatouages, les signes particuliers qui peuvent exister, cicatrices, *nævi materni*, l'âge de l'individu, sont ajoutés aux neuf indications principales qui caractérisent l'identification anthropométrique. Ces mesures sont prises à l'aide des toises verticales et horizontales, d'un compas d'épaisseur, de deux compas à glissière. Quelques minutes, dit Bertillon, suffisent pour prendre ces mesures; on pourrait les rendre obligatoires et en fait retenir le détenu jusqu'à ce qu'il s'y soit soumis. Le registre d'écrou présente le tableau des indications à remplir. Cette pratique serait utile à généraliser dans les maisons de détention. Ces mesures anthropologiques pourraient être adoptées pour les signalements dans les passeports, les carnets et les livrets dans lesquels on constate l'identité des personnes.

IV. IDENTITÉ PENDANT LA VIE. Les caractères qui servent à faire reconnaître l'identité pendant la vie sont les suivants :

1° La *race*. Cette question se pose rarement en France, mais elle a son importance en Algérie, dans les colonies et les possessions, en dehors du Continent européen. C'est la couleur de la peau qui permet d'abord de distinguer les cinq races généralement admises : blanche, caucasique ; jaune, mongole ; rouge, américaine ; noire, nègre. On y ajoutera les caractères fournis par la chevelure, claire, foncée, noire, lisse, droite, frisée, crépue, par la forme et par la dimension du crâne et de la face, par les diamètres antéro-postérieur et latéral de la tête, l'indice céphalique de 77 à 80 dans la race caucasique, l'angle facial de 90 degrés chez le blanc, de 70 chez le métis, de 45 degrés chez le singe, la forme des maxillaires, la direction des dents. A l'autopsie la capacité crânienne est mesurée, elle est de 1400 à 1572 centimètres cubes dans la race blanche, de 1347 chez les nègres. On remarquera chez les races inférieures la précocité de la soudure des os du crâne et de l'évolution des dents (*voy.* l'article Races). Les différentes branches d'une même race sont plus difficiles à reconnaître, bien qu'un certain nombre de caractères présentent encore des éléments de diagnostic : ainsi dans la race blanche, pour la branche sémitique, on distinguera les Arabes, les Kabyles, les Juifs, pour la branche aryane, les Slaves, les Germains, les Celtes. Le jaune pur du Chinois diffère du jaune mixte du Japonais. Le métissage rend aussi les diagnostics plus difficiles. Les différences provinciales en France tendent à s'effacer. Certaines mutilations religieuses fournissent un signe d'identité, ainsi la circoncision chez les juifs et chez les mahométans. L'excision du clitoris était en usage chez certaines peuplades. La secte russe des Scoptzys pratique la mutilation de diverses parties des organes génitaux qui peuvent faire reconnaître ses adeptes. En Algérie, on a constaté des tatouages spéciaux qui permettent de distinguer un Kabyle d'un Arabe, et d'indiquer même la tribu à laquelle appartient un nègre du Soudan.

2° Le *sexe*. Un individu a pris les habits de l'autre sexe pour dissimuler son identité, la question n'est ici douteuse que s'il existe un vice de conformation à l'article Hermaphrodisme, les conditions du problème et les moyens du diagnostic ont été indiqués. L'état de la verge, des traces de maladie, d'opération chirurgicale, la circoncision, indiquant la race et le culte, une difformité congénitale connue par des témoins, fournissent des signes d'identité. La forme de la verge, celle de l'anus, peuvent faire reconnaître le pédéraste actif ou passif ; chez la femme, les caractères que présentent les organes de la génération offrent encore une importance plus grande, la virginité ou la déchirure de l'hymen, les traces d'accouchement ancien, récent, multiple, des maladies chroniques de l'utérus et des ovaires, servent à caractériser la personne.

3° L'*âge*. Quand le sexe a été constaté, la détermination de l'âge devient le point de départ des recherches relatives à l'identité. La question se pose sous ces divers points de vue : quel est l'âge probable de la personne que l'on examine, peut-elle avoir tel ou tel âge assigné ou présumé, peut-on confondre deux âges séparés par un nombre déterminé d'années, quarante-six et soixante ans, comme on l'a vu dans l'affaire Baronnet, quel est le degré d'approximation auquel on peut arriver dans la détermination de l'âge, approximation qui varie suivant les périodes de la vie et suivant le degré et la nature des influences qui ont modifié l'organisme ?

Il faut distinguer l'appréciation à première vue, d'après les caractères généraux de celle qui résulte de l'examen détaillé des signes. L'approximation par les caractères extérieurs n'est pas la même, suivant qu'elle est faite sur le

vivant ou sur le cadavre. Sur un adulte, pendant la vie on peut se tromper de
10 ans ; sur le cadavre, à première vue, l'erreur peut être de 15 à 20 ans.
Orfila disait que pendant la virilité, à 40, à 60 ans, malgré l'habitude que l'on a
de juger des âges d'après les caractères d'ensemble, on se trompe quelquefois
de 5, 8 ou 10 ans. Fodéré déclare qu'il n'est pas aisé de dire l'âge au juste
d'un individu de 25 à 35 ans, parce que durant ce temps le corps éprouve peu
de changements. La difficulté est peut-être plus grande encore en ce qui concerne les femmes, « parce que, dit cet auteur, elles ne sont pas susceptibles jusqu'à
50 ans des gradations qui s'observent dans le sexe masculin ». Tardieu insiste
également sur la difficulté d'établir l'âge avec certitude, sur le vivant aussi bien
qu'après la mort. Il est utile que le médecin s'habitue dans sa pratique à cette
détermination de l'âge à première vue par les caractères d'ensemble : il
deviendra ainsi plus habile dans ce genre d'observations qui a son importance.
M. Vibert pense qu'un observateur exercé peut d'après les signes extérieurs fixer
l'âge d'un adulte à 5 ou 6 ans près.

Cette approximation varie suivant les époques de la vie, et il est utile à cet
égard d'avoir des subdivisions multiples qui permettent de donner plus de précision au diagnostic. La question d'identité peut aussi se poser dans la vie
fœtale aux trois périodes principales de 3 mois, de 3 à 7, de 7 mois à la
maturité avec une précision suffisante du nombre de mois. Après la naissance,
ce sont les trois périodes ascendantes, stationnaire et de déclin, qui fournissent des approximations différentes, d'autant plus rapprochées que l'individu
est plus jeune. Dans la période ascendante, aux caractères généraux s'ajoutent
toutes les mesures qui constatent l'accroissement. Dans l'enfance, les subdivisions sont le nouveau-né, pour les six premières semaines, le nourrisson jusqu'à 7 ou 8 mois, époque où la dentition commence, de 7 mois à 2 ans, pendant
que la dentition s'effectue, l'approximation de l'âge peut être de 2 ou 3 mois.
Pendant la période de 2 à 4 ans 1/2, entre l'ossification de la fontanelle et
l'apparition des quatre premières molaires permanentes, l'approximation peut
être de 6 mois à 1 an. Le développement entre 5 et 7 ans, la seconde dentition
entre 7 et 9 ans, le développement qui se prononce de 9 à 12 ans, de 12 à
15 ans, les approches de la puberté, constituent des périodes où l'âge peut être
estimé à 1 ou 2 ans près. De 15 à 18 ans, la puberté confirmée, l'apparition
des règles, l'état intellectuel et moral, la continuation du développement,
constituent des caractères qui permettent encore, sauf les cas exceptionnels, une
approximation de 1 à 2 ans. Hoffmann, dans un intéressant mémoire, a reconnu
l'âge de 14 ans, au lieu de celui de 18 à 20 ans qui était assigné. De 18 à
25 ans, l'approximation serait la même, elle se maintiendrait dans les limites de
2 à 5 ans, de 25 à 30 ans, ainsi dans la période d'accroissement jusqu'à la
30ᵉ année, l'approximation se compterait par semaines d'abord, par mois ensuite,
puis par années, avec un écart possible de 5 ans au plus pour la fin de la
période ascendante. La chance d'erreur est plus grande dans la période stationnaire ; on peut admettre une approximation possible de 4 à 5 ans ; entre 30 et
40 ans ; entre 40 et 50 la précision devient plus difficile. La ménopause fournit
ici des indices ; les limites varieraient alors entre 5 et 6 ans ; plus étendues
entre 50 et 60 ans, elles seraient de 6 à 8 ans. C'est dans la période décrois-
sante, pour la vieillesse caractérisée, que l'approximation devient moins certaine,
avec un écart qui augmente entre 60 et 70 ans, 70 et 80 ans, puis au delà
jusqu'aux dernières limites assignées pour la vie humaine. L'approximation

possible serait alors de 8 à 12 ans, avec une chance d'erreur plus grande encore, pour les cas exceptionnels et après la mort. M. Brouardel nous a donné connaissance d'un cas où l'âge du sujet, évalué d'abord à 60 ou 65 ans, était en réalité de 85 ans.

La physionomie, l'attitude, la démarche, forment un ensemble d'indices qui constituent l'aspect de l'âge et qui doivent ensuite être contrôlés par une analyse précise. Il faut tenir compte des influences qui ont pu modifier les effets du temps. L'hérédité est à prendre en considération ; il y a des familles dans lesquelles se maintiennent plus longtemps les apparences de la jeunesse. Les localités, le séjour à la ville ou à la campagne, l'action du climat, la profession, le genre de vie, les excès de tout genre, les affections morales, la pauvreté ou la richesse, les maladies avec détérioration de l'organisme ou altération des traits. La lèpre a donné l'apparence de septuagénaires à des jeunes gens dans la force de l'âge.

La question du *rajeunissement* était traitée dans les anciens ouvrages de médecine légale. Au traditions de la fable on ajoutait la relation de faits particuliers qui semblaient annoncer le retour à une époque moins avancée de la vie, tels qu'une troisième dentition, le rétablissement des règles depuis longtemps supprimées, la chevelure reprenant sa couleur. Fournier dans son article CAS RARES a réuni cinq observations dans lesquelles les cheveux chez le vieillard auraient repris la couleur de la jeunesse ; il s'agit d'individus âgés de 80, 95, 105, 110 et 114 ans, chez lesquels, après une longue canitie, les cheveux seraient redevenus blonds ou bruns, comme pendant leur jeunesse. Le retour des forces et de l'intelligence a encore été donné comme signe de ce rajeunissement qui n'est pas plus un sujet d'espérance qu'une cause d'erreur médico-légale. A côté de cette question se place celle de la vieillesse subite qui peut faire illusion sur l'âge de la personne. Les exemples de canitie subite ont été cités, à diverses époques, se produisant sous l'inflence d'excès ou de fortes émotions morales. Une amélioration dans l'état de la santé modifie les caractères extérieures de l'âge, comme la maladie peut donner l'apparence de la vieillesse ; on a à apprécier ici la nature et l'intensité des influences hygiéniques ou pathologiques.

Aux caractères d'ensemble s'ajoute l'étude des signes en particulier. Avec l'expression faciale, l'*état des rides* doit être l'objet d'un examen particulier C'est vers l'âge de trente ans que la peau commence à se rider, dans un ordre qui est généralement le même et qui fournit un indice de la succession des années. La patte d'oie se montre, c'est la première ride, faible d'abord, et s'étale à la commissure externe des paupières, puis une ride légère paraît sur le front ; elle s'y accentue ; plus tard la peau se plisse à d'autres régions de la face. Un pli se produit de l'aile du nez à la commissure de la bouche ; c'est le trait nasolabial, un des premiers à se creuser. La ride s'accentue au bas du front, au-dessus du nez ; sur la joue elle devient plus profonde ; marquant la saillie des pommettes, elle sépare nettement les lèvres du reste de la face, elle se rapproche du maxillaire inférieur ; la peau se plisse au-dessus du menton, les plis s'étendent sur le cou et s'y creusent. Les rides des mains s'ajoutent ensuite à celles de la face. Entre quarante et cinquante ans tous ces traits se dessinent, au delà de cet âge ils s'accentuent. Par leur siége, leur étendue, leur profondeur, les rides sont un indice de l'âge ; elles sont d'ailleurs plus ou moins précoces et profondes, suivant les individus ; l'état de maigreur ou d'embonpoint a une grande influence sur l'époque de leur développement et sur leur profondeur. L'amaigrissement les accentue, l'embonpoint qui se prolonge les rend plus tardives et plus superficielles.

Aux rides, chez les individus très-âgés, s'ajoutent diverses altérations de la peau, elle devient plus sèche et plus mince; des taches jaunâtres, des dépôts de pigment, des saillies noirâtres avec altération de l'épiderme, s'y produisent sur divers points. Le réseau capillaire, qui avait été le siége de congestions particielles, avec taches rougeâtres, diminue d'activité et d'étendue, et la pâleur s'ajoute aux autres signes de l'âge.

La *ressemblance* peut être examinée sous deux points de vue, celle d'un individu avec un autre, celle d'un individu avec lui-même. La première est attestée par des faits historiques remarquables. On connaît les détails des erreurs qui ont été commises à cet égard dans plusieurs causes célèbres du siècle dernier. Des mères, des épouses, y ont été trompées en croyant retrouver le conjoint disparu. L'observation constate ces ressemblances frappantes et elle conduit à cette conclusion que les mesures anthropométriques et l'examen des signes en particulier sont une garantie nécessaire contre de pareilles erreurs, garantie efficace, aucun individu n'étant identique à un autre. Les changements qui se produisent dans une personne par les effets de l'âge et d'autres influences peuvent être tellement considérables qu'elle n'est plus reconnue même par ses proches, qu'elle a perdu pour ainsi dire ses signes d'identité. On ne retrouve pas facilement dans l'homme fait celui qu'on n'a vu qu'enfant, avant la puberté. Entre la femme arrivée à l'époque de la vieillesse et ce qu'elle était dans l'éclat de la jeunesse la différence peut laisser des doutes. On constate cependant qu'arrivée plus promptement que l'homme à l'âge de retour la femme se maintient plus longtemps dans un état uniforme qui laisse moins de doute sur l'identité, mais qui permet une approximation moins facile de l'âge.

La reconnaissance par les animaux a aussi été considérée comme pouvant être une preuve de l'identité : rappelons à cet égard le passage de l'Odyssée relatif au chien d'Ulysse, qui reconnaît son maître après vingt ans d'absence et meurt dès qu'il l'a reconnu (*Odyssée*, lib. XVII, v. 291 à 327).

4° La *taille et le poids* forment un des principaux caractères de l'âge pendant la période ascendante de la vie et à toutes les époques un signe d'identité. L'individu qui se présente a-t-il la taille de celui qu'il prétend être, taille connue ou précisée par des mesures légales? A-t-il pu augmenter ou diminuer depuis sa disparition? Si sa taille a augmenté ou diminué, quelles sont les circonstances physiologiques ou pathologiques qui expliquent ces modifications et les rendent vraisemblables.

La question de l'accroissement se pose surtout à l'occasion d'enfants disparus et qu'on retrouve au bout d'un certain temps. Les tableaux de la taille sont indiqués à l'article AGE (*Médecine légale*) de ce recueil. Quelques moyennes sont utiles à retenir : en admettant 49 et 48 centimètres, suivant les sexes, au moment de la naissance, l'enfant, au bout de la première année, a gagné 20 centimètres; l'accroissement est de 10 centimètres dans la seconde année, de 7 à 9 dans la troisième; de 6 environ jusqu'à huit ans. A cinq ans, la taille initiale est à peu près 1 mètre, le mètre est atteint entre six et sept ans; moins de 1 mètre indique, en général, un âge inférieur à la septième année, qui présente comme moyenne $1^m,105$ et $1^m,006$. On recherche ce que l'enfant a pu gagner pendant un certain nombre d'années : de cinq à dix ans c'est environ

30 centimètres, soit 5 par année ; de six à quinze, 27 à 29 ; de quinze à vingt, 15 ; l'adulte, de quinze à vingt ans, ne gagne guère que 1 à 2 centimètres ; de vingt-cinq à trente ans, c'est environ 1 centimètre ou moins. La taille à la maturité est indiquée comme étant trois fois et demie celle de la naissance, et double de celle que l'enfant présente à deux ans et demi. L'homme et la femme atteignent à trente ans le développement complet de leur taille. C'est à l'époque de la puberté dans les deux sexes que l'accroissement se prononce, c'est par ce motif qu'entre douze et quatorze ans, la femme ayant une puberté plus précoce, la différence de taille entre les deux sexes est moins prononcée. Les moyennes admises de 1^m,684 pour l'homme et 1^m,579 pour la femme varient suivant les races et les sujets ; la taille minimum pour le service militaire est de 1^m,54. Un renseignement est fourni à cet égard par l'arme dans laquelle l'individu aurait servi. On tient compte des cas où la taille n'est plus un signe d'âge, lorsque l'individu est classé parmi des nains ou parmi les sujets d'une croissance exceptionnelle.

Dans les questions d'identité on compare la taille aux mesures autrefois obtenues et constatées par un document officiel ; on tient compte aussi des souvenirs et des témoignages à cet égard. La décroissance de la taille par les progrès de l'âge se manifeste entre quarante et soixante ans ; elle est d'environ 5 centimètres et plus par période de dix années ; de soixante à soixante-dix la diminution est moindre, elle est plus faible de soixante-dix à quatre-vingt-dix. La perte totale est de 7 à 9 centimètres. Dans une statistique des centenaires récemment publiée par Humphry, on constate généralement la petite taille des individus qui ont atteint cet âge. La courbure du rachis, l'affaissement des vertèbres, la modification du col du fémur, l'usure des cartilages, l'amincissement des parties molles, expliquent ce raccourcissement qui peut dépasser de beaucoup la moyenne indiquée. Tenon, Ribes, Malgaigne, citent de ces cas exceptionnels qui auraient été jusqu'à 25 centimètres. On se rendra compte des habitudes, de la profession qui impose une attitude déterminée et qui augmente les courbures rachidiennes. Le moment de la mensuration faite le soir ou le matin n'est pas sans influence sur le résultat. Les maladies, le rachitisme, l'ostéomolacie, des luxations, fractures, contractures, paralysies, amènent aussi des différences notables, qui seront prises en considération dans les expertises relatives à l'identité.

Le *poids* offre un caractère moins sûr, mais qui joint à la taille a son importance. Évalué en moyenne à 3^{kg},200 et à 2^{kg},910, suivant les sexes, au moment de la naissance, il se triple à l'âge d'un an, il est quintuplé à sept ans. De un à dix ans, il augmente de 1 à 2 kilogrammes par année ; de dix à quatorze, l'augmentation est de 2 à 4 kilogrammes par année ; à l'âge de douze ans, par suite de puberté plus précoce chez la femme, le poids est à peu près égal dans les deux sexes. De quinze à vingt ans, l'augmentation, plus rapide, est de 3 à 6 kilogrammes par année. Le maximum, 65^{kg},67, est atteint chez l'homme à l'âge de quarante ans ; chez la femme, 56^{kg},16, à cinquante ans. Puis vient l'abaissement par suite de l'âge ; à soixante ans, la perte est déjà d'environ 2 kilogrammes dans les conditions normales ; on constate la même diminution de 2 kilogrammes de soixante à soixante-dix ans, puis dans les dix années suivantes ; entre quatre-vingts et quatre-vingt-dix ans, la perte serait à peine sensible. La diminution totale de 6 à 8 kilogrammes est plus prononcée chez la femme que chez l'homme, dans les dernières périodes de la vie. Les modifications du poids sont rapides sous l'influence du régime et des maladies, ce qui diminue la valeur du signe. Lorsque l'aptitude au service militaire a été prononcée, on peut supposer à cette époque une taille égale au moins à 1^m,54, avec un poids de plus de 50 kilogrammes, et une circonférence thoracique qui dépassait 78 centimètres. D'autres mesures s'ajoutent à celle de la taille, pour compléter l'anthropométrie.

5° La *dentition* fournit des signes d'âge par l'évolution du système dentaire, et des caractères d'identité par la disposition des dents et leur altération sous diverses influences.

Pendant la vie intra-utérine, les caractères sont la formation des germes, leur ossification et les dimensions du chapeau de dentine (Magitot), le cloisonnement des alvéoles. Au moment de la naissance les vingt dents de lait et les quatre premières grosses molaires permanentes avec leur point d'ossification. La première dentition se fait par poussées et par groupes du 7e au 30e mois, qui correspondait habituellement aux époques suivantes : incisives médianes inférieures, puis supérieures, de 7 à 9 mois ; incisives latérales supérieures, puis inférieures, de 9 à 12 mois ; premières petites molaires, puis les canines, de 12 à 18 mois ; secondes petites molaires, de 24 à 30 mois. La seconde dentition est précédée, entre 4 et 5 ans, par l'apparition des premières grosses molaires permanentes ; le nombre de 20 ou de 24 dents constitue un signe d'âge important à cette période de la vie ; de 7 à 9 ans les incisives se remplacent ; de 9 à 10, les premières petites molaires et les canines ; vers 11 ans, les secondes petites molaires ; de 11 à 12 ans sortent les secondes grosses molaires. Les 28 dents permanentes constituent le nombre qui caractérise la première jeunesse. L'apparition des dents de sagesse n'a guère lieu qu'entre 18 et 25 ans, parfois plus tard, entre 25 et 30 ans, d'une manière successive, constituant ainsi un signe d'âge ou d'identité. L'ossification du germe ne commence que vers la 10e année. La sortie des 32 dents est un des indices de la maturité ; dans l'affaire Tichborn, Taylor a utilisé le signe d'identité fourni par les dents de sagesse.

Les signes d'âge sont ensuite fournis par l'usure de la dent, du tubercule des molaires, de la pointe des canines, par la destruction de l'émail et par la ligne d'érosion indélibile qui se produit par suite de l'altération de leur tissu. Le changement de couleur, dents blanches devenant jaunes et noirâtres en totalité ou par taches qui s'élargissent, l'atrophie du bulbe, l'ébranlement et la chute de la dent, le rétrécissement de l'alvéole, tels sont les signes qui indiquent les progrès de l'âge ; ce sont les canines et les incisives du maxillaire inférieur qui durent le plus longtemps. Il s'y ajoute les modifications présentées par les maxillaires : l'angle des branches du maxillaire inférieur, obtus chez l'enfant, droit à l'âge adulte, redevenant obtus à la période de décroissance, le rétrécissement et l'effacement des alvéoles, le rebord alvéolaire, qui est devenu mince et tranchant, le menton en avant, les joues creuses, forment un ensemble de caractères qui modifient l'expression faciale et qui sont en rapport avec les progrès de l'âge. Les trous orbitaires et mentonniers, qui avec la croissance s'éloignent des symphyses, d'abord au niveau de la canine, correspondent en dernier lieu à la seconde petite molaire. Le trou mentonnier chez l'adulte est à égale distance des deux bords de l'os ; chez le vieillard il est plus rapproché du bord supérieur. Le maxillaire inférieur, placé sur un plan horizontal, y touche chez l'enfant par le menton et par l'angle, chez l'adulte par toute la longueur; à un âge avancé, il y repose par le milieu.

La forme particulière des dents, leur disposition, leur mode d'implantation, l'absence de certaines dents, la persistance de dents de lait, peuvent faire reconnaître la personne. L'obturation des dents, la prothèse dentaire, fournissent aussi des signes d'identité; on a remplacé une dent qui manquait; le dentiste reconnaît la pièce artificielle qui est son ouvrage. On rapporte la tête du voyageur Powell massacré en Abyssinie, l'identité doit être établie pour une transmission d'héritage; des dents artificielles sont reconnues par le dentiste qui les avait posées (*Gazette hebd.*, 1888). Dans l'affaire du professeur de Boston, assassiné par son collègue, le professeur de chimie, en 1849, on trouva parmi les débris calcinés du corps un râtelier de quatre dents, non fondu, posé quatre ans auparavant; cette pièce concourut à établir l'identité de la victime.

L'état des dents peut faire reconnaître les habitudes, la profession de la personne. Chez le fumeur, les dents sont souvent colorées en noir, surtout à la face interne. C'est la pipe qui laisse les traces les plus certaines, l'usure de l'incisive et de la canine entre lesquelles repose le tuyau, allant par un long usage jusqu'à former une échancrure, un véritable anneau aux dépens de ces dents aux deux mâchoires; l'anneau est complet quand la bouche est fermée. Ce trou rond peut aussi se trouver entre la canine et la première petite molaire. Orfila, en 1828, a utilisé ce signe dans une exhumation faite au bout de plusieurs années. Nous avons vu cette échancrure chez un noyé retiré de l'eau, ayant encore la pipe dans la bouche. Le bout d'ambre, le tuyau enveloppé d'une ficelle, laissent en général les dents intactes; par les autres procédés dans lesquels aucun corps dur n'est introduit dans la bouche, on n'a comme signes que la coloration des dents et les lésions que la muqueuse peut présenter, telles que l'ulcère ou le cancer des fumeurs. Les ouvriers qui manient le plomb, le cuivre, l'argent, présentent le liséré gingival plus ou moins caractéristique, gris bleuâtre, verdâtre, violet; avec le mercure, la fongosité des gencives et l'ébranlement des dents; avec le fer, les dents noirâtres; avec le phosphore, la nécrose maxillaire : tels sont encore les états qui peuvent fournir des renseignements.

La question d'identité se pose à l'occasion d'une morsure : a-t-elle été faite par un homme ou par un animal, par un chien, par un cheval, par un autre animal. La forme de l'empreinte, l'intensité de la lésion, avec piqûre, arrachement, écrasement, fournissent les signes caractéristiques. La communication de la syphilis par une morsure a prouvé qu'elle avait été faite par un homme. Sur les 42 dents du chien, la canine et l'incisive en coin laissent des traces caractéristiques. On a eu aussi intérêt à établir l'identité du chien qui a fait la morsure. Dans un cas observé par M. Coutagne, il s'agissait de savoir lequel de deux chiens, l'un de grosse taille, l'autre plus petit, avait fait la morsure; l'impression des dents était restée sur la main, l'écartement des plaies comparé à celui des canines mesuré sur ces deux animaux prouva que la morsure avait été faite par le plus petit.

6° *L'examen des yeux* constate les faits suivants : dimensions de l'organe, forme de l'orbite, genre de vue, coloration de l'iris, tatouage, cercle sénile.

On examine la grandeur ou la petitesse des yeux, leur forme, leur rapprochement, le degré d'enfoncement dans l'orbite, la saillie du globe oculaire, son degré de transparence. La myopie, la presbytie, la première surtout, fournissent d'utiles indices. La couleur de l'iris est un des signes les plus usités, il faut se rappeler ici qu'elle est modifiée par l'âge. La plupart des enfants naissent avec des yeux d'une teinté bleue plus ou moins claire qui change et devient plus foncée par les progrès de l'âge; dans la vieillesse, une infiltration graisseuse peut altérer la couleur primitive. Une observation attentive, à la lumière naturelle, en plein jour, doit constater la couleur de l'iris; les couches superficielles ou profondes, le rebord interne ou externe de l'iris, peuvent présenter des nuances différentes. On prend l'observation sur l'œil gauche, il existe parfois une différence de nuance entre les deux yeux. Le petit cercle concentrique pupillaire est le plus important à noter. Les expressions populaires, qui ont leur utilité, caractérisent ainsi les nuances de l'iris : yeux bleus, gris, noirs, verts, bruns. M. Bertillon a donné un haut degré de précision à ce signe dans son *Mémoire sur la couleur de l'iris*, avec la nomenclature des nuances adoptées par le service d'identification de la préfecture de la Seine (Paris, 1886). Il établit d'abord deux types bien tranchés, l'œil entièrement marron, pur, foncé, et l'œil sans pigment jaune, bleu pâle, pur ou ardoisé. Il admet ensuite dans l'échelle pigmentaire sept nuances principales qui se présenteraient dans les proportions suivantes : bleu azur ou ardoisé 12, jaune 16, châtain 22, cercle marron 14, marron verdâtre 11, marron pur 8, avec les subdivisions pour chaque nuance en clair, moyen et foncé. La table chromatique de Broca présente vingt nuances; une échelle coloriée, une collection d'yeux artificiels, exprimant les diverses teintes, seraient utiles pour fixer le diagnostic.

On a constaté que, par le tatouage de l'iris, on avait pu modifier la couleur naturelle de l'œil, mais un fait de ce genre est absolument exceptionnel, les témoignages, les traces de l'opération fourniraient ici des renseignements.

Le cercle sénile, gérontotoxon, ligne blanchâtre qui commence à la partie supérieure de la cornée et qui s'étend ensuite pour former un anneau de 1 à 2 millimètres de longueur à l'union de la cornée et de la sclérotique, constitue un signe d'âge qui doit être pris en considération; cette infiltration graisseuse se produit vers l'âge de soixante ans, elle semble un peu plus précoce chez l'homme que chez la femme, elle s'accentue avec les progrès de l'âge, par exception nous l'avons vue manquer à quatre-vingts ans (*voy*. art. Age).

7. On note ensuite les différents *traits du visage*, large, court, allongé, la forme du menton, pointu, arrondi, uni ou à fossettes, les lèvres petites, minces, serrées, épaisses, tombantes, le maxillaire inférieur plus ou moins allongé, le cou large, court, étroit, parfois d'une longueur exceptionnelle. Deux caractères qui sont fréquemment héréditaires ont appelé l'attention : ce sont les dimensions et la forme du nez et de l'oreille.

Le nez est souvent caractéristique, le dos du nez a une forme variable, il est droit, convexe, concave, coudé, aplati; sa partie inférieure est abaissée ou relevée, mince ou épaisse, terminée en pointe ou en boule, laissant plus ou moins à découvert les ouvertures nasales et leur cloison. Les dimensions sont variables comme la forme; le nez est long, court, effilé, épais, aquilin, retroussé, tordu à droite ou à gauche chez le gaucher; certaines familles sont caractérisées par ce type qui doit être constaté dans les feuilles de signalement. L'indice nasal exprimé par Broca comprend les Leptorhiniens, nez long, race caucasique; les Platerhiniens, nez large, race éthiopienne; les Mésorhiniens, nez moyen, race mongole.

La dimension de l'oreille droite est comprise dans les mesures anthropolo-

giques; M. Bertillon insiste sur l'utilité de ce signe : 6 à 7 centimètres de
longueur, 3 de largeur en haut, 2 au milieu, 1 pour le lobule en long ou en
large : telles sont les dimensions plus ou moins ordinaires. Après la naissance
le pavillon se développe plus en longueur qu'en largeur. Certaines formes sont
caractéristiques, l'oreille simienne avec la pointe en haut et un faible lobule.
Le tubercule de Darwin à la partie supérieure du bord recourbé de l'hélix est
un signe régressif, reste de la pointe primitive. Le défaut d'ourlet, l'aplatissement du pavillon à sa partie supérieure, ont été notés chez les aliénés.
L'oreille écartée de la tête à un angle de 15 à 30 degrés a été indiquée comme
un signe de race inférieure et de passions brutales. Ces dispositions sont héréditaires et constituent un signe de famille; elles ont été données comme une
preuve de relations adultères. L'hématome de l'oreille, traumatique ou spontané, laisse une difformité caractéristique, plus fréquente à l'oreille gauche,
observée chez les lutteurs, les boxeurs et aussi chez les aliénés (Kuhn, thèse
de Strasbourg, 1864). Feuvrier a étudié avec détails les difformités congénitales
du pavillon de l'oreille, ses variétés morphologiques chez l'homme sont indiquées par Féré et Seglas. Le point de vue anthropologique et médico-légal a
été exposé par Lannois et Frigerio, dans les *Archives de l'anthropologie criminelle* (Lyon, 1887 et 1888). La perforation du lobule de l'oreille, usitée
chez les femmes, est pour l'homme un indice de classe inférieure, un signe
d'esclave (*Deutéronome*, chap. xv, § 17) qui peut fournir une preuve d'identité.
La surdité professionnelle est encore un caractère; elle a été signalée par
Duchesne en 1857, chez les employés de chemin de fer, notamment les mécaniciens; Moos, au Congrès otologique de Milan, a insisté sur sa fréquence;
cette surdité augmente avec les années de service, elle peut fournir un renseignement sur l'identité.

8° La *conformation* du corps présente de nombreux caractères qui servent à
établir le signalement.

Pour la *tête*, avec un céphalomètre gradué par millimètre on prend la longueur depuis la glabelle, au-dessus de la racine du nez jusqu'à la partie la plus
saillante de la protubérance occipitale. La largeur se mesure entre les deux
régions mastoïdiennes, à deux doigts derrière l'oreille et au-dessus; on prend
aussi le diamètre bi-pariétal et la distance bi-auriculaire. Le rapport entre les
deux diamètres transverse et longitudinal fournit l'indice céphalique qui permet
de classer les crânes en trois groupes : allongé, dolicocéphale, élargi, brachio-
céphale, arrondi, mésotocéphale, qui caractérisent la race. La circonférence
totale de la tête est mesurée, en tenant compte des deux moitiés pré et post-
auriculaires. Cette circonférence, comme celle du thorax, est un indice d'âge. La
moyenne qui est de 54 pour la tête, de 33 pour le thorax au moment de la
naissance, s'élève à 45 et 46 à un an. Jusqu'à trois ans l'avantage est encore
de 1 centimètre pour la circonférence de la tête, 50 ou 49. A dater de cet âge,
la longueur du thorax prédomine, 50 ou 49; à sept ans, 52 à 55; à quinze
ans, les rapports sont 54 et 68, sans dépasser de beaucoup pour la tête 57
à 58 centimètres lorsqu'elle a acquis par les progrès de l'âge le maximum
de son développement. L'angle facial de Camper, de Broca, vient à l'appui
de ces signes. La forme de la tête est indiquée en même temps que ses dimensions. Bertillon a multiplié les groupes à cet égard pour le classement
des photographies; il en admet cinq d'après la longueur, trois d'après la largeur de la tête. Parmi les formes on a noté la tête ovale de l'Européen, pyra-

midale de l'Indien, prognathienne du Nègre. Les déformations ethniques artificielles, doivent aussi être prises en considération. Gosse (de Genève), dans son essai sur les déformations artificielles du crâne (Paris, 1855), en admet dix-huit formes produites par des liens circulaires ou des plaques; Lunier insiste aussi sur ces déformations qui peuvent servir à caractériser l'origine des personnes.

L'examen *du tronc* fournit des indices que le temps altère davantage. La poitrine large ou étroite, les épaules hautes, les omoplates plus ou moins rapprochées, le sternum aplati, enfoncé ou saillant, une conformation particulière de l'appendice xyphoïde, peuvent servir à caractériser l'individu. Le rachis est plus ou moins droit, courbé et affaissé dans la vieillesse, atteint de gibbosités latérales, antéro-postérieures, dont le degré et la cause, l'ancienneté surtout, peuvent constituer des caractères certains d'identé. La longueur du tronc est à prendre en considération; le rapport entre la taille debout et assis, qui varie suivant les individus, fournit un signe d'identité dont un travail de M. Lacassagne a fait ressortir l'importance.

La saillie des hanches chez la femme déborde celle des épaules; elle est sur le même plan chez l'homme. L'examen du bassin, surtout utile dans les expertises après la mort, présente aussi pendant la vie quelques signes à noter. Comme caractère d'âge, on a remarqué que, chez les enfants au-dessous de neuf ans, le diamètre antéro-postérieur l'emportait sur le diamètre transverse, qu'après cet âge la différence était en sens inverse. Les difformités du bassin par rachitisme ou ostéomalacie, la claudication causée par une luxation de la tête du fémur et une lésion chronique des parois de la cavité cotyloïde, fournissent encore des signes d'identité.

Pour les *extrémités supérieures*, on constate la longueur de l'envergure, les bras étendus en croix; suivant la remarque de Bertillon, elle dépasse habituellement la taille de 5 à 20 centimètres, mais elle peut lui être inférieure et constituer ainsi un caractère d'identité. La coudée gauche est mesurée. La *main professionnelle* est l'objet d'une attention particulière; large ou étroite. rude, douce, portant des stigmates divers, elle renseigne sur les habitudes et le genre de travail. L'examen des doigts fournit des signes caractéristiques : l'index, rond ou aplati à l'extrémité, présente une forme qui est parfois héréditaire. Le médius gauche, courbé à angle droit sur la paume de la main et mesuré avec le compas à glissière, de son extrémité à l'articulation métacarpienne, présente dans ses dimensions des variations assez notables pour être placé parmi les indices d'un signalement; on y ajoute la mesure du petit doigt. Les modifications de la phalangette se rapportent à différents états morbides; les doigts pathologique, hippocratique, rachitique, celui de la phthisie, l'arc sudoral, rhumatismal, fournissent des indices sur la détérioration de la constitution et sur les antécédents de la personne. Un type de doigt a été décrit comme coïncidant avec le rétrécissement du bassin et faisant prévoir une dystocie.

On constate la longueur des *extrémités inférieures;* l'individu court sur jambes est remarqué. Les genoux cagneux en dedans, épais ou minces, fournissent un signe; les jambes sont droites, déjetées ou arquées, les malléoles sont plus ou moins saillantes; une claudication peut exister par suite de l'inégalité des deux jambes, d'une lésion du genou ou du bassin. On prend la dimension des pieds, notamment du gauche. Les points du cordonnier peuvent fournir un

indice ; 48 points égalent 32 centimètres, et la moyenne chez l'homme est de
40 à 44 points, chez la femme de 36 et moins. L'attention se porte sur la plante
du pied et sur ses bords, sur l'élévation du cou-de-pied, forme qui est aussi
héréditaire ; la marche sur le côté est caractéristique.

Les *ongles* sont examinés au point de vue de leur forme, de leurs dimensions,
de leur couleur, des altérations pathologiques, des corps étrangers qui les
imprègnent ou qui pénètrent sur leurs bords. Leur déchirure, leur difformité,
la teinte grisâtre accompagnée parfois de taches pigmentaires, sont un indice
de l'âge. L'attention est appelée sur la lunule, dont la couleur a été considérée
comme un indice de la race nègre, même après plusieurs croisements. L'importance médico-légale des ongles a été étudiée par Villebran (thèse de Lyon, 1884).
L'identité du meurtrier a pu être reconnue par la forme et les dimensions des
coups d'ongle, portés par la victime pendant la lutte, ou provenant de l'auteur même de la blessure. Dans un infanticide par strangulation, nous
avons pu déclarer d'après la forme et la disposition des traces d'ongles que la
compression avait été faite avec la main gauche, et la mère, auteur du crime,
était gauchère. Dans ces traces d'ongle on a à considérer celles qui sont formées
par la main restée immobile et qui donnent ainsi la dimension et la forme de
l'ongle qui les a produites, et celles dans lesquelles la main, s'étant déplacée,
a tracé un sillon plus ou moins long ; l'égratignure se termine par une courbe
au point où l'ongle s'est arrêté et en exprime la forme. La couleur de l'empreinte révèle parfois le doigt professionnel ; dans un cas cité par M. Lacassagne,
la main munie d'une bague avait laissé une impression qui servit à faire
reconnaître l'auteur de l'acte. L'ongle était-il pointu et tranchant, apte à produire la lésion, ou au contraire était-il coupé court, n'atteignant pas l'extrémité
du doigt ? L'ongle peut s'imprimer sur les muqueuses buccale ou vaginale ;
dans un cas relaté par Tardieu, une des petites lèvres et la région hypogastrique
offraient des traces courbes de ce genre, l'accusé avait des ongles très-acérés.
Le coup d'ongle peut faire reconnaître la main qui l'a porté. Les ongles rongés
sont aussi un indice à prendre en considération. La date d'une blessure reçue à
l'ongle peut encore servir à faire reconnaître l'auteur de l'acte. M. Coutagne a
exposé les données chronologiques qu'une lésion de ce genre peut fournir. La
croissance de l'ongle est aux doigts d'environ un millimètre par semaine ; aux
orteils, elle est quatre fois moins rapide, c'est par quatre semaines que se fait
l'accroissement de 1 millimètre. L'ongle du pouce, qui a 15 à 20 millimètres,
étant enlevé, mettrait environ vingt semaines pour se rétablir, tandis que pour
l'ongle du gros orteil, qui a 24 millimètres environ, il faudrait environ
quatre-vingt-dix semaines. Dans un cas où pendant un vol l'auteur de l'acte
s'était blessé à la racine de l'ongle, deux mois après, la hauteur du point où
se trouvait la lésion, au-dessus de la racine, contribua à établir l'identité relative de l'accusé.

Le *gaucher*, état congénital, héréditaire, que le temps ne modifie pas,
fournit des signes d'identité absolue ou relative à un acte déterminé. Cet état
peut se borner au membre supérieur, c'est là qu'il est surtout visible, mais il
peut aussi s'étendre au membre inférieur, au thorax et à toute la partie
gauche du corps ; on a même cru reconnaître que l'hémisphère droit du cerveau
était plus lourd que le gauche, avec une différence de 8 à 10 grammes. Pour
la constatation après la mort on ajoute encore le signe mis en évidence par
Poncet : le poids du membre supérieur gauche est plus considérable que celui

du membre droit ; la même différence existe entre le poids des os, cette dernière s'accentue avec l'âge et a toute son évidence au milieu de la vie : elle diminue ensuite. Chez un gaucher âgé de trente-deux ans, la différence était de 13 grammes, elle n'était que de 3 grammes pour un gaucher de sept ans ; chez un adulte, les humérus pesaient 242 à 215 grammes, le cubitus 85 et 75, les os de la main 85 et 76, total 605 à droite, 559 à gauche. Pour la totalité du membre, avec les parties molles, c'était 4885 grammes à droite et 4595 à gauche, les mains pesant l'uné 490, l'autre 475 grammes (Jobert, *Les gauchers comparés aux droitiers*. Lyon, 1885). Dans les conditions ordinaires, une prépondérance analogue se présente chez les droitiers pour la moitié droite du corps : ainsi, pour les os du membre droit, Poncet a constaté une différence en plus de 17 grammes. L'analyse chimique compléterait ces caractères, en constatant une plus forte proportion de matières organiques dans les os qui fonctionnent le plus.

Le diagnostic pendant la vie se fonde d'abord par l'observation des actes du gaucher ; quelque intérêt qu'il ait à dissimuler, des actes inconscients trahissent bientôt ses habitudes, quand son attention est appelée ailleurs. Les dimensions comparatives des extrémités supérieures sont caractéristiques ; la main gauche, plus longue, plus large, a la supériorité de volume et de force qui appartient habituellement à la droite ; doigts plus longs et plus épais, biceps gauche plus prononcé, saillie de l'épaule et de l'omoplate. On tiendra compte aussi de la courbure latérale du rachis ; le lobule du nez est légèrement dévié à gauche. Le dynamomètre fournirait un signe, si la fraude ici n'était pas trop facile. On rencontre plus d'ambidextres que de gauchers, et ici la constatation est moins facile. Chez les femmes, cet état, comme celui de gaucher, paraît plus fréquent que chez les hommes. Les actes qui exigent plus de force sont plus fréquemment exercés par la main droite chez l'ambidextre, la gauche étant d'ailleurs employée autant que la droite dans les cas ordinaires. L'égalité entre les deux membres sera prise en considération. Les caractères professionnels qui se trouvent habituellement sur la main droite se présenteront sur la main gauche chez le gaucher et pourront être également répartis chez l'ambidextre.

Le suicide d'un gaucher peut soulever des doutes, surtout en ce qui concerne les plaies du cou, la direction étant de droite à gauche pour les instruments tranchants, de gauche à droite pour les instruments piquants et les armes à feu. L'arme est trouvée placée à la gauche du corps. Suivant la remarque de Jobert, les gauchers se tuent plus facilement et plus sûrement ; ils atteignent directement le cœur. Victime d'un meurtre, le gaucher est frappé à gauche quand il peut se défendre. Auteur d'un meurtre, s'il attaque par devant, il frappe à droite et dans la direction de droite à gauche, comme dans l'escrime, mais, s'il surprend la victime par derrière, c'est sur le côté gauche qu'il fera les blessures. Dans une observation ancienne d'Astley Cooper, la disposition des localités et la direction de la blessure faisaient présumer qu'un gaucher était l'auteur du meurtre. L'ami du défunt était gaucher, les soupçons se portèrent sur lui et sa culpabilité fut démontrée. Nous avons vu que les coups d'ongle pouvaient fournir à cet égard des signes décisifs.

9° Les *cheveux* et les *poils* fournissent des signes importants au point de vue de l'identité absolue ou relative à un acte déterminé.

La *chevelure*, dans son ensemble, sert à caractériser la race, elle spécialise aussi l'individu par la forme, les dimensions, la couleur du cheveu. Les races blanche, noire, rouge, jaune, brune, ont des chevelures qui présentent à cet égard des différences dont les traits principaux se perpétuent malgré les croisements Les sections du cheveu sont aussi à examiner, elles sont rondes, ovales ou elliptiques, plus aplaties quand le cheveu est crépu. Les cheveux lisses ou bouclés fournissent des caractères qu'on peut modifier, mais qui reparaissent quand la croissance est laissée libre. La couleur naturelle varie du noir au blanc, par des nuances dont Broca a retracé le tableau chromatique, au nombre de 54, avec les types principaux, noir (n° 48), brun, châtain, blond, roux, sans oublier les Albinos. Cette couleur est un signe de famille ; l'hérédité a été surtout constatée pour les cheveux roux, elle a été une des preuves de paternité et d'adultère (Zacchias, Taylor). La couleur des cheveux est en rapport avec celle de l'iris et celle de la peau, ce qui fournit un complément de preuves et soulève des doutes quand ce rapport n'existe pas. L'âge influe sur la couleur, on ne retrouve plus chez l'adulte la nuance exacte qu'on avait observée chez l'enfant ; les cheveux deviennent plus foncés avec l'âge, jusqu'à la période de la vie où la décoloration commence. Vus en masse, ils paraissent plus sombres qu'isolément ; ils sont plus clairs au microscope. Les corps gras leur donnent un aspect plus foncé. L'épaisseur varie suivant la couleur noire, brune, puis rousse. Sur le même individu on peut trouver des poils de nuances différentes, à côté d'un cheveu noir un autre blond ou roux. Un seul cheveu ne peut donc faire juger de la couleur totale. La profession peut modifier momentanément la couleur naturelle ; on a remarqué la teinte noire et la couleur blanche que prennent les cheveux du charbonnier et du meunier. On a aussi noté une nuance verte chez les ouvriers qui travaillent le cuivre.

La couleur des cheveux est un des premiers indices que cherchent à faire disparaître les individus qui ont intérêt à cacher leur identité : aussi la *coloration artificielle* de la chevelure tient-elle dans cette question une place importante. La décoloration peut être immédiate et passagère ; l'individu a intérêt à une transformation subite : elle s'obtient alors le plus souvent au moyen d'une pommade ; d'autres fois le changement de couleur se fait avec plus de lenteur et devient durable. Il est obtenu au moyen des teintures et d'une action chimique sur le poil. Les colorations les plus ordinaires sont celles en noir et en blond, plus rarement en roux.

La pommade mélainocome, à l'effet le plus prompt, est formée par un mélange de graisse ou de pommade avec du noir de fumée ou un charbon trèsdivisé ; elle noircit le doigt et le linge ; le diagnostic se confirme en lavant la chevelure avec de l'éther, qui dissout la graisse et laisse le charbon en suspension ; on peut aussi layer quelques cheveux dans l'eau bouillante, la graisse surnage, le charbon se précipite. La coloration noire, plus durable, s'obtient par les teintures et par les pommades qui mettent d'une façon plus prolongée le poil en contact avec des sels de plomb, de bismuth et d'argent. Une pâte à la litharge avec eau, chaux éteinte et craie, sous une coiffure chaude, peut produire son effet en deux ou trois heures. Viennent ensuite les teintures connues, l'Eau des Fées, de Floride, d'Hébé, par lesquelles le cheveu noircit sous l'influence des préparations de plomb. Il y a des teintures dont l'action est progressive, d'autres dont l'effet est immédiat. Trois opérations parfois se succèdent : les cheveux sont dégraissés par une solution d'ammoniaque au vingtième ou de sous-carbonate de soude, mouillés ensuite avec la solution du sel métallique, puis lavés avec de l'eau contenant de l'acide sulfhydrique ou un sulfure. Les sels de bismuth et d'argent sont aussi utilisés par une coloration rapide. L'azotate d'argent dans l'eau athénienne, l'eau mystérieuse, donne d'abord aux cheveux une teinte verdâtre, transformée en noir par une solution d'acide pyrogallique. Les nuances varient suivant les doses.

La coloration en blond et en rouge, la décoloration des cheveux noirs ou à teintes foncées, s'obtient par l'action du chlore qui, suivant la remarque d'Orfila, produit une dégradation de nuances, depuis le châtain clair jusqu'au blanc. L'eau oxygénée est aussi employée dans le même but, elle n'altère pas la structure du poil et elle décolore le pigment sans le détruire. Pour obtenir les teintes rouges ou blondes, on a encore recours aux préparations de safran et de permanganate de potasse.

La fraude peut être reconnue immédiatement pour les pommades colorées. Les cheveux ont alors une teinte uniforme, sans dégradation de nuances, ce qui n'existe pas naturellement; le microscope met ce caractère en évidence. La pommade est enlevée par un linge; en essuyant la chevelure, si la teinture a été imparfaite, il y a de brusques changements de couleur. En traitant par le chlore, on décolorera les cheveux noircis par le bismuth ou par le nitrate d'argent. Une solution d'acide hydrochlorique lavant les cheveux fait promptement reconnaître les sels de plomb. L'analyse chimique lève les doutes. Les cheveux sont incinérés et, dans les cendres reprises par l'acide azotique, on démontre la présence du plomb, du bismuth, de l'argent, par leurs réactions caractéristiques. La décoloration par l'eau oxygénée présente plus de difficulté pour le diagnostic immédiat. Pour arriver à la certitude il suffit, sur le vivant, d'attendre et d'observer; la couleur naturelle reparaîtra bientôt à la base du poil qui repousse.

Les progrès de l'âge amènent dans la chevelure des changements caractéristiques. La *canitie* peut être congénitale, prématurée, subite, temporaire, générale, partielle; le plus souvent elle débute entre trente et quarante ans; on a des exemples de canitie précoce entre vingt et trente ans, avec une disposition héréditaire. Elle commence par les tempes; *a temporibus canities, a cervice calvities*. Ce sont d'abord quelques poils blancs, isolés, dans cette région; le plus souvent le poil est blanc en totalité, plus rarement il blanchit à la pointe, gardant sa couleur naturelle à la base; l'inverse a aussi été observé, c'est par la base que certains poils commenceraient à blanchir. Bientôt des cheveux décolorés, ou quelques-uns pies, se montrent sur d'autres régions du crâne; la couche s'étend de bas en haut; quelques poils blancs isolés se montrent alors dans la barbe, puis dans la moustache; ils s'y multiplient. La chevelure blanchit moins vite que la barbe. La canitie s'étend ensuite aux poils du pubis ou à l'aisselle dont le blanchîment est plus tardif. Plus tard l'alopécie se joint à la décoloration du poil. Ces caractères fournissent des renseignements sur l'âge, mais ils paraissent plus ou moins promptement suivant la couleur des cheveux, plus tardifs dans la chevelure blonde que dans la noire; les cheveux roux résistent davantage à la décoloration. La canitie peut être striée; on a des groupes de segments blancs alternant avec des segments colorés; un fait de ce genre a été observé sur un enfant de sept ans. Le poil noir est remplacé par un poil d'une nuance plus faible, puis celui-ci par un blanc auquel ne succédera plus qu'un poil de même couleur.

La canitie peut se développer promptement sous l'influence d'états pathologiques, tels que la chlorose, le typhus. Ici c'est plutôt un affaiblissement dans la couleur. Le cheveu jaunit et pâlit. Il s'est produit une teinte intermédiaire qui disparaît par le retour complet à la santé. La *canitie subite* est admise par de nombreux auteurs ; elle serait attestée par des exemples historiques. D'après Lemnius, la barbe et les cheveux d'un condamné à mort pour viol blanchirent si complétement en quelques heures que l'on crut à une substitution de personnes. On cite le fait de la reine Marie-Antoinette dont la chevelure aurait subitement blanchi pendant la nuit qui précéda son supplice. Bichat a observé un cas de ce genre sur une personne dont les cheveux auraient blanchi en une nuit. En 1859, le même effet se serait produit par suite de la terreur chez un prisonnier. Citons encore à cet égard l'autorité de Charcot, celle de Worms, dans son article Canitie de ce Recueil et dans un travail récent (1888). Cette canitie subite peut être seulement latérale. D'après Fournier, chez un officier âgé de vingt-quatre ans, à la suite de nombreux excès et de spasmes violents, les cheveux, la barbe et les poils seraient devenus tout à coup d'un blanc de neige à droite, tandis qu'à gauche la teinte brune naturelle était conservée. Sans doute, dans beaucoup de ces cas, par suite de circonstances particulières, on a remarqué tout à coup un état sur lequel l'attention n'avait pas été appelée. La canitie peut d'ailleurs se produire avec une certaine rapidité ; en admettant pour les cheveux un accroissement de 1 à 2 millimètres par semaine, un ou deux mois suffiraient pour rendre évidente l'apparition de nombreux poils blancs. Ce sont des observations bien anciennes, celles qui attestent que les cheveux, à un âge avancé, chez des centenaires, ont pu reprendre la couleur de la jeunesse. Fournier a réuni cinq observations de ce genre dont l'authenticité peut paraître douteuse ; il est peu vraisemblable que des faits de cette nature puissent être une occasion d'erreur.

La *calvitie* commence entre trente et quarante ans ; elle peut être plus hâtive et déjà paraître vers la vingt-cinquième année ; elle débute par le sommet de la tête qu'elle dépouille peu à peu, elle marche de haut en bas, laissant autour de la tête une couronne de cheveux qui finit aussi par tomber. Elle est précédée par l'altération des poils qui deviennent secs, pâles, minces, friables, fragiles, fendillés, bifurqués. Le bulbe atrophié ne produit plus qu'un poil imparfait, jusqu'au moment où la sécrétion cesse. Le duvet ou petit poil follet du chauve est un des caractères qui distinguent la calvitie réelle de la simulation opérée au moyen d'une abrasion totale ou partielle. Comme signe d'âge, l'alopécie n'a qu'une valeur relative, certaines personnes conservant jusqu'à un âge très-avancé l'intégrité de leur chevelure. La calvitie d'ailleurs peut être transitoire ou définitive ; la première, *difflurium capillorum*, se produit brusquement, à la suite de maladies graves et prolongées, notamment de la fièvre typhoïde ; on l'a vue aussi se prononcer sous l'influence d'émotions morales. Dans ces cas, l'activité du bulbe n'est que suspendue, et la chevelure peut reparaître dans son intégrité, avec prédisposition cependant à une rechute et tendance à une calvitie précise. L'alopécie définitive est précédée par la lente altération du bulbe par suite de l'âge, et il faut aussi placer parmi les faits peu authentiques ceux où, à une époque avancée de la vie, l'alopécie aurait tout à coup fait place à une complète reproduction de la chevelure.

Les états pathologiques de la chevelure peuvent aussi fournir des signes d'identité. Le traitement du favus par l'arrachement produit des poils pâles et minces qui sont remplacés plus tard par des poils à l'état normal. Les parasites animaux et végétaux sont à noter. Les alopécies produites alors ne sont plus un signe d'âge. Les poils électriques qui auraient été aussi observés chez l'homme ont été considérés comme caractérisant certains individus. Les faux cheveux qui servent à dissimuler la calvitie peuvent aussi devenir un signe d'identité, parfois chez une femme la fausse chevelure est formée de ses cheveux qu'elle a recueillis ; on peut en reconnaître l'identité.

Les cheveux et les poils résistent à la putréfaction et longtemps après la mort ; ils fournissent un signe d'identité. Ils prennent à la longue sur le cadavre une teinte plus claire. Ce changement de couleur a fait contester l'identité de cheveux laissés en souvenir. Une pièce artificielle peut aussi sur le cadavre être un signe d'identité, ainsi dans l'exhumation de Pichegru on a trouvé des nattes de cheveux, caractéristiques, de la mode du temps. On a dit que les cheveux et la barbe pouvaient encore croître après la mort, et modifier ainsi la physionomie ; cette apparence pour la barbe s'expliquerait par l'affaissement du derme qui détermine la saillie du follicule pileux.

La barbe, les favoris et la moustache, deviennent un signe d'âge par l'époque à laquelle ces poils apparaissent et par leurs modifications de structure et de couleur. Les poils follets qui se multiplient sur le visage deviennent un indice de puberté. La barbe, qui les remplace, n'est bien développée que vers la vingtième année, à moins de l'usage prématuré du rasoir. Les poils de la barbe sont les plus épais et les plus persistants, différant en cela de la chevelure, ils résistent à l'alopécie ; pendant la virilité, elle devient plus touffue et plus rude, la pointe des poils est souvent bifurquée, la canitie partielle y est précoce ; sa teinte est souvent plus claire que celle de la chevelure. Sur la tête séparée du tronc elle est avec la longueur des cheveux un des caractères du sexe. Chez la femme, au retour de l'âge, un duvet plus ou moins prononcé se développe sur le menton et à la lèvre supérieure ; des poils follets avaient paru vers l'époque de la puberté, pour tomber bientôt. Ce poils du visage ne pourraient faire illusion sur le sexe que dans les cas absolument exceptionnels dits de femme à barbe. Un des moyens fréquents de dissimuler l'identité est l'ablation ou la conservation alternative des favoris, de la barbe et des moustaches ; on les laisse repousser pour voir reparaître les signes que ces poils présentent. Dans un cas d'attentat à la pudeur, rapporté par Devergie, des poils de barbe, séparés par le rasoir, et retrouvés sur le corps de la victime, ont fait reconnaître la profession de l'auteur de l'attentat.

L'attention doit se porter sur les poils des diverses régions du corps que l'on peut examiner soit en place, soit isolés, transportés sur divers objets ; ils peuvent faire reconnaître l'identité de la victime ou celle de l'auteur de l'acte. Pour ces *poils isolés*, on en détermine l'origine, leur mode de séparation, le lieu où on les découvre et les conséquences médico-légales de ces faits. Les dimensions, la structure et la forme, indiquent la région du corps à laquelle le poil a appartenu : cheveu, plus ou moins cylindrique, s'amincissant vers la pointe, avec cuticule à écailles imbriquées, substance corticale colorée, et canal central médullaire, diamètre $0^{mm},050$ à $0^{mm},075$, plus long et plus mince chez la femme ; on a pu dire : « ce qui dépasse $0^{mm},080$ n'est pas un cheveu ; poil de barbe, le plus épais, $0^{mm},125$ à $0^{mm},150$; moustache, $0,115$; cils coniques ; $0^{mm},670$, à la base ; sourcils, $0^{mm},090$ chez l'homme, $0^{mm},059$ chez la femme ; aisselle, $0^{mm},076$; pubis, $0^{mm},110$ à $0^{mm},112$, épais chez les deux sexes, jusqu'à $0^{mm},150$ chez la femme ; scrotum, $0^{mm},080$ poils de l'aisselle, des parties génitales, gonflées, dissociés à leur pointe par la sueur et le mucus, incrustés de dépôt. Il faut y ajouter les poils du nez, des oreilles, du thorax, de l'anus, les poils follets des

joues, des membres, des parties osseuses du crâne; la présence ou l'absence de
la substance médullaire, les dimensions et la forme, seront déterminées par
l'examen microscopique.

Les dimensions fournissent un caractère de l'âge; des cheveux de fœtus
trouvés sur un linge ont permis de déterminer l'âge du produit de la conception;
pour trois mois, sept mois, c'est une épaisseur qui varie en moyenne de 16
à 20 et 24 μ, tandis qu'à neuf mois révolus les moyennes peuvent s'élever de
28 à 37 (Malassez). Après un an, sur des matières en putréfaction, ces signes
d'âge ont été reconnus. L'absence du canal médullaire est un des caractères des
cheveux en voie de formation. Il manque rarement chez l'adulte, à moins que
le poil ne soit déjà altéré, 50 à 75 μ forment alors les dimensions ordinaires.
Elle varie d'ailleurs sur le même individu : ainsi sur un fœtus de sept mois
nous avons trouvé des cheveux de 10, 14, 21 μ, et une fois jusqu'à 35; la
moyenne était cependant entre 18 et 20. Le cheveu crépu d'un nègre adulte,
examiné avec M. Baraban, nous a présenté une moyenne de 49 μ, mais les
chiffres de 35, de 53, 84, 91, ont aussi été rencontrés; un blond atteint de 46
à 91, un blond plus foncé de 56 à 98, un blond roux de 60 à 63. Un favori
blond avait 119, un poil du nez 135. Le même poil a d'ailleurs des dimensions
variables, suivant qu'on s'éloigne de la base où l'épaisseur est à son maximum.
Les cheveux du nègre ont paru plus minces que ceux du blanc; les poils du
pubis du nègre allaient de 105 à 147 μ, ils présentaient des pointes, rares dans
les cheveux. Kölliker admet pour les cheveux mous et longs 50 à 110 μ; pour
les cheveux rudes et épais, 56 à 120. Les cheveux blancs ont un canal central
argenté et brillant; sur le même individu ils sont souvent plus épais que les
autres; on les distingue du poil follet, beaucoup plus mince, 10 à 20 μ, et
sans canal médullaire. Il faut évidemment des poils assez nombreux pour caractériser une chevelure.

Est-on en présence de poils humains ou de poils d'animaux? La question
n'est pas toujours facile à résoudre, si les poils sont peu nombreux et de dimensions restreintes. La détermination est importante : sur une hache, supposée
instrument d'un meurtre, on trouva des poils d'animaux et non des cheveux
d'hommes (Ollivier, *Annales*, 1839); sur un marteau, c'étaient des cheveux et
non des poils de chèvre comme le prétendait l'accusé. Une femme affirmait que
sa fille avait été victime d'un viol, et sur la chemise on trouva des poils de
chien et non, comme elle le disait, des poils du pubis d'un homme. La structure des poils présente des différences caractéristiques. Chez les animaux, la
cuticule se compose de cellules épidermiques plus grosses, plus nettes, parfois
hérissées, qui donnent au poil un aspect particulier. Ces cellules se dirigent
vers l'extrémité du poil dont la pointe existe habituellement, tandis qu'elle
manque le plus souvent dans le cheveu. Le rapport est inverse entre la couche
corticale et la substance médullaire chez l'homme et chez les animaux; chez
ceux-ci, c'est la moelle qui prédomine; chez l'homme, c'est la couche corticale.
Sous une couche mince, réduite à des stries, la moelle a chez les animaux une
prédominance caractéristique; elle occupe la plus grande partie du poil, vers le
milieu surtout. L'amincissement vers la pointe, sa structure cellulaire plus prononcée, ronde, ovale, polygonale, peuvent même servir à caractériser la classe.
Le chien est l'animal dont le poil peut être le plus facile à confondre avec celui
de l'homme. Nous avons comparé les poils d'un caniche noir avec les cheveux
crépus d'un nègre ; les poils du chien avaient une épaisseur moindre, 58 μ, en

moyenne, au lieu de 49 chez le nègre. La différence principale pour les poils
d'animaux, c'est le développement de la moelle; il faut examiner toute la longueur du poil, si la moelle manque, ce n'est que partiellement sur certains
points. Lorsque sur un grand nombre de poils aucun ne présente cette structure
caractéristique, Hoffmann n'hésite pas à conclure que ce sont des cheveux. Les
crins de cheval, les soies de porc, les poils du mouton, de la vache, de chat et
de chien, seront d'ailleurs examinés comparativement. Chez le chien, on note le
rapide amincissement du poil vers la pointe. Les dimensions pour le chat seraient
au dos 78 μ, à la barbe 320, ce qui dépasse celles du chien de 28 à 54. Les
poils du singe se caractériseraient aussi par l'état de la moelle. L'expertise doit
autant que possible porter sur un nombre assez considérable de poils, on les
examine au microscope, à sec, puis dans la glycérine; le poil est aussi traité par
l'acide nitrique pour constater l'absence ou la présence de la moelle. L'examen
comparatif des cheveux et poils de la victime, de l'auteur de l'attentat, de l'a-
nimal supposé, confirmera le diagnostic, qui peut encore être éclairé par des
faits accessoires.

Les tissus faits de poils d'animaux ou de substances végétales peuvent aussi
donner lieu à un examen. Les débris d'un tissu de laine sont mêlés à du sang;
Taylor a retrouvé sur le couteau les traces des vêtements de la femme qu'on
avait égorgée. Les poils du mouton dans une étoffe de laine, ceux du lapin dans
les débris d'un chapeau, le fil de coton, ruban plat ou en spirale, de lin, cylindrique, égal, interrompu par des nœuds, le brin de soie, solide, cylindrique et
égal, continu, avec leurs colorations artificielles, sont distingués par ces caractères et à la suite d'un examen comparatif. Une bibliographie assez étendue
a été recueillie à cet égard par Hoffmann. Des cheveux artificiels avec poils de
chèvre ont été aussi reconnus.

Les poils sont-ils tombés spontanément, ont-ils été arrachés, brisés, coupés,
brûlés? Les cheveux tombés se reconnaissent à la racine en bouton, au bulbe
plein, et aussi à l'atrophie et à la faiblesse du poil décoloré; il a terminé son
évolution, peut-être tenait-il encore au crâne? Alors il en a été facilement
détaché par le peigne ou par une légère traction. Sur le poil arraché on trouve
le bulbe creux, la racine ouverte; des fragments de la gaîne externe et interne
forment à sa base une enveloppe irrégulière. Le cuir chevelu fournit des indices
de chute ou d'arrachement. La région dont les poils ont été détachés avec violence est rouge et excoriée. Des poils sont brisés au-dessus de la racine qui est
restée dans le derme. La brisure peut être régulière, ou fendillée avec des filaments. Il faut une force notable pour arracher et briser des touffes de cheveux.
La brûlure est indiquée par la teinte jaune, la sécheresse et la courbure du poil.
Une touffe de cheveux coupée se reconnaît à l'absence de racines et à une section
nette, circulaire, elliptique ou aplatie, suivant la forme du poil à tige droite ou
frisée; le bord libre des cellules de la cuticule est tourné vers la pointe du poil.
La pointe manque en général sur les cheveux adultes qui ont été fréquemment
coupés. L'extrémité libre est un peu plus mince que la base. Chez la femme, la
pointe existe le plus souvent, elle est parfois bifurquée; le cheveu est un peu
plus mince et sa longueur est caractéristique. Sur des portions de cadavre, l'absence de poils à certaines régions, au thorax, à l'anus, à la face, ou leur faible
développement, indiquent aussi le sexe féminin.

L'étude des poils isolés a une réelle importance en médecine légale; elle a
mis sur la voie d'une suppression d'enfant; sur une serviette, un amas de petits

cheveux avec des cellules épidermiques indiquaient qu'on avait essuyé avec ce linge la tête d'un fœtus. Dans un cas d'infanticide, sur le corps d'un enfant étouffé par un tampon de linge engagé dans l'arrière-gorge, nous avons trouvé un long cheveu roux de femme, qui aurait pu faire reconnaître la mère restée inconnue. Dans les cas d'attentats aux mœurs, de meurtre et de violences diverses, la présence de certains poils sur le corps de la victime ou de l'auteur de l'acte, sur les vêtements, sur un lit, sur des objets divers, a fourni d'utiles indices sur l'identité des personnes et sur les circonstances du fait. Dans l'expertise, l'attention se portera d'abord sur le lieu où le poil isolé a été découvert, sur les matières avec lesquelles il est en contact, sang, pus, cellules épidermiques, liquides divers, dont la nature sera précisé. Les poils séparés de ces matières seront ensuite examinés, tels qu'ils se trouvent ; d'autres seront traités par la glycérine qui les rend plus transparents et fait mieux apprécier la couleur. L'examen microscopique, à deux grossissements successifs, l'un de 120 environ, l'autre de 350 à 400, permettra d'apprécier la structure du poil, l'état de ses deux extrémités, ses altérations, la distribution de la couleur. La micrométrie est ici nécessaire pour préciser les dimensions. Des réactions chimiques pourront être utiles, en constatant le mode de teinture.

10° Les *signes professionnels*. Fodéré en avait déjà constaté l'importance : « Le genre de profession et la teinte de l'âme laissent une empreinte ineffaçable propre à distinguer les individus. L'agriculteur qui a passé une partie de sa vie à bêcher la terre reste nécessairement courbé ; le voyageur à pied a ce membre très-développé et le talon fort en arrière ; le gagne-petit, le porte-balle, le portefaix, ont les épaules rentrées ; le cordonnier a les pouces très-élargis ; le manœuvre et autres de même nature, ont la peau très-dure et très-rude, garnie de cals ; le tailleur a les genoux en dedans ; le perruquier, après avoir changé d'état, conserve l'habitude de pencher en avant le corps et la tête, en affectant un sourire gracieux. Les gens d'église qui avaient renoncé à leur profession étaient aisément reconnus à l'attitude de leur tête et de leurs yeux, en apparence humble, à laquelle ils étaient habitués depuis le séminaire ou le couvent ; on reconnaît le militaire à la position droite de son corps et à la régularité de sa marche à laquelle il a été habitué dès les premières armes ». Tardieu a acquis l'étude de ces signes et les a précisés en leur donnant un caractère scientifique : des mémoires spéciaux, ceux de Vernois de Coutagne, ont étendu ces applications.

Les signes professionnels sont à étudier au point de vue de leurs causes, de leur siége et de leur nature, et des professions qu'ils servent à caractériser.

L'instrument manié, la manière de s'en servir, l'attitude de l'ouvrier, l'action plus particulière de certains organes, le milieu dans lequel il vit, le contact de certaines substances, les influences morales, produisent les stigmates professionnels. Les altérations de la peau, épaississement, usure, coloration de l'épiderme, lésions du derme, déformations diverses, altérations de structure, présence de substances étrangères, maladies spéciales, lésions viscérales ou externe, telle est la série des caractères que l'expert constate, après s'être initié au mécanisme de la profession qu'il soupçonne ; il passe en revue les diverses régions du corps.

La *main* présente le plus souvent les signes caractéristiques. Elle peut exprimer d'abord par sa souplesse, par l'intégrité de l'épiderme, par les soins mêmes dont elle est l'objet, l'absence de toute profession mécanique. La main de l'oisif et celle du mendiant sont reconnues dans les arrestations faites par la police.

L'épaississement de l'épiderme est l'effet le plus direct et le plus ordinaire du travail manuel; on l'étudie dans son degré, sa forme, son siége et sa couleur. Le callus occupe la partie de la main qui est en contact habituel avec l'instrument; lorsqu'il siége à la face palmaire de la main droite, au niveau de la base des doigts et entre le pouce et l'index, il se rapporte à l'usage du marteau; il a ses nuances suivant la forme et le mode d'emploi de cet instrument. La varlope du menuisier et de l'ébéniste laisse la trace de la pression de la poignée sur la face dorsale de l'index droit, au niveau des deuxième et troisième phalanges; pour le tailleur de pierres, au durillon ordinaire du marteau s'ajoutent celui qui se trouve sur le pouce et sur l'index, et sur la main gauche qui tient le ciseau, le cercle calleux au bord opposé des deux premiers doigts et un durillon sur la face dorsale de l'auriculaire. Le cocher présente un durillon entre le pouce et l'index, à la main droite qui tient le fouet; le sillon calleux que laissent les guides existe entre le pouce et l'index de la main gauche et entre le troisième et le quatrième doigt. L'écrivain a le durillon latéro-dorsal du petit doigt, la trace de la plume sur le médius droit du côté de l'index et parfois la crampe caractéristique. Notons encore pour l'harpiste les durillons aux extrémités de quatre doigts aux deux mains, l'auriculaire étant intact; pour le violoniste, le callus sur quatre doigts et sur l'éminence thénar de la main gauche. Les épaississements de l'épiderme, callus, bourrelet, sillons de formes diverses, sur les doigts, sur la main, fournissent les signes caractéristiques du long usage de la profession. L'épiderme présente les traces de piqûre d'aiguille chez la couturière; chez la piqueuse de bottines, l'index gauche a son bord externe épaissi, noirci, souvent criblé de coups d'aiguille. D'autres fois l'épiderme est aminci, ramolli, usé par des frottements continus, par l'action prolongée de liquides alcalins ou acides, chez les boyaudiers, les fileuses de lin ou de cocon de soie.

La coloration des mains peut être caractéristique. Chez les teinturiers les deux mains, plus ou moins parcheminées, offrent des teintes d'une couleur qui résiste au lavage; le corroyeur a la main et les ongles d'un brun rougeâtre. Le vernis laisse des traces sur la main de l'ébéniste; chez les brunisseuses la face palmaire de la main droite est calleuse et noire, les duretés se trouvent sur la main gauche, au bord de l'index et à la face palmaire du pouce. Les mains ont-elles été noircies par du charbon ou par du fer? Est-ce un charbonnier, un serrurier, un braconnier, un combattant? Chez le forgeron, on trouve des cicatrices provenant de brûlures. L'analyse chimique de fragments d'épiderme ou de la solution d'acide dans laquelle les mains auront été lavées, fera reconnaître la nature de la substance qui a produit la coloration. L'ongle peut présenter une couleur et certains signes caractéristiques pour des travaux moins grossiers : ainsi, dans le crime de Joigny, en mai 1888, la main de l'horloger a été reconnue à l'état de l'ongle du pouce droit qui sert à ouvrir les boîtes de montres.

Des lésions plus profondes existent encore sur la main, des crevasses, des tumeurs, des kystes, l'altération du derme, des plaies contuses, des cicatrices, la destruction des ongles. Il peut s'y joindre des déformations des doigts, leur disposition en spatule, cordonniers, fleuristes, avec courbure, comme chez les repasseuses, la déviation des doigts, l'écartement de l'angle qu'ils forment entre eux ou avec la main, chez les ébénistes, les cloutiers, avec la rétraction des tendons des fléchisseurs chez ces derniers.

On a donné la liste, par ordre alphabétique, des professions qu'on reconnaît à l'aspect de la main. Elle comprend entre autres les métiers suivants : bâtonnistes, blanchisseurs de tissus, boulangers, brunisseuses, charbonniers, charrons, cloutiers, cochers, coiffeurs, corroyeurs, couturières, criniers, débardeurs, doreurs, ébénistes, couvreurs, fleuristes, forgerons, graveurs sur métaux, harpistes, horlogers, menuisiers, modistes, nacrières, piqueuses de bottines, polisseurs sur glace, sur cuillers, sur écailles, relieurs, repasseuses, serruriers, tailleurs de pierre, tambours, teinturiers, tourneurs en bois, en cuivre, vermiceliers, violonistes, vitriers.

D'autres signes sont fournis par les diverses régions du corps : la force des bras, l'élévation des épaules, du côté gauche chez le cloutier, la courbure du rachis résultat de l'attitude, les lésions oculaires de l'opticien, les diverses colorations des dents, les traces de la chique, les nécroses maxillaires chez l'ouvrier qui manie le phosphore. Le genou est une des parties sur lesquelles l'attention doit s'arrêter; il porte la trace d'une pression prolongée, souvent une bourse muqueuse, au devant de la rotule, chez les parqueteurs, bitumineurs, couvreurs, chez les laveuses au battoir, chez les religieux des deux sexes. Pour le cordonnier, aux signes fournis par les mains, pulpe aplatie du pouce et de l'index droits qui tirent le fil, pouce gauche en spatule, avec l'ongle épaissi dont le bord libre est sillonné par l'alène, s'ajoutent la dépression du sternum, au-dessus de l'appendice xyphoïde, produite par la pression de la forme et sur la cuisse, au-dessus du genou gauche, la callosité qui résulte du choc du marteau. Nous avons vu sur un cordonnier dont le corps était resté plusieurs jours dans l'eau cette callosité prendre un développement remarquable par suite de l'imbibition de l'épiderme. Chez le tailleur, par suite de l'attitude pendant le travail, les jambes croisées et les deux malléoles externes reposant sur la table, il se développe sur cette région des bourses muqueuses, molles et fluctuantes, qui prennent souvent des dimensions notables. Une tumeur semblable, plus petite, ou une callosité rougeâtre, se forme sur le bord externe du pied, au niveau de l'extrémité tarsienne du cinquième orteil; on remarque en outre le faible développement musculaire des jambes. Le joueur d'orgue de barbarie a sur la partie antérieure de la cuisse, au-dessus du genou, une callosité qui résulte de la pression de la boîte de l'orgue appuyée sur ce point.

Au nombre des signes professionnels se placent encore les maladies spéciales et les intoxications diverses qui résultent de l'exercice même de ces professions. Les affections de la peau, ulcérations de la face, des mains, des organes génitaux, les furoncles fistuleux des tanneurs, l'eczéma aigu des mains chez les blanchisseuses, le liséré des gencives chez les ouvriers qui travaillent le plomb, et les symptômes connus des intoxications par le cuivre, le mercure, le phosphore. Les vêtements aussi fournissent des signes par la teinte qui les salit, par la nature des taches, par les points qui sont particulièrement usés.

Au point de vue de la certitude, les signes professionnels peuvent se diviser en trois classes, ceux qui sont durables, spéciaux, constants, qui résultent d'une altération des organes et qui font connaître l'exercice prolongé de la profession; les cordonniers, cloutiers, ébénistes, graveurs, offrent des types de ce genre. Viennent ensuite les caractères certains, mais inconstants; quand ils se présentent, la profession est révélée; leur absence n'est qu'un signe négatif, non absolu : les meuniers, les cochers, les écrivains, les relieurs, ceux qui manient une arme à feu, sont dans cette classe où le signe a une grande valeur, mais peut manquer. Une troisième classe renferme les signes incertains, ceux qui proviennent de causes diverses. Les altérations professionnelles peuvent manquer, ou avoir disparu par l'effet du temps, ou par des moyens de traitement. Leur absence est un signe négatif, d'une valeur plus ou moins grande suivant la nature de la profession. Quand ces lésions existent, elles constituent un signe positif qui donne une certitude d'autant plus complète que ces altérations sont plus évidentes, plus profondes et plus spéciales; on obtient ainsi une des meilleures preuves de l'identité.

11° Les *tatouages*. L'introduction dans le tissu de la peau de particules de matières colorantes, avec des dessins variés, tient une place importante, depuis quelques années surtout, dans l'histoire de l'identité. Tardieu a rappelé par ses travaux l'attention sur cette question à laquelle se rattachent les recherches de Lesson. Follin, Cordier, Hutin, Cherron, Casper, Béchon, Heurteloup, Magitot, Taylor, d'autres encore; M. Lacassagne, qui, dans ce recueil même (article TATOUAGE), en a retracé l'histoire complète, en y ajoutant ses propres observations.

Le tatouage a un intérêt ethnographique; il caractérise presque certaines races humaines. Dans nos pays, il est encore assez répandu parmi la classe ouvrière, chez les soldats et surtout les marins. A l'hôtel des Invalides, les vieux soldats étaient presque tous tatoués. Ce signe témoigne de l'identité ou il la réfute. Il a figuré comme preuve dans des procès célèbres; il peut indiquer les antécédents de la personne, sa profession, son état social, ses habitudes, certains événements de sa vie et leur date. Des récidivistes sont reconnus par suite du stigmate inscrit à leur dossier. Bertillon considère ce signe comme ayant diminué de valeur à cause des modifications qu'on peut lui faire subir. Il ne tient qu'une place restreinte dans le service d'identification installé à la préfecture de police. Dans un cas d'attentat à la pudeur le tatouage de la verge signalé par l'enfant devient une des preuves de la culpabilité.

Le tatouage peut être accidentel, volontaire, simulé, imposé par la violence, employé dans un but médical. On a tatoué des enfants avant de les exposer, pour pouvoir les reconnaître un jour. Beaumarchais dans une pièce célèbre s'est servi de ce moyen de reconnaissance. Le tatouage peut être ancien, récent, dissimulé par une lésion, modifié par le temps, altéré, effacé par une opération qui laisse plus ou moins de traces.

L'expertise constate l'existence du tatouage, la forme du dessin, la couleur de l'empreinte gravée dans l'intimité même du tissu. Le tact ne décèle pas ces molécules si minces, minérales ou végétales, incrustées dans la peau dont elles font pour ainsi dire partie. Aucune lésion pathologique ne peut être prise pour de semblables stigmates. Une difficulté se présenterait, si le tatouage avait été fait dans un but médical, suivant la méthode de Pauli, de Landau, pour modifier des *nævi materni*. La simulation doit être prévue, on a pu tracer un dessin sur l'épiderme, le colorer par une teinture; la portion toute superficielle de l'image, l'action rapide d'un lavage à l'eau, ou avec un liquide approprié, feront disparaître cette couche colorée qui ne dépasse pas l'épiderme. On a aussi essayé de dissimuler un tatouage, en le couvrant d'une couche de craie; la moindre friction fait reparaître l'image. M. Lacassagne a proposé de calquer l'image, au moyen d'un crayon noir, sur une toile transparente, on lui donne ensuite la couleur du tatouage, avec une encre noire, rouge ou bleue. Des témoins peuvent être appelés à constater le tatouage, ils peuvent avoir eu des rapports journaliers, intimes, qui leur ont permis de connaître cette marque. Les témoignages sont fréquemment incertains et contradictoires. Le tatouage peut avoir été récemment pratiqué pour les besoins de la cause, si l'on sait que l'absent avait un stigmate de ce genre. Le tatouage est-il ancien ou récent, telle est alors la question a résoudre. L'affaiblissement des teintes fournit alors des indices.

Pour compléter le diagnostic, il faut autant que possible reconnaître la substance avec laquelle le tatouage a été opéré. Les substances dont on fait usage sont les suivantes : le charbon pulvérisé, le noir de fumée, l'encre de Chine, l'encre à écrire, l'encre bleue, le bleu de Prusse, celui des blanchisseuses, l'indigo, le curcuma, le minium, le cinabre, le vermillon ; avec un faisceau de trois ou quatre aiguilles trempées dans le liquide coloré, on fait sur la peau une série de piqûres qui suivent les contours d'un dessin préalablement tracé, à la plume ou au crayon. Les aiguilles sont fines, on les enfonce obliquement dans le derme, jusqu'à une profondeur de 1 millimètre, et, si le tatoueur est habile, le plus souvent le sang ne coule pas. Souvent une seule piqûre suffit, parfois on pique à plusieurs reprises, pour obtenir des contours plus distincts. Il faut que les parcelles de matières colorantes pénètrent dans le tissu fibro-élastique du derme.

Par le mélange de ces dernières substances, on produit ainsi les teintes noires, bleues et rouges, qui se présentent séparées ou réunies sur les tatouages, offrant ainsi soit une seule teinte, soit la réunion de ces trois couleurs. La teinte d'un bleu-noirâtre est la plus commune, elle est en partie due à la blancheur et à la transparence de la peau, à la même cause qui fait paraître bleues les veines sous-cutanées. L'opération terminée, on lave la plaie avec de l'eau, souvent avec de l'urine, d'autres fois avec de la salive.

Les piqûres du tatouage déterminent une légère douleur, parfois un peu d'écoulement de sang ; la peau peut aussi se gonfler, et cette irritation constate une opération récente, mais le plus souvent ces légers symptômes se dissipent rapidement et au bout de quatre à six semaines le tatouage est établi, sans traces d'une application récente. Dans quelques cas cependant cette opération a été suivie d'accidents graves, lorsqu'elle a été pratiquée sur des régions où la peau est délicate, telle que la verge. On a vu des érysipèles se produire, des inflammations phlegmoneuses, des abcès. Rayer et Casper citent des cas de gangrène. La douleur aurait déterminé une syncope. Beuchon donne la statistique de 47 cas dont 4 auraient été suivis de mutilation et 8 de mort soit directement, soit à la suite d'amputation ou de désarticulation, il demande que le tatouage soit interdit. La syphilis, dans un cas cité par Hutin, a été inoculée par la salive du tatoueur qui était atteint d'un chancre buccal.

Le tatouage peut être accidentel, produit par la décharge d'une arme à feu : il existe alors le plus souvent sur des parties découvertes ; nous avons vu sur un ancien courrier la face tout incrustée de grains de poudre, par suite d'un coup de pistolet, reçu à bout portant, pendant une tentative de vol ; ces traces indélébiles existaient depuis plusieurs années. Taylor, à la suite d'une explosion de poudre qui avait eu lieu une année auparavant, a vu le front, les joues, les paupières, le nez, tout couverts de grains de poudre, il eût fallu détruire la peau pour les enlever. M. Tachard, dans une note sur les effets de la mélinite, à la suite de l'accident de Belfort (1886), occasionné par l'explosion d'obus chargés de cette substance, a vu un tatouage délicat formé par l'incrustation des débris minuscules de la fonte. Des signes d'identité, confirmés par les témoignages, résultent des accidents de ce genre.

Des statistiques, fondées sur des faits nombreux, font connaître la répartition des tatouages sur les différentes parties du corps. Les avant-bras, notamment le gauche, en présentent le plus grand nombre ; ce sont ici surtout des signes professionnels, ils existent assez fréquemment aussi sur les deux avant-bras, sur le deltoïde, sur les extrémités inférieures. La poitrine et le dos sont le siége de plus larges images. Les tatouages, qui occupent le ventre, le haut des cuisses, sur les parties génitales, révèlent les instincts lubriques et les situations particulières des personnes. Une des statistiques comprend 18 cas de tatouages de la verge. Les stigmates indiqués déjà par Parent-Duchâtelet se retrouvent sur les mamelles, au dehors du pubis, près du nombril, sur les fesses, sur les grandes lèvres, chez les filles publiques. Les parties habituellement découvertes sont plus rarement tatouées ; parfois cependant les mains, les joues, les paupières, ont présenté des stigmates de ce genre. On a même tatoué l'iris pour en dissimuler la couleur. Des tatouages sur les animaux, sur les oreilles du chien ont aussi été pratiqués pour les faire reconnaître.

La nature des emblèmes fournit des indices sur l'identité de la personne, sur sa situation, son caractère et ses penchants ; elle peut servir à préciser la date de certains faits. Sur un total de plus de 2400 tatouages, M. Lacassagne a déterminé par ordre de fréquence la nature de ces indices : signes variés et fantaisistes, érotiques, métaphoriques, militaires, emblèmes patriotiques ou religieux. On a noté souvent un singulier mélange d'emblèmes religieux et érotiques ; les armes, les trophées, les aigles y sont retracés ainsi que les ancres et les voiles : des autels, des cœurs percés de flèches, d'immondes images, puis toute la catégorie des signes professionnels, marteaux, pelles, compas ; des inscriptions diverses, des dates, des noms de femmes sur les hommes tatoués, et les femmes des noms d'hommes, puis des dessins fantaisistes. Le tatouage est le plus souvent une œuvre d'entraînement, d'irréflexion ou d'orgie, et, suivant la remarque de Lutaud, « presque tous les tatoués se repentent de s'être ainsi défigurés. » On a noté dans le tatouage des aliénés le rapport de l'image avec la nature de leur maladie. Quand il a été employé dans un but médical pour modifier une tache de naissance, le commémoratif laisse peu de doute, et ce qui reste du nœvus confirme le diagnostic.

Le tatouage est-il indélébile, peut-il disparaître par l'effet du temps ou être effacé par des moyens artificiels ? Ces questions ont une grande importance au point de vue de l'identité. Ainsi dans l'affaire Tichborne un tatouage mutuel, fait depuis vingt-cinq ans, très-distinct chez l'un des sujets, n'existait pas chez l'imposteur, qui ne présentait pas les traces d'une saignée ni les cicatrices d'un séton que l'on devait rencontrer chez celui dont il usurpait le nom. Cooper, au contraire, dans un cas où il examinait les débris mutilés d'un cadavre, conclut à l'effacement spontané du tatouage. En général on admettra cette conclusion qu'un tatouage bien fait est indélébile, en ce qui concerne l'action du temps, que les années peuvent seulement en affaiblir les couleurs. On en a vu persister même après soixante ans ; une durée de vingt à trente ans n'est pas rare, c'est avant l'âge de vingt ans ou entre l'âge de vingt et trente ans que l'opération du tatouage est le plus souvent pratiquée, et on en retrouve les traces aux époques les plus avancées de la vie. Des durées de cinquante à soixante ans ont été constatées pour le noir de fumée, la poudre, et aussi pour le cinabre. La disparition spontanée est cependant possible. Si le tatouage a été superficiel, s'il n'a pas dépassé le réseau de Malpighi, il peut être éliminé alors en même temps que les couches profondes de l'épiderme. L'absorption peut aussi le faire dispa-

raître; des grains de la matière ont été retrouvés dans le réseau lymphatique de
la région. Après trente ou quarante ans, certains tatouages sont affaiblis ou
effacés : c'est la couleur rouge qui est surtout altérée; le vermillon est une des
moins tenaces; les traits noirs, à l'encre de Chine, sont ceux qui résistent le
mieux, ils persistent encore dans ces dessins multicolores, dont les autres couleurs ont disparu.

On a intérêt à effacer un tatouage, le regret de porter des stigmates, l'incon-
stance, et, dans un but criminel, le désir de faire disparaître les signes de
l'identité. Parfois le tatouage est seulement altéré par une opération nouvelle
qui rend le premier dessin méconnaissable, mais il existera toujours le grave
indice d'un tatouage effectué sur cette région, avec quelques traits du dessin compromettant. On a essayé par des moyens artificiels d'effacer complétement les
traces du tatouage. Les vésicatoires, les lavages avec l'acide sulfurique affaibli,
une pommade acétique, les caustiques, la potasse, l'acide hydrochlorique, les
pointes de feu, l'excision, ont été employés pour effacer ces images, mais ou
bien ces agents ne modifient que l'épiderme, et ils sont alors sans effet sur le
tatouage, ou bien ils atteignent le derme plus ou moins profondément, alors ils
détruisent la matière colorante, mais ils laissent une cicatrice qui dénote
l'emploi de ces moyens artificiels. Parfois même des frictions opérées sur la
cicatrice peuvent mettre en évidence quelques grains de la substance qui ont
échappé à la destruction; la forme de la cicatrice est aussi un indice. On a
recherché des méthodes qui effacent entièrement l'image, sans laisser de traces
de leur emploi. Le procédé suivant a été signalé récemment par Variot à la
Société de biologie (21 juillet 1888) : une solution de tannin est introduite
par piqûre d'aiguille sur tous les points tatoués; un crayon de nitrate d'argent
est promené sur les figures, jusqu'à ce qu'elles soient noircies; il se forme une
eschare qui plus tard est remplacée par une cicatrice rougeâtre, celle-ci se
décolore et, quand l'épiderme et le derme sont séparés, le tatouage a disparu.
Cette méthode, qui compte des succès, a été appliquée aux mélanoses congénitales. L'électrolyse pourrait aussi être utilisée dans des cas analogues; le diagnostic médico-légal doit tenir compte de ces faits.

Sur le cadavre, à moins que la putréfaction ne soit très-avancée, le tatouage
reste visible; il n'est pas attiré par la macération dans l'eau, on le trouve sur la
peau verdâtre des nerfs en pleine putréfaction gazeuse. Ses traces ont été
reconnues sur la peau d'un membre gangrené. Des parcelles de matière colorante,
dans les ganglions de l'aisselle, ont servi à faire reconnaître un tatouage du
bras. L'examen microscopique peut lever les doutes et faire connaître la nature
de la substance injectée. Sur un tatouage qui datait de plus de dix ans, représentant un maître d'armes dans la position du salut, examiné avec M. Baraban,
une coupe mince du derme, éclaircie par la glycérine, présentait au microscope
de petits grains noirâtres, de forme indéterminée, dont la dimension égalait à
peine un millième de millimètre. Ce petit volume nous a fait supposer que le
tatouage avait été opéré avec de l'encre de Chine. L'action de la potasse caustique, détruisant les matières organiques, n'a laissé qu'une poussière de charbon.

12° Les *empreintes* fournissent des signes d'identité relatifs à l'auteur de
l'acte et à sa victime, en même temps que des indices sur les circonstances du
fait. Ces empreintes se trouvent sur ces vêtements ou sur le corps, sur le sol,
sur des objets ou des instruments divers; elles sont sèches ou humides, ensan-
glantées; elles résultent du contact des différentes parties du corps ou des

objets que portaient les personnes; les plus importantes sont formées par les mains et par les pieds.

La main sanglante a laissé sa trace sur le corps de la victime, sur les objets touchés ensuite pendant la perpétration d'un vol; ces traces s'adaptent à la forme et à la dimension des doigts de l'accusé ou de la victime; le gaucher, l'individu aux ongles aigus, sont reconnus par la disposition et par la nature des excoriations produites. C'est surtout pour les empreintes des pieds que la question a été étudiée avec détails par Coussé, Huguelin, Tardieu, Marey et Carlet (1873), dans un essai sur la locomotion. L'impression du pied peut être faite sur un sol humide, une terre labourée, de la boue, du sable fin, de la poussière : le pied sanglant a laissé sa trace sur un plancher, sur du linge, un tapis, sur des objets de forme et de couleurs diverses. On prendra d'abord la mesure de l'empreinte, en traçant une tangente du talon au gros orteil, sur laquelle des signes perpendiculaires et parallèles diviseront la plante du pied en un certain nombre de régions qui seront comparées avec celles du pied suspect. Cette comparaison permettra de reconnaître si l'impression est celle des pas de la victime ou des personnes qui se sont approchées du corps. Un même pied produit des impressions différentes, dans la marche et dans la station, les orteils ou le talon donnent alors la trace principale. On verra si ces empreintes s'adaptent au pied de l'accusé. En général, pour le pied nu, l'empreinte est plus petite que le pied, mais des différences existent à cet égard, suivant la solidité du terrain; on distinguera le pied droit du pied gauche. Des expériences comparatives sur l'identité du pied, faites sur plusieurs personnes, ont permis de reconnaître la provenance des empreintes, obtenues avec du sang défibriné (Causse). Pour la chaussure, les signes sont fournis par sa forme, ses dimensions, par la disposition des clous. On a pu reconnaître la claudication, le pied-bot. L'impression d'une canne, de béquilles, a été constatée. La profondeur des pas, leur distance, la trace plus marquée du talon ou de la pointe, ont fait juger de la marche ou de la course. Les traces de roues de voitures, de pas d'animaux, de chiens, de chevaux à diverses allures, ont encore été interprétées.

Des procédés ont été indiqués pour conserver les empreintes comme pièces à conviction. Sur un terrain humide ou meuble, l'empreinte est obtenue au moyen de la solidification de l'acide stéarique. Le sol est chauffé par l'approche d'une plaque de tôle portant des charbons allumés, et on répand ensuite sur l'empreinte de l'acide stéarique en poudre qui fond et pénètre le sol, se solidifie en formant un moule, facile à enlever (Huguelin). Dans le procédé d'Hoffmann, du ciment et du sable fin sont placés sur l'empreinte, on la recouvre d'une toile, l'eau y est versée lentement avec la pomme d'un arrosoir; l'empreinte se durcit et on enlève avec précaution. Si l'empreinte est sur la neige, Huguelin propose de la saupoudrer de sel marin, afin d'en abaisser encore la température; on l'enduit ensuite d'huile, et on y verse de la gélatine fondue, à une médiocre chaleur, presque refroidie, mais encore fluide, qui se solidifie et fournit un moule. Ici les résultats ont paru moins sûrs. On a reproduit par le moulage en plâtre les diverses empreintes obtenues.

Les *optogrammes* seraient l'image d'objets extérieurs gardée par la rétine au moment de la mort et reproduite par la photographie. Sur l'œil d'une femme victime d'un assassinat le Brion avait cru voir quelques traits qui se rapportaient à cette dernière scène. Un rapport de M. Vernois (1870), appuyé par Tardieu, a dissipé cette illusion. Sur l'œil d'un lapin, placé d'abord dans l'obscurité, puis à une fenêtre vivement éclairée (*Revue des Deux Mondes,* mars 1879)), on avait cru retrouver l'image de cette fenêtre. Il y a loin de là à ce signe annoncé de l'œil de la victime conservant l'image de l'assassin et celle des objets qui l'entouraient au moment de la mort.

13° Les *signes pathologiques* sont congénitaux ou acquis, les premiers ont d'autant plus d'importance au point de vue de l'identité que leur notoriété est souvent incontestable ; il s'agit alors de déterminer si on a pu les faire disparaître. Les vices de conformation, le bec-de-lièvre, le strabisme, les déformations congénitales du rachis ou des membres, la polydactylie, l'état de la verge, fournissent ici des preuves certaines, ou de graves indices ; une opération qui laisse des traces a pu modifier ces difformités.

Les *nævi materni*, taches de naissance, *nævus nativus*, ont fourni des signes discutés dans des procès célèbres. Ils se présentent sous deux formes : 1° les *nævi pigmentaires*, taches d'un brun noirâtre, jaunes, lentigo, xanthome, taches blanches, lisses ou avec duvet, *pilosi nævi*, occupant des régions diverses, parfois hypertrophiques, non vasculaires, faisant une saillie irrégulière, une excroissance infiltrée de cellules adipeuses, *nævus lipomatodes ;* 2° les *nævi vasculaires*, taches sanguines, rouges, saillantes, formées par la dilatation des capillaires ou par un véritable tissu érectile, sous la forme de tumeurs volumineuses, et occupant parfois une notable étendue de la face. Ces tumeurs constituent un signe permanent, c'est par une rare exception qu'on les a vues s'affaiblir, s'atrophier parfois dans les premières années de la vie. On a constaté que les nævi pouvaient être héréditaires, siégeant à la même place, nous en avons vu un exemple. Ce sont les témoignages qui établissent l'existence antérieure de ces marques de naissance, mais ici il convient de rappeler que ces témoignages sont souvent incertains, quand ils se rapportent surtout à une époque lointaine. Dans un cas où l'on croyait reconnaître une personne ayant une lentille de la face, la victime prétendue reparut, établit son identité, et elle n'avait point la tache de naissance qu'on lui attribuait.

Les méthodes qui ont pour but d'effacer les traces congénitales sont l'excision, la cautérisation, la vaccination sur la tumeur érectile, opération qui a réussi quand celle-ci était de faible dimension. Le nævus peut ainsi disparaître, mais il reste comme indice la cicatrice qui résulte de l'opération elle-même. Le tatouage a aussi été employé pour modifier le nævus. Des couleurs sont alors mêlées à celles de la tache. La teinte noire est modifiée par le cinabre, par la céruse ; un dessin recouvre la tache pigmentaire, mais il est peu probable qu'il n'en restera pas quelques traces, et le siége même d'un tatouage est un indice. Pour effacer entièrement ce signe d'identité, il faut une méthode qui le détruise sans laisser aucune trace de l'opération. L'électrolyse paraît atteindre ce but. Dans le service clinique de M. le professeur Heydenreich nous avons vu les deux cas suivants : Un enfant de trois mois ayant un nævus vasculaire sur la face est traité d'abord sans résultat par la vaccine ; l'électrolyse est pratiquée à huit reprises à quelques jours d'intervalle, avec sept ou huit piqûres d'aiguille en contact avec le pôle positif ; la couleur s'affaiblit peu à peu, la tumeur s'efface, et au bout de deux ans il ne reste plus qu'une cicatrice blanche, peu apparente, qui provient de la vaccine. Dans un second cas, sur un enfant âgé de deux ans, après quatre mois de traitement par l'électrolyse, la tumeur vasculaire située sur l'œil gauche avait notablement diminué de volume, sa couleur avait pâli et offrait les traces blanches d'une décoloration cicatricielle. L'emploi de cette méthode rendrait le **diagnostic** médico-légal plus difficile ; il serait d'ailleurs aidé par le commémoratif.

Les *signes pathologiques* sont les traces de maladies internes ou externes, de blessures, d'opérations chirurgicales, qui par leur nature, par les circonstances dans lesquelles ils se sont produits, peuvent caractériser une personne. Les maladies internes fournissent des indices sur la profession, sur le genre de vie. Une lésion du cœur, une paralysie partielle, autrefois constatée, les affections des os, les déviations du rachis, la claudication, les blessures qui se rapportent à des circonstances connues, mutilations, les opérations chirurgicales qui ont laissé des traces certaines, comptent encore parmi les preuves d'identité dont le commémoratif contribue à fixer la valeur.

14° Les *cicatrices* peuvent servir à caractériser une personne, à préciser ses antécédents pathologiques, mais ici les témoignages ne suffiront pas, il faut une constatation scientifique. Dans l'affaire Lesurque, en 1794, où la ressemblance paraît avoir occasionné un erreur judiciaire, une cicatrice au front et au doigt avait servi à faire reconnaître l'accusé. La même cicatrice existait chez l'individu qui plus tard fut regardé comme l'auteur du crime, mais aucune expertise médicale n'avait eu lieu à cet égard.

La cicatrice est le résultat d'une solution de continuité du derme, avec perte de substance, mais ici se présente cette question : Une plaie qui a divisé le derme sans perte de substance et qui guérit par première intention laisse-t-elle une trace ? On admet qu'en général la circulation capillaire se rétablit sans tissu nouveau. Cependant des auteurs pensent que dans ce cas même il se forme une ligne cicatricielle qui persiste, tout en s'affaiblissant (Cornil et Ranvier). Si la perte de substance existe, si la plaie ne guérit qu'après une suppuration, alors des granulations rougeâtres se forment avec un tissu embryonnaire, des capillaires se développent, et un tissu fibro-celluleux plus dense constitue la cicatrice, sur laquelle l'épiderme se reproduit.

La cicatrice se reconnaît à ce tissu inodulaire dont la blancheur contraste avec la teinte rosée des parties voisines. Cette différence est mise en évidence par des frictions exercées sur la région. C'est le moyen de diagnostic usité autrefois par la marque ; on frappait sur l'épaule suspecte pour voir se reproduire l'image affaiblie par le temps. Devergie a eu encore l'occasion d'observer les anciennes traces de la marque ; des frictions ou des percussions réitérées avec le plat de la main pouvaient seules faire reconnaître les apparences de ces cicatrices, dans des cas cependant où la marque ne datait pas de plus de vingt ans. A ces signes s'ajoutent la sécheresse, la dureté de ce tissu non vasculaire, sur lequel la sueur ne se produit pas ; la rareté ou l'absence des follicules sébacés et des poils. Sur le cadavre, le diagnostic est complété par l'examen histologique, faisant connaître la structure du tissu fibro-celluleux qui constitue la cicatrice très-distincte du derme contigu ; elle peut adhérer au tissu musculaire sous-jacent, et elle ne présente pas de vésicules adipeuses.

On peut avoir à déterminer la date d'une cicatrice ; les indications à cet égard sont données par sa couleur, ses dimensions et sa consistance. La cicatrice est récente ou ancienne, il est difficile d'arriver à plus de précision. La cicatrice récente est rougeâtre, plus molle que la peau voisine, offrant parfois des ilots inodulaires à côté de surfaces qui suppurent. La cicatrice pâlit ensuite. Au bout de quelques semaines ou de quelques mois, suivant l'étendue de la plaie, elle est devenue blanche, brillante, raide et sèche. Le pigment ne se reproduit pas ; il en est de même chez les nègres, dont la cicatrice reste blanche. Chez des individus âgés, à la suite de plaies des jambes, on a vu un pigment brunâtre se déposer dans le tissu cicatriciel. Les dimensions de la cicatrice sont à prendre en considération. La cicatrice se rétracte, elle diminue d'étendue avec les mois et les années ; elle est en général plus petite que la plaie à laquelle elle succède. Mais il est des cas, au contraire, où la cicatrice prend de l'extension ; chez l'enfant, elle participe à l'accroissement général, augmentant proportionnellement d'étendue avec la région qui se développe ; on l'a constaté pour les traces de la vaccine. La cicatrice provenant d'une plaie faite pendant l'enfance avait doublé de longueur à l'âge de dix-huit ans.

Un signe d'ancienneté se déduit des modifications qui s'opèrent dans les dimensions. En général, la cicatrice se rétracte et elle diminue d'étendue, mais, si elle est très-ancienne à l'âge adulte, il arrive un moment où ses dimensions ne changent plus. En mesurant la cicatrice, à diverses époques, on constate son immobilité ou sa décroissance, et on a ainsi un indice de son ancienneté. La cicatrice est indélébile, mais avec le temps elle s'affaiblit, et après de longues années on peut avoir des doutes sur son existence. L'examen histologique est alors concluant, il permet aussi d'apprécier l'ancienneté d'une cicatrice ; quand elle est récente, elle contient encore des éléments globuleux, les cellules ne se sont pas encore toutes allongées et transformées en ces fibres denses qui constituent le tissu inodulaire.

Les cicatrices sont d'origine pathologique ou traumatique, blessures diverses, opérations chirurgicales. Les maladies cutanées : variole, ecthyma, rupia, impétigo, acmé, laissent des traces dont on apprécie la nature et qui sont parfois caractéristiques. La vaccine est trop généralement pratiquée pour avoir de l'importance au point de vue de l'identité ; un indice pourrait résulter de la vaccination aux jambes, suivant la méthode américaine. Les ulcères, le lupus, le cancer, la lèpre, l'anthrax, les abcès, la gangrène, avec des lésions profondes et caractéristiques, les cicatrices scrofuleuses, les traces de la syphilis, donnent des signes d'autant plus précis que la lésion est plus grave et qu'elle coïncide avec le commémoratif. Le siége de la cicatrice est à prendre en considération en même temps que sa forme : le cou, l'aine, les jambes, les parties génitales offrent les traces de ces lésions spécifiques.

Les cicatrices par cause traumatique correspondent aux différentes espèces de blessures. On a à rechercher quel est l'instrument qui les a produites, et à établir les rapports de forme et de dimension qui peuvent exister entre la blessure et l'instrument présumé. La dimension est pour la cicatrice de beaucoup inférieure à celle de la blessure, à moins de complications graves qui auraient agrandi celle-ci par ulcération ou à la suite d'une opération. Le siége de la lésion autant que sa nature influe sur la forme et sur les dimensions de la cicatrice. Aussi une plaie contuse du crâne peut laisser qu'une cicatrice linéaire. A l'article BLESSURE (*Méd. légale*) on a indiqué les formes des cicatrices qui se rapportent aux divers instruments piquants, tranchants, contondants, arrachants, aux brûlures et aux plaies d'armes à feu. Pour ces dernières quelques grains de poudre restés dans les tissus peuvent déterminer le diagnostic. On a recherché les différences qui existaient entre les deux ouvertures d'un séton et celle d'une balle qui a traversé le membre ; une des différences principales consiste dans la bande de tissu inodulaire qui pour le séton s'étend d'une ouverture à l'autre. Pour les brûlures, une large cicatrice plane, de forme irrégulière, avec plissement notable des parties voisines, indique l'action étendue d'un liquide, ou la combustion rapide d'une partie des vêtements. Nous avons vu une cicatrice de ce genre formée sur l'abdomen par l'action de la foudre. Les traces de la projection de l'acide sulfurique sur le visage ont aussi des caractères spéciaux.

Les opérations chirurgicales laissent des traces plus régulières sur des régions déterminées. Piqûres de sangsue, ventouses scarifiées, vésicatoires quand leur surface s'ulcère, cautères et sétons, saignées du bras ou d'autres régions, incisions, ouvertures d'abcès, grandes opérations chirurgicales, ablation d'organes, tels sont les faits dont on a à constater et à interpréter les traces dans les questions d'identité, en les mettant en rapport avec les renseignements fournis.

Les *cicatrices judiciaires* constituaient une flétrissure corporelle qui a disparu de nos codes par la loi du 28 avril 1832. Sous l'ancien régime, la fleur de lys était imprimée, au moyen d'un fer rouge, sur l'épaule du condamné, avec les lettres V. ou GAL. (déclaration du 24 mai 1724). La marque a été abolie par l'Assemblée constituante, en 1791, puis rétablie le 23 pluviose an X pour les récidivistes et les incendiaires. Le Code pénal de 1810 l'avait admise et étendue : *Art.* 7 : C'est une peine afflictive et infamante, accessoire des travaux forcés à perpétuité et des travaux forcés dans certains cas. *Art.* 20 : Quiconque aura été condamné aux travaux forcés à perpétuité sera flétri en place publique par l'application d'une empreinte avec un fer brûlant sur l'épaule droite. La récidive entraînait nécessairement la marque (*art.* 56). C'étaient les lettres F P, ou T et F pour les faussaires. Cette flétrissure était aussi un signe d'identité; nous connaissons un cas où un voyageur la découvrit sur son compagnon de route; elle s'effaçait presque avec le temps; le procédé par la friction de l'épaule servait à la faire reconnaître.

15° *Signes intellectuels et moraux.* — Fodéré avait déjà appelé l'attention sur l'utilité de ces signes : « La teinte de l'âme, c'est-à-dire les impressions qu'elle a reçues de l'éducation, sont peut-être ce qui s'efface le moins, ce qui peut dans l'occurrence faire plus particulièrement distinguer un homme d'avec un autre homme ». L'éducation imprime des caractères qui restent et qui ne s'imitent pas. Mais le temps, les circonstances, les malheurs, les vices, altèrent et effacent cette situation morale qui a fourni cependant des signes utiles, comme dans l'affaire Tichborne, rapportée par Taylor. Un état pathologique, tel que la démence commençante, peut aussi faire succéder le vice à la moralité. Le développement intellectuel, une instruction spéciale dont il reste des traces, la connaissance d'une langue, peuvent mettre sur la voie de l'identité. Ces signes sont en rapport avec l'âge. L'enfant a son premier sourire à six semaines; des mots isolés à onze mois, associés à deux ans, puis se reliant en phrases, donnent la mesure de ce développement qui se complète vers la septième année. Alors on peut en suivre la marche qui varie trop suivant les individus et les circonstances pour caractériser les périodes moyennes de la vie. Quand les facultés diminuent, il est difficile de préciser le moment de cette décroissance. L'affaiblissement mental peut faire disparaître les traces de cette culture intellectuelle qui caractérisait une personne. La diminution de la mémoire qui porte sur les mots, puis sur les faits, peut aller jusqu'à l'oubli de la personnalité elle-même, du nom, du domicile, de la situation actuelle comme de tous les antécédents ; Zacchias en a cité des exemples ; cet oubli total crée une difficulté de plus dans les questions d'identité. Un trouble mental persistant peut au contraire caractériser la personne, par la forme reconnue identique de la lésion de l'intelligence.

Le son de la voix, l'accent national, la manière de prononcer certains mots, le bégayement, le grasseyement, le zézayement, fournissent des indices, en tenant compte d'une simulation possible et de l'altération de la voix et de la parole par les progrès de l'âge. La question de l'identité de la voix s'est posée à l'occasion du vol au téléphone ; la possibilité d'une méprise a été mise hors de doute. L'écriture est aussi un caractère qui peut jeter quelque jour sur l'identité d'une personne ; elle caractérise la démence initiale. L'état des sens est à prendre en considération ; le strabisme, autrefois reconnu, n'a disparu que par une opération dont on retrouverait la trace. La dureté de l'ouïe, qui n'a pu que persister et s'accroître, caractérise aussi la personne ; on a noté à cet égard la surdité professionnelle observée chez les employés de chemins de fer, les mécaniciens surtout, et qui augmente avec les années de service. Pour cette catégorie de signes, qui dépendent de l'état des sens et de l'exercice des facultés intellectuelles et affectives, il faut tenir compte de la possibilité d'une simulation.

IV. Identité après la mort. Cette question se présente dans les trois conditions suivantes, à l'occasion d'un cadavre entier, de débris de cadavre et d'ossements.

A. *Cadavre entier.* Les mêmes questions se posent que pendant la vie : l'identité est à déterminer par les caractères extérieurs auxquels s'ajoutent ceux que fournit l'examen anatomique des organes.

1° La cessation de la vie modifie les signes extérieurs et la *putréfaction* met bientôt un obstacle notable à la détermination de l'identité par les changements qu'elle produit dans la couleur, dans la forme du corps. Ce sont surtout les noyés qui deviennent rapidement méconnaissables. On aura recours aux moyens qui ont pour but de rétablir les traits et de modifier les colorations putrides : les lotions répétées de la face avec la solution de chlorure de chaux, le bain prolongé dans une solution de chlorure de sodium, additionnée d'acide hydrochlorique, l'injection par la carotide d'une solution de chlorure de zinc et de sesquioxyde de fer, les injections de glycérine boratée. L'œil desséché et flétri peut être ranimé par des lotions de sulfate d'alumine.

L'expression et les caractères d'ensemble out moins d'importance que pendant la vie pour déterminer l'âge ; l'approximation est beaucoup moins facile à première vue, une erreur de dix à vingt ans est alors possible ; nous avons eu connaissance d'un cas où l'on avait évalué à soixante, à soixante-cinq ans l'âge d'une personne décédée qui en avait quatre-vingt-cinq, mais bientôt la précision des caractères anatomiques permet une détermination plus rigoureuse.

2° Le *système osseux* présente ici des signes d'une grande importance qui sont fournis par les périodes de l'ossification : l'apparition des points osseux, les soudures, l'état des cartilages et les altérations du tissu osseux par les progrès de l'âge.

Pendant la vie fœtale, l'accroissement se fait sur le corps des os. Le calcanéum et l'astragale, rarement le cuboïde ; le sternum, l'extrémité inférieure du fémur, présentent seuls dans leur cartilage un point à l'époque de la naissance.

L'enfance, au contraire, est caractérisée par l'apparition successive des points d'ossification dans les extrémités épiphysaires des os longs et dans les os courts. Voici l'ordre habituel de leur développement : *première année*, le cuboïde parfois à la naissance; le grand os, l'os crochu, le troisième cunéiforme, signes importants fournis par le carpe et par le tarse, le corps de l'os hyoïde, la lame criblée de l'ethmoïde, la tête du fémur, celle de l'humérus, son extrémité inférieure; *seconde année*, les extrémités inférieures du radius, du péroné, l'apophyse odontoïde, le troisième cunéiforme; *troisième année*, le grand trochanter du fémur, les tubérosités de l'humérus, le premier cunéiforme, le pyramidal; *quatrième année*, le deuxième cunéiforme; la *rotule* de 4 à 5 ans, le trapèze, le semi-lunaire; *cinquième année*, extrémité supérieure du radius et du cubitus, la phalange onguéale du gros orteil; *sixième année*, la tête des quatre derniers métatarsiens et métacarpiens; de *sept à huit ans*, l'olécrane, l'épitrochlée humérale; *à neuf ans*, l'ossification commence au fond de la cavité cotyloïde, extrémité supérieure du radius et du cubitus; de *huit à douze ans*, le pisiforme et le trapézoïde, les points osseux les plus tardifs du carpe, puis l'apophyse styloïde; de *dix à douze ans*, bord interne de l'épitrochlée humérale, petit trochanter, angle inférieur de l'omoplate, tête et extrémité des côtes, extrémité sternale de la clavicule; de *douze à seize ans*, l'apophyse coracoïde, les épiphyses des vertèbres et de l'os iliaque, tubérosité extérieure du tibia; de *seize à vingt ans*, les épiphyses marginales du sacrum et de l'omoplate et la 4ᵉ vertèbre coccygienne. C'est de la naissance à sept ans, puis de sept à quinze, que ces signes ont le plus de valeur. On s'attachera surtout à reconnaître les extrémités des os longs, la rotule, l'olécrane, les os du tarse et du carpe, qui fournissent les indices les plus faciles à constater et les plus sûrs.

A ces caractères viennent s'ajouter ceux qui sont fournis par les soudures et dont l'importance est surtout notable pendant la seconde période du développement. Les deux moitiés du maxillaire inférieur se soudent de bas en haut, dans les premiers mois qui suivent la naissance; à deux ans on trouve encore au bord supérieur de l'os des traces de sa division. Les deux moitiés du coronal sont réunies vers un an et demi; la grande fontanelle est fermée vers deux ans et demi. On constate encore la soudure des pièces du temporal vers deux ans et à trois ans celle de l'apophyse odontoïde avec le corps de l'axis. Pendant l'enfance, les portions du corps du sternum se soudent, la 4ᵉ à la 3ᵉ, la 2ᵉ à la 1ʳᵉ, de sorte qu'au moment de la puberté l'os est formé des trois parties qui se réduisent à deux, à une époque plus avancée de la vie, puis à une seule exceptionnellement par la soudure de l'apophyse xyphoïde. A 12 ans, les trois portions de l'os coxal qui forment le fond de la cavité cotyloïde sont prêtes à se confondre, de 13 à 15 ans la soudure est complète, elle existe au moment où la puberté commence. Le col du fémur s'est ossifié à 13 ans, à 14 ou à 15 ans la réunion des deux parties du calcanéum; à 16 ans, de l'apophyse coracoïde, de l'olécrane, de la tête et des tubercules, des côtes; de 16 à 18 ans, réunion des vertèbres sacrées de l'extrémité sternale de la clavicule, des phalanges des doigts et des orteils, des cornets du sphénoïde; vers 18 ans, la tête du fémur est soudée au corps de l'os, la soudure de l'extrémité inférieure n'a lieu qu'à 21 ans, puis la soudure de l'extrémité inférieure de l'humérus à laquelle succède celle de l'extrémité supérieure; l'extrémité supérieure du radius, l'inférieure du péroné, plus tard les extrémités inférieure et supérieure du même os. De 18 à 25 ans, les soudures sont opérées sur tous les os longs; les plus tardives sont celles du tibia, l'inférieure, puis la supérieure; la clavicule alors ne forme qu'un seul os, la crête iliaque est réunie à l'os coxal. De 25 à 30 ans s'opèrent les soudures de la 1re vertèbre du sacrum; celles des épiphyses au corps des vertèbres, du sphénoïde, de l'occipital, constituent les dernières soudures physiologiques qui marquent le terme de l'accroissement.

Après une période stationnaire pendant laquelle le tissu osseux devient plus dense, les sutures se consolident, les éminences sont plus prononcées, les signes de l'âge sont fournis par les modifications du cartilage, par les altérations du système osseux. De 34 à 40 ans, l'ossification commence dans le cartilage thyroïde, marchant d'avant en arrière et de bas en haut; les taches blanches se produisent aussi dans le cartilage cricoïde, beaucoup plus tard dans les cartilages arythénoïdes, dans les anneaux de la trachée et des bronches. Vers 40 ans aussi le cartilage de la première côte offre les taches caractéristiques qui se durcissent et deviennent du tissu osseux; sur les autres côtes, les taches graisseuses apparaissent plus tardivement. A un âge avancé, une induration osseuse se produit au centre du tendon d'Achille et du long péronier latéral.

Les sutures crâniennes commencent à s'effacer vers 35 et 40 ans, d'abord par la table interne peu à peu et par places, dans l'ordre suivant : sutures coronale, bipariétale, lambdoïde; elles s'effacent aussi successivement à la table externe, sans cependant disparaître d'une manière complète, si ce n'est aux limites extrêmes de la vieillesse, alors aussi la raréfaction du tissu augmente la transparence de certaines régions du crâne, notamment des pariétaux. Un signe d'âge est aussi fourni par la soudure du coccyx vers 40 ans.

Avec les progrès de l'âge le périoste devient plus fibreux et plus sec et l'atrophie graisseuse commence dans le système osseux; des modifications se produisent dans le poids spécifique, dans la proportion des substances organiques et inorganiques. On constate l'affaissement des vertèbres et du col du fémur; des ostéophytes se forment, les cavités s'agrandissent. Le tissu médullaire offre au point de vue de l'âge des différences caractéristiques rougeâtre, gelée rouge chez l'enfant, d'un rouge brunâtre; type gélatineux chez l'adulte; jaunâtre ou type graisseux, demi-liquide, huileuse, avec diminution des vaisseaux, de l'eau et des matières albumineuses, dans la période avancée de la vie.

Aux signes extérieurs fournis par la *dentition* s'ajoutent les caractères anatomiques; dans la première période la production et l'ossification des germes, les dimensions du chapeau de dentine, indiquées par Magitot; vers 10 ans l'ossification des germes des dents de sagesse, leur présence encore dans les alvéoles jusqu'à 18 ans et au delà; la chute des dents avec l'oblitération plus ou moins complète des alvéoles, qui se rétrécissent et s'effacent, détermine ainsi une altération caractéristique dans la forme des maxillaires et qui se prononce avec les progrès de l'âge. L'aurification des dents, les pièces artificielles, fournissent encore ici un signe d'identité.

Les *altérations des tissus* qui indiquent les progrès de l'âge sont les dégénérescences graisseuse et pigmentaire, colloïde, amyloïde, les calcifications, l'atrophie cellulaire, la sclérose du tissu conjonctif. Des modifications se produisent en même temps dans le poids et les dimensions des organes. L'appareil circulatoire présente des signes caractéristiques, l'athérome artériel, avec ses

degrés, depuis la tache jaunâtre jusqu'à l'incrustation calcaire et son extension
variable ; l'attention se portera sur les artères coronaires du cœur, dont l'altération est si fréquente. C'est en général entre trente-cinq et quarante ans que
cette dégénérescence commence, mais on n'oubliera pas qu'elle peut être
bien tardive ou même nulle : ainsi, sur un homme de 104 ans, Lobstein n'a
point trouvé d'ossification aux artères du tronc et des membres supérieurs ;
il n'en existait qu'à l'artère fémorale ; sur Thomas Parr, à 152 ans, Harvey
n'avait pas rencontré de lésions de ce genre. Le cœur est le seul organe
dont le poids augmente avec le nombre des années ; ce fait est dû à l'hypertrophie si ordinaire du ventricule gauche. Ainsi, ayant trouvé comme moyenne,
à l'âge adulte, 266 grammes pour l'homme, 220 pour la femme, entre 20 et
30 ans, les moyennes sont déjà 309 et 278 entre 40 et 50 ans ; 367 à 310 de
50 à 60 ans ; 370 et 317 de 60 à 80 ans. Vers 80 ans, le poids du cœur avait
augmenté chez l'homme de 90 grammes, chez la femme de 60, sur la moyenne
de l'âge adulte ; à 84 ans, nous avons trouvé chez un homme 374 grammes,
sans lésion notable du tissu. Il faut tenir compte aussi des cas d'atrophie ; chez
une femme de 80 ans, M. Demange a trouvé le poids du cœur réduit à
170 grammes. Comme signe d'âge, on constatera les plaques de frottement du
péricarde, les indurations valvulaires, mitrales et aortiques, la dilatation des
cavités, l'état graisseux des fibres, en même temps que le cœur est plus volumineux. On a signalé pour le sang une diminution notable dans la proportion
des globules rouges.

Les poumons grisâtres ou noirâtres atteints d'anthracose et d'emphysème
sénile, atrophiés, présentent une diminution de poids très-notable ; cette diminution s'accentue avec les années. Cette perte de poids est à prendre en considération pour la plupart des organes. Ainsi, pour le foie, la moyenne de 1500 à
1800 grammes n'est plus atteinte ; l'organe, qui a pris une teinte jaune et pâle,
granuleux, induré, descend à 1000 grammes et au-dessous. La rate est plus
dure et diminuée ; le rein sénile, d'une teinte pâle, atrophiée, est réduit au
poids de 100 grammes ou au-dessous. La prostate peut avoir augmenté de
volume. Le cerveau, qui a son poids maximum entre 30 et 40 ans, 1200 à
1450 grammes chez l'homme, 1100 à 1300 chez la femme, ne diminue guère
de poids que vers la 60ᵉ année, un peu plus tôt chez la femme, sans fournir
à cet égard de caractère notable. Par le calcul des moyennes, on a admis qu'à
80 ans la perte pouvait être de 90 à 150 grammes. Le signe d'âge est fourni
par l'état des capillaires cérébraux des couches optiques et striées et de la
substance corticale, tendant à la dégénérescence athéromateuse et graisseuse,
avec dilatation moniliforme. La glande pinéale nous a paru fournir un caractère
par l'augmentation croissante des corpuscules calcaires ; une collection de préparations est concluante à cet égard ; chez un homme de 85 ans, la glande
semblait uniquement formée par l'accumulation de ces corpuscules solides.

Diverses maladies viscérales peuvent encore devenir des signes d'identité : tel
est l'état des poumons chez les tailleurs de pierre et chez les mineurs. Des
maladies chirurgicales, les traces de blessures, d'opérations, fournissent encore
des documents ; sur un noyé, nous avons constaté la cicatrice ronde et cartilagineuse laissée par l'opération du trépan,

Pour les organes génitaux chez l'homme, aux signes extérieurs s'ajoutent
ceux qui sont fournis par l'état du testicule, diminution de poids, de 20 à 14
et à 10 grammes, atrophie, rareté ou absence des zoospermes ; on les a observés

encore à l'âge de 94 ans. Pour le sexe féminin, les constatations sont plus importantes au point de vue de l'identité. La virginité, la maternité, la ménopause, sont démontrées à l'autopsie par des preuves positives. L'état de l'hymen, du vagin, du col de l'utérus, du corps même de l'organe, ne laissent à cet égard aucun doute. Les progrès de l'âge sont indiqués par la diminution du poids de l'utérus, qui tombe de 60 à 30 grammes et au-dessous, par ses dimensions restreintes, par l'atrophie des ovaires, durs et sans germes, attestant la cessation complète de la menstruation.

B. *Les débris du cadavre.* Les occasions de ces expertises se rencontrent dans les conditions suivantes : le meurtrier, pour faire disparaître la victime, découpe le corps afin d'en cacher les débris ; il le mutile pour le défigurer, pour empêcher qu'on le reconnaisse ; d'autres fois il fractionne le corps pour le faire entrer plus facilement dans une malle, dans une armoire ou une cachette étroite. Cette addition au meurtre est aujourd'hui connue sous le nom de *dépeçage criminel*, sur lequel M. Lacassagne vient de publier un intéressant travail avec le tableau détaillé de 40 cas, de 1721 à 1888, dont plusieurs ont une notoriété historique. Dans un de ces cas le dépeçage [n'avait pas été précédé d'un crime, il avait été opéré à la suite d'une mort accidentelle qu'on avait intérêt à dissimuler. La division du corps en fragments plus ou moins nombreux peut encore avoir lieu dans d'autres circonstances ; elle est le résultat de l'explosion d'une machine à vapeur, d'une mine, d'une bombe de mélinite qui projette au loin des fragments déchirés. Dans un accident de chemin de fer, le corps peut être écrasé, broyé, brûlé en partie. Les débris des organes se retrouvent aussi à la suite d'un incendie ; des expertises ont eu lieu à cet égard après les incendies de théâtres pour rétablir l'identité d'individus disparus. Le corps a été en partie dévoré par des animaux, on en retrouve les fragments dispersés. Nous avons recueilli les débris du corps d'un nouveau-né en partie dévoré par un chien. Des pièces anatomiques abandonnées, jetées dans une fosse d'aisance, ont fait naître des soupçons de crime ; une main retrouvée dans un bois avait été l'objet d'une instruction judiciaire ; nous avons constaté qu'elle présentait les traces d'une dissection régulière ; un étudiant en médecine l'avait projetée par la fenêtre d'un wagon en marche. On a encore indiqué le dépeçage judiciaire dans l'écartellement, les extrémités étant arrachées du tronc ; le dépeçage religieux, Agag coupé en morceaux par Samuel ; mythologique, Pélias et Éson. Des débris de cadavre ont donné lieu à 19 expertises, d'après le dernier compte rendu annuel des opérations de la Morgue à Paris ; dans les crimes commis à Londres en 1888 sur des femmes, le dépeçage avait aussi suivi le meurtre.

Les questions qui se présentent à l'occasion de la découverte de ces débris sont les suivantes : établir l'identité de la victime ; celle de l'auteur de l'acte ; recueillir les documents relatifs au genre de mort, aux diverses circonstances du fait.

Les débris sont d'abord réunis et classés, afin de reconstituer le corps de la victime. Ces débris sont parfois nombreux et dispersés dans les endroits les plus divers. Le plus souvent la tête est d'abord séparée du tronc, puis les membres inférieurs, les bras ensuite ; 5 à 7 fragments forment le nombre le plus ordinaire. D'autres fois le tronc est ouvert et les viscères sont dispersés ; la mutilation s'exerce sur la face ; les oreilles, le nez sont enlevés. On a des cas où le nombre des fragments a été de 43, de 80, de 155, dans un cas où l'assassin avait découpé sa femme. L'éparpillement se produit dans les explosions, dans les accidents de chemins de fer; les lieux les plus divers recèlent les fragments déchiquetés. On recueille les débris de vêtements et des objets voisins de la victime.

On recherche d'abord si ces portions de cadavre appartiennent à un seul corps ou si elles se rapportent à deux ou plusieurs individus. Replacées dans l'ordre anatomique, elles peuvent reconstituer le corps en son entier: si quelques fragments ont seulement été découverts, c'est d'après ces débris isolés que se posent les questions d'identité relatives au sexe, à l'âge, à la taille et aux indices spéciaux. Les différences dans l'état de la putréfaction ne sont pas une preuve contre l'unité des débris; cette différence peut provenir du milieu où ils étaient placés et du moment de la division; la putréfaction est plus lente dans les parties qui, séparées peu après la mort, sont devenues exsangues par suite de l'écoulement du sang.

S'il reste quelques traces des organes génitaux, la constatation du *sexe* est facile, mais, si ces organes ont complétement disparu, le sexe se détermine par la forme, les dimensions de la tête, du thorax, par les mamelles, le bassin, par les caractères du système osseux, par l'état de la peau et notamment des poils, la longueur des cheveux, et par l'absence de poils sur des régions où ils manquent en général dans le sexe féminin, telles que l'anus, le thorax, le menton, la lèvre supérieure et les joues. Quelques indices spéciaux peuvent encore révéler le sexe, tels que le perçage des oreilles, l'état de la main, l'empreinte laissée par le corset, et la nature des fragments de vêtements. On prendra aussi le poids de différents organes, notamment du cerveau. Les indices de l'*âge* sont ceux qui ont été indiqués; ils peuvent être fournis par des fragments d'os et de cartilages.

La *taille* peut être indiquée avec une certaine exactitude, d'après les dimensions des principaux débris. Si la tête manque, on prend la distance de l'ombilic à la plante du pied, au calcanéum, et la taille totale est obtenue en doublant le chiffre et en retranchant 3 ou 4 centimètres, le milieu du corps pouvant être placé pour l'homme adulte au-dessus de la racine de la verge, pour la femme, au milieu du corps du pubis, plus la taille s'élève, plus le centre s'abaisse. La tête retrouvée seule donne une probabilité de taille, en multipliant par 7 1/2 sa longueur chez l'adulte, par 5 chez l'enfant de trois à cinq ans, par 6 de huit à douze (Dechambre). On tient compte à un âge avancé de la diminution de longueur de la tête qui résulte de l'affaissement du maxillaire inférieur. La longueur du pied étant à peu près celle de la tête fournit un signe analogue pour déterminer la taille. La distance du poignet à l'extrémité du médius représente à peu près la longueur de la tête. Les proportions du tronc, des membres supérieurs et inférieurs, varient suivant les âges. Les tableaux de Sue, Orfila, Lenger, Robin et Littré, Toldt, Lacassagne, Rollet, fournissent des documents utiles à cet égard. Les dimensions sont pour les pieds et pour les mains, 7 et 6 centimètres à la naissance; 10 et 9, à 1 an; 12 et 10, à 2 ans 1/2; 14 et 11, à 4 ans; 16 et 12, à 6 ans; 20 à 15, à 12; 22 et 19, à 24 ans. En multipliant ces chiffres par 7 ou par 8, on a une donnée approximative de la taille. Les dimensions pour le rachis sont: 19 à la naissance; 31 à 3 ans; 35 à 6 ans 1/2; 45 à 15 ans; 58 à la maturité. A ces indices s'ajoutent ceux que fournissent les os pris isolément. Les rapports entre les dimensions du tronc et celles des extrémités donnent les résultats suivants: pour une taille de 1^m,54, tronc 0^m,75 ; extrémité supérieure, depuis l'acromion, 0^m,69 ; extrémité inférieure, depuis le pubis, 0^m,79. Pour une taille de 1^m,70, ces chiffres sont 82, 75 et 88. Chez les individus de petite stature, les membres sont proportionnellement plus longs ; chez les femmes, une dimension proportionnelle un peu plus notable appartient aux membres supérieurs. Des fragments isolés sont encore utilisés pour déterminer la taille ; le nez, le doigt médius, multipliés par 32 et par 19 ou 20, donnent approximativement la longueur du corps. On prend aussi le poids des fragments et on constate leur état d'embonpoint. Ces débris peuvent aussi présenter des signes congénitaux ou acquis.

L'identité de l'auteur de l'acte peut être décelée par diverses circonstances. Le plus souvent c'est un seul individu qui a dépecé la victime, c'est un homme, quand la victime était adulte ; à la suite des infanticides, c'est une femme, la mère, presque toujours. Dans l'affaire de Sélestat, en 1817, la mère avait découpé son enfant âgé de six mois et en avait fait cuire les débris. Le choix de l'arme fournit des indices ; on constate qu'elle avait appartenu à l'accusé ou qu'il avait l'habitude de s'en servir. D'après la statistique établie par M. Lacassagne, un couteau de forte dimension est l'instrument le plus fréquemment employé ; on s'est aussi servi d'un couteau-canif, d'une scie, d'une hachette, d'un marteau, d'une barre de fer. Le mode de section a fait reconnaître la profession de l'auteur de l'acte. Des incisions régulières, des désarticulations sans tâtonnement, ont été opérées par un boucher, par un ancien étudiant en médecine, par un garçon d'amphithéâtre ; une cuisinière avait divisé le corps d'un enfant avec une régularité caractéristique. On a constaté qu'un gaucher avait fait les sections. Pour faire disparaître ces débris on les a exposés à l'action du feu dont ils portent les traces ; ils offrent alors une notable diminution de poids. Les fragments sont enterrés, dispersés dans divers lieux, renfermés dans un placard, ou, comme nous l'avons vu, dans une malle déposée au chemin de fer. Ces débris sont recouverts d'un linge, d'une serviette, ficelée ou cousue. La manière dont le nœud est fait peut indiquer la profession de la personne ; dans un cas, la couture du linge, régulièrement faite, révélait qu'elle était l'œuvre d'une femme.

Le dépeçage par les animaux se reconnaît à la dilacération des organes, dont une partie a été détachée, et à l'impression des dents qui correspondent à telle ou telle espèce. Des caractères particuliers se rapportent aux divers animaux qui, dans l'air ou dans l'eau, dévorent les corps vivants ou mutilent les cadavres. Le lion, les loups, le chien, les rats, laissent des traces déterminées par la forme de leurs dents et qui ne peuvent être confondues avec les lésions produites par les divers instruments vulnérants. Les dilacérations produites par les explosions, par les accidents de chemins de fer, qui projettent ou entraînent au loin les débris du corps, ont aussi des signes caractéristiques.

C. *Les ossements.* Les expertises relatives aux ossements sont assez fréquentes ; elles s'appliquent à la partie du corps humain qui résiste le plus longtemps à la destruction. C'est un squelette, ce sont des os épars que l'on découvre dans un endroit isolé ou qui sont les restes d'un cadavre inhumé clandestinement. En remuant les terrains on retrouve les traces d'un ancien cimetière ; c'est une sépulture commune ou isolée ; il faut reconnaître la nature de ces ossements et leur origine. Des soupçons ont dirigé les fouilles qui font retrouver les restes d'un individu qui a disparu depuis longtemps et a été la victime d'un crime. Des observations importantes, celles de Dupuytren, d'Orfila, de Marc, montrent toute l'efficacité des recherches scientifiques pour rétablir l'identité de la victime et pour donner des indices sur le genre de mort. Cet examen a une utilité évidente au point de vue judiciaire et administratif ; il s'applique à la science, à l'archéologie, aux études préhistoriques ; il a même son intérêt religieux ; des expertises ont été faites à l'occasion de reliques : nous avons eu à classer par espèce, âge et sexe, des ossements, provenant de plusieurs églises, cachés pendant la Révolution et réunis dans une caisse commune.]

La question d'identité se pose à l'occasion de ces débris ; on a à déterminer l'espèce animale, le sexe, l'âge, la taille, les signes particuliers de l'individu, le degré d'ancienneté des os, et à réunir toutes les indications qui peuvent mettre sur la voie du genre de mort.

Les os isolés sont recueillis avec soin, on évite de les léser dans les fouilles, la terre est tamisée pour que les petits os des mains et des pieds n'échappent pas aux recherches ; les cheveux, les ongles, les débris d'habillement, les cordes et les liens quelconques, sont mis à part ; les traces de parties molles sont constatées, ainsi que l'état du périoste et de la moelle. Les os sont comptés, le squelette est reconstruit, avec l'indication de ceux qui manquent. Les os sont mesurés, on constate s'ils appartiennent à un seul individu ou à plusieurs, et on procède aux recherches anatomiques, histologiques et chimiques, qui ont pour but de résoudre les questions qui se posent.

La première question est celle de savoir si ces ossements appartiennent à un être humain ou à un animal quelconque. La distinction n'est réellement difficile que pour le cas fort exceptionnel où l'on rencontrerait des os de singe anthropomorphe. Ainsi sur un squelette de gorille, d'une taille de $1^m,65$, la circonférence de la tête était de 54 centimètres, avec 18 centimètres 1/2 pour le diamètre occipito-frontal et 10 pour le bilatéral ; le fémur avait 57 centimètres, le tibia 51, l'humérus 34, le radius 25. Les dents sont au nombre de 32 comme dans l'espèce humaine, mais les canines et les incisives sont plus volumineuses et très-saillantes. La capacité du crâne fournit un signe caractéristique ; elle est très-inférieure à celle de l'homme, avec un maximum de 530 centimètres cubes chez le gorille, tandis que le minimum dans l'espèce humaine est de 970 avec un maximum de 1500 et au delà. Cette capacité cérébrale est donc chez l'anthropomorphe trois fois moindre. L'angle facial, 50 à 40 chez le singe, 70 à 80 chez l'homme, l'ordre des soudures, la précocité des sutures frontales, la situation du trou occipital au tiers postérieur de la base du crâne chez le singe, au milieu chez l'homme et sur un plan presque horizontal, le rapprochement très-notable des trous optiques, chez les animaux, constituent des différences caractéristiques. On constate encore la longueur des extrémités ; cette longueur a aussi été remarquée chez les nègres, notamment pour le tibia et le radius ; le pouce est plus petit chez le singe. Le nombre des dents comme leur forme, peut déceler l'espèce animale.

Les preuves du *sexe* sont d'abord fournies par des caractères d'ensemble. Les os de la femme sont moins volumineux, plus grêles, avec des extrémités moins grosses, des tubérosités moins saillantes, l'empreinte des insertions tendineuses moins marquée, les épines, les aspérités moindres, les sillons plus superficiels ; cette gracilité existe surtout aux pieds et aux mains. On a remarqué que la femme présentait plus souvent des caractères masculins que l'homme des caractères féminins : d'où l'on a conclu que la présence des caractères féminins ne laissait guère de doute sur ce sexe, mais que certains indices masculins, tout en donnant une grande probabilité pour le sexe mâle, n'étaient pas absolument décisifs. Les caractères d'ensemble qui le plus souvent sont concluants doivent cependant être confirmés par l'examen détaillé des os.

Le crâne, suivant la remarque de Broca, offre des différences caractéristiques : plus volumineux, plus lourd, chez l'homme, en moyenne 600 grammes au lieu de 500 et moins, ayant une capacité très-différente dans les deux sexes, 1450 et 1300 centimètres cubes, plus long relativement et plus bas chez la femme, il présente 18 et 14 environ pour les diamètres antéro-postérieur et latéral au lieu de 17 et 13, proportion qui se modifie suivant les âges, mais qui est toujours en faveur du sexe masculin. La glabelle, saillie médiane à la base du front, au-dessus de la racine du nez, est toujours plus prononcée chez l'homme avec des sinus frontaux plus développés et des arcades sourcilières plus épaisses. Chez la femme cette glabelle existe à peine, l'ouverture des narines est plus étroite, la partie externe de l'arcade sourcilière est mince. La protubérance occipitale, l'apophyse mastoïde, sont plus prononcées dans le sexe masculin; la base de l'apophyse styloïde est plus petite et celle-ci est plus mince chez la femme. Les fosses canines sont plus profondes chez l'homme, les mandibules sont plus fortes, le poids du maxillaire inférieur est plus considérable, 80 grammes au lieu de 63; on a insisté sur cette différence; chez la femme le maxillaire inférieur est plus mince, ses branches sont moins larges, les dents sont plus petites et plus égales. La lésion caractéristique des fumeurs peut aussi servir d'indice.

Le thorax, chez la femme, moins saillant, un peu plus court jusqu'à la 4ᵉ côte, se rétrécit ensuite et prend une forme ovoïde, tandis qu'elle est conoïde chez l'homme ; le sternum plus court ne descend que jusqu'à la 4° côte au lieu d'atteindre la 5ᵉ, il est plus étroit, sauf à la poignée. La clavicule plus droite et d'un poids moindre, les côtes plus minces et plus tranchantes, avec les cartilages proportionnellement plus longs, l'omoplate plus grêle, les vertèbres plus hautes, plus excavées sur les côtés avec une gouttière plus profonde entre les apophyses transverses et épineuses, les apophyses épineuses moins accentuées, les trous rachidiens plus petits, une taille moins élevée et le milieu du corps un peu plus haut que chez l'homme, au-dessus du pubis : tels sont les signes qui chez la femme caractérisent le tronc. Il s'y ajoute les preuves décisives fournies par l'état du bassin; cavité plus évasée et plus large, prépondérance des dimensions transversales, fosses iliaques moins concaves, les diamètres 11 centimètres, 12 et 13ᶜᵐ,5 au détroit supérieur, 11 au détroit inférieur; petit bassin plus large avec sa paroi postérieure plus concave, trou sous-pubien triangulaire chez la femme, ovalaire chez l'homme, branches ischio-pubiennes plus minces, tel est l'ensemble des signes auxquels on ne peut objecter que la possibilité d'un bassin hermaphrodite dans l'un ou l'autre sexe. Les extrémités présentent aussi des différences : chez la femme, le fémur plus petit est plus recourbé en avant et le col forme un angle plus prononcé avec le corps, le condyle interne est plus volumineux que l'externe, les os du bras sont aussi plus grêles; on constate les petites dimensions des os du carpe et du tarse et les doigts minces et aigus.

Si on a le squelette entier et les os en place, on détermine la *taille* en la mesurant du vertex au calcanéum et en ajoutant de 4 à 6 centimètres pour le cuir chevelu, pour l'épaisseur des disques intervertébraux, des cartilages diarthroïdaux et des parties molles de la plante du pied. Si les os sont dispersés, mais au complet, on les réunit pour reconstituer le squelette en collant les vertèbres entre elles, et on ajoute à la longueur totale les 4 ou 6 centimètres indiqués.

La taille peut encore être approximativement calculée d'après des os isolés, même d'après un seul os. Les tableaux dressés par Sue, Orfila, Littré et Robin, Toldt, les indications récentes recueillies par Lacassagne, Rollet, établissent les rapports qui existent entre la taille totale et les dimensions des différents os ; ces rapports varient suivant l'âge et le sexe et les différences individuelles ; ils n'ont qu'une valeur approximative, mais utile à prendre en considération. Il faut tenir compte pour ces calculs de l'asymétrie des os. Ainsi l'humérus droit peut l'emporter de 5 millimètres sur le gauche, le radius et le cubitus de 3 millimètres. Pour le fémur, les différences sont moindres, elles ne seraient que de 3 millimètres, tantôt à droite, tantôt à gauche; pour le tibia, il y a souvent égalité, la différence ne serait que de 2 millimètres, le péroné serait l'os qui présenterait la symétrie la plus complète (Rollet). On tient compte de ces remarques pour déterminer que les deux os similaires appartiennent au même individu, quoique étant de dimensions un peu différentes; pour les calculs, on prend la moyenne entre les deux dimensions.

Étant donné un os isolé, on recherchera sur les tableaux à quelle taille il correspond; si l'on a plusieurs os, on prend la moyenne des résultats. Ainsi pour un fémur, minimum de 32 centimètres, avec un humérus de 24 centimètres, on a une taille de 1^m,38 ; pour un fémur maximum de 47 centimètres, l'humérus de 34 centimètres, la taille serait 1^m,84. Un résumé approximatif de ces rapports serait le suivant ;

Taille.	Fémur.	Tibia.	Péroné.	Humérus.	Cubitus.	Radius.
1^m,38	32	27	26	24	19	17
1^m,45	38	32	31	27	21	19
1^m,50	40	33	32	29	24	21
1^m,65	44	36	33	31	25	23
1^m,70	46	38	37	33	28	27
1^m,84	47	41	40	34	29	28
Au-dessus.	48—49	42	41	35	30	29

Les résultats obtenus pour les tailles moyennes ont été les suivants :

	Taille.	Fémur.	Tibia.	Péroné.	Humérus.	Cubitus.	Radius.
Hommes.. .	1^m,66	45,5	36,6	36,2	32,8	25,9	24,2
Femmes.. .	1^m,54	41,5	43,4	33,0	29,5	23,1	23,1

Ces données ne sont qu'approximatives, la même dimension du fémur correspond dans les tableaux à des tailles qui diffèrent de quelques centimètres.

Une autre méthode pour obtenir la taille consiste à multiplier la longueur des os longs par les chiffres qui expriment les rapports de cette dimension avec la taille. Ces coefficients seraient pour le fémur 3,87, pour l'humérus 5,45. Si l'on a les deux os, on fait la double opération et on prend la moyenne entre les deux tailles. Voici les coefficients indiqués par M. Rollet pour les différents os longs suivant les sexes. Pour les hommes : fémur 3,66, tibia 4,53, péroné 4,58, humérus 5,06, radius 6,66, cubitus 6,41 ; pour les femmes, dans le même ordre : 3,71, 4,61, 4,66, 5,22, 7,16, 6,66. C'est avec le fémur que les données ont le plus de précision. Étant donné cet os, on peut reproduire les dimensions des autres os longs et inversement. En ajoutant 7 centimètres au tibia, 12 ou 13 centimètres à l'humérus, on reproduit le fémur ; le cubitus a environ 5 centimètres de moins que l'humérus, le radius 2 de moins que le cubitus. Le procédé de multiplication appliqué à plusieurs os conduit à une moyenne dont la valeur est plus sûre.

L'âge se déduit d'un os isolé au moyen des caractères déjà indiqués fournit par les dimensions, les périodes de l'ossification et les altérations du tissu. Diverses particularités sont constatées : la claudication est déduite de l'état de la tête du fémur et de la cavité cotyloïde ; un cal est reconnu ; une ancienne opération du trépan, une facette articulaire au cinquième métatarsien indique un sixième doigt. Un crâne est retiré d'une fosse d'aisance, la section régulière qui a enlevé la voûte crânienne et la trace d'une charnière qui retenait le maxillaire inférieur caractérisent la pièce anatomique.

L'*ancienneté des os* a une grande importance dans les questions de ce genre : sont-ils anciens ou récents, cette circonstance change le caractère de la découverte. Le premier indice est fourni par la présence ou par l'absence de parties molles. Il faut, suivant les milieux, deux ou trois ans pour les détruire, sauf les cas exceptionnels. On s'attachera surtout à reconnaître l'existence du périoste, preuve la plus persistante d'un état récent ; la même remarque s'applique à la moelle ; quand il n'existe plus de trace de ces tissus, deux ou trois ans au moins se sont écoulés et l'os est entré dans la période ancienne dont la date est plus difficile à préciser. L'examen histologique fait alors connaître les altérations de la texture, en grande partie causées par la dessiccation de l'os et par la diminution dans la proportion des matières organiques. Le poids spécifique de l'os est à prendre en considération ; il peut fournir un des caractères de l'âge. Aussi, en admettant pour la voûte crânienne une densité moyenne de 1,649, nous avons trouvé pour les enfants 1,515, pour les adultes 1,726, à un âge avancé 1,636. L'analyse chimique des os fait connaître la proportion des matières organiques et inorganiques, des phosphates et des carbonates, et complète le diagnostic. En ce qui concerne les poils et les cheveux, ils deviennent en général plus clairs avec le temps, lorsqu'ils ont été en contact avec les tissus en décomposition, mais l'acide humique les rend parfois plus foncés ; on rétablit alors la couleur naturelle en les traitant par l'ammoniaque.

Par l'ensemble de ces caractères, après la mort comme pendant la vie, on est parvenu à établir l'identité de la personne, absolue, en spécialisant l'individu, relative, en déterminant sa participation à un acte déterminé. L'expertise a porté sur le commémoratif, sur les fonctions et sur les organes, sur les conditions permanentes ou variables qui caractérisent l'individu. Toutes les parties des sciences médicales sont ici appliquées. « Il est peu de questions, a dit Tardieu, qui exigent du médecin légiste plus d'attention et de sagacité ; il n'en est pas où il doive se prononcer avec plus de réserve et de circonspection ». Mais il arrive aussi à l'évidence, il complète les témoignages, et il apporte dans ces questions difficiles un nouvel ordre de preuves. G. TOURDES.

IDIOTIE. ÉTYMOLOGIE ET SYNONYMIE. Ἴδιός : *privatus, solitarius*, isolé du reste de la nature (Esquirol) ; ἰδιώτης : simple particulier, homme non exercé, inhabile (Littré) ; ἴδιός ἄνθρωπος : homme singulier, extraordinaire (Plutarque) ; ἰδιώτης : simple citoyen, simple soldat ; par extension : homme du peuple, du commun, homme d'un esprit ordinaire ou borné, ignorant ; très-rarement : idiot ; ἰδιωττία : vie de simple citoyen ; quelquefois : ignorance, simplicité (Alexandre).

Amentia (Sagar) ; *imbecillitas ingenii* (Vogel) ; *fatuitas* (Sauvages) ; *morositas* (Linné) ; idiotisme (Pinel) ; idiotie (Esquirol) ; *idiotismus ; blœdsinn ; dummheit ; idiocy ; idiotism ; idiotismo.*

Définition. C'est à Esquirol que revient le mérite d'avoir distingué l'idiotie de la démence et de la stupeur avec lesquelles son maître Pinel la confondait encore et substitué cette appellation à celle d'idiotisme, d'acception purement grammaticale, qu'on employait avant lui. N'en déplaise à Seguin, à qui le grand aliéniste aurait avoué « ne s'être jamais occupé des idiots », le chapitre qu'il leur consacre dans son livre restera comme un modèle d'observation clinique et de longtemps encore on n'écrira pas un article didactique sur l'idiotie sans reproduire le fameux parallèle : « L'homme en démence est privé des biens dont il jouissait autrefois : c'est un riche devenu pauvre ; l'idiot a toujours été dans l'infortune et la misère. L'état de l'homme en démence peut varier : celui de l'idiot est ¸toujours le même. Celui-ci a beaucoup des traits de l'enfance. celui-là conserve la physionomie de l'homme fait ; chez l'un et chez l'autre, les sensations sont nulles ou presque nulles, mais l'homme en démence montre dans son organisation et même dans son intelligence quelque chose de sa perfection passée : l'idiot est ce qu'il a toujours été, il est tout ce qu'il peut être relativement à son organisation primitive ».

Lésion évolutive, arrêt de développement de l'organisation psychique, l'idiotie est aux fonctions intellectuelles et morales ce que la surdi-mutité est à la fonction du langage : elle ne diffère donc que par le degré de l'imbécillité et de la simple débilité mentale.

Il eût été plus philosophique de traiter dans un même article, sous le titre de *Dysgénésies mentales*, en y renvoyant toutefois aux mots Imbécillité et Idiotie, toutes les formes et tous les degrés d'arrêts de développement des fonctions psychiques : cette méthode nous aurait permis d'en montrer la communauté d'origine ainsi que les analogies phénoménales et de nous élever graduellement de l'idiot automatique à l'imbécile de talent. L'ordre adopté dans ce Dictionnaire, comme aussi le peu de temps et de place qui nous sont accordés. nous obligent à renoncer à ce programme et, puisque nous devons y consacrer à l'idiotie un article à part, force nous est de la distinguer nettement de l'imbécillité qui y sera ultérieurement décrite.

Si l'idiotie et l'imbécillité sont des lésions fonctionnelles de même ordre et de même origine et s'il est permis au plus intelligent des idiots de prétendre à la place du dernier des imbéciles, il n'en existe pas moins entre les individus qui occupent des situations un peu éloignées dans la série des différences propres à justifier, en clinique, une certaine distinction. Chez l'idiot, en effet, toutes les fonctions psychiques : intellectuelles, morales et affectives, sont arrêtées dans leur développement à peu près au même niveau et à un niveau fort bas; chez l'imbécile, elles sont plutôt dissociées et, tandis que les unes, les fonctions coordinatrices, dont l'ensemble constitue la raison des psychologues, sont absentes ou rudimentaires, d'autres, les fonctions imaginatives, ont acquis un développement assez considérable, voire même exceptionnel. Le premier est un être végétatif, impropre à la vie sociale ; le second peut occuper dans la société un rang modeste d'ordinaire ; parfois, cependant, s'il a les qualités de ses défauts, assez brillant. L'un est un vrai pauvre, dénué de tout et vêtu de haillons; l'autre est un gueux à qui sa jactance et sa parure permettent quelquefois de trancher du gentilhomme.

Étiologie. Lorsqu'on se livre à une enquête sérieuse sur les origines de l'idiotie, on constate que, si certains idiots, nés de parents sains de corps et d'esprit, paraissent devoir leur infériorité à quelque affection accidentelle de la vie intra-utérine ou des premiers temps de leur naissance, la plupart appartiennent à des familles en voie de dégénérescence : ainsi s'impose la division des causes de l'idiotie en dégénératives et accidentelles.

I. *Causes dégénératives.* Morel, dont la jeune école aliéniste oublierait moins les magnifiques travaux, s'ils avaient eu un plus vaste théâtre, définit la dégénérescence : *une déviation maladive du type normal de l'humanité.* Cette définition ne nous semble ni claire ni complète : le type normal, abstraction dont la forme concrète varie selon les temps et les milieux, ne saurait être pris pour terme de comparaison, sous peine de tenir tous les hommes pour dégénérés, et la notion de déviation maladive n'implique pas nécessairement l'idée péjorative qui se lie à celle de dégénérescence : on peut concevoir, en effet, un type mental pathologique, mais supérieur, à certains égards du moins, au type normal qui lui a donné naissance, et devons-nous taxer de dégénéré un homme d'un génie lacunaire, mais capable de grandes actions, s'il est le fils d'un Joseph Prudhomme bien équilibré dans son étroite organisation cérébrale? Aussi préférons-nous encore à la définition de Morel celle de M. Dally, pour qui la dégénérescence est *une altération organique et fonctionnelle transmissible par hérédité et aboutissant à la stérilité,* ou bien celle-ci, plus compréhensive peut-être, que nous proposons avec la modestie qui nous convient : *la dégénérescence est une déviation péjorative du type moyen ambiant à tendance progressive et à transmission héréditaire.*

Quelque obscure que soit, dans une famille humaine, l'origine de l'état de dégénérescence dont elle est atteinte, elle paraît résider dans l'existence, *à principio* ou acquise, d'un *locus minoris resistentiæ* rendant un ou plusieurs des appareils organiques de celui de ses membres par lequel elle débute moins aptes à résister aux conditions pathogéniques auxquelles ils se trouvent exposés et à recouvrer, après l'avoir perdu, leur équilibre fonctionnel. Que ce *locus minoris resistentiæ* soit lésé, ce membre transmettra à ses descendants et sa vulnérabilité spéciale et la diminution de résistance aux conditions propres à la mettre en jeu, résultant de la première atteinte qu'il a lui-même subie. Ces tendances s'aggraveront de génération en génération, deviendront par une sorte d'habitude morbide et de sommation de plus en plus fatales, de moins en moins curables et aboutiront à l'extinction de la famille, que les derniers de ses membres soient trop profondément atteints dans leurs fonctions de nutrition pour se reproduire ou qu'ils ne puissent atteindre l'âge de la puberté.

Les cas de dégénérescence les plus simples sont ceux où le promoteur transmet à ses descendants une tendance morbide qui, tout en s'aggravant de génération en génération, reste toujours semblable à elle-même : aussi voit-on des familles entières victimes de cette anarchie morphologique qui constitue ce qu'on appelait la diathèse néoplasique et succomber, s'éteindre même, sous les atteintes réitérées du cancer, alors que d'autres fournissent au bacille tuberculeux un terrain de culture constamment favorable. Mais les choses ne sont pas toujours aussi simples : il arrive souvent qu'une tendance morbide, par un déterminisme qui nous échappe encore, en réveille d'autres de même ordre, mais de phénoménalité différente, ou d'ordre différent. C'est ainsi que l'aliéné transmet sa vulnérabilité nerveuse sous forme d'épilepsie et que les descendants d'un goutteux voient la constitution arthritique de leur père s'affirmer chez eux sous les espèces de l'asthme, de la gravelle, de l'eczéma, peut-être même du cancer.

Or il n'est pas douteux que les idiots soient des dégénérés, et même, comme l'a bien montré Morel, les derniers représentants de familles en voie de dégénérescence. On trouve chez leurs ascendants non-seulement, ainsi que l'a dit notre maître Moreau (de Tours) : « une quantité prodigieuse d'états nerveux de toute sorte qui naissent sous une même influence comme les rameaux d'un même tronc, mais encore nombre de sujets atteints de ces affections chroniques cachectisantes qui diminuent l'énergie vitale ; leurs collatéraux ne sont pas mieux partagés, et leurs frères sont souvent idiots comme eux, imbéciles et épileptiques ». MM. Bourneville et Seglas ont consacré aux *familles d'idiots* un intéressant travail d'où nous détachons un tableau généalogique qui paraîtra plus instructif que tout ce que nous pourrions dire à ce sujet :

TABLEAU GÉNÉALOGIQUE DE LA FAMILLE HORN.

Mère.—*Instabilité mentale; excès de boissons;* deux condamnations . . . .

   Rien du côté du père. . .
1° Fils *imbécile.*
2° Fausse-couche, 7 mois.
3° Fille morte à 3 mois de *convulsions.*

   Une fille naturelle. *mère* de nos malades : *intelligence mal pondérée;* vie irrégulière, *excès de toute sorte.*

Père. — Mort d'un asthme . . . .

   Un fils, *père* de nos malades; *excès de boisson;* pas d'antécédents, deux frères et sœurs bien portants .
4° Fils *idiot.*
5° Fils mort de *convulsions* à 13 mois.
6° Fausse-couche de 3 mois.
7° Fils *idiot.*
8° Fille *peu intelligente; convulsions.*
9° Fille bien portante et intelligente.
10° Fils mort à 5 mois de *méningite avec convulsions.*

Si, dans la plupart des cas, l'idiotie est le dernier degré d'une série de formes dégénératives de plus en plus graves, on peut voir quelquefois des hommes d'une intelligence remarquable, de génie même, donner inopinément le jour à des incapables, à des imbéciles, voire même à des idiots. Il paraît y avoir là à la loi de dégénérescence une exception que nous tenons pour plus apparente que réelle. « Théoriquement, dit M. Luys dont nous abrégeons la citation, l'homme de génie doit être un homme aussi complet que possible, harmonicusement développé, moralement et physiquement, et présentant réunie dans son être avec des proportions supérieures la somme des aptitudes diverses qui sont à l'état rudimentaire dans les différents types humains... Physiquement, ces types d'individualité parfaite et complète se rencontrent-ils ? Bien loin de là, la simple analyse de l'état psychologique de ces natures extraordinaires nous montre au contraire combien, la plupart du temps, elles représentent des individus mal équilibrés, hypertrophiés en quelque sorte dans certaines régions, atrophiés dans d'autres, et offrant à l'observateur l'association étrange de grandes qualités et de grandes aberrations mentales... » Moreau (de Tours) avait déjà dit avec plus de concision : « Le génie est une névrose ».

Si nous connaissons par des observations nombreuses les relations de l'idiotie avec les autres déviations dégénératives de l'espèce, nous avons des notions beaucoup moins positives sur les conditions mêmes de ces dégénérations que nous allons cependant passer en revue en les divisant en trois grandes classes : pathologiques, sociologiques et climatologiques.

A. *Influences pathologiques.* Quelle est la part des maladies constitutionnelles des ascendants et des affections dyscrasiques chroniques dont ils sont atteints dans le développement, chez leurs descendants, des aberrations dégénératives et notamment de l'idiotie ? Nous en sommes réduits, pour la plupart d'entre elles, à des hypothèses, et ce n'est guère que sur un petit nombre que nous possédons des documents de quelque valeur.

La *syphilis héréditaire* paraît avoir sur le développement de l'idiotie une influence signalée, d'ailleurs, depuis longtemps par Guislain. Dans un travail assez récent sur cette question, encore peu étudiée, Judson Bury place dans la seconde enfance, à l'époque de la dentition, le moment de l'apparition de l'idiotie syphilitique. Il insiste également sur son mécanisme très-variable : 1° Le développement du cerveau peut être entravé par l'épaisseur et la suture prématurée des os du crâne (obs. 1). Il peut s'arrêter par le fait d'un épaississement des méninges : méningite chronique et périostite crânienne sont fréquemment associées ; 2° Atrophie du cerveau par épaississement et rétrécissement des artères cérébrales, artérite syphilitique de Barlow, Chiari, Heubner ; 3° Sclérose cortico-cérébrale et atrophie des cellules nerveuses corticales ; 4° Suppression des excitations psychiques d'origine auditive et atrophie fonctionnelle cérébrale par lésion syphilitique de l'oreille.

L'*alcoolisme* des ascendants, pourvu qu'il soit chronique et pour ainsi dire constitutionnel, est une des causes les plus puissantes de l'idiotie des descendants. Dans son *Traité des dégénérescences*, Morel divise les enfants d'alcooliques en quatre classes et place dans la troisième les enfants frappés d'un arrêt congénital de développement : idiots et imbéciles. Reprenant et complétant les travaux de Magnus Huss, Lancereaux n'a négligé aucune occasion d'insister sur l'influence dégénérative de l'alcoolisme. « L'individu qui hérite de l'alcoolique, dit-il dans le remarquable article ALCOOLISME qu'il a rédigé pour ce Dictionnaire, est en général marqué du sceau d'une dégénérescence qui se manifeste tout particulièrement par des troubles des fonctions nerveuses. Enfant, il est emporté par des convulsions ou d'autres désordres nerveux ; il reste idiot ou imbécile. Adulte, il a un cachet spécial. Sa tête est petite (tendance à la microcéphalie), son regard est hébété, sa physionomie sans expression et stupide ». Et dans une autre circonstance, au Congrès international de 1878, Lancereaux, cherchant à pénétrer le mécanisme des arrêts de développement dus à l'hérédité alcoolique, signale la sclérose atrophique partielle et le plus souvent unilatérale du cerveau, habituellement accompagnée de déformation correspondante du crâne, ou la sclérose atrophique bilatérale avec microcéphalie, comme les lésions les plus ordinaires. La fréquence de l'alcoolisme dans les familles auxquelles appartiennent les idiots est, d'ailleurs, un fait d'observation constante. Sur 83 idiots du service de M. Delasiauve à la Salpêtrière, par exemple, M. Martin a constaté 60 fois l'alcoolisme des parents. De même que l'abus de l'alcool, il est probable que celui de l'*opium* prédispose à l'idiotie, mais nous ne possédons à ce sujet aucun document positif.

B. *Influences climatologiques.* L'histoire des familles et des races humaines soumises à un *acclimatement insuffisant* est trop semblable à celle des familles et des races en dégénérescence pour qu'on ne soupçonne pas l'idiotie et, d'une manière générale, les arrêts d'évolution mentale, d'y tenir une place importante. « A la seconde période de l'acclimatement, dit Bertillon, on observe une dégradation souvent insensible de l'organisme, un affaiblissement physique et intellectuel ; la trame organique s'use, des rides apparaissent, l'individu vieillit, il vieillit vite... La troisième période s'applique aux nouveau-nés des premiers colons. Ces nouveau-nés (supposés de race pure) n'ont pas reçu de leurs auteurs le bénéfice de l'acclimatement; ils en doivent subir eux-mêmes les épreuves, et l'expérience apprend que, pour peu que le climat soit défavorable, l'épreuve leur est funeste... Dans la quatrième période enfin il peut arriver qu'après un éclair de vigueur la jeune colonie tombe dans une dégradation évidente : les naissances deviennent moins nombreuses, elles ne sont plus en rapport avec les subsistances, avec l'abondance du travail ; elles compensent à peine les décès ou laissent un déficit ; l'activité intellectuelle et l'activité physique baissent ; des mercenaires, des esclaves deviennent *indispensables* pour nourrir cette population étiolée et des garnisons étrangères pour la défendre! »

Parmi les influences climatologiques qui jouent un rôle plus ou moins apparent dans la production de l'idiotie, nous citerons encore celles auxquelles on rapporte le *crétinisme*, dont l'idiotie n'est qu'un symptôme, et que MM. Krishaber et Baillarger ont étudié ici même, dans un article trop important pour que nous puissions même en donner l'analyse ; la *dégénérescence palustre*, bien étudiée par Burdel (de Vierzon), et le *séjour aux grandes altitudes*, dont M. Jourdanet a montré, dans son bel ouvrage, les effets sur les races et les individus. Mais, il faut bien le reconnaître, nous ne possédons encore sur la fréquence relative de l'agénésie qui nous occupe, au sein des populations que frappent de dégénérescence la mauvaise qualité de l'air, de l'eau, des produits du sol, etc., aucune donnée positive, et ce point de climatologie pathologique mériterait certainement d'être mis à l'étude.

C. *Influences sociologiques.* Les *mariages précoces, tardifs* ou entre conjoints d'âge *disproportionné*, sont regardés généralement, sans preuves bien positives, comme une cause de l'idiotie des descendants. Il en est de même, pour beaucoup d'auteurs, des mariages *consanguins*, mais ici le problème est très-complexe et très-controversé. Tandis, en effet, que les anticonsanguinistes avec Menière, Rilliet (de Genève), Devay, Boudin, etc., accusent la consanguinité de produire la stérilité, l'avortement, des monstres, des imbéciles, des idiots, des épileptiques, des aliénés, des scrofuleux, et la chargent, en un mot, de tous les péchés d'Israël, les consanguinistes leur opposent avec Bourgeois, Seguin, Lagneau, Dally, Voisin, un grand nombre d'unions consanguines qui n'ont été suivies d'aucun résultat fâcheux, et citent avec complaisance un certain nombre de races ou de tribus où la consanguinité est la règle des mariages et qui cependant se font remarquer par la vigueur et les aptitudes des membres qui les composent.

Nous ne saurions, on le conçoit, dans un article hâtif de quelques pages et de quelques jours, discuter une question aussi difficile, et nous renvoyons le lecteur au savant article CONSANGUINITÉ de ce Dictionnaire. Nous sommes cependant porté à croire que le pronostic d'une union consanguine dépend bien moins de la parenté plus ou moins étroite qui unit les deux facteurs que des éléments qu'ils apportent dans l'association. Sont-ils robustes et bien équilibrés, il sortira de leur union de solides marins comme ceux de Pauliac, d'Arromanche et de Batz, ou des « races maudites », mais vigoureuses, telle que celle des Cagots, dont M. F. Michel a si bien étudié l'histoire et que des siècles de persécution n'ont pu abattre ; appartiennent-ils à une race moins bien équilibrée, mais douée d'aptitudes remarquables, ils transmettront à leurs descendants leurs qualités et leurs défauts, leur puissance et leur vulnérabilité, une certaine tendance latente à la dégénérescence, comme dans la race juive, si remarquablement pourvue à certains égards, mais dans laquelle l'aliénation mentale, les névroses et, si nous en croyons un de nos confrères qui en est, le cancer, font de grands ravages : mais sont-ils eux-mêmes exposés à des causes puissantes de dégénérescence, sont-ils dégénérés, ils exerceront, par voie d'hérédité, une influence doublement funeste sur le sort de leurs descendants : les conséquences d'une union consanguine ne sont alors que la sanction des lois les plus élémentaires de l'hérédité.

D'après M. Dally, dont la manière de voir est longuement exposée dans les articles Métis et Croisement de ce Dictionnaire, les croisements sont un élément de dégénérescence en proportion de la distance anthropologique des races : l'on devrait donc s'attendre à rencontrer plus d'idiots dans les races métisses que dans les races pures.

II. *Causes accidentelles.* Les causes accidentelles de l'idiotie peuvent être arbitrairement divisées en mécaniques, organiques et dyscrasiques, mais plusieurs d'entre elles ne rentrent nettement dans aucune de ces trois catégories et sont d'un placement difficile.

Au dire de Calmeil, dans les siècles de barbarie de prétendues sorcières rendaient leur art redoutable parmi le peuple en frappant d'idiotisme les nouveau-nés auxquels elles imposaient les mains, et dans le Nord, par des pratiques non moins coupables, des matrones salariées savaient réduire, au moment de l'enfantement, le rejeton d'un grand, l'héritier d'une famille opulente, à la condition d'idiot. Ces manœuvres auxquelles fait allusion, sans les préciser, le vénérable aliéniste, étaient sans doute de même nature que les déformations artificielles du crâne que MM. Foville et Lunier ont étudiés, l'un en Normandie, l'autre dans les Deux-Sèvres, que M. Gosse a retrouvées chez les anciennes peuplades indiennes et auxquelles on pourrait attribuer de nombreux cas d'idiotie. Ces coutumes tendent à disparaître : nous avons cependant constaté, il y a deux ou trois ans, sur le crâne de plusieurs pensionnaires de l'asile de Saint-Yon, une profonde dépression circulaire, trace du *bandeau* dont on avait entouré leur tête après la naissance.

Les coups sur le ventre de la mère enceinte, sur la tête du nouveau-né, et les manœuvres obstétricales, l'application du forceps surtout, seraient des causes mécaniques très-actives de l'idiotie. Dans un travail intéressant, fondé sur l'observation de 2000 enfants et s'étendant sur une période de dix-huit années, où il recherche les relations étiologiques qui existent entre l'idiotie et les diverses périodes de l'accouchement, Langson Down signale la fréquence relative de cet arrêt d'évolution chez les premiers nés et les jumeaux et l'attribue à la lenteur et aux difficultés de la primiparturition, pendant lesquelles la tête de l'enfant est comprimée par les parois encore peu extensibles du canal vulvoutérin : aussi les enfants mâles, dont le crâne présente le plus grand volume, sont-ils deux fois plus souvent exposés que les enfants femelles à cette cause d'idiotie accidentelle. Casati avait déjà signalé, en 1885, la fréquence de l'idiotie à la suite de l'accouchement gémellaire.

Les *causes organiques* sont les altérations nécrobiotiques et inflammatoires de toute sorte qui, sous les influences étiologiques les plus variées, atteignent le cerveau et les méninges du nouveau-né et du fœtus. Beaucoup de ces affections de la première enfance, se traduisant par des convulsions ou du délire, ne sont que des méningites, des hémorrhagies méningées infantiles, des ramollissements cérébraux qui laissent après eux, outre des troubles variés de la motilité, un affaiblissement intellectuel et un arrêt de l'évolution mentale incurables. On pourrait dire qu'elles se terminent à la fois par la démence et par l'idiotie : l'enfant est, en effet, en démence, car il a perdu à peu près tout ce qu'il avait acquis jusque-là ; il est idiot, puisqu'il a perdu le pouvoir d'acquérir des notions nouvelles.

Parmi les *causes dyscrasiques* de l'idiotie accidentelle, on pourrait ranger celle qui survient à la suite des fièvres éruptives graves. La fièvre typhoïde elle-même, lorsqu'elle survient pendant la période d'évolution intellectuelle, justifie souvent la célèbre parole : « lorsqu'on n'en meurt pas, on en devient idiot[1]. »

Reste enfin un certain nombre de causes accidentelles dont le classement est difficile. De ce nombre sont les violentes émotions subies par la mère pendant la grossesse, dont le mode d'action est d'une explication malaisée, mais dont l'influence est admise par la plupart des observateurs. Foville rapporte, à ce sujet, l'observation assez démonstrative d'une femme saine, mariée à un homme sain, qui, déjà mère de quatre enfants sains de corps et d'esprit, vit, pendant une grossesse, ramener chez elle son mari qui venait de tomber d'un toit et paraissait mort. Elle en éprouva une commotion violente et accoucha d'une fille épileptique et idiote. Le mari cependant n'en mourut pas et le couple eut par la suite trois autres enfants qui ne présentèrent aucune trace d'idiotie ni d'affection nerveuse.

Décrite par sir William Gull, bien étudiée par Ord et par M. Charcot, la *cachexie pachydermique*, lorsqu'elle survient pendant la période d'évolution cérébrale, est une cause d'idiotie sur la valeur de laquelle les travaux de Fletcher Beach, Curling, Ireland, Bricon et Bourneville, ne permettent de conserver aucun doute. On lira à ce sujet, avec intérêt, la thèse de Ridel-Saillard, et surtout le travail très-complet de MM. Bourneville et Seglas, dans lequel sont rapportées une douzaine d'observations d'idiotie crétinoïde dues à Curling, Hilton Fagge, Fletcher Beach, Bouchaud, Charpentier, Carwell, et aux auteurs eux-mêmes. Nous nous souvenons d'avoir vu, en 1882, à la clinique des maladies mentales de l'asile Sainte-Anne, un idiot de trente ans, nommé Chr... Victor, dont M. le professeur Ball a publié l'observation et l'autopsie sous le titre original et attractif de « Crétin des Batignolles ». Cet idiot présentait tous les caractères de l'idiotie crétinoïde avec cachexie pachidermique déjà connue en Angleterre, même en France depuis plusieurs années, et il est aussi singulier que le professeur des maladies mentales de la Faculté de Paris, à qui sa position et son polyglottisme font un devoir facile de se tenir au courant de la science, ait négligé de discuter ce diagnostic, qu'il est regrettable qu'il ait publié de cet intéressant malade une observation aussi incomplète.

Le myxœdème opératoire, signalé et décrit par Reverdin (de Genève), s'accompagnerait d'un certain degré de déchéance intellectuelle, temporaire d'ailleurs, ne présentant avec l'idiotie qu'une analogie lointaine. Ainsi que le remarque notre élève Boyer, dans sa thèse sur la *Thyroïdéctomie*, les réponses des opérés, quoique lentes, restent justes. Nous renvoyons encore pour l'étude approfondie de cette question au mémoire de MM. Bourneville et Bricon, que nous citons plus haut et où l'on trouvera toutes les indications bibliographiques nécessaires.

ANATOMIE PATHOLOGIQUE. Les lésions que l'on rencontre à l'examen clinique

---

[1] Voy. sur une question connexe une note intéressante de M. G. Lemoine : *Sur la pathogénie de l'épilepsie.* In *Progrès médical*, 21 avril 1886.

et cadavérique des idiots sont de deux ordres : les unes, lésions de structure, généralement localisées au cerveau et à ses enveloppes, sont liées à l'idiotie accidentelle ; les autres, vices de conformation, souvent disséminées en divers points du squelette, se rattachent à l'idiotie par dégénérescence. Les premières, visibles le plus souvent à l'œil nu, peuvent être déterminées par les méthodes histologiques ; les secondes peuvent être mesurées à l'aide de procédés anthropologiques dont on trouvera le détail aux articles ANGLES CÉPHALIQUES, CRANIOLOGIE, etc., de ce Dictionnaire, ainsi que dans les *Instructions crâniologiques* et *anthropologiques* de Broca. Nous devons, d'ailleurs, reconnaître que l'application de ces méthodes à l'étude morphologique de l'idiotie est encore toute récente, et avertir qu'en dépit de leur séduisante simplicité leur emploi est si délicat que les mensurations qui ne portent pas le nom d'un anthropologiste connu ou le cachet d'un Institut anthropologique sérieux ne méritent qu'une confiance très-relative.

I. *Lésions évolutives du squelette crânio-facial.* Bien qu'Esquirol ait vu des idiots dont le front rivalisait avec celui de l'Apollon du Belvédère et que sur 50 hommes d'intelligence normale Parchappe en ait trouvé 7 dont le crâne présentait des dimensions inférieures à celles de crânes d'imbéciles, le crâne des idiots se fait presque toujours remarquer par des anomalies de volume et de configuration, presque toujours associées entre elles, que nous allons passer en revue.

A. *Lésions morphologiques.* Quelques idiots sont atteints de *macrocéphalie*. Modérée dans les cas rares où, comme chez le malade de Burnet, cité par Calmeil, elle est due à une hypertrophie du cerveau, elle est considérable dans les cas beaucoup plus nombreux d'hydrocéphalie : la saillie exagérée de bosses frontales et pariétales, le refoulement des os du nez et des voûtes orbitaires, donnent alors à la tête du malade un aspect caractéristique.

Beaucoup plus fréquente est la *microcéphalie* qu'Hippocrate avait signalée et dont un grand nombre d'auteurs ont fait le synonyme d'idiotie. Parchappe, Georget, Pinel, Esquirol, Lelut, se sont livrés à un grand nombre de mensurations sur des crânes microcéphales. En additionnant la circonférence, la courbe antéro-postérieure, le diamètre antéro-postérieur et le diamètre transverse de la tête, Esquirol a trouvé pour les femmes, à l'état normal, 1205 7/10 ; pour les aliénées 1144 18/54 ; pour les imbéciles 1119 1/17, pour les idiotes 1101 3/17 et pour les idiotes microcéphales 807, d'où il semblerait résulter, ajoute Marcé en reproduisant les chiffres, que le volume des crânes est en proportion de la capacité intellectuelle. Au moyen de calculs analogues, Parchappe a trouvé que le volume du crâne était chez l'homme normal de 1615 1/3, chez la femme 1527 ; sur 6 têtes d'imbéciles 1484 et sur 5 têtes d'idiots 1440. Lelut est arrivé aux mêmes résultats et a de plus démontré que la courbe antéropostérieure était de toutes les courbes crâniennes celle qui présentait la diminution la plus considérable.

Se plaçant au point de vue de l'anthropologie générale, Broca divise les microcéphales en deux classes : les *demi-microcéphales* comprennent les crânes d'Européens adultes, dont la capacité est inférieure à 1150 centimètres cubes et la circonférence horizontale moindre de 480 millimètres pour l'homme et de 475 millimètres pour la femme, la longueur inférieure à 163 et 160 millimètres et la largeur inférieure à 133 et 127 millimètres, selon le sexe ; les *microcéphales vrais* comprennent la plupart des idiots dont la capacité, la circonférence et la longueur du crâne, peuvent descendre à 300 centimètres cubes et 320 et 100 millimètres. Deux microcéphales de dix à quinze ans, mesurés par M. Vogt, avaient une capacité crânienne moyenne de 332 centimètres cubes, et 7 adultes une de 453.

Enfin la moyenne de 6 cas de tout âge provenant du Muséum et du laboratoire de Broca, mesurés par M. Montannet, était de 440, et 3 d'entre eux de vingt à trente ans, mesurés par Broca lui-même, de 414 (Topinard).

Parmi les recherches crâniométriques plus récentes, nous citerons celles de Morselli et Tamburini et celles de M. Ducatte. Pour ce dernier, tout crâne d'une capacité inférieure à 1150 et d'une circonférence moindre de 48 centimètres ne peut appartenir qu'à un imbécile ou à un idiot.

Bien que petit, le crâne microcéphale peut être bien proportionné et la microcéphalie est dite simple, mais le plus souvent, surtout dans les degrés avancés de l'idiotie, à la diminution de volume se joignent des déformations plus ou moins considérables dont les crâniologistes ont établi des espèces nombreuses et que nous n'avons ni le temps ni la place de décrire ici. Nous mentionnerons seulement les principales, ce sont : l'*acrocéphalie* (crâne élevé, pointu, en pain de sucre) ; la *platycéphalie* (crâne aplati au sommet, à voûte surbaissée) ; la *plagiocéphalie* (crâne asymétrique, à déformation oblique ovalaire) ; la *scaphocéphalie* (crâne dont la voûte a la forme d'une carène de navire), etc.

Virchow attribue la microcéphalie et les déformations crâniennes à l'ossification prématurée des sutures du crâne. La synostose prématurée est-elle générale, il y a microcéphalie simple ; n'affecte-t-elle que certaines sutures, il y a déformation se produisant d'après cette loi générale. « A la suite de la synostose d'une suture, dit Virchow, le développement du crâne reste toujours en retard dans une direction perpendiculaire à celle de la suture soudée. » La microcéphalie serait surtout la conséquence de la synostose de la voûte et le crétinisme serait dû à la synostose de l'os tribasilaire, c'est-à-dire de sutures sphéno-basilaires et intersphénoïdales. Cette théorie, d'ailleurs, est rejetée par l'école de Broca, pour des raisons que nous ne saurions développer ici et dont on lira l'exposé succinct dans l'*Anthropologie* de M. Topinard.

Aux anomalies de volume et de forme du crâne répondent des anomalies compensatrices de la face, qui est relativement volumineuse et, le plus souvent, asymétrique. La voûte palatine peut être, à cet égard, regardée jusqu'à un certain point comme le miroir des déformations de la base du crâne : tantôt elle est aplatie et forme un plan oblique en bas et en avant se continuant avec l'arcade dentaire supérieure fortement prognathe ; tantôt elle est ogivale, de telle sorte que l'espace intermolaire est moindre que l'espace inter-ptérygoïdien ; souvent encore elle est asymétrique. Ces déformations ont été particulièrement étudiées chez les idiots dans ces dernières années par Langdon Down, Shaw et Bourneville.

Les altérations du système dentaire sont, chez les idiots, comme chez les dégénérés en général, très-fréquentes et très-intéressantes. Étudiées d'abord par Ballard et Langdon Down dans le mémoire que nous citions tout à l'heure, elles ont été très-complétement décrites, dès 1862, par M. Bourneville et tout récemment Mme Alice Sollier leur a consacré, sous l'inspiration de ce maître, sa thèse de doctorat. D'après ce travail qui repose sur l'analyse minutieuse de 100 observations, l'idiotie avec ou sans épilepsie prédispose aux arrêts de développement et aux anomalies de l'appareil dentaire dans une proportion de

91 pour 100. Ces anomalies, qui, tant dans l'idiotie congénitale que dans l'idiotie acquise, portent surtout sur la seconde dentition qui est généralement retardée, sont le microdontisme, généralement associé au géantisme des molaires; le géantisme, qui porte surtout, ainsi que l'avait remarqué M. Bourneville, sur les incisives médianes supérieures; la fusion des dents, l'absence, l'implantation vicieuse, le surnumérarisme, les anomalies de direction des dents et cet ensemble d'anomalies de forme qu'Hutchinson attribue à la syphilis héréditaire, que M. Magitot rapporte à l'arrêt de développement symptomatique des convulsions infantiles, mais que nous regardons, avec M. Fournier et Mme Sollier elle-même, comme un stigmate de dégénérescence, quelle qu'en soit d'ailleurs la cause.

B. *Lésions histologiques.* Les altérations histologiques du squelette des idiots n'ont guère été étudiées que sur le crâne dont les parois sont tantôt amincies, ainsi que Boulanger l'a constaté chez une idiote de dix ans, tantôt épaissies soit par hypertrophie du diploé, soit par transformation éburnée de l'os dans toute son épaisseur. Nous possédons la voûte crânienne d'un idiot épileptique de Bicêtre, dont l'épaisseur moyenne, assez uniforme, dépasse 10 millimètres, dont les surfaces internes et externes sont parsemées de petites exostoses aplaties et dont la coupe présente l'aspect compact et la dureté de l'ivoire. Souvent aussi ces deux ordres de lésions coexistent chez le même sujet et cette inégale répartition de l'ostéogenèse crânienne paraît être sous la dépendance du rachitis, de la scrofule ou de la syphilis. Lorsqu'il est considérable, l'épaississement des os du crâne peut rétrécir notablement la cavité crânienne et restreindre d'autant le développement cérébral, ou bien, s'il prédomine à la base, rétrécir les conduits vasculo-nerveux qui s'y rencontrent en si grand nombre. Griesinger a signalé l'oblitération presque complète du canal carotidien et le rétrécissement du trou occipital.

II. *Lésions évolutives de l'appareil cérébro-spinal.* A. *Lésions morphologiques.* a. *Hypertrophie du cerveau.* L'hypertrophie cérébrale, dont M. Brouardel a tracé, dans ce Dictionnaire, une étude aussi complète que le permet l'état peu avancé de la science à son sujet, a été signalée chez les idiots par Boulanger et Calmeil. Depuis, Baillarger a cité un enfant de quatre ans dont le cerveau pesait 1305 grammes et un autre dont le corps pesait 25 kilogrammes et le cerveau 1100 grammes. Briquet et Delasiauve ont observé des cas analogues. Tout récemment enfin, en 1887, M. Cullerre a publié dans les *Archives de neurologie* l'observation d'un semi-idiot, mort à cinquante-trois ans d'un cancer du foie, dont le cerveau, d'ailleurs extrêmement simple et comme schématique, pesait 1530 grammes.

b. *Atrophie et dystrophies de l'encéphale.* Le plus souvent, le cerveau présente une atrophie générale ou partielle. Dans le premier cas, il peut remplir exactement la boîte crânienne elle-même arrêtée dans son développement par l'ossification prématurée des sutures ou être séparé de sa face interne par un espace plus ou moins considérable rempli de liquide céphalo-rachidien; dans le second, l'atrophie porte sur l'un ou l'autre des hémisphères ou sur l'un des lobes : le lobe antérieur surtout. Que l'atrophie ou plutôt la dystrophie soit unilatérale et symétrique, l'hémisphère ou les hémisphères cérébraux ne recouvrent plus entièrement le cervelet, qui déborde en arrière comme chez les primates.

c. *Arrêts de développement.* A l'atrophie cérébrale se joignent, dans les degrés élevés de l'idiotie, des arrêts de développement de divers organes encéphaliques qui sont rudimentaires ou font entièrement défaut. Dans un cas de

Tiedeman, il y avait absence du corps calleux : les hémisphères n'étaient reliés l'un à l'autre que par les tubercules quadrijumeaux, la commissure antérieure et celle des couches optiques ; Parchappe a signalé l'absence de la voûte à trois piliers, du septum et du corps frangé, Herchl a décrit chez les idiots sous le nom de *porencéphalie* de vastes lacunes au niveau desquelles manquent l'écorce ainsi que la région adjacente du centre ovale et communiquent les cavités ventriculaire et sous-arachnoïdienne, mais on ne sait trop, ainsi que le remarque M. Féré, si cette lésion est la conséquence d'un arrêt de développement ou de foyers d'encéphalite fœtale. Sous le nom de *porencéphalie fausse double*, Mierzejewski a décrit, il y a quelques années, une lésion analogue caractérisée par l'absence du septum, la communication des ventricules et la disparition de la couronne rayonnante avec hypertrophie de l'avant-mur : il attribue ces lésions à une hydrocéphalie antérieure et regarde l'hypertrophie de l'avant-mur comme le résultat probable d'une suppléance fonctionnelle.

La morphologie des circonvolutions cérébrales présente, dans l'idiotie, des anomalies intéressantes signalées auparavant par les auteurs qui se sont occupés de la morphologie comparée de l'écorce (*voy.* CIRCONVOLUTIONS CÉRÉBRALES) et récemment étudiée par Betz, Biswanger, Reinhard, Jensen, Luys, etc. La place nous manque pour énumérer les anomalies nombreuses qui ont été constatées par ces observateurs et, tout en renvoyant le lecteur à leurs travaux, nous nous bornerons à répéter avec eux que le cerveau des idiots se distingue, d'une manière générale, par une simplicité, un caractère schématique qui le rapproche de celui des Anthropoïdes.

d. *Hétérotopie.* Stahl, Barsch, Nieps, avaient déjà remarqué dans le cerveau de certains idiots une hypertrophie notable de certaines régions de substance grise normale et l'existence au milieu de la substance blanche de masses grises plus ou moins considérables. L'étude de ces faits assez rares a été reprise par Griesinger et par Virchow qui les a rangés dans la classe des hétérotopies. Plus récemment M. Luys a publié, dans l'*Encéphale*, l'histoire d'une jeune imbécile hémiplégique et épileptique dans le cerveau de laquelle se trouvaient, sous l'épendyme ventriculaire, une série de petits noyaux gris constitués par un tissu « dérivé directement de l'écorce. » Il est fâcheux que cette intéressante observation pèche sous le triple rapport de l'observation clinique, de la localisation topographique et de l'analyse histologique.

e. *Lésions secondaires.* Comme les lésions accidentelles dont nous parlerons bientôt, les lésions évolutives du cerveau des idiots s'accompagnent de lésions secondaires qu'il importe de connaître pour expliquer les atrophies, les paralysies et les convulsions qui compliquent la symptomatologie de l'idiotie. Luys a signalé, avec les arrêts du développement de l'écorce, l'atrophie des noyaux centraux et particulièrement de la couche optique ; Cruveilhier aurait observé une atrophie du cervelet dont l'origine évolutive ne paraît pas, il est vrai, bien démontrée ; Isambert a signalé la sclérose de la protubérance. Les lésions secondaires spéciales ont été moins bien étudiées ; cependant, chez une idiote de trois ans et demi, atteinte de méningo-encéphalite avec atrophie centrale, Hervouet a trouvé dans la moelle un arrêt de développement des faisceaux pyramidaux croisés, des cordons de Goll et du cordon de Türk du côté droit.

B. *Lésions histologiques.* A ces lésions évolutives morphologiques semblent correspondre, si nous nous en rapportons aux recherches de Hack Tuke et Luys, des lésions évolutives histologiques. Dans des cas d'idiotie chez des sujets de dix-huit et vingt-deux ans, ce dernier observateur aurait constaté un état embryonnaire du réseau vasculaire cortical qui manquerait même par places et l'atrophie granulo-graisseuse des cellules nerveuses situées dans son aire de distribution. Ces recherches sont intéressantes, mais nous ne pouvons nous prononcer sur la valeur de celles de M. Luys, dont le travail, très-sommaire, ne renferme aucune indication de la méthode micrographique qui a été suivie et n'est illustré d'aucun dessin histologique.

III. *Lésions accidentelles et organiques du système nerveux.* Ces lésions qui, survenant pendant la vie intra-utérine ou peu après la naissance, empêchent, arrêtent ou retardent l'évolution mentale, sont de nature très-diverses. Ne pouvant les décrire ici comme il conviendrait, nous nous contenterons d'en donner une énumération rapide. Ce sont des méningites ordinairement tuberculeuses ou syphilitiques, à évolution lente, traversée de poussées aiguës ou subaiguës; des méningo-encéphalites superficielles, analogues à celle de la paralysie générale et compliquées d'hydrocéphalie, que MM. Bourneville et Leflaive ont récemment étudiées; des foyers d'hémorrhagies et de ramollissement dont on ne trouve guère de trace à l'autopsie que sous forme de lacunes ou de cicatrices ocreuses; l'atrophie cérébrale avec sclérose, dont les mémoires de Kortum, Fletcher Beach, Bourneville et Bricon, renferment de nombreuses observations, et cette forme spéciale que Bourneville, Bruckner, Bourneville et Bonmaire ont décrite sous le nom de sclérose tubéreuse multiple de l'écorce cérébrale.

SYMPTOMATOLOGIE. « Une personne du monde, vivement impressionnée par la vue de quelques idiots, s'écrie : Il est des bêtes humaines! » N'en déplaise à M. Calmeil, à qui nous empruntons l'anecdote, cette assimilation manque d'exactitude. Quelque borné que soit le domaine intellectuel de l'animal et quelque simples que soient ses combinaisons motrices, ils sont exactement adaptés au genre de vie qui lui est imposé et suffisent amplement à l'entretien et à la propagation de son existence. Incapable de s'élever à la conception de l'univers et de donner à sa patte l'éducation d'une main, le chat n'en a pas moins assez de discernement pour choisir la place la plus chaude, assez de force et d'adresse pour faire aux souris et aux oiseaux une guerre fructueuse. Aussi inapte que lui aux exercices supérieurs de l'intelligence, l'idiot est, de plus, incapable de se suffire, et périrait, si la société ne prenait soin de sa personne. L'un est un animal borné dans ses opérations, mais parfait dans son genre et admirablement armé pour la concurrence vitale; l'autre est un être non moins borné, mais, de plus, infirme, manqué à tous égards.

I. *Physionomie générale des idiots. Symptômes objectifs de l'idiotie.* Les stigmates physiques de la dégénérescence existent chez les idiots comme chez presque tous les dégénérés, mais à un degré souvent monstrueux. Leur étude détaillée ressortit plutôt à celle de la dégénérescence (*voy.* ce mot) qu'à celle de l'idiotie : aussi ne ferons-nous que les énumérer.

Ainsi que nous l'avons vu, à propos de l'anatomie pathologique de l'idiotie, la forme et les proportions du crâne des idiots sont rarement normales. Les uns ont une microcéphalie régulière; chez d'autres, la tête est au contraire énorme avec une saillie exagérée des bosses frontales et pariétales (*macrocéphalie* par hydrocéphalie); d'autres ont le crâne pointu, en pain de sucre, aplati ou en forme de carène (acrocéphalie, platicéphalie, scaphocéphalie); souvent aussi le crâne est asymétrique (déformation asymétrique ovalaire, plagiocéphalie). Toutes ces anomalies de dimensions et de formes sont mesurables avec une grande précision à l'aide de procédés anthropométriques, et quelques aliénistes parmi lesquels nous citerons Esquirol, Calmeil, Parchappe, Lelut et, parmi les contemporains, MM. A. Voisin et Doutebente, se sont déjà engagés dans cette voie. Il faudrait cependant se garder de croire que l'idiotie soit la conséquence fatale de pareilles anomalies, et la bizarrerie du contenant peut être corrigée par la qualité du contenu : l'on voit des hommes fort intelligents, doués même de génie, dont le crâne est microcéphale, asymétrique, ou porte le sceau d'une hydrocéphalie modérée et arrêtée à temps dans son évolution.

Les anomalies du squelette de la face sont ordinairement le corollaire et le complément de celles du crâne. Tantôt la face est étroite et longue, ainsi qu'en témoignent la brièveté de la ligne bi-orbitaire, l'étroitesse et l'ogivisme de la voûte palatine; tantôt elle est courte et large, comme le montre la longueur de la ligne bizygomatique; d'autres fois le peu de longueur de la base du crâne combiné avec la saillie exagérée du frontal et du maxillaire donne au profil facial une configuration concave qui rappelle la lune à son premier quartier ou bien, inversement, la saillie de l'épine nasale, l'obliquité du front et le retrait du menton, lui imposent une configuration convexe, en bec d'oiseau ou en « boule de loto ». Très-souvent la face est en même temps asymétrique : la ligne orbitaire présente alors une obliquité caractéristique. A ces déformations d'ensemble s'en joignent de locales, telles que la saillie ou le volume exagéré du maxillaire inférieur, le prognathisme alvéolaire ou alvéolo-dentaire et l'absence de tubérosité maxillaire.

A ces déformations s'ajoutent diverses anomalies des parties molles de la face. Les idiots sont souvent strabiques, mais, en dehors d'un mémoire récent de Schleich, les anomalies évolutives et fonctionnelles de l'appareil oculaire sont encore peu étudiées chez eux, la belle monographie de M. Picqué : *Sur les maladies congénitales du globe de l'œil* serait un excellent guide pour un pareil travail. Les parties molles de la face, les lèvres principalement, sont souvent épaisses et bouffies, surtout lorsqu'à l'idiotie s'ajoute la constitution scrofuleuse; la langue peut être atteinte de macroglossie, et nous connaissons à Ville-Évrard un imbécile, sinon un idiot, dont la langue, d'une longueur démesurée, paraît s'allonger indéfiniment lorsqu'il la soumet à l'admiration des visiteurs. Les oreilles, enfin, offrent les déformations souvent décrites : déroulement de l'hélix, écartement, adhérence du lobule, etc.

Le tronc et les membres sont également mal venus et disproportionnés. Les idiots sont quelquefois trop grands, souvent trop petits, rarement de taille moyenne. Leurs membres, leurs bras surtout, sont d'une longueur anormale et quelquefois affectés de syndactylie ou de polydactylie. Ils sont sujets aux hernies congénitales et au varicocèle. Leurs organes génitaux, enfin, sont atteints d'anomalies de développement, récemment étudiées par Bourneville et Sollier, dont les principales sont le retard de la puberté, la cryptorchidie, l'hermaphrodisme, l'hypospadias et une sorte de configuration de la verge en massue qui serait indépendante de leurs habitudes d'onanisme bien connues.

De quelque nombreuses manières que puissent s'associer les stigmates physiques de dégénérescence portés à leur suprême puissance, les idiots ne s'en rattachent pas moins, au point de vue de leur habitus extérieur, à un certain nombre de types dont nous rappellerons, d'après nos propres souvenirs, les plus frappants.

Les uns sont les idiots torpides de Griesinger. Massifs, épais, mal équarris, bouffis, ils se tiennent assis, la bouche ouverte et baveuse, la langue à moitié tirée, silencieux et immobiles ou animés de quelque tic et poussant de temps en temps un grognement ou un cri : ils ont la pesanteur et la stupidité du bœuf. Les autres, minces, éveillés, toujours en mouvement, distraits, touchant à tout, quelque peu irritables, ont des airs d'oiseaux qu'accentuent encore la forme de leur petite tête et la vivacité de leur regard : ce sont les idiots versatiles du même aliéniste. Quelques-uns, de grande taille, aux bras démesurés pendant le long du corps penché en avant, la mâchoire lourde, rappellent par leur forte et grossière structure et par leur attitude, notre ancêtre présumé, l'anthropoïde; d'autres, enfin, au front étroit, aux pommettes saillantes, à la mâchoire énorme, au regard sournois et cruel, se rapprochent de l'un des types criminels étudiés par l'école anthropologiste et criminaliste italienne et font penser aux types carnassiers du renard et du loup. A ce tableau se joignent souvent des tics dont quelques-uns sont caractéristiques. Certains idiots se balancent continuellement, latéralement ou d'avant en arrière, en guise d'accompagnement de quelque air monotone; d'autres sautillent sans cesse; d'autres encore se fourrent les doigts dans le nez, dans les yeux, dans la bouche, se tirent l'oreille, se mordillent la main et se blesseraient, si on n'exerçait sur eux une surveillance attentive.

II. *Fonctions organiques.* En dehors des complications dont nous parlerons plus loin, les fonctions organiques des idiots sont généralement assez satisfaisantes : leur nutrition, lorsqu'ils sont bien soignés, ne laisse rien à désirer, et quelques-uns sont même affectés d'obésité. Beaucoup cependant deviennent gâteux, accident que l'on peut attribuer en partie à leur gloutonnerie, qui ne leur permet ni de choisir leurs morceaux ni de les mâcher, en partie au peu de soin qu'ils ont d'apporter quelque régularité dans l'accomplissement de leurs évacuations alvines.

III. *Fonctions sensitives et motrices.* L'état des fonctions sensorielles est très-variable chez les idiots. Beaucoup sont atteints de cécité, de surdité, d'anosmie, soit que les lésions cérébrales sous l'influence desquelles s'est arrêtée leur évolution mentale aient aussi frappé leurs centres sensoriels, soient qu'ils aient souffert, dans leurs premières années, de conjonctivite purulente, d'otite moyenne suppurée, de coryza chronique, affections communes chez les enfants dégénérés ou mal soignés. Lorsque l'idiotie est profonde, le sens du goût et du toucher, la sensibilité douloureuse elle-même, sont plus ou moins obtus; on voit des idiots engloutir sans répugnance les substances les plus repoussantes; un idiot, cité par Esquirol, s'était percé une joue avec son doigt et il en est qui se font accidentellement de graves brûlures sans paraître ressentir une bien vive douleur.

Généralement faibles et maladroits, les idiots sont souvent affectés de lésions paralytiques, atrophiques ou convulsives, de la motilité, dont nous parlerons à propos des complications de leur infirmité.

IV. *Fonctions mentales.* Au point de vue du developpement des facultés mentales, les idiots peuvent être divisés en deux classes : les automates et les intelligents. Les premiers semblent vivre d'une existence purement instinctive; les seconds méritent le titre un peu paradoxal que nous leur accordons, car, si peu développées que soient les fonctions intellectuelles, elles ne sont pas entièrement nulles.

a. *Fonctions intellectuelles et instincts.* Il est assez difficile de se faire une idée de l'état des fonctions intellectuelles des idiots automatiques : s'ils ont

quelque sentiment du Moi, si les excitations qui frappent leurs sens laissent
quelque trace dans leur mémoire et déterminent quelques idées rudimentaires, ils
ne font rien pour nous l'apprendre et, comme les animaux inférieurs, nous
laissent réduits aux conjectures : il est aussi difficile de pénétrer dans le Sens
intime d'un idiot de cette classe que dans celui d'une carpe ou d'une huître.

Chez les idiots supérieurs, la table est moins rase et quelques facultés se
montrent à l'état au moins rudimentaire : ce sont, il est vrai, les plus vulgaires, les moins différenciées. Le *sentiment de la personnalité* n'est pas absent,
puisque l'idiot, conscient de la réalité et de la continuité de son existence,
répond d'une manière invariablement correcte aux questions sur son nom, son
âge et autres particularités qui le concernent. La mémoire présente quelquefois
un développement assez remarquable, mais presque toujours partiel. Tel idiot,
incapable d'apprendre à lire, apprend à danser, à jouer d'un instrument, à
chanter, et nous verrons le parti que l'on a su tirer de l'exercice de cette faculté.
L'*imagination*, au contraire, est presque nulle. Quant aux fonctions intellectuelles supérieures, l'*association des idées*, leur *comparaison*, le *jugement*, la
détermination volitive raisonnée, l'*attention*, dont l'ensemble constitue la
raison des psychologues et des moralistes, elles font absolument défaut. Le
monde doit apparaître à l'idiot comme une succession d'images et de sensations
qu'aucun lien n'unit entre elles, aussitôt oubliées que perçues, la plupart
indifférentes, quelques-unes cependant vaguement agréables ou plus ou moins
pénibles, et son état de conscience doit se rapprocher de celui d'un enfant assistant à quelque grand opéra dont il ne comprend ni le drame ni la musique,
mais dont la vue est quelquefois réjouie par quelque feu! de Bengale ou l'ouïe
blessée par quelque sonorité éclatante et imprévue.

Les *facultés affectives et morales* des idiots sont nulles ou très-rudimen-
taires et leur étude, chez eux ainsi que chez les sauvages, offrirait au moraliste
des renseignements utiles. Quelques idiots acquièrent cependant une certaine
notion de ce qui est permis et de ce qui ne l'est pas, de ce qui est à eux et de
ce qui est à autrui; certains aussi gardent quelque reconnaissance à ceux qui
les soignent et de la rancune à l'égard de ceux qui les ont maltraités. Mais,
le plus souvent, ils obéissent de la manière la plus aveugle à leurs instincts.
Dès que la faim se fait sentir, et elle est chez eux, comme chez les animaux,
presque continuelle, ils se jettent avec violence sur les premières substances
plus ou moins alibiles qu'ils rencontrent et les dévorent avec gloutonnerie; un
objet leur plaît-il par sa forme et sa couleur, ils s'en emparent aussitôt : le
leur dispute-t-on, les contrarie-t-on, ils se mettent en furie et se jettent incon-
sidérément sur leur adversaire; l'instinct génésique vient-il à parler, ils se
masturbent en public ou assaillent la première personne d'un sexe différent qui
se présente à leurs regards, quels que soient son âge, sa situation et le lien de
parenté qui les rattachent à elle. Cette puissance des déterminations instinctives
qu'aucun frein ne vient modérer est un trait de plus les rattachant aux animaux : comme eux aussi, ils se mordent, se frappent et se déchirent, lorsqu'ils
ne peuvent assouvir sur autrui leur fureur. Comme certains animaux encore,
le singe, par exemple, ils ont une grande tendance à l'imitation : un idiot, dit
Marcé, égorgea un homme après avoir vu tuer un cochon ; un autre imitait à
merveille les attaques d'épilepsie.

B. *Moyens d'expression. Langage. Écriture. Mimique.* On pourrait
diviser les idiots en deux classes selon qu'ils sont privés ou doués de l'usage de

la parole. Les premiers, poussent à tout propos des sons inarticulés sous forme de grognements sourds ou de cris stridents qui, lorsqu'ils sont rassemblés, peuvent, en vertu de leur tendance à l'imitation, dégénérer en un infernal concert; les seconds, d'intelligence moins rudimentaire, parlent, mais leur dictionnaire est des plus bornés et leur prononciation des plus défectueuses.

S'appuyant sur les travaux de Kussmaul et de Wernicke, Wildermuth a récemment tenté d'analyser les troubles du langage et de la parole chez ces sujets qui nous occupent. Il les divise en deux grandes catégories. Tantôt le trouble de la parole est l'*expression directe du trouble intellectuel* et est proportionné à l'état où se trouvent les facultés mentales au moment où elles ont été arrêtées dans leur évolution : selon que l'arrêt de développement a été plus ou moins précoce, l'idiot est, comme un enfant nouveau-né, simple automate incapable d'émettre un son articulé, comme un enfant de deux ans déjà possesseur d'onomatopées monosyllabiques ou comme un bébé un peu plus grand prononçant déjà de petites phrases d'une construction spéciale, parlant de lui à la troisième personne et mettant les verbes à l'infinitif. Tantôt, au contraire, les lésions de la parole sont le résultat d'*une complication motrice de l'idiotie*, et l'on peut observer les diverses formes de mogilalie : le balbutiement, l'achoppement syllabique qui est, d'ailleurs, assez rare et plus rarement encore l'aphasie motrice et sensorielle.

Les idiots les moins inintelligents sont capables d'apprendre à écrire, mais, le plus souvent, leur écriture reste fort imparfaite. Examinant l'écriture de 44 jeunes idiots, Beckhan a constaté chez près de la moitié d'entre eux une lésion graphique qu'il compare à la lésion verbale connue sous le nom de balbutiement : nombre de lettres étaient oubliées ou remplacées par d'autres, de sorte que, comme des paroles balbutiées, certains mots écrits, étaient incompréhensibles.

La mimique des idiots a encore été moins étudiée que leur écriture. Leur attitude, leurs gestes, leur physionomie, expriment cependant fort bien les sentiments, d'ailleurs très-simples, de colère, de joie, qui les animent. De tous les jeux de la physionomie, le rire est celui qui leur est le plus habituel : les uns s'y livrent continuellement d'un air niais et sans aucun motif, sans que, selon la remarque de Crichton Brown, leur gaieté soit associée à aucune idée déterminée, et c'est même en riant qu'un idiot vint se plaindre à cet observateur d'avoir reçu sur l'œil un coup d'un de ses camarades; d'autres, rient dès qu'on les regarde, si on les caresse, lorsqu'on leur montre quelque jouet aux couleurs brillantes ou lorsqu'on leur apporte à manger; quelques-uns sont mis dans une joie sans pareille par la musique. D'autres idiots, cependant, sont moroses, irascibles, et ne rient jamais; d'autres pleurent avec une grande facilité et entrent en fureur dès qu'on les contrarie.

Comme les enfants, les idiots rougissent rarement, au moins sous l'influence de la pudeur, sentiment qui est tout à fait hors de leur portée. Darwin et Crichton Brown sont d'accord sur ce point. Toutefois un idiot microcéphale, âgé de onze ans, se mit à rougir et détourna le visage, au dire de Behn, lorsqu'on voulut le déshabiller pour lui faire subir un examen médical.

Marche. Complications et Pronostic. La rapidité avec laquelle évoluent les lésions causales de l'idiotie et l'époque de leur apparition permettent rarement de suivre le développement de cette infirmité. À sa période d'état, elle est, surtout chez les filles au moment de la puberté et des règles, traversée par des accès d'excitation maniaque ou de dépression mélancolique qui, en se répétant, accentuent la déchéance intellectuelle : aussi l'idiotie se rapproche-t-elle, à cet égard, des affections mentales, et peut-elle, jusqu'à un certain point, évoluer, comme elles, vers la démence.

En dehors de troubles localisés de la sensibilité, anesthésies sensorielles, paralysies à forme hémiplégique, paraplégique et monoplégique, compliquées d'amyotrophie, de contracture ou d'épilepsie partielle, qui ne sont que l'expression de la localisation aux centres moteurs des lésions évolutives ou organiques auxquelles l'idiotie se rattache et des dégénérations secondaires qu'elles entraînent, on rencontre souvent chez les idiots des affections nerveuses plus étendues, telles que l'épilepsie, l'hystérie et la chorée. Cette dernière peut être générale ou partielle : très-mobile dans ces manifestations, elle se traduit, tantôt par un tic facial, tantôt par l'agitation désordonnée qui caractérise le type de Sydenham.

Les idiots atteignent rarement un âge avancé et leur vie est, habituellement, d'autant plus courte que leur idiotie est plus profonde. Aussi cite-t-on, comme une exception, une famille d'idiots observée par Brown, composée de sept frères et sœurs ayant atteint des âges compris entre quarante-sept et soixante-et-onze ans ; encore étaient-ce moins des idiots que des imbéciles. Ils succombent ordinairement aux troubles digestifs que cause leur gloutonnerie, à la tuberculose à laquelle ils ne sont pas en état de faire longue résistance. Quelques-uns meurent en état de mal épileptiforme ou au cours de poussées méningitiques nouvelles. Une idiote macrocéphale du service de Moreau (de Tours), dont nous avons rapporté l'histoire, mourut d'une chorée grave compliquée de phlegmasies gangréneuses multiples (*l'Encéphale*, n° 2, 1882).

Quant au pronostic de l'idiotie au point de vue fonctionnel, nous le développerons dans le paragraphe que nous allons maintenant consacrer au traitement de cette affection.

TRAITEMENT. HOSPITALISATION ET ÉDUCATION DES IDIOTS. La meilleure manière de traiter l'idiotie serait, à coup sûr, d'en prévenir le développement. On pourrait y parvenir, dans une certaine mesure et à l'aide du temps, non en interdisant le mariage entre dégénérés, mesure aussi illusoire qu'impraticable, mais en s'attaquant par l'instruction et tout un ensemble de lois sages et fermes aux causes mêmes de la dégénérescence : le législateur qui parviendrait à empêcher la vente d'alcools toxiques et le philanthrope qui réussirait à dégarnir le cabaret au profit de la bibliothèque populaire et du stand, auraient déjà fait faire un pas considérable à l'extinction de l'idiotie.

Peut-on prévenir l'idiotie acquise ou l'arrêter dans sa marche rapidement progressive ? C'est là une question de médecine générale comportant autant de solutions qu'elle embrasse de cas particuliers. Fuller (de Montréal), par exemple, aurait amélioré par la trépanation l'état mental d'un enfant dont le développement cérébral était sans doute gêné par les parois inextensibles d'une cavité crânienne trop étroite, et, bien que hardie, cette tentative n'a rien d'irrationnel. Il est, d'autre part, probable que bien des enfants échapperaient à l'idiotie sans la vanité bête de parents cherchant à les faire « briller » prématurément, ou, si l'on savait saisir, pour leur imposer un repos cérébral absolu et un genre de vie mieux adapté à leur âge, le moment où un changement de caractère, une certaine excitation intellectuelle, une céphalalgie habituelle, etc., viennent avertir de l'imminence de poussées congestives méningitiques de mauvais augure. Notre maître, M. Jules Simon, insistait justement dans ses leçons sur la conduite qu'il convient de tenir en présence de ces enfants trop précoces, trop intelligents, entachés le plus souvent d'hérédité névropathique, dont « l'irritation cérébrale » peut être le prélude d'une ruine intellectuelle prochaine[1].

Le mal est fait, cependant : dans quelle mesure est-il possible de le réparer? Il ne saurait être question de faire d'un enfant idiot un homme intelligent, c'est-à-dire pensant quelquefois par lui-même et se déterminant logiquement, mais il peut être permis, grâce à un ensemble de moyens hygiéniques et pédagogiques qui *ne peuvent être appliqués que dans des établissements spéciaux*, en faisant appel aux suppléances cérébrales et en développant ce qui reste, de transformer une brute malpropre, dangereuse, inutile et encombrante, en un sujet propre, inoffensif et capable de rendre à la société quelques services en échange des soins et de la protection qu'il en a reçus.

Au dire de M. Gilforti, dont nous venons de lire un travail intéressant et étendu sur les *Asili scuole et l'Educazione degli Idioti*, le beau projet de rendre l'idiotie moins grave et plus supportable, sinon de la guérir, remonterait à Hippocrate; ce n'est cependant que dans notre siècle que des efforts sérieux furent faits dans ce sens et que furent fondés des établissements spécialement ou uniquement consacrés aux idiots. L'*Essai* de Belhomme sur l'idiotie, présenté à la Faculté de Paris en 1814, marque l'origine de ce mouvement, puis vinrent les travaux et les tentatives de Ferrus, qui en 1828 organisa dans son service de Bicêtre la première école destinée aux imbéciles et aux idiots perfectibles; Félix Voisin, dont les premières publications remontent à 1830 et dont l'*Institut orthophrénique* fut fondé vers 1834; Falret, qui créa l'école des idiotes de la Salpêtrière; de Leuret, de Delasiauve, etc. Déjà, à l'étranger, Goggenmoos avait tenté, en 1816, de fonder à Salzbourg un asile-école de crétins et d'idiots qui, abandonné de l'État, n'avait pu se maintenir, et Iphoden, en Saxe, n'avait pas été plus heureux, lorsqu'un jeune médecin suisse, adonné à l'étude du crétinisme, Guggenbuhl, créa à Abendberg, localité du canton de Berne située à une altitude de 3500 pieds, une colonie de crétins et d'idiots qui, subventionnée par la comtesse Ida Han-Han et soutenue par le gouvernement, prospéra et devint le modèle de la plupart des instituts de même ordre qui furent successivement fondés à Londres par Ivening, à Highgate par Conolly, à Earlswood, à Dundee, à Édimbourg, puis en Hollande, au Danemark, en Allemagne, aux États-Unis et, en somme, dans tous les États du monde civilisé. Ces établissements sont aujourd'hui très-nombreux, si nous nous en rapportons à la statistique d'Ireland que le *Progrès médical* a reproduite (n° 28, 1877) et qui est trop longue pour le peu de place qui nous reste.

Bien que d'origine française, c'est en France que les asiles-écoles d'idiots eurent le plus de peine à s'introduire et, comme ce retard ne saurait être imputé à un corps médical qui a fourni des aliénistes tels que Ferrus, Voisin, Falret, Leuret, Delasiauve, Bourneville, qui ont précisément consacré une grande part de leur activité à l'amélioration des idiots, force est de nous en prendre à la résistance, tantôt active, tantôt passive, d'une administration routinière et amie du repos. Depuis quelques années, cependant, notre pays semble se décider à

---

[1] Nous ne pouvons, à ce propos, qu'applaudir aux efforts de quelques hommes prévoyants et dévoués pour introduire chez nous les habitudes sportives des écoliers anglais et, quels que soient malheureusement nos doutes, souhaiter vie et succès à la *Ligue d'éducation physique* qu'ils ont récemment fondée.

suivre la voie qu'il avait lui-même indiquée le premier et à côté des anciens quartiers d'idiots de Bicêtre et de la Salpêtrière des asiles-écoles ont été créés à la colonie de Vaucluse qui, née d'une délibération prise en 1873 par le conseil général de la Seine, peut recevoir une centaine de malades, et à Bicêtre même d'où sont déjà sortis tant de travaux scientifiques que nous avons eu l'occasion de citer au cours de cet article, mais c'est probablement moins à un accès de zèle administratif imprévu que nous devons ce progrès, on sait que les administrations ne marchent que quand on les pousse, qu'à l'infatigable activité et à l'indomptable ténacité d'un organisateur éminent à qui l'Assistance publique doit tant de réformes libérales et utiles. Encore sommes-nous bien loin de ce qui se fait à l'étranger : alors que le Royaume Uni possédait, en 1877, 12 asiles assistant 1452 idiots, la France n'en comptait que 5 renfermant 205 malades. Les idiots seraient-ils chez nous si rares? Nous le voudrions croire.

Nous ne pouvons montrer ici ce que doit être un *asile-école* d'idiots rationnellement installé : au reste, la lecture des *Comptes rendus annuels du service des épileptiques, idiots et arriérés* de Bicêtre, en apprendra plus que ce que nous pourrions dire à ce sujet; rappelons seulement qu'en dehors de l'aside proprement dit composé des réfectoires, dortoirs, services généraux, etc., il doit comprendre une école, des ateliers, une installation gymnastique, une infirmerie avec pavillon d'isolement et, pour ne pas oublier la science pure, base essentielle d'une pratique intelligente, un musée, un laboratoire de clinique et d'anatomie pathologique, enfin des ateliers de moulage et de photographie. *C'est dans l'asile-école ainsi compris, seulement, que l'on peut soumettre les idiots à un traitement hygiénique sérieux et à une éducation régulière*, et nous ne saurions partager la prédilection de Davis pour le traitement à domicile. Une bonne installation de locaux bien aérés et bien éclairée, une nourriture non-seulement « saine et abondante », mais encore appropriée aux habitudes de gloutonnerie des enfants, l'hydrothérapie, la gymnastique, la promenade, des excursions fréquentes aux environs de l'asile, seront la base du traitement hygiénique; l'éducation devra porter isolément et simultanément sur toutes les fonctions qui restent aux malades : par des leçons de choses, des exercices de reconnaissance d'objets plus ou moins connus, par l'enseignement de la musique, on fera l'éducation de leur sens, de leur mémoire et jusqu'à un certain point de leur jugement; en les habituant à la douceur, à la propreté et à la discipline, on développera leur volonté et on relèvera sensiblement leur niveau moral. En leur imposant enfin, dans les ateliers et surtout dans les champs, une occupation rémunérée, on leur apprendra la loi du travail et on mettra les moins déshérités d'entre eux en état de sortir un jour de l'établissement et de subvenir à leurs besoins.

« Est-il bien nécessaire d'éveiller ces pauvres diables à la conscience? » nous disait naguère un de nos collègues les plus distingués de Bicêtre, en voyant deux ou trois idiots égarés dans notre ancien service de Ville-Evrard. Ces paroles témoignent d'un sentiment pitoyable que nous apprécions et de tendances pessimistes que nous ne sommes pas éloignés de partager. Il faut cependant reconnaître que, si la société a le devoir d'assister ceux de ses membres que leurs infirmités congénitales ou acquises, physiques ou mentales, mettent hors d'état de se suffire, elle n'en a pas moins le droit de leur demander d'alléger, dans la mesure du possible, les charges qu'ils lui imposent, et ce n'est qu'en apprenant aux idiots à ne plus détruire et à travailler qu'elle peut exercer ce droit à leur égard. Il n'est d'ailleurs guère à craindre qu'ils soient jamais assez « éveillés à la conscience » pour en souffrir et qu'ils atteignent ce degré moyen de culture où la « douleur de vivre » n'est pas encore assoupie dans une sage résignation ou compensée par une vaste curiosité.

L'éducation des idiots n'aurait-elle d'autre résultat que de changer ces malades, quelquefois dangereux et animés des plus mauvais instincts, en individus inoffensifs, la société aurait encore le droit et le devoir de l'entreprendre. Au cours d'une visite à Bicêtre, M. Brueyre, chef de la division des Enfants Assistés, comparait certains enfants du service de M. Bourneville aux jeunes détenus de Porquerolles : il ne se trompait pas, et l'on peut avancer que presque tous, sinon tous, ces petits criminels sont de véritables aliénés, dont les antécédents héréditaires et l'histoire personnelle offrent avec ceux des enfants de Bicêtre la plus complète analogie. Aussi le traitement pédagogique qui convient à ceux-ci conviendrait-il aussi à ceux-là. » Créer, dit M. Bourneville, dont nous nous plaisons à citer les belles et sages paroles, un asile spécial pour les garçons et un pour les filles indisciplinés ; en confier la haute direction, non à un administrateur, mais à un médecin instruit, capable, dévoué, convaincu de la possibilité du redressement moral et intellectuel de ces enfants ; le payer convenablement et lui laisser la plus grande latitude d'action ; organiser les écoles, les ateliers de ces établissements, comme ceux de Bicêtre ; multiplier les promenades, les distractions ; occuper les enfants sans cesse depuis le matin jusqu'au soir ; les surveiller de la façon la plus scrupuleuse et en même temps la plus bienveillante et l'on aura sûrement des résultats auxquels on ne croit guère. »

MÉDECINE LÉGALE. Entièrement dépourvus de jugement et de sens moral, esclaves de leurs instincts et éminemment suggestibles, les idiots sont capables de tous les délits et de tous les crimes : ils volent pour s'approprier l'objet qui leur plaît, ils frappent qui leur résiste, ils tuent même, ainsi que nous l'avons vu, par simple esprit d'imitation ; leur responsabilité pénale est pourtant nulle, et il faudrait être du temps où l'on brûlait des truies comme sorcières pour s'en prendre à des êtres aussi imparfaits des méfaits dont leurs parents, leurs tuteurs, la société même, lorsqu'elle ne sait ni les enfermer, ni les dresser, sont seuls responsables. Ils ne sauraient non plus jouir d'aucune capacité civile et leur témoignage, que l'on peut quelquefois recueillir à titre de renseignement, ne peut avoir la moindre valeur légale. E. CHAMBARD.

IDRIALINE. $C^{40}H^{28}O$. Substance blanche, cristallisable, obtenue par distillation ou dissolution dans le naphte d'un schiste bitumineux, noir brunâtre, d'Idria, renfermant 18 pour 100 de cinabre. C'est un corps cristallisable, fusible à une température très-élevée (250-300 degrés) avec décomposition, insoluble dans l'eau, à peine soluble dans l'alcool et l'éther, soluble dans l'essence de térébenthine bouillante, le sulfure de carbone, l'acétone, très-soluble dans le xylène bouillant. L. HN.

IDRYLE. $C^{15}H^{10}$, d'après Goldschmidt. Hydrocarbure obtenu dans la distillation sèche du minerai mercurifère d'Idria à l'abri de l'air. Elle forme des groupes mamelonnés, fusibles à 80 degrés, volatils sans décomposition, très-solubles dans l'eau, l'alcool, l'éther, l'acide acétique et l'essence de térébenthine. Un autre hydrocarbure, polymère du précédent, ne fond qu'au-dessus de 100 degrés. Il est moins soluble. L. HN.

IDSTROM (Anders Fredric).   Né à Nerike, Ring-Carleby, en Suède, reçu docteur à Upsal en 1822, se livra à la pratique des accouchements, fut professeur adjoint d'obstétrique et mourut en 1854. Son ouvrage le plus important est : *Indicationer för förlossnings-operationer och förleckning paa instrumenter dertill*. Stockholm, 1848, in-8°.   A. D.

IF (*Taxus* Tourn.).   Genre de Conifères qui a donné son nom au petit groupe des Taxinées. Les fleurs sont dioïques. Les chatons mâles, globuleux, sont formés d'écailles soudées inférieurement en colonne, puis rétrécies en forme de filet court et terminées par un élargissement pelté-lobé qui porte, à sa face inférieure, ordinairement huit lobes d'anthères disposées circulairement. Les fleurs femelles, solitaires à l'extrémité des jeunes rameaux, se composent d'un ovaire uniloculaire et uniovulé, qui devient un fruit sec entouré d'un disque cupuliforme rouge, charnu-pulpeux, ouvert au sommet. Ce fruit renferme une seule graine albuminée, dont l'embryon axile a la radicule supère.

L'If commun (*Taxus baccata* L.) est un arbre ordinairement peu élevé, très-rameux dès la base, à branches très-rapprochées, couvertes de feuilles persistantes, alternes, presque distiques, linéaires-aiguës et brièvement pétiolées. Spontané dans le nord et les régions montagneuses de l'Europe, il est cultivé communément dans les parcs et les jardins publics, où il est souvent déformé par les tailles bizarres qu'on lui fait subir. Son écorce et ses feuilles âcres, amères et nauséeuses, sont, dit-on, un violent poison pour les animaux, notamment pour les chevaux. On les a cependant préconisées comme emménagogues et antispasmodiques. Le disque charnu d'un rouge vif, qui entoure les fruits, renferme une pulpe visqueuse et fade qui est considérée comme vénéneuse; cependant les enfants la mangent sans inconvénients (*voy.* TAXUS).   Ed. Lef.

IGASURINE.   Alcaloïde extrait par Desnoix de la noix vomique (*voy.* VOMIQUIER), analogue, d'après ce chimiste, à la brucine, dont elle ne se distingue que par sa plus grande solubilité dans l'eau, et qui serait plus toxique que la brucine. On la retire ordinairement des eaux-mères qui ont servi à la préparation de la strychnine et de la brucine. Schützenberger, ne lui trouvant pas une composition constante, en fit l'analyse et en retira, paraît-il, neuf alcaloïdes différents, qu'il a séparés en utilisant leur différence de solubilité dans l'eau bouillante. D'après Stenstone (*Chem. Society*, 1881), qui a soumis à une nouvelle étude la noix vomique et les alcaloïdes qu'on en peut extraire, l'igasurine ne serait que de la brucine impure.   L. Hn.

IGASURIQUE (Acide).   Existe en petite quantité dans les *Strychnos* à l'état de combinaison avec la strychnine et la brucine; isolé, cet acide est en petits cristaux durs, grenus, très-solubles dans l'eau et dans l'alcool, de saveur acide et styptique. Il semble se rapprocher des tannins ou peut-être de l'acide malique.   L. Hn.

IGNAME.   Nom sous lequel on désigne, en général, les différentes Dioscoréacées qui composent le genre *Dioscorea* Plum.

Ce sont des herbes vivaces ou suffrutescentes, dont les racines ou les rhizomes charnus atteignent parfois de grandes dimensions. Leurs tiges volubiles portent des feuilles alternes, à limbe entier ou diversement découpé, et leurs fleurs peu apparentes, de couleur blanche, verdâtre ou pourprée, sont disposées en épis ou en grappes axillaires. Ces fleurs, généralement régulières, sont dioïques. Les mâles ont un périanthe à six divisions insérées sur deux rangs et six étamines à filets libres, terminés chacun par une anthère biloculaire et introrse. Dans les fleurs femelles, l'ovaire, surmonté d'un style à trois branches stigmatiques, devient, à la maturité, une capsule triquètre, à trois ailes membraneuses et dont les trois loges renferment chacune deux graines aplaties, bordées d'une aile membraneuse.

On connaît plus de 150 espèces de *Dioscorea* réparties dans les contrées chaudes du globe. Plusieurs d'entre elles, notamment le *D. sativa* L., des Antilles, le *D. japonica* Thumb., le *D. batatas* Dcne et le *D. alata* L., qui est originaire de l'Inde, mais que l'on cultive dans presque toutes les régions intertropicales, ont des rhizomes ou des tubercules féculents qui servent à l'alimentation. Le *D. batatas* ou *Igname de la Chine* est cultivé fréquemment en Europe. Son rhizome tubéreux est composé d'une substance blanche, opaline, très-cassante, remplie d'une fécule abondante, mêlée à un latex mucilagineux âcre et amer. On l'a préconisé comme succédané de la pomme de terre, mais sans grand succès, malgré la saveur véritablement agréable qu'il possède après la cuisson.   Ed. Lef.

IGNATIA. Genre de plantes, créé par Linné fils (*Suppl.*, 20) pour un mélange formé de graines de la Fève Saint-Ignace et de feuilles d'une Rubiacée de la Guyane, le *Posoqueria longifolia*. La Fève Saint-Ignace est, comme on sait, la graine d'un *Strychnos* des Philippines.   H. Bn.

IGORROTES. *Voy*. Malaisie, p. 325.

IGUANE. Les Iguanes sont des Sauriens pleurodontes (*voy*. Iguaniens), principalement caractérisés par un prolongement cutané qui forme, sur toute l'étendue du dessous de la tête et sur le cou, un haut fanon très-mince, dont le bord libre est dentelé; une crête règne sur le dos et se continue en s'abaissant sur la queue, qui est fort longue et grêle. Les dents qui garnissent les mâchoires sont finement dentelées sur les bords; il existe deux rangées de petites dents à la voûte palatine. La membrane du tympan est grande, tendue à fleur du trou de l'oreille. Les pores fémoraux sont disposés suivant une rangée.

On connaît trois espèces d'Iguanes. L'Iguane tuberculeux se trouve dans la plus grande partie de l'Amérique du Sud et aux Antilles; l'Iguane rinolophe vit au Mexique et dans l'Amérique centrale; la patrie de l'Iguane à cou nu est le nord du Brésil, la Guadeloupe, la Martinique.

Les Iguanes, qui sont des animaux essentiellement arboricoles, sont fréquemment apportés comme aliment sur les marchés du Mexique : leur chair passe, en effet, pour être très-savoureuse; dans l'isthme de Tehuantepec, on ne recherche comme partie alimentaire de l'Iguane que les œufs.   H.-E. Sauvage.

Bibliographie. — Duméril et Bibron. *Erpétologie générale*, t. IV. — Bocourt. *Mission scientifique au Mexique et dans l'Amérique centrale*, 1886.   E. S.

IGUANIENS. Duméril et Bibron ont désigné sous le nom d'Iguaniens ou Eunotes des Sauriens (*voy*. ce mot) chez lesquels le corps est couvert de lames cornées, non disposées par anneaux verticillés ou circulairement entuilés; on ne voit pas de grandes plaques cornées sur la tête, ni sous le ventre; la langue est libre à la pointe et ne peut rentrer dans un fourreau. Les dents sont tantôt appliquées, comme des pieux, contre le rebord de la mâchoire formant parapet; elles sont d'autres fois soudées au bord libre de la mâchoire, qu'elles semblent continuer; la première disposition est dite pleurodonte, la seconde acrodonte.

Eu égard au mode d'implantation des dents qui correspond à des faits intéressants de distribution géographique, on partage les Iguaniens, tels qu'ils étaient compris par Duméril et Bibron, en deux familles distinctes, les Iguaniens proprement dits et les Agamiens (*voy.* Agame).

Tous les Agamiens sont de l'ancien monde et d'Australie; c'est dans le sud de l'Asie que la famille atteint son plus grand développement, car on y trouve environ la moitié des espèces connues. Les Iguaniens les représentent dans les parties chaudes du nouveau monde, les deux familles se répétant très-exactement par des formes représentatives.   H.-E. Sauvage.

IJORES. *Voy.* Russie, p. 754.

ILÉADELPHES. Genre de monstres doubles peu étudié et du reste fort rare, caractérisé par la présence d'une tête, d'un cou et d'un tronc uniques avec bifurcation apparente dans la région pelvienne. Il semblerait qu'il y a eu insertion d'un arrière-train imparfaitement conformé sur un sujet normal, plutôt que bifurcation d'un tronc.   L. Hn

ILÉO-LOMBAIRE. *Voy.* Ilio-lombaire.

ILÉON. *Voy.* Intestin.

ILÉUS. *Voy.* Intestin (*Pathologie*).

ILEX. *Voy.* Houx.

ILG (Johann-Georg). Médecin autrichien, né à Hütteldorf en 1771, nommé professeur ordinaire d'anatomie à Prague, en 1810, mort le 22 février 1836. Il a enrichi plusieurs musées de l'Autriche de belles préparations et, outre des travaux sur la structure de l'oreille, a publié: *Grundlinien der Zergliederungskunde des Menschenkörpers*, etc., Prag, 1811, 2 vol. in-8°.   L. Hn.

ILIACA (Fascia). *Voy.* Psoas-iliaque.

ILIAQUE (Muscle). *Voy.* Psoas-iliaque.

ILIAQUE (Os) ou **ILIUM**. *Voy.* Bassin.

ILIAQUES (Artères). On distingue trois artères iliaques : l'*iliaque primitive*, l'*iliaque interne* et l'*iliaque externe*.

I. Artère iliaque primitive. L'artère iliaque primitive (*arteria iliaca communis seu primitiva, arteria anonyma iliaca* de Henle) naît de l'aorte abdominale au niveau de la 4e vertèbre lombaire ou du disque intervertébral qui sépare la 4ᵉ de la 5ᵉ. De là elle se porte obliquement en bas, en dehors et en avant, et vient se terminer à la symphyse sacro-iliaque en se bifurquant en iliaque interne et iliaque externe.

On a l'habitude de considérer les deux iliaques primitives comme les branches terminales de l'aorte. Cette manière de voir, qui paraît légitimée chez l'homme et chez les anthropoïdes par le développement considérable de ces vaisseaux, relativement à l'artère sacrée moyenne, est en opposition formelle avec ce que l'on observe dans la série animale. En effet, chez les animaux à queue, l'aorte se prolonge sous le nom d'artère caudale jusqu'à l'extrémité postérieure de cet appendice et les iliaques primitives ne sont que des artères collatérales, jetées par l'aorte dans le bassin et sur le membre inférieur. Il en est de même chez l'homme : l'artère sacrée moyenne est, en réalité, la continuation de l'aorte abdominale, l'homologue de l'aorte caudale des animaux à queue, subissant chez nous une atrophie parallèle à celle que présentent les segments vertébraux, sacrum et coccyx, sur lesquels elle repose; comme conséquence, les deux iliaques primitives descendent au rang de simples collatérales.

Leur longueur moyenne est de 5 à 6 centimètres. Recouvertes en avant par le péritoine et par l'uretère qui le croise en X, elles reposent successivement sur le côté de la 5ᵉ vertèbre lombaire d'abord, puis sur le bord interne du psoas. Elles sont séparées l'une de l'autre par un espace triangulaire dont la base s'étend d'une articulation sacro-iliaque à l'autre et dont le sommet, dirigé en haut, répond à leur point d'implantation sur l'aorte abdominale. Leur angle d'écartement mesure, d'après C. Krause, 65 centimètres chez l'homme et 75 centimètres chez la femme.

Les artères iliaques primitives présentent avec les veines de même nom des rapports immédiats qui varient légèrement à gauche et à droite. En principe, les veines sont placées en arrière des artères correspondantes, mais, tandis que la veine iliaque primitive du côté droit conserve cette situation dans toute son étendue, la veine iliaque primitive gauche occupe tout d'abord la partie postérieure de l'artère, gagne ensuite le côté interne et finalement passe en arrière de l'artère iliaque primitive droite pour se jeter dans la veine cave inférieure, laquelle est située, comme on le sait, à droite de la ligne médiane et de l'aorte.

Dans son court trajet l'artère iliaque primitive ne fournit que quelques branches insignifiantes et sans nom qui se perdent dans le tissu cellulaire ambiant, sur les ganglions lymphatiques voisins, sur les veines iliaques primitives, ainsi que dans les muscles psoas et iliaque. En atteignant la symphyse sacro-iliaque, elle se partage en deux branches terminales : l'une interne ou *iliaque interne*, l'autre externe ou *iliaque externe*.

Anomalies. Nous signalerons tout d'abord les variétés portant sur le niveau de leur origine : d'après Krause, les iliaques primitives naîtraient au-dessus de la 4ᵉ vertèbre lombaire, dans la proportion de 3 pour 100, et au devant de la 5ᵉ, dans la proportion de 11 pour 100. Ces variétés d'origine déterminent naturellement des modifications dans la longueur du vaisseau. Dans les cas d'origine plus élevée que d'habitude, l'artère augmente de longueur; dans les cas d'origine abaissée, elle subit, au contraire, une réduction. Les limites extrêmes des variations de longueur des artères iliaques primitives paraissent être 2 et 8 centimètres (W. Krause).

Lorsque l'iliaque primitive est plus longue que d'habitude, elle est fréquemment flexueuse. C'est en général la gauche (Quain) qui descend plus bas que la droite.

Cruveilhier (*Anatomie*, 5ᵉ édition, t. III, p. 150) a observé un cas d'absence de l'iliaque primitive droite; les deux artères iliaques interne et externe se détachaient isolément de l'aorte (anomalie par défaut de convergence de Sappey) Plus récemment, Walsham (*Saint Bartholomew's Hosp. Reports*, t. XVII, 1881) a rapporté un cas analogue, observé du côté gauche.

Dans un cas aussi intéressant que rare, observé par Princeteau (thèse de Bordeaux, 1884), l'artère iliaque primitive du côté droit faisait défaut et se trouvait suppléée par un énorme tronc qui, suivant exactement le trajet de la 3ᵉ lombaire, passait successivement en arrière du psoas, du carré des lombes et du muscle iliaque, et se bifurquait finalement à la partie moyenne de la fosse iliaque interne en deux branches, lesquelles devenaient, l'une l'hypogastrique, l'autre la fémorale. M. J. Weber (*Handbuch der Anatomie*, t. II, p. 176) avait signalé, lui aussi, depuis longtemps, un cas dans lequel l'artère iliaque primitive était suppléée par une circulation collatérale, mais ce fait devrait être considéré comme étant pathologique, d'après M. Krause.

Anormalement, l'iliaque primitive· peut abandonner quelques collatérales surnuméraires, notamment la sacrée moyenne, une sacrée latérale supérieure, l'ilio-lombaire, une ou plusieurs lombaires (5ᵉ, 4ᵉ ou 3ᵉ), une rénale accessoire, l'ombilicale, l'obturatrice; Hyrtl (*Lehrbuch d. Anatomie*, 14ᵉ édit., p. 1004) l'a même vue fournir une mésentérique moyenne.

II. Artère iliaque interne. — Branche de bifurcation interne de l'iliaque primitive, l'artère iliaque interne, que l'on désigne encore sous le nom d'*hypogastrique*, prend naissance au niveau de la symphyse sacro-iliaque où elle se sépare de l'iliaque externe à angle aigu. Elle a une longueur de 2 à 4 centimètres. Dubrueil, ayant examiné à ce sujet 21 hommes et 6 femmes, est arrivé à une moyenne de 21 millimètres. R. Quain, qu'il faut toujours citer quand il s'agit d'artères, a mesuré 297 hypogastriques et est arrivé aux chiffres suivants : dans 7 cas, l'artère mesurait 13 millimètres; dans 16 cas, sa longueur était de 13 à 17 millimètres; dans 195 cas, de 27 à 40 millimètres; dans 57 cas, de 40 à 54 millimètres; dans 18 cas, de 54 à 67 millimètres; dans 4 cas enfin, l'hypogastrique mesurait de 67 à 80 millimètres, ce qui donne une moyenne de 38 millimètres.

De son point d'origine l'hypogastrique se porte obliquement de haut en bas et un peu d'avant en arrière; elle descend dans le petit bassin en dedans du psoas, en arrière du péritoine, et, arrivée à la partie supérieure de la grande échancrure sciatique, elle s'épanouit en un bouquet d'artères qui sont au nombre de 9 chez l'homme et 11 chez la femme.

Ces différentes artères se détachent de l'iliaque interne tantôt isolément, tantôt par un tronc commun. Bon nombre d'anatomistes, à l'exemple de Quain, les font dériver de deux troncs principaux, l'un antérieur, l'autre postérieur, mais une pareille disposition est loin d'être constante; en réalité, l'ordre dans lequel naissent les nombreuses branches de l'hypogastrique « varie à l'infini », suivant l'expression parfaitement juste du professeur Theile.

Ce qui est beaucoup plus constant, c'est le mode de distribution de ces artères. A ce point de vue, l'hypogastrique donne deux ordres de branches : des branches qui sortent du bassin pour se distribuer à des organes plus ou moins éloignés de cette cavité et des branches qui se terminent dans la cavité même du bassin. Ces dernières se subdivisent à leur tour en deux groupes et comprennent : *a*, des artères qui se perdent sur les parois du bassin ; *b*, des artères qui se distribuent aux différents viscères contenus dans cette cavité.

Au total, l'artère hypogastrique fournit :

1° Des *branches intra-pelviennes pariétales*, au nombre de deux : l'ilio-lombaire et la sacrée latérale :

2° Des *branches intra-pelviennes viscérales*, au nombre de trois chez l'homme et cinq chez la femme : l'ombilicale, la vésicale inférieure et l'hémorrhoïdale moyenne, auxquelles viennent s'ajouter, chez la femme, l'utérine et la vaginale ;

3° Des *branches extra-pelviennes* au nombre de quatre, qui sont : l'obturatrice, la fessière, l'ischiatique et la honteuse interne.

Chacune de ces artères fait, dans ce Dictionnaire, l'objet d'un article à part, auquel nous renvoyons le lecteur (*voy.* les mots Bassin, Ilio-lombaire, Sacré, Ombilicaux (*Vaisseaux*), Vessie, Hémorrhoïdales, Utérine, Vaginale, Fessière, Ischiatique, Honteuse interne).

Anomalies. Sauf les variations portant sur la longueur et sur le mode de groupement de ses branches, l'artère iliaque interne présente peu d'anomalies. Ellis et Eckart en ont signalé l'absence : ses branches se détachaient, dans ce cas, de l'iliaque externe. De l'iliaque interne se détachent parfois : l'artère rénale (dans quelques cas de déplacement du rein), la spermatique ou une spermatique accessoire, une épigastrique surnuméraire, plusieurs branches accessoires plus ou moins grêles qui accompagnent les branches ordinaires et en partagent la distribution.

III. Artère iliaque externe. Branche de bifurcation externe de l'iliaque primitive, l'artère iliaque externe s'étend de la symphyse sacro-iliaque à l'anneau crural qu'elle traverse, en prenant le nom de fémorale. Sensiblement rectiligne, elle suit un trajet oblique de haut en bas, de dedans en dehors et d'arrière en avant.

Dans ce trajet l'artère iliaque externe répond en avant et en dedans au péritoine ; en arrière et en dehors au muscle psoas. La veine iliaque externe qui l'accompagne est placée en arrière d'elle dans sa partie supérieure, en dedans d'elle dans sa partie inférieure.

Nous signalerons encore les rapports suivants : 1° le nerf génito-crural chemine quelque temps sur la face antérieure de l'artère iliaque externe ; 2° l'uretère la croise à angle aigu en passant sur son côté interne ; 3° la veine circonflexe iliaque croise perpendiculairement sa face antérieure, immédiatement au-dessus de l'anneau crural ; 4° sur l'artère iliaque externe reposent encore, à gauche les portions terminales de l'intestin grêle, à droite la portion iliaque du côlon ; 5° enfin, sur son côté antéro-interne viennent se placer plusieurs ganglions et troncs lymphatiques.

Durant son trajet l'artère iliaque externe jette quelques artérioles sur le psoas et sur le *fascia iliaca* ; elle fournit également (Theile) quelques rameaux fort grêles au péritoine, aux ganglions lymphatiques et aux troncs vasculaires. Au moment de franchir l'anneau crural pour descendre dans le triangle de Scarpa, elle fournit aux collatérales volumineuses l'*épigastrique* et la *circonflexe iliaque* (*voy.* ces mots)

Anomalies. Dans les deux cas cités plus haut de Cruveilhier et de Walsham, où l'iliaque primitive faisait défaut, l'iliaque externe se détachait directement de l'aorte.

J'ai vu dans un cas (microcéphale) l'iliaque externe descendre dans le petit bassin et remonter vers l'anneau crural, après avoir décrit une longue courbe à concavité dirigée en haut. Au niveau de l'anneau crural elle se divisait en trois branches à peu près d'égal volume : la fémorale, la fémorale profonde et une artère musculaire.

On a vu l'iliaque externe se bifurquer : la branche de bifurcation anormale descendait en dedans du tronc principal et venait rejoindre la fémorale à la manière d'un vas aberrans. Elle peut fournir accidentellement une circonflexe iliaque accessoire, l'obturatrice ou un rameau anastomotique pour cette artère, une sous-cutanée abdominale, la circonflexe postérieure, la fémorale profonde, une honteuse externe, l'ilio-lombaire ou quelques autres branches de l'hypogastrique. Nous avons déjà vu qu'elle pouvait, comme dans les cas d'Ellis et d'Eckart, suppléer cette dernière artère.

Je signalerai enfin, comme anomalie de l'iliaque externe, la réduction de son calibre : cette réduction s'observe dans les cas où la fémorale s'arrête à la face antérieure de la cuisse et n'a aucune relation avec la poplitée (*voy.* Fémorale).

L. Testut.

ILIAQUES (Veines). A chacune des artères iliaques précédemment décrites correspond un tronc veineux qui porte le même nom et suit à peu de chose près le même trajet que le tronc artériel. Il existe donc une *veine iliaque externe*, une *veine iliaque interne*, une *veine iliaque primitive*.

I. Veine iliaque externe. La veine iliaque externe fait suite à la fémorale et s'étend de l'anneau crural à la symphyse sacro-iliaque où elle disparaît dans l'iliaque primitive. Dans ce trajet elle occupe le côté interne de l'artère homonyme et reçoit, un peu au-dessus de l'arcade fémorale, les veines épigastriques et circonflexe iliaques, lesquelles répondent aux artères du même nom et tirent leur origine par conséquent des parois de l'abdomen.

II. Veine iliaque interne. La veine iliaque interne ou hypogastrique est un tronc à la fois volumineux et court répondant à l'artère iliaque interne. Elle prend naissance à la partie la plus élevée de la grande échancrure sciatique par la convergence et la réunion des différentes veines qui proviennent soit des parois du bassin, soit des viscères contenus dans cette cavité. De là elle se porte de bas en haut, un peu en arrière de l'artère homonyme, et vient se réunir au niveau de la symphyse sacro-iliaque avec la veine iliaque externe, pour constituer la veine iliaque primitive.

III. Veines iliaques primitives. Les veines iliaques primitives, au nombre de deux, l'une droite, l'autre gauche, reposent sur la base du sacrum et sur la cinquième vertèbre lombaire. Formées de chaque côté par la réunion des deux veines précédentes, elles se dirigent obliquement l'une vers l'autre et se réunissent à angle de 65 degrés environ, pour donner naissance à la veine cave inférieure (*voy.* ce mot).

Comme les deux veines iliaques primitives prennent naissance l'une et l'autre au niveau de la symphyse sacro-iliaque correspondante, c'est-à-dire sur deux points également distants de la ligne médiane; comme, d'autre part, leur point d'abouchement dans la veine-cave inférieure est situé un peu à droite de cette même ligne médiane, on voit déjà que les deux vaisseaux, tout en restant homologues, doivent présenter quelques différences portant sur leur longueur, sur leur direction et sur leur rapports.

a. Au point de vue de la *longueur*, la veine iliaque primitive gauche est naturellement un peu plus longue que la droite.

b. Au point de vue de la *direction*, les deux veines iliaques primitives sont toutes les deux obliques en haut et en dedans, mais cette obliquité est plus prononcée pour celle du côté gauche.

c. Au point de vue des *rapports*, enfin, la veine iliaque primitive du côté droit longe le côté postérieur de l'artère iliaque primitive correspondante, à laquelle elle reste parallèle dans toute son étendue; la veine iliaque primitive du côté gauche, au contraire, répond successivement: au côté postérieur d'abord, puis au côté interne de l'artère iliaque primitive gauche, enfin au côté postérieur de l'artère iliaque primitive droite, qu'elle croise à angle droit, au moment où elle va s'aboucher dans la veine cave.

Les deux veines iliaques primitives se fusionnent d'ordinaire au niveau du disque intervertébral qui sépare la quatrième vertèbre lombaire de la cinquième. Anormalement elles peuvent se rejoindre beaucoup plus haut, au niveau des reins ou même plus haut encore, au niveau du foie. Dans ce cas, l'aorte abdominale chemine entre deux troncs veineux que quelques anatomistes appellent des veines caves. Une pareille interprétation est inexacte : les deux troncs veineux en question sont bel et bien des veines iliaques primitives, plus longues que d'habitude; ici, comme dans les conditions ordinaires, la veine cave résulte de la fusion de ces deux veines et elle est naturellement d'autant plus courte que cette fusion s'effectue sur un point plus élevé.

Dans certains cas, mais ces cas sont extrêmement rares, la veine cave ne se développe pas : on voit alors les iliaques primitives se jeter dans l'une des azygos qui se développe en conséquence pour suppléer la veine absente. Dans les cas de transposition des viscères, la veine cave occupant le côté gauche de la colonne vertébrale, la veine iliaque primitive gauche revêt dans sa conformation extérieure les caractères de l'iliaque primitive droite et *vice versâ.*   L. Testut.

ILICINE. Matière amère extraite par Deschamps des feuilles de houx. Elle est amorphe, brune, hygrométrique, soluble dans l'eau et dans l'alcool, insoluble dans l'éther. Chauffée avec les acides, elle noircit et répand une odeur empyreumatique.

Le nom d'ilicine a été donné à d'autres principes extraits du houx par divers procédés, et dont l'un est cristallisable (Bennemann). Tous ces corps sont mal connus.   L. Hn.

ILICINÉES (*Ilicineæ* Endl.). Famille de plantes Dicotylédones, composée d'arbres ou d'arbustes à feuilles alternes ou opposées, coriaces et dépourvues de stipules. Les fleurs régulières et hermaphrodites, quelquefois unisexuelles par avortement, sont solitaires ou fasciculées à l'aisselle des feuilles. Elles ont un calice gamosépale à quatre, plus rarement à cinq ou six divisions, une corolle rotacée, gamopétale ou franchement dialypétale, ordinairement à quatre divisions, à préfloraison imbriquée. Les étamines sont en même nombre que les divisions de la corolle et alternes avec elles. L'ovaire, le plus généralement quatre loges uniovulées, devient à la maturité une drupe charnue, renfermant deux, quatre ou huit noyaux osseux, monospermes. La graine est pourvue d'un gros albumen charnu, au sommet duquel se trouve un embryon droit, très-petit.

Les Ilicinées, rares en Europe et en Asie, sont surtout nombreuses dans les régions septentrionales et équatoriales de l'Amérique, ainsi qu'au cap de Bonne-Espérance. Elles ont pour type le genre *Ilex* L. (*voy.* Houx).   Ed. Lef.

ILICIQUE (Acide). Moldenhauer a obtenu de la décoction de houx un sel cristallisable, l'*ilicate de calcium*, très-soluble dans l'eau ; sa solution aqueuse ne précipite ni les sels de zinc, ni ceux de fer, d'argent et de cuivre, mais elle précipite le chlorure stanneux et les acétates de plomb. L'acide ilicique n'a pas été isolé.   L. Hn.

ILIO-LOMBAIRE (Artère). L'artère ilio-lombaire (*ilio-lumbaris, seu ilio-lombalis, iliaca parva*) est l'une des deux branches pariétales intra-pelviennes de l'iliaque interne (*voy.* ce mot). Elle se détache d'ordinaire de la partie postérieure de ce dernier tronc ; suivant immédiatement après un trajet rétrograde, elle se porte en haut et en arrière, au devant du nerf lombo-sacré, en arrière du muscle psoas, où elle se partage en deux branches, l'une ascencendante, l'autre transversale :

1° La *branche ascendante* ou *lombaire* s'élève au devant des vertèbres lombaires et s'épuise dans les muscles psoas et carré des lombes. Elle envoie d'ordinaire un *rameau spinal* qui pénètre dans le canal vertébral à travers le trou de conjugaison, situé entre la 5ᵉ lombaire et le sacrum.

2° La *branche transversale* ou *iliaque*, se portant horizontalement en dehors, passe en arrière du psoas et se partage en deux rameaux : *a*, un *rameau superficiel*, qui chemine entre le *fascia iliaca* et le muscle iliaque et se distribue à ce dernier muscle en s'anastomosant avec les divisions de la circonflexe iliaque ; *b*, un *rameau profond*, qui chemine entre le muscle iliaque et la fosse iliaque interne de l'os coxal et se ramifie à la fois dans le muscle, dans le périoste et dans l'os.

L'artère ilio-lombaire est généralement accompagnée de deux veines satellites, lesquelles viennent s'ouvrir soit dans la veine hypogastrique, soit dans la veine iliaque primitive.

Anomalies. On a vu naître l'ilio-lombaire de l'iliaque externe, de l'iliaque primitive, de la sacrée latérale et même de la fessière. Ses deux branches terminales peuvent se détacher isolément de l'hypogastrique, anomalie sans importance. On la voit dans certains cas diminuer considérablement de volume : elle se trouve alors suppléée par des branches issues des dernières lombaires. Dubrueil rapporte une observation où elle faisait même complétement défaut.   L. Testut.

ILIO-LOMBAIRE (Ligament). *Voy.* Bassin, p. 423.

ILIXANTHINE. $C^{17}H^{22}O^{11}$. Matière colorante jaune, extraite des feuilles de houx cueillies au mois d'août. Elle se présente en cristaux jaune paille, fusibles à 198 degrés, en un liquide qui bout à 215 degrés, solubles dans l'eau chaude et l'alcool, insolubles dans l'éther. L'ilixanthine sert dans la teinture en jaune.   L. Hn.

ILLICIUM. *Voy.* Badiane.

ILLIPÉ. Nom donné à plusieurs Sapotacées : ce fut d'abord, croit-on, le *Bassia butyracea* Roxb., de l'Inde, dont les graines donnent une sorte de graisse ou de beurre, alimentaire et combustible. Pour d'autres, c'est surtout le *B. longifolia*, natif de la péninsule indienne et trouvé dans les plantations de la côte méridionale de Coromandel. L'*Illipé à larges feuilles* est employé aux usages domestiques depuis un temps immémorial. C'est le *Madhonca*, *Madhoudronca* de l'ancienne langue sanscrite. Dans l'Hindoustan on le nomme *Mahwah* et *Mawy*, et chez les Télingas *Ipée*. C'est l'*Illapay* des Tamouls (d'où le nom francisé d'*Illipé*). Hamilton en a parlé le premier, et Gmelin en fit son *Madhuca indica*. Son tronc est volumineux; son bois, peu dur, d'un grain fin et rougeâtre. Ses fleurs, desséchées au soleil, ont le goût et l'odeur des raisins secs; elles constituent un aliment et un condiment. L'huile des graines se fige facilement; elle prend en vieillissant un goût de beurre rance. Elle est l'objet d'une large consommation dans toute l'Inde; on la brûle et on la mélange au beurre clarifié. Fermentées avec de l'eau, les graines donnent encore par fermentation une liqueur alcoolique qui enivre à très-petite dose.   H. Bn.

ILMÉNIUM. $Il^v = 104,75$. Métal plus ou moins hypothétique, se trouve, d'après Hermann, dans l'yttroilménite, la columbite, l'eschynite, etc. C'est un métal tétratomique. Il forme une poudre noire, insoluble dans les acides dilués, très-soluble dans l'acide fluorhydrique; chauffé, il brûle avec flamme en donnant de l'acide hypoilménique, Il^2O^5 (Hermann).   L. Hn.

IMABENZILE. $C^{14}H^{11}AzO$. Dérivé ammoniacal du benzile, $C^{14}H^{10}O^2$, produit de la déshydrogénation de la benzoïne. Il se prépare en dissolvant le benzile dans l'alcool absolu et y faisant passer un courant de gaz ammoniac sec. C'est une poudre blanche, incolore et inodore, très-peu soluble dans l'alcool et l'éther bouillants, insoluble dans l'eau; il fond à 140 degrés.   L. Hn.

IMASATINE. $C^{16}H^{11}Az^3O^3$. Synonymes : *Isamamide* et *Isatamide*. S'obtient en faisant bouillir une solution d'isatine dans l'ammoniaque. C'est un corps jaune, grisâtre et verdâtre, insoluble dans l'eau et l'éther, peu soluble dans l'alcool bouillant, assez soluble dans la potasse.   L. Hn.

IMASATIQUE (Acide). $C^{16}H^{13}Az^3O^4$. Synonyme : *acide isamique*. Résulte de l'action de la potasse sur l'isatine. Il est en tables rhombes ou hexagonales, peu solubles dans l'eau et l'alcool bouillants, solubles dans l'éther et dans l'acide chlorhydrique, auquel elles communiquent une belle coloration violette. Il est très-instable.

Il paraît être un acide copulé d'*amisatide* et d'*acide isatinique*.   L. Hn.

IMBÉCILLITÉ[1]. DÉFINITION. ÉTIOLOGIE GÉNÉRALE. DIVISIONS. La conception métaphysique de l'Ame une et indestructible a fait son temps. A cette hypothèse l'observation et la méthode expérimentale ont substitué celle d'un groupe de fonctions liées à l'existence ainsi qu'à l'intégrité d'un organe lui-même complexe et présidant aux relations réciproques de l'animal et de son milieu. Elles constituent une sorte de faisceau mal lié dont la composition, subordonnée aux lois de l'évolution et transmissible par hérédité, dépend du milieu ethnique, historique et social, et dont les éléments, à commencer par les plus nouvellement différenciés, se dissocient, s'atrophient et disparaissent au gré de nombreux accidents d'ordre physiologique, pathologique et expérimental.

Avant même que le faisceau soit complet, les éléments qui le constituent peuvent être arrêtés dans leur évolution et, selon que l'arrêt est plus ou moins brusque, plus ou moins précoce, l'intelligence reste à l'état embryonnaire, fœtal ou infantile. Les infirmes ainsi créés ont été gratifiés, depuis Dufour et Pinel, du nom générique d'idiots, mais, frappés de la hiérarchie intellectuelle qui existe parmi eux, les observateurs qui se sont occupés de l'idiotie en ont admis un grand nombre de variétés et de degrés. Dans un article pour la rédaction duquel le temps et l'espace nous sont parcimonieusement mesurés, nous croyons inutile de reproduire les classifications d'Esquirol, Scipion Pinel, Dubois (d'Amiens), Morel, Spielmann, Griesinger, Schüle, Hofbauer, Ireland, qui se trouvent dans tous les classiques, et nous nous bornerons à en indiquer une qui nous semble à la fois simple et pratique.

Tout au bas de l'échelle nous plaçons les *idiots*, dont les facultés intellectuelles, affectives et morales, ont été arrêtées dans leur développement à peu près au même niveau, et à un niveau fort bas. Ces infirmes, peu ou pas éducables, incapables de trouver dans leur capital intellectuel matière à de véritables conceptions délirantes, mais inaptes à se diriger et sujets à des impulsions dangereuses, doivent être maintenus dans des établissements spéciaux; on peut, avec Dubois (d'Amiens), les diviser en *idiots automatiques, instinctifs* et *raisonnables,* s'il est permis de donner ce dernier titre à ceux d'entre eux qui possèdent quelque lueur de raison.

Au-dessus sont les *imbéciles* chez qui les facultés psychiques, arrêtées à un niveau moins uniforme, ont atteint un degré moyen plus élevé. Susceptibles de quelque éducation, capables d'ébaucher des délires très-simples, ils sont souvent utilisables et dignes d'une liberté relative, mitigée par une surveillance incessante, quoique discrète, car les moindres circonstances peuvent éveiller en eux de mauvais instincts que leur faible raison et leur sens moral tout rudimentaire tenaient à peine en bride et transformer en un être dangereux le plus doux et le plus inoffensif d'entre eux.

C'est avec raison que les cliniciens séparent nettement des imbéciles proprement dits les *débiles* qui, pour la plupart, vivent en liberté dans le monde et dont quelques-uns, doués de facultés spéciales plus ou moins remarquables, en imposent aux badauds et acquièrent dans les lettres, les arts, la politique, plus rarement, il est vrai, dans les sciences, une vogue imméritée.

Ces derniers, les débiles brillants, donnent la main aux individus qui constituent la catégorie la plus intéressante et la plus aristocratique des *déséqui-*

---

[1] *Imbecillitas* (Cic.): *in,* privatif; *baccillus,* bâton; *amentia, fatuitas* (Sagar et Vogel); *morositas* (Linné); démence innée (Cullen et Fodéré).

librés, dont nous indiquons sommairement la hiérarchie : ce sont les aliénés héréditaires au premier degré de Morel, la plupart des habitants de la zone mitoyenne de Mandsley, les *dégénérés supérieurs* de M. Magnan. Loin de passer leur vie dans les hospices comme les idiots, de vivre sous une demi-tutelle administrative comme la plupart des imbéciles ou de végéter dans les rangs inférieurs de la société comme la majorité des débiles, ils aspirent presque toujours au sommet de l'ordre social et, les circonstances secondées par leur réelle , intelligence et leur peu de scrupule les portent quelquefois au Capitole, à moins que, beaucoup plus souvent, la malechance, quelques maladresses, leur défaut presque constant de jugement et d'esprit de suite, ne les précipitent de la roche Tarpéienne.

Les agénésies psychiques dont nous venons de passer en revue les principaux types sont accidentelles ou constitutionnelles, selon que leurs lésions causales sont pathologiques ou tératologiques, acquises ou héréditaires.

Les processus pathologiques qui frappent accidentellement l'appareil cérébral à une période embryonnaire, fœtale ou infantile de son développement, déterminent surtout les formes inférieures d'agénésie psychique, celles où les facultés intellectuelles et morales sont plutôt atrophiées que dissociées et si, chez des idiots, des imbéciles par accident, certaines facultés ont acquis un certain développement, ce sont toujours les plus anciennement acquises à l'humanité et celles qui différencient le moins l'homme de l'animal, le civilisé du sauvage. Au cours de notre article IDIOTIE nous avons exposé ces processus et les avons divisés en mécaniques, organiques et dyscrasiques, selon qu'ils ont pour point de départ un traumatisme obstétrical, une déformation ethnique, l'inflammation, l'hémorrhagie, le ramollissement du cerveau ou l'invasion d'une fièvre éruptive. A ces causes nous en avons même ajouté quelques autres dont le classement est difficile, telles que les émotions de la mère pendant la grossesse, l'ivresse du père au moment de la conception, le crétinisme et la cachexie pachydermique (*voy.* IDIOTIE).

Ceux des processus tératologiques connus qui déterminent les agénésies constitutionnelles sont des manifestations de la dégénérescence héréditaire dont Morel a transporté en psychiatrie la notion si familière aux biologistes et qu'il définit : *une déviation maladive du type normal de l'humanité*. A cette définition, dont le défaut est de ne pas distinguer nettement la dégénérescence de la maladie et de prendre pour critérium un type normal qui, soumis à tant de variations historiques, ethniques et sociologiques, n'existe réellement pas, nous préférons celle de M. Dally : *La dégénérescence est une altération organique et fonctionnelle, transmissible par hérédité et aboutissant à la stérilité*, ou même la suivante : *La dégénérescence est une déviation habituellement péjorative du type moyen ambiant, à évolution progressive et à transmission héréditaire*, qui rétablit sous une forme concrète la notion comparative de Type que l'illustre médecin de Saint-Yon avait introduite dans la sienne. Mais ce n'est là que l'effet et non la cause. Déterminée par une série de conditions que nous avons résumées ailleurs (*voy.* IDIOTIE) et dont Morel a fait une étude si approfondie, la dégénérescence est en réalité le résultat de la transmission héréditaire, avec tendance aggravative, d'un *locus minoris resistentiæ* créé par une habitude morbide ou une lésion fonctionnelle primitivement accidentelle, et son mécanisme est le même dans l'organisme humain que dans celui des plantes et des animaux, qui eux aussi dégénèrent. L'harmonie qui préside aux échanges nutritifs est-elle primitivement lésée, on verra se transmettre de génération en génération les constitutions arthritique ou scrofuleuse avec les accidents qui leur sont propres ; la lésion porte-t-elle sur la force probablement endonucléaire qui préside à l'évolution morphologique des éléments anatomiques, des familles entières succomberont aux aberrations métatypiques et typiques qui constituent les cancers ; les lois qui président à la morphologie des organes sont-elles troublées, il se produit des lésions tératologiques dont les localisations aux centres nerveux ainsi qu'à leur enveloppe osseuse peuvent arrêter l'évolution cérébrale et déterminer les agénésies psychiques constitutionnelles que nous étudions sous le nom de dégénérescence mentale. Remarquons toutefois que les processus dégénératifs n'ont rien de fatal et que des influences régénératrices issues d'une hygiène physique et morale convenable, d'heureuses circonstances et de bons croisements, les atténuent ou les neutralisent souvent, sans quoi la stérilité qui en est l'*ultima ratio* aurait depuis longtemps fait justice des êtres organisés : aussi, si les dégénérés sont, par définition, des héréditaires, les héréditaires ne sont pas toujours des dégénérés, distinction qui a son importance en pathologie mentale.

Il eût été plus philosophique de traiter dans un article commun intitulé *Dysgénésies mentales*, auquel on eût renvoyé aux mots *Idiotie*, *Imbécillité*, *Débilité mentale*, *Dégénérés*, etc., de toutes les formes et de tous les degrés d'arrêts de développement dont nous venons de parler. Cette méthode nous eût permis d'en montrer la communauté d'origine ainsi que les analogies phénoménales et de nous élever graduellement de l'idiot automatique au dégénéré supérieur. L'ordre adopté dans ce Dictionnaire ne nous l'a pas permis, et nous avons dû consacrer à l'idiotie d'abord et à l'imbécillité ensuite des articles distincts.

Sous le nom d'imbécillité, nous comprendrons l'imbécillité proprement dite et non débilité mentale qui, très-distincte aux points de vue clinique et médico-légal, doit trouver place ailleurs. Quant aux dégénérés supérieurs, aux intelligences anormales, nous ne nous en occuperons pas davantage : le temps et la place nous manquent d'abord pour traiter comme elle le mériterait une question aussi délicate, et le terme imbécillité a, dans notre langue, un sens si nettement péjoratif que l'on s'étonnerait de le voir appliqué à des individus qui sont peut-être, scientifiquement, des imbéciles partiels, mais que leurs qualités, leurs défauts ou leurs vices, peuvent élever au premier rang des bienfaiteurs, des malfaiteurs ou des amuseurs de la société.

Symptomatologie générale. Les anomalies évolutives que nous avons décrites chez les idiots se rencontrent chez la plupart des imbéciles par dégénérescence, mais moins grossières et plus discrètes : nous n'en donnerons ici qu'une brève énumération. Ce sont, au crâne, la macrocéphalie, la microcéphalie, la scapho et la plagiocéphalie avec toutes leurs variétés ; à la face, l'élargissement ou le raccourcissement du diamètre bizygomatique, l'asymétrie faciale, l'ogivisme palatin, le prognathisme, les anomalies de nombre, d'implantation et de développement du système dentaire ; au tronc, le scaphothoracisme, l'étroitesse des épaules, la cryptorchidie, l'hypospadias et autres anomalies génitales, des hernies congénitales ; aux membres, l'augmentation de la grande envergure, la palmidigitie, le pied-bot et le pied plat, la polydactylie. Les parties molles n'échappent pas à ces lésions tératologiques et le bec-de-lièvre, le coloboma irien et rétinien, la polymastie, sont encore des stigmates de dégénérescence.

A côté de ces stigmates physiques on observe encore chez les imbéciles nombre de troubles fonctionnels dus tantôt à des lésions tératologiques et tantôt à des lésions organiques et acquises des centres nerveux. De ce nombre sont certains tics, de la face surtout, le strabisme et les troubles de la phonation, dont le mécanisme très-complexe ne saurait nous arrêter ici. Les principaux sont l'altération du timbre de la voix, qui est tantôt forte et discordante, tantôt eunuchoïde, et les vices de la prononciation : bégayement, blésité, zézayement, bredouillement, etc., dont on trouvera une étude complète dans le livre classique de Küssmaul.

Isolés ou groupés et associés de diverses manières, ces stigmates physiques et fonctionnels créent parmi les imbéciles un certain nombre de types qui, pour être très-différents les uns des autres, n'en ont pas moins un air de famille indéniable. Sans être aussi monstrueux que les idiots, ces infirmes s'écartent beaucoup plus encore que le commun des mortels du type classique de l'Apollon du Belvédère et presque tous se font remarquer par une sorte de désharmonie, de disproportion choquante des différentes parties de leur individu. L'un, « long comme un jour sans pain », pour employer une énergique expression populaire, et tout dégingandé, porte en arrière sa tête d'oiseau au front déprimé et à la bouche rétrécie comme un bec; l'autre, massif et trapu, incline vers le sol sa large face bestiale aux pommettes saillantes et à la mâchoire carnassière ; celui-ci, de taille gigantesque, doit à la forme de son crâne, au développement de sa face, à la position de son trou occipital et à la longueur de ses bras, une attitude et une physionomie simiesques, tandis que celui-là, court et bouffi, dort sous le poids de la polysarcie. Il en est qui ne paraissent pas leur âge, soit que petits, grêles, imberbes, impubères même, ils présentent tous les caractères de l'infantilisme, ou que, courbés et ridés, ils offrent ceux d'une sénilité prématurée ; il en est même auxquels on ne donnerait pas leur sexe et qui, femmes, ont des allures viriles, et jeunes garçons surtout, sont doués de cette finesse de peau et de cette mollesse de formes qui caractérisent le féminisme et les font rechercher des amateurs de pédérastie active.

Les allures et la physionomie des imbéciles ne sont pas moins diverses. Il en est de torpides ; il en est de mobiles qui touchent à tout et ne peuvent rester en place; certains ont une physionomie obtuse, mais douce et bonasse ; d'autres, dont nous ferons plus loin le portrait, ont l'air beaucoup plus intelligent, mais leur physionomie dure ou narquoise, leur regard faux et fuyant, trahissent les mauvais instincts qui les animent et mettent en garde l'observateur attentif contre leurs impulsions dangereuses.

En dehors des nombreuses complications auxquelles nous consacrerons un chapitre à part, les fonctions sensitives et motrices des imbéciles, bien que souvent paresseuses, sont normales. Il en est de même de leurs fonctions organiques et, si ce n'est dans les degrés les plus voisins de l'idiotie, on peut mettre sur le compte de leur gloutonnerie, de leur paresse et du défaut d'éducation, les troubles digestifs ainsi que le gâtisme dont ils sont assez souvent affligés.

Les imbéciles, dit Esquirol, nuls par eux-mêmes, ne pensent et n'agissent que par autrui. Chez la plupart, en effet, les facultés intellectuelles sont arrêtées dans leur évolution à un niveau presque uniforme et peu élevé. Leur imagination, presque nulle et essentiellement concrète, ne leur permet ni de généraliser ni de prévoir, et paraîtrait moindre encore, n'était le don d'imitation et le niais bavardage de quelques-uns ; leur mémoire à courte portée et le plus souvent partielle leur permet, à la rigueur, de réciter une pièce de vers, de jouer un morceau de musique laborieusement seriné ou de résoudre, de tête, quelque opération arithmétique élémentaire, mais l'illusion disparaît, si l'on se borne à les interroger sur des faits dont ils ont été témoins ; leur faculté d'attention est nulle. Inertes ou toujours en mouvement, ils ne peuvent se fixer à rien, et on ne saurait avoir avec eux de conversation suivie. Il en est de même du jugement et de la volonté : aussi sont-ils d'une suggestibilité dont nous montrerons plus loin les dangers. Êtres purement passifs, ne connaissant ni le sentiment de la curiosité ni, à moins de danger palpable et imminent, celui de la crainte, ils ne sauraient être doués du sentiment religieux qui procède, en grande partie, des précédents, et, s'il en est qui apprennent le catéchisme et suivent les cérémonies d'un culte, ils le font, comme un exercice quelconque, par obéissance, par instinct d'imitation ou pour le plaisir vague, mais réel, qu'éprouvent les plus déshérités d'entre eux, les idiots mêmes, à voir de belles images et à entendre des sons harmonieux. Enfin, des intelligences aussi rudimentaires ne peuvent avoir à leur service que des moyens d'expression bien insignifiants. Les imbéciles parlent tardivement et, en dehors des vices de prononciation dont beaucoup sont atteints, leur langage reste pauvre et incorrect ; maladroits et ayant, comme on dit vulgairement, mais assez justement, « la main bête », ils sont inhabiles aux arts manuels qui exigent quelque précision dans les mouvements, et l'écriture de ceux qui réussissent à apprendre à écrire se fait remarquer par son irrégularité et sa grossièreté.

Les facultés affectives et morales des imbéciles sont à la hauteur de leurs facultés intellectuelles ; encore faut-il distinguer entre les imbéciles inoffensifs et les imbéciles à mauvais instincts dont nous nous occuperons dans un chapitre spécial : nous ne parlerons ici que des premiers. Les mieux doués d'entre eux montrent quelque notion de la propriété, quelque affection pour leurs proches et quelque décence dans leur attitude. Ce n'est toutefois qu'une apparence : leur connaissance du « tien et du mien » n'est guère qu'absence de désirs ou crainte du châtiment, leur reconnaissance est celle de l'estomac et, chez les filles, la pudeur n'est que coquetterie. Même inoffensifs, ils sont, en réalité, profondément égoïstes et insociables au point qu'on ne les voit presque jamais nouer de véritables amitiés ou même de simples relations de camaraderie.

L'état mental des imbéciles est, en somme, assez comparable à celui de certains animaux supérieurs et de l'enfant. Comme eux, ils sont bornés dans leurs conceptions, de mémoire courte, ingrats et instinctifs ; comme eux aussi, ils s'attachent à la maison plutôt qu'à leurs maîtres ou parents, au bien-être plutôt qu'à la main bienfaisante de qui ils le tiennent. Mais, tandis que les animaux sont parfaits dans leur genre et adaptés pleinement au mode d'existence qui leur est dévolu et que les enfants ont devant eux un avenir intellectuel presque illimité, les imbéciles sont des infirmes incapables d'aucun progrès sérieux et désarmés dans la lutte pour l'existence.

Variétés et complications. A. *Imbéciles à aptitudes spéciales.* Il est rare cependant que les facultés intellectuelles des imbéciles soient toutes altérées au même degré, et souvent quelques-unes d'entre elles ont pu atteindre un développement qui paraît d'autant plus grand qu'elles semblent seules debout. Esquirol avait déjà remarqué que certains imbéciles partiels présentent des aptitudes pour les choses vers lesquelles les porte un goût décidé.

De toutes leurs facultés, la plus développée est ordinairement la mémoire, mais elle l'est, le plus souvent, d'une manière partielle, et tel qui étonne en récitant de longues tirades auxquelles il ne comprend d'ailleurs goutte, des séries de chiffres, de dates et de noms, serait incapable de décrire de souvenir un monument ou de raconter un fait important dont il aurait été le témoin. Chez quelques-uns, cette faculté s'associe heureusement à l'habileté manuelle qui, elle aussi, est une mémoire, et à un certain goût : ils dessinent, peignent, jouent de divers instruments de musique, construisent de petites machines avec les matériaux qui leur tombent sous la main. M. Legrain cite parmi eux un calligraphe émérite et, au cours d'une visite à Earlswood, Griesinger a vu un imbécile dénué de toute notion numérique, occupé à la construction d'un magnifique vaisseau de guerre.

Ces aptitudes artistiques sont parfois héréditaires : témoin le malade de Morel, tambourinaire habile, dont le frère partageait la passion et dont le père et le grand-père avaient été tambours-majors. C'est un peu parmi les imbéciles, ou plutôt dans la zone mitoyenne comprise entre l'imbécillité et la débilité mentale, que l'on recrutait ces bouffons de cour à la répartie vive et imprévue, à l'esprit mordant, auxquels M. Moreau (de Tours) a récemment consacré une intéressante monographie.

B. *Imbéciles inoffensifs. Imbéciles pervers et criminels.* Beaucoup d'imbéciles sont ordinairement inoffensifs. A une époque où les asiles étaient moins nombreux et la police rurale moins rigoureuse, on les rencontrait en grand nombre dans les campagnes où ils vivaient tant de quelques travaux faciles que de la charité publique, passant quelquefois pour un peu sorciers et inspirant, comme leurs congénères des pays mahométans, un certain respect mêlé de crainte. La plupart, aujourd'hui, vivent internés dans des établissements spéciaux où ils rendent de grands services : doux, débonnaires, actifs, ils s'acquittent avec zèle des ouvrages qui leur sont confiés, finissent par s'habituer à la maison, par s'y croire indispensables, et, s'ils réclament de temps en temps leur mise en liberté, ils le font sans conviction et profitent rarement des nombreuses occasions de fuir qui se présentent à eux. Peu susceptibles, ils supportent assez patiemment les plaisanteries dont ils sont l'objet ; quelques-uns de nos lecteurs ont pu voir à Sainte-Anne, vers 1881, un micro-oxycéphale occupé au service des internes qui débitait imperturbablement à chaque invité un compliment appris par cœur, et que l'on revêtait, dans les grandes occasions, d'un brillant uniforme de général surchargé des ornements les plus fantastiques. Il ne faut pas trop s'y fier pourtant et bien des circonstances peuvent réveiller inopinément les mauvais instincts qui sommeillent chez les imbéciles les plus débonnaires. Une plaisanterie un peu forte ou mal prise peut être suivie d'une impulsion violente, une farce maladroite a quelquefois des conséquences fatales, comme chez cet imbécile dont parle, après beaucoup d'autres, Calmeil, qui coupa la main, puis la tête d'un domestique faisant le mort, qu'on l'avait chargé malicieusement de garder. La puberté ou les crises menstruelles s'accompagnent souvent chez eux d'une excitation génitale dangereuse tout au moins pour la morale publique, et l'on connaît l'histoire de cette malade d'Esquirol qui portait régulièrement son pécule à un ouvrier auquel elle s'abandonnait jusqu'à ce qu'il l'eût rendue enceinte. Certains malades inoffensifs peuvent même devenir dangereux sous l'influence d'un bon sentiment. Marc raconte longuement le fait d'un imbécile qui, voyant sa sœur battue par son mari au moment où il hachait des racines, frappa son beau-frère d'un coup de hachoir si bien asséné que deux jours après le brutal avait vécu.

Mais il est des imbéciles qui semblent appartenir à l'une des variétés du type criminel que Lombroso et son école s'efforcent de délimiter. Reconnaissables à leur physionomie grossière et brutale ou bien fine, mais dure et sournoise, ils sont faux, rusés, méchants, paresseux, gourmands, et se livrent à tous les excès, tantôt inconsciemment sous l'empire d'une impulsion bien différente des impulsions conscientes, discutées et subies des dégénérés d'un ordre plus élevé, tantôt sans but et pour le seul plaisir de nuire, quelquefois même en déployant une certaine intelligence et une certaine volonté pour la satisfaction, instincts pervers qu'aucun sentiment moral ne vient modérer. Il n'est pas de crimes et de délits contre les personnes et les propriétés dont ces malades ne puissent se rendre coupables en usant, il est vrai, de moyens qui portent le cachet de leur débilité intellectuelle. Essentiellement méchants et cruels, on les voit prendre plaisir à maltraiter les faibles et particulièrement les animaux, à briser et à détériorer les objets qui sont à leur portée : tel cet idiot dont parle quelque part Haslam qui, déjà très-méchant à deux ans, éprouvait à neuf ans un indicible plaisir à lacérer ses habits, à briser la vaisselle et, comme l'orphelin recueilli par Bouvard et Pécuchet, à jeter dans le feu les animaux domestiques. Les annales de la médecine mentale et de la médecine légale sont remplies de rapports judiciaires sur les incendies allumés par des imbéciles, pour le plaisir de nuire ou par esprit de vengeance, les vols destinés à satisfaire leur gourmandise ou leurs instincts de coquetterie puérils et les meurtres reconnaissant eux-mêmes les causes occasionnelles les plus diverses et exécutés tantôt avec la soudaineté et la violence féroce d'une impulsion épileptique, tantôt avec une préméditation dénotant une certaine intelligence. Les attentats à la pudeur, les viols, les incestes commis par des imbéciles, sont aussi fort nombreux. Sous l'influence de l'excitation génésique, beaucoup exhibent leurs organes génitaux, se masturbent en public, se jettent avec violence sur les personnes d'un autre sexe ou, les femmes surtout, cherchent à les séduire par une attitude, des gestes ou un langage lascifs. Gall cite un « idiot » qui tenta, vers l'âge de sept ans, d'abuser de sa sœur, et faillit l'étrangler parce qu'elle résistait à ses désirs; Legrain a vu trois imbéciles qui ne reculaient pas devant leur propre mère : l'un entrait en érection lorsqu'on lui parlait d'elle ; un autre relevait ses jupes et entrait aussitôt en érection, et le troisième fit une tentative de coït dans le lit maternel qu'il partageait.

La coquetterie des imbéciles femmes, leur paresse, leur gourmandise, leur incapacité de gagner leur vie par le travail, les jettent à peu près fatalement dans la prostitution lorsqu'elles ne sont pas surveillées par leurs familles ou recueillies à temps dans les asiles, et Parent-Duchâtelet avait déjà remarqué que la plupart des prostituées de classe inférieure, celles surtout qui sont, à la honte impérissable des sociétés modernes, esclaves dans les maisons de tolérance, étaient atteintes d'un degré plus ou moins accusé de débilité mentale. A côté des prostituées femmes il faut placer les prostitués hommes. Si la plupart des pédérastes par goût, et non par occasion ou par nécessité, sont des hommes intelligents, bien posés, dégénérés supérieurs ou intervertis, les imbéciles sont souvent les victimes intimidées ou intéressées de la pédérastie passive, non-seulement lorsqu'ils sont en liberté, mais encore, et quelque surveillance qu'on exerce, dans les asiles, les dépôts et les prisons. Un imbécile de Ville-Évrard

fut surpris deux fois en quelques mois au moment où, d'une bouche complai-
sante, il calmait les inquiétudes amoureuses d'un de ses compagnons de captivité.

La fréquence des impulsions et des déterminations criminelles chez les imbéciles n'a rien qui doive étonner, si, avec Lombroso et l'école criminologiste qu'il
a fondée et qu'il dirige avec tant d'activité et de conscience, on regarde le crime
comme un symptôme épisodique de dégénérescence et les criminels par tempérament comme des dégénérés particulièrement atteints dans leurs facultés affectives et morales. Cette vue qu'ont partagée tous ceux, depuis Vidocq jusqu'à
Lombroso et M. Lacassagne, qui ont étudié les criminels avec un esprit dégagé
de tout préjugé métaphysique et religieux, est loin de présenter pour la sécurité
sociale les dangers dont on l'a accusée, car, si elle ôte à la société le droit de se
venger et la prétention de punir, elle lui met entre les mains les seuls moyens
de protection qui soient efficaces et rationnels.

C. *Imbéciles névropathes et aliénés.* L'épilepsie est commune chez les
imbéciles et nombre de méfaits reprochés à ces malades : aggressions soudaines,
vols, incendies, ont été commis par eux sous l'influence d'un vertige ou d'un
accès de manie épileptique. Beaucoup aussi sont hystériques, choréiques et hypnotisables, mais ces derniers ne sauraient s'élever au-dessus des degrés inférieurs
de la série hypnotique et, s'il est facile d'observer chez eux la léthargie avec
hyperexcitabilité neuro-musculaire, on ne saurait leur demander ces phénomènes d'hypermnésie et d'hyperexcitabilité sensorielle et psychique qui, chez les
somnambules intelligents, chez certaines hystériques surtout, revêtent parfois
des allures si dramatiques.

On rencontre aussi très-souvent chez les imbéciles des affections du système
nerveux : hémiplégie spasmodique, amyotrophies cérébrales et spinales, hémi-
chorée, syndromes de lésions organiques des centres nerveux de même ordre
que celles qui ont arrêté l'évolution mentale, mais affectant des localisations
différentes.

On peut, à son délire, jauger la valeur intellectuelle de l'aliéné. Logiquement déduites, fortement systématisées et vigoureusement défendues, à moins
qu'elles ne soient habilement dissimulées chez l'aliéné intelligent, le délirant
chronique, par exemple, souvent ingénieuses et spécieusement présentées, mais
laissant entrevoir par mainte fissure un défaut de jugement caractéristique,
comme chez le dégénéré supérieur dont le Raisonnant est le type, vagues,
mobiles, faiblement imaginées et bêtement soutenues chez le débile, les conceptions délirantes ne sauraient, chez l'imbécile, qu'être puériles et embryonnaires. Aussi n'observe-t-on chez eux que des états psychiques d'excitation ou de
dépression tout à fait élémentaires ou de vagues idées délirantes étroitement
subordonnées à des hallucinations.

Les hallucinations sont rarement primitives chez les malades qui nous occupent. Pâris a cependant rapporté l'histoire d'un imbécile presque inintelligent
qui se croyait injurié par une femme, Suzon, à laquelle il répondait sur le
même ton et rendait injure pour injure. Nous avons nous-même observé un
imbécile alcoolique et incendiaire, peu communicatif et sournois, laissant
échapper quelques paroles en apparence incohérentes qui lui semblaient dictées
par des hallucinations de la vue, de l'ouïe et peut-être de la sensibilité générale.
Mais les faits de cet ordre sont rares et encore mal connus.

L'émotivité, prononcée chez les imbéciles, peut être regardée comme la base et le terrain des états d'excitation et de dépression dont il sera question tout à l'heure. Elle survient inopinément, à propos des incidents les plus futiles, et s'accompagne parfois d'hallucinations pénibles de la vue, plus rarement de l'ouïe : dans cet état, ils sont irascibles, querelleurs et prêts à se livrer à de dangereuses impulsions.

L'excitation maniaque, qui est commune, présente souvent un caractère de périodicité auquel, chez les filles, l'évolution menstruelle n'est pas étrangère. Elle s'accompagne tantôt d'un certain réveil des fonctions intellectuelles rendant, pour quelques heures ou quelques jours, l'imbécile supérieur à lui-même, tantôt d'hallucinations visuelles terrifiantes et d'impulsions dont la soudaineté et la violence rappellent les impulsions alcooliques et épileptiques.

La dépression mélancolique est primitive ou consécutive à un accès d'excitation maniaque : elle se complique quelquefois de tendance au suicide et peut aller jusqu'à la stupeur.

La démence peut s'associer à l'imbécillité et en rendre, comme nous le verrons, le diagnostic plus difficile. Elle succède aux accès répétés de mélancolie dont chacun fait perdre au malade un peu de son faible acquis et surtout aux accès alternants d'excitation maniaque et de dépression mélancolique.

Comme les conceptions délirantes, les syndromes que M. Magnan a si bien étudiés chez les dégénérés ont leur hiérarchie. On ne rencontre pas chez les imbéciles la folie du doute, qui ne peut éclore que dans un esprit philosophique, ni même la « folie antivivisectionniste », qui suppose des sentiments généreux auxquels ces malades sont étrangers, mais ils fournissent un nombreux contingent aux observations de folie instinctive et de *monomanies* pyromaniaque, kleptomaniaque, aideiomaniaque, etc. L'alcoolisme est aussi commun chez eux, qu'ils boivent par entraînement, imitation, ou obéissent à de véritables accès de dipsomanie.

Diagnostic. L'imbécillité peut être, sinon reconnue, au moins soupçonnée de bonne heure, et l'on doit mal augurer du développement intellectuel d'un enfant qui vers l'âge de cinq à six mois reste triste, absorbé, ne suit pas des yeux les objets brillants qu'on lui présente, ne semble pas s'éveiller à la vie extérieure et, plus tard, ne s'intéresse à aucun jeu, ne fait aucune question et n'apprend ni à marcher ni à parler.

Mais, si le doute n'est plus possible, même pour les parents les plus optimistes, à quelle catégorie de débile l'enfant appartient-il : est-il un idiot, un imbécile ou un simple faible d'esprit? C'est là une question de degré et d'appréciation. Nous avons vu, cependant, qu'arrêté à un niveau intellectuel très-bas et à peu près uniforme, l'idiot était très-peu perfectible et entièrement incapable de se suffire à lui-même; le débile, au contraire, doué de facultés assez développées et parfois assez brillantes, est en état, non-seulement de gagner sa vie, mais même de faire quelque figure dans le milieu où le sort l'a placé. L'imbécile tient entre ces deux extrêmes un juste milieu. Nous rappellerons aussi que les stigmates physiques de dégénérescence sont d'autant plus prononcés, en général du moins, que les facultés intellectuelles sont moins développées : l'hydrocéphalie modérée et symétrique, par exemple, est parfaitement compatible avec un certain développement intellectuel, et l'on pourrait citer des hommes fort intelligents, peut-être même un homme d'un grand génie, génie poétique d'ailleurs, qui sont ou furent des hydrocéphales guéris à temps.

L'imbécillité doit être soigneusement distinguée de certains états d'une ori-

ginc et d'une signification toute différentes : nous voulons parler de la démence
et de ce que nous appellerons les *pseudo-débilités mentales.*

Le parallèle entre l'imbécillité et la démence a été fait de main de maître par
Esquirol, mais, après l'avoir reproduit dans notre article IDIOTIE, nous ne saurions y revenir. L'imbécile eût-il atteint l'âge des démences, un observateur
attentif ne peut s'y tromper. La moindre enquête sur le passé du dément
apprend qu'il a occupé des situations auxquelles l'imbécile ne saurait prétendre
et accompli des actions dont ce dernier serait incapable. L'interrogatoire le plus
sommaire montre dans l'intelligence du dément un terrain dévasté, mais couvert de ruines parfois encore imposantes, et dans celle de l'imbécile un champ
en friche où s'élèvent tout au plus quelques misérables bâtisses inachevées et
inutiles.

Plus délicat est le diagnostic différentiel de l'imbécillité et de ce que nous
appellerons les *pseudo-débilités mentales* dans lesquelles, pour continuer
notre comparaison, le terrain inculte aussi, mais nullement stérile, n'attend
pour produire que la semence et de bonnes conditions de germination ; nous en
reconnaîtrons trois formes : la *surdi-mutité,* le *sauvagisme* et l'*abrutissement
scolaire.*

Si l'imbécillité, dit Marc, est la mort de l'intelligence, la surdi-mutité en est
le sommeil. Bien qu'assez jolie, la comparaison n'est pas très-exacte, car l'intelligence de l'imbécile, n'étant jamais née, ne saurait être morte. On pourrait
plutôt comparer le cerveau intellectuel de l'imbécile à une machine mal conçue,
mal exécutée, incapable d'un rendement sérieux, et celui du sourd-muet à une
machine bien construite, mais abandonnée, qui n'attend pour fonctionner que du
combustible, c'est-à-dire des impressions auditives et un organe de transmission : la parole. L'imbécile n'est pas éducable ou l'est à peine, mais que l'on
donne un moyen de communication avec les autres hommes au sourd-muet,
on le verra se jeter avidement sur le trésor des connaissances humaines et
rattraper rapidement le temps perdu. Jamais un imbécile, appartînt-il à l'aristo-
cratie de l'espèce et fût-il diplomé de Bicêtre, ne trouvera dans son intelligence
ou, comme disent les littérateurs, dans son âme, cette belle réponse du sourd-
muet Massieu à l'abbé Sicard : « La reconnaissance est la mémoire du cœur ».

Les sauvages, les habitants incultes de provinces arriérées, un paysan bas-
breton ou cévénol, arrachés à leur sol natal et brusquement transplantés dans
un milieu policé, sont quelquefois injustement taxés d'imbécillité ou tout au
moins de débilité mentale par des citadins auxquelles le voisinage du noyau
véritablement intelligent de la nation, le spectacle de la vie politique, artistique
et littéraire, et l'usage quotidien des commodités de la vie moderne, ont donné
un semblant de culture et un vernis de civilisation. Mais on ne tarde pas à
s'apercevoir que, si ces faux imbéciles sont ignorants de tout ce qui s'apprend
dans les livres, ils le sont beaucoup moins de ce qu'enseigne l'observation,
même inconsciente, des hommes et des choses : ils ne manquent ni de finesse,
ni de jugement, s'instruisent vite et se trouvent bientôt de niveau avec leur nouveau milieu.

On voit parfois, dans les établissements pédagogiques, des enfants qui, après
avoir profité avec intelligence de la première éducation maternelle et même commencé leurs études sous d'heureux auspices, semblent se dégoûter du travail,
deviennent sombres, bizarres, et ne font plus aucun progrès. Tourmentés à cause
de leur sauvagerie par leurs camarades auxquels ne dédaignent pas toujours de

se joindre certains cuistres de collége, écrasés de pensums en punition de leur paresse, ils s'abrutissent sous le poids de souffrances que leurs parents sont les derniers à soupçonner et passent à l'état de cancres incurables. Las de les persécuter et de les punir, on les laisse traverser leurs classes en étrangers, vivant d'une vie tout intérieure et heureux d'être enfin oubliés, jusqu'au jour où quelque proviseur se décide à les déclarer inaptes aux études classiques, indignes d'aspirer au baccalauréat et bons tout au plus « à entrer dans le commerce ». Ces malheureux élèves ne sont souvent que des enfants à qui l'éducation en commun ne convient pas, trop impressionnables pour supporter avec philosophie les taquineries souvent cruelles de leurs condisciples, trop doux pour se faire respecter par la force, d'un caractère trop personnel pour être « comme tout le monde » et se couler dans le monde commun. Il faut se garder de les prendre pour des imbéciles et surtout de les traiter comme tels. Un changement de milieu, une direction douce et intelligente, des témoignages d'estime et de confiance, une protection énergique contre d'injustes brimades, un succès inattendu dans une des branches de l'enseignement, suffisent parfois à leur rendre le courage, l'assurance et le zèle. Il en est qui, après des études ainsi sacrifiées, ont repris possession d'eux-mêmes et sont devenus sinon des hommes considérables, une timidité incurable, stigmate indélébile d'une longue compression morale, les écarte des sommets, au moins des hommes instruits, intelligents et utiles.

Applications psychiatriques. *Traitement, hospitalisation et éducation des imbéciles.* Bien plus que les idiots, les imbéciles sont éducables, mais ce n'est que dans des établissements spéciaux qu'il est possible de transformer par une éducation appropriée ces individus inutiles ou dangereux en hommes dignes de jouir de quelque liberté et capables de rendre quelques services.

On trouvera dans notre article Idiotie une histoire succincte de l'assistance et de l'éducation des imbéciles et des idiots : nous n'y reviendrons pas. Nous ne pouvons indiquer ici ce que doivent être les *Asiles-écoles*, et la lecture des *Comptes rendus* annuels du service des épileptiques, idiots et enfants arriérés de Bicêtre ou, mieux encore, une visite à cette remarquable institution, en apprendront plus que tout ce que nous pourrions dire à ce sujet. Rappelons seulement que l'*Asile-école*, outre son *hôpital*, c'est-à-dire ses quartiers de tranquilles, d'agités, de gâteux, de convulsifs, son infirmerie et son pavillon d'isolement pour les maladies contagieuses et les opérations chirurgicales, doit comprendre : une école divisée en classes graduées, des ateliers, une colonie agricole, une installation de gymnastique et d'hydrothérapie, voire même un théâtre et, pour ne pas oublier la science, base de toute pratique intelligente, un laboratoire, un musée et des ateliers de moulage et de photographie. Le choix du personnel est tout particulièrement important. A la tête nous plaçons le médecin en chef, nommé au concours, investi de l'autorité directoriale sans être accablé de la paperasserie administrative et secondé par un médecin-adjoint, un pharmacien et des internes. Sous ses ordres, en dehors du personnel bureaucratique ordinaire, sont des agents spéciaux au genre d'asile qui nous occupe : instituteur, maîtres de dessin, de musique, de gymnastique, chefs d'ateliers qui doivent non-seulement présenter les aptitudes de leur emploi, mais encore des garanties absolues de caractère et de moralité. C'est sur ces bases seules que l'on peut attendre de bons résultats du traitement et de l'éducation des imbéciles. Une bonne installation de locaux bien aérés, une nourriture non-seulement « saine et abondante », mais encore appropriée à la voracité de certains d'entre eux, l'hydrothérapie, la gymnastique, la marche, les promenades aux environs, constitueront le traitement hygiénique. L'éducation s'appliquera au développement des facultés qui leur restent : par les leçons de choses, les exercices de reconnaissance d'objets plus ou moins communs, l'enseignement du dessin, de la musique, on exercera leurs sens, leur mémoire et, jusqu'à un certain point, leur jugement ; en les habituant à la douceur, à la propreté, à une action commune, on les disciplinera, on développera leur volonté et on relèvera sensiblement leur niveau moral ; en leur imposant, enfin, dans des ateliers et dans les champs, une occupation rémunérée par un pécule raisonnable ; en les groupant en petites sociétés chorales ou sportives, on développera chez eux les instincts sociaux ; on leur enseignera la loi inéluctable du travail et l'on mettra les moins deshérités d'entre eux en état de quitter un jour l'asile et de prendre une place modeste, mais honorable, dans la société.

Applications médico-légales. *Capacité civile. Responsabilité pénale. Internement.* Dépourvus de jugement, de sens moral et de volonté, les imbéciles sont hors d'état de renseigner la justice, de gérer leurs affaires et de résister aux suggestions intéressées dont ils peuvent être l'objet : aussi leur témoignage est-il sans valeur, leur capacité civile nulle, et la meilleure mesure que leur famille puisse prendre à leur égard est-elle de provoquer leur interdiction.

Nous ne saurions, pour apprécier la responsabilité pénale des imbéciles, nous placer sur le terrain métaphysique et religieux de la liberté et de la responsabilité morales. Ce sont des délinquants constitutionnels, et il s'agit pour nous, non de déterminer dans quelle mesure ils ont eu conscience de l'illégalité de leurs actes et ont pu lutter contre leurs mauvais instincts, mais de prévoir les dangers que leur maintien en liberté doit faire courir à l'ordre social. Si leur séquestration est jugée nécessaire, il importe, comme pour les autres délinquants par constitution, de les séparer radicalement des délinquants par occasion et, puisque leur qualité d'aliénés leur est acquise et que des établissements spéciaux sont destinés à les recevoir, c'est à l'asile d'aliénés qu'il convient de les placer.

La question de l'internement des imbéciles est d'ailleurs complexe et subordonnée à l'interprétation plus ou moins large de la loi du 30 février 1838, qui n'admet le placement ou le maintien d'office d'un aliéné que si son état mental le rend nuisible pour l'ordre public et la sécurité des personnes, et dont nous avons envisagé ailleurs les dispositions à cet égard (*Étude casuistique sur la mise en liberté des aliénés* [*Annales médico-psychologiques*, 1888]). Sauf quelques sujets inoffensifs et surveillés par leur famille, la plupart des imbéciles sont incapables de se conduire et plus ou moins nuisibles, tout au moins pour l'ordre public : aussi leur internement est-il parfaitement justifié. Les sujets inoffensifs et éducables devront être placés dans les *asiles-écoles* d'où quelques-uns pourront peut-être sortir un jour pour jouir au dehors d'une liberté surveillée et patronnée ; ceux dont on ne saurait attendre des progrès trouveront leur place dans des *asiles-ateliers* ou des *asiles-colonies d'aliénés incurables, mais valides;* les imbéciles vieux et infirmes seront placés dans les *asiles-hospices;* quant aux imbéciles dangereux et criminels, on leur consacrera un quartier dans les asiles d'*aliénés criminels* dont le projet de loi sénatorial sur les aliénés prévoit justement la création. E. Chambard.

IMBERT-DELONNES (A.-D.). Chirurgien français, né à Vaqueiras vers 1745, attaché à la personne du duc d'Orléans, servit dans les armées de la République et mourut à Paris en 1820. Son plus important ouvrage a pour titre : *Traité de l'hydrocèle, cure radicale de cette maladie, et traitement de plusieurs autres qui attaquent les parties de la génération de l'homme*, Paris, 1785, 1791, in-8. Il y préconise l'incision et l'excision combinées. **L. Hn.**

IMÉRÉTIENS. *Voy.* Caucasiques, p. 382.

IMÉSATINE. $C^{16}H^{12}Az^4O^2$. Se prépare en faisant passer un courant de gaz ammoniac sec dans une solution alcoolique d'isatine saturée à l'ébullition, en présence d'un excès d'isatine non dissoute. Elle forme des cristaux incolores, inodores, insolubles dans l'eau et l'éther, assez solubles dans l'alcool bouillant. **L. Hn.**

IMIDES. Les *imides* sont des nitriles monoammoniacaux qui dérivent, comme les amides monoammoniacaux correspondants, des sels monoammoniacaux des acides bibasiques, mais avec élimination d'une quantité d'eau double.

Tel est le cas de *l'imide succinique*, $C^8H^5AzO^4$, qui dérive du bisuccinate d'ammoniaque, moins deux molécules d'eau ; en équivalents :

$$C^8H^6O^8 + AzH^3 = 2H^2O^2 + C^8H^5AzO^4.$$

Ce sont des amides à fonction mixte, des *acides* nitrilés, des *nitriles acides*, des *acides amidés*.

Menschutkine les définit : des dérivés amidés, se transformant en acides amidés par fixation d'eau, et en amides par fixation d'ammoniaque.

On les prépare à l'aide de six procédés :

1º En faisant réagir le gaz ammoniac sur l'anhydride d'un acide bibasique. Lorsqu'il y a combinaison, la réaction est très-vive, la masse s'échauffe et il se dégage de la vapeur d'eau. C'est ainsi qu'on prépare le succinimide.

2º On chauffe dans une cornue, de 150 à 200 degrés, les acides amidés des acides bibasiques. Il se forme de l'eau et l'imide distille ou reste comme résidu dans la cornue. C'est ainsi que l'acide camphoramique se scinde en eau et en *camphorimide*.

3º On chauffe à une température de 150 à 200 degrés les diamides des acides bibasiques. L'urée ou carbamide, par exemple, fournit finalement de l'ammoniaque et de l'*imide carbonique* ou *acide isocyanique*.

4º On chauffe vers 200 degrés les sels ammoniacaux acides des acides bibasiques. Ce procédé, qui est d'une application plus générale que les précédents, fournit la majeure partie des imides connus.

5º On distille brusquement les sels neutres ammoniacaux des acides bibasiques. Le sel commence par perdre de l'ammoniaque vers 100 degrés ; il se transforme en un sel acide qui perd à son tour de l'eau pour se changer en imide, de telle sorte que la réaction se passe en deux temps.

6º On a obtenu quelques imides, comme le *fumarimide*, en soumettant à l'action de la chaleur quelques sels ammoniacaux d'acides bibasiques et triatomiques.

Les imides sont des corps solides, fusibles, parfois volatils sans décomposition. Ceux qui sont solubles dans l'eau sont cristallisables et retiennent souvent de l'eau de cristallisation. Ils sont plus ou moins solubles dans l'alcool, l'éther, la benzine, l'acétone. Ils sont souvent remarquables par leur stabilité, mais, lorsqu'on les soumet à l'action d'une température élevée, ils sont complétement détruits. Quelques-uns peuvent se dissoudre dans l'acide sulfurique concentré et peuvent ensuite être précipités de cette dissolution, sans avoir éprouvé d'altération.

Leur propriété caractéristique est celle-ci : ils fixent aisément les éléments de l'eau, sous l'influence des réactifs hydratants, pour régénérer l'acide amidé ou l'acide hydraté dont ils dérivent. En outre, le produit régénéré n'est jamais accompagné d'ammoniaque ou d'acide carbonique, comme cela s'observe avec beaucoup d'uréides par exemple. Ainsi, avec le succinimide, si l'hydration se fait sous l'influence de l'eau seule, on obtient du succinate acide d'ammoniaque ; est-elle produite en présence des alcalis, il se dégage de l'ammoniaque, en même temps qu'il y a formation d'un succinate neutre alcalin.

L'ammoniaque agit d'une manière spéciale : à l'ébullition avec une solution ammoniacale étendue, il y a d'abord hydratation et formation d'acide amidé, qui se combine ensuite avec l'ammoniaque.

Enfin les imides, jouant le rôle d'acide, peuvent engendrer de véritables sels, par suite de la substitution de métaux à leur hydrogène basique. De même que les acides, ils sont capables d'engendrer des *éthers*, comme les *éthers isocyaniques*, ou *carbimides alcooliques* de Wurtz.   Edme Bourgoin.

IMMÉDIATS (Principes). On donne ce nom aux parties constitutives, aux espèces chimiques dont se composent les corps organisés, animaux ou végétaux. Ces principes, isolés par l'analyse dite immédiate, sont généralement de composition très-complexe; cependant on doit y faire rentrer des corps comme l'oxygène, l'eau, des sels divers d'origine minérale, qui concourent à former les corps organisés, mais qui ont généralement été introduits dans l'organisme par la respiration, avec les aliments, etc.

Les principes immédiats proprement dits comprennent cependant surtout les *acides* dits *organiques* et leurs sels, en y comprenant l'acide carbonique; les alcaloïdes et les principes neutres, les glycosides, les matières sucrées, les graisses (oléine, stéarine, margarine, etc.), les essences, les résines, tous principes d'ordinaire cristallisables, coagulables quand ils sont liquides; enfin une série de substances non cristallisables, coagulables quand elles sont liquides ou demi-solides, telles que les matières albuminoïdes, la cellulose, l'amidon, la gomme, les mucilages, les pigments (hématosine, chlorophylle, purpurine, etc.).   L. Hn.

IMMOBILISATION. La question de l'immobilisation, en physiologie et en médecine, cache sous sa simplicité apparente de nombreux phénomènes dont l'étude et l'appréciation sont difficiles et compliquées.

J'ai recherché, dans ce travail, les effets de l'immobilisation sur le corps et les organes sains, et ses effets sur les organes malades. La division de cette étude peut être établie sous trois chefs à peu près distincts : immobilisation aux points de vue physiologique, pathologique et thérapeutique.

Certes, il est difficile de reconnaître de quelle façon l'immobilisation à l'état de pureté, si je puis dire ainsi, influe sur un organisme sain, car on ne rencontre guère de sujets qui, jouissant d'une parfaite santé, se condamnent de gaieté de cœur à une immobilité absolue. Mais nous pouvons observer des faits d'immobilisation relative, celle du sommeil, le constant repos de la paresse, les longs séjours au lit imposés par certaines lésions qui ont peu de retentissement sur la santé générale.

Les grandes fonctions de l'organisme, la circulation, la respiration, la digestion, sont certainement influencées par l'immobilité du corps.

Sur plusieurs sujets atteints de fracture des membres inférieurs, condamnés à un repos absolu, dans la période calme de leur lésion, au moment où leur santé était parfaite, nous avons observé l'état de la respiration et de la circulation. Chez eux le nombre des mouvements respiratoires n'était généralement que de 13 à 15 par minute; on sait que normalement il est de 16 à 17. Il y avait donc là une diminution notable de l'exercice de la respiration. Le pouls était certainement quelque peu ralenti, car il ne battait que 60 à 64 fois par minute, et il tombait quelquefois à 54 et 56 pulsations. La température s'est maintenue assez exactement entre 36°,8 et 37°,2, c'est-à-dire à peu près à son degré habituel ; elle n'a présenté que de très-minimes variations.

Mais il est sûr que la température du corps humain, sous la dépendance des grandes fonctions qui entretiennent la vie, est manifestement influencée par les états d'activité et de repos. L'observation précise a confirmé ce fait étudié scientifiquement par différents auteurs.

A. Bonnal a présenté à l'Académie des sciences une note sur la température du corps humain pendant le repos complet au lit. Le minimum s'observe entre minuit et trois heures du matin. Villari a constaté qu'un travail actif élève la température du corps, laquelle s'abaisse, au contraire, dans l'état de repos et d'immobilité. Le docteur Redard a remarqué que des mouvements répétés de flexion et d'extension élèvent localement la température de l'articulation en travail (de 8/10 à 1 degré). L'immobilité la ramène à son niveau normal. Du reste, la simple expérience journalière démontre que l'immobilisation diminue la production du calorique à l'intérieur de l'organisme. On réagit contre la rigueur du froid par l'activité du corps, par le mouvement.

Dans la machine humaine tous les rouages enchaînés entre eux sont solidaires les uns des autres. L'action du repos ou du travail sur la respiration et la calorification, la chose peut se prévoir, doit s'exercer aussi sur la nutrition.

Plusieurs physiologistes modernes ont cherché, par la méthode du dosage de l'urée, à apprécier la mesure de cette action. Ils ont constaté que l'exercice musculaire augmente la quantité d'azote éliminée, et que souvent cette quantité est supérieure à celle de l'azote ingéré avec les aliments ; ce surplus doit être fourni par la combustion des tissus. Il est aussi démontré que l'immobilisation diminue l'oxydation des graisses, des hydrocarbonés. On sait que les éleveurs condamnent à une immobilité prolongée les animaux chez lesquels ils cherchent à obtenir une surcharge graisseuse.

Le repos, l'immobilité que l'on garde pendant le sommeil de la nuit, impriment de légères modifications à l'habitus tout entier. Le corps perd de sa turgescence ; le thorax notamment diminue un peu de volume. Lévy nous dit qu'on a constaté, à l'aide de mensurations souvent répétées, que la poitrine se rétrécit d'environ huit lignes pendant la nuit, après un sommeil tranquille. En même temps, les principales fonctions, la respiration, la circulation, les sécrétions, sont toutes ralenties.

La conclusion de tous ces faits, expériences et observations, c'est que le travail de la nutrition languit sensiblement sous l'influence d'une immobilité prolongée.

L'habitude des longs repos, l'immobilisation, favorisent le développement de l'élément adipeux, mais en même temps diminuent la tonicité, l'énergie, la consistance du tissu musculaire. Les histoires de harems nous parlent toujours de l'obésité précoce des femmes qui les peuplent, y menant la vie nonchalante que l'on sait. Par contre, nous connaissons tous l'abondance musculaire, parfois exagérée et disgracieuse, des jambes des danseuses. Il serait oiseux d'insister sur des faits aussi connus.

Un certain degré d'atrophie musculaire peut être aussi la conséquence d'une trop longue immobilisation. Les caractères histologiques des muscles ainsi atrophiés par le repos diffèrent de ceux que l'on observe dans les cas d'atrophie d'origine nerveuse. Le docteur Debove a observé que dans ces derniers, en effet, on trouve une sclérose interstitielle, et l'on remarque que l'atrophie porte sur certaines fibres à l'exclusion des autres, tandis que chez les sujets cachectiques, émaciés, la diminution des différents faisceaux et des différentes fibres est sensiblement égale; en même temps le tissu conjonctif qui les sépare ne paraît pas plus abondant qu'à l'état normal.

L'immobilité du corps dans une position anormale, quand elle est longtemps et habituellement maintenue, peut amener certaines déformations. Le docteur J. Pravaz, très-habile médecin orthopédiste, a signalé des faits confirmatifs de cette proposition.

Il dit que les attitudes passives, pour être assez rarement la cause de difformités du rachis, peuvent cependant produire à la longue une inclination vicieuse de cette tige osseuse. Shaw a très-bien démontré que les courbures latérales peuvent reconnaître pour cause l'habitude de se coucher longtemps sur le même côté du tronc. Bampfield insiste sur ce fait, très-important, que deux jeunes sujets qui partagent le même lit et se couchent du même côté peuvent contracter à la longue une courbure latérale du rachis. Cette cause de déformation est surtout à craindre chez les sujets atteints d'affections de la hanche, et qui se couchent continuellement sur le côté sain, si l'on n'a soin de modifier leur attitude.

Dally, dans l'article Déformation de ce Dictionnaire, a étudié, creusé cette question. D'après lui les attitudes vicieuses produites par les muscles ne déterminent jamais de déformations permanentes, celles-ci sont dues aux attitudes résultant de l'action de la pesanteur.

L'immobilité plus ou moins complète et permanente de certaines parties du corps se remarque dans un assez grand nombre de maladies. Sa constance habituelle peut en faire, en plusieurs cas, un utile moyen de diagnostic et de pronostic aussi.

L'immobilité dans certaines positions devient la cause de grandes et pénibles fatigues. Les soldats, en particulier ceux qui portent le casque, souffrent plus de l'immobilité sous les armes, un jour de revue, que de la marche sur les routes. Les modèles, dans les ateliers des peintres et des sculpteurs, ne peuvent pas conserver longtemps les diverses attitudes qui leur sont imposées. On ne saurait s'empêcher, à ce sujet, de comparer ces faits aux phénomènes du même ordre observés sur les cataleptiques, les hynoptiques. Au service de la volonté consciente la force et la résistance musculaires cèdent en assez peu d'instants, tandis que commandées par une sorte d'influx nerveux inconscient elles deviennent inébranlables, inépuisables.

L'immobilisation du corps est presque constamment déterminée par différents états psychiques : ainsi les souffrances morales, le chagrin, le recueillement religieux, la recherche d'une idée, de la solution d'un problème. Elle est encore un des agents effectifs des phénomènes sensoriaux connus sous le nom d'hypnotisme.

On reste surpris de la puissance d'immobilisation que déterminent parfois certains états cérébraux, celui surtout qu'on appelle l'extase. On a vu des extatiques conserver pendant de longues heures différentes positions fixes que certainement, dans l'état de veille, ils n'auraient pû garder plus de quelques minutes. Dans une courte étude de Brown-Séquard sur l'inhibition et la dynamogénie, je trouve un exemple très-remarquable d'immobilisation extatique, que j'aurais aimé à rapporter en entier. Il s'agit d'une jeune fille qui chaque dimanche, à huit heures du matin, au moment où sonnait la cloche d'une église voisine (Saint-Sulpice), montait sur le rebord, courbe et poli, du pied d'un lit en noyer, et y restait debout, en extase, sur la pointe des pieds, jusqu'à ce que la même cloche sonnât, à huit heures du soir. Brown-Séquard, mandé par un commissaire de police, a été témoin de ce fait qu'il a observé en expert, et il le donne comme rigoureusement authentique (*Gazette hebdomadaire*, 1882, p. 36).

L'immobilisation devient ainsi parfois un phénomène pathologique. Disons à ce propos, comme entre parenthèses, qu'en médecine vétérinaire on nomme *immobilité* une maladie du cheval, qui consiste principalement dans une impossibilité absolue de faire le moindre mouvement en arrière, et souvent ne permet pas aux chevaux de maîtriser leurs mouvements en avant. Magendie pensait que cette maladie tenait à une compression de la partie antérieure du cerveau par le liquide accumulé dans les ventricules latéraux.

PATHOLOGIE ET THÉRAPEUTIQUE. Le nombre des maladies et des lésions dans lesquelles l'immobilisation se trouve indiquée comme moyen de traitement est certainement des plus considérables. Si tous les malades ne sont pas condamnés à l'immobilité, tous sont invités au repos; le repos soulage, amoindrit ou modifie toute souffrance.

Nous allons signaler brièvement les classes des maladies auxquelles s'applique un traitement dont l'immobilisation est la base. D'abord les fractures : là, le grand souci du chirurgien, c'est de disposer les fragments dans une bonne direction, bout à bout, et de les maintenir strictement fixés et immobiles dans la position convenable où ils ont été placés. Ce n'est pas ici le lieu de discuter le nouveau mode de traitement de certaines fractures par le massage et les mouvements imprimés.

L'immobilisation est favorablement appliquée à toutes les affections articulaires, traumatiques ou pathologiques; elle est alors, ainsi que l'a dit bien haut Verneuil, le plus puissant des antiphlogistiques. On trouvera ailleurs (ankylose, maladies des articulations) la discussion de son influence sur les ankyloses. Il reste établi, pour les pathologistes, que l'immobilité seule ne suffit pas à faire naître une ankylose, et qu'elle la prévient dans bien des cas, en éteignant l'action inflammatoire, véritable cause des soudures articulaires.

C. Reyher, et plus tard A. Menzel, ont fait des expériences de laboratoire sur les effets de l'immobilité prolongée des articulations. Les sujets étaient de jeunes chiens. Ils ont constaté diverses altérations des cartilages et de la synoviale, un raccourcissement de la capsule, la transformation du cartilage en tissu conjonctif, sur quelques points seulement. Les résultats de ces expérimentations ne sont ni constants ni identiques : ils ne sauraient donc avoir une valeur absolue.

Notre intérêt doit s'attacher un instant à des faits dans lesquels on remarque qu'une immobilité très-prolongée, même au delà des limites supposables, a cependant laissé les articulations dans un état d'intégrité parfaite.

Je rappellerai des cas souvent cités. Künholtz raconte l'histoire d'une femme de soixante ans qui présentait une soudure partielle congénitale de la mâchoire supérieure avec l'inférieure, et cependant les articulations temporo-maxillaires étaient trouvées à l'autopsie dans un état normal ; cela malgré une immobilité absolue de soixante ans. Le fait de Cruveilhier est celui d'une soudure complète d'une des articulations de la mâchoire, l'autre fut condamnée à une immobilité absolue pendant quatre-vingt-trois ans, et pourtant l'autopsie démontra qu'elle n'était pas ankylosée. Le docteur Jules Boisson cite le fait d'un malade de l'hôpital des Cliniques, entré dans le service de Jarjavay pour une constriction des mâchoires qui datait de plusieurs années, et chez lequel les articulations maxillaires n'étaient pas compromises, car les mouvements de latéralité de la mâchoire inférieure étaient parfaitement libres.

De nombreux faits analogues à celui cité par Cruveilhier, mais avec une durée moindre de l'immobilisation, sont connus aujourd'hui, et justifient les manœuvres tentées pour mobiliser les mâchoires ankylosées, à l'aide de diverses opérations, en particulier celle connue sous le nom d'opération d'Esmarch.

Bonnet lui-même relate des observations qui sont la contradiction de son opinion sur les effets de l'immobilité. Il cite l'exemple d'une jeune fille chez laquelle il opéra le redressement d'un genou fléchi à angle droit depuis onze mois. Pour l'obtenir il dut faire la section sous-cutanée des tendons du biceps, du demi-tendineux et du demi-membraneux. L'ankylose était maintenue par les parties extrinsèques de l'articulation, mais celle-ci était saine. Duplay indique un autre cas très-remarquable, rapporté encore par Bonnet, d'ankylose invétérée du genou due à une accumulation de tissu fibreux dans le creux proplité, sans que l'articulation fût malade.

On a vu des contractions hystériques durer pendant des années sans amener ni raideurs articulaires ni déformations consécutives.

Les atrophies musculaires observées quelquefois après certaines fractures ont été attribuées à l'immobilisation. L'explication était simple, et de celles dont l'esprit se contente facilement, mais, étudié de plus près, le phénomène s'est montré plus complexe qu'il ne le paraissait d'abord. Aujourd'hui on le considère comme le résultat de différentes causes, en particulier d'une perversion de l'influence nerveuse, et non de la seule immobilité plus ou moins prolongée.

La doctrine de l'immobilisation a trouvé dans Verneuil un imposant défenseur. Le 4 juillet 1879, il a prononcé, à la Société de chirurgie, un très-remarquable discours sur le sujet qui nous occupe. Ses conclusions, que je regrette de ne pas reproduire ici, sont absolument favorables à son emploi dans le traitement des maladies articulaires.

Est-ce à dire que l'immobilisation réponde à tout, qu'elle ne soit jamais nuisible, qu'on puisse innocemment la prolonger au delà des limites les plus reculées ? Non, sans doute. On ne peut nier que dans certains cas l'immobilité augmente les raideurs articulaires, mais la mobilisation est une cause facile, presque certaine, de retours inflammatoires qui font perdre en peu de temps les bénéfices qu'elle semble avoir d'abord fournis. Dans la plupart des maladies articulaires le véritable ennemi, c'est l'inflammation, c'est lui qu'il faut d'abord combattre, et son plus puissant adversaire, c'est l'immobilisation. Que si la victoire coûte des sacrifices, on doit savoir les supporter; ce sont de ces pertes nécessaires auxquelles les plus glorieux vainqueurs sont forcés de se résigner.

On peut dire qu'aujourd'hui tous les chirurgiens sont d'accord pour admettre que la stricte immobilisation forme la base du traitement des arthrites chroniques, des tumeurs blanches.

L'idée de l'immobilisation des parties atteintes de blessures et de plaies est certainement aussi vieille que la chirurgie. Elle est réalisée chaque jour, tantôt d'une façon large par les pansements ordinaires, tantôt assez strictement par des appareils contentifs, tels qu'autrefois ceux de Magatus, puis de Moscati, de Baynton, de Larrey, et de nos jours le pansement ouaté de Guérin, l'occlusion inamovible d'Ollier. Houzé de l'Aulnoit a appliqué l'immobilisation articulaire au pansement des amputés. Sa méthode consiste à immobiliser, non-seulement le moignon lui-même, mais aussi les articulations autour desquelles s'insèrent les extrémités supérieures des muscles intéressés dans le plan de section des parties molles. Pozzi, suivant les mêmes principes, emploie un procédé analogue.

Richelot, le professeur Renzi, comme premier moyen de traitement du tétanos, recommandent le calme absolu et l'immobilisation du malade.

L'immobilité joue un rôle capital dans le traitement des lésions de la colonne vertébrale; je ne parle plus ici des fractures et des luxations, mais bien des ostéites, des caries, de toutes les affections osseuses, à la suite desquelles on voit se produire des écrasements, des déformations, des abcès par congestion. Du reste, la plupart des maladies des os bénéficient heureusement des avantages de l'immobilité. Je citerai, comme exemples particuliers, les ostéites, les caries des os du pied.

Cheselden, Marjolin, ont employé avec succès la méthode de l'immobilisation dans le traitement de certains pieds-bots.

Jusqu'à présent j'ai parlé seulement des maladies chirurgicales; c'est au cours de celles-là que certainement l'immobilisation est le plus souvent indiquée, mais il est un bon nombre de maladies internes dans lesquelles son rôle est des plus importants.

L'immobilité forme la base du traitement d'à peu près toutes les affections de l'utérus, aiguës et chroniques : ainsi les métrites dans toutes leurs formes, ainsi tous les déplacements de la matrice. M. Noël Guéneau de Mussy estime que maint pessaire agit plus en immobilisant l'utérus qu'en le redressant. Chez l'homme, un excellent moyen de traitement de l'épididymite blennorrhagique, c'est l'immobilisation du testicule, recommandée, en particulier, par Langlebert, par Horand.

Dans tous les cas où s'est formé un thrombus, à la suite d'un accouchement, dans le cours ou vers le déclin d'une fièvre typhoïde, l'immobilité la plus complète est recommandée aux malades, afin d'éviter le déplacement d'un caillot, la production d'une embolie.

Parlerai-je de la goutte, du rhumatisme? En pareil cas les médecins n'ont pas besoin de prescrire l'immobilisation des membres souffrants, car les patients savent bien se l'imposer eux-mêmes.

L'immobilisation a produit d'excellents effets dans plusieurs cas de chorée, immobilisation forcée, maintenue par des attelles rigides La pratique des docteurs Monahan, de Dublin, et Nicod d'Arbent, médecin à Lyon, nous présente à ce sujet des faits très-probants.

Certaines névralgies ont pu bénéficier du traitement par l'immobilisation. On trouve d'heureux exemples de ce genre dans le Traité de Weir Mitchell.

Nous même avons utilisé, avec plein succès, la méthode de l'immobilisation, dans deux cas de spasmes des membres et des moignons, à la suite d'une amputation de jambe et de la désarticulation d'un doigt.   Servier.

IMMORTELLE. On désigne vulgairement, sous le nom d'*Immortelles*, plusieurs plantes Dicotylédones, dont les involucres sont formés de bractées scarieuses qui conservent leurs couleurs longtemps après avoir été desséchées. Ce sont principalement des Composées comme l'*Antennaria margaritacea* L., qui est l'*Immortelle blanche* ou *de Virginie*, le *Gnaphalium* (*Leontopodium*) *alpinum* L., qui est l'*I. des Alpes* ou *Edelweiss* des Allemands, puis les diverses espèces du genre *Helichrysum*, surtout l'*H. orientale* Gaertn., qu'on appelle *I. jaune* ou *à bouquets;* ce dernier, indigène à l'île de Candie et en Afrique, sert presque exclusivement à la confection des *couronnes d'Immortelles* si fort en usage pour décorer les tombes dans les cimetières. On le cultive en grand, pour cet objet, en Languedoc et en Provence.

Le *Gomphrena globosa* L. ou *Immortelle violette* appartient à la famille des Amarantacées.   Ed. Lef.

IMNAU (Eaux minérales d'). *Athermales, ferrugineuses faibles ou amétallites, carboniques fortes.* En Prusse, dans le Hohenzollern-Sigmaringen, à 12 kilomètres d'Ilechingen, sur la petite rivière l'Eyach, à 415 mètres au-dessus du niveau de la mer, dans une charmante vallée. Six sources y émergent : cinq sont seulement désignées par leurs numéros d'ordre, la sixième se nomme *Fürstenquelle* ou *Oberequelle* (source des Princes ou source Principale). La température des six sources varie de 8°,8 à 9°,7 centigrade. Siegwart en a fait l'analyse chimique. Il a trouvé, dans 1 litre d'eau de la Fürstenquelle, les principes suivants :

Bicarbonate de chaux.	0,372
— magnésie	0,115
— fer.	0,053
Chlorure de sodium.	0,110
— magnésium	0,034
Sulfate de magnésie.	0,015
— chaux.	0,022
Silice.	0,100
Matière organique	0,118
Total des matières fixes.	0,978
Gaz acide carbonique libre.	1517 cent. cubes.

Le bassin de la Fürstenquelle est exclusivement rempli par cette source, dont l'eau renferme les principes ferrugineux les plus abondants. C'est elle aussi qui est la plus gazeuse. Siegwart a constaté encore que l'eau des quatre premiers griffons est plus ou moins ferrugineuse ou plus ou moins gazeuse, mais que celle du cinquième ne contient aucune trace de fer et est moins carbonique que toutes les autres. L'eau d'Imnau est exclusivement employée à l'intérieur et le bassin de la Fürstenquelle est presque seul fréquenté. Il n'y a pas de baignoires et les douches servent seulement aux personnes qui veulent associer à la cure interne un traitement hydrothérapique.

Mode d'administration et doses. Lorsque l'eau d'Imnau est conseillée pure en boisson, elle est ordinairement prescrite à la quantité de 1/2 verre à 4 verres, dont chacun contient environ 120 grammes d'eau. Il arrive souvent qu'on la coupe de lait ou de petit-lait froid ou chauffé à une température qui varie de 50 à 60 degrés centigrade.

Effets physiologiques et thérapeutiques. L'eau ferrugineuse des sources d'Imnau est diurétique, tonique et reconstituante. Elle est d'autant plus aisément assimilée qu'elle renferme une quantité notable de gaz acide carbonique libre, dissous et combiné. Ell₂ convient dans toutes les affections où les analeptiques doivent être prescrits, où les globules rouges du sang sont moins nombreux qu'ils ne doivent l'être et plus ou moins altérés. Dans les catarrhes laryngiens ou bronchiques, dans la phthisie pulmonaire même, il faut exclure avec grand soin les eaux ferrugineuses. On doit alors appliquer l'eau de la source qui ne contient pas de principe martial et qui est moins gazeuse que les autres. On facilite d'ailleurs l'évaporation du gaz en laissant le verre en contact avec l'air, surtout quand on y mêle une certaine quantité de petit-lait chauffé. Ces précautions sont importantes, si l'on veut éviter des hémoptysies toujours dangereuses.

La *durée de la cure* est de vingt à trente jours en général.

On *exporte* surtout l'eau de la Fürstenquelle.   A. R.

IMPALUDISME. *Voy.* Intermittente.

IMPATIENS (L.). Nom latin des Balsamines, aujourd'hui rapportées, comme tête de série, à la famille des Géraniacées. La B. commune (*I. Balsamina* L.) est remarquable par ses fleurs irrégulières, blanches, roses ou violettes. Elle sert, en Perse et en Arménie, à teindre les ongles en jaunerougeâtre. Les Tartares s'en colorent le tour des yeux. Une espèce commune, l'*I. Noli tangere* L., est dite âcre et vénéneuse, et l'on croit que c'est là l'origine de son nom spécifique; c'est plutôt ce fait qu'au moindre contact ses fruits s'ouvrent et projettent au loin leurs graines avec élasticité. On lit dans Dodoens, au rapport de Bulliard (*Pl. vénén.*, 363), que, prises pour celles de la Mercuriale, dans un lavement laxatif, ses feuilles ont produit des effets funestes. Ces feuilles sont, dit-on, diurétiques, antihémorrhoïdales, et on les a même vantées contre le diabète et les affections articulaires. Les *I. fulva* Nutt., *pallida* Nutt. et *tinctoria* A. R., sont tinctoriaux. L'*I. cornuta* L. s'emploie en décoction pour arrêter la chute des cheveux.   H. Bn.

IMPATIINIDE. Résine amère, douée de propriétés vomitives, extraite par Müller de l'*Impatiens noli tangere*.   L. Hn.

IMPÉRATOIRE. Sous ce nom (*Imperatoria Ostruthium* L. — *Selinum Imperatoria* Cr.) on désigne une Ombellifère indigène, le *Peucedanum Ostruthium* Koch, dont la racine était usitée comme tonique et détergente des

ulcères. On l'employait surtout en médecine vétérinaire. C'est une grande herbe
vivace (40-70 cent.) des pâturages des montagnes de l'Europe, à feuilles ter-
nati- ou biternatiséquées, à grandes ombelles de fleurs blanches ou rougeâtres,
avec 30-40 rayons inégaux et grêles à l'ombelle. La souche est de la grosseur
du doigt, rugueuse, annelée, brune, à odeur d'Angélique, à saveur aromatique,
âcre. On nomme la plante *Otours* en Savoie où on la récolte pour l'usage
médical. Cette souche se prescrit en poudre (1 à 2 grammes), en teinture
(30 grammes pour 500 grammes d'alcool), en eau distillée. On l'a vantée contre
l'hystérie (Horstius), l'asthme et les affections de l'appareil urinaire (Chomel),
les fièvres d'accès (Lange), les fièvres ataxiques et adynamiques (Roques), le
delirium tremens (Spitta), et surtout comme sudorifique et diurétique (Roques).
Elle est aujourd'hui peu usitée, sinon contre la gale des animaux et leurs dermatoses chroniques. Elle faisait partie de l'Orviétan, de l'Eau thériacale, de
l'Esprit carminatif de Sylvius et de l'Eau générale. C'était le *Divinum Reme-
dium* d'Hoffmann.

H. Bɴ.

IMPÉRIALE. *Voy.* Fʀɪᴛɪʟʟᴀɪʀᴇ.

IMPÉTIGO. Hɪsᴛᴏʀɪǫᴜᴇ ᴇᴛ ᴅᴇ́ғɪɴɪᴛɪᴏɴ. Les Anciens n'attachaient au terme
impétigo[1], à peu près synonyme de celui d'*éruption*, aucune signification bien
précise. Sous le nom d'*impétigines*, les auteurs latins décrivaient, tantôt un
groupe d'affections croûteuses sèches et chroniques répondant au λειχην des
grecs, tantôt, à l'exemple de Galien, la *mentagre* de Pline. Les Arabes, ainsi
que les nosographes du moyen âge et de la Renaissance, ne furent pas plus heureux, puisque nous voyons Sauvages comprendre parmi les impétigines des
espèces morbides aussi dissemblables que la syphilis, le scorbut, l'éléphantiasis, la lèpre et la teigne.

Il faut arriver à Willan pour trouver une définition précise de l'impétigo. Le
père de la dermatologie positive appela de ce nom une affection prurigineuse
caractérisée par des pustules jaunâtres et la plaça dans l'ordre V des pustules à
côté de la variole et de l'ecthyma. Son élève et le vulgarisateur de son enseignement, Bateman, en admit cinq variétés : *figurata* ou *conferta*, *sparsa* ou
disseminata, *scabida*, *erysipelatoides* et *rodens*, dont il nous suffit pour le
moment de rappeler les noms. Gibert et Cazenave y ajoutèrent les impétigos
larvalis et *granulata*.

Se plaçant à un point de vue taxinomique différent, plus philosophique peut-être,
mais, à coup sûr, moins pratique, Alibert disloqua l'impétigo de Willan et en
dispersa les débris dans les classes dartreuse et teigneuse de ses dermatoses :
dans la première, ils formèrent le genre *mélitagre* qui se divisa en deux variétés :
flavescente ou aiguë, *nigricante* ou chronique; dans la seconde, ils furent
représentés par l'espèce *muqueuse* du genre *achore* et la *porrigine granulée* du
genre *porrigo*.

Bazin fit de l'impétigo willanique une *affection générique* caractérisée « par
des pustules *psydraciées*[2], ordinairement agglomérées, ayant une courte durée
et se transformant en croûtes jaunes, verdâtres ou noirâtres, plus ou moins
épaisses et rugueuses ». Il en admit deux grandes classes : les impétigos de

---

[1] *Impetigo*, de *impetus* : choc, irruption, élan, violence des maladies (Noël).

[2] *Psydracié*, Ψυδρακίον, dim. de Ψύδραξ, bouton blanc, petite pustule que l'on disait
venir aux menteurs. Rac. Ψεύδειν, tromper. *Voy.* la note 2 de la p. 490 de l'art. Eᴄᴛʜʏᴍᴀ.

cause externe : artificiels et parasitaires, et les impétigos de cause interne :
dartreux, scrofuleux et syphilitiques.

Hardy en France, Erasmus Wilson et Anderson en Angleterre, frappés de
l'analogie causale et phénoménale de l'impétigo et de l'eczéma, firent de la
première de ces affections une simple variété de la seconde n'en différant que
par l'existence de pustules initiales et l'épaisseur plus grande des croûtes. Cette
manière de voir, contre laquelle Bazin ne manqua jamais de protester avec son
énergie habituelle, fut implicitement partagée par Hébra et son école, pour qui
*les affections pustuleuses de la peau décrites par les auteurs sous le nom d'im-
pétigo, d'ecthyma, de porrigo, d'achor, etc., n'ont aucune existence réelle
comme maladies indépendantes* et ne sont, le plus souvent, que le résultat de
l'évolution suppurative accidentelle d'éléments préexistants tels que des papules,
des tubercules, des vésicules et des bulles (*voy.* art. ECTHYMA).

Ces questions de spécificité et de frontière des espèces dermatologiques ont
certainement beaucoup moins d'importance à nos yeux qu'elles n'en avaient à
ceux des créateurs de la dermatologie moderne. Nous savons parfaitement que,
là comme ailleurs, *natura non facit saltus*, et les dermatoses nous apparaissent
aujourd'hui, non plus comme des individualités morbides ayant chacune ses
origines propres et ses limites naturelles, mais comme la représentation objective de processus physio-pathologiques assez simples qui, pour être spécialement
localisés dans tels ou tels des différents appareils de la peau, n'y sont cependant
pas fatalement cantonnés. A cet égard l'impétigo vulgaire ne diffère de l'eczéma vésiculeux que par le passage d'un peu plus de cellules lymphatiques
nécrosées dans la vésicule, et ce dernier n'est lui-même que la conséquence de
la propagation au stratum malpighien d'un processus irritatif qui, localisé aux
cavités superficielles du derme, se fût traduit par l'élément érythémateux ou papu-
leux. Il n'en importe pas moins, au point de vue clinique et ne fût-ce que pour
s'entendre, de donner des noms à ces représentations objectives : à cet égard,
la terminologie willanique, pourvu qu'on ne lui demande que ce qu'elle est
capable de donner, est encore la plus simple, mais, s'il est commode de grouper
les lésions cutanées d'après leurs analogies phénoménales en affections génériques, il ne faut pas trop s'illusionner sur la valeur purement pratique de
classifications artificielles.

Sous le nom d'impétigo nous décrirons dans cet article une série de derma-
tites vésiculo-pustuleuses d'origine très-diverse, de signification pronostique
très-variable et n'ayant guère d'autre trait commun que les caractères objectifs
des croûtes dont la formation caractérise une des périodes de leur évolution.
L'impétigo est, à notre sens, l'une des affections génériques de la peau les
moins solides et les plus artificielles : aussi, après avoir décrit succinctement
les caractères et l'évolution de la pustule impétigineuse, prise à un point de vue
général et abstrait, abandonnerons-nous l'ordre consacré pour exposer séparément l'histoire des impétigos *artificiel, contagieux, herpétique, scrofuleux*
et *syphilitique*.

SYMPTOMATOLOGIE ET ÉVOLUTION GÉNÉRALE DE L'ÉRUPTION IMPÉTIGINEUSE. Une
éruption d'impétigo comprend trois périodes bien distinctes dites par Bazin :
d'éruption, d'exhalation et de dessiccation ; avec quelques dermatologistes, nous
y ajouterons une quatrième période, dite prééruptive.

1. *Période prééruptive.* L'éruption impétigineuse est, dans certains cas,
précédée de phénomènes généraux qui n'atteignent que très-rarement une

grande intensité; ils présentent le plus souvent le tableau d'un léger embarras gastrique fébrile : fièvre, frissons, courbature, céphalalgie frontale, constipation, inappétence, état saburral de la muqueuse buccale, etc. Ces phénomènes disparaissent au moment de l'éruption.

II. *Période d'éruption*. Cette période, dont nous avons étudié dans un autre article les différentes phases au point de vue anatomo-pathologique (*voy.* Ec-THYMA), débute par l'apparition de macules congestives (*phase érythémateuse* ou *de congestion*) irrégulièrement arrondies qui sont le siége d'une sensation d'ardeur ou de prurit : selon la forme qu'affectera la dermatose, elles sont disséminées ou groupées, isolées ou confluentes.

Très-rapidement, en quelques heures, ces taches érythémateuses se couvrent de vésicules (*phase vésiculeuse* ou *de vésiculation*), tantôt à peine visibles à l'œil nu, tantôt du volume d'un grain de mil ou même d'un pois, hémisphériques, distendues par un liquide citrin et transparent. Presque aussitôt le contenu de la vésicule se trouble, devient louche, puis purulent et jaunâtre, et l'élément éruptif, dont la base s'entoure d'une auréole inflammatoire, se transforme en une vésico-pustule ou pustule psydraciée (*phase pustuleuse* ou *de pustulation*).

III. *Période d'exhalation*. Au bout de deux ou trois jours et parfois même le lendemain (Hardy), les vésiculo-pustules se rompent et laissent échapper leur contenu : alors commence la période d'exhalation dont la durée, très-longue, mesure presque toute celle de la poussée éruptive, et pendant laquelle le plancher de la pustule ouverte laisse incessamment filtrer un liquide abondant, jaunâtre, muqueux ou plutôt purulent, poissant et empesant le linge, qui se concrète rapidement au contact de l'air en croûtes tantôt molles, mellifluentes, jaunes comme du miel ou verdâtres comme de la marmelade d'abricots ou certaines mousses végétales (Bazin), tantôt sèches, dures, adhérentes, grisâtres ou noirâtres à la manière de l'écorce de certains arbres : *mélitagre flavescente* d'Alibert et *impétigo scabida* de Bateman.

Ces croûtes sont généralement peu adhérentes. Lorsqu'on les soulève avec une spatule ou qu'on en a provoqué la chute à l'aide de cataplasmes, on trouve au-dessous d'elles, sous une couche de pus muqueux, une surface rouge, légèrement tuméfiée, criblée d'exulcérations superficielles d'où s'échappe en abondance le liquide poisseux qui doit servir de matière aux croûtes. On rencontre aussi presque toujours, autour du placard impétigineux, des vésico-pustules isolées, dispersées, qui évoluent pour leur propre compte et se couvrent individuellement de croûtes semblables à celles que nous venons de décrire.

IV. *Période de dessiccation*. La durée de la période d'exhalation peut varier de quelques jours à quelques semaines et atteindre, dans certains cas, plusieurs mois, mais alors l'éruption est successive et se mesure plutôt par le nombre des poussées qui la composent que par la durée de chacune d'entre elles.

Lorsque la poussée impétigineuse doit guérir, l'exhalation plastique diminue et les croûtes, perdant de leur mollesse et de leur diffluence, deviennent plus compactes, moins volumineuses et moins adhérentes. Elles cessent enfin de se reproduire et laissent à leur place des macules congestives qui s'effacent lentement et disparaissent sans pigmentation ni cicatrices. La guérison peut ne pas se produire simultanément sur tous les points du placard impétigineux; assez souvent, ainsi que le remarque Bazin, elle se fait de la périphérie au centre, ou bien, au contraire, du centre à la périphérie, ainsi qu'on l'observe dans certains cas de psoriasis qui deviennent circinés au moment de leur terminaison (*voy.* PSORIASIS).

V. *Phénomènes subjectifs et généraux.* Chez certains sujets, principalement chez les scrofuleux torpides dont la sensibilité est obtuse et dont les réactions nerveuses sont faibles, l'impétigo ne s'accompagne ni de troubles sensitifs ni de manifestations fébriles. Chez d'autres, au contraire, chez les herpétiques surtout, l'éruption s'annonce par une fièvre et des symptômes gastro-intestinaux notables qui se renouvellent avec plus ou moins d'intensité à chaque poussée, et l'un de ses symptômes les plus pénibles est un sentiment de cuisson lancinante ou un prurit qui entraînent invinciblement le malade à arracher ses croûtes au fur et à mesure de leur formation.

C'est propablement à ce grattage, inoculant au derme dénudé qui forme le plancher des pustules, soit les staphylococci qui existent dans le pus impétigineux, soit d'autres micro-organismes dont les ongles sont souillés, qu'il faut attribuer la plupart des complications locales de l'impétigo : œdème phlegmoneux du tissu cellulaire sous-cutané, lymphangite, adénite suppurée, qui se rencontrent surtout à la région cervicale latérale ou postérieure des enfants atteints de gourmes du cuir chevelu. Ces complications, qui se rencontrent aussi dans l'ecthyma et le furoncle, sont beaucoup plus rares dans les dermatoses non pustuleuses, telles que l'eczéma et l'herpès, fait qui vient à l'appui de la première des deux hypothèses que nous avons émises pour en expliquer la genèse.

VI. *Évolution générale et terminaison.* L'impétigo peut être aigu, consister en une ou en quelques poussées éruptives de courte durée et s'éteindre au bout de quelques semaines, ou bien chronique et s'éterniser des mois, voire même des années; il peut être partiel et se borner à l'apparition d'un petit nombre de pustules, ou généralisé et s'étendre à la plus grande partie de la surface du corps; il peut n'affecter en rien la santé générale de celui qu'il atteint ou l'épuiser, à la manière de la dermatite exfoliatrice ou de l'eczéma rubrum, par l'abondance de la sécrétion qui le caractérise; il peut enfin se terminer par une guérison radicale ou alterner avec d'autres dermatoses telles que l'eczéma, le lichen, le pityriasis, à moins qu'il ne soit remplacé par une bronchite chronique, une dyspepsie ou une diarrhée persistante. Toutes ces modalités, qui rendent la marche et le pronostic de l'impétigo des plus variables, sont subordonnées au tempérament du patient et à la cause de l'éruption : aussi ne pourrons-nous les étudier qu'avec les formes cliniques de la dermatose qui nous occupe.

ÉTIOLOGIE ET SYMPTOMATOLOGIE SPÉCIALE DES ÉRUPTIONS IMPÉTIGINEUSES. Les conditions pathogéniques de ces éruptions pustulo-crustacées superficielles que leurs analogies phénoménales ont permis de réunir sous l'appellation générique d'impétigo sont trop diverses et trop mal déterminées pour que nous puissions en dégager la subordination réciproque et les prendre comme base d'une classification étiologique de cette dermatose : aussi nous en tiendrons-nous aux apparences et diviserons-nous, avec la plupart des dermatologistes, l'impétigo en deux grandes classes comprenant : l'une, les éruptions impétigineuses survenues à l'occasion d'une irritation mécanique, chimique ou parasitaire (*impétigos de cause externe*); l'autre, les éruptions impétigineuses qui semblent avoir été préparées ou être fixées par une influence constitutionnelle (*impétigos de cause interne*). Entre ces deux classes nous placerons l'*impétigo contagieux*, dont l'histoire est encore à l'étude.

I. *Impétigos de cause externe.* Il semble rationnel de diviser les agents extérieurs à l'influence desquels on peut rapporter l'apparition d'éruptions en totalité ou en partie impétigineuses en physiques, chimiques et physiologiques, mais une telle division adoptée par Bazin et beaucoup d'autres dermatologistes n'a de précis que l'apparence, et il est le plus souvent très-difficile de déterminer le mode d'action, souvent complexe d'ailleurs, de ces agents : aussi nous bornerons-nous à distinguer les impétigos de cause externe en médicamenteux, professionnels et parasitaires.

Un grand nombre de *substances médicamenteuses* appliquées à la surface de la peau y déterminent une dermatite superficielle érythémateuse, vésiculeuse ou pustuleuse. Telles sont la plupart des plantes de la famille des Euphorbiacées : *Euphorbe officinale, Euphorbia latyris* ou épurge, *Croton Tiglium*, certaines Térébenthacées, telles que le *Rhus toxicodendron*, le *Rhus radicans* et la Rue (*Ruta graveolens*), les emplâtres résineux de poix de Bourgogne, le diachylon et, parmi les Ombellifères, le *Thapsia garganica*. Il n'est pas jusqu'à la *teinture d'arnica*, d'apparence si inoffensive, qui ne soit accusée par Kaposi de produire des eczémas intenses, et, de fait, nous avons observé à l'Antiquaille, avec notre maître M. le professeur Gailleton, un cas d'impétigo aigu de la face qui avait manifestement succédé à l'application d'une compresse imbibée de ce topique populaire.

Comme les précédents, les *impétigos professionnels* s'observent rarement à l'état de pureté et sont généralement associés à d'autres formes de dermatite superficielle : on les rencontre chez les ouvriers qui manient des substances irritantes sans prendre tous les soins de propreté nécessaires. Ils font partie des éruptions complexes décrites sous les noms de gale des épiciers, mal de vers ou de bassine, mal des teinturiers, des cuisiniers, des vanniers ou cannissiers : nous les avons décrites, avec plus de détails que nous ne le pouvons faire ici, à l'article Eczéma auquel nous renvoyons le lecteur.

L'impétigo est aussi, avec d'autres dermatoses papuleuses, vésiculeuses, papulo-squameuses (eczéma, prurigo, lichen), un des éléments des *éruptions parasitaires*. Des pustules impétigineuses sont le premier symptôme de la germination de l'achorion (*voy.* Teigne, Favus) et marquent le point précis où apparaîtront les godets faviques; plus tard, souvent aggravé par le grattage et des applications intempestives, il mêle intimement ses croûtes à la matière favique et à des exsudats séborrhéiques pour former l'épaisse carapace qui revêt le cuir chevelu. La teigne tondante (*voy.* Trichophytie) peut également, à son début, revêtir un caractère impétigineux; les pustules affectent alors une disposition spéciale qui trahit leur origine : tantôt, comme à la partie médiane de la lèvre supérieure, elles se réunissent en groupes plus ou moins circulaires; tantôt elles forment des cercles à la périphérie desquels apparaît une éruption pustuleuse miliaire. Avec l'eczéma, le prurigo, le lichen, l'ecthyma, etc., l'impétigo fait partie des éruptions polymorphes de la gale (*gale purulente* de Bateman, forme *humide* de Sennert), et sous sa forme granuleuse (*impetigo granulata*) il trahit presque à coup sûr la présence des poux.

Quelle qu'en soit l'origine, l'impétigo de cause externe présente les attributs généraux des éruptions artificielles, siége aux parties découvertes, c'est-à-dire exposées au contact des agents irritants, cuir chevelu dans l'impétigo symptomatique de la teigne et de la phthyriase, moins dans celui qui accompagne la gale, ou résulte de certaines professions manuelles, etc.; irrégularité de forme et de disposition ; courte durée et guérison facile sitôt qu'on est parvenu à en écarter l'agent pathogène : *sublata causa, tollitur effectus.*

Quelquefois cependant il affecte des allures spéciales qui, en dehors de ses caractères généraux et de la découverte de l'agent irritant, permettent d'en déceler la nature. Nous avons vu quelles pouvaient être les apparences de l'*impétigo trichophytique* à la lèvre supérieure. L'*impetigo granulata* est encore plus caractéristique de la phtyriase. Décrite et ainsi dénommée par Biett, Cazenave, Gibert, Devergie, la *teigne granulée* d'Alibert, siégeant exclusivement au cuir chevelu, est « constituée par de petites pustules, tantôt isolées, tantôt réunies, qui se rompent très-vite et donnent lieu à des croûtes dures, d'un petit volume, dont une partie recouvre la peau, tandis qu'une autre est adhérente aux cheveux dans un point de leur longueur, sous forme de « galons » ou de grains. Les cheveux, surtout lorsqu'ils sont longs, sont souvent mêlés les uns aux autres de manière à former un véritable feutrage ; ils sont agglutinés par une matière visqueuse qui paraît être le résultat d'une sécrétion sébacée, et au milieu de ces croûtes et de ces cheveux altérés on peut apercevoir une quantité plus ou moins grande de poux ordinairement en mouvement et de lentes fortement attachées aux cheveux sous forme de petits grains grisâtres et arrondis. Le cuir chevelu ainsi altéré exhale une odeur fétide et repoussante » (Hardy).

La curabilité et le peu de durée sont, ainsi que nous l'avons dit, les caractères généraux des impétigos de cause externe : aussi guérissent-ils facilement par une médication purement topique, dès que les agents irritants ont été écartés. Toutefois, lorsqu'ils ont été entretenus pendant un certain temps par le grattage ou des applications locales mal choisies, la guérison peut devenir plus difficile : il semble alors que l'organisme donne droit de cité à une éruption à laquelle il s'habitue et que l'impétigo accidentel tende à devenir constitutionnel. C'est surtout chez les scrofuleux et les herpétiques, quelquefois aussi chez les syphilitiques, que l'on observe cette transformation et cette accoutumance qui exigent l'adjonction d'un traitement interne approprié au traitement purement local.

II. *Impétigo contagieux.* En 1864, T. Fox (de Londres) décrivit sous le nom d'*impetigo contagiosa* une dermatose spéciale au sujet de laquelle les dermatologistes sont encore loin d'être d'accord.

Cette dermatose, contagieuse et épidémique, s'observerait surtout chez les enfants et les sujets malpropres et mal nourris ; assez souvent elle succéderait à la variole et à la vaccination. Elle consisterait en une éruption successive de vésico-pustules entourées d'une auréole congestive, d'abord petites, puis atteignant les dimensions d'une petite bulle, s'ombiliquant quelquefois et se transformant en croûtes aplaties, peu adhérentes, jaune paille, recouvrant une surface excoriée et, après leur chute, laissant voir des surfaces rouges qui pâlissent et disparaissent peu à peu. Ces vésico-pustules s'observeraient par petits groupes, surtout à la face et aux mains, parfois aux membres et au tronc, plus rarement sur les muqueuses buccale et conjonctivale. L'éruption, précédée d'un mouvement fébrile assez léger, durerait régulièrement une dizaine de jours et aurait toutes les allures d'une fièvre éruptive bénigne. Son pronostic serait toujours favorable.

Quelques-uns des dermatologistes qui ont admis l'existence de l'*impetigo contagiosa* ont ajouté quelques traits à ce tableau. En 1883, Henry W. Stelwagon signala, dans certains cas de gonflement des ganglions sous-maxillaires, une forme pseudo-chronique caractérisée par des poussées successives affectant de préférence les jambes et durant plusieurs mois en conservant son caractère contagieux, et certains cas anormaux dans lesquels l'éruption débute par les membres. La même année, Wooster Beach, en rapportant plusieurs cas d'impétigo épidémique, insista sur le symptôme prurit constant chez ses malades et donna, sous forme de tableau, le diagnostic différentiel de la maladie de T. Fox, de l'eczéma impétigineux, de l'impétigo vulgaire, de la varicelle et de l'ecthyma.

Les observateurs qui admettent l'individualité de cette affection s'accordent avec T. Fox à la regarder comme contagieuse, épidémique et inoculable. Des épidémies d'*impetigo contagiosa* ont été signalées par Piffard, Duhring, van Harlingen, Wooster Beach, Unna, etc. Ce dernier, entre autres, a observé à Hambourg une dermatose analogue au pemphigus que sa contagiosité seule lui a fait rattacher à l'*impetigo contagiosa*, criterium de peu de valeur, si l'on songe à ce que nous savons maintenant de la *fièvre bulleuse* ou *pemphigus épidémique* (*voy.* Pemphigus).

Il s'en faut de beaucoup cependant que tous les dermatologistes soient d'accord sur l'existence d'une affection spéciale méritant le nom d'*impetigo contagiosa* et sur l'interprétation des faits que nous venons de signaler. Tandis que Hardaway, Graham, Taylor, Stelwagon, Duhring, font de l'*impetigo contagiosa* une maladie essentielle, *sui generis*, et que Atkinson, Rohé, Fox, se réservent prudemment, d'autres tendent à le faire rentrer dans le cadre de dermatoses déjà connues. Se fondant sur ce fait que les premiers atteints dans les épidémies familiales avaient toujours été vaccinés depuis peu et sur la présence dans les croûtes d'un parasite semblable à celui de pustules varioliques, Piffard soupçonne des liens assez étroits entre l'impétigo de Fox et la vaccine; s'appuyant sur la même observation clinique, M. Hardy fait de cette affection une éruption vaccinale ou une varicelle, voire même, pour le cas de Piffard, une syphilide vaccinale; Geber, Lang et Kaposi, pensent qu'on a décrit sous son nom un certain nombre de cas de trichophytie. Tout récemment enfin M. Fournier aurait observé chez un alcoolique un cas d'*impetigo contagiosa* auto-inoculable revêtant toutes les allures de l'ecthyma.

Quoi qu'il en soit de cette question, l'impétigo vulgaire lui-même présente certains caractères des dermatoses parasitaires. Depuis Devergie, la contagiosité en a été admise par de nombreux observateurs, et nous avons le souvenir d'avoir vu dans le service de notre maître M. Jules Simon, qui insistait sur ce point, plusieurs cas de contagion par contact de l'enfant à la mère ou à la nourrice. Son inoculabilité au malade même et à des sujets sains a été démontrée par M. Vidal. Enfin de nombreuses tentatives ont été faites pour trouver dans le pus des éruptions impétigineuses un parasite spécifique, mais aucune n'a donné de résultats bien concordants. Dans la croûte de l'impétigo contagieux Cohn a trouvé un champignon myélinique abondant analogue au trichophyton, bien que moitié plus petit; dans la même affection Piffard a décrit des spores peu volumineuses, rondes ou ovales, et d'autres, tels que Lang, Duhring, Kaposi, ont été moins heureux et n'ont pu découvrir de parasites caractéristiques. Reprenant cette question, M. Dewevre a récemment signalé dans l'impétigo des enfants des spores de 1 à 5 μ et un mycélium flexueux, gorgé de spores, paraissant avoir son habitat dans le corps muqueux de Malpighi. Rien ne démontre, d'ailleurs, la spécificité de ce parasite, qui pourrait avoir quelque analogie avec l'Oïdium

décrit en 1881 par MM. de Boyer et d'Antin à la surface de quelques ulcérations pustuleuses des enfants : aussi est-ce surtout l'étude des conditions d'inoculabilité de l'impétigo qui fait l'intérêt de ce travail.

III. *Impétigos de cause interne.* Nous décrirons sous ce titre les impétigos
herpétiques, scrofuleux et syphilitiques.

A. *Impétigos herpétiques.* Bazin décrit sous le nom d'*impétigo dartreux*
une éruption pustuleuse qu'il rattache à la maladie constitutionnelle qu'il
nomme herpétis. Précédé de quelques prodromes, tels que malaise, lassitude,
anorexie, l'impétigo herpétique débute par des taches rouges, irrégulières, pru-
rigineuses, disséminées sur diverses régions, qui se couvrent ensuite de petits
groupes pustuleux, lesquels se transforment à leur tour en croûtes rugueuses,
jaunâtres, comparables à de petites masses de miel desséché (*mélitagre* d'Alibert).
Ces croûtes, sous lesquelles continue l'exhalation impétigineuse, grandissent, se
touchent et forment de petits placards entourés de pustules isolées et encore en
voie de développement.

La mélitagre herpétique se présente sous plusieurs formes : tantôt ses éléments
sont dispersés dans des régions différentes (*impetigo sparsa*); tantôt ils se réunissent en vastes plaques crustacées localisées à une partie du corps ou à un
membre (*impetigo scabida* de Bateman et des Willanistes, *mélitagre nigricante*
d'Alibert); quelquefois ces plaques reposent sur une peau rouge, tuméfiée,
brûlante, et déterminent un sentiment de brûlure accompagné d'un mouvement
fébrile (*impétigo érysipélatoïde*). On pourrait alors croire à un érysipèle,
n'était l'existence des éléments pustulo-crustacés.

L'impétigo herpétique est généralement symétrique. Ses siéges de prédilection sont les membres, principalement au niveau des plis articulaires (pli du
coude, creux poplité) et de la partie interne des cuisses et des bras, la face
antérieure du thorax, les épaules et les joues, mais, chose remarquable,
ajoute Bazin, il est aussi rare au cuir chevelu que l'impétigo scrofuleux y est
fréquent.

L'impétigo herpétique s'accompagne souvent de quelque autre manifestation
de la maladie constitutionnelle dont il relève : migraines, gastralgie, dyspepsie.
Sa durée est tantôt assez courte et limitée à quelques semaines, tantôt très-
longue et mesurée par des mois et des années; comme toutes les herpétides, il
récidive avec la plus grande facilité. Dans les cas ordinaires, son pronostic n'est
pas grave, mais, s'il s'invétère, l'intensité du prurit qui prive le malade de
sommeil et l'abondance de l'exhalation peuvent amener la cachexie et même la
mort; en outre, la suppression brusque de l'éruption peut être le signal de
l'apparition de manifestations herpétiques tel que catarrhe pulmonaire, diarrhée
rebelle, épanchement dans le cerveau, qui suffisent à amener par eux-mêmes
une terminaison fatale.

B. *Impétigo scrofuleux.* L'impétigo scrofuleux se présente sous deux
formes bien distinctes aux points de vue symptomatique et pronostique : l'impétigo bénin ou scrofulide bénigne exsudative et l'impétigo malin ou scrofulide
maligne ulcéreuse.

a. *Impétigo bénin; scrofulide exsudative.* A côté de la constitution scrofuleuse, cause prédisposante et nécessaire de toute scrofulide, il est des conditions occasionnelles et accessoires qui déterminent et localisent l'éruption cutanée;
nous les passerons rapidement en revue en les divisant, comme le fait Bazin, en
physiologiques, physiques et pathologiques.

Les *conditions occasionnelles physiologiques* de l'impétigo scrofuleux bénin se lient presque toutes aux phénomènes évolutifs dont la série s'étend de la naissance à l'âge adulte : aussi c'est surtout dans l'enfance et au moment de la puberté que s'observe l'affection qui nous occupe. Chez l'enfant, la gourme apparaît au moment de l'éruption dentaire (feux de dent) et de la puberté ; plus tard, chez la femme enceinte, la nouvelle accouchée et la nourrice entachées de constitution scrofuleuse, l'eczéma impétigineux fait partie des éruptions laiteuse et des croûtes de lait. C'est sans doute à ce contingent de scrofulides puerpérales qu'est due, si toutefois elle est bien réelle, la plus grande fréquence de l'impétigo scrofuleux chez la femme.

Au dire de Bazin, le tempérament, qu'il ne faut pas confondre avec l'état morbide constitutionnel, aurait une certaine influence sur la forme éruptive des scrofulides : *lymphatique*, il prédisposerait aux éruptions sécrétantes ; *bilieux*, aux éruptions acnéiques ; *bilioso-nerveux*, aux éruptions papuleuses, et *sanguin*, à la couperose.

Les *conditions occasionnelles pathologiques* sont les exanthèmes fébriles, la chlorose, etc., à la suite desquels on voit souvent survenir des scrofulides primitives de la peau et des muqueuses (gourme, ophthalmie, amygdalite hypertrophique, etc., Bazin).

Parmi les *conditions occasionnelles d'ordre physique* il faut noter la malpropreté, les parasites du règne animal et végétal et la crasse séborrhéique due au défaut de nettoyage de la tête, qui irritent le cuir chevelu et y localisent les manifestations scrofuleuses. Les crasses notamment, qui tiennent le milieu entre l'état physiologique et la lésion pathologique, sont souvent le point de départ de la croûte de lait (pseudo-teigne, *tinea favei*) ou de la gourme granuleuse (*impetigo granulata*).

La scrofulide impétigineuse bénigne débute généralement par la tête, d'où elle s'étend au reste du corps. Après le cuir chevelu, son lieu de prédilection est la face, où on la rencontre surtout autour des orifices : oreilles, paupières, narines, bouche ; quelquefois cependant elle apparaît primitivement au tronc et sur les membres.

Au cuir chevelu la gourme, après une période de vésico-pustulation très-courte et passant généralement inaperçue, se présente sous forme d'une enveloppe squameuse et croûteuse, jaunâtre ou brunâtre, molle ou friable, épaisse, à surface d'abord assez lisse lorsqu'elle est récente, puis irrégulière, parsemée de crevasses d'où s'échappe une exhalation abondante d'un liquide séreux, poisseux, empesant et durcissant le linge, souvent entouré d'une zone de croûtes arrondies, isolées, et d'une marge érythémato-squameuse qui se prolonge sur le front, les tempes, derrière les oreilles. Elle recouvre une surface rouge, granuleuse, ulcéreuse par place, hérissée par la saillie des follicules pileux turgescents, arrosée par la sécrétion continue de glandes sébacées, dont elle est séparée par une nappe de pus visqueux et qui repose sur un derme tuméfié et œdémateux. Malgré l'étendue et la profondeur de ces désordres, l'affection est fort peu douloureuse et, à moins de complication parasitaire (teigne ou poux), peu prurigineuse.

La scrofulide impétigineuse se présente sous divers aspects : tantôt les croûtes sont arrondies, ovalaires, plus ou moins nettement circonscrites (*impetigo figurata* de Bateman), tantôt elles ne forment qu'un masque couvrant le cuir chevelu et le visage (*impetigo larvalis* de Gibert et Cazenave). Elle se combine, d'ailleurs, souvent avec d'autres lésions du cuir chevelu : séborrhée, acné pileuse, etc., qui en modifient alors la physionomie.

L'impétigo scrofuleux bénin menace rarement la vie du sujet qui en est atteint et les complications inflammatoires qui se produisent souvent dans son voisinage : furoncles, lymphangite, adénite suppurée de la région cervicale, abcès dermiques et hypodermiques, n'en aggravent pas considérablement le pronostic. Celui-ci serait donc, en général, assez bénin, si l'affection ne tendait parfois à une chronicité désespérante. Nous en citerons comme exemple un scrofuleux d'une vingtaine d'années, observé par nous à l'Antiquaille, dont l'impétigo généralisé au cuir chevelu, à la face, à la poitrine et aux membres, était à peu près incurable. On parvenait bien, il est vrai, à le débarrasser de ses croûtes, mais elles reparaissaient en quelques jours aussi étendues et aussi épaisses. La santé générale de ce malade était bonne : on n'en conçoit pas moins quelle peut être pour beaucoup de sujets la gravité d'une semblable forme d'impétigo qui, si elle ne les tue pas, les retranche du monde et les condamne à une mort civile et morale.

b. Impétigo malin. Scrofulide ulcéreuse impétigineuse. L'impétigo scrofuleux malin est, pour Bazin, une des nombreuses formes de la scrofulide ulcéreuse qui peut débuter soit par un tubercule fibro-plastique, soit par une vésicule (forme eczémateuse), une pustule (forme impétigineuse), une papulo-pustule, une bulle de rupia, un groupe de pustules ecthymatiques ou un tubercule inflammatoire.

Dans les deux tiers des cas, l'impétigo scrofuleux malin succède à des scrofulides bénignes ; quelquefois même il est la conséquence de la transformation *in situ* d'un impétigo bénin. Il consiste en groupes généralement assez limités de pustules se couvrant rapidement de croûtes épaisses, brunes, stratifiées, enchâssées dans la peau et recouvrant des ulcérations anfractueuses assez profondes. Il peut se montrer sur toutes les parties du corps, mais son siège de prédilection est à la face et surtout au nez, où il débute tantôt par l'extérieur, tantôt et plus souvent encore par l'intérieur des narines. Beaucoup plus destructive que la scrofulide impétigineuse bénigne, qui disparaît sans cicatrices et ne laisse tout au plus, comme trace de son passage, que de l'alopécie lorsqu'elle s'est éternisée au cuir chevelu, l'impétigo malin l'est cependant moins que les scrofulides tuberculo-ulcéreuses. Bien que d'une très-longue durée, il franchit rarement les os et guérit en laissant des cicatrices assez superficielles, bridées et d'un rouge violacé, beaucoup moins graves cependant, au point de vue esthétique, que les mutilations qui succèdent au lupus. Il est néanmoins l'indice d'une scrofule grave et s'accompagne souvent d'autres manifestations tertiaires de cette maladie générale : adénites suppurées, carie osseuse, etc.

C. Impétigos syphilitiques. Comme l'impétigo scrofuleux, l'impétigo syphilitique se montre sous deux formes : l'une superficielle et bénigne, l'autre maligne et profonde.

a. Impétigo syphilitique bénin. Syphilide superficielle impétigineuse. L'impétigo syphilitique bénin est une des syphilides les moins communes et le cède beaucoup sous le rapport de la fréquence à l'ecthyma et à l'acné (Diday, Rollet); elle a du reste été fort bien décrite par MM. Rollet et Mauriac, auxquels nous emprunterons beaucoup des traits de la description qui va suivre.

Cette syphilide est une manifestation précoce de la syphilis constitutionnelle (*voy.* Syphilides). Elle apparaît parfois sous une forme discrète et mélangée à d'autres manifestations éruptives vers la fin de la première année de la maladie, mais c'est ordinairement dans la période de transition, vers la fin de la seconde année et dans le cours de la troisième, qu'on l'observe sous un aspect plus sérieux et plus tranché. Elle est, en général, d'autant plus bénigne qu'elle est plus précoce, mais sa précocité même est parfois l'indice d'une syphilis assez grave.

L'impétigo syphilitique bénin est caractérisé par des plaques rouges, érythémateuses, non saillantes, sur lesquelles ne tardent pas à se montrer de petites pustules remplies d'un pus jaunâtre, dont le plancher est formé par une ulcération superficielle limitée à la couche papillaire du derme. Très-éphémères, ces pustules se rompent presque aussitôt et leur contenu, incessamment renouvelé, forme en se concrétant des croûtes grenues, poreuses, friables, d'une coloration ocreuse (Fournier), entourées d'une auréole congestive; elles se réunissent bientôt en masses mamelonnées, incomplétement fusionnées, de 2 à 3 centimètres de diamètre, sous lesquelles existent des ulcérations creuses ou papuleuses plus profondes que celles des pustules initiales. Après une durée variable, comprise entre deux semaines et plusieurs mois, si l'éruption est successive, les croûtes tombent définitivement et laissent après elles des cicatrices superficielles pigmentées qui se décolorent lentement et persistent avec les caractères propres aux cicatrices syphilitiques. (*voy.* Cicatrices, Syphilides).

Bazin admet deux variétés d'impétigo syphilitique bénin. L'une, qu'il appelle *syphilide pustuleuse miliaire*, est caractérisée par la dissémination des éléments éruptifs qui se répandent par groupes pustuleux sur différents points du corps ; elle est précoce, successive, et s'accompagne, à son début, des phénomènes généraux qui signalent l'entrée de la période secondaire de la syphilis ; l'autre, à laquelle il donne le nom de *syphilide pustulo-crustacée circonscrite*, appartient à une période plus avancée de l'évolution de la maladie, débute par de larges taches rouges sur lesquelles apparaissent des groupes de pustules impétigineuses disposées en cercle ou segments de cercle et donnant lieu à des croûtes plus épaisses qui recouvrent des ulcérations plus profondes. Cette dernière variété peut être limitée à une région unique ou envahir un certain nombre de régions par poussées successives. Ses lieux de prédilection sont le cuir chevelu, les régions pileuses de la face (ligne d'implantation des cheveux, sourcils, moustaches et barbe), les ailes du nez et les commissures buccales, le scrotum et, beaucoup plus rarement, les membres et le tronc. Elle ne s'observe presque jamais aux extrémités.

b. *Impétigo syphilitique malin.   Syphilide profonde impétigineuse.*   L'impétigo syphilitique profond s'observe à la période secondo-tertiaire de la syphilis grave, surtout chez les sujets scrofuleux, mal traités ou débilités par des fatigues et des privations; il peut aussi se rencontrer beaucoup plus tôt, en pleine période secondaire, dans les syphilis malignes à marche hâtive. Il est à l'impétigo bénin ce que l'impétigo scrofuleux profond est à la scrofulide impétigineuse superficielle.

Les pustules initiales de la syphilide impétigineuse profonde n'ont qu'une durée très-courte et échappent le plus souvent à l'observation. Les masses croûteuses qu'elles forment en se réunissant sont plus unies, plus dures et plus brunes que celles de l'impétigo syphilitique superficiel; elles se rapprochent plutôt de celles de l'ecthyma. L'auréole inflammatoire qui les entoure est aussi plus large. Elles recouvrent des ulcérations plus profondes, à bords taillés à pic, à fond jaunâtre, d'un aspect analogue à celui du chancre mou (coloration frai de grenouille avec mouchetures rouges), auxquelles elles adhèrent par leurs bords, tandis que le reste de leur face profonde en est séparé par une couche de pus. Elles s'étendent du centre à la périphérie par la formation, au niveau de leur auréole circonférentielle, de nouvelles pustules ou plutôt, selon l'expression de M. Mauriac, d'un bourrelet pustuleux annulaire qui ne tarde pas à devenir croûteux et à se réunir à la masse croûteuse principale.

L'impétigo syphilitique profond est beaucoup plus circonscrit que l'impétigo superficiel; il se localise généralement à la face, surtout au nez et à la muqueuse pituitaire. Indice d'une syphilis grave, il est grave par lui-même, surtout aux points de vue esthétique et fonctionnel. Sa durée, en effet, est fort longue, sa trace est indélébile, et il est quelquefois singulièrement réfractaire au traitement. Dans les cas les plus sérieux, il peut dans sa marche centrifuge et par juxtaposition de groupes éruptifs voisins envahir des régions fort étendues (*variété serpigineuse*) ou creuser profondément la peau sans s'arrêter devant les barrières osseuses (*variété térébrante*), et c'est à lui que l'on peut rapporter la plupart des cas de perforation de la cloison nasale si fréquente et si caractéristique chez les syphilitiques. Parfois même, dit M. Fournier, rebelle à tous les efforts de la thérapeutique, cette syphilide progresse d'une manière indéfinie et, prenant un caractère phagédénique, laboure une étendue considérable des téguments.

Diagnostic des éruptions impétigineuses. Le diagnostic de l'impétigo comporte la solution de deux problèmes : distinguer l'impétigo des affections pustuleuses ou autres qui peuvent le simuler; déterminer la cause de l'éruption impétigineuse.

I. *Diagnostic de l'affection générique*. A chacune des périodes de son évolution, l'impétigo peut être confondu avec des dermatoses vésiculeuses, pustuleuses, croûteuses ou ulcéreuses, telles que l'eczéma, l'herpès, l'acné, le favus et l'impétigo herpétiforme.

Si, comme le pense M. Hardy, l'impétigo n'est qu'une variété de l'*eczéma*, le diagnostic différentiel de ces deux affections se ramène à celui de l'eczéma simple d'avec l'eczéma impétigineux, mais c'est là, avons-nous dit, une question de terminologie et de taxinomie qui a beaucoup perdu de son importance. Quoi qu'il en soit, l'impétigo ou l'eczéma impétigineux se distingue de l'eczéma pur, à la période vésiculo-pustuleuse, par la grosseur, la dissémination et le contenu trouble et jaunâtre de ses éléments éruptifs; à la période croûteuse, par ses croûtes molles, épaisses, mellifluentes, et en tout temps par l'intégrité relative du tégument servant de base aux pustules, ainsi que par le peu de prurit qu'elles déterminent; les vésicules de l'eczéma, au contraire, petites, serrées, tendant à la confluence, ne tardent pas à se transformer en squames lamelleuses, et ses placards tuméfiés et rouges sont le siége de picotements lancinants ou d'un prurit intense.

L'impétigo localisé au pourtour de l'orifice buccal pourrait en imposer pour de l'*herpès* fébrile, n'étaient la marche aiguë de cette dernière affection, la fièvre qui l'accompagne et le groupement caractéristique de ses éléments éruptifs.

Les pustules de l'*ecthyma* ne ressemblent que de loin à celles de l'impétigo. Elles sont plus discrètes, plus épaisses, plus larges, à la fois plus plates et moins saillantes, l'auréole inflammatoire qui les entoure est plus rouge, repose sur un bourrelet d'épaississement dermique, et les croûtes qui le recouvrent ont une sécheresse et un aspect noirâtre contrastant bien nettement avec la mollesse et la flavescence des croûtes impétigineuses.

Dans l'*acné pustuleuse*, les pustules indurées et à évolution lente sont surmontées, après leur rupture, d'une croûtelle squameuse qui repose sur une petite ulcération cratériforme de la peau.

Le *sycosis* siége exclusivement sur les régions pileuses. En dehors des pustules coniques auxquelles il doit son appellation générique, pustules à base fortement indurée et épaissie, on le reconnaît facilement à l'aspect des poils, à la fois peu adhérents et friables, ternes, épaissis, grisâtres. En mettant en lumière l'aspect caractéristique de la cassure du poil et l'existence du trichophyton, l'examen microscopique peut assurer au besoin le diagnostic.

Il est quelquefois assez difficile de distinguer entre eux l'impétigo et le *favus* invétérés du cuir chevelu, et le diagnostic, si important cependant au point de vue de l'institution d'une thérapeutique rationnelle, est encore plus ardu lorsque, ainsi qu'il arrive souvent, la matière favique, les croûtes d'impétigo pédiculaire et les produits séborrhéiques, concourent à former l'épaisse carapace grisâtre qui couvre comme d'un casque la tète de l'enfant.

En pareille occurrence, le premier soin doit être de rechercher la nature des parties les plus récentes de l'éruption, des amas croûteux isolés, par exemple, que l'on a quelque chance de rencontrer sur les limites du mal. En soulevant l'un de ces amas arrondis à l'aide d'une spatule, on constate que sa face profonde, simplement purulente dans l'impétigo, est molle comme de la cire et d'un beau jaune serin lorsqu'il sert de couvercle à un godet favique; en outre, les cheveux qui traversent la croûte, intacts dans le cas d'impétigo, sont, dans celui de favus, secs, ternes, grisâtres, atrophiés, peu adhérents. Ici enfin, comme dans le cas de sycosis, un examen microscopique extemporané pourra montrer, dans la masse jaune du godet ou sur les parois des cheveux, le parasite caractéristique. Quant à l'odeur de souris dont la plupart des dermatologistes ont doté la teigne faveuse, elle peut exister à un certain degré dans l'impétigo et, bien qu'on doive en tenir compte, il ne faudrait pas lui attribuer une valeur décisive.

L'*impetigo contagiosa* de T. Fox et l'*impétigo herpétiforme* de Hébra ne sont pas des espèces assez bien connues et assez bien délimitées pour qu'il soit aisé de poser les bases de leur diagnostic différentiel. La superficialité, l'ombilication, l'aspect vaccinal des vésico-pustules de l'*impetigo contagiosa*, suffisent sans doute à faire penser à cette dermatose encore assez mystérieuse; quant à la maladie de Hébra, son siége aux aines et à la région abdominale, le groupement concentrique de ses éléments, les phénomènes généraux septicémiques qui en marquent le cours et ses relations, jusqu'ici constantes, avec un accouchement récent, montreraient sans doute qu'elle n'a guère avec l'impétigo d'autre analogie que celle du nom.

II. *Diagnostic de la cause.* Plus important encore est le diagnostic de la cause dont nous allons maintenant nous occuper, car, s'il est peu grave de prendre un impétigo pour un ecthyma, il peut être désastreux de traiter indéfiniment par des topiques inertes un impétigo favique ou une syphilide impétigineuse dont l'épilation ou un traitement spécifique énergique peuvent seuls arrêter les ravages.

Les impétigos de cause externe se présentent avec tous les attributs des éruptions artificielles. Ils siégent aux parties découvertes : tête, face, mains, exposées au contact des agents irritants; la forme de leurs placards est quelquefois calquée sur celle du topique qui les a déterminés (emplâtre stibié, thapsia, compresses d'arnica, etc.) ; leur marche, enfin, est rapide, et leur durée est généralement subordonnée à celle de la cause. Nous avons vu, dans le paragraphe précédent, quels étaient les signes spéciaux des impétigos parasitaires.

L'impétigo herpétique de Bazin peut être confondu avec l'impétigo scrofuleux. Cependant, alors que ce dernier occupe surtout la tête et la face, sous forme de groupes pustuleux disséminés (*impetigo sparsa*) ou de plaques crustacées épaisses et « rocheuses » (*impetigo scabida*), n'est nullement symétrique et est formé, à sa période d'état, de croûtes foncées, verdâtres, reposant sur un fond violacé, l'impétigo dartreux prédomine à la poitrine et aux membres, forme des plaques arrondies ou ovales (*impetigo figurata*), affecte une certaine symétrie et est caractérisé par une sécrétion séro-purulente reposant sur un fond rose qui se concrète en croûtes jaunâtres. Tandis qu'un prurit intense, tenace, nerveux et parfois insupportable, tourmente les herpétiques affectés d'impétigo, les scrofuleux supportent leur mal sans grande gêne ni grande douleur. La mélitagre, enfin, affection de l'adulte, a peu de retentissement ganglionnaire, mais s'accompagne de prurigo, de furoncles et de blépharites dus à la même maladie constitutionnelle, et ce sont des adénopathies, des ophthalmies, de l'acné, qui compliquent la scrofulide impétigineuse.

C'est entre les impétigos scrofuleux et syphilitiques que le diagnostic différentiel est le plus important et parfois le plus difficile. A la période d'état, c'est-à-dire pendant toute la durée de l'exhalation crustacée, l'impétigo syphilitique se distingue du scrofuleux par les caractères mêmes de ses croûtes, qui sont ternes, d'un aspect sale, d'une coloration ocreuse (Fournier) et non d'un beau jaune bien pur, disséminées ou réunies en amas figurant des cercles ou segments de cercle, d'une consistance plus ferme, plus sèche, d'une structure plus poreuse. A la période de cicatrices, le diagnostic rétrospectif est encore possible, grâce aux caractères différentiels des cicatrices syphilitiques et scrofuleuses que nous avons exposés ailleurs (*voy.* SYPHILIDES). L'impétigo syphilitique, enfin, est beaucoup plus lent que l'autre dans son évolution et ne cause ni prurit, ni fièvre, ni douleurs (Mauriac). « Toutefois, dit M. Fournier, l'on se tromperait fort, si l'on comptait trouver à coup sûr dans ces signes un témoignage démonstratif de la spécificité de l'éruption : ces divers signes peuvent faire défaut ou n'être pas assez caractéristiques pour former de réels éléments de certitude. Si bien que dans nombre de cas le diagnostic de la lésion ne peut être établi que sur la considération des symptômes antérieurs ou concomitants, comme aussi sur l'exclusion des autres causes susceptibles de produire un exanthème de ce genre. »

TRAITEMENT. Beaucoup de personnes regardent comme dangereux de traiter l'impétigo des enfants et ne manquent pas d'attribuer à la « répercussion des gourmes » tous les accidents qui peuvent survenir par la suite. Cette manière de voir, vestige d'anciennes théories médicales, est aujourd'hui, comme ces théories elles-mêmes, l'objet d'un dédain peut-être un peu trop radical. Rilliet et Barthez, cependant, en tiennent encore compte dans une certaine mesure lorsqu'ils conseillent de respecter ou de traiter avec ménagement les gourmes dans les cas suivants : 1° lorsqu'elles succèdent à une ophthalmie opiniâtre qui paraît s'amender sous l'influence de l'éruption ; 2° lorsque, après quelques jours de traitement, on voit survenir une ophthalmie ; 3° lorsque le développement de l'éruption chez un enfant délicat et très-jeune coïncide avec une amélioration notable de la santé générale ; 4° enfin lorsque la diminution de la sécrétion inflammatoire est suivie de symptômes généraux, si légers qu'ils soient.

Ces réserves faites, le traitement de l'impétigo, à quelque cause qu'il appartienne, doit être, le plus souvent, à la fois topique et général : topique, il amène presque toujours une prompte guérison de l'affection cutanée ; général, il en prévient, dans une certaine mesure, le retour.

I. *Traitement local des éruptions impétigineuses.* — Le traitement local des éruptions impétigineuses comporte trois indications répondant à chacune des trois périodes de l'affection : calmer l'inflammation, éliminer les croûtes, mettre un terme à l'exhalation séro-purulente et hâter le retour de la peau à l'état normal.

La première indication est assurée par l'emploi judicieux des topiques inertes, isolants et émollients. Lorsque l'on saisit l'impétigo à sa période vésiculo-pustuleuse ou lorsque à la période croûteuse le derme est rouge, tuméfié, douloureux, le mieux est de recourir aux bains émollients, aux cataplasmes, au poudrage à l'aide d'un mélange à parties égales de poudre de talc et d'oxyde de zinc ou de la poudre de lycopode, jusqu'à disparition de tout phénomène inflammatoire. La poudre d'amidon, si souvent employée, doit être rejetée : elle forme à la surface de la peau humide des grumeaux qui ne tardent pas à fermenter et à devenir irritants.

A la période croûteuse quelques dermatologistes, dont Bazin, conseillent de respecter les croûtes, qu'ils regardent comme le meilleur topique de la peau ulcérée, et d'en attendre la chute spontanée en se contentant de les recouvrir de farine de riz ou de toute autre poudre inerte. Il est certain que dans quelques cas d'impétigo très-étendus et dans l'*impetigo scabida*, par exemple, où des croûtes épaisses recouvrent des ulcérations profondes, un dépouillement non ménagé de surfaces malades expose le patient à des douleurs vives ou même à des complications inflammatoires, mais, dans la plupart des autres cas, qui sont de beaucoup les plus nombreux, on obtient en provoquant prudemment la chute de l'enduit croûteux et par le traitement ultérieur des surfaces exulcérées une guérison beaucoup plus rapide. On y parvient aisément à l'aide de cataplasmes de fécule de riz, de douches de vapeur, mais rien ne vaut, dans l'impétigo du cuir chevelu et de la face chez les enfants, l'application du bonnet et du masque de caoutchouc selon la méthode de Colson (de Beauvais).

Les croûtes tombées, les surfaces dépouillées, la troisième indication consiste à tarir l'exhalation séro-purulente, qui ne tarderait pas à reformer l'enduit crustacé et à restituer au derme ses fonctions normales ; c'est là, il faut le dire, la partie la plus délicate du traitement de l'impétigo et celle où le tact et l'expérience des médecins sont le plus appelés à suppléer à l'existence de règles précises.

Il importe, si l'on ne veut s'exposer à dépasser le but, de débuter par les topiques les moins irritants : poudres inertes, onctions de vaseline, etc. Si l'affection résiste à ce traitement simple et si les croûtes se reforment, on peut recourir, après avoir procédé à un nouveau décapage de la peau, à des préparations un peu plus actives : pommade à l'oxyde de zinc, au calomel, au tannin, et ce n'est que dans le cas d'impétigo très-limité que l'on peut essayer des topiques énergiques tel que la teinture d'iode (Hardy) ou la solution de potasse (Hébra). Il est, cependant des cas d'impétigo ancien qui ne cèdent qu'à une médication locale vraiment active : pommade au nitrate acide de mercure, huile de cade pure ou mitigée, lotions sulfureuses et bains sulfureux.

II. *Traitement général.* Le traitement général comporte aussi trois indications : imposer au malade une hygiène appropriée, combattre les phénomènes généraux qui peuvent compliquer l'éruption dont il est atteint, attaquer la maladie constitutionnelle ou, du moins, modifier l'état constitutionnel dont on soupçonne les relations avec l'affection cutanée.

Comme dans le traitement de l'eczéma, l'*hygiène* joue dans celui de l'impétigo un rôle important. Le malade doit mener une existence tranquille et régulière, mais cependant active et fortifiante M. Hardy recommande avec raison le grand air et l'exercice et a vu des impétigos guérir à la campagne qui à la ville s'étaient montrés rebelles à toute médication. La nourriture, tout en étant tonique et réparatrice, sera choisie et on en éliminera toutes les substances capables de congestionner la peau, soit par action directe sur l'innervation cutanée, soit par l'intermédiaire de troubles de la digestion : boissons alcooliques et café, viandes noires et faisandées, gibier, cochon, coquillages et poissons, certains fruits que l'expérience indique, etc. Il est d'ailleurs évident que la règle n'a rien d'absolu et qu'il vaut mieux laisser manger du poisson à un malade dégoûté de tout que de le condamner à l'inanition : là, comme toujours en médecine, c'est affaire de mesure et de tact.

L'huile de foie de morue, le sirop d'iodure de fer et accessoirement les amers, les jus d'herbe et le phosphate de chaux, forment la base du traitement général de l'impétigo scrofuleux : dans quelques cas, dans l'impétigo scabida, par exemple, M. Hardy y ajoute l'iodure de potassium et l'arséniate de fer. Certains scrofuleux se trouveront aussi très-bien d'un séjour au bord de l'océan ou dans des stations d'eaux chlorurées sodiques telles que Salies-de-Béarn, Salins, Uriage, etc., et à ceux qui ne peuvent se déplacer on pourra donner à domicile des bains de sels de Salies-de-Béarn qui se trouvent en droguerie. D'autres devront être dirigés vers les stations sulfureuses des Pyrénées. Nous ne pouvons nous étendre ici sur ces questions d'hydrologie et de climatologie médicale qui appartiennent d'ailleurs au traitement général de la scrofule plutôt qu'à celui de l'impétigo (*voy.* Scrofule).

Bazin traitait l'impétigo herpétique par la médication arsenicale sous forme de liqueur de Fowler dont il élevait progressivement la dose de 5 à 20 gouttes ou de liqueur de Pearson à dose moitié plus fortes. Aux sujets anémiés et débilités il administrait l'arséniate de fer en pilules contenant chacune 5 milligrammes de ce sel, dont le malade prenait de 2 à 30. Il continuait le traitement deux ou trois mois après la guérison pour éloigner les récidives.

Le traitement général de l'impétigo syphilitique se confond avec celui de la syphilis et est subordonné à la gravité de l'éruption ainsi qu'au moment de son apparition. Un impétigo syphilitique apparaissant la seconde année de l'infection n'exige pas de dérogation aux règles qui président au traitement général de la syphilis secondaire, mais l'impétigo rodens survenant à la cloison nasale et menaçant de perforer cet organe commande une intervention énergique et prompte, telle que l'administration du sirop de Gibert ou de l'iodure de potassium à doses suffisantes.   E. Chambard.

IMPUISSANCE. Médecine légale. Dans un sens général et au point de vue légal, l'*impuissance* signifie l'inaptitude à la génération, l'impossibilité d'avoir des enfants, soit pour l'homme, soit pour la femme. Dans un sens limité et plus habituellement admis, l'impuissance est l'incapacité d'exercer le coït, et cette expression s'applique plus particulièrement au sexe masculin. Le *Dictionnaire de l'Académie* définit en ces termes l'impuissance : « Ce mot se dit plus particulièrement de l'inaptitude d'avoir des enfants, causée ou par un vice de conformation ou par un accident; on ne l'emploie qu'en parlant d'un homme ». Avec ce sens restreint, la synonymie est *Impotentia, Impotenz, Unvermögen* (all.); *Impotenzy* (angl.); *Impotenza* (ital.); *Impotencia* (esp.). Le mot *Anaphrodisie, Anaphrodisia, Frigiditas, Geschlechtsabneigung* (all.); *Anaphrodisy,* (angl.); *anafrodisia* (ital. et esp.), correspond à « l'absence congénitale ou acquise de l'éréthisme nécessaire à l'accomplissement des fonctions sexuelles » (Dechambre), c'est l'impuissance, sans lésion physique, avec l'absence du sens génital.

La *stérilité*, seconde forme de l'impuissance, est l'impossibilité de féconder ou d'être fécondée, dans les cas mêmes où le coït peut s'exercer régulièrement. La stérilité provient de l'homme ou de la femme, mais c'est à cette dernière que ce mot s'applique plus particulièrement. La femme stérile est celle « qui ne peut pas avoir d'enfants, qui n'est point propre à la génération » (Acad.). La synonymie indique ce sens : infécondité, *infecunditas, sterilitas;* ἀγονία, ἄφορος; *unfruchtbar, unfecund, Barrennes, infecundo.*

L'impuissance proprement dite, *impotentia coeundi,* est beaucoup plus fréquente chez l'homme que chez la femme; la stérilité, *impotentia concipiendi,* est au contraire plus commune chez la femme que l'*impotentia coeundi.* Quand un mariage est stérile, 9 fois sur 10, disent Simpson et Spencer Wels, c'est la femme qui est impropre à la reproduction; d'après leur statistique même 1 femme sur 8 serait atteinte de stérilité.

L'importance sociale et médicale des questions relatives à l'impuissance a toujours été considérable; elles ont varié suivant les époques. Les unes sont communes aux deux formes, impuissance et stérilité, les autres sont spéciales à l'une d'elles; elles seront examinées dans les divisions suivantes : historique, législation, impuissance et stérilité chez l'homme, chez la femme, expertise et conclusions.

I. Historique. Dans l'antiquité, les facilités du divorce rendaient rarement publiques les imputations d'impuissance, en permettant de rompre les unions stériles. D'après la loi de Moïse (*Deutéronome,* ch. xxiv, v. 1), le mari pouvait renvoyer sa femme pour quelque défaut honteux, *propter aliquam fœditatem* : il lui remettait un écrit de divorce, *libellum repudii,* et la renvoyait de la maison. La stérilité était un opprobre chez les Juifs (Voltaire, *Dict. philosoph.*). Si une femme était stérile, on l'abandonnait pour une autre : ainsi Agar remplace Sara. L'homme impuissant pouvait avoir recours à son frère, ou à son plus proche parent, pour continuer sa descendance, mais à la condition du mystère, de l'entrée pendant la nuit et du moins de contact possible (Siredey). De même la femme veuve et sans enfant devait épouser le plus proche parent de son mari, comme on le constate dans l'histoire de Ruth et de Booz. A Sparte, pour des motifs de stérilité ou d'impuissance, le mariage était dissous, ou bien le mari abandonnait sa femme à un individu plus jeune et plus vigoureux. Cette substitution de personne, autorisée par la loi et par les mœurs, rendait à l'union sa fécondité; on ne reculait pas devant cette promiscuité. A Athènes même, dans certains cas d'union stérile, des rapports étaient autorisés entre la femme et le parent le plus proche du mari, ou avec un parent plus éloigné, susceptible d'engendrer.

A Rome, mêmes facilités pour le divorce, qui existe sous la loi de Numa comme sous celle de Moïse, mais qui entre plus lentement dans les mœurs. Les questions d'impuissance ne se soulèvent pas, elles sont résolues par la répudiation. Les lois romaines, par les conditions d'âge, avaient pour but d'empêcher les mariages stériles. Mais, sous l'influence chrétienne, le droit au divorce est peu à peu restreint. Constantin, Théodose, y mettent des entraves. Le principe de l'indissolubilité du mariage posé dans l'Évangile (saint Mathieu, ch. v; Saint-Marc, ch. x) prévaut peu à peu et entre dans les mœurs. Mais en même temps que le mariage devient indissoluble, on examine de plus près les conditions qui en assurent le but, et l'action en nullité finit par remplacer les demandes de divorce. C'est en 528 que Justinien ajoute l'impuissance aux causes qui annulent le mariage. Trois textes sont importants à cet égard : *Novelle* 117, ch. x, anno 542; le divorce par consentement mutuel est aboli; la nullité n'existe qu'*ex causa probabili*. Le chapitre xii constate le cas d'impuissance : *De iis qui non potuerunt ab initio nuptiarum misceri suis uxoribus, et quæ per naturam viris concessa sunt agere;* l'impuissance est placée parmi les causes de dissolution du mariage : *Novelle* 22, ch. vi, *De impotentia : Per occasionem necessariam et non irrationalem distrahitur matrimonium, quando aliquis fuerit impotens coire mulieri et agere quæ a natura viris data sunt.* Un délai de deux ans était d'abord accordé pour acquérir la preuve : *Si biennium quidem; ille vero quidem quia veritate est vir non ostendat.* Plus tard ce délai a été étendu à trois ans : *Non enim biennium numerari solum ex ipso tempore copulationis, sed triennium volumus; edocti namque sumus ex iis quæ ante hæc provenerunt quosdam amplius quam biennium temporis non valentes, postea potentes ostensos ministrare filiorum procreationi.* Le droit est accordé à la femme comme à l'homme de réclamer cette dissolution pour impuissance.

Le droit canon substitue la nullité au divorce. Grégoire le Grand, Alexandre III déclarent que le mariage n'a pas existé, si l'impuissance a précédé l'union; le principe est ainsi formulé par les théologiens : *Ut autem impotentia dirimat matrimonium, debet esse perpetua et antecedens.* On cite comme exemple : *Ut mulier tam arcta sit ut cognosci nequeat, vir tam frigidus ut coire non possit.* Lucien III atténue la règle : *Ecclesia romana consuevit judicare ut quas tanquam uxores habere non possint habeant ut sorores.* Innocent III exprime la cause de nullité à la condition que l'impuissance soit irrémédiable. La constatation de l'impuissance s'effectue alors dans les conditions suivantes : 1° Le *délai*, le *triennium* de Justinien est rétabli, les conjoints doivent être restés au moins trois ans sous le même toit; 2° le *serment* prêté par le mari et qui pouvait être justificatif et péremptoire; 3° l'épreuve *septima manu*, dans laquelle sept parents ou amis du mari affirmaient et juraient la puissance génitale; 4° l'*inspectio corporis* qui constatait la conformation, et si les organes étaient susceptibles de mouvement et de pénétration; 5° l'*épreuve indirecte* par une matrone à l'effet de reconnaître la virginité de la femme alléguant l'impuissance du mari.

De Charlemagne à Grégoire VII, de 800 à 1075, la doctrine se généralise et s'applique ; déjà un édit de Charles le Chauve de 876 n'admet le mariage qu'à la condition de la puissance génitale. Au douzième siècle s'organisent les *officialités*, auxquelles sont soumises les demandes en nullité de mariage : elles se composent d'un prêtre, d'un médecin, d'un chirurgien, d'une matrone et d'un greffier. On a conservé la formule de la demande qui leur est adressée par la femme du mari impuissant : *Volo esse mater, volo procreare liberos, sed vir quem accepi est naturæ frigidæ et non potest ille facere propter quæ illum accepi.* Sur cette demande, on ordonnait la visite : si les organes étaient bien conformés, le mariage n'était pas rompu ; la femme était aussi examinée.

C'est à partir de la fin du quatorzième siècle qu'un pas de plus est fait, avec une logique étrange, dans la voie de ces constatations. Il ne s'agit plus seulement d'examiner l'état des organes, on veut contrôler l'exercice de la fonction. Alors s'établit en France l'institution du congrès, qui reste en vigueur jusqu'à la fin du dix-septième siècle et qui paraît aussi avoir existé à Venise vers 1500 (Verdier). Le congrès s'opérait sous deux formes, l'une cachée, l'autre publique. Dans la première, une matrone assermentée assistait pendant plusieurs nuits au coucher commun des époux et constatait, s'il y avait lieu, l'exercice de la fonction. L'épreuve publique était précédée de l'examen des parties génitales. A. Paré a indiqué les règles de cette visite ; Vincent Tagereau en retrace les abus. « La vierge examinée cesse de l'être, l'explorateur agit ainsi : *Aditus venereos tentat, aperit, reserat ; puella jacens titillatione vesana prurit, ut etiam, si virgo visitari cœperit, inde tamen non incorrupta recedat* ». Tagereau, en 1612, à l'occasion du procès du chancelier Debray, et Tallement des Réaux, ont décrit l'épreuve publique. Trois médecins, trois chirurgiens, trois sages-femmes, devaient assister à l'acte conjugal et déterminer *an facta sit emissio, ubi, quid et quale sit emissum.* Deux heures étaient accordées pour cette épreuve ; le temps écoulé, les experts dressaient leur procès-verbal et le magistrat, qui attendait dans une pièce voisine, statuait aussitôt. Guy de Chauliac, en 1362, avait déjà signalé cette étrange épreuve qui n'était pas encore régulièrement organisée. C'est en 1677 que le congrès fut aboli par un arrêt du Parlement de Paris, à la suite du procès du marquis de Langey : il avait succombé dans cette épreuve. Il se remaria ensuite, il eut sept enfants ; sa première femme eut trois filles d'un second mariage. Le procureur général Lamoignon, dans un réquisitoire *éloquent*, demanda la suppression de l'épreuve, stigmatisée par Boileau (ch. x), et le Parlement de Paris rendit, le 18 février 1677, l'arrêt qui « interdisait à tous juges, même à ceux de l'officialité, d'ordonner à l'avenir l'épreuve du congrès ».

La suppression du congrès n'empêcha pas les procès pour cause d'impuissance. Les dispositions du droit canonique relatives à cette question étaient adoptées par le droit civil de l'ancien régime. Les rapports des médecins formaient la base des décisions. Des mariages ont été annulés, pour cause d'impuissance, après huit ans, douze ans, quatorze ans même de durée ; l'impuissance devait avoir précédé le mariage et avoir duré assez longtemps pour être réputée perpétuelle et non accidentelle ; cette dernière ne portait pas atteinte à l'union. Un arrêt du Parlement de Paris, de 1759, refuse d'annuler l'union parce que les médecins déclarèrent que l'impuissance paraissait guérie ; de même en 1749 l'officialité avait maintenu le mariage, par le motif qu'il y avait des moyens naturels de remédier au vice de conformation de la femme.

Suivant l'expression de Fodéré, la fréquence de ces causes a déshonoré les dernières sessions des parlements. L'insuffisance des données scientifiques se montrait dans plusieurs de ces causes.

Cette jurisprudence cesse au moment de la Révolution; la constitution de 1791 ne fait plus du mariage qu'un contrat civil; le décret du 20 septembre 1792, article 7, établit le divorce. Cette institution est admise par le Code civil (31 mars 1803). L'impuissance n'est plus placée parmi les causes de nullité du mariage; les rédacteurs du Code expriment l'intention formelle de l'écarter; la grande difficulté de prouver l'impuissance et le scandale de cette preuve n'ont pas permis d'admettre cette cause de nullité. Le divorce par consentement mutuel (C. C. 323) donne une issue aux plaintes de ce genre. La loi du 8 mai 1816 abolit le divorce; il est rétabli par la loi du 27 juillet 1884, mais elle abroge l'article 233, relatif au consentement mutuel. L'impuissance n'est mentionnée qu'une fois dans le Code, à l'article de la paternité (art. 313), mais elle tient toujours une place importante dans diverses questions. La plupart des législations étrangères admettent cette cause de divorce et donnent à cette question une place importante dans les dispositions relatives au mariage et à la paternité.

L'historique médical de l'impuissance nous montre la science ne fournissant d'abord à la jurisprudence que des données plus ou moins certaines; Fortunatus Fidelis en 1602, Zacchias en 1628, s'efforcent de répondre à toutes les questions posées par le droit canonique; A. Paré est à consulter à cet égard. Guillemeau, en 1620, signale les abus qui se produisent dans les procédures pour impuissance. Nous retrouvons ici les noms de Stahl, Alberti, Bucchner, Morgagni, Grüner, Hartmann, Otto, Belloc, Mahon, de Devaux et de Verdier, avec des recherches historiques. Les ouvrages spéciaux de Descourtilz (1831), de Mondat (1833), d'Andrieux (1849), de Roubaud (1855 et 1872). Les traités généraux de médecine légale de Fodéré, Orfila, Devergie, Legrand du Saulle, Briand et Chaudé, Vibert, Friedreich, Wald, Casper, Hoffmann, Taylor, accordent une large place à ces questions. Des travaux spéciaux sur divers points, tels que ceux de Lallemand sur les pertes séminales, de Küss et Duval, De Debray, de Dieu, sur le sperme, de Lorain, de Brouardel sur l'infantilisme, les études diverses sur le mécanisme de la génération, ont donné un développemet notable à cette partie de la médecine légale. Nous indiquerons les articles de Dictionnaires : Marc, *Dictionnaire en 60 volumes*, Raige-Delorme, *Dict. répart.*, 2ᵉ édit., Devergie, *Dict. pratique*, Siredey, même Dictionnaire, 2ᵉ édit., et dans ce recueil même nous renverrons pour différents détails aux articles Anaphrodisie, Aphrodisie, Hermaphrodisme, Mariage, Paternité.

II. Législation. Les questions médico-légales relatives à l'impuissance se présentent dans les occasions suivantes : *droit civil :* mariage, nullité, divorce, adultère, désaveu de paternité, adoption, reconnaissance d'enfant naturel, recherche de la maternité; application; *droit pénal :* excuse dans les cas d'attentats aux mœurs, état mental, mobile d'actions diverses, impuissance suite de blessure; questions de *déontologie médicale.*

1° La *nullité du mariage* est prononcée par suite de défaut de consentement et d'erreur sur la personne (C. C., 180). Les rédacteurs du Code ont eu l'intention formelle de ne pas placer l'impuissance parmi les causes de nullité. Une première jurisprudence avait essayé d'assimiler l'impuissance à l'erreur sur la personne.

Ainsi le tribunal de Trêves, en 1808, avait admis comme cause de nullité un vice congénital empêchant les rapports sexuels; dans ce cas, le vagin et le rectum ne formaient qu'une seule cavité. Cette jurisprudence contraire à l'esprit du Code n'a pas prévalu. Divers arrêts repoussent l'assimilation de l'impuissance, même congénitale et incurable, à l'erreur sur la personne. Un jugement du tribunal de la Seine, en 1834, a nettement établi cette différence et n'a pas annulé le mariage parce que l'individu, quoique impuissant de naissance, était manifestement un homme. Un arrêt de la cour de Caen, en 1882, a déclaré que l'absence de vagin n'était pas une cause de nullité. Mais l'erreur sur le sexe peut rendre le mariage nul ou non existant; elle se présente dans les trois conditions suivantes : erreur sur le sexe d'un des conjoints, homme pris pour une femme et réciproquement; absence de sexe; mélange des deux sexes sur le même individu; à ces questions se mêle celle de la puissance génitale plus ou moins éteinte. La jurisprudence présente à cet égard une modification notable en rapport avec les progrès des constatations médicales. L'*identité de sexe* peut être reconnue malgré les vices de conformation qui en dissimulent les caractères; le mariage n'existe pas entre deux individus du même sexe. C'est le plus souvent une imputation d'impuissance qui est le point de départ de cette constatation. L'*absence de sexe* est également une cause de nullité, reconnue par un jugement qui a une grande importance au point de vue juridique et médical. L'affaire d'Alais, de 1869 à 1873, a été discutée par les jurisconsultes et par les médecins. Les consultations de Valette, de Legrand du Saulle, de Tardieu, de Courty, ont établi dans ce cas l'absence du sexe et ses conséquences. La femme prétendue n'était pas une femme, l'individu n'avait pas de sexe. Le tribunal d'Alais, le 29 avril 1869, avait admis à la preuve; le 29 avril 1869, la cour de Nîmes déboute la mari; le 29 janvier 1872, l'arrêt de la cour de Nîmes est cassé, l'affaire est renvoyée devant la cour de Montpellier, qui le 28 janvier 1873 admet les motifs des premiers juges et prononce la nullité fondée non sur un vice de conformation, mais sur l'absence de sexe. Le *mélange des deux sexes* peut devenir aussi une cause de nullité, à la condition qu'aucun des sexes ne prédomine, et qu'aucun d'eux ne puisse exercer ses fonctions. Dans ce cas, il y a toujours ici identité de sexe, partielle au moins, entre les deux conjoints, condition contraire à l'essence même du mariage. Tardieu et Brouardel admettent cette conséquence de l'identité partielle de sexe entre les deux époux. Mais ici la question de l'impuissance reprend toute son importance. L'addition de quelques organes de l'autre sexe peut ne pas empêcher les fonctions du sexe prédominant. Il faut rechercher dans quelle proportion a eu lieu ce mélange d'organes imparfaits, et s'il est tel qu'on ne puisse affirmer à quel sexe appartient l'individu, privé d'ailleurs dans un sens comme dans l'autre de toute puissance génitale.

2° *Divorce.* D'après la loi du 27 juillet 1884 qui rétablit le divorce, le mari peut demander le divorce pour cause d'adultère de sa femme (229), la femme pour cause d'adultère du mari (236); les époux peuvent aussi faire réciproquement cette demande pour excès, sévices et injures graves de l'un d'eux envers l'autre (231). Dans le cas où il y a lieu à une demande en divorce, il sera libre aux époux de faire une demande en séparation de corps (306). Les tribunaux peuvent admettre ou rejeter cette demande par une appréciation souveraine des griefs des deux époux (Cour de cassat., 1855-1859).

L'impuissance peut devenir une *preuve de l'adultère*, si la grossesse s'est produite dans un moment où le mari par suite de son éloignement ou d'un accident physique était dans l'impossibilité de cohabiter avec sa femme (312). L'époque de la conception est présumée d'après la date de l'accouchement dans les délais indiqués par le même article. L'expertise qui démontre l'impuissance pour le désaveu de paternité établit l'adultère et peut servir de point de départ à la demande en séparation ou en divorce pour ce motif.

La dissimulation de l'impuissance a été considérée comme une injure grave faite au conjoint, en lui refusant le but même du mariage et l'espoir d'une postérité. S'il n'y a point ici de préjudice matériel, comme dans la communication d'une maladie vénérienne, considérée dans certains cas comme constituant cette injure, il y a un préjudice d'un autre ordre, d'une gravité incontestable, dont est responsable celui qui connaissait son état d'impuissance. L'expert aurait ici à distinguer si l'impuissance était absolue et antérieure au mariage; ce cas ne s'appliquerait évidemment pas à l'infirmité survenue pendant le cours de l'union.

D'après le droit canon, la solution n'était pas douteuse, *Dummodo impotentia sit perpetua et antecedens*. Les législations étrangères admettent en général le même principe et l'étendent à l'impuissance acquise pendant la durée du mariage. D'après le droit allemand (*Allgemeine Landrecht*, § 696), une impuissance complète et incurable à l'accomplissement du devoir conjugal, qui s'est produite pendant le mariage, donne également droit au divorce. Des infirmités corporelles qui inspirent dégoût et répugnance ou qui empêchent l'accomplissement du devoir conjugal donnent les mêmes droits (§ 697). La législation autrichienne (Code civil, 60) admet aussi qu'une impuissance complète et incurable, qui s'est produite pendant le mariage, est un motif de divorce. Une expertise prévue par la loi précède la décision dans les cas de ce genre. Ce point de vue est absolument différent de celui de la jurisprudence française, qui, tout en constatant que la procréation des enfants est le but principal du mariage, y ajoute la pensée d'une assistance commune.

3° Le *désaveu de paternité*. L'enfant né pendant le mariage a pour père le mari : celui-ci ne pourra pas, en alléguant son impuissance naturelle, désavouer l'enfant (313). Cette disposition ne s'applique pas seulement à l'impuissance congénitale ; la jurisprudence admet que le mari ne pourra invoquer une impuissance, même acquise, antérieure au mariage. L'article 312 règle les conditions du désaveu : « Néanmoins il pourra désavouer l'enfant, s'il prouve que pendant le temps qui a couru depuis le trois centième jusqu'au cent quatre-vingtième jour, avant la naissance de cet enfant, il était, soit par cause d'éloignement, soit par l'effet d'un *accident*, dans l'*impossibilité physique* de cohabiter avec sa femme ». La loi ne précise pas la nature de l'accident, ni les causes de l'impossibilité physique, mais elle reconnaît qu'une cause accidentelle et physique peut détruire la puissance génitale. L'expertise devient ici nécessaire pour déterminer la nature, la date et les effets de cette cause. Duveyrier, au Tribunat, lors de la rédaction du Code, a admis cette impuissance accidentelle, « qu'il s'agisse d'une mutilation, d'une blessure, d'une *maladie grave*. » C'est à ce dernier point de vue qu'une hésitation existe dans la jurisprudence ; le mot accidentel s'applique-t-il uniquement à l'impuissance résultat de blessures et de causes traumatiques ? Mais l'impuissance provenant d'une maladie peut être aussi évidente que celle qui est occasionnée par une blessure. Le droit romain l'admettait : *Vel si ex valetudine fuit ut generare non possit*. Dans le droit allemand, il faut prouver qu'entre le trois cent-deuxième et le deux cent-dixième jour

avant la naissance l'impuissance était absolue. Le Code civil italien (164)
constate la nécessité de cette évidence. Elle peut être établie avec la même
évidence dans les deux cas; c'est à l'expertise à constater les causes et les caractères de cette impuissance absolue qui peut résulter aussi bien d'une maladie
que d'une blessure.

4° L'*adoption*. D'après l'article 343 du Code civil, l'adoption n'est permise
qu'aux personnes de l'un ou de l'autre sexe, âgées de plus de cinquante ans, et
qui n'auront à l'époque de l'adoption ni enfant ni postérité légitime. Cette
disposition a pour but de ne permettre l'adoption qu'à ceux qui n'ont plus
l'espoir d'une descendance réelle; elle a en général toute efficacité pour la
femme, mais pour l'homme elle s'éloigne beaucoup du terme où la paternité
est possible. Les premières lois romaines exigeaient l'âge de soixante ans; plus
tard, le magistrat fut chargé d'examiner si l'adoptant pouvait encore avoir des
enfants. Le Code allemand (§ 669, tit. II, part. II) contient une disposition analogue : il n'est pas permis d'adopter avant cinquante ans, excepté avec une per-
mission spéciale, si la santé ou l'état corporel rendent vraisemblable la production
d'enfants. Une expertise devient ici nécessaire; elle n'est pas admise dans la
législation française.

5° La *reconnaissance d'enfants naturels*. Conformément à l'article 339 du
Code civil, toute reconnaissance de la part du père ou de la mère, de même que
toute réclamation de la part de l'enfant, pourra être contestée par tous ceux
qui y auront intérêt. Toute preuve à cet égard peut être discutée et admise; l'impuissance au moment de la conception de l'enfant peut être alléguée pour
contester la paternité ou la maternité et mettre obstacle à la reconnaissance et
à la légitimation qui la suivrait. Une des principales objections, c'est que le père,
au moment de la conception de l'enfant, n'avait pas encore atteint l'âge de la
fécondité ou qu'il l'avait dépassé. L'enquête peut s'ouvrir soit peu après la naissance, soit à une époque éloignée, lorsque l'individu reconnu veut faire valoir
ses droits. Les conditions physiologiques et pathologiques sont discutées; l'impuissance congénitale peut être aussi bien affirmée que l'impuissance accidentelle et acquise. Les difficultés augmentent avec le temps et se compliquent de
refus possible de se soumettre à l'expertise. Jusqu'à preuve contraire, la puissance génitale doit être admise. Dans un cas de ce genre, nous avons pu donner
un avis favorable à la paternité d'un jeune homme de quatorze ans et trois mois.
Le tribunal de Rouen, par un jugement en date du 22 juillet 1884, a admis la
reconnaissance, se fondant sur ce motif que la présomption simple résultant du
jeune âge serait indifférente, à moins d'être étayée d'autres présomptions graves,
précises et concordantes (*voy*. art. PATERNITÉ, p. 568). La cour de Douai, en
1851, avait annulé une reconnaissance, parce que le jeune garçon n'avait que
treize ans et que les relations avec la mère n'étaient pas démontrées. La même
question se soulève à l'occasion des paternités tardives, dont les limites extrêmes
ont été constatées; le diagnostic se fonde sur l'état des organes génitaux comme
sur les signes qui indiquent le maintien de la vigueur physique ou la décadence
sénile (*voy*. art. MARIAGE, p. 91). Toute autre cause d'impuissance peut être
encore alléguée.

6° La *recherche de la maternité*. La recherche de la maternité est admise
(art. 341); l'enfant est reçu à faire cette preuve par témoins, lorsqu'il aura déjà
un commencement de preuve par écrit. A cette réclamation la femme peut
opposer la preuve d'une stérilité absolue, comme l'absence de toute trace d'ac-

couchement. L'expertise ici est autorisée et concluante, en combinant les deux ordres de faits.

7° *Droit criminel.* L'impuissance est une excuse fréquemment alléguée par les accusés de viol et d'attentat aux mœurs. Les individus très-âgés auxquels on impute ces actes affirment l'impossibilité de l'érection; un homme d'une cinquantaine d'années accusé d'attentat sans violences sur un enfant de neuf ans demandait la vérification de ses parties génitales, en appelant l'attention sur leur exiguïté telle qu'il n'avait pu porter à l'enfant aucun préjudice. Si la présomption d'impuissance peut écarter l'idée de viol, elle laisse sa force à l'accusation d'attentat avec ou sans violence. Les organes n'étant le siége d'aucune altération congénitale ou acquise, la présomption est en faveur de la puissance génitale, à moins d'une faiblesse générale ou d'un état maladif caractérisé.

L'impuissance agit sur l'*état mental* et peut être le mobile d'actes divers; la crainte, les regrets, les remords d'anciens excès, conduisent à l'hypochondrie, à la lypémanie, au suicide. D'autres fois l'impuissant accuse la sorcellerie, la suggestion, les noueurs d'aiguillettes, et il se livre à un acte de vengeance contre l'auteur présumé de son mal. Un individu, reconnu aliéné d'ailleurs, partait avec un pistolet pour aller se défaire d'un ennemi qui entravait sa puissance génitale. Montaigne (lib. I, c. xx), parle de cette force de l'imagination « agissant principalement contre les âmes du vulgaire, plus molles. » Il cite l'exemple d'un roi qui, ayant épousé une jeune fille, « se trouva court à jouir d'elle et menaça de la tuer, estimant que ce feust quelque sorcière. » Il donne une observation détaillée de ces effets de l'imagination sur la puissance génitale et des superstitions qui ont servi à la rétablir. On reconnaissait que les noueurs d'aiguillettes n'avaient pas ce pouvoir sur les femmes.

Une *blessure* peut entraîner l'impuissance et aggraver ainsi la responsabilité de son auteur. Si elle a eu pour motif direct l'abolition de la puissance génitale, c'est le crime de castration prévu par l'article 315 du Code pénal. Toute personne coupable de ce crime subira la peine des travaux forcés à perpétuité, et, si la mort en est résultée avant l'expiration des quarante jours qui ont suivi le crime, ce sera la peine de mort. Le médecin aura à reconnaître la nature de la blessure, sa gravité, son influence sur la fonction génératrice et les circonstances qui indiquent l'intention. L'article 2 du Code pénal assimile au crime même la tentative qui s'est manifestée par un commencement d'exécution; il n'est pas nécessaire que la puissance génitale ait été perdue pour que la peine soit appliquée.

L'impuissance peut être le résultat d'une blessure, bien que l'auteur de l'acte n'ait pas eu pour but de produire cet effet. Il y a ici un dommage matériel qui entraîne la responsabilité prévue par les articles 1382 et 1383, et qui doit être pris en considération, pour la réparation civile. D'après le code pénal autrichien (156) la blessure qui a eu pour conséquence la perte de l'aptitude à la génération entraîne la peine de cinq à dix ans de réclusion.

8. *Déontologie médicale.* Deux questions se présentent à cet égard, celles des aphrodisiaques et de la fécondation artificielle.

L'impuissance est une maladie ou une infirmité qui appelle comme toutes les autres un traitement régulier dans lequel on fait usage de toutes les ressources de la thérapeutique. Les difformités congénitales, chez la femme comme chez l'homme, nécessitent des opérations chirurgicales qui ont pour but de rendre possible ou de faciliter l'exercice de la fonction. Les causes générales de l'impuissance sont aussi combattues par un régime et par des moyens appropriés. Mais dans un cas spécial et avec un but particulier, le médecin ne cherchera pas à réveiller pour un moment la fonction affaiblie ou éteinte. Il est de toute évidence qu'il n'en provoquera pas le développement prématuré ; il s'abstiendra également d'essayer de ranimer tout à coup l'inactivité fonctionnelle qui est le résultat normal des progrès de l'âge. Les aphrodisiaques ne seront prescrits que comme moyen de traitement, et non pour donner une satisfaction immédiate, même dans le but qui paraîtrait légitime, de remplir le devoir conjugal. Max Simon trace à cet égard la limite du devoir : le médecin se dégrade en se mettant au service du libertinage ; on peut et on doit traiter l'impuissance accidentelle, pour rendre à un appareil l'aptitude fonctionnelle qu'il a perdue, mais on ne sera pas le complice du dérèglement. « Le médecin, dit Fonssagrives, qui se met au service du libertinage, se dégrade et devient corrupteur au premier chef. Le praticien se refusera à prescrire ces remèdes périlleux destinés à réveiller pour un moment une fonction qui s'éteint. Une expertise peut avoir lieu à l'occasion des accidents produits par le phosphore, par les cantarides (*voy.* article Aphrodisie); le médecin constate, en même temps que la nature et les effets de la substance, l'état des organes génitaux qui aurait pu en provoquer l'emploi.

La *fécondation artificielle* est le remède ultime contre certains cas de stérilité ; elle peut donner la paternité à l'homme qui, par suite d'une difformité ou de l'absence de la verge, est dans l'impossibilité d'exercer le coït, et qui cependant possède un sperme fécondant ; elle procurera la maternité à la femme chez laquelle une difformité ou une altération du col de l'utérus, une déviation de cet organe, empêchent la pénétration du sperme que la sonde pourra introduire. Les observations de Hunter, en 1799, dans un cas d'hypospadias, de Girault en 1838, de Gigon en 1846, de Marion Sims en 1856, de Terrillon en 1886, sont à cet égard concluantes, c'est quand l'éjaculation s'opère par l'orifice sous-pénien que cette opération est surtout utile. Le médecin combat la stérilité par tous les moyens médicaux et chirurgicaux qui sont en son pouvoir ; avec le consentement des deux époux, sa dignité, son devoir professionnel, ne s'opposent pas à la pratique de cette opération qui rentre dans les procédés de l'art, et qui est légitime par son but. Telle est aussi la conclusion de M. Dechambre : « Le médecin poursuit un but thérapeutique, et il y marche par la seule voie qui lui soit ouverte, dans le secret du foyer, sur la demande expresse, je le suppose toujours, des deux parties intéressées. » Quand la pénétration du sperme est rendue impossible par l'état de l'homme ou par celui de la femme, on est autorisé à employer la fécondation artificielle, avec le consentement des deux époux et en prenant toutes les précautions nécessaires pour assurer l'identité du sperme.

Une question analogue se présente à l'occasion du *vaginisme*, lorsqu'il persiste malgré tous les moyens thérapeutiques et qu'il forme ainsi un obstacle absolu au coït. On a proposé dans les cas de ce genre de recourir au chloroforme, le coït aurait lieu pendant l'anesthésie. La fécondation a été obtenue dans ces conditions. L'opération ne serait pratiquée que du consentement de la femme, et le médecin appliquerait le chloroforme.

Les vices de conformation des organes génitaux sont aussi un cas d'exemption pour le service militaire, un empêchement à l'état ecclésiastique, lorsqu'ils jettent des doutes sur le sexe.

9° Les *questions médico-légales* qui peuvent être posées sont les suivantes : l'impuissance existe-t-elle actuellement, ou a-t-elle existé à un moment déterminé? Est-elle naturelle ou accidentelle, curable ou incurable, provient-elle d'un vice de conformation ou d'une maladie, est-elle simulée, y a-t-il impuissance proprement dite ou stérilité? Est-ce une impuissance temporaire produite par des anaphrodisiaques? Les divers points de vue sous lesquels l'impuissance a été envisagée correspondent aux *divisions* suivantes : impuissance naturelle, congénitale, accidentelle, acquise; perpétuelle ou temporaire, curable ou incurable, absolue ou relative; manifeste, cachée; simulée, dissimulée, alléguée, imputée: physique ou nerveuse; anaphrodisme par cause générale ou locale, par imagination et maléfice; impuissance ou stérilité. Ces questions se présentent avec des caractères spéciaux dans les deux sexes.

III. L'IMPUISSANCE CHEZ L'HOMME. On distinguera la stérilité de l'impuissance proprement dite. La première, *impotentia generandi*, provient de l'altération de la sphère profonde des organes génitaux, absence de sperme, ou de la sphère moyenne, obstacle à l'excrétion; la seconde, *impotentia coeundi*, résulte de l'état des organes extérieurs. Les points suivants seront examinés en ce qui concerne l'absence du pouvoir fécondant :

1° L'*âge*. La puissance génitale s'est-elle déjà développée, ou si elle s'est éteinte. La question est importante au point de vue de la paternité des divers attentats aux mœurs.

Pour l'âge auquel la fécondité commence, en admettant que la puberté dans nos climats se développe entre 13 et 15 ans, nous avons à tenir compte des pubertés précoces. Les désirs et la possibilité de l'érection précèdent le pouvoir d'engendrer; des attentats divers ont été commis par de très-jeunes enfants. La spermatogenèse est plus tardive; 15 à 16 ans, telle est l'époque la plus ordinaire du développement des zoospermes, mais cette apparition peut être prématurée, comme celle des autres signes de la puberté. Des observations constatent qu'elle est possible entre 13 et 15 ans : Hoffmann, Casper, ont reconnu la présence des spermatozoïdes à 14 et 15 ans; Beecker cite même un cas où il les aurait observés à 9 ans. Quant aux paternités précoces, elles sont affirmées par des faits nombreux. Nous avons eu connaissance d'une paternité incestueuse à 15 ans, la sœur en avait 19. Nous avons admis la possibilité d'une paternité naturelle à l'âge de 13 ans. Taylor, Ruttel, ont observé des paternités à l'âge de 14 et de 15 ans. On aurait pu citer le fait historique, d'après saint Jérôme, de la paternité de Salomon à l'âge de 10 ans (F. Fidelis, *de prima aetate ad conceptionem idonea*). Beecker admet une paternité attribuée à un garçon de 9 ans. Schenkins dit même : *Quemdam etiam, cum septimum annum ageret, patrem fuisse vocatum.* Il n'y a pas d'âge, dit Taylor, auquel la loi anglaise refuse la faculté de procréer. Dans le cas allégué d'une paternité précoce, l'expert tiendra compte de l'état des organes, de leur développement, de l'érection, de l'éjaculation, qui auront pu être constatés, et des signes généraux attestant une puberté précoce, tels que la vigueur physique, l'apparition de la barbe, le changement de la voix. On a trouvé cependant des spermatozoïdes malgré l'apparence encore infantile (Hoffmann). Le droit romain, comme le droit canonique, admettait le mariage possible à 14 ans; cet âge est encore adopté par quelques législations et, si l'âge du mariage pour l'homme est fixé à 18 ans par le Code civil, des dispenses peuvent abaisser cette limite; dans la discussion préparatoire du Code, il avait été question d'adopter l'âge de 15 ans.

En ce qui concerne l'âge avancé, Zacchias a fait remarquer que les chances de paternité sont plus grandes aux limites extrêmes de la vie qu'avant l'âge ordinaire de la puberté. Ici se présentent les observations relatives à la persistance des zoospermes. Duplay sur 61 vieillards les a trouvés 37 fois, et 7 fois en quantité remarquable. Dieu, sur 105 individus de 64 à 70 ans, les a observés dans les proportions suivantes : 64 fois sur 100, à l'âge de 64 à 70 ans; 44 fois sur 100, de 70 à 80; 26 fois de 80 à 90 ans; il ne les a pas reconnus dans quatre compris entre 90 et 97 ans. Les exemples de paternité tardive sont nombreux, et, malgré l'objection qu'on peut faire aux observations de ce genre, il est difficile de ne pas admettre la valeur de cette preuve : Zacchias cite quatre paternités de 82 à 100 ans; Mende en constate une, hors mariage, à 80 ans; on nous en a affirmé une à 82 ans; Ruttel cite le fait d'un homme marié à 92 ans qui eut deux enfants; Plater aurait engendré à 101 ans; Thomas Pair à l'âge de 115 ans aurait été publiquement blâmé pour incontinence. L'impuissance du vieillard se déduit beaucoup moins de l'absence des zoospermes que de l'impossibilité de l'érection et de la flétrissure des organes, en même temps que de l'état général. L'observation fait connaître la relation qui existe entre la fonction sexuelle et le développement du corps et de l'esprit; le maintien de la vigueur physique et morale est un des indices de la persistance de la puissance génitale.

2° L'absence congénitale du testicule, l'*anorchidie*, est un fait absolument exceptionnel qui ne peut être distingué sur le vivant de la *cryptorchidie*, avec atrophie de l'organe. Les recherches histologiques sont nécessaires pour établir que le testicule n'existe pas. On a signalé l'absence de canal inguinal comme indice de cette anorchidie.

La question de l'impuissance se pose à l'occasion des *cryptorchides;* une bulle de Sixte V, de 1587, les avait déclarés incapables de contracter mariage, et un arrêt du Parlement de Paris de 1654, commenté par Voltaire, avait admis le même empêchement. Des faits nombreux permettent d'établir que la cryptorchidie est liée dans certains cas à une atrophie de l'organe qui entraîne l'impuissance, tandis que dans d'autres les fonctions génitales ne sont pas altérées. Godard avait constaté la structure normale du testicule dans des cas de ce genre; Casper sur un enfant de quatorze à quinze ans, cryptorchide, qui avait eu des rapports contre nature avec un autre enfant, a trouvé des zoospermes dans l'éjaculation qui s'était produite. Reigel a vu un nombre considérable de zoospermes chez un cryptorchide de vingt-deux ans. Il y a des exemples de paternité avérée, comme d'attentats et de viol, dans les cas de ce genre. Le fait seul de la cryptorchidie ne peut être allégué comme motif de désaveu de paternité, ou comme excuse dans un cas d'attentats aux mœurs. Pour apprécier la puissance génitale d'un cryptorchide, il faut joindre à l'état local les signes généraux qui attestent l'inactivité de l'organe et le manque absolu de virilité. La même remarque s'applique à la *monorchidie*, qui aurait été reconnue héréditaire; on cite le fait d'un monorchide condamné et exécuté pour viol suivi de meurtre. La *polyorchidie* n'est pas une cause d'impuissance, bien qu'elle puisse coïncider avec l'affaiblissement de la fonction; des paternités ont eu lieu dans des cas de ce genre. La triorchidie aurait été aussi héréditaire.

3° L'*ablation des deux testicules* entraîne évidemment la stérilité. L'expert constate les preuves de cette ablation, la cicatrice suite de la blessure ou de l'opération, les restes du cordon dans l'anneau ou dans le scrotum. Aux caractères locaux s'ajoutent les signes généraux qui attestent l'extinction de la fonction et qui sont d'autant plus prononcés que la castration a été faite à une époque plus éloignée, avant ou après la puberté. L'apparence féminine, l'absence de barbe, l'embonpoint, la forme du thorax, du bassin, deviennent caractéristiques. La faculté d'exercer le coït peut être conservée, si l'opération n'a été faite qu'après la puberté; dans l'antiquité, la débauche profitait des êtres de ce genre *quia abortivo non est opus*. Dans la secte russe des Scopzys, où la mutilation est tardive, et opérée par froissement, les pratiques du libertinage s'associent aux superstitions, et ces individus continuent avec excès leurs habitudes de rapports sexuels.

Si la castration est récente, le sperme qui reste dans les vésicules séminales peut-il encore opérer une fécondation? Cette question a été soulevée autrefois et résolue par l'affirmative (Knapp, Hecker). D'après Otto, du sperme aurait encore été trouvé dans les vésicules un an après l'opération. Taylor rapporte qu'un homme ayant eu les deux testicules enlevés par un coup de feu put encore féconder sa femme après la guérison de sa blessure.

4° L'*atrophie congénitale* des testicules amène un état particulier, décrit par Lorain sous le nom d'*infantilisme*, et qui a pour conséquence l'arrêt de développement de la puissance génitale. Ces individus sont petits et maigres, la barbe est rare ou nulle, la voix grêle, les seins volumineux; le bassin est large; on remarque l'atrophie des membres inférieurs, des muscles du bassin, du périnée, de l'appareil urinaire (Brouardel, Reclus). Les testicules sont petits, le pénis peu développé, mince, pointu, *more canum*. On a cependant trouvé des zoospermes dans un cas de ce genre.

5° Une *atrophie pathologique*, produisant des effets analogues, peut être le résultat de l'*orchite ourlienne*, de celle qui survient chez les enfants atteints d'oreillons épidémiques. Grisolle, en 1866, avait signalé l'atrophie persistante du testicule à la suite de cette orchite. Un même effet se produit chez les adultes, Laveran, sur 432 cas d'oreillons observés sur des soldats, a constaté 136 orchites dont 73 ont donné lieu à des atrophies testiculaires. Brouardel, dans 4 cas, à la suite d'orchites ourliennes, a constaté que l'affaiblissement génésique persistait encore après dix et quatorze ans.

Diverses *maladies du testicule* altèrent plus ou moins profondément sa structure, l'orchite, les tubercules, le cancer, le sarcocèle, des abcès qui s'ouvrent et par lesquels s'échappe une partie des tubes séminifères. Mais la spermatogenèse peut continuer dans la partie encore intacte du testicule. La démonstration n'est complète que quand l'atrophie a réduit l'organe à une partie globuleuse et dure, à surface plus ou moins irrégulière, à l'extrémité du cordon, ou lorsque la tumeur volumineuse ne présente plus les caractères physiques qui appartiennent à l'organe. L'hydrocèle ne peut être considéré comme une cause de stérilité justifiant, par exemple, un désaveu de paternité. Les spermatozoaires disparaissent souvent pendant une maladie de longue durée qui détermine ainsi une stérilité temporaire.

Les *lésions traumatiques*, notamment la contusion des testicules, peuvent amener l'atrophie de l'organe et arrêter la spermatogenèse; Boyer avait déjà appelé l'attention sur l'atrophie à marche rapide qui fait cesser les fonctions de l'organe, à la suite d'une violente contusion.

6° L'*obstacle* à *l'excrétion* du sperme est également une cause de stérilité ; cet obstacle peut se rencontrer sur tout le trajet du sperme et dépendre de dispositions congénitales ou acquises. La brièveté du frein, avec phimosis et ouverture étroite du méat urinaire à la base du gland, peut gêner l'érection et donner à l'éjaculation une direction qui l'empêche d'être fécondante. L'*hypospadias* a surtout donné lieu à des discussions de ce genre. Divers auteurs, Haller, Mahon, ont nié la fécondité des hypospades, d'autres l'ont admise, Morgagni, Belloc et notamment Sabatier et Boyer, d'après un cas observé dans leur famille. Zacchias, qui a noté un hypospade fécond, Gaultier de Claubry, Petit-Radel, attestent la paternité d'hypospades. Taylor cite un cas où l'on a reconnu la paternité d'un hypospade âgé de dix-sept ans. L'hérédité de ce vice de conformation est la démonstration la plus concluante de la puissance génitale des hypospades. Les cas cités par Belloc, Desgenettes, Born, Ritter, Franck, sont concluants. Nous avons recueilli à Strasbourg l'observation d'un hypospade dont les frères et les deux fils étaient atteints de ce vice de conformation (*voy.* art. PATERNITÉ, p. 574). La fécondité dépend ici du lieu où s'ouvre le méat urinaire ; elle a lieu lorsque le sperme peut être éjaculé dans le vagin, dont la paroi postérieure complète pour ainsi dire l'urèthre. Si l'ouverture se trouve vers la racine de la verge, le sperme n'étant pas éjaculé dans le vagin, c'est la fécondation artificielle qui peut alors procurer la paternité.

Les obstacles à l'excrétion se trouvent dans le canal de l'urèthre, par suite des rétrécissements qui s'opposent à la sortie du sperme pendant l'éjaculation ; ils résultent de l'induration de l'oblitération des conduits éjaculateurs de leur section dans l'opération de la taille bilatérale, d'une cicatrice qui a changé leur direction, comme dans le cas observé par Lapeyronie. Les affections de la prostate déviant, fermant le canal, l'oblitération des vésicules séminales, les lésions du canal déférent, l'absence de contractions spasmodiques des muscles ischio et bulbo-caverneux, états d'un diagnostic souvent difficile, sont encore des causes qui s'opposent à la sortie du sperme dans les conditions nécessaires pour la fécondation.

L'*épididymite double*, à la suite de l'orchite blennorrhagique, est une cause de stérilité temporaire ou définitive sur laquelle des travaux intéressants ont appelé l'attention. Pendant le cours de cette affection, le passage et la formation des zoospermes sont arrêtés, et on n'en trouve plus dans les éjaculations qui se produisent, même après la cessation de la période aiguë. Gosselin, Godard, Curling, Liégeois, Labat, Hirtz, ont publié à cet égard des observations concluantes. Sur 21 cas d'épididymite double recueillis par Liégeois, vingt et une fois les zoospermes manquaient dans les éjaculations. Cet état peut se prolonger et devenir définitif. Hirtz a rapporté l'observation de deux jeunes maris, ayant toutes les apparences de la puissance génitale, qui après quelques années d'un mariage stérile ont été reconnus comme privés de zoospermes, par suite d'une induration chronique, peu prononcée, de l'épididyme ; ils avaient été l'un et l'autre, plusieurs années auparavant, atteints d'orchite blennorrhagique.

L'*impuissance* proprement dite, *impotentia coeundi*, est distinguée en physique ou nerveuse : la première est produite par un état local, la seconde par un trouble fonctionnel sous des influences diverses.

1° L'*impuissance physique* peut être le résultat d'un vice de conformation de la verge ; cet organe est réduit à des dimensions qui ne permettent pas son introduction dans le vagin. Il en est ainsi dans certains cas d'épispadias où manque la partie supérieure de la verge, l'urèthre étant réduit à une fissure entre les deux corps caverneux. La bifurcation de la verge est le plus souvent accompagnée de l'atrophie de l'organe. Dans l'extrophie de la vessie, avec séparation des muscles droits et fissure du pubis, la verge est remplacée par une rainure entre les corps caverneux. Les testicules peuvent être intacts et la sécrétion du sperme s'effectuer; dans une observation de Ristelhueber, les testicules étaient intra-abdominaux, les canaux éjaculateurs s'ouvraient dans la gouttière uréthrale et, malgré l'imperfection de ces organes, l'individu avait les inclinations les plus lascives (Quatrefages, Thèse de Strasbourg, 1852). L'existence de deux pénis n'a pas été considérée comme un obstacle au coït; Taylor (p. 777) rapporte l'observation d'un homme âgé de vingt-cinq ans qui avait deux pénis et qui se servait du gauche pour le coït, le droit entrant aussi en érection; l'urine sortait par les deux glands, et à chaque pénis correspondait un scrotum avec un testicule.

Les traumatismes et les maladies de la verge sont aussi à considérer. Une blessure, une opération chirurgicale, ont pu mutiler ou retrancher l'organe. Une déchirure des corps caverneux, l'anévrysme du tissu spongieux, peuvent déterminer un gonflement et une déviation de la verge incompatible avec le coït. Le même effet peut être produit par une cicatrice qui interrompt la circulation dans un des corps caverneux et empêche l'érection d'être complète. L'induration d'un des corps caverneux rend la verge difforme pendant l'érection; une contusion a déchiré le tissu spongieux; un cancer empêche l'action de l'organe.

L'altération des parties voisines devient aussi un obstacle au coït. Une tumeur du scrotum, l'hydropisie, un œdème notable, une polyurie considérable, peuvent empêcher le rapprochement sexuel. Le même effet peut être produit par une hernie, mais ici il importe de constater que la hernie n'est pas irréductible; Vibert, dans quatre expertises dont une concernait un cryptorchide, a reconnu que la tumeur, bien que considérable, n'était pas irréductible et qu'elle ne constituait pas une cause d'impuissance. Kauffmann cite un cas où le pénis était comme enfoui dans un éléphantiasis du scrotum; l'impossibilité du coït était manifeste.

2° L'*impuissance nerveuse*, anaphrodisie, frigidité, consiste dans l'abolition de la fonction, sous des influences diverses, les organes étant intacts. L'érection ne peut se produire, les désirs sont éteints. Pour reconnaître cette anaphrodisie, on examine d'abord l'état local: aucun vice de conformation, aucune lésion de l'organe, n'expliquent le silence de la fonction; mais on peut trouver la verge petite et faible, flétrie, *virga debilis*, *tenuis*, *flacca*, signe indiqué par nos anciens auteurs; elle est allongée et flasque, état qui résulte de l'onanisme pratiqué dès la première enfance. L'absence de l'érection est difficile à établir; une observation répétée peut en surprendre des traces, ou constater la flaccidité constante des organes.

Le diagnostic se fonde principalement sur l'état général et sur l'examen des causes qui ont pu abolir la fonction. L'âge avec les signes de la décrépitude, auxquels se joint un état maladif, peuvent ne laisser aucun doute. Taylor cite un cas de désaveu de paternité, qui fut admis, de la part d'un vieillard de quatre-vingt-quatre ans, atteint de paralysie. Les excès prolongés et prématurés sont une des causes fréquentes de l'impuissance; l'état général de la personne indique cet épuisement. La spermatorrhée est une cause de ce genre qui peut être facilement reconnue. On a encore noté les influences morales, les préoccupations intellectuelles, la crainte, la répugnance, les troubles psychiques qui empêchent les mouvements réflexes et rendent incomplète ou nulle l'excitation des centres d'érection.

Les causes pathologiques ont ici l'influence la plus évidente. On a noté d'abord les affections du système nerveux, la paralysie générale, l'ataxie locomotrice, les suites de l'apoplexie ou des maladies de la moelle épinière, l'hémiplégie, la paraplégie, l'interruption dans la continuité des voies nerveuses, qui ne permet plus aux mouvements réflexes de se produire. On tiendra compte de la possibilité de l'érection chez certains paraplégiques et au début de l'inflammation des méninges rachidiennes.

Les maladies qui affaiblissent profondément l'organisme éteignent aussi les fonctions génitales : l'anémie à un haut degré, le diabète dans la dernière période, l'azoturie, l'hydropisie, la gastrite chronique, les colites avec une diarrhée qui se prolonge et amène le marasme, les cachexies syphilitique et scorbutique, un état fébrile, la variole, la fièvre typhoïde, la pneumonie, telles sont les conditions dont on peut avoir à apprécier l'influence. Certaines maladies, au contraire, semblent augmenter ou conserver l'excitabilité génitale, telles sont : la phthisie pulmonaire, certaines affections de la vessie et de la peau, les calculs des reins, la goutte, le rhumatisme chronique, les douleurs articulaires, quelques formes de l'aliénation mentale, telles que la démence au début.

L'action des causes traumatiques devra aussi être recherchée : des contusions du crâne, de la moelle épinière, ont amené l'impuissance plus souvent temporaire que définitive; dans un cas cité par Roubaud, elle persista pendant six mois, à la suite d'une commotion produite par un accident de chemin de fer.

L'alcoolisme est une des causes fréquentes de l'anaphrodisie qui succède à l'excitation passagère produite par les premiers excès. L'usage des médicaments anaphrodisiaques, tels que l'acide arsénieux, le bromure, le camphre, la lupuline, le nénuphar, le sulfure de carbone, la digitale, a pu produire cet état. Un indice de l'existence de l'anaphrodisie peut se déduire de l'usage qu'on aurait fait des médicaments aphrodisiaques, les cantharides, le phosphore, la coca, le kava, le musc, la vanille, le safran, le ginseng, les pastilles mongoles ou du sérail, des préparations qui ont une notoriété en Orient pour surexciter la puissance génitale.

IV. L'IMPUISSANCE CHEZ LA FEMME. On distinguera aussi dans le sexe féminin la stérilité et l'impossibilité du coït.

La *stérilité, impotentia concipiendi,* se rapporte aux causes suivantes :

1° L'*âge*. La puberté précoce est plus fréquente chez les femmes. Les exemples de règles prématurées ne sont pas rares. On cite des observations de menstruations établies à 8 et 9 ans, d'ovaires reconnus à cet âge par l'examen anatomique comme présentant des ovules. L'âge de 5 ans a été signalé par Plakock, de 4 ans par Parvin, de 2 ans par Carus, de 9 mois par Norwitz, de 4 mois par Morand. La preuve décisive est donnée par les grossesses avant l'âge habituel de la fécondité. La grossesse a été constatée à l'âge de 12 ans (Murat, Walker), à 11 ans (Carus), à 10 ans (Pox et Wieland, Boulet), à 9 ans (Ruttela); une grossesse à l'âge de 8 ans est signalée par Kussmaul.

Les limites extrêmes de la fécondité seront prises en considération La menstruation s'est parfois continuée jusqu'à un âge très-avancé. On a cité les âges de 62 et de 73 ans, de 77 ans, d'après White. La grossesse peut survenir après la cessation comme avant l'apparition des règles. Stoltz a observé trois cas de grossesses tardives à 48 et à 51 ans; Ruttel cite douze cas de 45 à 50 ans. D'après la statistique de Neuermann, sur 10 000 accouchements 436 auraient eu lieu à 40 ans et au-dessus, et 3 de 52 à 54 ans; Daviès déclare authentique une grossesse à 55 ans; Berthier indique le même âge; Taylor, dans une statistique faite en Écosse, signale un cas à 57 ans; Haller parle de 63 et 70 ans. Sara aurait été mère à 90 ans; on lit dans la *Genèse* (ch. xviii, v. 11) qu'elle a conçu au moins après la cessation des règles : *Erant autem ambo senes provectæ que ætatis, et desierant Saræ fieri muliebria.*

Aux indices fournis par l'âge s'ajoutent les signes généraux et locaux qui peuvent faire supposer la cessation de la fécondité.

2° L'*absence d'ovaires* est un fait absolument exceptionnel, moins rare peut-être que l'absence du testicule. Une atrophie congénitale peut avoir lieu ainsi que divers vices de conformation; la menstruation manque et cette atrophie altère les caractères extérieurs de la sexualité féminine.

L'*ablation des deux ovaires* entraîne une stérilité absolue, la menstruation cesse; on a cependant observé deux ou trois cas où elle a continué. Le commémoratif, des cicatrices évidentes, ne laisseront aucun doute sur le fait de cette opération qui, par les progrès de la chirurgie, est devenue relativement assez fréquente. L'ablation d'un seul ovaire n'empêche pas la fécondité : il résulte d'une statistique de Wells (traduit par Rodet) que 117 femmes sur 617, auxquelles on avait enlevé un seul ovaire, ont eu 228 enfants de l'un ou de l'autre sexe; onze de ces femmes ont eu 3 enfants; quatre, 4; une, 5; il y a eu deux grossesses gémellaires et une grossesse triple.

3° L'*atrophie pathologique* est le résultat de causes diverses, inflammations, tumeurs et kystes ovariques, mais ici, comme pour le testicule, la fécondité peut continuer dans la partie de l'organe qui est resté intacte. Les signes locaux et généraux, la suppression des règles, serviront à établir le diagnostic. Une maladie grave et prolongée entraîne aussi la suppression de l'ovulation. On tiendra compte des fraudes auxquelles la menstruation peut donner lieu.

4° La *sphère moyenne des organes* génitaux présente des obstacles à la pénétration du sperme; divers vices de conformation entraînent ici une stérilité absolue. L'absence d'utérus a été observée; l'ablation de cet organe a été le résultat d'une opération chirurgicale. L'absence de cavité, l'imperforation du corps ou du col, une atrophie congénitale, l'occlusion de l'extrémité abdominale des trompes, leurs adhérences par une cause pathologique, constituent des obstacles dont la plupart ne peuvent être levés. On s'assurera du mode d'occlusion du col, s'il y a absence de cavité ou s'il n'est fermé que par une membrane. Les maladies de l'utérus, métrite, polypes, corps fibreux, cancer, causes ordinaires de stérilité, ne constituent pas toujours des obstacles absolus. Il en est de même des déviations de l'organe, des chutes de l'utérus, auxquelles on peut remédier. Chopart avait déjà observé un cas de procidence utérine avec saillie extérieure, qui n'avait pas empêché la fécondation. Taylor cite un cas où le mariage fut déclaré nul par suite de l'absence de l'utérus et du vagin, l'obstacle au coït étant d'ailleurs considéré comme le motif principal de cette décision. Une altération de la sécrétion utérine devenue acide a encore été considérée comme cause de stérilité par suite de son action sur les zoospermes.

L'*impuissance* proprement dite, l'*impotentia coeundi*, moins commune chez la femme, donne lieu aux remarques suivantes : elle est surtout occasionnée par des obstacles matériels à l'introduction du pénis.

1° L'*absence de la vulve et du vagin* forme l'empêchement le plus absolu ; Flamant et Wuillaume, de Metz, en ont rapporté des cas. Si l'occlusion n'est formée que par une membrane, une opération lève l'obstacle. L'atrésie vaginale peut être portée au point de rendre la copulation impossible. Un faux vagin a été produit à la longue par le refoulement du canal de l'urèthre dilaté, à la suite d'efforts répétés pour accomplir le coït. Une dilatation méthodique du vagin peut faire disparaître cette cause d'impuissance. Un clitoris volumineux a aussi été considéré comme empêchant le coït, les rapports sexuels ; on en a proposé la résection.

L'*épisiorraphie* employée comme moyen contentif dans la procidence de l'utérus met obstacle au coït ; elle correspond à cet égard à l'infibulation des Anciens, pratiquée, dit-on, encore aujourd'hui en Abyssinie. Cette clôture du vagin est complète, si la femme a atteint l'âge de la ménopause ; on laisse une ouverture inférieure ou supérieure pour le passage des règles, lorsque cette fonction existe encore ; la fécondation a été effectuée par cette ouverture (Bardot, Thèse de Strasbourg, 1858).

2° Les *déviations vaginales* ont appelé l'attention. La déviation *vagino-rectale* a été l'occasion de la thèse de Louis, en 1754, dans laquelle on posait cette question : *An femina sic disposita uti fas sit vel non?* Le coït ne pouvait se faire que par l'anus. La Sorbonne s'opposa à la soutenance de cette thèse ; Benoît XIV en permit la publication. Barbaut, Rossi, Murat, Portal, Marc, ont constaté ce genre de difformité. La déviation *recto-vaginale*, l'ouverture du rectum dans le vagin est plus rare, Morgagni l'a constatée ; Fournier, dans son article Cas rares, en rapporte une observation détaillée. On a aussi noté la déviation *vagino-uréthrale* avec un cas de fécondation (Braun). La réunion des trois orifices du rectum, du vagin et de l'urèthre, formant cloaque, a été observée par Saviard chez un individu non viable.

3° Des *altérations pathologiques* peuvent empêcher les rapports sexuels ; telles sont les tumeurs du vagin et des grandes lèvres, leurs adhérences, l'éléphantiasis, les atrésies résultant des cicatrices de la gangrène ou des ulcères, une déformation rachitique rétrécissant le diamètre antérieur du bassin au point de rendre impossible la pénétration de la verge. Kopp rapporte un cas dans lequel cette cause d'impuissance fut judiciairement admise.

4° Peu d'états correspondent chez la femme à l'*impuissance nerveuse* observée chez l'homme. On a cité l'irritabilité nerveuse, des accès épileptiformes produits par l'émotion, empêchant les rapports sexuels. Ici se présente la question du *vaginisme* traitée par Simpson, Schrœder, Sims, Stoltz, Evart, Fritsch, Scanzoni. L'hyperesthésie de l'entrée du vagin est accompagnée d'une contracture spasmodique des muscles constricteurs, qui empêche toute introduction du pénis. La sensibilité est telle que le moindre attouchement à l'orifice détermine cette contracture. On en attribue la cause à de petites fissures, profondes, difficiles à trouver à l'orifice du vagin ou sous le clitoris, à un traumatisme, résultat de manœuvres maladroites, à un état inflammatoire, à la blennorrhagie, à l'intoxication saturnine, à des influences morales, à une crainte excessive.

Le vaginisme s'oppose au coït, il produit des accidents divers, *penis captus*. Mais cet état est habituellement curable; il n'a pas toujours empêché la conception, et la grossesse l'a fait cesser; c'est dans ces cas qu'on a proposé le coït pendant l'anesthésie produite par le chloroforme.

Les auteurs anciens discutaient en outre les cas d'*inaccessibilitas* causée par des infirmités inspirant le dégoût, par des conformations bizarres, par le système pileux développé sur toute la partie antérieure du corps, par une laideur excessive. On ajoutait à cette étude celle de l'*impotentia pariendi*, l'impossibilité d'accoucher, provenant de l'état du bassin ou de diverses causes de dystocie.

V. Expertise. Conclusions. Les questions posées sont relatives au fait même de la stérilité ou de l'impuissance, à leurs causes congénitales ou acquises, à leur curabilité, à leur durée, à l'époque où s'est produite l'impuissance accidentelle, à son influence sur l'état mental. L'expertise tient compte du commémoratif. La *visite* a ses règles; l'examen local ne peut être fait sans le consentement de la personne. Ce consentement est évidemment acquis lorsqu'elle a intérêt à ce que l'impuissance soit constatée; il peut être refusé lorsque l'intérêt est contraire. Le médecin ne passera pas outre; il peut user de moyens de persuasion, c'est au magistrat à apprécier les conséquences de ce refus. Il importe que cette visite comme toutes celles qui concernent les parties génitales ne soit pas faite par un médecin seul ou sans témoins. L'examen local est pratiqué avec les procédés d'exploration que la science recommande et dans un ordre méthodique. Les signes généraux sont ensuite passés en revue; on examine tous les indices tirés des causes et des états pathologiques concomitants. Une observation suivie et répétée peut être déclarée nécessaire. Les *conclusions* positives sont généralement fondées sur les signes locaux; ils peuvent établir avec certitude l'absence du pouvoir génital. Cette puissance doit être admise jusqu'à preuve contraire chez un homme bien conformé. Dans certains cas les signes généraux, l'examen des causes, la coexistence d'états pathologiques, peuvent aussi conduire à des conclusions certaines. A défaut de preuves directes, l'impuissance peut être rendue vraisemblable par cet ensemble de caractères; on tient surtout compte de ces probabilités en matière criminelle. En général, l'expertise a pour but de prouver l'absence de la puissance génitale et non sa réalité; les progrès de la science permettent à cet égard, dans beaucoup de cas, des conclusions certaines.   G. Tourdes.

INAMOVIBLES (Bandages). *Voy.* Bandages, Fractures, Silicatisation.

INCANTATION. *Voy.* Sorcellerie.

INCISIFS. *Voy.* Expectorants.

INCLUSION. On donne le nom de monstres par inclusion aux monstres caractérisés par la présence de parties plus ou moins nombreuses ou complètes d'un fœtus dans l'intérieur d'un autre fœtus bien conformé; lorsque le fœtus monstrueux ou ses fragments sont placés dans la cavité abdominale, l'inclusion est dite abdominale ou profonde; s'ils sont placés sous la peau, l'inclusion est cutanée.

Le plus souvent le fœtus inclus est représenté par des débris d'organes sans rapports entre eux, débris généralement plus imparfaits et plus irréguliers dans l'inclusion cutanée que dans l'inclusion profonde.

Ce genre de monstruosité se présente le plus fréquemment dans la région sacro-périnéale, dont il peut occuper indistinctement toutes les couches depuis la périphérie jusque dans la profondeur. Ce vice de conformation, dans cette région, n'entraîne pas la non-viabilité.

Enfin il est reconnu qu'un grand nombre de tumeurs scrotales ou péritesticulaires n'ont pas d'autre origine.

Le mode de formation des monstruosités par inclusion n'est pas encore exactement connu; il paraît, dans tous les cas, fort variable, en ce sens que tantôt il y a inclusion vraie, tantôt inclusion accidentelle par suite de grossesses extra-utérines, ou simplement de kystes pilifères dont on peut expliquer la production par la réunion tardive ou l'anomalie de réunion de parties du tégument séparées primitivement.   L. Hn.

INCOMPATIBILITÉ.   L'art de formuler demande une connaissance approfondie des propriétés chimiques des médicaments. Lorsque deux substances sont réunies dans une formule pour obtenir un effet curatif, il faut connaître exactement les réactions qui peuvent se produire, et les actions exercées par l'une sur l'autre et *vice versâ*. Si on ne possède pas à fond la notion des phénomènes que peuvent produire les mélanges de substances diverses, on s'exposera à de nombreux mécomptes. On pourra, depuis la simple annihilation de l'effet à obtenir, arriver à la formation d'un composé toxique.

Ainsi donc, il y aura incompatibilité entre des substances, lorsque leur mélange est susceptible de produire, soit un effet contraire, soit une action nulle, soit un composé nuisible et même dangereux.

En règle générale, il y aura incompatibilité :

1º Toutes les fois que deux ou plusieurs sels réunis sont susceptibles de fournir, par voie de double décomposition, un sel ou composé nouveau insoluble.

Ainsi on évitera d'associer un sulfate soluble avec un sel de baryum soluble, car on aura comme précipité du sulfate de baryte ; il en sera de même avec les sels de plomb solubles.

2º Lorsque deux sels, l'un soluble, l'autre insoluble, réagiront l'un sur l'autre et donneront lieu soit à une dissolution, soit à la formation d'un précipité. Tel est le cas de l'administration du calomel avec des chlorures, qui ne saurait se faire, car ces chlorures solubles réagiront sur le calomel, sel insoluble, donnant naissance à du bichlorure de mercure qui, éminemment toxique, restera en dissolution.

3º Quand un sel soluble est mis en présence d'un acide susceptible de décomposer ce sel, de s'emparer de sa base et de mettre son acide en liberté.

Nous citerons comme exemple l'association du bicarbonate de soude et de l'acide chlorhydrique. Ce dernier chassera l'acide carbonique, qui est volatil, se mettra en son lieu et place et formera du chlorure de sodium soluble.

4º Quand on associera les alcalis avec des sels dont la base est insoluble ou volatile. La base sera déplacée par l'alcali et elle restera sous forme de précipité ou bien en dissolution. Ce fait se produira dans le mélange de l'acétate d'ammoniaque avec un alcali, ou bien encore d'un persel de fer, perchlorure avec un alcali : dans le premier cas il y aura dégagement d'ammoniaque qui se dissoudra 'et naissance d'acétate de soude soluble ; dans le second cas, formation d'hydrate de peroxyde de fer insoluble et d'un sel soluble, résultat de l'association de l'alcali et de l'acide libéré de sa combinaison avec la base.

5° Dans l'association d'un alcali avec un acide qui donne généralement un sel neutre. Il en sera ainsi lorsque, par exemple, on mettra ensemble de l'acide acétique et de l'ammoniaque.

6° Si on mélange certaines substances qui ne se prêtent à aucune des règles précédentes. Nous allons en donner quelques exemples.

Le calomel et les amandes amères, substances qui, employées seules, ne sont pas nuisibles, donnent par mélange un corps nouveau, le cyanure de mercure, corps des plus dangereux. Aussi doit-on éviter l'introduction des amandes amères dans les loochs blancs devant être additionnés de calomel.

Toutes les substances renfermant de l'acide tannique ne sauraient impunément être associées avec certains sels dont il précipite les oxydes à l'état de tannates. Avec la gélatine et l'albumine, le tannin contracte combinaison et forme un coagulum qui se précipite, entraînant en partie le contenu des préparations. Les sels d'alcaloïdes végétaux ne peuvent exister en présence des tannins. Ces derniers mettent l'acide en liberté et donnent un tannate alcolooïque insoluble, du moins dans la plupart des cas.

Ce que nous venons de dire de l'incompatibilité de deux ou plusieurs substances réunies dans un médicament peut aussi exister lorsque les substances sont ingérées l'une après l'autre. Elles se réunissent dans l'estomac, y trouvent des liquides favorisant les réactions et donnent naissance au précipité ou au composé nouveau que l'on s'était efforcé de ne pas obtenir avec le médicament.

Un malade soumis à l'antimoine ou à un de ses sels devra s'abstenir de prendre des boissons renfermant de l'acide tartrique ou des tartrates, car, sous l'influence du composé nouveau formé dans son estomac (tartrate d'antimoine et de potasse), émétique, il ne tardera pas à vomir.

Ce n'est pas seulement dans les médicaments pour l'usage interne que l'on doit tenir compte de l'incompatibilité. L'usage externe emploie aussi des médicaments que l'on doit éviter d'associer. Les accidents dans ce cas sont rares, et presque toujours il y a annihilation du médicament.

Tout le monde sait qu'un bain au sulfure de potassium noircit la peau des personnes soumises à un pansement plombique ou mercuriel. Dans les prescriptions magistrales,' ceux qui formulent doivent aussi bien faire attention aux réactions que les différentes drogues peuvent occasionner.

Pour passer en revue toutes les incompatibilités il faudrait s'étendre de beaucoup au delà du cadre tracé pour cet article et passer en revue tous les corps médicamenteux. Ce n'est que par une connaissance approfondie des propriétés des corps que' l'on arrivera à ne pas associer ou mélanger des corps qui peuvent, en se combinant, ou ne pas donner de résultat, ou donner un résultat contraire, ou bien devenir nuisibles.

L'incompatibilité toutefois n'est pas absolument rejetée de la thérapeutique, car quelquefois elle sert à arriver à des résultats que l'on ne pourrait obtenir autrement ; dans ces cas particuliers, c'est dans les organes que se passent les réactions.

Souvent, en effet, on donne simultanément des préparations de fer et de quinquina. La potion de Rivière est un exemple d'incompatibilité utilisée pour produire de l'acide carbonique *in situ*.

Les traitements divers des empoisonnements après que l'on a fait rejeter le poison sont des types parfaits où l'on utilise l'incompatibilité du médicament.

Enfin il y a une incompatibilité qui n'est pas d'ordre chimique : c'est celle qui se passe entre deux corps sans former de composés nouveaux, mais par annihilation. Comme exemple nous citerons l'association de l'opium et de la belladone, dont les effets se neutralisent réciproquement. Ch. Blarez.

INCONTINENCE (Urines. Fèces). A. Incontinence d'urine. Thompson comme Guyon, dans leurs leçons cliniques, font ressortir l'abus qui est fait par les malades, par les médecins aussi, du mot *incontinence*. D'après sa signification étymologique, ce terme doit être réservé aux cas où l'urine s'échappe de la vessie *vide*, involontairement, inconsciemment. Or tous les jours on l'emploie pour désigner la miction qui suit la *réplétion* du réservoir urinaire, la miction par *regorgement*. Dans ces conditions très-fréquentes, la vessie est *pleine*, parfois sans que le patient s'en doute, sans que le médecin le recherche, et cette confusion de deux états absolument opposés sous la même dénomination a pu causer la perte de plus d'un malade. C'est par l'absence de perception que l'*incontinence vraie* se sépare de l'*incontinence fausse*.

Simple symptôme, conséquence d'états morbides très-différents, l'*incontinence* peut être étudiée d'après la division suivante, que nous empruntons au magistral traité de M. le professeur F. Guyon :

Incontinence.				
	vraie.	Sans lésion matérielle des voies urinaires.. .	1. *Incontinence* par lésion nerveuse. 2. — des enfants.	
		Avec lésion matérielle des voies urinaires. .	Sans rétention d'urine. . . .	3. *Incont.* mécanique. 4. — des tuberculeux. 5. — traumatique.
			Avec rétention d'urine. . . .	6. — des rétrécis. 7. — des prostatiques.
	fausse. .	N'a d'importance que pour le diagnostic.		

I. Sans lésion matérielle des voies urinaires. A. *Incontinences d'origine nerveuse.* Dans cette classe rentrent les mictions involontaires qui succèdent aux paraplégies, aux lésions du rachis, aux fièvres graves ; elles s'accompagnent souvent de rétention et nécessitent un cathétérisme évacuateur suffisamment rapproché. Toutes différentes sont les évacuations de la syncope, de l'hystérie, de l'épilepsie, pathognomoniques pour Trousseau quand elles se produisent la nuit, à intervalles irréguliers. L'état du malade à son réveil, hébétude, abrutissement, courbature, morsure de la langue, permet le diagnostic. Dans la même classe les contractions réflexes dues à la présence d'ascarides dans le vagin et le rectum, à l'uréthrite, la vulvite, le phimosis, etc. Nous n'avons pas à y insister.

B. *Incontinence des enfants.* Plus intéressante est cette variété qui s'est rencontrée, d'après Samuel S. Adams (1885), 55 fois sur 19,261 enfants traités dans les hôpitaux de Georgetown, Boston, Philadelphie, soit 1 fois sur 350 environ. Aucune différence entre nègres et blancs. Th. Holmes croit la fréquence plus grande chez les garçons.

C'est après la première enfance, après que déjà l'enfant était devenu propre, qu'apparaît l'affection ; de quatre à cinq ans suivant Guyon, de huit à douze selon S. Adams. Elle persiste pendant des mois, des années, parfois jusqu'à l'adolescence la plus avancée, contrairement à l'opinion du vulgaire, et souvent laisse à sa suite des pertes séminales, des mictions fréquentes et impérieuses. Tout en avouant quelques insuccès, les chirurgiens anglais semblent croire plus que les nôtres à la curabilité naturelle de l'affection.

Les symptômes de l'incontinence sont fort simples. Elle est presque exclusivement nocturne, bien que dans le jour l'enfant soit souvent pressé par le besoin d'uriner et laisse échapper quelques gouttes. C'est une heure et demie, c'est deux heures après le coucher que la miction involontaire se fait. Elle est habituellement unique; parfois cependant elle se reproduit le matin. Cette régularité est déjà, par elle-même, un signe presque certain de l'absence de lésion; au reste, une exploration complète de l'appareil urinaire doit être faite, s'il y a le doute le plus léger.

ÉTIOLOGIE. On invoque d'habitude la faiblesse de l'enfant, une émotion vive, frayeur, chute, trauma, sans que l'influence en soit bien démontrée. Lewis Smith croit à l'action : 1° de l'acidité extrême de l'urine chargée d'acide urique, lactique, hippurique, d'où contractilité exagérée de la vessie; 2° d'une sécrétion trop considérable suite d'une ingestion exagérée de boissons; 3° de la contractilité anormale du muscle vésical, névrose de Trousseau; 4° d'une faiblesse du sphincter, chez les enfants mal nourris (on observe alors de l'incontinence des fèces); 5° d'une influence psychique, d'un rêve, dans lequel le petit malade se croit en un lieu convenable pour se soulager. L'habitude joue un rôle parfois indéniable, et l'on a vu l'affection se propager à tous les élèves d'un même pensionnat. Guyon ne rejette pas l'idée de l'hérédité, mais d'une hérédité alternante et non directe.

Après Desault, les Anglais invoquent souvent l'*irritabilité* vésicale excessive, mot difficile à définir. Telle est aussi l'opinion de Trousseau, auquel nous devons l'emploi souvent heureux de l'extrait de belladone, à doses progressivement croissantes. Cependant l'éminent clinicien de l'Hôtel-Dieu fut conduit par la pratique à reconnaître une forme plus rare, curable par le sulfate de strychnine, et qu'il rapporte à l'*atonie* du sphincter vésical. Bien différente est la doctrine de Civiale. Celui-ci ne voit partout qu'une lésion locale de l'appareil urinaire, et recourt dès l'abord au cathétérisme, aux injections, aux cautérisations du col, pour modifier les parties altérées.

La théorie du professeur Guyon, basée sur l'observation clinique, répond mieux à la réalité des faits. On sait que pour le chirurgien de Necker l'urèthre de l'homme se divise en deux parties distinctes. L'antérieure est inerte dans la miction; la postérieure est munie de fibres musculaires, *sphincter uréthral*, dont la contraction tonique empêche la sortie de l'urine. Or, si l'on explore avec la bougie à boule le canal d'un enfant incontinent la nuit, on voit que la boule n'est pas serrée comme elle l'est dans l'état normal, de la symphyse au col. Elle joue librement dans l'urèthre postérieur. Il y a donc faiblesse, *atonie* du sphincter uréthral; la vessie n'y est pour rien. Aussi le petit malade ne se plaint pas d'avoir des besoins pressants, il raconte qu'il ne *peut pas se retenir*, malgré ses efforts.

La pratique confirme cette doctrine, en montrant que l'*électrisation directe* du muscle suffit pour amener rapidement une amélioration et bientôt une guérison radicale. Nous empruntons au professeur Guyon la description de sa manière de faire : « Je me sers, à cet effet, d'une petite tige flexible, épaisse de 2 millimètres environ et constituée par un faisceau de fils métalliques très-fins, recouvert d'une enveloppe isolante. Les fils métalliques aboutissent, d'une part

à une petite armature terminée par un crochet métallique destiné à établir facilement la communication avec la pile, d'autre part à une autre armature portant
un pas de vis. Sur cette armature s'adaptent des boules métalliques de différents
calibres et en tout semblables, par leur forme légèrement ovoïde, à la tête des
explorateurs ordinaires.

« La boule métallique est conduite dans l'urèthre. Le défaut de résistance
du sphincter empêchant de bien apprécier son siége, la boule devra être portée
jusqu'à la vessie, puis on la retire ensuite de la quantité nécessaire pour amener
son talon au niveau de la portion membraneuse. On n'a plus dès lors qu'à
accrocher le fil conducteur d'une petite pile à induction, en même temps que
l'autre pile, bouton ou plaque, est appliqué immédiatement au-dessus des pubis.
Le courant doit être d'intensité assez faible, les intermittences non trop rapprochées; la séance ne doit pas durer plus de deux à cinq minutes, pour ne
pas fatiguer le muscle uréthral, au lieu de le fortifier ».

Pendant le passage du courant on sent, au peu de mobilité de la boule, la
compression fournie par le sphincter contracté. Douze à quinze séances suffisent
d'habitude pour un succès durable chez les jeunes garçons.

Chez les filles, on ne sait où est le sphincter; le procédé n'est pas applicable.
Il faut alors recourir à une autre thérapeutique. La belladone à dose croissante
est adpotée par Adams et par Holmes, après Trousseau. D'après le conseil de
celui-ci, il faut réveiller l'enfant *une* heure après son coucher pour le faire
uriner, et chaque jour retarder ce réveil de cinq minutes, jusqu'à ce que l'habitude soit perdue. Les bandages de Plouviez, de Trousseau, destinés à s'opposer mécaniquement à l'issue de l'urine, exposent à de violentes douleurs,
parfois à la rétention. Si les mesures de rigueur ont donné quelques succès, ce
n'est certes pas au médecin à les appliquer; tout au plus peut-il gourmander la
paresse de l'enfant. Les bains de siége glacés (Dupuytren); les bains très-chauds
(Lallemand), les douches périnéales ou rachidiennes, le vésicatoire au sacrum
(Brodie) pour empêcher le décubitus dorsal; la cautérisation du col avec le
nitrate d'argent (Th. Holmes), ont réussi dans certains cas. Mais c'est encore à
la thérapeutique de Trousseau, extrait de belladone jusqu'à intoxication légère,
s'il y a irritabilité; strychnine, s'il y a atonie du sphincter, qu'ont recours le
plus grand nombre des chirurgiens, du moins au début. Bierbaum préconise le
camphre. Si la médication interne échoue, on aura dans l'électrisation locale un
agent de première valeur. Il ne faut pas se rebuter, l'affection est tenace et
doit être combattue longtemps.

C. *Incontinence à forme infantile chez l'adulte.* Le professeur Guyon n'a
vu qu'un cas de ce genre, chez un homme de vingt-trois ans. L'incontinence
était à la fois diurne et nocturne; la vessie saine supportait 200 grammes
d'urine. La sortie rapide du malade permet le doute sur la réalité de l'affection.
Cependant Harrison dit avoir observé l'incontinence tenace chez des adolescents.
Le chloral (Albutt), les douches très-chaudes sur le rachis, lui ont réussi dans
ces cas. Le professeur Gaujot s'est bien trouvé du réveil pratiqué dans la première partie de la nuit.

II. Incontinence avec lésion matérielle. Nous ne ferons que résumer ces
formes, dont la description est ou sera faite dans l'étude des lésions qui les produisent.

A. *Sans rétention.* 1º *Mécanique,* calcul ou fragment de calcul rendant
impossible l'occlusion de l'urèthre. — 2º *Tuberculeuse,* par destruction du col

vésical par des ulcères, des cavernes. — 5° *Traumatique*, lésions du col par le bistouri, les tenettes, les dilatateurs.

B. Avec rétention. 1° Chez les *rétrécis* dont la partie postérieure du canal est dilatée; elle débute le jour et disparaît dans le décubitus dorsal; 2° chez les *prostatiques*, elle se montre d'abord la nuit.

B. Incontinence des matières fécales. Symptôme d'affections diverses, elle pourrait comme la précédente être divisée en incontinence mécanique (tumeurs); traumatique (blessures, sections du sphincter anal); nerveuse (paralysies, syncope, etc.). Mais ces variétés coïncidant avec des affections déjà étudiées aux articles Anus, Rectum, Gâteux, etc., il nous suffit de les avoir signalées.   J. Chauvel.

Bibliographie. — Holmes (Th.). *Mal. chir. des enfants*, 1870. — Du Souich. *De l'incont. d'urine essentielle.* Thèse de Paris, 1877 (Bibliographie). — Thompson. *Traité prat. des mal. des voies urinaires*, 1874. — Guyon. *Leçons clin. sur les mal. des voies urinaires*, 1881. — Samuel. S. Adams. *Incont. of Urine in Children.* In *Journ. of Amer. Med. Assoc.*, 1885. — Lewis Smith. *Ibid.* In *Med. News*, 1885, 16 mai. — Harrisson (Reg.). *Encycl. intern. de chirurgie*, t. VII, 1887.   J. C.

INCUBATION CHIRURGICALE. Le mot incubation, dans le langage médical, se prend sous deux acceptions différentes, représente deux ordres de faits absolument distincts. D'une part on désigne par ce terme une certaine période des maladies, et d'autre part une méthode particulière de traitement. J'ajoute qu'en histoire naturelle ce même mot a encore une troisième signification, que Littré définit ainsi : le soin qu'ont la plupart des oiseaux de se coucher sur leurs œufs pour leur communiquer la chaleur de leur propre corps, afin de faire développer les embryons qui s'y trouvent contenus. Les choses de l'histoire naturelle ne doivent pas nous occuper ici.

Nous disons donc qu'en nosologie on entend par incubation une période latente des maladies, comprenant tout le temps qui se passe entre l'application de la cause morbifique à l'économie et l'apparition des premiers phénomènes sensibles de l'affection. En thérapeutique l'incubation est un mode de traitement qui consiste dans l'application méthodique et régulière de la chaleur artificielle, soit aux diverses parties lésées, soit au corps tout entier.

Nous avons à traiter seulement de l'incubation chirurgicale : or, au sens nosologique du mot, cette période latente existe-t-elle dans les affections dites chirurgicales? Dans quelques-unes, sans doute, mais celles-ci sont bien peu nombreuses. Ainsi il n'y a pas d'incubation dans les lésions traumatiques, tandis qu'on doit la reconnaître dans le développement des tumeurs de tout genre. Il est bien sûr que le germe d'un cancer, par exemple, végète plus ou moins longtemps dans une glande mammaire avant d'arriver à son éclosion. Mais combien s'écoule-t-il de jours, de semaines, de mois, entre l'heure de la semence et celle de la première manifestation? Nous ne le savons pas. Les éléments nous manquent pour discuter avec fruit de pareilles questions.

Dans certaines phlegmasies on peut reconnaître aussi une sorte d'incubation. Les phlegmons des membres, causés par une blessure des doigts ou des orteils, n'éclatent pas d'emblée, mais se développent, le plus souvent, après une période plus ou moins longue de silence des symptômes et de calme apparent, période latente.

Il est une classe fort riche de maladies se rattachant à la chirurgie qui ne se manifestent qu'après avoir passé par une véritable incubation : je veux parler de la classe des maladies virulentes, de la pustule maligne, du charbon, de la morve et du farcin, de la septicémie, de la pourriture d'hôpital, de l'érysipèle, de l'ophthalmie purulente, des piqûres anatomiques, etc. Je ne dis rien des affections vénériennes, lesquelles ne sont pas des maladies chirurgicales proprement dites. Ce n'est qu'un certain temps après s'être exposés aux atteintes de la contagion que les patients ressentent les premiers effets du mal; ce temps, c'est celui de l'incubation.

Sans doute il serait intéressant de connaître la durée de cette période dans ces diverses maladies, mais que de difficultés, souvent insurmontables! Cependant des expériences ont été faites à ce sujet pour quelques affections virulentes. MM. Arloing, Cornevin et Thomas, ont constaté que dans le sang de rate et le charbon bactérien il y a une période d'incubation relativement fixe. Elle est plus longue pour le sang de rate que pour le charbon bactérien, soit que le bacille n'évolue pas aussi rapidement dans l'organisme que la bactérie, soit que, se développant particulièrement dans le sang ou la lymphe, il ne se manifeste par des symptômes que lorsqu'il a largement pullulé, tandis que la bactérie, plus phlogogène, plus active, révèlerait d'abord son existence et ses multiplications locales, puis envahirait toute l'économie au lieu de rester confinée dans l'appareil circulatoire. L'incubation de sang de rate chez le lapin peut avoir une durée de quinze à cent heures; après l'inoculation du charbon bactérien cette durée a quelquefois été de six heures seulement.

Chez l'homme, Mac Gregor a pu étudier l'incubation de l'ophthalmie purulente. Il rapporte en détail les observations de trois infirmiers atteints de l'ophthalmie égyptienne, chez lesquels les accidents apparurent cinq heures, huit heures et douze heures après qu'ils se furent exposés à la contagion.

Néanmoins, sur ce point je ne saurais être précis, car, en somme, la forme et la durée de l'incubation des maladies virulentes sont encore mal connues, elles varient certainement avec les différentes conditions de l'intensité du germe virulent et de la réceptivité de l'organisme, et puis je ne ferais que répéter ce qui a été dit déjà dans les études faites sur chacune de ces maladies en particulier. Je renvoie donc le lecteur aux différents articles qui en traitent.

La distinction à faire entre les deux sens du mot incubation étant ainsi établie, les choses étant ainsi exposées, nous laissons de côté tout ce qui a trait à l'incubation chirurgicale considérée comme période de maladie, pour nous occuper de l'incubation moyen thérapeutique.

L'idée d'appliquer les bienfaits de la chaleur au traitement des plaies, des ulcères, des fistules, de certaines tumeurs, de quelques maladies générales accidents des blessures, n'est certes pas une idée neuve; elle avait germé dans le cerveau de nos anciens avant de faire une nouvelle éclosion dans l'esprit de quelques-uns de nos contemporains. Il est peu d'auteurs ayant écrit sur l'art des pansements qui n'aient reproduit quelque texte d'Hippocrate favorable à l'emploi de la chaleur, qui n'aient invoqué l'opinion et la pratique d'A. Paré, qui n'aient rappelé les observations de Larrey, racontant que sous la chaleur du ciel égyptien les plaies et les blessures arrivaient à leur guérison avec une surprenante rapidité. On cite encore Magatus et son fervent adepte Sancassani; celui-ci, chirurgien italien de la fin du dix-septième siècle et du commencement du dix-huitième, travailla toute sa vie, on peut le dire, à développer les idées et les préceptes de Magatus, dont il était vraiment enthousiaste. Or ces préceptes, relativement au pansement des plaies, peuvent se résumer dans ces deux termes : pansements rares et chaleur autour des tissus lésés.

Les recueils de l'Académie royale de chirurgie renferment un très-remarquable mémoire de Faure sur l'usage de la chaleur actuelle dans le traitement des ulcères.

La chaleur sous toutes ses formes est journellement opposée à l'élément douleur dans beaucoup de ses manifestations; son emploi est devenue une pratique populaire. Les crampes d'estomac, les coliques de toutes sortes, intestinales et utérines, le lumbago, appellent, pour ainsi dire, l'application de linges chauds. La ouate, dont on entoure les membres des rhumatisants, les met dans un véritable état d'incubation dont ils se trouvent bien. Et le simple cataplasme de farine de lin ! C'est à la douce chaleur dont il imprègne les tissus endoloris que sont dus les heureux et bienfaisants effets qu'il produit si souvent.

L'emploi de l'eau chaude fournit aussi d'excellents résultats dans le traitement de diverses maladies, par exemple, certaines affections oculaires, blépharites, conjonctivites, kératites. L'eau très-chaude soulage et guérit souvent des hémorrhoïdaires, appliquée au moyen de compresses, reçue en lavements. Il en est de même dans des cas de prostatites douloureuses, dont cet agent a souvent apaisé les cruelles manifestations. On la conseille encore dans le traitement des panaris, des phlegmons des membres; elle aurait même triomphé de certaines plaies diphthéroïdes contre lesquelles l'iodoforme, l'acide phénique, le jus de citron, étaient demeurés impuissants. Simmons (de Yokohama) a employé les bains de siége chauds et prolongés contre les ulcérations phagédéniques, moyen thérapeutique reconnu efficace par l'école de Vienne. Assez récemment (*the Medical Record*, 21 avril 1883) Holbrook Cartis a publié un travail sur le traitement de la blennorrhagie par les irrigations d'eau chaude. Elle a paru très-utile encore dans quelques affections utérines, les congestions passives de la matrice, les métrorrhagies, en particulier celles que provoque la présence de tumeurs de diverse nature. Dans ce dernier cas Guéneau de Mussy procède par l'application de compresses, et Courty par des injections vaginales. D'intenses douleurs névralgiques ont été rapidement endormies par l'emploi de l'eau à une haute température. Reclus cite plusieurs exemples de ce fait intéressant.

Tout ce qui précède a trait, sans doute, à l'application de la chaleur au traitement de certaines maladies chirurgicales, mais de la chaleur employée d'une façon momentanée, ou combinée avec un autre agent; ce n'est pas là l'incubation proprement dite. Pour réaliser ce qu'on appelle l'incubation chirurgicale il faut placer les plaies ou les lésions dans un milieu à température uniforme et constante, artificiellement maintenue à peu près au degré de chaleur du corps humain.

C'est l'incubation ainsi définie, réglée avec précision dans ses procédés d'application, qui a été érigée en méthode thérapeutique par le docteur Jules Guyot, et je ne sache pas qu'aucun chirurgien, ancien ou moderne, en ait eu la pensée, en ait fait la proposition avant lui.

Les essais, les expériences, les premiers travaux du docteur Guyot, datent de 1833, puis, pendant huit ou dix ans, il les a poursuivis avec constance, au milieu de conditions plus souvent difficiles que favorables, rarement aidé, quelquefois éconduit, et réussissant mal à faire partager aux autres la conviction qui l'entraînait lui-même. Ajoutons qu'il n'est pas de ceux que l'avenir aura vengés de la mauvaise fortune contemporaine. Qui donc aujourd'hui songe encore à l'incubation chirurgicale et à son influence thérapeutique?

Pour l'exécution de son procédé de traitement, le docteur Guyon avait fait construire des appareils dont on devine la forme. C'étaient des boîtes, en façon de manchons, dans lesquelles passait le membre blessé du patient; à chaque extrémité de la boîte était fixée une pièce d'étoffe souple, ouverte dans le milieu, à la manière des sacs à ouvrage de nos grand'mères, et se fermant comme eux au moyen de cordons glissant dans une coulisse. Une des parois de la caisse, au lieu d'être en bois plein, comme les autres, était formée par un châssis vitré. Ce châssis, sorte de Judas, permettait de surveiller l'état des parties, sans qu'on eût besoin pour les voir d'ouvrir la caisse, d'en abattre les côtés.

Qu'on se figure un genou malade auquel était appliqué le traitement de l'incubation; le membre inférieur était, pour ainsi dire, enfilé dans la caisse, et celle-ci enveloppait le genou; les pièces d'étoffe, que j'ai comparées à un sac, et dont l'ouverture d'une bourse à coulisse donne également l'idée, les pièces d'étoffe, dis-je, étaient serrées sur le membre, l'une étreignant la cuisse, l'autre la jambe. De la sorte le genou était vraiment enfermé dans une boîte close.

Quant à la chaleur, elle était fournie par une lampe à alcool, laquelle brûlait au-dessous de l'embouchure évasée d'un tuyau dont l'extrémité venait s'ouvrir dans la boîte mise en place. J'ajoute qu'un thermomètre devait être placé à l'intérieur de la boîte, de telle façon qu'on pût constater facilement le degré de la température obtenue.

Ai-je besoin de dire aussi que le docteur Guyot avait fait construire des boîtes de toutes formes, pouvant s'appliquer sur toutes les parties du corps, de telle sorte qu'il n'y eût aucune blessure, aucune lésion, qui ne pût avoir sa part des bienfaits de l'incubation. Je ne veux pas les décrire : chacun peut se figurer aisément leurs diverses conformations.

Voilà pour la partie mécanique du traitement. Le simple aperçu que je viens d'en donner permet d'y reconnaître une certaine complication. Nous trouvons là : embarras de l'appareil, qui est très-encombrant, sa mise en place, qui exige la réunion de plusieurs aides, le mouvement imprimé aux parties malades, et enfin la surveillance constante, et de la source de chaleur et surtout de l'atmosphère chaude artificiellement créée, laquelle doit être toujours maintenue au même degré de température.

Suivant la méthode du docteur Guyot, le membre blessé était placé dans l'appareil; en principe, la plaie où l'ulcère devait être à nu, sans topique d'aucune sorte, mais dans plusieurs cas des bandelettes de diachylon, ou des linges protecteurs, demeuraient appliqués sur la solution de continuité; alors on allumait la lampe à alcool et l'air chaud pénétrait dans la caisse. Le docteur Guyot voulait que la température fût portée à 37 ou 40 degrés; en d'autres termes, au degré ou à peu près, de la chaleur du corps humain. La durée du traitement n'avait pour limite que l'époque de la guérison du malade. L'application de l'appareil devait être continuée tant que les plaies n'étaient pas cicatrisées. Ce qu'on faisait ainsi pour les ulcères, on le faisait de même pour les plaies d'amputation. Le moignon était placé dans l'appareil et devait y rester jusqu'à la guérison. La recommandation la plus expresse était de maintenir la température à un degré constant et uniforme.

La part de l'inventeur étant faite ainsi, cherchons ce qui peut revenir au praticien. L'ouvrage du docteur Guyot présente 58 observations fournies de détails suffisants, puis quelques faits simplement énoncés; j'ai étudié seulement les observations. Elles ont trait à un certain nombre d'affections chirurgicales, ulcères, plaies, tumeurs blanches, érysipèles phlegmoneux, amputations. L'incubation a été appliquée à quelques autres maladies : eczéma, rhumatisme, péritonite puerpérale, hystérie. Eh bien, je le dis avec regret, les merveilleux effets de l'incubation m'ont paru à peu près nuls, ses prétendus bienfaits m'ont paru des plus modestes.

Dans tous les cas, j'ai vu les maladies suivre leur cours habituel, et se prolonger pendant la durée ordinaire, sans que l'incubation ait manifesté son influence par des résultats qui lui fussent vraiment attribuables. J'ajoute tout de suite que jamais elle n'a paru nuisible; c'est bien quelque chose. Est-ce à dire qu'aucun des malades soumis à l'incubation n'ait retiré quelque bénéfice de ce mode de traitement? Non, mais en analysant les faits, en les étudiant, on reconnaît que ce n'est pas tant à la méthode elle-même que revient l'avantage de quelques heureux succès qu'à certaines dispositions favorables que la méthode a inconsciemment réalisées. Je m'explique, en disant que les malades ont bénéficié des soins apportés au pansement par un inventeur jaloux de sa réussite, et du repos, de l'immobilisation que leur imposaient l'application et le maintien de l'appareil. Je ne peux pas entrer ici dans tous les détails de l'analyse critique de chaque observation; c'est un travail que j'ai dû faire, sans doute, et dont on attend non pas la reproduction, mais seulement les conclusions.

La suppuration était modifiée, dit M. Guyot; oui, mais pas autrement que lorsqu'un blessé passe des mauvaises conditions de l'absence de soins, de la malpropreté et de la fatigue, aux bonnes conditions des soins intelligents, du nettoyage habile de ses plaies, et du repos réconfortant; j'en dirai autant de la douleur. Le docteur Guyot dit, par exemple : à peine l'appareil fut-il appliqué depuis quelques instants que les souffrances furent supprimées; cela peut se traduire par : à peine le membre malade fut-il strictement immobilisé que le patient éprouva un grand soulagement. Il est arrivé dans ces cas au fervent inventeur ce qui arrive souvent à beaucoup d'autres, et non pas seulement dans les choses de la médecine, c'est d'attribuer comme cause à un phénomène un des nombreux faits qui l'ont précédé; c'est l'éternelle histoire du *post hoc, ergo propter hoc.*

Je dois cependant reconnaître que les résultats obtenus dans les cas d'amputation de cuisses ont été vraiment fort heureux. Je trouve 12 observations d'amputation de cuisse avec 8 guérisons et seulement 4 morts. C'est donc une mortalité de 33,3 pour 100, proportion bien inférieure à celle qui était alors habituelle dans les hôpitaux. Mais, à côté de cette série favorisée, je note 10 amputations de jambes, sur lesquelles il y a eu 5 guérisons et 4 morts, plus un résultat inconnu; ce résultat inconnu, à la lecture de l'observation, vu l'état du blessé quand l'appareil a été enlevé, me paraît devoir être la mort. L'observation de ce malade porte le numéro 45 dans le livre du docteur Guyot. Voilà donc une série malheureuse. Voilà donc aussi un appareil excellent pour le traitement des amputations de la cuisse, et mauvais quand on l'applique à celles de la jambe. Il a réussi le plus et ne peut réussir le moins. J'estime que, étant donné ce petit nombre de faits et les résultats contradictoires, on a le droit de penser que la méthode est aussi innocente des succès que des revers, et que les amputés de jambe et de cuisse seraient mal venus les uns de la remercier, les autres de lui en vouloir.

Je remarque que les chiffres que je viens de donner ne sont pas ceux que l'on trouve dans la thèse d'agrégation de Dubreuil (Paris, 1869), reproduits dans l'article PANSEMENTS du *Dictionnaire encyclopédique*. Dubreuil indique 13 amputations de cuisse, avec 8 guérisons et 5 morts, et 8 amputations de jambe, avec 5 guérisons et 3 morts. Je dois dire que je n'ai tablé que sur les 58 observations proprement dites, laissant à dessein de côté les faits simplement cités par le docteur Guyot dans le chapitre II, sous ce titre : *Faits et observations non recueillis*. Si je m'explique ainsi c'est pour ne pas être taxé d'inexactitude ; du reste, je n'attache à cette divergence que la mince importance qu'elle mérite.

Je ne parle pas des ulcères, plaies, œdèmes, eczémas, etc. L'incubation a produit sur la marche de ces maladies les effets ordinaires des traitements usuels. Mais il est question d'une péritonite puerpérale jugulée en quelques heures. Le propos est grave. Dieu me garde de toute raillerie inconvenante envers un homme convaincu ! mais avouons qu'il faut l'ardeur, l'emportement d'un inventeur pour avoir reconnu une péritonite puerpérale dans le cas dont il s'agit (39e obs.). C'est une honnête femme de charge, de trente-six ans, qui se laisse séduire, devient enceinte, et fait ses couches secrètement. Accouchement laborieux ; quinze heures après forte fièvre, ventre douloureux, et, paraît-il, un violent frisson. Saignées, puis application de l'appareil, et au bout de vingt-quatre heures, tous les accidents ont disparu. Le quinzième jour elle était parfaitement rétablie. Cette guérison rapide d'une maladie aussi terrible que la fièvre puerpérale étonne M. Guyot lui-même. Il dit : « Avais-je eu à traiter une péritonite ? Je le crois, j'en douterais par la facilité avec laquelle les symptômes se sont dispersés. » Il sent bien qu'il faut douter, mais il croit tout de même.

Étudions de près les résultats obtenus. Sans doute, il est raconté que les ulcères changeaient d'aspect, que le pus diminuait d'abondance, qu'une croûte légère se formait à la surface de la solution de continuité et que, lorsqu'on l'enlevait, on trouvait au-dessous d'elle des chairs bourgeonnantes et rosées. Mais on ne sait par quelle fatalité presque toujours survenaient un accident, un dérangement de l'appareil, dus à la faute du malade ou de l'infirmier, et tout était à recommencer, si bien que, lorsque arrivait le moment de la guérison, on pouvait reconnaître que la durée du traitement n'était pas moindre que celle du traitement ordinaire.

La méthode de M. Guyot n'a pas sû prendre place dans la thérapeutique chirurgicale ; elle ne s'est pas imposée à l'estime et à la pratique des chirurgiens dont l'opinion fait autorité. Bérard et Denonvilliers, Nélaton, l'ont jugée peu favorablement. Bonnet (de Lyon), Salis (de Vendôme), encouragés d'abord par d'heureuses apparences, puis rebutés par de pénibles réalités, durent renoncer à un moyen sur la fidélité duquel ils ne pouvaient compter.

SERVIER.

INDICAN. *Formules :* $\left\{\begin{array}{l}\text{Équiv. : } C^{32}H^{31}AzO^{34}.\\ \text{Atom. : } C^{26}H^{31}AzO^{17}.\end{array}\right.$ On sait que l'indigo est fourni par le suc de certaines plantes : *Indigofera tinctoria, I. argentea* ; *Isatis tinctoria, Polygonum tinctorium*, etc., mais, chose curieuse, il n'existe pas dans ces plantes à l'état libre : il est combiné à un sucre spécial, l'*indiglucine*, $C^{12}H^{10}O^{12}$, pour constituer un principe immédiat, l'*indican*, $C^{32}H^{31}AzO^{34}$.

L'indican est donc un glycoside. Il résulte de l'union d'une molécule d'indigotine avec trois molécules d'indiglucine, moins deux molécules d'eau :

$$\underbrace{C^{52}H^{31}AzO^{54}}_{\text{Indican.}} + 2H^2O^2 = 3\underbrace{C^{12}H^{10}O^{12}}_{\text{Indiglucine.}} + \underbrace{C^{16}H^5AzO^2}_{\text{Indigotine.}}.$$

On sait que certaines urines pathologiques possèdent la singulière propriété
de déposer du bleu d'indigo par l'addition d'un acide ou même spontanément,
à la suite d'une sorte de fermentation. Ce phénomène a été attribué à la présence de l'indican, qui existerait même à l'état de traces dans l'urine normale.
A la suite d'influences pathologiques encore peu connues, l'indican s'accumule
dans l'urine où il peut être caractérisé, comme on le verra plus loin (uroxanthine).

L'indican se prépare en faisant avec les feuilles de pastel un extrait alcoolique, qu'on traite par une solution également alcoolique d'acétate de plomb
ammoniacale. Le précipité verdâtre est lavé à l'alcool froid, délayé dans l'eau,
puis décomposé par un courant d'acide carbonique; on filtre, on enlève un peu
de plomb par l'hydrogène sulfuré, et on évapore dans le vide, en présence de
l'acide sulfurique.

Pour reconnaître l'indican dans l'urine, on précipite celle-ci par l'acétate
basique de plomb (sous-acétate), on filtre, on ajoute de l'ammoniaque au liquide
filtré, et on traite à froid le précipité par l'acide sulfurique étendu : le liquide
dépose d'abord de l'indigo bleu, puis d'autres produits de décomposition de
l'indican.

Kletzinsky recommande la marche suivante : on précipite l'urine par le sous-
acétate, on fait passer dans le liquide filtré un courant d'acide sulfhydrique
pour enlever l'excès de réactif, on sépare le sulfure et on évapore au tiers. On
ajoute au liquide ainsi concentré deux fois son volume d'acide chlorhydrique
fumant. Après un repos de plusieurs jours, il se produit à la surface du liquide
une mince couche irisée, le liquide se trouble et on recueille un précipité bleu
noir. On le dessèche, on le traite par l'éther pour enlever une matière rouge
(indigo rouge, urrhodine), tandis que le résidu se dissout dans l'alcool bouillant,
qui se colore en bleu. Avec le temps le liquide alcoolique laisse déposer de
l'indigotine, sous forme de petits grains cristallins.

C'est surtout dans l'urine des cholériques et dans celle des personnes atteintes
d'un carcinome du foie qu'on rencontre l'indican, auquel on a donné d'abord
le nom d'*uroxanthine*. D'après Kletzinsky, les urines du chien, de la vache, du
cheval, en contiennent parfois abondamment.

L'indican n'a pas été obtenu à l'état cristallin. Lorsqu'on le prépare, on ne
l'obtient que sous forme d'une masse sirupeuse, brun clair, à saveur amère,
à réaction acide, soluble en toutes les proportions dans l'eau, l'alcool et l'éther.
Il est peu stable, se décompose à la dessiccation, une température peu élevée
suffisant pour l'altérer. Chauffé brusquement, il se boursoufle, émet des vapeurs
qui se condensent sous forme de stries huileuses susceptibles de cristalliser.
La solution aqueuse, qui est jaune, ne précipite par le sous-acétate de plomb
qu'après addition d'ammoniaque; la solution alcoolique précipite en jaune par
l'acétate de plomb; toutefois la séparation n'est complète qu'en présence de
l'ammoniaque.

L'indican se dédouble aisément sous l'influence des acides minéraux; la
putréfaction de l'urine produit le même effet, mais en présence d'un agent

réducteur, comme le sucre, qui est l'un des produits de la réaction, il se fait de l'indigo blanc; celui-ci, au contact de l'air, s'oxyde lentement en produisant des irisations violacées, puis un précipité bleu d'indigotine.

Chauffée ou abandonnée à l'évaporation spontanée, la solution d'indican subit des transformations multiples et peut donner lieu à de nombreux dérivés.

Dérivés de l'indican. 1° Indicanine. *Formules :* $\begin{cases} \text{Equiv. : } C^{40}H^{23}AzO^{24}. \\ \text{Atom. : } C^{20}H^{23}AzO^{12}. \end{cases}$

On l'obtient par l'action des alcalis aqueux ou de l'eau de baryte à froid sur l'indican :

$$C^{52}H^{31}AzO^{34} + H^2O^2 = C^{12}H^{10}O^{12} + C^{40}H^{23}AzO^{24}.$$

Produit épais, jaune brun, amer, sirupeux, soluble dans l'eau, dans l'alcool et l'éther. C'est un glyoside, à la manière de son générateur : en effet, à l'ébullition avec les acides dilués, l'indicanine se dédouble en indiglucine et en *indirubine :*

$$\underbrace{C^{40}H^{23}AzO^{24}}_{\text{Indicanine.}} + H^2O^2 = \underbrace{C^{16}H^5AzO^2}_{\text{Indirubine.}} + \underbrace{2\,C^{12}H^{10}O^{12}}_{\text{Indiglucine.}}.$$

Chauffée graduellement, elle se boursoufle, brûle et laisse finalement un résidu charbonneux. A la distillation sèche elle fournit un liquide huileux, dans lequel se déposent des cristaux aiguillés.

La solution aqueuse est troublée par l'acétate de plomb neutre; la solution alcoolique précipite abondamment par le même réactif.

2° Oxindicanine. *Formules :* $\begin{cases} \text{Équiv. : } C^{40}H^{23}AzO^{32}. \\ \text{Atom. : } C^{20}H^{23}AzO^{16}. \end{cases}$ L'indicanine est peu stable; elle absorbe aisément l'oxygène et se transforme en oxindicanine : aussi s'en forme-t-il une quantité notable pendant l'évaporation spontanée d'une solution d'indicanine.

Matière gommeuse, visqueuse, d'un goût désagréable, qu'on purifie par des solutions répétées dans l'alcool et des précipitations par l'eau.

A l'ébullition, elle se dédouble en indiglucine et en *indifuscine :*

$$\underbrace{2\,C^{40}H^{23}AzO^{32}}_{\text{Oxindicanine.}} = \underbrace{C^{48}H^{20}Az^2O^{28}}_{\text{Indifuscine.}} + \underbrace{2\,C^{12}H^{10}O^{12}}_{\text{Indiglucine.}} + 4\,C^2O^4 + 3\,H^2O^2.$$

3° Oxindicasine. Évaporées à chaud, les solutions d'indican fournissent une matière visqueuse, brune, que Schunck désigne sous le nom d'oxindicasine et à laquelle il donne pour formule : $C^{56}H^{32}Az^2O^{40}$. Il admet qu'elle provient du dédoublement par hydratation de l'oxindicanine :

$$2\,C^{40}H^{23}Az^2O^{32} + 3\,H^2O^2 = C^{48}H^{32}Az^2O^{46} + 2\,C^{12}H^{10}O^{12}.$$

4° Indifulvine. Par l'action des acides dilués, à froid et plus rapidement à chaud, les solutions d'indican fournissent un dépôt floconneux, plus ou moins coloré, tandis que la solution retient de l'indiglucine, de la leucine, des acides gras. Le dépôt est très-complexe, car il renferme, d'après Schunck, au moins six produits différents : indifuscine, indihumine, indirétine, indirubine et indifulvine (α et β).

L'indifulvine, dont la composition semble varier suivant le mode de préparation, est une masse résineuse, jaune, friable, donnant à la distillation un liquide huileux qui se concrète en cristaux par le refrodissement. Ce corps est aussi mal défini que les suivants.

5° INDIFUSCINE. Elle se forme en même temps que la substance précédente dans l'action des acides sur l'indican. Elle est insoluble dans l'eau, peu soluble dans l'alcool, même bouillant, mais elle est très-soluble dans l'alcool et dans l'éther.

6° INDIFUSCONE. Substance accompagnant l'indifuscine et dont la formule n'est pas connue avec certitude.

7° INDIGLUCINE. *Formules :* $\begin{cases} \text{Équiv. : } C^{12}H^{10}O^{12}. \\ \text{Atom. : } C^{6}H^{10}O^{6}. \end{cases}$ Matière sucrée, nettement définie, provenant du dédoublement de l'indican.

Elle est sous forme d'un sirop épais, sucré, ordinairement jaunâtre, soluble dans l'eau et dans l'alcool, insoluble dans l'éther, qui précipite les solutés aqueux.

Chauffée graduellement, elle se boursoufle, dégage une odeur de caramel; elle brunit sous l'influence des alcalis et elle réduit la liqueur cupro-potassique, ainsi que le nitrate d'argent en solution aqueuse ou ammoniacale. Au contact de la levûre de bière elle s'acidifie, mais sans fermenter.

Sa solution aqueuse ne précipite par l'acétate neutre ou le sous-acétate de plomb qu'en présence de l'ammoniaque, pour fournir un composé plombique ayant pour formule :

$$C^{12}H^{9}PbO^{12} + 3PbO.$$

Saturée par la chaux, elle donne lieu, à l'ébullition, à un abondant dépôt jaune, soluble à froid et précipitable par l'alcool, caractère qui appartient à plusieurs matières sucrées; enfin, avec l'eau de baryte, en présence de l'alcool, on obtient également un précipité.

Pour la préparer, on fait bouillir l'indican avec de l'eau aiguisée d'acide sulfurique; on précipite ce dernier par le carbonate de plomb; on filtre, on traite alors par l'hydrogène sulfuré, on filtre de nouveau et on évapore en consistance sirupeuse; on traite ce sirop par l'alcool éthéré pour séparer la leucine, qui se dépose en cristaux; on reprend par l'eau, on ajoute de l'acétate de plomb, on filtre de nouveau, en ajoutant de l'ammoniaque, l'indiglucine plombique se précipite; on la décompose, en présence de l'eau, par l'hydrogène sulfuré; on décolore par le noir, on évapore en sirop, on reprend par l'alcool et on précipite par l'éther. EDME BOURGOIN.

INDEX. *Voy.* DOIGTS.

INDICE CÉPHALIQUE. *Voy.* CRANIOLOGIE.

INDIGO. § I. **Botanique.** *Voy.* INDIGOTIER.]

§ II. **Chimie** et **Emploi.** Matière colorante très-importante. S'extrait des feuilles de plusieurs espèces d'*Indigotier* (voy. ce mot), du Pastel ou *Isatis tinctoria*, de l'*Isatis indigotica*, du *Nerium oleander*, du *Wrightia tinctoria*, de l'*Eupatorium tinctorium*, du *Polygonum tinctorium*, etc. On coupe les plantes au moment de la floraison et on les laisse macérer avec de l'eau pendant douze à quinze heures, puis on laisse écouler le liquide et on soumet les plantes à un contact aussi intime que possible avec l'air, en les remuant fréquemment avec des instruments en bois. On recueille l'indigo qui se dépose, on le fait bouillir avec de l'eau, puis sécher.

L'indigo n'existe pas tout formé dans la plante : il prend naissance par fermentation d'un principe incolore spécial, l'*indican* (*voy.* ce mot), capable de se dédoubler en indigo pur ou *indigotine* (*voy.* ce mot) et en *indiglycine.*

L'indigo du commerce (les meilleures sortes sont le Java, le Bengale et le Guatémala) est en pains cubiques ou aplatis, ou en fragments irréguliers; sa couleur est bleu clair, cuivré, violet ou noirâtre; il est insipide, inodore à la température ordinaire, poreux, surnage sur l'eau, prend sous l'ongle un éclat métallique rouge de cuivre. L'indigo doit sa belle coloration bleue à l'indigotine; on y trouve en outre une matière brune dite *brun d'indigo*, soluble dans l'eau, une matière rouge, résineuse, le *rouge d'indigo*, soluble dans l'alcool, une matière azotée ou *gluten d'indigo*, de l'eau et des sels; récemment on y a découvert un corps appelé *indigo-purpurine* (*voy.* ce mot), isomérique avec l'indigotine. L'indigo bon ordinaire du Bengale renferme 61,4 pour 100 d'indigotine, les meilleures sortes en renferment jusqu'à 95 pour 100, les sortes inférieures 20 pour 100. L'indigo, insoluble dans la plupart des réactifs, se dissout dans l'acide sulfurique concentré, surtout dans celui de Nordhausen, auquel il communique une magnifique coloration pourpre.

Les agents oxydants, tels que l'acide nitrique ou l'acide chromique, le transforment en *isatine* et en *acide indigotique*. Les solutions alcalines concentrées et bouillantes le transforment en isatine et en acides *anthranilique* et *chrysanilique*. Les solutions faibles le dissolvent, à la condition qu'il ait été primitivement réduit par le sulfure d'arsenic, la couperose, l'oxyde d'étain, les substances végétales fermentescibles; cette propriété est utilisée dans le montage des *cuves à indigo* pour la teinture; au contact de l'air, les solutions décolorées, par suite de la réduction de l'indigotine, reprennent la couleur bleue.

L'indigo a été préconisé comme tonique et fébrifuge; on l'a encore employé en Allemagne à la dose de 2 à 3 grammes et jusqu'à 30 grammes par jour dans l'épilepsie (*Voy.* INDIGOTIER). L. HN.

INDIGOFERA. *Voy.* INDIGOTIER.

INDIGOPURPURINE. $C^{16}H^{10}Az^2O^2$. Isomère de l'indigotine qu'elle accompagne dans l'indigo naturel, peut-être identique avec la matière colorante rouge de l'urine appelée *urrhodine*. Elle se forme dans diverses réactions, notamment, en même temps que l'indigotine, en opérant le dédoublement de l'indican dans le vide en présence de l'acide chlorhydrique et d'un oxydant tel que le chlorure ferrique.

L'indigopurpurine forme des aiguilles brunes à éclat métallique; elle se sublime plus facilement que l'indigotine en aiguilles cotonneuses; elle est insoluble dans l'eau, soluble dans l'alcool avec une coloration rouge foncé, soluble dans l'éther, le chloroforme et la benzine, ainsi que dans les acides sulfurique et acétique. Elle est moins oxydable que l'indigotine, L. HN.

INDIGOTIER (*Indigofera* L.). Genre de Légumineuses-Papilionacées, de la série des Galégées, formé de nombreux arbustes et herbes des pays chauds, à fruit arrondi, tétragone ou légèrement comprimé, 2-4-sperme, cloisonné entre les semences, quelquefois même monosperme. Les feuilles sont imparipennées ou digitées, 3-foliolées. Les fleurs sont disposées en grappes ou en épis axillaires. Les principales espèces utiles sont celles à matière colorante, notamment les *I. tinctoria, Anil* et *argentea*.

L'*I. tinctoria* L. est un petit arbuste, haut de 1 à 2 mètres, qui a des branches légèrement anguleuses, couvertes de poils courts, apprimés. Ses feuilles sont formées de 4 à 6 paires de folioles, plus la terminale, à peine pétiolées, stipellées, ovales ou oblongues-obovales, entières. Les fleurs sont disposées en grappes axillaires, dressées, dont la base est nue, et ont de courts pédicelles. Leur calice est soyeux en dehors, et leur corolle est d'un rose terne, nervé de vert plus ou moins jaunâtre. L'ovaire est laineux et devient un fruit allongé, étroit, cylindrique, légèrement arqué, apiculé, descendant, un peu resserré entre les semences et finalement d'un brun noirâtre. Les graines renferment des traces d'albumen. Cette plante est considérée comme originaire de l'Afrique tropicale occidentale, mais sans preuves suffisantes; elle paraît croître à l'état sauvage dans l'Inde. On a cependant cru voir qu'elle ne s'éloignait pas beaucoup des champs où on l'y cultive. Elle se rencontre abondamment, et plus que probablement introduite, dans plusieurs régions de l'Amérique tropicale. On en extrait la matière colorante dite indigo après l'avoir coupée un peu avant la floraison, c'est-à-dire en juin ou juillet. On la fait macérer dans l'eau où elle fermente, et, quand le liquide est devenu rougeâtre, avec un peu d'écume bleuâtre à la surface, on le décante. Au contact de l'air, le liquide, d'abord limpide, laisse précipiter une matière bleue, pulvérulente, et ce dépôt est facilité par les secousses qu'on imprime à sa masse ou même par l'addition d'un alcali tel que la chaux. Le précipité bleu est chauffé, puis recueilli sur un filtre qui laisse passer toute la portion liquide du mélange. Le bleu solide est réuni en masses, puis divisé en gâteaux cubiques, séchés et livrés au commerce. On a nommé *indican* (Schunk) le principe fermentescible qui, au contact de l'eau et de l'air, produit la substance bleue qui n'existait pas primitivement dans l'indigotier. Outre ses usages industriels ou comme réactif, l'indigo a été vanté comme remède de plusieurs névroses : hystérie, épilepsie, éclampsie, chorée, et aussi comme emménagogue. Il fait partie des pharmacopées indienne et anglaise, mais n'est plus guère ailleurs employé en thérapeutique.

Des produits analogues à ceux de l'*I. tinctoria* se retirent de l'*I. Anil* L., qui passe pour originaire de l'Amérique tropicale, est cultivé dans un grand nombre de localités tropicales de l'ancien monde et du nouveau, et se distingue par des grappes de fleurs courtes et contractées et une gousse arquée en forme de faucille, et de l'*I. argentea* L., qui se trouve dans l'Inde, en Abyssinie, en Égypte, et dont les folioles sont larges, obovales, chargées, comme le reste de la plante, d'un court duvet argenté. Ses gousses réfléchies sont toruleuses et 2-4-spermes.

H. Bn.

INDIGOTINE. $C^{16}H^{10}Az^2O^2$. L'indigotine ou *bleu d'indigo* constitue le principe colorant de l'indigo du commerce et s'obtient par sublimation de celui-ci. L'indigotine résultant du dédoublement de l'indican retiré des urines est identique avec celle de l'indigo. Elle est isomérique avec le cyanure de benzoyle, C^7H^5,CAz.

Des tentatives ont été faites pour obtenir le bleu d'indigo par synthèse; la plus sérieuse est celle de Baeyer (*Deutsche chem. Gesellsch.*, 1882), qui obtient de l'indigotine en faisant bouillir avec de la soude une solution d'aldéhyde orthonitrobenzoïque dans de l'acétone. Ce procédé pourra donner lieu peut-être à d'importantes applications industrielles.

L'indigotine forme des cristaux microscopiques, bleu foncé avec reflets cuivrés, inodores, insipides, insolubles dans l'eau, très-peu solubles dans l'alcool et l'éther; elle se dissout dans l'acide sulfurique en donnant des acides sulfoconjugués, acides sulfopurpurique et sulfindigotique. Les agents oxydants transforment l'indigotine en isatine, les agents réducteurs, en présence des alcalis, la transforment en *indigo blanc* ou *indigotine blanche*, $C^{16}H^6AzO^2$, qui est un hydrure de l'indigotine bleue; l'indigo blanc est inodore, insipide, insoluble dans l'eau, soluble en jaune dans l'alcool, l'éther et les alcalis; ses solutions exposées à l'air absorbent de l'oxygène et régénèrent l'indigo bleu. Les procédés de teinture à l'indigo sont basés sur cette réaction. L. Hn.

INDIGOTIQUE (Groupe). Ce groupe comprend tous les dérivés de l'indigotine. Gerhardt admettait dans les composés indigotiques l'existence d'un radical, C^8H^5AzO, l'*indyle*, In^2, équivalent à H^2. Dès lors, on a l'indigo bleu, In.In $=$ In^2, ou indyle; l'indigo blanc In^2H^2, hydrure d'indyle; l'isatine, InO.InO, oxyde d'indyle; l'acide isatique, InO.InO.H²O, hydrate d'oxyde d'indyle; l'isatyde $(InO.InO)^2H^2$, hydrure d'oxyde d'indyle; l'indine, $In^2.In^2$, diindyle.

Plus récemment, on a pris, pour point de départ des composés indigotiques, l'indol, C^8H^7Az, qui donne par substitution de l'hydroxyle à H : $C^8H^6(HO)Az = C^8H^7AzO$, *hydroxindol* ou *oxindol*; $C^8H^5(HO)^2Az = C^8H^7AzO^2$, *dihydroxindol, dioxindol* ou *acide hydrindique*; $C^8H^4(HO)^3Az = C^8H^7AzO^3$, *trihydroxindol* ou *acide isatique*, et par substitution de O à H^2,C^8H^5AzO, indigotine bleue, etc. L. Hn.

INDINE. $C^{16}H^{10}Az^2O^2$. Probablement produit de condensation de l'indigotine bleue. Elle se prépare par l'action de la potasse sur l'isathyde et la sulfisathyde. C'est une substance rose foncé, insoluble dans l'eau, très-soluble dans l'alcool et l'éther bouillants; elle fond et se boursoufle sous l'influence de la chaleur, donne quelques cristaux et un abondant résidu de charbon, elle est soluble dans l'acide sulfurique avec coloration rouge, donne avec le brome et l'acide nitrique des produits de substitution. L. Hn.

INDINSULFURIQUE (Acide). $C^{16}H^{12}Az^2S^2O^9$. Produit d'oxydation de l'acide hydrindinsulfurique. C'est un corps rouge, très-soluble dans l'eau, peu soluble dans l'alcool, insoluble dans l'éther; il teint en rouge écarlate la soie et la laine. L. Hn.

INDIUM. In $= 75,6$ (?). A été découvert par la méthode de Bunsen et Kirchhoff (analyse spectrale) dans les blendes de Freiberg (Saxe), et se trouve en outre dans le wolfram de Zinroald, avec des traces de zinc, dans la proportion de 0,0228 pour 100.

Le nom d'indium a été donné à ce métal à cause de la raie indigo caractéristique qu'il présente au spectroscope. Sa densité est de 7,11 à 20 degrés, lorsqu'il est en grains. Il présente l'éclat de l'argent, est mou et ductile, fond à 176 degrés, ne décompose pas l'eau à la température ordinaire.

L'indium forme des oxydes et des sels. Par l'ensemble de ses propriétés, il se rapproche du zinc et du cadmium.   L. Hn.

INDOL. C^8H^7Az. Groupement moléculaire servant de base à la formation des composés indigotiques (*voy.* Indigotique). Il s'obtient en faisant passer les vapeurs d'oxindol sur du zinc très-divisé et dans une foule de réactions; il se produit en petite quantité dans la digestion pancréatique des substances albuminoïdes, à la condition, selon Kühne, qu'il se développe des bactéries (putréfaction) : il est alors absorbé en partie et oxydé dans le sang où il se transforme en *indican*, ce qui pourrait expliquer la présence normale de ce principe dans l'urine; la partie non absorbée de l'indol se retrouve dans les fèces.

L'indol est une base faible, d'odeur particulière; il cristallise en feuillets incolores, fond à 52 degrés, est volatil, mais ne peut être distillé sans altération; il est assez soluble dans l'eau chaude, très-soluble dans l'alcool et l'éther.   L. Hn.

INDOXYLE. $C^8H^6Az(OH)$. Dérivé hydroxylé de l'indol, isomérique avec l'oxindol, s'obtient en décomposant par la chaleur la solution d'acide indoxylsulfurique; il se sépare en gouttelettes huileuses qui se polymérisent en un corps solide, soluble en rouge dans l'alcool, l'éther et le chloroforme. On obtient encore l'indoxyle en fondant l'acide indoxylique ou en faisant bouillir la solution aqueuse de cet acide.

L'indoxyle est un corps peu stable, à la fois faiblement acide et faiblement basique; ses solutions alcalines laissent déposer rapidement, au contact de l'air, de l'indigo.   L. Hn.

INDOXYLIQUE (Acide). $C^9H^7AzO^3$. S'obtient en saponifiant son éther à 180 degrés par la soude en fusion; les acides le précipitent de sa solution alcaline en poudre cristalline. Il fond à 122-123 degrés en dégageant du gaz carbonique et se convertit en indoxyle. Les oxydants acides le convertissent en indigo.   L. Hn.

INDOXYLSULFURIQUE (Acide). $C^8H^6AzO.SO^4H$. Cet acide existe normalement dans l'urine humaine, où il a été confondu avec l'indican; il se produit surtout en grande quantité après ingestion d'indol et se prépare en traitant l'indoxyle dissous dans la potasse concentrée par le pyrosulfate de potassium.

L'acide indoxylsulfurique est très-instable, tandis que son sel de potassium, $C^8H^6AzO.SO^4K$, blanc, cristallin, très-soluble dans l'eau, offre une grande stabilité. Chauffé au contact de l'air, il dégage des vapeurs pourpres et il se sublime de l'indigo.   L. Hn.

INDRIS. Les Indris, dont on ne connaît qu'une seule espèce, déjà signalée par le voyageur Sonnerat, à la fin du siècle dernier, constituent un petit genre qui, à son tour, est devenu, dans l'ordre des Lémuriens (*voy.* le mot Singes-Faux), le type d'une famille, celle des Indrisinés. Les Lémuriens du genre Indris ou, ce qui revient au même, ceux qui portent dans les catalogues zoologiques le nom d'Indris à courte queue (*Indris brevicaudatus* Geoffr. St.-H.), ont la tête allongée, le museau couvert de poils courts, sauf autour des yeux et sur les

lèvres où se dressent de longues soies, les oreilles très-proéminentes et velues
en dehors, le cou bien dégagé, la queue rudimentaire, les membres antérieurs
plus courts que les membres postérieurs et terminés par des mains effilées dont
les quatre derniers doigts sont palmés jusqu'au bout de la première phalange.
Les orteils sont encore moins indépendants que les doigts antérieurs, le deuxième
et le troisième étant même presque entièrement soudés. A la mâchoire supérieure
les incisives sont presque égales entre elles, les canines bien développées, les
prémolaires comprimées et les molaires garnies de petits tubercules supplémentaires, et à la mâchoire inférieure les incisives sont allongées, les molaires relativement puissantes. La peau, de couleur brunâtre, est couverte de poils laineux,
d'un noir velouté sur la tête et le dos, d'un roux plus ou moins vif sur les bras,
les talons et la queue, d'un gris cendré sur la face, la gorge, le ventre et les
jambes. Les mains et les pieds sont noirs et une tache triangulaire, blanche ou
jaunâtre, occupe la région lombaire. Chez certains individus, qui doivent être
considérés comme des albinos incomplets, les marques grises s'étendent beaucoup et s'éclaircissent au point de devenir presque blanches. C'est l'un de ces
Indris anormaux que M. Peters avait mis pour type de son *Indris mitratus*.

Les Indris sont cantonnés dans les forêts qui bordent les côtes orientales de
l'île de Madagascar. Ce sont des animaux diurnes qui vivent en petites troupes
et se tiennent ordinairement sur les arbres. Même blessés à mort ils restent
cramponnés aux branches et ne tombent que lorsque les forces les abandonnent.
Les Malgaches paraissent entourer d'une sorte de vénération superstitieuse
l'Indris à courte queue, qu'ils désignent sous les noms de *Babakotos* (petit veau)
d'*Enduna* (lourdaud) et d'*Amboanala* (chien de forêts).   E. OUSTALET.

INDUCTION. Dans le langage vulgaire, *induire*, c'est passer d'une idée
ou, plus exactement, d'un jugement, d'une affirmation, à un autre, sans qu'un
lien logique rigoureux relie les deux affirmations et conduise de la première à la
seconde : c'est donc supposer, non pas sans motifs, mais sans nécessité absolue ;
induire s'oppose ainsi à *déduire*, une déduction étant un processus intellectuel
parfaitement nécessaire et absolument rigoureux. La philosophie a précisé le
sens du mot *induction :* passer d'une affirmation, c'est-à-dire d'un jugement, à
un autre, aller d'un principe reconnu vrai ou supposé tel à ses conséquences
nécessaires ou hypothétiques, c'est *raisonner* (aujourd'hui on dit quelquefois
inférer) : or il y a deux sortes de raisonnements : la *déduction*, qui va du général au particulier ; c'est là le *raisonnement* proprement dit, le seul qui possède
la rigueur logique, et l'induction, qui va du particulier au général, raisonnement toujours plus ou moins aventureux.

Mais, si l'induction est moins rigoureuse que la déduction, elle est infiniment
plus féconde, en vertu même de son imperfection logique ; dans la déduction,
nous piétinons sur place, pour ainsi parler ; nous ne faisons, à vrai dire, qu'analyser ce que nous savons déjà et nous en rendre mieux compte, puisque les
principes ou prémisses contiennent déjà implicitement leurs conséquences ;
dans l'induction, au contraire, la pensée progresse véritablement, puisque nous
affirmons en concluant plus que nous ne savions avant de conclure. Excepté
dans les mathématiques, qui se servent exclusivement de ce mode de raisonnement, la déduction est à peu près stérile ou d'une utilité très-secondaire, tandis
que l'induction est le procédé fondamental des sciences physiques et naturelles
et de la plupart des sciences qui s'occupent de l'homme, c'est-à-dire de toutes

les sciences qui reposent sur l'observation des faits : donc, en définitive, de la presque totalité des sciences.

C'est là ce que le moyen âge n'avait pas compris, considérant à tort la déduction, avec son expression adéquate, le syllogisme, comme un instrument de découvertes dans tous les ordres d'étude. Descartes, et surtout Bacon et Galilée, ont dissipé ces illusions, soit en montrant la vanité de la méthode syllogistique, soit en prouvant par des exemples significatifs la fécondité de l'induction. On s'est aperçu que, dans les sciences de la nature ou sciences qui reposent sur les faits, les prémisses des déductions sont toujours des vérités générales obtenues par induction, que, par conséquent, la déduction suppose l'induction et ne fait qu'analyser ses résultats en appliquant la loi induite à tel ou tel cas particulier. Ainsi, quand nous disons : *l'homme est mortel : or le médecin est homme : donc le médecin est mortel*, la première proposition est inductive, car c'est la mort toujours observée qui nous apprend que l'homme est mortel ; la seconde est également inductive, car c'est par l'observation que nous savons que la qualité d'être médecin est toujours réunie aux qualités qui font de l'homme un être distinct ; enfin la conclusion elle-même, bien que très-logiquement déduite, pourrait être obtenue par induction : aucun médecin depuis Hippocrate jusqu'à nos jours n'a pu éviter la mort ; nous induisons de là que le médecin, malgré toute sa science, ne saurait échapper à la loi commune. Dans cet exemple, la déduction ne fait qu'économiser une induction assez facile. On pourrait citer d'autres exemples de l'emploi de la déduction dans les sciences de faits ; ils nous ramèneraient tous à la même conclusion, savoir que la déduction n'a dans ces sciences qu'une utilité restreinte et souvent contestable, et qu'elle n'est jamais utile qu'à la condition de s'appuyer sur des résultats préalablement obtenus par induction.

L'induction consiste essentiellement à passer des faits observés aux lois qui les régissent ; les faits sont les prémisses du raisonnement inductif, la loi est la conclusion. Mais ce que nous appelons ici *fait*, selon l'usage ordinaire, devrait plutôt être appelé *couple de faits* ou *de phénomènes, série* ou *association de deux ou plusieurs faits*. En effet, une loi a toujours au moins deux termes ; elle consiste à affirmer l'universalité d'un rapport entre deux ou plusieurs faits ou phénomènes : ainsi *omne vivum ex ovo* est une loi ; le fait qui, bien observé, a conduit à affirmer cette loi, est double : un œuf d'abord, un être vivant ensuite ; le rapport qui, dans l'observation, unit ces deux phénomènes, est un rapport de succession ; ériger ce rapport en loi, c'est affirmer qu'il est non pas accidentel et fortuit, mais universel et nécessaire, que l'être vivant ne saurait avoir d'autre origine.

Les faits sont particuliers, la loi est générale ; elle dépasse les faits, c'est-à-dire l'observation ; elle embrasse dans une même affirmation non-seulement tous les faits d'un même ordre qui ont été observés, mais encore ceux qui ont passé inaperçus et ceux qui se produiront dans l'avenir. Voilà pourquoi l'on dit que l'induction va du particulier au général. Tandis que la déduction est un procédé d'analyse, car elle se borne à tirer d'une loi générale les cas particuliers qu'elle renferme, l'induction est une synthèse, la synthèse du connu et de l'inconnu, l'affirmation que ce que l'on ignore ne diffère pas de ce qui a été révélé par l'observation.

Ce passage des faits à la loi est naturel ; il y a longtemps que les hommes pensent que *la pluie féconde la terre*, c'est-à-dire la féconde partout et la fécondera toujours (c'est à tel point que la restriction, *pourvu que la terre contienne des germes*, est une découverte relativement récente de la science), et pourtant le fait n'a été observé ni partout ni toujours. Les savants n'ont donc pas inventé l'induction, mais l'induction naturelle est sujette à beaucoup d'erreurs; la science cherche à diriger par de bonnes méthodes ce procédé naturel de l'esprit, afin de donner aux lois plus de précision et plus de sûreté.

Pour éviter l'erreur dans l'emploi de l'induction, il faut avant tout la bien préparer, c'est-à-dire observer les relations de succession ou de coexistence des différents phénomènes en s'efforçant de séparer les associations fortuites et les associations constantes, régulières; celles-ci seules, une fois isolées, peuvent être élevées au rang de lois; si deux phénomènes se succèdent constamment, l'antécédent paraît bien être la condition du conséquent; si deux phénomènes sont habituellement contemporains, il semble qu'ils se conditionnent réellement l'un l'autre; de telles observations on peut passer avec confiance à des lois de succession ou de coexistence. L'important est donc d'obtenir des observations précises et concordantes, où l'on puisse voir la succession ou la coexistence de deux phénomènes se reproduire au milieu de circonstances diverses. Pour cela, des procédés perfectionnés d'observation sont nécessaires; le meilleur et le plus employé est l'expérimentation, et la méthode inductive se trouve ainsi constituée pour une grande part par la méthode expérimentale, dont Bacon, Stuart Mill, Claude Bernard, ont formulé l'esprit, la portée et les procédés. La simple observation des faits a suggéré à l'esprit du savant une loi, loi hypothétique, hypothèse, à laquelle il ne veut pas croire tant qu'il ne l'aura pas vérifiée; pour faire cette vérification, il expérimente, cherchant quelles circonstances *accompagnent, suppriment* ou *font varier* le phénomène qu'il étudie; ce sont là les trois procédés de la méthode expérimentale; définissons-les brièvement, en empruntant la terminologie de Stuart Mill : 1° méthode de *concordance;* si tous les cas dans lesquels se rencontre un phénomène présentent une circonstance commune, cette circonstance sera considérée comme une des conditions du phénomène; 2° méthode de *différence*, contre-épreuve de la précédente; si, cette circonstance étant supprimée, le phénomène cesse de se produire, il est vraisemblable qu'elle était une des conditions, sinon la condition unique de la production du phénomène étudié; 3° méthode des *variations concomitantes;* on fait varier le degré de la condition présumée; si le phénomène varie dans la même proportion, le rapport de conditionnement supposé entre eux se trouve manifestement confirmé. En résumé, *posita causa, ponitur effectus; sublata causa, tollitur effectus; variante causa, variatur effectus.* On dit souvent qu'une seule expérience bien faite suffit à fonder une induction; cela est vrai, surtout si l'expérience est du dernier des trois types que nous venons de décrire : la méthode des *variations concomitantes* possède en effet les avantages des deux autres et peut dispenser d'y recourir.

Observation, hypothèse, expérimentation, tels sont les trois préliminaires de l'induction; quand l'expérience paraît bien faite, définitive, toutes les causes d'erreur semblant avoir été écartées, alors on *induit* à proprement parler, c'est-à-dire qu'on généralise le rapport qui vient d'être prévu, réalisé et constaté; ce qui est apparu une ou plusieurs fois à l'expérimentateur dans les conditions favorables où il a su se placer est affirmé par lui comme une *loi*, c'est-à-dire comme la règle universelle et nécessaire de tous les phénomènes semblables.

Les lois sont d'autant plus difficiles à obtenir que les phénomènes étudiés

sont plus complexes, plus enveloppés les uns dans les autres; cette complexité
est croissante, si de la mécanique on passe à la physique, de la physique à la
chimie, de la chimie à la physiologie et aux autres sciences de la vie. A Claude
Bernard revient l'honneur d'avoir rattaché définitivement les sciences médicales
aux autres sciences inductives en leur appliquant rigoureusement la méthode
expérimentale. La même tentative serait vaine à l'égard de certaines sciences,
comme l'astronomie et l'histoire, dont l'objet se refuse à toute expérimentation; en ce cas les hypothèses provisoires suggérées par les premières observations doivent être contrôlées au moyen d'observations ou plus attentives ou
faites dans des conditions plus favorables; malgré tout, les chances d'erreur
restent grandes : aussi est-il prudent, dans les sciences de pure observation,
d'intituler modestement *hypothèses* et non pas *lois* les résultats de la généralisation inductive.

Logiquement, l'induction est un procédé de raisonnement peu rigoureux, car
la conclusion est toujours plus étendue que les faits qui la motivent; on suppose sans preuve que l'inconnu ressemble au connu, que l'avenir confirmera le
passé. Mais c'est une tendance invincible de l'esprit humain que de croire à la
stabilité, à l'universalité, à la nécessité des lois de la nature. On a cherché à
légitimer cette tendance et, avec elle, toutes les lois spéciales, au moyen d'une
sorte de *loi des lois* qui serait une intuition *à priori* de la raison, également
indémontrable et indiscutable; c'est le principe de causalité: *tout phénomène a
sa cause;* plus exactement, *tout phénomène est conditionné par d'autres phénomènes;* en d'autres termes, *tout phénomène a sa loi.* Le caractère *à priori*
de ce principe a été contesté par Stuart Mill, qui ne voit là qu'une induction
suprême, une généralisation des lois particulières opérée instinctivement par
l'esprit. Mais, quand bien même la théorie de Stuart Mill serait erronée, quand
bien même le principe de causalité serait une idée innée antérieure à toute
induction particulière, il ne saurait légitimer logiquement que la recherche
persévérante des conditions phénoménales des phénomènes, et non l'affirmation
sans réserve d'une condition particulière quelconque, car, s'il est certain, en
vertu du principe de causalité, que tel phénomène a *une* cause, *une* condition
sine quâ non, il n'en résulte nullement que la condition qu'on lui attribue soit
la vraie.

Le domaine de l'induction est donc celui de la probabilité; la certitude
logique, la rigueur mathématique, lui sont interdites. Il ressort d'ailleurs de
tout ce qui précède qu'entre les lois et les hypothèses il n'y a qu'une différence
de degré et que la généralisation inductive aboutit tantôt aux unes, tantôt aux
autres; dans les deux cas, l'opération intellectuelle est la même; dans les deux
cas, l'esprit affirme une relation entre deux ou plusieurs phénomènes; il affirme
que ces deux phénomènes sont naturellement associés, que leur liaison n'est
pas fortuite, mais nécessaire, qu'elle doit se rencontrer partout et toujours,
que les phénomènes en question ne peuvent apparaître l'un sans l'autre. Quand
cette affirmation est définitive, absolue, sans réserve, elle s'appelle une *loi;*
quand elle est provisoire, dubitative, elle s'appelle une *hypothèse.* Mais telle
hypothèse, après vérification, devient une loi, et telle loi, après de nouvelles
expériences, devient douteuse; enfin, pour le philosophe, toutes les lois sont
des hypothèses, puisqu'il n'y a pas de loi qui soit rigoureusement certaine.

Mais, à défaut de la certitude, les hypothèses qu'on appelle des *lois* peuvent
posséder un très-haut degré de probabilité; bien plus, pour la spéculation scien-

tifique et pour la vie pratique, beaucoup de lois sont aussi indiscutables que les vérités mathématiques, et l'esprit philosophique seul se refuse à cette identification. Quand l'ignorant croit sans réserve aux lois qui lui ont été révélées par l'uniformité apparente de certains phénomènes naturels, cette certitude, bien qu'illégitime en droit, s'explique assez aisément ; l'ignorant imagine, à tort ou à raison, une loi, et, faute d'esprit critique, il ne conçoit aucune objection ; chez lui, la certitude a pour raison d'être son ignorance même, la pauvreté, l'infécondité de son esprit. Mais le savant est méthodique et prudent ; il commence toujours par douter ; il porte dans toutes ses expériences, dans toutes ses hypothèses, un sage esprit d'examen : comment donc finit-il par être certain ? Il faut d'abord qu'il trouve dans les faits observés de très-sérieux motifs pour établir sa conviction : si l'expérience sur laquelle il se fonde est unique, mais longtemps méditée, longtemps préparée, faite avec des soins scrupuleux, plus cette expérience est parfaite, mieux il a su la dégager des causes d'erreur, plus grande est la probabilité de la loi ; si l'expérience est susceptible d'être recommencée, variée, vérifiée, plus nombreuses ont été les expériences concordantes, plus la loi a de chances d'être vraie. Mais, quand on affirme la loi comme certaine, comme incontestable, comme *vraie*, on suppose que l'expérience unique était absolument parfaite, ou que les expériences de l'avenir continueront à confirmer celles du passé ; ces deux suppositions sont évidemment gratuites, et pourtant tous les jours le savant se hasarde à les faire, et bien souvent sa témérité est justifiée par le succès, c'est-à-dire par l'assentiment unanime de ses contemporains et de la postérité. L'opération essentielle du dogmatisme scientifique peut être envisagée sous différents aspects ; au fond, elle est une ; elle consiste à passer sans motif légitime de la perfection relative d'une expérience à sa perfection absolue, des relations ordinaires des phénomènes à leurs relations constantes, invariables, nécessaires, de la probabilité toujours croissante et devenue très-grande à la certitude. Si la certitude n'est jamais atteinte en droit, d'où peut-elle venir ? Elle vient de la prévision d'une confirmation ou d'une non-contradiction à venir, laquelle est probable, très-probable, de plus en plus probable, dont la probabilité croît avec le temps dans l'esprit du savant : la certitude est donc saisie par anticipation. Un esprit systématiquement critique concevrait toujours des objections ; le savant scrupuleux, qui en a déjà conçu et écarté plus d'une, pourrait encore, s'il voulait bien, en imaginer de nouvelles, mais il se refuse à douter toujours ; un moment vient où il se résout à franchir la faible distance qui le sépare de la certitude ; il affirme alors sans restriction la loi qu'il croit avoir découverte dans les faits. La certitude n'est jamais, dans la science inductive, que la *limite préconçue et préadoptée de la probabilité croissante*.

Les lois, lois proprement dites et hypothèses, sont de deux sortes ; il y a les lois de *succession* et les lois de *coexistence*, le rapport dont on affirme la généralité étant soit un rapport de succession, soit un rapport de coexistence. Ainsi, *la pluie vient des nuages, tout vivant est mortel, omne vivum ex ovo, la diphthérie est contagieuse*, sont des lois de succession qui expriment la généralité dans le temps et dans l'espace, en d'autres termes, l'universalité et la nécessité de la succession de ces couples de faits : nuage et pluie, animal en vie et cadavre, germe et animal en vie, premier cas de diphthérie et cas consécutifs ; *la glace fond à zéro, tout vertébré a un cœur, le choléra est accompagné de refroidissement périphérique*, sont des lois de coexistence qui

expriment de même la généralité de la coexistence de ces couples de phénomènes : glace fondante et température constante, axe vertébral et cœur, diarrhée d'un certain genre et refroidissement cutané.

Certaines lois sont réciproques : ainsi tout cadavre suppose un animal en vie,
comme tout animal en vie implique un cadavre futur ; d'autres ne le sont pas :
toute pluie suppose un nuage, mais tout nuage n'amène pas la pluie ; le second
et le troisième cas d'une maladie contagieuse impliquent nécessairement un
premier cas, mais le premier cas n'implique pas nécessairement des cas
nouveaux, car la contagion peut être empêchée par certaines précautions.

Parmi les hypothèses on distingue celles qu'on appelle *provisoires* et celles
qu'on appelle *définitives* ou *scientifiques*. L'hypothèse *provisoire* est un moment
de l'opération inductive : suggérée par les premières observations, elle est
ensuite confirmée ou infirmée par les expériences instituées pour la contrôler ;
si elle est confirmée, elle prend place dans la science sous le nom de loi. Les
hypothèses *définitives* sont celles qui prennent place dans la science, bien
qu'elles n'aient pu être soumises au contrôle de l'expérience ; si elles sont définitives, en ce sens que leur imperfection ne les empêche pas de figurer dans la
science, d'où leur nom de *scientifiques*, elles sont encore provisoires, en ce sens
qu'un jour peut venir où elles seront reléguées parmi les erreurs scientifiques à
la suite d'une observation imprévue ou grâce à la découverte d'un procédé
nouveau d'expérimentation. Les hypothèses scientifiques sont elles-mêmes de
deux sortes : dans les premières, semblables, sauf le degré de l'affirmation, aux
lois scientifiques, des phénomènes déjà connus sont reliés par un rapport constant de coexistence ou de succession : telles sont l'hypothèse de l'unité des
forces naturelles, l'hypothèse de la génération spontanée des vivants, l'hypothèse de l'évolution par la sélection naturelle ; ce sont des hypothèses et non
des lois, soit parce qu'elles portent sur un trop grand nombre de phénomènes
pour que leur vérification expérimentale puisse être tentée, soit parce que le
mode d'expérience qui les confirmerait n'a pas encore été découvert. Le second
genre d'hypothèse scientifique relie des phénomènes connus au moyen de la supposition d'une réalité inobservée : ainsi, en physico-chimie, l'éther et les atomes
sont des hypothèses ou des êtres hypothétiques ; de même, en astronomie, la
planète Vulcain, et, dans certaines théories transformistes, l'animal appelé
anthropopithecus, le continent *Lemuria*. Ces sortes de choses restent hypothétiques, faute d'avoir pu être montrées aux yeux par une expérience ou un mode
d'observation approprié, ou encore parce qu'elles sont réellement et éternellement inobservables ; on les suppose comme les conditions nécessaires de l'existence d'un certain nombre de phénomènes incontestés. L'hypothèse peut alors
être définie : *une loi, non pas certaine, mais seulement plus ou moins probable, dont un des termes est imaginaire ;* mais, dans l'usage, on donne
souvent le nom d'hypothèse à ce terme imaginaire ou hypothétique considéré
à part de la loi probable dans laquelle il figure. Il en est qui, tout en restant
imaginaires et sans avoir jamais été vus ni maniés, peuvent devenir objets de
certitude : ainsi, bien souvent, les corps dont le chimiste, sûr de sa méthode,
affirme la réalité sans parvenir à les isoler ; le plus célèbre était, tout récemment encore, le *fluor*, que M. Moissan vient d'isoler *sub vitro*, mais dont l'existence était depuis longtemps incontestée.

Dans les considérations très-générales qui précèdent, nous avons à peine dit
quelques mots de l'application de l'induction à la médecine ; notre réserve était

suffisamment motivée par ce fait que la question est traitée sous d'autres titres dans plusieurs articles du *Dictionnaire encyclopédique*, eu particulier dans l'article Lois en pathologie. Il est pourtant un point dout il nous faut brièvement parler, ne serait-ce que pour montrer que l'induction en médecine est bien la même que l'induction appliquée aux autres objets d'étude.

Il semble, au premier abord, que les lois, en pathologie et en thérapeutique, sont, non pas des *lois de nécessité*, mais simplement des *lois de fréquence*, c'est-à-dire que le rapport établi entre les phénomènes n'est pas affirmé comme nécessaire et constant, mais simplement comme possible et fréquent, les termes réunis dans la loi pouvant se trouver, dans la réalité, tantôt associés, tantôt séparés. Qu'il y ait de telles lois en médecine, on ne saurait le nier, mais les progrès mêmes de la médecine montrent que ce sont là des lois provisoires; quand on parvient à préciser les termes du rapport, la loi de fréquence se transforme en loi de nécessité.

Voici un exemple bien simple : l'*opium fait dormir* n'est qu'une loi de fréquence, car l'opium, dans certains cas, est un excitant, et dans d'autres un poison. Que l'on précise les termes, et l'on aura des lois de nécessité : l'opium à telle dose fait dormir un animal de tel poids et tue un animal d'un poids moitié moindre. Avons-nous déjà atteint le dernier degré possible de précision? nullement, car la distinction des différents principes contenus dans l'opium a permis de formuler des lois encore plus nettes et plus absolues.

Il en est des maladies comme de l'action des médicaments. Voici un malade qui a de la fièvre, qui tousse et qui expectore; *quelquefois* ce sont là les symptômes de la pneumonie; *d'autres fois* le malade qui présente de tels symptômes aura une bronchite ou une fièvre typhoïde à forme pectorale. On voit que, guidé par une simple loi de fréquence, le médecin ne peut ni poser son diagnostic avec certitude, ni instituer une thérapeutique sûrement appropriée à la maladie. Il pourra sans doute soigner les symptômes, mais il ne pourra attaquer le mal à sa racine. Il importe donc de transformer, s'il est possible, les lois de fréquence en lois de nécessité. Pour cela, comment procéder? Remarquons d'abord que dire : « Les symptômes, fièvre, toux, expectoration, font supposer une pneumonie », c'est supposer à l'avance une certaine évolution de la maladie provisoirement caractérisée par ces symptômes, ou, mieux encore, supposer certains phénomènes vraiment caractéristiques qui sont l'essence même de la maladie, mais qui échappent tout d'abord à l'observation du médecin; ces phénomènes sont, pour la pneumonie, un certain microbe, que l'examen microscopique des crachats fera seul découvrir, et des lésions pulmonaires spéciales, qui ne paraîtront qu'à l'autopsie, c'est-à-dire au cas où l'art du médecin aura été impuissant à empêcher une terminaison fatale de la maladie. Nommer la maladie sur le vu des symptômes, c'est donc faire une hypothèse, c'est supposer des phénomènes inobservés ou même inobservables. L'hypothèse est plus ou moins aventureuse, plus ou moins fondée, suivant que l'observation qui lui sert de base a été plus ou moins complète et précise. Dans le cas qui nous sert d'exemple, l'observation est incomplète, vague, superficielle; supposer la pneumonie, c'est supposer à la fois dés phénomènes futurs, inobservables en cette qualité, et des phénomènes présents, inobservables pour d'autres motifs. Mais l'observation sera précisée et complétée si l'on attend pour nommer la maladie l'apparition des phénomènes futurs, ou si l'on prend soin d'observer dans tous leurs détails les phénomènes présents qui ne sont point inaccessibles à l'observation.

Donc, pour reconnaître avec certitude une maladie, on peut prolonger l'observation et préciser chaque symptôme par la connaissance de son évolution ; ce procédé est long, et, en attendant un diagnostic définitif, le médecin sera réduit à la thérapeutique expectante ou à la thérapeutique des symptômes. On peut aussi compléter la première observation en précisant chacun des symptômes observés tout d'abord : si telle sorte de fièvre, tel genre de toux, tel genre d'expectoration, ont été reconnus comme liés invariablement au microbe spécifique et aux lésions pulmonaires spécifiques, l'ensemble de ces différents phénomènes, phénomènes observés et phénomènes non observés, forme une loi de nécessité, la loi ou la définition de la pneumonie : il suffira donc de constater les premiers termes de la loi, c'est-à-dire les phénomènes accessibles à l'observation, pour poser avec certitude, dans les cas nouveaux, le diagnostic : *pneumonie*, et il sera possible d'instituer, en conséquence, une médication rationnelle. Mais il n'arrive pas toujours que les symptômes immédiatement observables soient spécifiques, ou bien la détermination du caractère spécifique de ces symptômes peut demander une observation très-minutieuse, à laquelle le médecin ne pourra pas toujours se livrer dès ses premières visites : aussi cette seconde méthode peut-elle être remplacée avantageusement dans la pratique par une troisième : autour des symptômes imparfaitement spécifiques grouper d'autres symptômes non spécifiques par eux-mêmes, mais rapidement observables comme les premiers ; l'ensemble de ces symptômes non spécifiques peut souvent avoir une valeur spécifique : c'est ainsi que le décubitus et surtout le facies prennent une grande valeur pour le diagnostic entre les mains d'un médecin expérimenté ; de même le goître, l'exophthalmie et les battements de cœur, symptômes peu ou point spécifiques par eux-mêmes, deviennent, réunis, la triade symptomatique de la maladie appelée goître exophthalmique ou maladie de Basedow.

Ainsi, trois méthodes peuvent être employées pour transformer une loi de fréquence en loi de nécessité, et ensuite pour poser, en conséquence de ces lois, des diagnostics certains : 1° observer immédiatement le plus grand nombre possible de symptômes immédiatement accessibles ; chacun d'eux n'étant pas spécifique, leur réunion, leur ensemble peut l'être ; — 2° préciser l'observation des symptômes principaux de manière à leur donner une valeur spécifique ; un symptôme non spécifique à première vue peut, attentivement examiné, présenter des particularités spécifiques ; — 3° suivre l'évolution des symptômes principaux, ce qui est une autre manière de les préciser ; un symptôme n'ayant rien de spécifique, le mode de son évolution peut être spécifique. De ces trois méthodes, la première est la plus expéditive, la troisième est la plus longue ; elles doivent être employées l'une après l'autre ; tantôt la seconde remédiera à l'insuccès de la première, la troisième à l'insuccès de la seconde ; tantôt la seconde servira à contrôler, confirmer, compléter les résultats de la première, et la troisième ceux de la seconde. Il y a des maladies dont l'évolution seule peut fixer le diagnostic : telles sont la plupart des fièvres éruptives ; telle est surtout la fièvre typhoïde ; il y en a qui pourront être reconnues dès le premier examen, pourvu que cet examen ait été suffisamment prolongé et détaillé ; il y en a d'autres qui pourront être déterminées presque au premier coup d'œil par l'observation presque simultanée d'un grand nombre de symptômes. Enfin, une même maladie n'étant pas toujours identique à elle-même dans tous les cas, la même maladie pourra être reconnue, suivant les cas, tantôt par une méthode,

tantôt par une autre. La pneumonie, par exemple, a pour symptômes caractéristiques : de la fièvre, de la toux suivie d'expectorations visqueuses, une modification du rhythme respiratoire, des râles crépitants perçus à l'auscultation ;
ces quatre symptômes une fois bien observés, le médecin pourra conclure à l'existence des lésions pulmonaires spécifiques, c'est-à-dire affirmer la pneumonie.
Mais pourra-t-il les constater dès sa première visite? Non, si le mal est à son
début ; oui, si le mal est bien établi : or un même mal envahit l'organisme
plus ou moins rapidement, suivant les cas, et, en conséquence, en développe
plus ou moins vite tous les différents symptômes.

Résumons maintenant les considérations qui précèdent et essayons de formuler avec précision ce que l'on peut appeler la logique inductive de la pathologie.

Faute de lois de nécessité, aucun diagnostic et, par suite, aucune thérapeutique, ne peuvent être assurés.

Les lois de fréquence de l'ancienne médecine se transforment en lois de
nécessité par trois procédés : spécifier par leur association mutuelle des symptômes non spécifiques par eux-mêmes ; spécifier par l'examen attentif de leurs
particularités les symptômes non spécifiques à une observation rapide ; spécifier
par l'étude de leur évolution les symptômes non spécifiques à leur première
apparition. Ces trois procédés se ramènent, en définitive, à un seul : on spé-
cifie toujours un symptôme en le précisant. Mais il y a trois manières de préciser un symptôme : on le précise soit indirectement par ses associations, soit
directement par ses particularités ou par son évolution.

Dire que des symptômes ou signes sont spécifiques d'une maladie, c'est dire
qu'ils figurent dans la définition de cette maladie, et de celle-là seule.

La définition d'une maladie énonce tous les phénomènes, soit cachés, soit
observables, dont la simultanéité ou la succession constitue cette maladie.

La définition d'une maladie est une loi, loi de simultanéité et de succession
tout à la fois, car il n'y a pas de maladie qui n'ait une évolution, et, grâce à
la solidarité des différentes parties de l'organisme, il n'y en a pas non plus
qui n'affecte qu'un seul organe.

Est spécifique tout phénomène ou tout groupe de phénomènes qui se rencontre dans une seule définition, car dès lors son observation suffit pour autoriser à affirmer les autres phénomènes, soit non encore observés, soit inobservables, qui figurent dans la même définition. Mais un phénomène morbide
n'est jamais spécifique tant qu'il n'a pas été précisé ; non précisé, il se rencontre
dans plusieurs définitions : préciser un phénomène morbide, c'est donc le spécifier, le rendre spécifique.

Les définitions des maladies sont des lois fondées sur des observations répétées et concordantes ; tant que ces observations n'étaient pas suffisamment
précises, les lois étaient des lois de fréquence ; les progrès de la pathologie ont
transformé beaucoup d'entre elles en lois de nécessité. Ces lois peuvent désormais servir de fondement à des diagnostics certains et non plus seulement
probables, mais à une condition, c'est que l'observation du cas morbide particulier soit suffisamment précise pour coïncider au moins en quelques-uns de
ses termes avec la loi générale..

Un diagnostic est la conclusion d'un syllogisme ; cette conclusion, comme
toute conclusion déductive, vaut ce que valent les prémisses. Celles-ci sont :
1° une loi, qui sert de majeure, 2° une observation clinique, qui sert de

mineure. *Majeure :* tels symptômes observables, par exemple, telle fièvre, tel
facies, etc., accompagnent *toujours* tels phénomènes cachés, l'ensemble des uns
et des autres s'appelant soit *pneumonie,* soit *typhus,* soit de tout autre nom :
voilà une loi de nécessité. *Mineure :* or je constate ces symptômes. *Conclusion :*
donc le malade a telle maladie. La conclusion est rigoureuse; elle est pourtant
fausse, si l'observation (mineure) est mal faite, ou si la loi (majeure) est
erronée; de plus, si la loi est une loi de simple fréquence, si les mots *souvent*
ou *quelquefois* remplacent dans son énoncé le mot *toujours,* la conclusion ne
peut être que dubitative. Si, au contraire, la loi est une loi de nécessité, bien
établie, incontestable, et si le médecin a su bien observer son malade, le diagnostic sera certain et la thérapeutique aura ainsi un fondement solide. Il est
donc très-important d'élaguer une à une de la médecine les lois de fréquence
dont on se contentait trop aisément autrefois et de les ramener à des lois de
nécessité, seule base d'une médecine non pas seulement *scientifique,* mais aussi
pratique, au sens élevé et sérieux du mot (*voy.* les articles Lois en pathologie,
déjà cité, Méthode, Déterminisme, Science, Observation, Expérience et Expérimentation).   Victor Egger.

INDUCTION. 1. Les actions électriques donnent naissance à des effets
variés et notamment peuvent produire des phénomènes mécaniques. Inversement,
des phénomènes électriques peuvent être la conséquence d'une dépense de
travail mécanique : c'est, par exemple, le cas des *machines électriques* (*voy.* ce
mot), qu'il s'agisse de machines à frottement ou de machines à influence. On
étudie plus spécialement sous le nom de phénomènes d'*induction* des phénomènes découverts par Faraday, et qui résultent du déplacement relatif d'un
conducteur dans un champ magnétique (*voy.* Électricité, p. 154) par suite
d'une dépense de travail mécanique.

Considérons un champ magnétique, caractérisé par des lignes de forces, et un
circuit métallique; l'aire limitée par ce circuit est traversée par un certain
nombre de lignes de force. Communiquons au circuit un déplacement : s'il a
pour effet de modifier le nombre des lignes de force qui traversent l'aire du
circuit, celui-ci sera parcouru par un courant, ce qui conduit à dire qu'une
force électromotrice a pris naissance dans le circuit. Aucun effet ne se manifeste, si le nombre des lignes de force traversant l'aire du circuit n'a pas été
modifié.

Comme on peut le prévoir, les effets électriques seront inverses, c'est-à-dire
que le sens du courant changera suivant qu'il y aura augmentation ou diminution du nombre des lignes de force traversant l'aire du circuit.

C'est de cette variation du nombre des lignes de force que dépend la production
de la force électromotrice; celle-ci se manifestera non-seulement dans le cas
que nous avons indiqué, mais encore dans le cas où, le circuit étant immobile,
le champ magnétique se déplacerait, ou dans le cas où, sous une influence
quelconque, il viendrait à varier.

Toutes choses égales d'ailleurs, la force électromotrice qui prend naissance
est d'autant plus grande que la variation du nombre des lignes de force est
plus rapide.

Enfin le sens du courant qui prend naissance à un instant est déterminé par
la loi suivante due à Lenz :

A chaque instant le sens du courant produit est tel que, s'il existait préala-

*blement dans le circuit, celui-ci prendrait sous l'influence du champ magné-
tique un mouvement de sens contraire à celui qui lui est communiqué.*

Il va sans dire que ces énoncés ne peuvent être vérifiés immédiatement, car
les lignes de force ne sont pas directement appréciables. Mais ils résument
d'une manière simple les expériences faites dans des conditions diverses et dont
nous allons indiquer les principales.

2. Le champ magnétique dans lequel on opère peut être le champ magnétique
terrestre; des expériences dues à Arago ont donné des résultats qui sont conformes aux lois et aux règles que nous venons d'énoncer; nous n'insisterons pas.

En général, on opère dans un champ magnétique artificiel; nous désignerons
sous le nom générique d'*inducteurs* les organes ou appareils qui font naître
ce champ magnétique.

Le courant qui prend naissance est appelé *courant induit*, et l'on désigne
sous le nom d'*induit* le circuit mobile dans lequel il se produit. Pour augmenter
les effets on emploie un conducteur enroulé plusieurs fois; chaque tour produit
une force électromotrice comme s'il était seul, et ces forces électromotrices
s'ajoutent. Le circuit, dont la forme varie d'ailleurs beaucoup, constitue ce
que l'on nomme alors une *bobine*.

Considérons, par exemple, le cas d'un solénoïde comme inducteur et appro-
chons-en une bobine reliée à un galvanomètre, un courant traversera celui-ci
toutes les fois que la bobine se rapprochera ou s'éloignera de l'inducteur; le
courant cessera lorsque la distance deviendra invariable.

Le rapprochement des deux solénoïdes se produirait, si les pôles en présence
étaient de noms contraires, c'est-à-dire si les courants qui y circulent avaient,
par conséquent, la même direction absolue. La loi de Lenz indique que le
courant induit qui prend naissance par le rapprochement doit dès lors être
de sens contraire au courant inducteur.

Inversement, l'éloignement doit avoir pour effet de faire naître un courant
induit de même sens que l'inducteur, un courant *direct*.

L'expérience vérifie aisément ces deux conclusions.

L'assimilation complète que l'on peut faire entre les aimants et les solénoïdes
(*voy.* Électricité, p. 94, et Magnétisme) permet de prévoir ce qui se produit
dans le cas d'une bobine se mouvant devant un aimant. La vérification expérimentale est aisée.

Soient maintenant deux bobines placées dans le voisinage : l'une est reliée à
un galvanomètre avec lequel elle constitue un circuit fermé; l'autre peut être
reliée à une pile et sera traversée par un courant quand son circuit sera fermé.
Le champ magnétique dans lequel se trouve la première bobine, bobine induite,
variera donc, puisque, au champ magnétique terrestre qui existe constamment
s'ajoutera par instant le champ produit par la bobine inductrice; quand celle-ci
cessera d'être traversée par le courant, le champ terrestre subsistera seul.

Les règles que nous avons données indiquent que, au moment des variations,
il doit y avoir production d'un courant induit; ce courant est de sens contraire
au courant inducteur lors de l'établissement de celui-ci, le courant induit est
de même sens que le courant inducteur lors de la cessation de celui-ci.

Il importe de remarquer que ce n'est pas l'existence du champ magnétique
ou du courant inducteur, mais seulement la variation de l'un ou de l'autre, qui
fait naître le courant induit. La production de celui-ci a donc lieu seulement
pendant les périodes d'état variable.

On conçoit aisément, sans qu'il soit nécessaire d'insister, que des effets analogues se manifesteraient, s'il y avait variation du champ magnétique par suite d'une variation de l'intensité du courant.

Les aimants étant assimilables aux solénoïdes, ces règles leur sont applicables, et il y a production de courants d'induction par suite de la production ou de l'augmentation d'intensité d'un pôle, ou, inversement aussi, par suite de la cessation ou de la diminution d'intensité d'un pôle.

Il n'est pas nécessaire d'insister sur des expériences qui se rapportent à ces premiers phénomènes d'induction: elles sont absolument classiques et n'exigent aucune disposition spéciale.

Il importe de remarquer que l'on peut obtenir des modifications du champ magnétique, et par suite des courants induits, sans qu'il y ait déplacement relatif de l'inducteur par rapport à l'induit ou sans qu'il y ait, à proprement parler, variation dans l'intensité de l'inducteur. C'est ainsi que l'on peut obtenir des effets d'induction dans un circuit placé dans un champ magnétique produit par un aimant, par exemple, en déplaçant un barreau de fer doux dans le voisinage de l'aimant: il y a, dans ce cas, influence réciproque de l'aimant et du fer doux, la distribution magnétique change dans l'aimant et, par conséquent, le champ magnétique est modifié.

3. Lorsqu'on produit un effet d'induction par un déplacement, en général, l'organe qui se déplace décrit une trajectoire fermée, une circonférence le plus souvent. Dans ce cas, lorsque la pièce mobile est revenue à sa position initiale, la position de l'induit dans le champ magnétique est identique à celle qu'il avait au début. Supposons que la condition primitive corresponde, par exemple, au cas où le nombre de lignes de force qui traversent l'aire limitée par le circuit induit soit le plus petit possible : alors, pour une révolution complète, il y aura au moins deux phases : dans la première, le nombre des lignes de force se sera accru, il aura décru dans la seconde: il y aura donc nécessairement des effets opposés dans les deux phases, il y aura, par exemple, des courants inverses l'un de l'autre.

Il peut y avoir plus de deux phases, mais alors il y en a nécessairement un nombre pair, et dans deux phases successives les effets sont toujours inverses.

Une remarque analogue doit être faite, si le champ magnétique est modifié par une variation d'intensité de l'inducteur; lorsque l'inducteur sera revenu à son état initial, il y aura toujours eu des accroissements et des décroissements en nombres égaux et, par suite, les courants induits se seront produits en nombre pair, deux courants qui se succèdent étant toujours inverses l'un de l'autre.

4. Les phénomènes d'induction sont soumis à un certain nombre de lois: nous signalerons seulement les plus importantes.

Lorsque l'on considère deux phases successives comme nous venons de l'indiquer, on a l'énoncé suivant :

La *quantité d'électricité mise en mouvement dans l'induit pendant l'action directe est égale à celle qui est mise en mouvement pendant l'action inverse.*

D'autre part, si l'on considère une modification déterminée de l'induit par rapport au champ magnétique, on reconnaît que :

La *quantité d'électricité mise en mouvement est indépendante de la durée de l'action.*

On peut considérer l'intensité moyenne i du courant obtenu : d'après les formules générales (Électricité, p. 46), elle dépend de la quantité d'électricité q et du temps correspondant t; elle est :

$$i = \frac{q}{t}.$$

Il résulte de là que :

Toutes choses égales d'ailleurs, l'intensité moyenne du courant induit est d'autant plus grande que sa durée est plus courte.

Le courant induit direct et le courant inverse correspondant ont en général des intensités différentes; l'intensité moyenne n'est la même que si les durées des actions sont égales.

Certains effets, les actions chimiques, par exemple, dépendent seulement de la quantité d'électricité : elles seront donc les mêmes pour le courant induit direct et pour le courant induit inverse, mais il n'en sera pas de même des actions physiologiques qui sont liées à l'intensité du courant : on observe, en effet, des différences appréciables entre les effets produits par le courant direct et ceux dus à l'action du courant inverse.

Lorsque l'induction est produite par un déplacement dans un champ magnétique uniforme, par exemple, on peut dire que pour un temps infiniment petit :

La quantité d'électricité mise en mouvement est proportionnelle à l'intensité du champ magnétique et à la vitesse relative de l'induit dans le champ magnétique.

Il y aura donc toujours avantage dans ce cas à avoir des champs magnétiques puissants et à faire tourner les induits très-rapidement.

Dans le cas où l'induction est produite par les variations d'un courant, la quantité d'électricité mise en mouvement est sensiblement proportionnelle à l'intensité du courant inducteur.

Elle diminue d'ailleurs quand augmente la distance qui sépare l'induit de l'inducteur.

Il peut y avoir intérêt à considérer la force électromotrice moyenne à laquelle correspond le courant produit. On l'obtient facilement d'après la formule générale :

$$i = \frac{E}{r} \quad \text{ou} \quad E = ir,$$

dans laquelle E est la force électromotrice et r la résistance du circuit induit. On a donc :

$$E = \frac{qr}{t},$$

et l'on voit que la force électromotrice, comme l'intensité, varie en raison inverse de la durée de l'action. On peut donc appliquer, à ce point de vue, aux forces électromotrices directes et inverses ce que nous venons de dire sur les intensités.

D'autre part, quoique la loi précise ne soit pas déterminée, on sait que q augmente en même temps que la longueur du circuit soumise à l'action de l'induction; il en est de même de r d'ailleurs, de telle sorte que E variera dans le même sens que la longueur du fil induit ou que sa résistance.

5. Les effets d'induction ne se produisent pas seulement dans des circuits

fermés, mais aussi, par exemple, dans une bobine formée d'un fil dont les extrémités ne sont pas réunies. Dans ce cas, le résultat de la production d'une force électromotrice est une différence de potentiel qui se manifeste entre les deux extrémités. Si ces extrémités sont assez rapprochées, une étincelle pourra jaillir entre elles.

La production de cette étincelle dépend, non de la quantité d'électricité, mais de la différence de potentiel : il pourra donc arriver que l'induction commençante ne donne pas lieu à une étincelle, quoique l'étincelle finissante en produise une, si, comme il arrive généralement dans les bobines d'induction, la durée de l'induction commençante est plus longue que celle de l'induction finissante par suite de la production de l'extra-courant, comme nous le dirons plus loin.

D'autre part, des courants induits prennent naissance, non pas seulement dans des circuits proprements dits, mais aussi dans toute masse métallique qui se déplace dans un champ magnétique.

On a pu mettre en évidence ces courants par des expériences directes, mais on en vérifie indirectement l'existence d'après la loi de Lenz, ainsi qu'il suit, par exemple.

Mettons en mouvement un disque monté sur un axe et très-mobile : le mouvement sera arrêté cependant presque brusquement, si on place le disque entre les deux pôles d'un aimant puissant, parce que les courants induits qui prennent naissance sont à chaque instant d'un sens tel qu'ils tendent à produire un mouvement inverse de celui qui leur a donné naissance. On reconnaît d'ailleurs que cet arrêt ne se produit pas, si le disque a été entaillé de telle sorte que les courants ne puissent se manifester, le conducteur venant à manquer sur le trajet que suivraient ces courants.

On a donné diverses formes très-frappantes de l'expérience que nous venons d'indiquer.

6. Considérons un fil enroulé sur une bobine, relié par une extrémité à l'un des pôles d'une pile, et dont l'autre extrémité est libre. Mettons celle-ci en contact avec l'autre pôle : le courant s'établira, produisant après un temps très-court un champ magnétique invariable. Mais, quelque court que soit ce temps, l'effet n'a pas été instantané et le courant a eu une période variable. Pendant cette période on peut concevoir que chacune des spires agissait pour produire un courant dans les spires voisines : les courants ainsi produits dans toutes les spires sont inverses du courant qui en est la cause, et par suite leurs effets se retranchent de ceux du courant principal. En réalité, on ne peut reconnaître directement l'existence de ces courants inverses qui constituent l'*extra-courant de fermeture*, mais seulement par la diminution temporaire du courant principal, qui ne se manifeste d'ailleurs que pendant la période d'état variable.

Si l'on vient à rompre le circuit qui comprend la bobine, le courant va cesser, mais non pas instantanément, et comme précédemment il y aura action d'induction, production d'un courant, *extra-courant de rupture*, qui s'ajoute au courant principal : il y a donc pendant la période variable addition d'un courant à celui-ci. Le courant reste plus intense qu'il ne devrait l'être pendant l'état variable ; l'intensité temporaire de ce courant peut même être supérieure à celle du courant lors de l'état permanent, il y a une surexcitation de l'action.

Sans parler des expériences qui permettent de mettre directement en évidence l'existence de cet extra-courant, on peut opérer comme il suit : une pile étant fermée par un conducteur de faible résistance, on a une petite étincelle au moment de la rupture. Si l'on intercale dans le circuit une bobine présentant un grand nombre de spires, au moment de la rupture on obtient une étincelle beaucoup plus forte que dans le cas précédent; comme l'intensité du courant est plus faible, puisque la résistance du circuit est plus grande, cette augmentation d'effet est une preuve de l'existence d'une action spéciale qui est précisément l'extra-courant. On reconnaît d'ailleurs que les causes qui auraient pour effet d'accroître les phénomènes d'induction, comme l'introduction d'un barreau de fer doux dans la bobine, exagèrent également la grandeur de l'étincelle.

On utilise quelquefois en électro-physiologie et en médecine l'extra-courant de rupture pour obtenir des effets plus puissants que ceux que donnerait une pile dont on interromprait le courant en rompant le circuit. Il suffit pour cela d'intercaler dans le circuit une bobine : si elle est bien choisie, la diminution d'intensité permanente du courant qu'elle produit est compensée et au delà par l'action due à l'extra-courant.

7. Les appareils dans lesquels on a utilisé d'abord les phénomènes d'induction donnaient, par leur marche continue des courants de courte durée qui étaient alternativement dans des sens opposés, des courants dits *alternatifs;* dans quelques cas particuliers, on a cherché à éviter le renversement des courants et l'on a construit des machines à courants dits *redressés*, mais ces courants induits redressés ont des intensités variables, passant d'une valeur nulle à une valeur maxima.

Les courants alternatifs et les courants redressés peuvent être utilisés dans quelques circonstances, notamment dans des expériences d'électro-physiologie et dans des applications thérapeutiques. Mais ils ne peuvent, en général, remplacer les courants produits par les piles dont le caractère est précisément l'égalité d'intensité; on a modifié alors les dispositifs des machines, de manière à leur donner le caractère de continuité; les appareils ainsi construits ont acquis au point de vue industriel une très-grande importance, mais ils ne présentent pas d'utilité effective au point de vue médical; l'intensité nécessaire est alors toujours faible, et les piles sont d'un emploi plus commode : aussi nous nous bornerons à indiquer rapidement les appareils de ce genre, et nous donnerons seulement avec quelques détails les machines à usage médical.

Nous classerons ces machines ainsi qu'il suit :

I. Machines dont l'induction est produite par le déplacement relatif de l'induit dans le champ magnétique;

II. Machines où l'induction est produite par une variation du champ magnétique. Cette catégorie sera subdivisée et nous examinerons successivement les cas où : A, le champ magnétique varie sans s'annuler; B, le champ magnétique varie en s'annulant.

8. I. La plus simple des machines de ce groupe est celle de Pixii. Elle est formée par un noyau en fer doux recourbé en U sur les deux branches duquel sont enroulées de nombreuses spires d'un fil de cuivre recouvert d'une matière isolante; l'enroulement est tel que les spires se continueraient, si le noyau était redressé. Les extrémités libres du fil aboutissent à des bornes où l'on adaptera le conducteur que l'on veut faire parcourir par les courants induits.

En face de cette double bobine est placé un aimant également recourbé de manière que ses branches soient en regard des bobines; cet aimant qui est l'inducteur peut tourner autour d'un arbre qui est sur le prolongement de son axe de symétrie et auquel on communique un rapide mouvement de rotation à l'aide d'une manivelle et de roues dentées.

Lors de la rotation de l'inducteur, le champ magnétique se déplaçant avec lui, des courants induits prennent naissance dans les spires. On reconnaît aisément que, par suite de l'opposition des deux pôles d'une part, et du mode d'enroulement de l'autre, les actions produites dans les diverses spires s'ajoutent. Après un tour complet de l'inducteur, celui-ci est revenu dans sa position primitive, ainsi que le champ magnétique; pendant cette révolution, les bobines induites et le conducteur auquel elles sont reliées ont été parcourus successivement par deux courants de sens opposés : cette machine donne donc des courants alternatifs. On peut, par des dispositions diverses, obtenir des courants redressés, mais on perd alors l'avantage principal de cet appareil qui est la grande simplicité de sa construction. L'inconvénient de cette machine, c'est qu'il faut communiquer un mouvement rapide à l'inducteur, et que pour obtenir des effets intenses il faut employer un aimant puissant, lourd par conséquent.

9. En principe, il y a une grande analogie entre cette machine et celle de

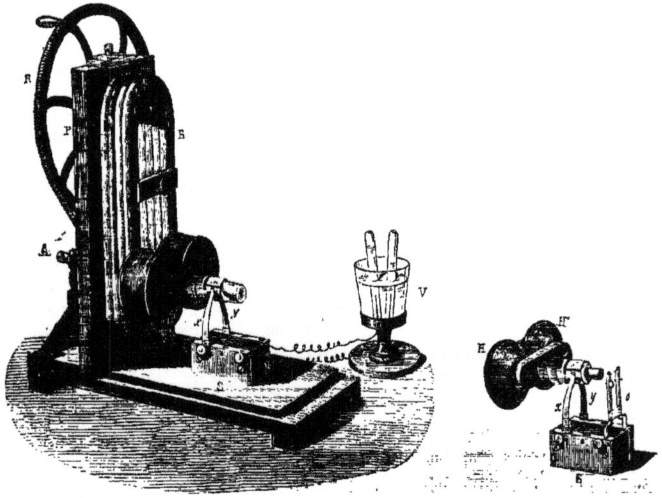

Fig. 1.   Fig. 2.

Clarke, dans laquelle l'aimant inducteur est fixe et les bobines induites sont mobiles; il y a quelques différences dans la construction (fig. 1).

Les deux bobines induites tournent autour d'un axe qui est perpendiculaire au plan de l'aimant inducteur B, au lieu d'être dans ce plan; cette disposition qui rend l'appareil plus compacte n'est pas préférable à celle de la machine de Pixii.

D'autre part, il faut un mécanisme spécial, un *commutateur*, pour relier les extrémités du fil des bobines mobiles aux bornes fixes où l'on vient prendre le courant. La forme du commutateur change suivant que l'on veut obtenir des courants alternatifs ou des courants redressés.

Dans l'un et l'autre cas, le commutateur comprend un cylindre en matière isolante, bois ou ébonite, monté sur l'axe des bobines et tournant avec elles; sur cet axe sont incrustées des plaques métalliques à chacune desquelles vient aboutir l'une des extrémités du fil des bobines; enfin des ressorts x, y, fixés par une extrémité aux bornes de la machine, s'appuient sur le cylindre isolant, touchant d'une manière continue ou d'une manière discontinue les pièces métalliques; lorsque le contact a lieu par les deux frottoirs, le circuit est fermé et les courants produits dans les bobines passent dans le circuit extérieur. Il suffit que l'un des frotteurs ne soit plus en contact avec une pièce métallique pour que le courant ne puisse passer. Si l'on veut recueillir les courants alternatifs, les pièces métalliques sont des viroles complètes contre chacune desquelles appuie un frotteur: le circuit extérieur est donc relié toujours de la même façon aux bobines et le courant y subit les mêmes variations: il est donc alternatif comme il l'est dans celles-ci. On peut prendre pour pièces métalliques des demi-viroles séparées l'une de l'autre par deux intervalles parallèles à l'axe et diamétralement opposés: chaque frotteur se trouvera donc en relation alternativement avec l'une et l'autre extrémité du fil induit. Si le changement de communication, qui a lieu au moment où les frotteurs passent sur les parties non métalliques, correspond à la position des bobines pour laquelle le courant y change de sens, on comprend que le courant dans le circuit extérieur conservera la même direction.

On peut modifier les dispositions des pièces métalliques pour obtenir certains effets, comme, par exemple, d'interrompre le courant pendant une partie de chaque révolution, ce qui a été appliqué pour produire certains effets physiologiques. Il n'y a pas lieu d'insister sur ces détails.

10. Pour un même aimant et une même vitesse de rotation d'une bobine, les effets sont différents suivant les dimensions du fil induit; en général, on trouve dans les machines de Clarke deux modèles de bobines, les unes à fil fin et les autres à fil gros; les premières doivent être utilisées lorsque la résistance extérieure est grande, les secondes quand elle est faible.

Chaque bobine est pendant son mouvement le siége d'une force électromotrice (résultante des forces électromotrices des spires qui les constituent): il est donc possible de grouper ces bobines comme on ferait deux éléments de pile. Dans la machine de Pixii, les bobines sont reliées de manière que leurs spires se continuent, elles sont réunies en série (*voy.* Pile); dans la machine de Clarke, les extrémités des fils de chaque bobine sont reliées à celles des fils de l'autre bobine, et ce sont ces fils réunis qui communiquent aux viroles du commutateur: les bobines sont reliées parallèlement. En réalité, chaque disposition peut être bonne pour un cas donné, le choix à faire dépend d'une discussion tout à fait analogue à celle que l'on ferait pour deux éléments de pile.

Il est impossible de modifier à volonté la grandeur des effets produits avec la machine de Clarke; on ne peut agir que sur la rapidité de la rotation, les effets devenant d'autant plus grands que la vitesse est plus considérable. Mais on fait varier en même temps la durée de chaque courant, s'il s'agit de courants redressés, ou le temps qui sépare deux renversements consécutifs, s'il s'agit de courants alternatifs: or ces modifications de durée ne sont pas toujours sans importance, on ne saurait les négliger au point de vue des actions physiologiques, par exemple. Il serait cependant possible d'arriver à un réglage en faisant varier la distance qui sépare les bobines de l'aimant, mais cette disposition n'a pas été adoptée.

On peut rattacher aux machines précédentes plusieurs modèles qui ont été utilisés dans l'industrie, comme la machine Méritens, par exemple, dont nous dirons seulement quelques mots. Dans cette machine des aimants en U sont disposés circulairement de manière à constituer une série de champs magnétiques aussi identiques que possible et répartis sur une circonférence; à l'intérieur de cette circonférence, sur un bâti cylindrique, se trouvent répartis à égale distance des bobines en nombre égal à celui des pôles des aimants. Lorsque le bâti tourne, chaque bobine traverse successivement des champs magnétiques inverses comme dans la machine de Clarke : il y naît donc des forces électromotrices inverses, et, de plus, dans deux bobines consécutives, il y a toujours des forces électromotrices opposées. Il est possible de réunir les fils de ces bobines de manière que leurs actions soient concordantes, et cette réunion peut se faire soit par un groupement en série, soit par un groupement parallèle.

Le groupement recueilli est naturellement alternatif et est le plus souvent utilisé sous cette forme; on peut, par l'emploi d'un commutateur, obtenir des courants redressés.

12. II. A. Il n'y a pas à proprement parler déplacement relatif de l'induit dans le champ magnétique, mais celui-ci subit des variations sans jamais être annulé.

Le type des appareils basés sur ce principe est la machine de Page : dans cet appareil les parties polaires d'un aimant en U sont entourées d'un fil isolant

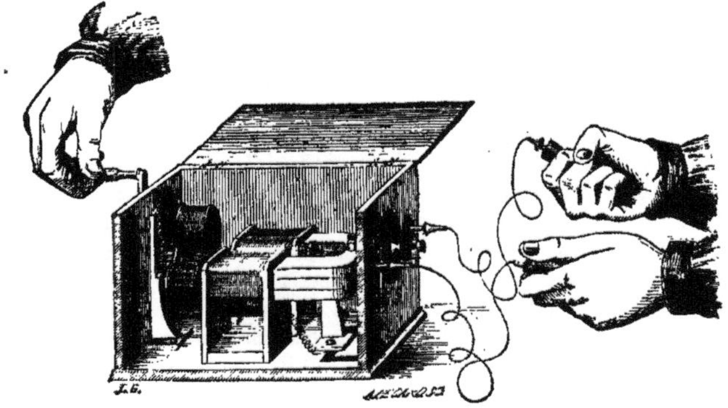

Fig. 3.

constituant deux bobines fixes qui sont reliées au circuit extérieur. Devant les pôles de l'aimant et à une petite distance se trouve un barreau de fer doux lié à un arbre de rotation dont l'axe coïncide avec l'axe de l'aimant.

Lorsque le fer doux est en face des pôles, il s'aimante par influence; cette aimantation varie lorsqu'il tourne pour reprendre la même valeur après une demi-révolution. Mais, par réciprocité, pendant ce temps, l'aimantation de l'aimant s'est modifiée pour reprendre sa valeur et sa distribution après un demi-tour; pendant ce temps, le champ magnétique a varié et deux courants induits inverses ont pris naissance successivement dans les bobines. Le même effet se reproduisit à chaque demi-révolution du fer doux : on pourra donc recueillir un courant alternatif dans un conducteur relié aux extrémités du fil des bobines.

L'emploi d'un commutateur permet d'obtenir des courants redressés. Il faut alors employer un commutateur analogue à celui décrit précédemment ; seulement il doit présenter quatre frotteurs : deux reliés aux extrémités du fil de la bobine et deux reliés au circuit extérieur. D'autre part les pièces métalliques doivent avoir une disposition un peu différente, car la période de production du courant direct et du courant inverse correspond à une demi-révolution du fer doux et de l'arbre et non à une révolution entière comme dans la machine de Clarke.

Il n'est pas sans intérêt de remarquer que l'on peut considérer que, dans cette machine, les variations du champ magnétique ne dépendent pas de l'inducteur à proprement parler, de l'aimant. On peut cependant considérer que le champ magnétique utilisé est dû à l'ensemble de l'aimant et du barreau de fer doux et que la variation du champ magnétique est le résultat du déplacement d'une partie de l'inducteur.

13. On emploie souvent dans les applications médicales une machine d'induction qui réunit les dispositions de la machine de Clarke et de celle de Page : cette machine est construite par M. Gaiffe. Elle comprend un aimant en U devant les pôles duquel tourne un système de deux bobines munies de noyaux en fer doux (fig. 5) ; cette rotation produit des courants alternatifs dont la période est d'une révolution comme dans la machine de Clarke, puisque la disposition est la même. D'autre part les régions polaires de l'aimant sont entourées de bobines ; la rotation du fer doux devant les pôles de l'aimant y fait naître des courants alternatifs dont la période est d'une demi-révolution comme dans la machine de Page. A l'aide d'un commutateur monté sur l'arbre de rotation, il est possible de réunir dans un seul circuit les courants provenant de ces deux paires de bobines, mais naturellement ce commutateur doit présenter une disposition particulière, puisqu'il s'agit de réunir dans un seul circuit des courants alternatifs n'ayant pas la même période.

Dans la machine de Gaiffe les branches de l'aimant passent librement dans les bobines qui les entourent : on peut donc déplacer cet aimant. Il se trouve relié à une vis dont la rotation dans un sens ou dans l'autre permet de l'avancer ou de le reculer ; on peut ainsi faire varier sa distance au fer doux, d'où résultent des changements dans l'intensité du courant induit sans modification dans la rapidité de la rotation. On peut en outre aussi faire varier celle-ci, ce qui produit des variations à la fois dans l'intensité du courant et dans la rapidité des secousses produites.

Il existe un grand nombre de modèles d'appareils présentant avec les précédents des différences de détails, mais reposant tous sur le même principe : production du champ magnétique par l'action d'un aimant ; pour cette raison ces machines sont dites *magnéto-électriques*. Elles présentent sur les appareils dont il nous reste à parler l'avantage de ne pas contenir de piles qu'il faut entretenir et dont les liquides peuvent se renverser ou s'évaporer, mais par contre ces machines magnéto-électriques ne fonctionnent pas automatiquement et, outre l'opérateur qui applique le courant induit et surveille les effets produits, leur emploi exige un aide pour entretenir le mouvement. Suivant les circonstances, il peut donc y avoir intérêt à faire choix de l'un ou de l'autre modèle.

14. II. B. Il n'est pas rigoureusement vrai de dire que dans les appareils de ce groupe l'induction est produite par la naissance et la disposition d'un champ magnétique, puisque le champ magnétique terrestre existe constamment et qu'on peut dire que l'on produit seulement une variation dans ce champ, mais ce champ restant constant ne saurait produire aucun effet, on peut n'en pas tenir compte et ne parler que du champ artificiel dû à l'action de l'inducteur.

Dans ces machines la production du champ magnétique actif est dû à l'action d'un courant électrique circulant dans une bobine qui constitue l'inducteur; pour cette raison elles sont appelées machine *volta-électriques*. L'induit est une autre bobine creuse ayant le même axe que la bobine inductrice; le plus souvent elle entoure cette dernière.

L'induction ne se manifestant qu'au moment du début et de la cessation du courant inducteur, pendant les états variables de fermeture et de rupture, une machine volta-électrique doit présenter un dispositif intercalé entre la pile et l'inducteur qui produise alternativement la fermeture et la rupture du circuit : quelquefois, et nous en donnerons un exemple, cette action est due à un mécanisme particulier mû par un rouage d'horlogerie; le plus souvent elle est produite automatiquement par l'action du courant inducteur même.

Nous décrirons d'abord la bobine de Rhumkorff, qui peut être prise comme type des appareils volta-électriques.

15. La bobine de Rhumkorff (fig. 4) comprend une bobine inductrice, à fil

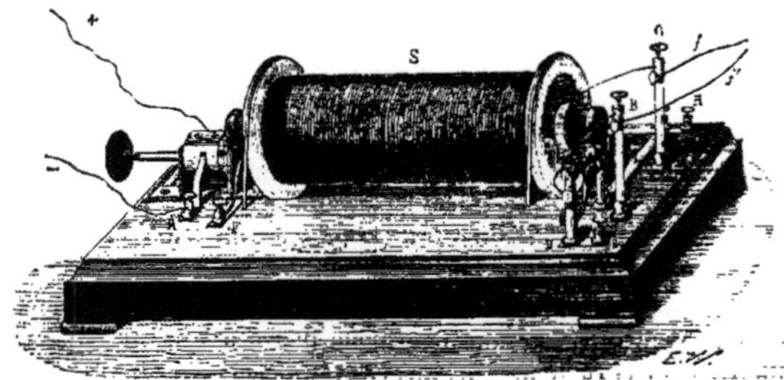

Fig. 4.

gros, entourée de la bobine induite S dont le fil est fin et long; le centre de la bobine inductrice est occupé par un barreau de fer doux ou mieux par un faisceau de fil de fer doux dont les extrémités dépassent les bases de la bobine. En face de l'une de ces extrémités se trouve un contact de fer doux porté par une lame de ressort qui l'en écarte et qui vient appuyer sur la pointe d'une vis[1]. Cette vis est reliée à l'un des pôles d'une pile; l'autre pôle communique avec l'une des extrémités du fil de la bobine inductrice, tandis que l'autre extrémité aboutit au ressort qui porte le contact de fer doux. Dans ces conditions le circuit de la pile est fermée et le courant passe, traversant ainsi la bobine; sous son

---

[1] Dans quelques modèles le ressort est remplacé par un petit marteau qui par son propre poids repose sur une enclume par laquelle passe le courant. C'est le cas de la figure. Le fonctionnement reste le même.

influence, le fer doux s'aimante et attire le contact. La lame de ressort s'écarte de la tête de la vis et rompt ainsi le circuit. Cette rupture produit d'une part un courant dans la bobine induite, mais d'autre part, amenant la cessation du courant, elle entraîne la désaimantation du fer doux; le contact cesse d'être attiré, le ressort revient en arrière et touche la vis, le courant est rétabli. Par le fait même il y a production d'un courant induit inverse; les conditions initiales se trouvent alors rétablies, les mêmes effets se reproduisent et la lame de ressort oscille continuellement. Les courants alternatifs se succèdent donc aussi d'une manière continue. La fréquence de ces oscillations et, par suite, la rapidité de succession des courants, dépendent de la position de la vis et de la raideur du ressort : on peut donc les modifier dans une certaine mesure.

Ajoutons que la bobine présente en général sur le trajet du courant inducteur un commutateur qui permet à volonté d'en changer le sens ou de l'interrompre, et que les extrémités du fil de la bobine inductrice sont reliées avec les armatures d'un condensateur placé dans le socle de l'appareil. La présence de ce condensateur améliore certainement les conditions de fonctionnement, mais son rôle n'est pas encore défini d'une manière précise.

On a construit des bobines de dimensions très-différentes; il en existe des modèles où la longueur du fil induit dépasse 4000 mètres. Dans les cas de bobines puissantes, l'interrupteur est disposé à part, mais son fonctionnement est analogue à celui de l'appareil que nous venons de décrire.

16. Il est nécessaire dans les diverses applications de pouvoir varier les conditions des courants induits, notamment leur intensité (ou, ce qui revient au

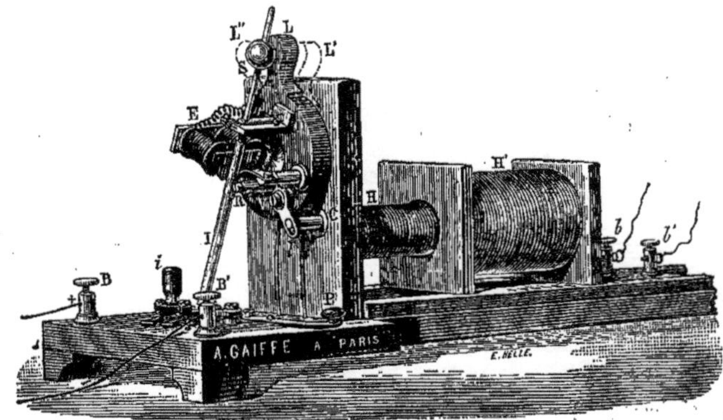

Fig. 5.

même, la grandeur de la force électromotrice correspondante) et la rapidité de succession des alternances de courant.

Toutes choses égales d'ailleurs, l'intensité du courant induit est lié à la bobine induite : aussi dans certains appareils on peut déplacer cette bobine et la remplacer par une autre de mêmes dimensions, mais dans laquelle le fil a un diamètre différent : c'est ce qui se présente, par exemple, dans la bobine à chariot de Du Bois-Reymond, fréquemment employée dans les laboratoires de physiologie.

La distance entre le courant inducteur et la bobine induite est un élément
dont dépend aussi le courant induit : on peut donc faire varier l'intensité de
celui-ci en déplaçant la bobine induite. C'est ce qui se présente dans l'appareil
de Du Bois-Reymond (fig. 5). La bobine inductrice II est maintenue par une de
ses extrémités sur un bâti qui sert également à fixer l'interrupteur ; une longue
planchette horizontale graduée sert de support à ce bâti. Sur la planchette
glisse, guidée par une rainure, une pièce de bois sur laquelle repose la bobine
induite II' ; on peut amener celle-ci jusqu'à entourer complétement l'inducteur,
ce qui correspond au maximum d'effet ; on peut l'en écarter, le courant induit
devenant d'autant plus faible que l'écartement est plus grand ; cet écartement
peut-être évalué d'ailleurs d'après les divisions de la planchette.

L'intensité du courant induit étant proportionnelle au courant inducteur, on
peut, par exemple, prendre une pile formée d'un nombre d'éléments plus ou
moins considérable ; cette modification n'est pas applicable à divers appareils
dans lesquels on ne peut agir sur ce nombre par le mode de construction
même ; de plus, les variations du courant inducteur et, par suite, celles du
courant induit, ne sont pas continues, ce qui peut être un inconvénient.

Un autre procédé pour obtenir les variations du courant inducteur consiste à
introduire dans son circuit une résistance que l'on puisse faire varier à volonté,
un rhéostat. Dans une bobine que Duchenne (de Boulogne) avait fait construire
pour les usages médicaux, ce rhéostat était constitué par un tube rempli de

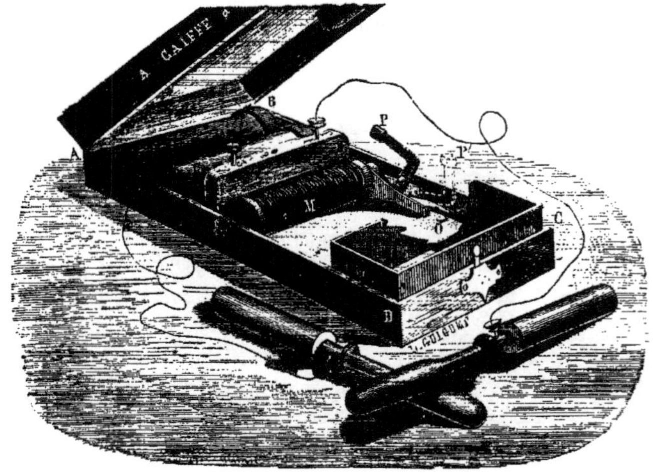

Fig. 6.

liquide dans lequel pénétraient deux tiges métalliques dont on pouvait faire
varier la distance à volonté. On emploierait plus commodément maintenant un
rhéostat à fil métallique.

On peut encore obtenir des variations dans le courant induit, pour un mêm
courant inducteur, en intercalant un tube de laiton B (fig. 6) soit entre les deux
bobines, soit plus souvent entre la bobine inductrice et le fer doux intérieur.

Dans ce cas, une partie de l'action inductrice produit des courants induits dans ce tube, ce qui diminue d'autant l'effet produit dans la bobine induite : si l'on vient à tirer le tube, la partie qui est en dehors échappe à l'action inductrice et l'effet sur la bobine induite augmente d'autant. Le courant induit passe ainsi continuement d'une valeur minima à une valeur maxima pendant que le tube, d'abord complétement enfoncé, est sorti le plus possible. Cette disposition se trouve dans les petites machines d'induction portatives qui sont fréquemment employées par les médecins.

L'intensité des effets dus aux courants induits est liée encore à la rapidité des interruptions et, en modifiant celle-ci, on peut modifier ceux-là dans une certaine mesure, mais de plus, comme nous l'avons déjà dit, on modifie aussi le nombre des renversements du courant, ce qui présente une réelle importance au point de vue physiologique. On peut même dire que, en général, les modifications apportées à l'interrupteur ont surtout pour but de modifier le nombre de ces renversements.

17. Le moyen le plus simple et le plus fréquemment employé pour faire varier la durée de la période des interruptions consiste à changer la tension du ressort, ce à quoi on arrive en enfonçant plus ou moins la vis contre laquelle ce ressort s'appuie. M. Marcel Deprez a indiqué une disposition qui permet d'obtenir le maximum d'effet, mais, quoique relativement simple, cette disposition n'est pas employée en général dans les appareils médicaux où le plus souvent les effets obtenus sont suffisamment énergiques.

Un autre procédé consiste à fixer à la partie oscillante une masse dont on

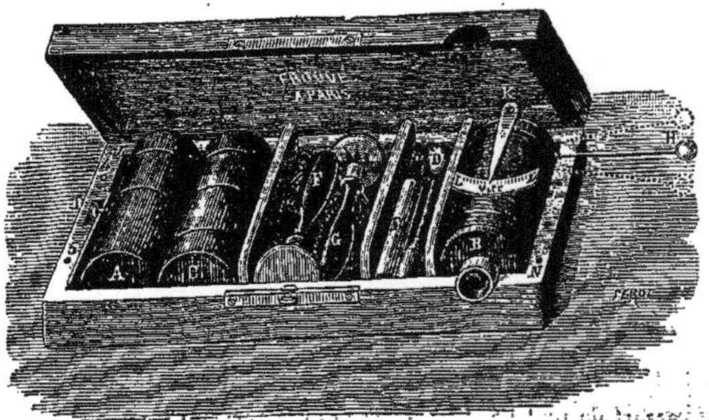

Fig. 7.

peut faire varier la position; cette disposition se trouve dans l'interrupteur Foucault, où la masse glisse le long d'une tige sur laquelle on la fixe à l'aide d'une vis de pression; on la trouve également dans de petites bobines médicales de Trouvé dans lesquelles on peut ajouter des rallonges à la tige oscillante, de manière à allonger la durée de l'oscillation (fig. 7).

Dans un appareil dû à Gaiffe, le trembleur est constitué par une tige suspendue I (fig. 5), oscillant comme un pendule entre un électro-aimant E et une lame de ressort R : mais le système tout entier peut s'incliner dans un sens ou dans l'autre, de telle sorte que la tige oscillante a un parcours plus ou moins long pour arriver au contact du ressort, ce qui fait varier dans le même sens la durée de l'oscillation et par suite la période de l'interruption.

MM. Onimus et Trouvé ont proposé une disposition dans laquelle la période des interruptions est indépendante de la loi de variation du courant inducteur : il en résulte que les courants induits sont tous identiques (pour un même courant inducteur, bien entendu), mais qu'ils se succèdent plus ou moins rapidement. L'appareil (fig. 8) imaginé pour obtenir ce résultat se compose d'un cylindre métallique auquel un rouage d'horlogerie communique un mouvement de rotation uniforme d'une vitesse connue : un volant à ailettes JJ' à résistance variable permet d'ailleurs de faire varier cette vitesse entre certaines limites.

Sur le cylindre on a tracé vingt circonférences parallèles et équidistantes sur lesquelles sont implantés de petites touches; il y en a une sur la première circonférence, deux sur la deuxième, et 20 sur la vingtième ; sur chaque circonférence les touches sont également espacées. Un levier portant une came s'appuie par cette came sur le cylindre : il sera donc soulevé chaque fois que,

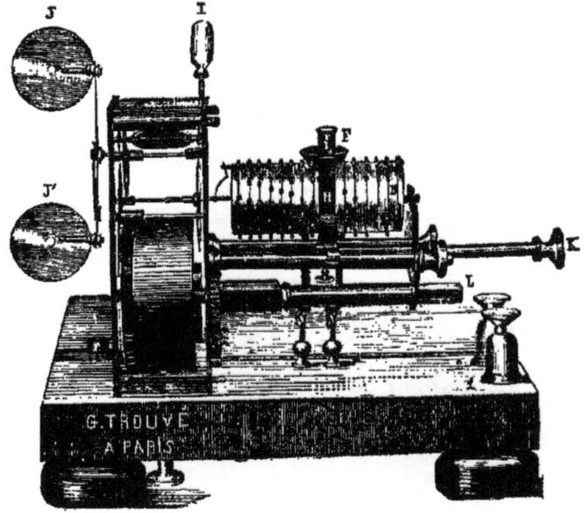

Fig. 8.

par suite de la rotation, une touche rencontrera la came; son extrémité rencontre un ressort de platine. Ce ressort et le levier sont intercalés dans le circuit inducteur, dans les mêmes conditions qu'un interrupteur ordinaire.

Deux positions peuvent être considérées pour la lame de ressort servant de contact, suivant qu'elle est rencontrée par le levier en bas ou en haut de la course de celui-ci. Dans le premier cas, le courant inducteur passera quand la lame touchera le cylindre et sera interrompu quand la lame sera soulevée par une touche; dans le deuxième cas, au contraire, le courant inducteur ne passera que quand la came sera soulevée; on aura donc à volonté de courtes interruptions ou de courts passages du courant induit.

Le levier se déplaçant parallèlement à l'axe du cylindre peut être en face de l'une des circonférences tracées sur le cylindre : il aura donc, à volonté, de 1 à 20 interruptions pour chaque tour du cylindre. Comme d'autre part les vitesses de rotation de celui-ci peuvent varier de 1 à 4 tours par seconde, on voit que

l'on peut obtenir de 1 à 80 mouvements du levier par seconde, soit, par conséquent, de 1 à 80 interruptions brusques ou de 1 à 80 passages brusques du
courant.

Cet appareil est ingénieux et bien disposé et peut être employé avec avantage
dans les recherches d'électro-physiologie. Mais il est un peu trop compliqué,
trop encombrant pour les applications médicales.

18. Il est impossible de ne pas donner quelques indications rapides sur les
machines puissantes qui sont employées industriellement ; bien qu'elles n'aient
pas d'applications médicales, il paraît nécessaire de faire connaître les particularités qui les distinguent des appareils dont nous avons parlé jusqu'à
présent.

Les électro-aimants pouvant, dans tous les cas, jouer le même rôle que les
aimants, on conçoit que dans une machine magnéto-électrique on peut, pour
obtenir le champ magnétique inducteur, employer un électro-aimant à la place
d'un aimant, mais il faut mettre cet électro en action, il faut le faire parcourir
par un courant ; quelle sera l'origine de ce courant ?

On ne saurait employer de piles qui fournissent des courants à un prix élevé,
mais on peut employer une machine magnéto-électrique qui enverra un courant
dans l'électro de la machine principale : cette machine accessoire est dite une
excitatrice.

On peut se dispenser de l'excitatrice et utiliser pour actionner l'électro-
aimant le courant même produit par la machine : la machine est dite alors
dynamo-électrique et par abréviation une *dynamo*. Il faut expliquer comment
peut fonctionner une dynamo, car on ne voit pas dès l'abord l'origine du champ
magnétique nécessaire. Il n'y en aurait pas, en effet, si les pièces de fer doux
étaient en fer absolument doux, mais en réalité il n'en est jamais ainsi : il y
a toujours du magnétisme *rémanent* et par conséquent il existe toujours un
champ magnétique faible.

Lorsque l'on commence à faire tourner la machine, un courant prendra
naissance, mais faible également. Si le circuit de l'électro-aimant est relié au
circuit principal des bobines, ce faible courant aimantera le fer doux et cette
action, quoique faible, augmentera l'intensité du champ magnétique : l'action
inductrice croîtra donc, les courants produits plus forts produiront dans l'électro
une action magnétique plus considérable et, les effets réagissant ainsi les uns
sur les autres, le champ magnétique atteindra rapidement l'intensité qu'il ne
peut dépasser : à ce moment, le courant aura acquis sa valeur maxima.

Il existe à ce point de vue diverses variétés de dynamos, suivant les dispositions relatives du circuit principal et du circuit de l'électro, ce dernier pouvant
être monté en série ou en dérivation par rapport au premier.

19. Un autre perfectionnement considérable que Gramme a réalisé effectivement le premier consiste dans l'obtention d'un courant *continu* ou du moins
très-sensiblement continu.

Nous avons dit que, par l'emploi d'un commutateur dans la machine de
Clarke, on peut obtenir des courants redressés, mais présentant des inégalités
d'intensité, celle-ci passant très-rapidement de 0 à un maximum pour revenir
à 0 ; ce sont ces inégalités qu'il s'agissait de supprimer, à peu près complètement, au moins. Imaginons une autre paire de bobines, tournant avec la première dans la machine de Clarke, mais placée à angle droit, de manière que le
courant soit maximum dans l'une au moment où il s'annule dans l'autre. Si

l'on réunit les actions de ces deux paires de bobines dans un même conducteur, les effets s'ajouteront et le courant ne sera jamais nul évidemment. Une discussion, même sommaire, montre que l'intensité varie encore d'une manière notable, mais, si nous intercalons quatre bobines entre les paires précédentes, en réunissant leurs actions dans un même circuit, on voit que les inégalités s'affaiblissent; on reconnaît qu'elles deviennent de plus en plus petites, au fur et à mesure que le nombre des bobines s'accroît. On peut prendre celui-ci assez grand pour que les inégalités d'intensité soient négligeables et que le courant puisse être regardé sensiblement comme continu.

Tel est le principe des dynamos à courant continu : on a proposé et appliqué des dispositions très-diverses pour réaliser les conditions analogues à celles dont nous venons d'indiquer l'idée générale, mais nous ne saurions entrer dans le détail des formes variées que l'on a été conduit à donner à l'induit. Disons seulement que ces machines sont employées dans la pratique industrielle, que l'on s'en sert pour les opérations électro-chimiques, dorure, galvanoplastie, etc., pour les opérations électro-métallurgiques, production des métaux, pour l'éclairage électrique, etc. Ne fût-ce qu'à cause de cette dernière application dont l'importance s'accroît chaque jour, il était nécessaire de dire quelques mots des dynamos.

20. Enfin, pour terminer ce qui a rapport aux machines magnéto-électriques et aux dynamos, d'une manière générale, nous devons dire quelques mots d'une importante propriété qu'elles possèdent : la *réversibilité*.

Soit une machine magnéto ou dynamo à courant redressé ou continu : si on la met en mouvement, elle donne naissance à ce courant, mais ce courant ne peut être produit et entretenu que par une dépense de travail mécanique. Une partie de ce travail sera dépensé inutilement pour produire la chaleur résultant du frottement et du passage même du courant, mais le courant produit représentera l'autre partie de ce travail mécanique.

Si maintenant dans cette machine en repos nous venons à faire passer un courant continu, elle se mettra en mouvement : c'est en cela qu'elle est *réversible*. Le mouvement produit pourra être utilisé et donner naissance à du travail mécanique; comme précédemment, d'ailleurs, celui-ci ne représentera qu'une partie de l'énergie correspondant au courant primitif.

Imaginons maintenant deux dynamos placées à une distance quelconque, mais reliées l'une à l'autre par deux fils. Si à l'une des stations on dépense du travail mécanique pour mettre la machine en mouvement, un courant prendra naissance. Ce courant ira traverser la machine placée à l'autre station; cette seconde machine se mettra en mouvement et on y pourra recueillir du travail mécanique.

C'est en cela que consiste l'importante question du transport de la force (ou plus exactement du travail) à distance par les courants électriques.

Il est inutile d'insister sur les conséquences économiques capitales qui résulteraient d'une application généralisée de cette méthode. On peut dire qu'il n'y a aucune impossibilité, aucune difficulté sérieuse même, au point de vue physique ou mécanique. Si ce procédé n'est pas encore entré absolument dans la pratique, cela tient aux dépenses auxquelles il donne lieu, dépenses d'installation et dépenses d'entretien; cela tient aussi à ce que, comme nous l'avons indiqué sommairement, les transformations successives de l'énergie, l'échauffement des conducteurs, absorbent une partie notable du travail mécanique : le rendement du système n'est pas très-élevé. Aussi son application n'est-elle avantageuse actuellement que dans quelques cas présentant des conditions spéciales.

Mais il est probable que, par suite des progrès qui seront réalisés par l'industrie électrique, par suite aussi des changements dans les conditions économiques générales, ce procédé se généralisera un jour ou l'autre et donnera lieu à d'innombrables applications.   C.-M. GARIEL.

INÉE. Matière médicale et thérapeutique. Sous le nom d'*inée*, d'*onage* ou *onaye*, les Pahouins (*voy.* GABON) désignent indifféremment la substance toxique qui sert à empoisonner leurs flèches et qu'ils préparent *en pilant les graines mondées du Strophanthus hispidus* (ou d'autres espèces), ou la plante elle-même qui fournit cette semence. Ils préparent également avec ces graines, et par ébullition prolongée, une espèce d'extrait qu'ils emploient comme la pâte : l'une et l'autre formes leur servent aussi à empoisonner les animaux nuisibles et même leurs semblables. Enfin ils les emploient aussi mêlées à un corps gras (beurre du Dika ou *Irvingia Gabonensis*) comme antiparasitaires. Ces usages divers, bien qu'empiriques, une fois connus en Europe, on a recherché la composition chimique de cette graine, et les propriétés soit physiologiques, soit thérapeutiques, de ses composants. Deux espèces ont particulièrement fixé l'attention des physiologistes et des thérapeutistes : le *Strophanthus hispidus* de l'Afrique occidentale et le *Strophanthus Kombé* de l'Afrique orientale. Nous ne décrirons pas ces graines dont il a déjà été parlé et qui présentent peu de différences, mais la structure anatomique des semences de *Strophanthus hispidus* a été faite et dessinée par M. Fontaine, pharmacien de la marine (thèse de l'École de pharmacie de Montpellier, 1887). Elles présentent un tégument simple, un albumen huileux et un embryon droit, le tout surmonté d'une longue aigrette blanche et soyeuse. Le tégument est formé par un épiderme dont les cellules ont une paroi externe peu épaissie et qui se prolongent çà et là en poils courts; les parois latérales de ces cellules présentent un épaississement annulaire qui n'intéresse ni la paroi externe ni la paroi interne; sur une coupe transversale de l'épiderme, les épaississements de deux cellules contiguës offrent une section lenticulaire. Au-dessous de l'épiderme, 5 ou 6 assises de parenchyme mou complètent l'enveloppe séminale. C'est là le trait caractéristique de cette enveloppe : l'albumen gras n'offre aucun intérêt. La graine, dans toutes ses parties, mais à un degré différent, renferme comme le fruit (endocarpe) les principes actifs caractéristiques de la plante.

« Le fruit du *Strophanthus hispidus* peut atteindre une longueur de 50 centimètres; à maturité, il est dur, ligneux, brun-noirâtre et marqué de nombreuses stries longitudinales, fines et parallèles. Il contient un nombre considérable de graines brunes, cylindro-coniques, longues d'environ 12 millimètres, épaisses de 2 millimètres, arrondies à la base, acuminées au sommet et pourvues de deux sillons linéaires, opposées, dont l'un est recouvert par une fine membrane fibreuse, brun clair, paraissant due à un prolongement du placenta. Le bec de la semence se continue en une arête, longue de 5 centimètres, brune en bas, d'un faune doré en haut, et qui va en s'amincissant de la base au sommet. Ce dernier porte un nombre très-considérable de soies simples, semi étalées, de couleur blond-clair, qui sont disposées en verticilles serrés autour de l'axe » (Cauvet).

Analyse chimique. Elborne a trouvé que 100 grammes de semences renferment pour 100 :

Huile grasse jaune-verdâtre soluble dans l'éther de pétrole et pas amère..	20,80
Chlorophylle et d'un corps gras soluble dans l'éther..	0,90
Glycoside soluble dans l'alcool absolu.	1,50
Extrait soluble dans l'eau.	2,90
Albuminoïdes.	19,60
Corps insolubles.	54,30

Fraser appelle le principe actif *strophanthine* et le trouve dans les proportions de 8 à 10 pour 100. Hardy et Gallois ont isolé les premiers des semences
du *Strophanthus hispidus* un corps cristallisé qui ne serait, d'après eux, ni un
alcaloïde ni un glycoside, et auquel ils conservent le nom de *Strophanthine* de
Fraser, bien que ce dernier auteur n'eût fait que supposer à l'état d'alcaloïde
et sans l'isoler, un principe actif. Pour l'obtenir, ils préparèrent avec les graines
une teinture alcoolique qui, après filtration, présentait une coloration jaune ; elle
fut mise à l'étuve et évaporée au-dessous de 100 degrés, jusqu'à consistance
d'extrait. Repris par l'eau distillée, cet extrait s'y dissolvait entièrement et la
nouvelle solution aqueuse n'était plus que faiblement colorée. C'est ce liquide
qui, évaporé de nouveau à une faible température, abandonne des cristaux
jaunes de strophanthine.

D'après Hardy et Gallois, ces cristaux sont solubles dans l'eau froide, plus
solubles dans l'eau chaude, solubles dans l'alcool, peu solubles dans le chloroforme et l'éther ; leur solution aqueuse ne précipite par aucun des réactifs
connus des alcaloïdes. Cette même solution portée à l'ébullition en présence
d'une petite quantité d'acide sulfurique, puis chauffée avec la liqueur de Fehling,
n'en provoquerait pas la réduction, enfin il ne renfermerait pas d'azote.
Fraser, par contre, qui depuis les travaux de Hardy et Gallois, a pu isoler la
strophanthine et constater qu'elle n'est point un alcaloïde, dit qu'avec l'acide
sulfurique étendu elle donne de la glycose et un corps insoluble dans l'eau,
facilement soluble dans l'alcool, d'une saveur amère très-prononcée, auquel il
a donné le nom de *strophanthidine*.

Avec les aigrettes plumeuses des graines Hardy et Gallois obtinrent une
substance cristalline, moins toxique que la précédente, qui leur donna, en
présence des réactifs, les précipités caractéristiques des alcaloïdes et qu'ils
appelèrent *inéine*.

La *strophanthine* est combinée dans la graine à des substances albuminoïdes
dont il est difficile de la débarrasser et qui entravent la cristallisation de ce
corps. Elle paraît se décomposer dans l'eau : MM. Elborne, Gerrard et Helbing,
qui ont repris ces recherches après Hardy et Gallois, puis Fraser, indiquent le
procédé suivant pour obtenir le principe actif des semences. On dissout dans
l'eau 10 grammes d'extrait alcoolique de semences de *strophanthus;* on filtre
et on ajoute à la solution un excès d'acide tannique, on recueille le précipité
gris, on le lave à l'eau chaude, et, tout humide, on le mélange à de l'acétate
tribasique de plomb en excès. On dessèche exactement le mélange, on l'épuise
par l'alcool à chaud, et l'on fait passer un courant d'hydrogène sulfuré dans la
liqueur alcoolique. On filtre pour retenir le précipité plombique, on évapore
l'alcool; on trouve la strophanthine dans le résidu sous formes d'écailles. Pour
le décolorer on le fait dissoudre dans l'eau chaude, on ajoute du noir animal,
on fait digérer, on filtre, on évapore.

Ainsi préparée, la *strophanthine* est une substance amorphe jaune qui brûle sans résidu, aisément soluble dans l'eau et dans l'alcool, insoluble dans l'éther pur et le chloroforme, mais s'y dissolvant en quantité sensible, si l'éther et le chloroforme contiennent de l'alcool. Si l'on ajoute de l'éther pur en quantité considérable à une solution de *strophanthine* dans l'alcool, celle-ci se dépose en flocons blancs. Fraser a obtenu, paraît-il, la strophanthine cristallisée. Gerrard n'a pu arriver à ce résultat. Tel est l'état de la question. La composition des deux principes actifs mérite de nouvelles études : on peut dire, en effet, que ni leur composition, ni leur formule, ne sont bien connues. Toutefois Helbing donne les procédés suivants pour reconnaître la présence de la *strophanthine*.

L'acide sulfurique concentré dissout le principe actif en prenant une coloration vert foncé qui passe bientôt après au rouge brun foncé. Cette réaction suffit à faire reconnaître la présence de la strophanthine dans les tissus animaux ou végétaux, avec l'aide du microscope, mais la réaction caractéristique est la suivante. On dissout une trace de *strophanthine* dans une goutte d'eau avec une goutte de perchlorure de fer liquide, puis on ajoute un peu d'acide sulfurique concentré. Il se dépose un précipité rouge brun qui en peu de temps, mais quelquefois en une ou deux heures, devient vert émeraude ou d'un vert un peu foncé, lequel persiste pendant un long temps. Cette réaction décèle de minimes traces de ce principe.

Physiologie. Les premiers essais physiologiques qui aient été faits avec l'*inée* sont dus à Pelikan (de Saint-Pétersbourg) : il se servit d'un extrait hydroalcoolique de cette graine (2 alcool, 1 eau). Voici le résultat de ses observations sur les grenouilles : 1° au début, accélération des mouvements du cœur; 2° ensuite et peu après, les battements de cet organe se ralentissent et cessent tout à fait; 3° cette cessation n'est pas régulièrement progressive; 4° avant de s'arrêter définitivement, le ventricule présente encore quelques mouvements irréguliers, comme péristaltiques; 5° le ventricule est déjà complétement arrêté, presque vide et fortement contracté (en systole), tandis que les oreillettes, toujours distendues par le sang, contiennent encore leurs mouvements, qui cessent bientôt après; 6° enfin la paralysie du cœur n'a rien de commun avec la rigidité cadavérique. Une fois paralysé cet organe ne répond plus à l'action des agents excitants, ni mécaniques, ni chimiques, ni électriques, appliqués soit directement, soit sur différents points du nerf sympathique et du pneumogastrique, qui sont en rapport avec les ganglions du cœur (*Acad. des sciences*, séance du 5 juin 1865).

De ces faits Pelikan conclut que l'inée paralyse le cœur dans ses éléments nerveux et toujours en première ligne.

En 1869, Fraser (d'Édimbourg) annonçait comme résultat d'expériences analogues que la *strophanthine* est un poison musculaire dont l'action paralysante porte sur le muscle cardiaque spécialement. Le cœur d'une grenouille empoisonnée par la teinture de strophanthus s'arrête en systole (les ventricules), et ce résultat n'est pas modifié, dit cet auteur, lorsqu'on a préalablement détruit le cerveau et la moelle de l'animal mis en expérience, sectionné les troncs des nerfs vagues et paralysé les extrémités terminales des mêmes nerfs au moyen de l'atropine. Fraser insistait sur la paralysie finale de tout le système musculaire, y compris les fibres lisses, suite de cet empoisonnement.

En 1870, Legros et Bert instituèrent, avec le poison extrait des flèches de Pahouins, des expériences qui confirment celle de Fraser.

En 1872, Carville et Polaillon reprirent, sans les connaître, les expériences de Pelikan et Fraser dans une étude remarquable portant sur un nombre considérable d'animaux appartenant à des embranchements différents et soumis à des injections hypodermiques renfermant 1 milligramme d'extrait alcoolique de graines par goutte.

En voici les conclusions : 1° L'inée est un poison d'une extrême énergie; 2° il agit sur le cœur en paralysant cet organe, mais, indépendamment de cette action, qui est générale sur tous les animaux mis en expérience, il produit chez les animaux supérieurs : 1° la dyspnée; 2° *un état nauséeux* ; 3° *des vomissements*; 4° de l'affaiblissement allant jusqu'à la somnolence et à la résolution musculaire.

Les mêmes auteurs portant leur examen sur les tissus et les organes autres que le cœur conclurent : 1° que le sang d'une grenouille empoisonnée est toxique et peut empoisonner une autre grenouille, ce qui prouve que le principe actif passe par absorption dans le sang, qu'il s'y accumule et s'y conserve sans altération; 2° que l'inée n'a aucune influence sur l'excitabilité motrice des nerfs, ne paralyse pas le pouvoir conducteur des nerfs à l'égard des impressions sensitives et sensorielles; que le pouvoir réflexe de la moelle est conservé, enfin que le grand sympathique n'est pas plus atteint que le système nerveux de la vie de relation; 3° que l'inée agit sur les muscles lisses et sur les muscles striés dont il abolit la contractilité et que cette altération est *toute fonctionnelle;* 4° qu'en ce qui concerne le système vasculaire, à mesure que les ondées sanguines diminuent de volume, les vaisseaux se resserrent pour s'adapter aux nouvelles conditions de circulation, mais ne sont pas directement influencés par le poison (les cœurs lymphatiques, chez les grenouilles, continuent à battre régulièrement après arrêt du cœur sanguin); 5° que l'inée enfin n'agit ni sur le cœur, ni par l'intermédiaire du cerveau, ni du bulbe, ni de la moelle épinière, ni par celui du pneumogastrique, ni du grand sympathique et de ses ganglions cardiaques; qu'il agit directement sur le tissu musculaire du cœur et que celui-ci s'arrête en première ligne, parce qu'avant tous les autres muscles il reçoit une quantité suffisante de poison pour influencer toutes ses fibres contractiles.

Ainsi fut établie la théorie musculaire de l'action strophantique déjà esquissée par Fraser, Legros et Bert, et en opposition absolue avec la théorie nerveuse de Pelikan, qui vient cependant d'être élargie par les observateurs de Gley (Société de biologie, 28 mai et 2 juillet 1887) et Lapique.

Pour terminer l'histoire physiologique du strophanthus, il reste maintenant à résumer les conclusions auxquelles sont arrivés MM. Mairet, Combemale et Grognier (Soc. de biologie, octobre et novembre 1887). Ces auteurs n'admettent ni la théorie musculaire ni la théorie nerveuse, s'inscrivant en faux contre les faits qui servent de base à ces hypothèses, et y substituent une action mécanique dans les termes suivants : « Comment donc agit cette substance? Les lésions trouvées à l'autopsie et qui se traduisent par des congestions violentes avec inflammation et suffusion sanguine du côté de la plupart des organes ne laissent aucun doute, ce nous semble, sur le mode d'action du strophanthus administré à dose toxique. Ce dernier se comporte à la manière des *irritants ;* cette action irritante peut seule d'ailleurs rendre compte des discordances qui existent entre les symptômes constatés dans les divers systèmes et même dans un seul système. » Il est inutile d'insister sur une interprétation aussi vague inspirée par les doctrines spéciales : évidemment l'action physiologique du *strophanthus* n'est pas matériellement établie d'une façon définitive.

Thérapeutique. Le plus généralement, expérimentateurs et cliniciens s'accordent à reconnaître que le strophanthus est un médicament cardiaque et que la diurèse qu'il produit toujours est secondaire à son action sur le système circulatoire : ce serait donc un diurétique vasculaire. MM. Mairet, Combemale et Grognier, fidèles à leur système physiologique, admettent que le strophanthus ne produit la diurèse que par une action irritative sur les reins (diurétique mécanique), d'où ses effets seraient inconstants et même contre-indiqués dans certains cas (néphrites). Quoi qu'il en soit, les premiers essais thérapeutiques de cette substance sont dus à Fraser, qui a employé une teinture devenue officinale sous son nom. Il emploie une partie de semences privées de leur aigrette et des poils, enfin débarrassées de l'huile fixe par l'alcool ou l'éther. Celles-ci sont ensuite épuisées par 20 d'alcool rectifié. On obtient ainsi une teinture amère jaune verdâtre qui est prescrite à la dose de 5 à 20 gouttes à prendre en deux fois seule ou avec de l'eau de laurier-cerise. D'après Fraser, le *Strophanthus hispidus* régularise le pouls, relève la pression intra-vasculaire, augmente la sécrétion urinaire et diminue notablement la dyspnée, il agirait avec plus de rapidité que la *digitale* et n'accuserait pas comme celle-ci la contraction des vaisseaux capillaires, enfin ne déterminerait pas d'irritation gastro-intestinale. D'autres auteurs se sont occupés cliniquement du même poison : Bowditch, Pins, Haas, Lépine, Dujardin-Beaumetz, Hochhaus, etc. Bowditch et Pins ont confirmé les assertions de Fraser, et pour eux le *Strophanthus hispidus* agit réellement sur le cœur en augmentant la force de ses contractions, mais n'a pas d'influence sur les petits vaisseaux. Ces données ne sont complétement acceptées ni par Haas ni par Lépine. Pour ceux-ci, la drogue n'a pas sur le cœur le pouvoir tonique de la digitale; souvent il diminue la force de contraction de cet organe et paralyse les nerfs vaso-moteurs. C'est là évidemment une question de dose et plus souvent d'altération pathologique de l'organe central de circulation.

D'après Hochhaus, voici quels seraient les effets du strophanthus dans les maladies orificielles du cœur. A la période de non-compensation, ce serait parfois un excellent remède pour diminuer le nombre des contractions du cœur, pour leur donner de la force et de la régularité et pour faire disparaître la dyspnée et les œdèmes. Toutefois ce médicament serait bien loin de posséder la sûreté d'action de la digitale, qui, l'expérience clinique le démontrerait, donne de si merveilleux résultats et qui réussit si bien là où le strophanthus a échoué.

Sans espérer pouvoir préciser d'une manière rigoureuse les indications thérapeutiques du *Strophanthus hispidus* dans l'état actuel de la science, il est permis de dire qu'il se comporte comme un tonique du cœur, inférieur à la digitale sans doute, mais cependant capable de rendre de bons services dans la période de non-compensation des maladies cardiaques. Il régularise et renforce les contractions du cœur; il diminue les palpitations et la dyspnée, augmente la sécrétion urinaire et, par ce fait, peut faire disparaître certains œdèmes. Son action ne se manifeste guère qu'au deuxième ou au troisième jour de son emploi, et souvent cette action, comme celle de la digitale, se prolonge pendant plusieurs jours après la cessation du médicament. Après quelques jours de son usage, il amène de l'inappétence, des nausées et des vomissements, parfois aussi de la diarrhée. Fraser et Bowditch attribuent au strophanthus une action antipyrétique. Denian cite un cas de pneumonie où l'effet immédiat fut un abaissement de la température et un relèvement du cœur. Puis, et après lui, Zerner et Lœw pensent que dans ces cas il n'est utile qu'autant qu'il y a lieu de remédier au collapsus consécutif à une insuffisance fonctionnelle du myocarde.

Le *Strophanthus Kombé* a été particulièrement étudié par Zerner et Lœw, et par Frænkel. Voici leurs résultats : Ce médicament est employé sous forme de teinture de la graine. On en donne 5 ou 6 gouttes trois fois par jour sans dépasser 50 gouttes en vingt-quatre heures, comme pour le *Strophanthus hispidus*. Elle stimule les contractions du cœur, augmente la pression artérielle et amène une diurèse notable. Les effets se manifestent dans le cœur de vingt-quatre à quarante-huit heures, sans aucune conséquence désagréable, *si ce n'est quelques phénomènes dyspeptiques*. L'action directe du *Strophanthus Kombé*, selon Guttmann, entraîne une diminution rapide des œdèmes. En somme, même action et mêmes applications que le *Strophanthus hispidus*, avec cet avantage que ce dernier médicament n'entraînerait pas de nausées ni de vomissements.   ÉDOUARD HECKEL.

INFANTICIDE. MÉDECINE LÉGALE. L'*infanticide*, au point de vue légal, est le meurtre d'un enfant nouveau-né ; il fait partie de cette série de délits et de crimes qui menacent l'enfant au de moment sa naissance. L'infanticide, *Infanticidium* (Tertullien), *de infans et caedere, infanticidio* (italien, espagnol), *Kindesmord* (allemand), *Childmurder* (anglais), est ainsi défini : « Meurtre d'un enfant ; il se dit surtout, dans la législation criminelle, en parlant d'un enfant nouveau-né. Il signifie aussi meurtrier d'un enfant ou de son propre enfant » (*Dictionnaire de l'Académie*). Littré le caractérise en ces termes : « Meurtre d'un enfant et plus particulièrement d'un enfant nouveau-né, par sa mère qui vient de le mettre au monde ». L'infanticide est aussi celui qui tue un enfant et particulièrement quand il vient d'être mis au monde. La définition légale est donnée par l'article 300 du Code pénal : « Est qualifié infanticide le meurtre d'un enfant nouveau-né. »

Ce crime a une grande importance au point de vue social et légal, comme à celui de la science : « Ce meurtre est d'autant plus atroce que la victime est une faible créature, sans défense, immolée par ceux-là mêmes qui lui doivent secours et protection » (Brady). Dans l'antiquité, l'infanticide a eu parfois un caractère légal et a été comme autorisé par les mœurs. A Sparte, on précipitait dans un gouffre le barathre, les enfants débiles et atteints de vices de conformation. A Rome, d'après la tradition, la puissance paternelle était allée jusqu'à ce point qu'il fallait relever l'enfant naissant, *tollere filium*, pour l'admettre à la vie ; les enfants monstrueux étaient jetés dans le Tibre, pour faire disparaître un mauvais présage. Le texte de Denys d'Halicarnasse est sur ce point caractéristique : *Romulus omnem potestatem in filium concessit... Sive occidere vellet* (2, 15, *Antiquités romaines*). Venait ensuite la condition du *triennium : Necare vero nullum fetum triennio minorem, nisi infans aliquis natus esset mutilus aut prodigiosus*; ceux-là pouvaient être exposés, mais il fallait les montrer d'abord à cinq personnes (*quinque vicinis proximis*). Le meurtre de l'enfant par la mère était puni, comme celui du petit-fils par le grand-père. Des textes de Cicéron se rapportent à cette étendue du pouvoir paternel et à la proscription des enfants monstrueux (*Orator* et *de Legibus*). L'exposition d'enfants nouveau-nés, dit Maury, a existé chez un grand nombre de peuples barbares. La Chine, d'après la relation des missionnaires, passait pour la terre classique de l'infanticide, où cette pratique aurait eu pour but d'empêcher l'accroissement d'une population que la terre ne pouvait plus nourrir (Montesquieu, *Espr. des lois*, VIII). Sous l'influence chrétienne, ce crime a été l'objet de la réprobation la plus absolue et de la répression la plus sévère; la peine de mort était celle de l'infanticide; dans l'ancien régime; les pénalités les plus graves atteignaient tous les actes, tels que la célation de la grossesse, la suppression de part, par lesquels pouvait être mise en péril la vie de l'enfant. Au point de vue de l'hygiène publique, la question des tours, aujourd'hui résolue, celle de l'organisation des secours à domicile, sont liées à l'histoire de l'infanticide.

Les recherches médicales tiennent une large place dans toutes les questions qui se rattachent aux attentats contre la vie des enfants nouveau-nés; elles sont anciennes, on trouve dans Galien les premières indications relatives à la docimasie pulmonaire, qui n'a été introduite dans la pratique judiciaire qu'à la fin du dix-septième siècle. Nous retrouvons ici tous les noms qui figurent dans la science médico-légale. Les auteurs des traités généraux, en précisant l'état de la question à leur époque, y ont ajouté leurs observations particulières qui ont contribué aux progrès de la science; des procès célèbres les ont mis en évidence. Les noms de Zacchias, de Fortunatus Fidelis, de Teichmeyer, de Fodéré, se rattachent à la phase ancienne de cette histoire; Orfila, Devergie, en résument une période plus récente. Une place notable est accordée à cette question dans les traités de Meude, Friedreich, Legrand du Saulle, Taylor, Hoffmann, Vibert. Notons encore les articles de Monfalcon (*Dict. en 60 vol.*, 1815), de Marc (*Dict. repert.*, 1837) avec une bibliographie très-complète de Raige-Delorme; celui de Tardieu (*Dict. prat.*, 1874), qui a suivi la monographie remarquable qu'il avait publiée sur cette question. Pour l'histoire des questions spéciales, nous ne citerons que quelques noms, Heister en 1731, Plouquet en 1736, avec des expériences sur les poumons; Lecieux, en 1819, une monographie; Fodéré, en 1809, des recherches sur le cordon ombilical; Négrier, en 1841; Ollivier d'Angers, étude sur les caractères du nouveau-né, 1836, et sur l'absence de respiration, 1843; Toulmouche, observations nombreuses, 1853; Maschka, 1854; Bardinet, 1864 et 1868, la vie sans respiration; Santex, 1861; Lempereur, 1867; la mort dans la cavité utérine, Senator, 1867. La mort pendant l'accouchement; Tomasia, 1876, la putréfaction des poumons: Falx, leurs couleurs diverses, 1867. D'autres recherches constatent les différents genres de mort, l'âge et le développement du fœtus, des points spéciaux tels que la docimaise otique. Les *Annales d'hygiène et de médecine légale* contiennent de nombreux travaux sur toutes les questions qui se rattachent à l'infanticide.

I. Législation. *Crimes et délits contre l'enfant nouveau-né.* Le livre III du Code pénal, section VI, comprend l'indication des crimes et délits tendant à empêcher ou à détruire la preuve de l'état civil d'un enfant ou à compromettre son existence; ce sont les cas suivants : l'*omission de la déclaration de naissance* ordonnée par l'article 56 du Code civil, punie d'un emprisonnement d'un à six mois et d'une amende par l'article 346 du Code pénal; l'*inhumation clandestine* prévue par l'article 358; le *recel* du cadavre de la personne homicidée, 359, emprisonnement jusqu'à deux ans et amende; l'*exposition* et le *délaissement* d'enfant dans un lieu solitaire, 349; l'aggravation de peine, si l'enfant est demeuré mutilé ou estropié et s'il succombe, l'assimilation au meurtre, 351; la peine moindre, si l'enfant a été exposé dans un lieu non solitaire, 352; la *non-remise* à l'officier de l'état civil de l'enfant nouveau-né par la personne qui l'aurait trouvé, 347; l'*enlèvement*, le recélé, la *suppression*, la *substitution*, la supposition de part, punis de la reclusion par l'article 345; noter ici la disposition de la loi du 13 mai 1863, qui établit une différence dans la peine suivant que l'enfant a vécu ou non et qui donne lieu ainsi à une application médico-légale; l'homicide par imprudence, article 319, et l'infanticide, articles 300 et 302.

2° *Statistique.* Si l'on remonte à une période éloignée, on constate une augmentation dans le nombre des infanticides, mais, si l'on examine la période des dix dernières années, le nombre est plutôt stationnaire ou décroissant. De 1826 à 1830, la moyenne annuelle est de 102 accusations d'infanticide avec 113 accusés; elle n'est que de 94 et de 103 pour la période de 1831 à 1835; de 1836 à 1840, c'est 155 et 137. Dans les périodes quinquennales suivantes le nombre s'élève pour arriver à 214 accusations et à 252 accusés dans les années comprises entre 1861 et 1865. Le maximum dans cette période est pour l'année 1859, où l'on a compté 226 accusations et 249 accusés. De 1876 à 1880, on constate 192 accusations par année; en 1781 et 1882, 174 et 171 accusations, 193 et 183 accusés. En 1883, le nombre augmente, on compte 191 accusations. La statistique de la morgue constate aussi l'accroissement des dépôts de cadavres d'enfants qui, suivant la remarque de Tardieu, coïncide avec celle des autres corps.

Le dernier compte rendu de la justice criminelle pour l'année 1886 indique 166 accusations et 182 accusés. Sur ces accusés on comptait 9 hommes et 173 femmes; il y a eu 117 condamnations et 65 acquittements; 3 hommes ont été acquittés et 62 femmes. Aucune condamnation à mort n'a été prononcée, aucune aux travaux forcés à perpétuité; 68 aux travaux à temps, 4 à la reclusion, 34 à un emprisonnement de plus d'un an, 11 à un an et moins. Des circonstances atténuantes ont été accordées dans 110 cas, soit 99 fois sur 100. En 1882, il y avait eu une condamnation à mort et deux en 1883. L'état civil, sur 182 accusés, indiquait 130 célibataires, 34 personnes en état de veuvage, et 18 mariées. L'âge des accusés a varié de seize à vingt et un ans dans 40 cas, et dans 57 cas de vingt et un à vingt-cinq ans; 40 accusés avaient de vingt-cinq à trente ans, 28 de trente à quarante; 9 de quarante à cinquante ans, et au delà, jusqu'à soixante ans et au-dessus. 67 accusés ne savaient ni lire ni écrire, 113 avaient cette première instruction, 2 seulement une instruction supérieure. On a remarqué que les campagnes fournissaient en général la moitié des cas, et que les domestiques figuraient pour 20 pour 100 dans le nombre des accusées. Pendant l'année 1886, les crimes et délits contre les enfants nouveau-nés se sont présentés dans les proportions suivantes : suppression d'enfant, 118 affaires, 137 prévenus; exposition, 49 et 59.

La statistique des infanticides suivant les mois a été dressée par Tardieu pour une période de quinze années, de 1851 à 1865. Le mois de mars est en première ligne avec 315 cas, viennent ensuite mai avec 275 cas, janvier avec 272; le minimum est présenté par juillet avec 180 cas et par novembre avec 185. Une statistique de Bayard met en première ligne les mois de mars et de février.

Au nombre des expertises qui se rapportent à tous ces cas, il faut ajouter celles à la suite desquelles les poursuites ont été abandonnées.

3° *Dispositions légales relatives à l'infanticide.* Deux articles du Code pénal s'appliquent à ce crime ; l'article 300 le définit : « Est qualifié infanticide le meurtre d'un enfant nouveau-né » ; l'article 302 le punit de mort : « Tout coupable d'assassinat, de parricide, d'*infanticide* et d'empoisonnement, sera puni de mort. » C'est la même peine, que le crime ait été commis par la mère, par le père ou par une personne étrangère.

En France, pour la répression de ce crime, c'est en principe le système de la sévérité qui prévaut ; elle s'explique par la nature même de l'acte, le meurtre de l'enfant sans défense, dont la naissance est inconnue, frappé par ceux-là mêmes qui doivent le protéger. La peine de mort est prononcée, sans qu'il soit besoin de prouver la préméditation, elle résulte de la nature même de l'acte. Mais l'opinion a réagi contre cette disposition si sévère ; des acquittements contre l'évidence ont eu lieu, et une atténuation a été admise par la loi du 25 juin 1824 (article 5), qui déclare que la peine portée par l'article 302 contre la mère coupable d'infanticide pourra être celle des travaux forcés à perpétuité ; cette réduction de peine n'aura lieu à l'égard d'aucun individu autre que la mère. L'atténuation n'a pas paru suffisante ; cette loi a été abolie par celle du 28 avril 1832, qui a donné, par la modification de l'article 463 du Code pénal, la faculté d'admettre des circonstances atténuantes, par l'effet desquelles la peine est abaissée d'un ou deux degrés, la peine de mort étant remplacée par celle des travaux forcés à perpétuité ou à temps. La nature des circonstances atténuantes n'est pas précisée par le jury ; des considérations médicales relatives à la mère ou à l'enfant peuvent ici avoir de l'influence. L'infanticide est certainement le crime pour lequel ces circonstances sont le plus fréquemment admises. En 1886 elles ont été reconnues dans la presque totalité des cas. Une atténuation de la peine peut encore résulter de questions subsidiaires et d'un changement dans le caractère de l'accusation, la suppression de part ou l'homicide par imprudence étant substitués à la question d'infanticide. Si, en droit strict, la sévérité de notre Code est extrême puisqu'il prononce la peine de mort, en fait les atténuations rendent cette peine absolument exceptionnelle, et les autres pénalités sont affaiblies dans de notables proportions.

Les législations étrangères ne prononcent pas la peine de mort contre l'infanticide ; on tient compte de l'état de l'enfant légitime ou illégitime. Les raisons de cette indulgence sont les motifs même du crime, la misère, la honte, par suite de la séduction et de l'abandon. L'état physique et moral de la femme au moment de l'acte est pris en considération ; une distinction est faite entre la mère et les complices. Le Code allemand (§ 217) punit de trois ans au moins de réclusion la femme qui aura tué volontairement son enfant *illégitime*, pendant ou immédiatement après la naissance. En cas de circonstance atténuante, la peine est réduite à deux ans d'emprisonnement au moins. Dans les autres cas, on applique les paragraphes 211 et 212 relatifs à l'homicide volontaire avec ou sans préméditation. Une atténuation est admise pour le meurtre de l'enfant monstrueux et non viable. Le Code autrichien (§ 139) punit des travaux forcés à perpétuité la mère qui a tué son enfant légitime ; la peine est de dix à vingt ans pour le meurtre de l'enfant naturel. Dans un projet de réforme, dit Hoffmann, on n'admet pas cette distinction. La même peine s'applique à la mère qui a tué son enfant ou qui l'a laissé périr en négligeant volontairement les secours nécessaires pendant l'accouchement.

La législation anglaise applique à l'infanticide le droit commun, sans faire de distinction entre le meurtre d'un enfant et celui d'un adulte ; s'il y a préméditation, c'est la peine de mort, mais il faut que l'enfant soit né et ait vécu complétement. L'ancien Code sarde, qui avait été étendu à tout le royaume d'Italie, par l'article 531 punissait de mort l'infanticide, comme l'assassinat, le parricide et l'empoisonnement. Par l'article 532 la peine pouvait être diminuée de 1 à 3 degrés pour la mère qui avait commis le meurtre sur l'enfant illégitime. Le nouveau Code pénal italien, discuté en 1888, abolit la peine de mort.

Comme conclusion, on peut dire que dans certains cas le crime est atténué pour la mère, mais qu'il conserve toute sa gravité pour ses complices.

4° *Conditions de la criminalité.* Les éléments du crime sont que l'enfant soit né, qu'il soit né depuis peu, qu'il soit mort par suite d'un meurtre.

Il faut que l'enfant *soit né;* le meurtre pendant la grossesse, c'est l'avortement ; le meurtre pendant l'accouchement n'est pas indiqué par la loi, c'est une .acune comblée par la jurisprudence ; l'enfant est engagé dans les voies génitales, la tête paraît à l'entrée de la vulve, elle est fracturée, écrasée avant que l'enfant soit sorti, elle est atteinte dans le vagin : c'est en réalité un infanticide, bien que la naissance ne soit pas accomplie. Des condamnations ont eu lieu dans ces conditions. Les législations étrangères sont plus précises à cet égard, elles prévoient le cas et l'assimilent à l'infanticide. Ainsi le Code allemand, § 117, punit de la même peine la femme qui aura tué volontairement son enfant illégitime, *pendant* ou immédiatement après l'accouchement (*in oder gleich nach der Geburt*). L'article 218 frappe de la même peine la femme qui s'est procuré l'avortement ou qui a tué son enfant dans son sein (*im Mutter leibe tödet*).

L'enfant doit être *nouveau-né;* combien de temps est-il considéré comme tel ? La loi est muette à cet égard ; c'est la jurisprudence qui prononce suivant les cas. Les faits suivants sont pris en considération : l'enfant n'a pas été déclaré à l'état civil, sa naissance est restée absolument inconnue, tout s'est passé sans témoins. On avait même proposé de fixer à trois jours, terme indiqué pour la déclaration, le temps pendant lequel il devait être considéré comme nouveau-né, mais si la déclaration n'est pas faite, si elle tarde des jours et des semaines, l'enfant doit perdre le caractère de nouveau-né. Les autres preuves sont toutes les circonstances qui indiquent que l'enfant est né depuis peu, et ici se placent les signes fournis par l'expertise médicale. On avait voulu déduire de ces caractères une limite précise : ainsi Ollivier d'Angers avait proposé de considérer comme étant nouveau-né tout enfant auquel adhérerait encore le cordon ombilical, mais le cordon se détache du quatrième au dixième jour, l'enfant cesserait ainsi d'être nouveau-né à des dates variables. Pour caractériser le nouveau-né les faits suivants sont pris en considération : l'absence de déclaration à l'état civil, la naissance restée inconnue, ou les témoignages qui peuvent en fixer la date, les preuves médicales qui indiquent que cet enfant vient de naître et qui expriment la durée probable de sa vie après la naissance.

La qualité de nouveau-né n'est pas une circonstance aggravante, c'est un des éléments constitutifs du crime d'infanticide, et le jury doit être interrogé sur la question de savoir si le meurtre est celui d'un enfant nouveau-né (Cour de cassat., 13 mars 1845). Voici quelques-unes des dates admises par la jurisprudence : Un arrêt de cour d'assises, de 1835, a refusé cette qualité à un enfant de quinze jours. Devant la cours d'assises de la Seine, en 1854, un enfant de huit jours n'a plus été considéré comme nouveau-né. En décembre 1864, la cours d'assises du Bas-Rhin a refusé la qualité de nouveau-né à un enfant né depuis douze heures, mais qui avait été déclaré à l'état civil; la décision a été meurtre et non infanticide.

Quelques législations, celles de Saxe, du Wurtemberg, de Bavière, avaient admis un délai fixé à vingt-quatre heures ou à deux ou trois jours pour la qualité de nouveau-né. Le Code allemand de 1871 n'indique plus à cet égard de date précise (§ 217), il se sert de l'expression *gleich nach der Gerburt*, aussitôt après la naissance.

La seconde condition nécessaire, c'est la *vie de l'enfant :* il n'y a évidemment pas de crime, si l'on n'a frappé qu'un cadavre. Fodéré cite avec détails le procès de Marguerite Granger, qui a servi à établir la jurisprudence à cet égard. La preuve de la vie est donnée par les témoignages; on a vu remuer l'enfant, on l'a entendu, mais le plus souvent elle résulte des constatations médicales, pour le crime qui s'est passé sans témoins. Les preuves sont multiples, il est entendu que vie et respiration ne sont pas synonymes, malgré l'importance de cette dernière preuve. La même constatation se rattache, d'après la loi du 13 mai 1863, à d'autres crimes ou délits commis contre l'enfant nouveau-né (C. P. 345).

La troisième condition est la preuve du *meurtre*, de l'homicide commis volontairement (295). On doit constater la cause de la mort, le fait matériel et l'intention homicide caractérisant le meurtre. Ici se présentent les questions relatives à l'état physique et moral de la femme après l'accouchement. L'homicide peut être involontaire, par imprudence, par défaut de soins, ce n'est plus alors qu'un *délit* prévu par l'article 319 du Code pénal. Cette accusation peut être substituée à l'autre pendant l'instruction, pendant les débats. On a même repris cette prévention après un acquittement pour infanticide. Deux arrêts de la cour de cassation, du 30 janvier 1840, du 25 novembre 1841, sont en ce sens, mais c'est par une rare exception; cette nouvelle instance semble revenir sur la chose jugée.

Aucune autre condition pour caractériser ce crime n'est admise par la loi française, la question de *viabilité* ne se pose pas; comme pour le meurtre des agonisants, la loi protège également une existence prête à s'éteindre. On ne recherche pas la qualité des auteurs du crime. Il n'y a ni aggravation, ni atténuation pour la mère; la peine est la même, que l'enfant soit légitime ou illégitime.

Les *circonstances atténuantes*, si fréquemment accordées dans les procès de ce genre, peuvent avoir pour motifs des faits médicaux; la plupart se rapportent à l'état de la mère, d'autres proviennent de la situation de l'enfant. La viabilité peut ici être prise en considération; on recherchera si l'enfant pouvait continuer à vivre, s'il a moins résisté aux causes de destruction. Dans la législation allemande, il y a une atténuation de peine pour les cas où le fœtus était monstrueux et non viable. Il y a un préjugé ancien d'après lequel on se croyait autorisé à faire disparaître les êtres de ce genre.

5° Les *questions médico-légales*, relatives à l'infanticide, se rapportent à la mère ou à l'enfant.

Les questions relatives à la mère concernent le fait même de la maternité, dont on doit établir la réalité et l'époque; elles se rapportent ensuite au fait matériel, à la perpétration de l'acte, puis à l'intention, à la responsabilité, dans ses rapports avec l'état physique et moral de l'accusée. Ces questions ont été examinées dans les articles GROSSESSE et ACCOUCHEMENT (*Médecine légale*).

Trois questions principales se rapportent à l'enfant et correspondent aux conditions constitutives du crime : 1° est-ce un nouveau-né; 2° a-t-il vécu; 3° quelle est la cause de sa mort?

Une autre série de questions se rattache à ces faits accessoires et aux circonstances mêmes de l'événement. L'enfant était-il viable? A quelle époque a-t-il succombé? On recherche l'endroit où le crime a été accompli, les divers moyens employés pour cacher ou détruire le cadavre, les mutilations, l'état des linges, des vêtements, qui entourent le corps, la recherche des taches d'enduit sébacé et de méconium, tous les indices qui peuvent mettre sur la voie de l'identité de l'auteur de l'acte et de la manière dont il a été accompli.

L'importance du problème médical est considérable en ce qui concerne l'infanticide; c'est un crime dont les conditions essentielles se rattachent à des faits médicaux; l'acte s'est passé sans témoins, et par sa nature même les constatations scientifiques peuvent seules mettre en complète évidence les faits qui le caractérisent.

II. LE NOUVEAU-NÉ. Trois questions sont ici à examiner : l'âge de l'enfant dans la vie intra-utérine, les preuves de la naissance récente, les indices de la durée de la vie après la naissance.

1° L'*âge de la vie intra-utérine*. C'est sur des enfants à terme ou compris entre sept et neuf mois que se font la plupart des expertises en matière d'infanticide.

La maturité est attestée par les caractères suivants, déduits de nombreuses moyennes et que nous avons pu constater : poids, 3200 grammes; taille, 49 et 48, suivant le sexe; milieu du corps, à 2 centimètres au-dessous de l'ombilic; diamètre de la tête, occipito-mentonnier 15, occipito-frontal 12, bi-pariétal 9; celui-ci a autant de centimètres que l'enfant a de mois; circonférence de la tête 34, celle du thorax 32; fémur long de 7 à 8 centimètres 1/2; humérus de 6 à 7 centimètres. Les cheveux ont 2 ou 3 centimètres de longueur. Les ongles atteignent l'extrémité des orteils et dépassent celle des doigts. Quatre alvéoles cloisonnés sur chaque moitié du maxillaire inférieur; ossification des vingt follicules des dents de lait, des quatre germes des premières molaires permanentes; chapeau de dentine, de 2 à 3 millimètres 1/2 pour les premières, de 1 à 2 pour la seconde dentition (Malassez); poids du poumon de 50 à 60 grammes; poids du cerveau égal au neuvième ou au dixième de celui du corps; cœur, 15 grammes; thymus et rate 8; rein, 11,5; point osseux dans toutes les parties du sternum, moins l'apophyse xyphoïde, dans les cinq vertèbres du sternum et dans la première du coccyx; réunion des deux noyaux osseux de l'apophyse odontoïde, parfois un point osseux dans le cuboïde. Le signe caractéristique, le point osseux dans le cartilage de l'extrémité inférieure du fémur, ayant 1 à 2 millimètres de diamètre au commencement du neuvième mois et de 3 à 5 à terme; on le rencontre rarement à huit mois. Les testicules sont dans le scrotum. Au-dessus de ces moyennes, la maturité n'en est que plus évidente, elle peut faire supposer une grossesse tardive. Par exception, on a observé à terme les poids de 2200 à 2600 grammes, avec des tailles de 42 à 46 centimètres, le signe fourni par la taille étant d'ailleurs plus sûr que celui qui résulte du poids. A huit mois, le poids est de 2700 grammes, la taille de 42 centimètres avec

8 centimètres pour le diamètre bi-pariétal, les testicules dans l'anneau. Suivant la remarque de M. Vibert, il n'est pas nécessaire que tous ces signes soient réunis pour caractériser la maturité du fœtus. Le poids et la taille y suffiraient.

L'époque du septième mois, âge de la viabilité, est ainsi caractérisée : taille, 54 à 55 centimètres. Dans les quatre derniers mois de la grossesse, l'âge est approximativement égal à la taille divisée par cinq; poids de 1500 à 1500 grammes; paupières ouvertes, cellules épidermiques altérées à leur bord libre, indice d'une division récente, membrane pupillaire en débris, valvules conniventes du duodénum et bosselures du côlon déjà caractérisées; poids des poumons environ 35 grammes, bile amère; testicule à l'entrée du canal inguinal, diamètre bi-pariétal de 7 centimètres; point osseux dans les follicules des incisives médianes et des petites molaires de lait; dans la troisième partie du corps du sternum; deux noyaux symétriques dans l'apophyse odontoïde, un point osseux dans l'astragale, un des signes caractéristiques.

Au-dessous de cet âge, pour les fœtus, *vivi et non vitules*, de cinq à six mois, on a les dimensions qui varient pour le poids de 350 à 800 grammes, la taille de 22 à 30 centimètres, le milieu du corps correspondant à l'appendice sternal, le diamètre bi-pariétal de 5 à 6 centimètres; les paupières fermées, la membrane pupillaire intacte, le canal artériel à peu près égal à l'artère pulmonaire, les testicules encore sous les reins ou dans la fosse iliaque; un point osseux dans la poignée du sternum et dans la première portion du corps, parfois dans la seconde, un point osseux dans le calcanéum. Au-dessous de cet âge, c'est la question d'avortement qui se présente.

Les signes de l'âge sont encore fournis par l'état des annexes, qui peuvent aussi révéler l'existence d'un fœtus qui a disparu. On constate d'abord que ces annexes appartiennent à un fœtus humain par la forme du placenta, cotylédons isolés, et par le nombre des vaisseaux du cordon, quatre à cinq vaisseaux chez les animaux. Le poids du placenta est d'environ 500 grammes à terme avec un diamètre de 12 à 15 centimètres sur 16 à 18; le poids est d'environ 375 grammes à sept mois. Les poids s'abaissent par l'effet de la putréfaction, plus rapidement pour les annexes que pour le corps du fœtus.

2° *Indices de la naissance récente.* Le premier indice est fourni par la présence du sang liquide qui tache le fœtus et qui sort par le cordon. C'est le caractère depuis longtemps signalé : *Sanguinolenti sunt recens nati*, etc., c'est l'enfant : *modo primos incipientem edere gemitus et adhuc à matre rubentem* (Juvénal, sat. VII, v. 197). Ce sang peut être desséché, ce qui indique quelques heures de plus. On remarquera que le sang, dans les premiers jours qui suivent la naissance, présente une plus forte proportion de globules blancs.

C'est le cordon ombilical qui fournit les signes les plus sûrs; il est absolument frais, le sang qu'il contient est liquide, la naissance date de quelques heures; un caillot se forme dans les artères ombilicales, plus ou moins adhérent, on le rencontre six ou huit heures après la naissance. La mollesse du cordon sans aucune trace de dessiccation à sa pointe est la preuve que la vie ne s'est pas prolongée. Il faut tenir compte de la chance d'erreur qui pourrait résulter du séjour du corps dans l'eau qui aurait rendu sa fraîcheur au cordon flétri, et de la dessiccation qui résulterait du voisinage d'un endroit très-chaud, d'une cheminée longeant l'armoire où le corps aurait été caché. La présence du cordon atteste le nouveau-né; ses modifications servent à mesurer la durée de la vie pendant cette période.

Les autres signes de la naissance récente sont fournis par la présence de l'enduit sébacé, plus abondant sur les plis articulaires, par celle du méconium remplissant le gros intestin, par la tumeur œdémato-sanguine du crâne qui n'a pas encore été modifiée.

3° *Durée de la vie après la naissance.* Cette durée se déduit des modifications présentées par le cordon ombilical, de la coagulation du sang qu'il renferme, de l'adhérence du caillot, de la dessiccation de l'organe qui commence au bout d'une douzaine d'heures, du travail inflammatoire qui se produit à la base du cordon et qui prépare sa chute, qui a lieu en moyenne du quatrième au sixième jour, avec un minimum de deux jours et un maximum de huit à dix pour les enfants affaiblis. La date de la naissance est ensuite indiquée par la cicatrisation de l'ombilic, par l'oblitération des vaisseaux.

La coloration rougeâtre de la peau est parfois modifiée par une teinte jaune qui se produit vers le troisième jour. L'enduit sébacé se détache en partie, la desquamation commence une ou deux semaines après la naissance ; une matière lactescente peut être alors exprimée de la glande mammaire. L'évacuation complète du méconium est encore un signe que la vie a pu se prolonger pendant deux ou trois jours, et exceptionnellement cinq jours ; reste la couleur verdâtre de l'intestin indiquant que cette évacuation est récente. Le contenu de l'estomac peut prouver que l'enfant a reçu de la nourriture, ce qui implique une certaine durée de la vie. On a constaté que la vessie était souvent vide, lorsque la vie ne s'était pas prolongée. La tumeur œdémato-sanguine diminue et se résorbe ; vers le dixième jour il ne reste plus que la teinte rouge de la face interne des téguments et du périoste. Vient ensuite l'oblitération des orifices appartenant à la circulation fœtale, d'abord celle des artères ombilicales, puis celle du canal artériel et du trou de Botal, du canal veineux, qui ne sont guère complètes que vers la fin du premier mois. Le point osseux du cartilage inférieur du fémur fournit aussi des indices sur la durée de la vie. Il est probable qu'elle s'est prolongée pendant plusieurs jours au moins, lorsque son diamètre atteint ou dépasse 7 millimètres. Une augmentation notable dans le poids des poumons est aussi un signe de cette prolongation. Quant à l'accroissement du corps, il ne devient un indice que si la vie a été longue et si les dimensions dépassent de beaucoup celles qui caractérisent la maturité ; on tiendra compte de la diminution du poids qui se produit dans la première semaine et qui peut aller jusqu'à 200 ou 300 grammes, le poids primitif étant rétabli au bout d'une huitaine de jours. Le diamètre bi-pariétal augmente de 1/2 centimètre environ pendant cette période de six semaines pendant laquelle se retrouvent, en s'affaiblissant, les caractères qui attestent le nouveau-né.

4° La question du nouveau-né peut se soulever encore à l'occasion de débris de cadavre, d'ossements, dont on a établi l'identité. Les conclusions se fondent sur les dimensions de ces pièces, sur le degré de l'ossification, sur les caractères et les lésions diverses que ces lésions peuvent présenter. Des traces d'enduit sébacé ou de méconium sur des linges peuvent aussi révéler l'existence d'un fœtus qu'on a fait disparaître ; les caractères histologiques, cellules épithéliales cutanées, graisse et duvet dans le premier cas, cellules épithéliales de l'intestin, granulations biliaires, cholestérine, ne laisseront pas de doute sur l'origine de ces taches.

III. La vie de l'enfant. C'est la seconde condition qui caractérise l'infanticide; la vie est démontrée dans des circonstances diverses par des témoignages, par les procédés de la science, par le fait de la respiration, par le fonctionnement de certains organes, par leur développement, par le mode d'action des causes qui ont amené la mort.

1° Les *témoignages.* Des témoins dignes de foi ont entendu l'enfant crier, ont vu ses mouvements. Le cri, d'après l'ancien droit, avait une grande impor-tance, comme preuve de la vie et de viabilité, lorsqu'il s'agissait de la succession d'enfants morts immédiatement après la naissance. L'ancien droit germanique exigeait dans ce cas, *ut vox ejus audita sit intra quatuor parietes domûs in qua natus est.* » Dans les affaires d'infanticide, le cri, entendu d'une manière distincte, est évidemment une preuve de vie. L'expert contrôle ensuite par des recherches anatomiques la valeur de ce témoignage, mais on ne peut nier abso-lument le cri par le motif qu'il n'existe que des traces faibles ou presque nulles de respiration. On a quelques rares exemples de ce genre. M. Brouardel cite un cas où chez un enfant né à sept mois, qui vécut trente-huit heures pendant les-quelles il avait poussé quelques cris plaintifs, on ne trouva aucune trace de respiration. M. Vibert constate un cas analogue : les poumons d'un enfant né à sept mois et qui avait remué pendant une heure et fait entendre quelques cris étaient vides d'air. Chez un fœtus de cinq mois et demi qui avait fait des mou-vements pendant environ un quart d'heure, nous n'avons trouvé aucune trace de pénétration de l'air dans les poumons, qui d'ailleurs étaient inaptes à la dilatation. Le cri accompagne habituellement la première respiration et il indique l'entrée de l'air dans les poumons. Une autre question peut se poser à l'occasion du cri : un accouchement a eu lieu dans un endroit près duquel se trouvaient d'autres personnes; si un cri avait été poussé, elles l'auraient entendu, mais ce cri a pu être faible ou nul, avec une respiration incomplète, il peut avoir été prévenu par la promptitude du genre de mort; l'expertise médicale répond à ces questions et contrôle ces témoignages, dont la justice apprécie la valeur.

2° La *vie avant la respiration.* L'enfant est né dans un état de mort apparente, ou bien le crime a été tellement immédiat que la respiration n'a pas eu le temps de s'établir.

La durée de la mort apparente est souvent longue, elle peut se prolonger deux heures et aller au delà; on sait les longs efforts qui sont souvent néces-saires pour ranimer la vie. Quelques mouvements respiratoires ne suffisent pas pour introduire l'air dans les poumons. On constatera à l'autopsie les causes de cette mort apparente, de ces obstacles à la respiration. Le plus souvent on les observe sur des enfants chétifs qui ont à peine atteint l'âge de la viabilité. L'asphyxie pendant le travail par l'interruption de la circulation placentaire, l'apoplexie, un épanchement à la surface du cerveau, une hépatisation pulmo-naire, des obstacles mécaniques, ont pu empêcher la respiration de s'établir. Le développement du thymus, de la glande thyroïde, a comprimé la trachée. Hoffmann cite le cas d'un enfant qui naquit à huit mois enveloppé dans les membranes; l'accouchement eut lieu en chemin de fer, personne ne soupçonna la nature de cette tumeur expulsée; des poursuites pour homicide par impru-dence, qui n'aboutirent pas, furent dirigées contre la mère.

On a des exemples d'infanticide commis au moment où la tête se dégageait des parties génitales, et avant que la respiration ait eu le temps de s'établir. Un des faits les plus remarquables de ce genre est celui de Belloc (du Havre [*Annales d'hyg. et méd. légale,* 1re série, t. VIII, p. 209]); l'infanticide fut commis sur deux jumeaux : le premier respira ; le second, frappé au moment où la tête se dégageait, n'offrit aucune trace de respiration ; chez tous les deux les débris du crâne étaient mêlés de caillots de sang, et les deux blessures identiques avaient été faites pendant la vie. Maschka a remarqué que des blessures faites pendant l'état de mort apparente n'avaient pas saigné, mais la circulation persiste dans la plupart de ces cas, le cœur continue à battre, le sang est encore liquide, et les caractères des blessures faites pendant la vie se produisent. Dans d'autres genres de mort, quelques signes peuvent encore indiquer que l'enfant avait vécu d'avance : ainsi, à la suite d'une projection immédiate dans une fosse, la présence de matières fécales dans l'estomac a prouvé que la déglutition avait eu lieu. On a pensé qu'une femme pouvait accoucher dans un bain, maintenir l'enfant sous l'eau et empêcher ainsi la respiration de s'établir, des indices seraient ici fournis par la pénétration de l'eau dans les poumons, par la proportion d'eau dans le sang et le nombre relativement moindre des globules. Le diagnostic serait douteux, si l'enfant en état de mort apparente était placé sous une couverture empêchant l'accès de l'air jusqu'au moment où la vie se serait éteinte. Mais, si les efforts de respiration n'étaient pas annulés par l'état de mort apparente, il serait difficile d'empêcher les signes de la suffocation de se produire.

3° Les *preuves de la respiration.* La respiration s'établit au moment même de la naissance, vivre n'est pas synonyme de respirer, mais elle est la preuve la plus directe et la plus certaine de la vie. La plupart des infanticides se commettent sur des enfants qui ont respiré. Le fait de la respiration se déduit de l'état du thorax, de l'examen du poumon, aspect, poids, tissu, caractères anatomiques et histologiques, d'épreuves diverses réunies sous le nom de docimasie pulmonaire, des indices fournis par d'autres organes, docimasie otique, stomacale, de tous les signes qui, dans un organe quelconque, expriment que la vie a continué pendant un certain temps.

1° *Examen du thorax.* On prend ses dimensions, 32 centimètres de circonférence à la maturité, les diamètres latéraux et antéro-postérieurs. Le thorax est plus bombé ; la percussion donne un indice. Un signe important est fourni par l'état du diaphragme ; l'abdomen étant ouvert, on recherche avec le doigt à quelle côte correspond la voûte du diaphragme ; chez le nouveau-né elle se trouve entre la 4e et la 5e côte, chez l'enfant qui a respiré, c'est entre la 6e et la 7e, un peu plus bas à gauche qu'à droite. On fait ensuite une ponction aux parois du thorax : chez le mort-né l'état de tension du diaphragme se maintient, il s'affaisse chez l'enfant qui a respiré ; une piqûre du diaphragme produit un effet analogue. On ouvre ensuite le thorax : chez le mort-né les poumons sont refoulés à la partie postérieure de cette cavité, ils ne se présentent pas tout de suite à la vue, leurs bords sont minces ; chez l'enfant qui a respiré, ils semblent remplir la cavité du thorax ; souvent ils font comme saillie, leur bord mousse avance sur le péricarde ; une notable différence existe dans le volume.

5° *Extérieur des poumons.* La coloration offre un signe caractéristique. Le poumon du mort-né a une teinte foncée d'un rouge brun, analogue à celle du foie, uniforme avec une faible hypostase, peu de différence entre les parties antérieures et postérieures. Les poumons qui ont respiré ont une teinte rosée, d'un rouge pâle, analogue à la couleur du thymus ; ils sont plus rouges en avant qu'à la partie postérieure qui est plus sombre ; les phénomènes d'hypostase sont prononcés.

Les poumons qui ont respiré offrent suivant les régions des différences de teintes, leur surface présente de petits quadrilatères, formés par des lignes noirâtres qui circonscrivent les lobules ; entre ces lignes on distingue des bulles d'air, des surfaces plus claires, des portions dilatées auxquelles on peut donner, par une compression latérale, l'apparence de l'emphysème ; il y a des marbrures, des portions plus obscures ou plus claires suivant le degré de congestion. Les parties restées atélectasiques sont manifestes. Des vaisseaux assez gros sont entre les lobules mieux délimités, et les lignes noirâtres qui circonscrivent les alvéoles remplis d'air forment une espèce de mosaïque à figure caractérisée. La congestion pulmonaire, l'hépatisation, une atélectasie partielle, modifient ces couleurs et les rendent plus ou moins sombres. La présence d'ecchymoses rend la vie très-probable, mais cette preuve n'est pas absolue, on les a aussi rencontrées chez le nouveau-né ; nous avons des exemples de ce fait qui est d'ailleurs absolument exceptionnel.

Le tissu pulmonaire que l'air a pénétré est spongieux et crépitant ; chez le mort-né il est dense, charnu, d'une consistance égale dans toutes ses parties.

Le tissu incisé présente des différences sensibles ; la respiration a eu pour conséquence immédiate de développer la circulation, un sang plus abondant et parfois spumeux s'écoule des incisions ; chez le mort-né l'écoulement est moindre et aucune trace d'écume ne s'y mêle. L'incision du tissu fait aussi remarquer des différences de teinte suivant les régions, dans un poumon qui a respiré, les nuances varient, elles deviennent plus sombres à la partie postérieure, tandis que chez le mort-né, le parenchyme incisé a la même uniformité de couleur qu'à l'extérieur, où il n'offre point de marbrures.

La trachée et les bronches peuvent aussi fournir un indice par la présence de traces d'écume, attestant la pénétration de l'air.

6° *Caractères microscopiques.* L'examen microscopique nous paraît devoir tenir une place importante parmi les moyens de constater la respiration. L'épreuve se compose de deux parties : examiner le liquide qui s'exprime du tissu comprimé, soit le suc ou *jus pulmonaire;* reconnaître l'état du *tissu,* au point de vue de la présence de l'air. On comprime une petite portion du poumon incisé et on reçoit sur une plaque de verre le liquide, sang mêlé de mucus, qui s'en écoule ; on le recouvre d'une plaque mince de verre, et avec un grossissement de 80 à 100 on constate, si l'enfant a respiré, que le jus pulmonaire est mêlé d'une quantité considérable de bulles d'air, brillantes, fines, de volume assez égal, à côté d'autres irrégulières et plus volumineuses, groupées ou isolées et entourées souvent d'un cercle noirâtre. Le liquide qu'on exprime du poumon d'un mort-né ne contient pas de ces vésicules, sauf un petit nombre parfois, provenant d'un peu d'air qu'y introduit la compression, mais la différence nous a toujours paru caractéristique. La seconde épreuve consiste à prendre une lame mince du tissu pulmonaire ; étendue sur le porte-objet, elle est aussi recouverte et légèrement comprimée par une lame mince de verre. Si l'enfant a respiré, on constate, au même grossissement de 80 à 100, la présence de bulles d'air dans le parenchyme, groupées ou isolées, indiquant la pénétration de l'air. Si l'enfant est mort-né, le tissu est plein, assez foncé, d'un aspect uniforme, sans bulles d'air, ou avec le bien petit nombre de bulles qu'aura pu y introduire le manuel opératoire. L'état du tissu a confirmé le signe donné par l'examen du suc pulmonaire. Il nous a paru que cette épreuve que nous avons introduite dans les autopsies de notre enseignement avait une réelle importance pour caractériser le fait de la respiration; elle est d'ailleurs d'une exécution facile.

Ces recherches microscopiques sont encore utiles pour aider à reconnaître le cas d'insufflation pulmonaire; quelques expériences à cet égard nous ont montré que le tissu du poumon d'un mort-né, devenu rosé après l'insufflation, présentait à côté de petites bulles fines et régulières des bulles plus larges et irrégulières, provenant de la déchirure du tissu, avec des traces d'emphysème sous-pleural. Cette irrégularité et cette dimension plus grande des bulles, avec l'infiltration sous-pleurale prédominante, se remarquent sur les poumons dilatés par des gaz putrides.

On examine au microscope le contenu des bronches et de la trachée; on peut y trouver des traces d'écume, indice de la pénétration de l'air. Les corps étrangers dans les voies respiratoires, eau de l'amnios, méconium, matières fécales, lorsque l'enfant a été projeté dans une fosse d'aisance, sont reconnus par les recherches microscopiques. On les applique aussi au diagnostic des ecchymoses, de l'hépatisation, des diverses altérations du tissu.

Un examen histologique, d'une application moins pratique, avec un grossissement considérable, peut servir à mesurer les dimensions des vésicules de 3 à 5 millimètres, à la fin de la vie fœtale, remplies d'épithélium, avant la respiration, se dilatant un peu avec un vide central, quand l'air les a pénétrées; il s'y ajoute les modifications de l'épithélium produites par la respiration.

7° *Poids des poumons.* Le poids des deux poumons chez l'enfant à terme et qui a vécu est d'environ 50 à 60 grammes, 30 à 35 pour le poumon droit, 20 à 25 pour le gauche; les moyennes données par Letourneau sont 35 et 28 1/2. La respiration augmente le poids du poumon par l'appel du sang. Chez le mort-né, le poids est moindre; la différence est difficile à évaluer, elle peut être d'une dizaine de grammes, mais elle tient trop aux conditions individuelles de structure et de taille pour qu'on puisse en déduire un caractère absolu. On a attribué plus d'importance au poids relatif du poumon comparé à celui du corps; Plouquet en 1756, proposant cette méthode, admettait que le poids du poumon, avant la respiration était égal à 1/70 du poids du corps, tandis que la proportion était de 1/35 après la respiration. De nombreuses expériences ont donné des résultats différents, et rapprochent de beaucoup des deux chiffres; on pourrait admettre les proportions de 1 sur 53 et de 1 sur 64, en se fondant sur les poids absolus le plus souvent constatés pour la totalité du corps et pour les poumons. Ces signes n'ont que la valeur d'un renseignement; les poumons d'un mort-né ont parfois un poids égal ou supérieur à celui de poumons qui ont respiré. Ce rapport dépend encore des différences notables qui peuvent exister entre le poids des fœtus du même âge. Le poids relatif a beaucoup plus de valeur, si l'enfant a vécu trois ou quatre jours; les poumons sont devenus naturellement plus lourds, et le poids du corps a diminué. La méthode indiquée par Daniel pourrait donner quelques renseignements plus précis : on comprime les poumons et on reçoit le liquide qui s'en écoule dans une quantité d'eau d'un poids déterminé; ce poids augmente davantage quand le sang provient d'un poumon qui a respiré. Ce procédé peut être modifié ainsi : peser le poumon avant la compression et le peser après, la différence exprime le poids du sang qui s'est écoulé et qui est plus considérable quand la respiration a eu lieu. Ce procédé donne des résultats utiles dans l'asphyxie par submersion.

En même temps que le poumon augmente de poids par l'afflux du sang, il augmente de volume par l'entrée de l'air; il y a un changement notable dans la *pesanteur spécifique*. On peut l'apprécier directement par la méthode du flacon, par la balance hydrostatique, avec un vase gradué. Nous avons constaté pour les poumons du mort-né une moyenne de 1,08 à 1,1, et un poids spécifique d'environ 0,9 pour des poumons qui ont respiré. Cette détermination peut être faite directement, elle donne une preuve scientifique d'une grande valeur pour constater le fait de la respiration.

8° *Docimasie pulmonaire.* L'origine de la docimasie est dans un passage de Galien (*De usu partium*, lib. XV), qui exprime en termes précis les modifications que les poumons éprouvent par suite de la première respiration : *Substantia pulmonum per respirationem ex rubra, gravi et densa, in albam, levem et raram transfertur.* » L'expression de docimasie, δοκιμάζειν, éprouver, s'applique plus spécialement aux épreuves hydrostatiques, qui constatent le changement qui s'est opéré dans le poids spécifique du poumon, comparé à celui de l'eau. Sonnenkalb indique que déjà en 1561, en Saxe, elle aurait été employée dans un cas juridique. Bartholin, d'après Mende, aurait constaté, en 1663, le fait de la surnatation ou de l'immersion, suivant que l'enfant avait ou non respiré; Rugger (de Pressbourg), en 1672, aurait signalé le même fait, mais c'est en 1683, d'une manière authentique, que Jean Schreyer, à Zeitz, en Silésie, a appliqué pour la première fois cette méthode pour prouver la vie de l'enfant, dans un cas d'infanticide. Depuis cette époque la docimasie hydrostatique est entrée dans la pratique médico-légale et figure parmi les moyens les plus sûrs de reconnaître que le nouveau-né a respiré et vécu.

Les règles, variant dans quelques détails, ont été données pour la pratique de cette opération ; elles sont indiquées par les *régulatives* autrichienne et allemande, comme devant être exactement suivies; cette dernière indique ainsi la série des manœuvres à effectuer : inciser d'abord le ventre pour constater les rapports du diaphragme avec les côtes; lier la trachée au-dessus du sternum, ouvrir le thorax, constater l'état extérieur des poumons, couleur, consistance, dilatation, rapports avec le péricarde ouvrir le péricarde, puis le cœur, constater leur état ; par une incision longitudinale, ouvrir le larynx et la trachée au-dessus de la ligature et enlever tous les organes thoraciques; ôter le thymus et le cœur et soumettre les deux poumons réunis à l'épreuve de l'immersion dans un vase spécial rempli d'une eau pure et froide; ouvrir la partie inférieure de la trachée et les bronches, reconnaître leur contenu et leur état; faire des incisions sur les deux poumons, constater leur crépitation, l'abondance et la nature des liquides qui s'en écoulent quand on les comprime; inciser. les fragments sous l'eau pour voir s'il s'en échappe des bulles d'air; découper les deux poumons en lobes et en fragments, que l'on soumet isolément à l'épreuve hydrostatique.

Le *procédé opératoire* d'une exécution facile peut se résumer ainsi : ouverture et recherches préliminaires, épreuves hydrostatiques.

1° Incision de l'abdomen pour constater le degré d'élévation du diaphragme relativement aux côtes; 2° examen de la cavité buccale et du cou; on peut mettre une ligature à la trachée au-dessus du sternum, constater sur place l'état du larynx, de la trachée, du thymus, des gros vaisseaux; 3° ouvrir le thorax, reconnaître l'état extérieur des poumons, couleur, volume, rapports avec le péricarde, état des plèvres ; 4° examiner sur place le cœur et les gros vaisseaux, les ouvrir, reconnaître l'abondance et la disposition, les qualités du sang, enlever le cœur et l'aorte pour l'examen ultérieur du trou de Botal et du canal artériel ; 5° nous conseillons d'examiner aussi sur place la trachée et les bronches : s'il y a eu submersion, cette pratique est nécessaire, elle est plus sûre aussi dans les cas de suffocation ; si l'on procède ainsi, on ne placera pas de ligature à la trachée ; on enlève ensuite la totalité des organes respiratoires ; 6° si la ligature de la trachée a été faite, on les place immédiatement dans l'eau ; 7° si l'on a cru utile de ne pas lier la trachée, on continue l'exploration du parenchyme pulmonaire ; 8° les deux poumons sont ensuite pesés ; 9° on les place séparément dans l'eau ; 10° après cette épreuve, on les divise en huit ou dix fragments par poumon, sans mélanger ceux du droit ou du gauche, et on constate ceux qui surnagent ou qui plongent ; la surnatation partielle appartient plus particulièrement au lobe supérieur du côté droit ; 11° les fragments qu'ils surnagent ou qu'ils plongent, sont tous ensuite comprimés sous l'eau afin de reconnaître d'abord s'il en sort de l'écume et plus ou moins de sang ; on examine ensuite, au point de vue de la surnatation ou de l'immersion, comment ils se comportent, après avoir été comprimés ; 12° on a exprimé préalablement le suc de quelques fragments pour l'examiner au microscope ; des lamelles du tissu ont été détachées dans le même but.

L'épreuve hydrostatique se fait habituellement dans un bocal de verre de 20 à 30 centimètres de hauteur ; l'eau doit être froide, à la température de 12 à 18 degrés, l'opération dans l'eau chaude pourrait induire en erreur. L'épreuve hydrostatique se compose habituellement de trois parties : la première consiste dans l'essai total des organes respiratoires et circulatoires ; la seconde dans l'essai des deux poumons ; la troisième opération s'exécute sur les fragments séparés et comprimés. En ce qui concerne la compression des fragments, on l'exécute entre les doigts et contre les parois du vase, et il faut ici remarquer que cette compression ne doit pas être excessive ; poussée trop loin, elle désorganise le tissu, elle en exprime tout l'air, et même avec un poumon qui a parfaitement respiré, en opérant sur un poumon d'adulte, on n'a plus qu'une substance flasque qui va au fond de l'eau. De ces trois opérations les deux dernières sont seules essentielles.

Les résultats des trois opérations sont l'immersion ou la surnatation, totale ou incomplète des deux poumons.

9° L'*immersion*. Quand l'immersion des deux poumons est complète, aux trois temps de l'opération, quand tous les fragments comprimés restent au fond de l'eau, la conclusion est que l'enfant n'a pas respiré, et les autres caractères la confirment.

L'examen des fragments a une grande importance ; il est possible qu'un poumon qui a respiré incomplétement descende au fond de l'eau en totalité, l'atélectasie partielle ayant été suffisante pour que le poids spécifique soit supérieur à celui de l'eau, mais, quand on en sépare les fragments dilatés par l'air, ceux-ci surnagent, et l'on a la preuve d'une respiration partielle, plus prononcée en général dans le poumon droit. On apprécie l'étendue des parties atélectasiées, ce qui fournit un indice pour le genre de mort.

L'immersion peut encore être le résultat d'une hépatisation, de la présence des tubercules. A côté des parties hépatisées ou rendues plus denses par les tubercules, si la respiration a eu lieu, on en trouvera d'autres qui surnagent et qui donneront la preuve que les parties intactes du poumon ont été pénétrées par l'air. L'immersion totale des parties restés saines prouvera que la respiration n'a pas eu lieu.

Un poumon qui a respiré peut-il se vider complétement d'air sous une influence quelconque, et ressembler à celui d'un mort-né? Cette question a été discutée par Hoffmann et quelques docteurs, nous croyons qu'elle doit être résolue par le négative. On en cite comme exemple des cas où le fœtus aurait fait des inspirations, aurait même poussé quelques cris, et dont les poumons à l'autopsie n'auraient présenté aucune trace d'air. La conclusion naturelle est que ces quelques efforts pour respirer n'ont pu dilater le poumon, que les faibles cris résultent des effets de l'air qui n'a pas dépassé le larynx; ces cas se rapportent le plus souvent à des fœtus très-jeunes dont le tissu pulmonaire n'était pas encore dilatable. L'hépatisation chasse l'air des vésicules remplis de sang et d'épithélium altéré, mais la mort a lieu avant que tout le poumon n'ait été envahi. Quant à l'action de l'eau ou de l'alcool, considérée comme pouvant chasser l'air des poumons, nous avons constaté que les poumons conservés dans ces liquides, même après un temps très-long, présentaient encore à la docimasie et à l'examen microscopique les signes de la présence de l'air.

L'analyse chimique constate la présence de l'air, la diminution de la graisse, l'augmentation de la proportion du fer, dans les poumons qui ont respiré.

10° La *surnatation.* Quand la surnatation a eu lieu dans les trois temps de l'épreuve, pour la totalité des poumons et pour tous leurs fragments, la preuve de la pénétration de l'air est acquise : l'enfant a respiré d'une manière complète; si quelques fragments seulement surnagent, on a les indices d'une respiration partielle, parfois bornée à la partie supérieure du poumon droit; à ces caractères on ajoute ceux qui résultent de l'examen anatomique et histologique.

Les chances d'erreur sont ici la putréfaction, l'insufflation pulmonaire, le vagissement utérin.

La *putréfaction.* Suivant la remarque de Tamasia, les poumons qui ont respiré se putréfient plus promptement que ceux du mort né. La différence serait de cinq à six jours; le sang plus abondant et l'air contribuent à hâter la décomposition. La putréfaction développe des gaz qui se répandent sous la plèvre et dans le tissu interlobulaire; c'est un emphysème putride, qui modifie peu le poids spécifique du poumon et le plus souvent ne fait pas surnager l'organe. Hoffmann admet que par exception, quand la putréfaction a eu lieu dans un thorax non ouvert, le développement des gaz putrides peut faire surnager ces organes; nous avons vu un cas de ce genre. Les poumons se putréfient d'ailleurs moins promptement que d'autres viscères, tel que le cerveau, le foie et la rate; sur un corps dont la putréfaction est déjà avancée, on peut trouver des poumons presque à l'état frais. L'emphysème putride n'est pas un fait ordinaire; il se reconnaît à son siége extérieur et interlobulaire, à la largeur et à l'irrégularité des bulles de gaz. C'est ici que la compression des fragments donne des résultats caractéristiques; elle fait sortir le gaz qui est en dehors des vésicules, et les fragments qui avaient pu surnager vont au fond de l'eau; le tissu lui-même est devenu plus compacte et plus lourd. Le sang peut contenir des bulles de gaz putride.

La putréfaction peut-elle faire disparaître les traces de la respiration? A moins d'une réduction du tissu en putrilage, on peut reconnaître la dilatation des vésicules, lorsqu'il y a encore des traces distinctes d'organisation; l'examen histologique confirme le diagnostic. L'analyse chimique peut être employée pour reconnaître la nature des gaz qui pénètrent le poumon.

L'insufflation pulmonaire introduit l'air dans les vésicules, elle dilate le poumon et elle peut simuler une respiration complète, mais un cas de ce genre se rencontrera bien rarement en médecine légale, en ce qui concerne l'infanticide. Il faut supposer qu'une femme accouchant seule a été assez instruite pour faire cette opération sur l'enfant, qu'elle n'a appelé aucun secours, et qu'elle a ensuite caché le cadavre. On a dit que le cas s'était présenté d'une sage-femme assistant à un accouchement, et ayant essayé de sauver l'enfant par l'insufflation; qu'ensuite, sur les instances de la mère, pour éviter la honte, elle avait fait disparaître le corps. Dans un cas de ce genre, à supposer que l'expert se trompât sur le fait de la respiration, il manquerait toujours la preuve du genre de mort établissant l'infanticide. L'erreur cependant pourrait être préjudiciable au point de vue de l'application de l'article 345 relatif à la suppression d'un enfant, et qui fait varier la peine suivant que celui-ci a ou n'a pas vécu.

L'insufflation de bouche à bouche introduit l'air dans l'estomac au moins autant que dans le poumon, il faut le tube laryngien pour obtenir une dilatation complète de cet organe. Chez des mort-nés qu'on avait voulu rappeler à la vie, il n'est pas rare de ne trouver à l'autopsie que de bien faibles traces de cette tentative.

La preuve de l'insufflation se déduirait des caractères suivants : 1° la présence d'une quantité considérable d'air dans l'estomac, même dans le canal intestinal, lorsque l'insufflation a été faite de bouche à bouche, ou que le tube a été introduit dans la bouche et non dans le larynx. Cette quantité considérable d'air ne peut être confondue avec celle qui pénètre dans l'estomac par l'effet de la déglutition ; 2° la teinte du poumon est devenue d'un rouge clair, suivant la remarque de Casper, confirmée par de nombreuses expériences. Le poumon a augmenté de volume, mais il n'a pas reçu plus de sang; il est anémié en même temps que cette couleur se produit; elle est le résultat de l'action de l'oxygène sur le sang dans les capillaires du poumon. Ce signe est caractéristique, mais il n'est pas durable, la couleur s'atténue par l'absorption de l'oxygène, et au bout de quelque temps elle peut même entièrement disparaître ; 3° l'air a pénétré seulement dans quelques parties du poumon et non dans sa totalité; 4° si l'insufflation a été faite avec force, il s'est produit un emphysème interstitiel, avec déchirure des vésicules, larges bulles d'air sous les plèvres ou sur divers points du poumon; 5° les caractères microscopiques ont ici de l'importance; à côté des bulles d'air régulières que renferment les vésicules nous avons constaté dans des expériences la présence de larges bulles irrégulières, résultat de déchirures.

Le *vagissement utérin.* On a admis que l'enfant pouvait respirer avant sa naissance, dans l'utérus même ou pendant le travail de l'accouchement. Teichmeyer avait signalé ce fait : « *Fieri potest infans, capite inclusus, antequam totus excludatur, respiravit; statim vero, antequam egressus fuerit moriatur, et quidem sine malitiâ matris* ». L'air peut être introduit dans l'utérus par la main de l'accoucheur ou par les instruments dont il se sert : c'est dans ces conditions que l'on croit avoir entendu le vagissement utérin; la présence de témoins, l'intervention de l'art dans cette circonstance, éloignent toute pensée d'infanticide. Mais on a admis l'opinion que l'alternative des contractions et du relâchement de l'utérus ou un changement de position du corps, modifiant les dimensions de la cavité, pourraient déterminer une espèce d'aspiration de l'air qui pénétrerait jusqu'à l'orifice des voies respiratoires de l'enfant, et qu'ainsi dans un accouchement solitaire la respiration intra-utérine se produisant pourrait être une cause d'erreur. On a supposé encore qu'un complice touchant la femme aurait pu être l'occasion de cette pénétration de l'air et faire croire ainsi à la vie de l'enfant, bien qu'il eût péri ensuite pendant le travail. La tête étant dans le vagin, à l'entrée de la vulve, des inspirations pourraient se produire, et, si un obstacle quelconque empêche le dégagement complet, la mort pourrait avoir lieu pendant ce retard, et l'enfant aurait ainsi respiré avant sa naissance. Il aurait vécu pendant le travail et les blessures n'auraient été faites qu'après la mort qui aurait précédé la naissance; l'intention de tuer existerait, mais la condition matérielle du crime ferait défaut. La possibilité d'une respiration intra-utérine ou intra-vaginale ne peut être rejetée *à priori*, mais les conditions dans lesquelles un fait aussi exceptionnel se produit ne se rencontrent guère dans un accouchement solitaire et secret. De bien faibles traces seraient laissées par une respiration qui ne durerait qu'un instant; on les a même niées pour le vagissement utérin. Resteraient toujours la question du genre de mort et celle des blessures faites pendant la vie, conditions essentielles pour démontrer l'infanticide.

11° *Congélation des poumons.* M. Vibert a appelé l'attention sur cette cause d'erreur; des poumons congelés peuvent nager sur l'eau, bien que vides d'air et de gaz. En laissant les poumons se dégeler et perdre ainsi le poids spécifique de la glace, on les voit bientôt s'enfoncer, s'ils n'ont pas été dilatés par la respiration. La cuisson au contraire les rétracte et les vide d'air. L'action du feu diminue leur volume.

12° *Conservation dans l'alcool.* La conservation des poumons dans l'alcool influe notablement sur leur poids absolu et sur leur pesanteur spécifique. Cette circonstance doit être connue par l'expert à qui l'on peut envoyer des poumons conservés dans ce liquide; nous avons eu à donner un avis dans un cas de ce genre. Des poumons de mort-nés ainsi conservés surnagent à l'épreuve hydrostatique, mais, après un séjour de quelques heures dans l'eau, ils reprennent leur poids spécifique, par suite de l'absorption de l'alcool par l'eau et ils vont de nouveau au fond du liquide. Ce fait avait déjà été mis en évidence par MM. Thibaut, Thuillier et Montanan (*Annales d'hyg. et de méd. lég.*, t. XXVIII, 1re série, 441, 1841). Ils avaient constaté l'influence de l'imprégnation alcoolique sur le fœtus entier comme sur les poumons. Après un séjour d'une douzaine de jours dans l'alcool, un fœtus placé dans l'eau surnage, puis il plonge après deux jours de séjour dans l'eau; de même des poumons de mort-né surnagent après quelques jours de séjour dans l'alcool, puis ils plongent après vingt-quatre heures dans l'eau : des expériences assez nombreuses nous ont permis de constater que le séjour dans l'alcool diminuait en quelques jours le poids des poumons d'un quart à un cinquième et que les organes privés d'eau et imprégnés d'alcool surnageaient à l'examen hydrostatique, mais qu'un séjour de deux ou trois heures dans l'eau suffisait par leur rendre leur poids spécifique primitif et qu'alors ils allaient au fond de l'eau. Par des essais alternatifs à deux ou trois heures d'intervalle, on peut ainsi modifier les résultats de l'épreuve hydrostatique, et en définitive constater que les poumons du mort-né vont au fond de l'eau, quand, après leur séjour dans l'alcool, on les a laissés pendant quelques heures au contact avec l'eau. Bien que le résultat puisse être obtenu en deux ou trois heures et moins, il est prudent de continuer ce séjour dans l'eau pendant douze ou vingt-quatre heures. L'action de l'alcool sur les poumons qui ont respiré diminue dans la même proportion d'un quart à un cinquième leur poids absolu; la surnatation continue malgré le séjour prolongé dans l'eau. Nous avons remarqué que les épreuves alternatives et répétées n'empêchaient pas de reconnaître avec une évidence suffisante la présence d'un certain nombre de bulles d'air indiquant le fait de la respiration. Les caractères microscopiques se sont maintenus dans des expériences prolongées pendant quelques mois.

5° *Signes de la vie fournis par d'autres organes.* Aux preuves fournies par la docimasie pulmonaire s'ajoutent les indices qui résultent du fonctionnement et du développement de certains organes. Deux épreuves, récemment introduites dans la pratique médico-légale, la docimasie otique et la docimasie stomacale, doivent appeler l'attention.

La *docimasie otique*, à laquelle se rattachent les noms de Fabrice d'Acquapendente, qui a signalé la plénitude de la caisse du tympan chez le fœtus, de Wreden, auteur de la méthode, de Trœltsch, 1858; de Wend, 1873; d'Hoffmann, 1874; de Blumenbach, 1875; de Gellé, qui, en 1871 (*Gaz. hebd.*) et en 1877 (Société de biologie), a formulé les règles de la méthode et précisé les faits qui lui servent de base; de Schmultz, d'Ogston, en 1876, tient aujourd'hui une place importante parmi les moyens de prouver la respiration de l'enfant; elle peut aussi fournir des indices sur le genre de mort et sur le moment auquel la mort a eu lieu. Chez le mort-né, la cavité du tympan reste à l'état fœtal, elle éprouve au contraire des modifications notables, lorsque l'enfant a respiré.

À l'état fœtal, la cavité du tympan est pleine; un bouchon muqueux ou gélatineux la remplit, adhérant à ses parois, dont la muqueuse est boursouflée et comme gorgée de sang. Par l'effet de la respiration, l'air s'introduit dans la cavité du tympan, le bouchon gélatineux diminue et disparaît dès les premières heures; ces matières sont chassées; il y a comme un vide dans l'oreille moyenne dont les parois ne se touchent plus, l'air les sépare, la muqueuse s'amincit. Les efforts d'inspiration, les cris, la succion, la déglutition, favorisent l'aération de la caisse. L'air y entraîne, par la trompe d'Eustache, diverses matières provenant du milieu où l'enfant a été placé.

Le procédé opératoire est le suivant : le crâne étant ouvert et le cerveau enlevé, la région à explorer est, dans la fosse moyenne du crâne, le rocher au niveau de la saillie qui correspond au canal demi-circulaire antérieur ; la dure-mère est raclée, au niveau de la saillie et en dehors, entre la rainure qui est en avant et la suture pétro-écailleuse. En se servant d'un ciseau à manche de 4 millimètres de largeur et d'un petit marteau, on enlève une lamelle osseuse de 12 millimètres sur 6, qui met à découvert la cavité du tympan, comme on le fait pour la préparation des osselets. On explore alors la cavité : est-elle vide ou pleine, quel est l'état de la muqueuse? Avec une pipette, à renflement en caoutchouc, on enlève les matières que la cavité peut contenir pour les examiner au microscope.

Les résultats de la constatation se rapportent au fait de la respiration et au genre de mort. Si la cavité est pleine, avec état fœtal de la muqueuse et du contenu, la respiration n'a pas eu lieu; si au contraire elle est ouverte, contenant de l'air, dégagée de son contenu, l'enfant a respiré. Il y a à cet égard une restriction à faire : si l'enfant était faible, non à terme, s'il n'a respiré que peu de temps, la cavité du tympan peut ne pas être modifiée ou n'offrir qu'un changement douteux. Une asphyxie lente empêche aussi cet état de se produire. La putréfaction a pu liquéfier le bouchon gélatineux, le modifier par un mélange de globules sanguins et d'épithéliums altérés. Il faut au moins deux ou trois heures de vie pour que les signes caractéristiques se produisent, mais la disparition complète du bouchon gélatineux exigerait environ vingt-quatre heures.

Les indices du genre de mort sont la pénétration de diverses matières dans la cavité du tympan. On peut y trouver les traces de liquides appartenant à la mère, de l'eau de l'amnios, de l'épithélium utérin, des globules de sang; si ces matières ne sont pas mélangées d'air, leur présence indique que la mort a eu lieu pendant l'accouchement, ou peu après. Chez des enfants noyés on a signalé l'introduction de l'eau mêlée de vase; des traces de matières fécales ont été rencontrées, lorsque la submersion avait eu lieu dans une fosse d'aisance.

Ce procédé fournit un utile complément de preuves, mais on ne peut aller jusqu'au point de le placer au niveau de la docimasie pulmonaire; il peut fournir la preuve de la respiration, dans le cas de mutilation de cadavre, où l'on ne retrouverait que la tête du fœtus. Suivant la remarque de Vibert, c'est la disparition complète du bouchon gélatineux, sur un cadavre non putréfié, qui aurait surtout de la valeur.

La *docimasie stomacale*. La position de l'estomac après la naissance est modifiée par l'abaissement du diaphragme; elle devient peu à peu horizontale après que la respiration s'est établie. L'enfant en respirant déglutit de l'air, en proportion d'autant plus grande qu'il a fait plus d'efforts; cet air dilate l'estomac et pénètre dans l'intestin; chez le mort-né ces cavités sont vides d'air. La docimasie stomacale proposée par Breslau a pour but de prouver la présence de l'air dans l'estomac et dans l'intestin et par suite le fait de la respiration. Le procédé opératoire est le suivant: on pose une ligature au-dessus du cardia, une autre au-dessous du pylore; l'estomac est ensuite extrait de l'abdomen et placé sur l'eau; il surnage, s'il renferme de l'air, il va au fond de l'eau, s'il n'en contient pas. On peut aussi faire la même expérience sur la totalité du tube intestinal. Nous avons cru utile de compléter cette épreuve par l'analyse du gaz contenu dans l'estomac; l'analyse a démontré que c'était de l'air dans lequel la proportion d'oxygène avait diminué, mais moins que dans l'air des poumons.

L'immersion est donc une preuve que l'enfant n'a pas respiré, mais elle n'est pas absolue, parce qu'il est possible que l'enfant n'ait pas fait d'efforts de déglutition; Hoffmann déclare avoir rencontré des cas exceptionnels d'absence d'air et de non-surnatation chez des enfants qui avaient respiré. Mais, si la surnatation existe, si la présence de l'air et non d'un autre gaz est démontrée par l'analyse chimique, l'épreuve serait décisive; elle aurait presque la même valeur que la présence de l'air dans les poumons, qui d'ailleurs viendrait confirmer ce signe. Il n'y a pas de rapport constant entre la quantité d'air contenue dans l'estomac et l'énergie ou la durée de la respiration. C'est un indice d'efforts plus ou moins violents qui ont été faits pendant l'inspiration et qui ont plus ou moins réussi à dilater le poumon. On a même dit que, quand la respiration était difficile, dans les cas d'atélectasie, il entrait plus d'air dans l'estomac que dans le poumon. L'air se retrouve aussi dans le duodénum, au commencement du jéjunum; on a cherché un indice de la durée de la vie dans l'étendue du trajet dans le tube intestinal. Cette surnatation existe à un haut degré dans les cas d'insufflation pulmonaire.

L'objection contre ce signe, c'est que la putréfaction pourrait se produire, ce qui lui laisse d'ailleurs toute sa valeur quand le cadavre est frais. En général, la putréfaction même avancée ne donne que quelques bulles de gaz incapables de produire la surnatation de l'estomac, qui ne contient qu'un peu de mucus dans les cas de ce genre; Hoffmann dit cependant avoir constaté que ces organes pourraient surnager très-exceptionnellement, par le fait du développement de gaz putrides. L'analyse chimique est ici le moyen de résoudre la question ; elle assure toute son importance au procédé de la docimasie stomacale, d'une exécution si simple et qu'il est utile de joindre aux autres preuves de la respiration.

L'examen de l'estomac fournit encore d'autres indices, la présence du sang, du méconium, qui ont pu être déglutis pendant le travail de l'accouchement, de l'eau, de la vase, des matières fécales, provenant du milieu dans lequel l'enfant a été asphyxié. La présence de lait dans l'estomac est un signe de vie plus ou moins prolongée suivant que le liquide a dépassé le pylore, mais le fait de la nourriture exclut l'idée d'un meurtre immédiat; Gœtze rapporte cependant un cas dans lequel la mère aurait donné le sein à l'enfant quelques moments avant de le tuer.

Les preuves de la vie se déduisent encore du fonctionnement et du développement des organes; nous avons indiqué ces signes en examinant les caractères de l'âge dans la période qui suit la naissance : état du cordon, de la peau, du gros intestin, évacuation du méconium, modifications de la tumeur œdémato-sanguine du crâne, état des organes de la circulation fœtale, dimension du point osseux du fémur. Quelques-uns de ces signes peuvent suffire à caractériser la vie, dans les cas où l'on n'a que les débris d'un fœtus. La vessie vidée n'est qu'un indice douteux; le sédiment d'acide urique, strié d'un rouge orangé dans les reins, ne se trouverait que chez les enfants qui ont vécu. Casper, par rare exception, l'a observé sur des mort-nés. Le signe qui clôt cette période et qui indique une vie d'environ six semaines à deux mois est la différence qui commence à se montrer dans le cerveau entre la substance grise et la substance blanche.

Tels sont les signes à l'aide desquels on établit que l'enfant a vécu; plusieurs de ces preuves prises isolément suffisent pour caractériser la vie. L'expert les réunit et de leur ensemble il déduit presque toujours des conclusions certaines, positives ou négatives, sur cette importante question.

VI. Les causes de la mort. C'est un nouveau-né, il a vécu ; la troisième question se pose : Quelle est la cause de la mort, est-elle le résultat d'un homicide volontaire, est-ce une mort naturelle ou accidentelle, en dehors de toute intention de nuire? Est-ce un homicide par imprudence? L'expert doit prouver le meurtre, mais il est utile aussi, quand il n'en existe pas d'indices, de constater le genre de mort par toute autre cause, naturelle ou accidentelle. La mort violente est en général le fait le plus facile à démontrer, comme il est celui qu'il importe d'établir. Les autres causes peuvent laisser du doute; il n'est pas rare à l'autopsie de ne pouvoir préciser la cause de la mort naturelle d'un nouveau-né. On recherche l'époque où elle a eu lieu, pendant la grossesse, pendant l'accouchement, après la naissance. Les causes de mort sont internes ou externes, traumatiques ou pathologiques. Eu égard à l'intention, c'est la mort naturelle, ou la mort violente, le meurtre, l'homicide par imprudence, l'accident. On admettait autrefois la division en infanticide par commission et par omission ; la seconde forme pouvait correspondre à l'homicide involontaire, elle représentait les cas où la mort avait été le résultat de l'omission des soins nécessaires à la conservation de la vie. La volonté est ici le fait et, dès que l'acte matériel est accompagné de l'intention de donner la mort, l'infanticide est commis.

Nous examinerons successivement les causes de la mort naturelle aux différentes époques, puis celles de la mort violente.

1° La *mort pendant la grossesse.* Les indices de la mort pendant la grossesse sont les suivants : le commémoratif, on recherche si la femme a été atteinte d'une maladie, l'objet de violences ou la victime d'un accident pendant le cours de la gestation ; l'état des annexes, une altération du placenta et notamment la dégénérescence graisseuse ; les causes de la mort intra-utérine, une maladie des viscères, une lésion traumatique, une fracture, dont les caractères indiquent l'ancienneté ; les preuves de la putréfaction dans l'utérus.

Les caractères spéciaux de la putréfaction étudiés par Lempereur (thèse de Paris, 1867), par Sentex (1868), fournissent ici les signes les plus sûrs. Le fœtus est ordinairement expulsé de l'utérus huit ou dix jours après la mort (Stoltz), et ce temps suffit pour que les signes de la macération se produisent. Il n'est pas rare qu'un fœtus mort à sept mois soit expulsé à neuf mois, et alors tous les signes s'accentuent. Des statistiques ont été données sur cette durée possible de la rétention du fœtus mort dans l'utérus (Müller, thèse de Nancy, 1877). Cette putréfaction spéciale a les caractères suivants qui résultent de la macération des tissus dans l'eau de l'amnios, à la température de 37 à 38 degrés et de leur altération successive. Il ne se produit ici ni teinte verdâtre, ni développement de gaz, le corps est mou, flasque, gluant, glissant entre les mains de l'opérateur ; la couleur rouge de la peau avec le décollement de l'épiderme est le premier effet de cette macération ; quelques jours suffisent pour le produire. Cette couleur rouge n'est pas bornée à la peau, elle s'étend à tous les tissus, les cartilages des os incisés présentent la même couleur ; à cette couleur rouge générale s'ajoute l'infiltration d'une sérosité rougeâtre dans le tissu cellulaire et dans les cavités séreuses, dans l'abdomen comme dans le péricarde et le thorax ; on a noté sur quelques points des bulles de sérosité sanguinolente. L'épiderme se détache complétement, c'est au cuir chevelu qu'il reste le plus longtemps adhérent. Le cordon ombilical est flasque, rougeâtre et élargi. La cornée et les liquides de l'œil sont rougeâtres. Tous les viscères sont ramollis, le cerveau rougeâtre devient presque liquide ; le périoste se détache, les os du crâne chevauchent les uns sur les autres. Les muscles ont une teinte spéciale et uniforme. Une dégénérescence graisseuse se produit lorsque le séjour se prolonge. Les grossesses extra-utérines présentent le type de ces modifications. Dans une tumeur qui datait de dix-sept mois nous avons constaté, avec Kœberlé, l'étendue de la dégénérescence graisseuse. Si l'autopsie n'est faite que quelques jours après l'accouchement, la décomposition dans l'air mêle ses signes à ceux de la putréfaction utérine.

2° *Mort pendant l'accouchement.* On réunit d'abord toutes les preuves de dystocie fournies par la conformation de la mère et par les traces que l'accouchement difficile a laissées. Une présentation et une position vicieuses ont laissé des traces sur le corps de l'enfant ; on constate le siége et le développement de la tumeur œdémato-sanguine. La longueur du travail a pu produire l'asphyxie ou l'apoplexie. Des lésions traumatiques se rapportent aussi à ce genre de mort. On joindra à ces caractères ceux qui peuvent résulter de la compression, de la procidence, de la déchirure du cordon. La congestion des poumons est parfois prononcée et des efforts prématurés d'inspiration ont pu introduire dans les bronches du liquide amniotique plus ou moins mélangé d'enduit sébacé et de méconium. L'apoplexie se reconnaît à l'hémorrhagie méningée, qui n'est pas rare dans ce genre de mort; cette hémorrhagie occupe surtout la partie supérieure du cerveau, elle peut s'étendre à la base. La compression prolongée de cet organe et du bulbe a pu aussi causer la mort sans laisser de traces bien appréciables. La compression du cou par le col de l'utérus a interrompu la circulation cérébrale. L'apoplexie méningée n'amène pas toujours la mort immédiate. La mort par hémorrhagie se reconnaît à l'état anémique de tout le corps et on y ajoute comme preuve la déchirure du placenta, la déchirure ou la rupture du cordon par où s'est effectuée la perte de sang.

Les lésions traumatiques produites par l'accouchement seront distinguées de celles qui auraient été effectuées après la naissance par les caractères suivant qui se rapportent à la forme et au degré de ces lésions exceptionnelles : rougeur de la peau du crâne, excoriation, empreinte parcheminée, comme brûlée, ecchymose, écrasement du tissu, ablation facile des cheveux, décollement des téguments, céphalomatome ou tumeur sanguine sous-périostale, déformation de la tête, allongement, dépression, impression frontale par l'épine sciatique, traces striées parallèles à la suture coronale, déchirure des sutures crâniennes, épanchements internes.

Les fractures du crâne produites par l'accouchement ont été l'objet d'observations et d'études qui en ont établi le diagnostic (Pajol, 1853; de Mirbeck, thèse de Strasbourg, 1863). Quand la fracture a pour cause la saillie de l'angle sacro-vertébral contre lequel la tête a été comprimée, elle occupe le plus souvent la bosse coronale, elle est accompagnée d'un enfoncement parfois considérable; la même cause plus rarement agit sur la bosse pariétale; le siége limité de la lésion devient ici un signe important. Si la tête a été comprimée avec violence dans un bassin rétréci, la fracture occupe les pariétaux sous la forme d'une fissure ; on a remarqué qu'elle était souvent entre la bosse et la suture bipariétale. La déchirure des sutures et des sinus a été aussi observée. On a noté la rupture de la table interne de l'orbite ; la fracture d'autres os aurait encore été observée, comme un fait absolument exceptionnel. Ces fractures sont parfois facilitées par une friabilité particulière des os. On s'est demandé si la contraction seule de l'utérus, dans un bassin normal, pouvait produire cet effet; cette cause de fracture est plus que douteuse, à moins d'une friabilité particulière des os. Les opérations obstétricales, l'application du forceps, peuvent produire des fractures, mais l'appréciation de cette cause, qui laisse d'ailleurs des traces caractéristiques, ne se présente pas dans les accusations d'infanticide.

On remarquera que les lésions traumatiques occasionnées par l'accouchement sont loin d'entraîner toujours la mort immédiate. L'enfant naît vivant, il respire, la vie se prolonge, et alors on peut reconnaître des accidents pathologiques, hémiplégie, paralysie faciale, qui contribuent à déterminer le diagnostic. La guérison de quelques-unes de ces lésions, des fissures entre autres, est considérée comme possible. L'absence de respiration est, comme dans le cas précédent, une preuve du moment où ces lésions se sont effectuées.

3° La *mort naturelle après la naissance* peut être la conséquence du défaut de maturité et de toutes les causes, monstruosités, vices de conformation, qui empêchent la viabilité. L'enfant a succombé aux suites mêmes de l'accouchement, à l'asphyxie, à l'apoplexie, qui n'ont pas empêché la respiration de s'établir. C'est une maladie qui s'est développée pendant la grossesse, une hépatisation pulmonaire, une tuberculisation très-étendue, qui empêchent la vie de continuer. Il faut tenir compte ici de la possibilité de la mort subite d'un enfant nouveau-né; elle peut être le résultat d'une atélectasie pulmonaire dont les effets se produisent tout à coup. Dans un cas où l'enfant né à terme avait respiré, une asphyxie rapide se produisit et causa la mort; nous constatâmes avec M. Stoltz que le tiers des poumons environ était atélectasié. L'enfant peut encore succomber à une hémorrhagie ombilicale, suite de la non-ligature du cordon. Un enfant déjà affaibli périt anémique par suite de la ligature prématurée du cordon, quand la circulation placentaire n'a pas cessé, ce qui a empêché le retour au fœtus d'une certaine quantité de sang. La mort peut encore être le résultat d'une obstruction accidentelle des voies respiratoires par des fragments de l'amnios, par l'introduction du sang, lorsque la face après l'accouchement reste plongée dans ces matières.

4° La *mort violente*. La mort violente peut être le résultat d'un meurtre, d'un homicide involontaire, d'un accident. On a à constater ici le fait matériel, les indices de l'intention, la preuve du genre de mort, le diagnostic différentiel, l'époque et les circonstances du fait. Les statistiques indiquent dans quelles proportions les différents modes d'infanticide ont été observés. Tardieu, sur 555 cas, met en première ligne la suffocation avec 281 faits; l'immersion dans les fosses d'aisance vient ensuite, 72 cas, la strangulation 60, la submersion 31; c'est un total de 410 cas, les quatre cinquièmes du nombre observé, dans lesquels le meurtre a été accompli par un obstacle apporté à la respiration. Viennent ensuite les blessures, 78 cas, dont 70 de fractures du crâne, 8 cas de combustion, 2 d'empoisonnement, 3 d'exposition au froid, 6 hémorrhagies ombilicales, 14 cas de défaut de soins. La statistique de M. Vibert montre aussi la prépondérance des cas où la mort a eu lieu par l'arrêt de la respiration; la strangulation vient en première ligne, formant, avec la suffocation et la projection dans une fosse d'aisance, les deux tiers des cas. L'autre tiers appartient aux blessures, notamment aux fractures du crâne. Dans nos observations, nous avons constaté la même prépondérance des moyens d'homicide qui s'adressent aux voies respiratoires, la strangulation d'abord, les fractures du crâne ensuite, puis la suffocation et la projection dans une fosse d'aisance.

Les moyens homicides se subdivisent ainsi : *blessures*, instruments contondants, coups, chute, projection, écrasement, fractures du crâne; instruments piquants et tranchants, piqûre du cerveau ou du foie, jugulation, mutilation, arrachement, morsures d'animaux, enfant projeté dans une étable à porcs, brûlure, incinération; *asphyxie*, suffocation, compression du corps, pression sur les orifices des voies respiratoires, tampon introduit dans la bouche, strangulation par les mains, par un lien, immersion dans l'eau, dans une fosse d'aisance, inhumation pendant la vie, dans la terre, dans des poussières diverses, *empoisonnement*, *omission* des soins nécessaires, non-ligature du cordon, exposition au froid, inanition, telle est l'indication, in-

complète encore, des moyens homicides qui menacent la vie de l'enfant nouveau-né.

5° *Instruments contondants.* *Fractures du crâne.* L'infanticide par les
blessures du crâne a une notable fréquence et donne lieu parfois à des questions
difficiles. Les fractures sont produites par des coups portés avec un instrument
contondant, un marteau, un bâton, un soulier, un sabot. D'autres fois la tête
est heurtée avec violence contre un mur, un corps dur, un poêle de fonte, le
corps étant tenu par les pieds, ou bien c'est contre le sol que la tête est précipitée avec force. On a vu encore des fractures multiples être produites sur la
tête ou sur d'autres régions du corps, lorsqu'avec un bâton on a forcé avec
violence le passage du corps à travers le conduit étroit d'une fosse d'aisance.
La tête peut en outre être comprimée avec les mains entre deux corps durs,
écrasée par les pieds.

On doit constater d'abord que ces fractures ont été faites pendant la vie. Les
preuves sont la déchirure et l'ecchymose des téguments, la présence de sang
coagulé adhérant aux fragments osseux. La chance d'erreur, c'est quand la
fracture se trouve sous la bosse œdémato-sanguine et quand la congestion cérébrale est assez notable pour qu'un sang liquide imbibe les bords de la fracture.
La coagulation du sang et son adhérence aux téguments, aux fragments osseux
et au périoste, forment le signe caractéristique.

On ne prendra point pour des traces de fracture les divisions naturelles des
os; nous avons eu connaissance d'une erreur de ce genre, commise à l'occasion
des diverses parties qui forment l'occipital. Les fissures souvent assez étendues
qui existent au bord libre des pariétaux seront distinguées des traces de fracture.
Des solutions de continuité congénitales, les os wormiens, ne seront pas confondus avec des fragments d'os brisé. Les fissures naturelles se rencontrent
surtout sur les pariétaux, le long de la suture sagittale, elles ont des bords
lisses et droits, parallèles aux rayons d'ossification; elles sont séparées par une
mince couche de cartilage. Des lacunes, suivant l'observation de Vibert, espèces
de trous arrondis, existent aussi parfois entre la bosse pariétale et la suture
sagittale, sur l'os frontal même et sur l'occipital; point d'ecchymose autour et
bords intacts de ces lacunes.

Lorsque les téguments sont lésés et que la fracture est comminutive, on n'a
point de doute sur son origine, surtout lorsqu'elle s'étend à une notable partie
du crâne. Si elle ne consiste qu'en fissures sur le pariétal ou le coronal, l'évidence de la cause n'est pas immédiate et l'on doit rechercher si cette fracture
n'a pas été produite pendant l'accouchement ou si elle n'est pas le résultat
d'une chute. Les caractères indiquant la première de ces causes ont été indiqués
en constatant les causes de mort pendant le travail. Si la fracture avait été faite
pendant la grossesse, l'ancienneté de la lésion, un travail de consolidation,
seraient caractéristiques.

Un système de défense fréquemment employé est que, la femme étant debout
au moment de l'accouchement, la fracture est le résultat de la *chute de l'enfant*
sur un sol plus ou moins durci. On a des exemples de ces expulsions rapides,
mais elles sont habituellement sans inconvénient pour l'enfant (*voy.* art. Accouchement). Les statistiques sont formelles à cet égard; nous avons vu sans aucune
trace de lésion l'enfant tomber dans un accouchement rapide sur le pavé d'une
rue et sur la neige durcie. Toutes les conditions sont en effet réunies pour
atténuer les dangers de cette chute; le peu d'élévation au-dessus du sol, 60 à

.70 centimètres au plus, atténuée encore par l'attitude demi-fléchie de la femme, la résistance du cordon, le plan incliné formé par le vagin et par les cuisses. On a cependant de rares exemples d'accidents mortels causés par ces chutes. Une femme accouche en pleine rue, l'enfant tombe sur le pavé, le pariétal est fracturé; le même accident a lieu dans un accouchement subit sur un escalier, dans un cas où la femme était debout sur un lit élevé. Des expériences nombreuses ont été faites sur le cadavre de nouveau-nés à l'effet de déterminer la hauteur de la chute, pouvant produire une fracture. Chaussier a constaté que sur 15 cadavres d'enfants mort-nés, tombés perpendiculairement la tête en bas, d'une hauteur de 48 centimètres, sur un sol carrelé, 12 enfants avaient présenté la fracture d'un des pariétaux; même résultat à la hauteur d'un mètre, seulement les fractures plus étendues occupaient les deux pariétaux, elles atteignaient parfois le coronal. A la hauteur d'un mètre sur un sol bitumé, nous avons constaté la fracture transversale des deux pariétaux, l'une en avant, l'autre en arrière de la bosse pariétale. L'objection tirée de la résistance du cordon ombilical n'est pas absolue. Le placenta peut se détacher en même temps que l'enfant tombe, le cordon peut être assez long pour ne pas empêcher la chute; sa résistance a été évaluée à 5 ou 6 kilogrammes, bien au delà du poids de l'enfant, mais en laissant tomber le corps d'une certaine hauteur les expériences citées par M. Hoffmann montrent qu'un kilogramme et même moins suffit pour déchirer le cordon; on recherchera d'ailleurs si le cordon a été déchiré ou coupé. Des observateurs ont mis hors de doute la possibilité d'une fracture de ce genre pouvant même amener la mort; mais le fait est absolument exceptionnel. La forme de la fracture, son siége, son intensité, seront des caractères distinctifs. Il faut en outre remarquer que ces lésions très-fréquemment n'entraînent pas la mort immédiate. On a encore allégué que la mère avait pu laisser tomber l'enfant par accident de la hauteur de ses bras; il est peu probable ici que l'enfant soit tombé directement sur la tête. L'ensemble des caractères servira à distinguer les effets de la chute de ceux d'un coup. Fodéré et Devergie ont appelé l'attention sur la possibilité d'une fracture ou d'une luxation vertébrale par suite de la torsion du cou.

6° *Instruments piquants et tranchants, morsures.* On a des exemples d'infanticide par *acupuncture :* une sage-femme, pour épargner aux nouveau-nés les troubles de la vie, les faisait périr en introduisant par la fontanelle antérieure une aiguille qui ensuite labourait le cerveau. En 1875 un infanticide a été commis par le même moyen et a été suivi d'une condamnation capitale. L'aiguille a été introduite dans le nez, dans l'oreille, dans le foie, à la région du cœur, sur des points où la plaie extérieure n'est pas apparente et où le délabrement d'organes importants détermine promptement la mort. Fodéré cite deux cas où le bulbe rachidien a été atteint avec la colonne vertébrale. Des ciseaux, un couteau, ont été introduits dans la bouche, plongés dans le pharynx et le larynx, faisant périr à la fois par la blessure et par l'entrée du sang dans les bronches. Tardieu a observé un cas de ce genre où des ciseaux plongés dans la gorge avaient produit des déchirures considérables sans signes extérieurs.

Les instruments *tranchants* ont aussi été employés : l'infanticide a été commis par section du cou. Vibert rapporte un cas dans lequel avec un couteau mal aiguisé une jeune fille de seize ans avait séparé complétement la tête du tronc. Les instruments tranchants ont surtout servi à la mutilation, au dépécement des cadavres, afin d'en cacher les débris. On a alors à rechercher si les sections ont été faites pendant la vie ; l'écoulement du sang, la coagulation, les rétractions musculaires, servent ici de signe distinctif. Des tractions violentes, des arrachements, ont aussi eu lieu, attribués comme excuse aux efforts que la femme aurait faits pour se délivrer.

Les *morsures d'animaux* ont été aussi une cause de mort, on a des exemples d'enfants nouveau-nés jetés dans un tec à porc pour y être dévorés, moyen à la fois de les tuer et de faire disparaître le corps. On affirme que, dans un cas de ce genre, l'animal ayant été abattu, on avait trouvé dans le tube digestif des fragments de poumon sur lesquels on aurait reconnu des traces de respiration. En 1870, une jeune fille, ayant eu une hémorrhagie dans un jardin, pressée de questions, déclare qu'elle a mis au monde un enfant mort et qu'elle l'a jeté dans l'étable à porc. Elle est condamnée pour suppression de part ; bientôt on constate qu'elle est enceinte de six mois et qu'elle ne présente aucune trace d'accouchement, elle revient sur ses aveux que la terreur lui avait inspirés ; elle est acquittée par la Cour d'appel de Nancy. Des morsures de chien ont aussi donné lieu à des expertises ; nous avons constaté sur un nouveau-né abandonné par sa mère que les morsures qui avaient dilacéré le corps avaient été faites après la mort. Un furet, qui s'était introduit dans le lit d'un enfant, l'avait fait périr par une plaie du cou suivie de succion du sang.

7° *Brûlures, incinération.*   L'enfant a pu être jeté vivant dans un foyer, mais le plus souvent l'incinération a pour but de faire disparaître le corps. Un temps assez court suffit pour l'incinération complète. On recherchera les fragments d'organes, les portions d'os, qui indiquent la présence du fœtus. Si la combustion a été à peu près complète, c'est l'analyse des cendres qui fournira des indices. La présence du phosphate de chaux, la proportion du fer plus forte que dans les cendres du bois, de la houille ou du coke, ont été indiqués comme constituant des présomptions ; calcinées avec de la potasse, elles donneraient du cyanure de potassium ; on en retirerait de l'acide sulfhydrique (Roussin). La découverte de quelques débris osseux augmenterait la valeur de ces signes. La coction du corps a aussi été opérée. Dans le cas relaté par Reisseisen et Marc (*Annales*, t. VIII, 1882), une partie du corps de l'enfant, qui n'était plus nouveau-né, avait subi la cuisson, et avait été mangé par la mère, atteinte d'aliénation mentale.

8° *Asphyxie.*   C'est la cause de mort la plus fréquente, l'asphyxie est produite par des obstacles à l'entrée de l'air, par l'action d'un milieu non respirable.

La *strangulation* peut être opérée avec les mains, ou à l'aide d'un lien. La trace de l'*action des mains* est le plus souvent manifeste ; les ongles sont imprimés sur la partie antérieure du cou ayant produit des érosions d'une forme caractéristique et des ecchymoses. A la partie postérieure du cou on trouve souvent la trace de la main qui a soutenu le corps, pendant que l'autre main opérait la pression. Dans un cas où il était évident, par la disposition des traces d'ongles et par la position du pouce que la main gauche avait comprimé le cou, tandis que la droite l'avait soutenu, nous avons constaté que la mère, auteur du crime, était gauchère. Les traces de l'application de la main pendant la vie et les signes généraux de l'asphyxie sont faciles à reconnaître. L'excuse parfois alléguée, c'est que la femme aurait produit ces marques en tirant sur l'enfant pendant le travail pour le dégager, mais la traction se serait faite plutôt sur le menton que sur la partie antérieure et moyenne du cou ; la forme et la direction des empreintes sont d'ailleurs caractéristiques. Il est au moins douteux qu'une pression de courte durée exercée avant la respiration ait pu faire périr l'enfant. Tardieu, qui a discuté avec soin cette hypothèse, n'en admet pas la possibilité.

La strangulation *au moyen d'un lien* laisse une empreinte circulaire plus ou moins profonde suivant la nature du lien, qui peut être une corde, une ficelle, plus souvent un cordon appartenant aux vêtements, d'autres fois un mouchoir, un bas. Parfois on trouve le lien encore autour du cou. L'empreinte est en rapport avec sa forme et sa densité: elle existe avec ou sans excoriation. L'ecchymose sous-cutanée, intermusculaire, la déformation du larynx ou de la trachée, les signes généraux d'une asphyxie rapide, caractérisent ce genre de mort. Les apparences d'une strangulation ont été parfois données par l'impression du cordon qui maintenait le bonnet ou la chemise, ou par le sillon naturel formé par le pli de la peau, chez les enfants très-gras, au point de flexion de la tête ; ces plis peuvent présenter à leurs bords une teinte plus ou moins rosée. Dans ces cas, l'empreinte n'existe qu'aux parties antérieures ou latérales du cou ; elle ne s'accompagne d'aucune lésion superficielle ou profonde.

Le diagnostic doit ensuite porter sur l'empreinte que peut laisser sur le cou la pression du col de l'utérus et sur la strangulation qui peut se faire pendant l'accouchement par l'enroulement du cordon ombilical. On a admis que la pression du *col de l'utérus* pouvait être assez intense et assez prolongée pour amener l'interruption de la circulation du sang dans la tête du fœtus et causer ainsi la mort, mais l'impression, si elle existe, est toute circulaire, sans lésion, érosion ni ecchymose; on a indiqué une légère empreinte parcheminée; la mort ayant eu lieu pendant l'accouchement, il n'existe aucune trace de respiration.

L'enroulement du cordon ombilical autour du cou a été plus fréquemment observé. On a vu cet enroulement être assez persistant pour déterminer l'atrophie d'un muscle et diminuer notablement les dimensions du cou comprimé. Les caractères distinctifs de cette strangulation, avant ou pendant l'accouchement, sont l'absence d'érosion et d'ecchymose ; cette dernière a été admise cependant, comme s'étant formée dans des cas absolument exceptionnels ; ce sillon peut être déprimé et parcheminé ; sa direction est caractéristique, la trace autour du cou a des dimensions qui correspondent à celles du cordon; elle est complétée par un sillon longitudinal qui descend sur la poitrine et l'abdomen, pour rejoindre l'ombilic; ce sillon peut aussi se prolonger vers un membre autour duquel continue l'enroulement. Le diagnostic se complète par l'absence de respiration. Devergie a admis que, si le cordon était assez long, il pouvait s'enrouler autour du cou sans le comprimer assez pour empêcher la respiration de s'établir au moment du dégagement de la tête et qu'alors la femme tirant sur l'enfant pour faciliter sa sortie pouvait tendre le cordon de manière à produire un sillon plus prononcé. La strangulation a aussi été opérée à l'aide du cordon ombilical, employé comme lien, après la naissance. On cite un cas où la présence d'un brin de paille au-dessous du cordon ne laissa aucun doute sur le fait de la strangulation après la naissance.

La *suffocation* ou l'étouffement s'opère par les moyens suivants : compression et clôture des orifices respiratoires par les mains ou par un tampon, compression du thorax et de l'abdomen, obstacle à la respiration, en plaçant le corps dans des couvertures ou sous un oreiller (*voy.* Morache, art. SUFFOCATION).

La *pression des mains* sur la bouche et sur le nez laisse ordinairement des traces caractéristiques, il faut qu'elle se prolonge pendant un certain temps, trois à quatre minutes environ, pour qu'elle détermine l'asphyxie complète; cette pression est aussi faite avec un linge. Les traces de cette action sur les orifices respiratoires sont des érosions, des ecchymoses, plus ou moins prononcées, sur les lèvres, au nez, sur la face. On a aussi noté la dessiccation des lèvres et l'aplatissement du nez qui d'ailleurs peuvent provenir d'autres causes. A ces signes locaux s'ajoutent ceux du genre de mort et tous les caractères d'une asphyxie rapide. Tardieu, parmi ces signes, a attribué aux ecchymoses sous-pleurales une valeur décisive. L'observation a démontré la fréquence de cette lésion qui peut manquer ou se produire sous d'autres causes : ainsi les ecchymoses pulmonaires ont été rencontrées chez des fœtus mort-nés ; c'est une exception attestée par plusieurs auteurs et que nous avons observée.

L'introduction d'*un tampon* de linge ou de papier dans la bouche est encore un des moyens d'étouffer l'enfant; ce tampon est enfoncé avec force, il pénètre dans le pharynx, derrière le voile du palais: il peut être assez profondément engagé pour échapper d'abord aux recherches. Il faut dans les autopsies de ce genre largement ouvrir la cavité buccale, en incisant les deux joues pour bien examiner toute la cavité buccale, e pharynx et l'ouverture du larynx. On retrouvera soit le tampon entier, soit des portions du linge, des érosions, la muqueuse enlevée par place, des ecchymoses, des déchirures résultant de l'introduction violente de ces tampons, et les signes internes sont ceux qui annoncent une suffocation rapide.

La *compression du thorax* et de l'abdomen amène aussi la mort par asphyxie. Des traces de contusion sur diverses parties du tronc, la dépression du thorax, des fractures de côtes, révèlent une action violente. Les signes généraux sont également ceux de la suffocation. L'enfant peut avoir été maintenu sous des couvertures, sous un édredon, ou placé sous un matelas ou une paillasse: à la compression de la poitrine s'ajoute alors l'obstacle à l'arrivée de l'air : ici encore on recherchera les preuves de la compression opérée pendant la vie. La question de l'homicide par imprudence se pose à l'occasion de l'enfant trouvé mort dans le lit de sa mère. On sait l'interdiction qui était faite aux mères et aux nourrices de placer l'enfant dans leur lit avant qu'ils eussent atteint l'âge d'un an. Dans les cas de ce genre, on démontre sans difficulté la mort par asphyxie, mais l'intention peut rester douteuse, elle se détermine surtout d'après les antécédents et les circonstances du fait.

L'*asphyxie par la vapeur du charbon* peut avoir lieu, lorsque la mère veut se détruire en même temps que l'enfant; si la mère survit, la question du meurtre se pose.

La *submersion* se prouve par les mêmes signes que chez l'adulte; ce genre de mort ne laisse aucun doute, si l'enfant a été projeté vivant dans l'eau. L'écume, l'eau dans les voies respiratoires et digestives, l'état du sang, sont caractéristiques. La submersion a aussi été opérée dans l'eau de mer (Socquet, *Annales*, 1886).

L'enfant est fréquemment projeté dans une fosse d'aisance, c'est un des moyens les plus prompts de le faire disparaître. Dans les villes, l'organisation des conduits devenus plus étroits, les cuvettes à soupape, rendent plus difficile l'emploi de ce moyen. Si des efforts sont alors faits pour pousser l'enfant à travers un canal étroit, il présente des traces de frottement. d'érosions à la tête, aux épaules, des contusions et des fractures, lorsqu'un bâton a été employé pour précipiter sa chute. L'expert détermine si ces diverses lésions ont été faites pendant la vie. La chute de l'enfant dans la fosse peut aussi produire des lésions graves. Si l'enfant a été projeté vivant, les preuves du genre de mort sont les signes de l'asphyxie, auxquels s'ajoutent des traces de l'action de l'hydrogène sulfuré, la couleur du sang, et notamment la pénétration des matières fécales dans les bronches, parfois aussi dans l'oreille moyenne. Un signe important est fourni par la déglutition, preuve de vie et indice du genre de mort ; on trouve des débris de matières fécales dans l'estomac et le microscope en détermine la nature, fragments de viande ou de substances végétales. On a des exemples d'enfants qui ont été retirés encore vivants de la fosse. C'est à l'occasion de ces faits que la femme allègue l'ignorance de son accouchement, qui aurait eu lieu subitement au-dessus de l'ouverture de la fosse (*voy.* art. ACCOUCHEMENT). L'examen des localités, la disposition des ouvertures et des conduits, leurs dimensions, la détermination du lieu où s'est passé l'accouchement, les gouttelettes de sang qui montrent le trajet suivi, l'état du cordon qui, lorsqu'il est coupé, exclut cette hypothèse, les circonstances même du fait, la conduite de la femme avant et après l'acte, ne laissent en général aucun doute sur cette question. L'enfant peut avoir été projeté dans la fosse, quand il avait déjà cessé de vivre, et on trouve alors les indices du genre de mort antérieur à ce fait.

L'*enfouissement* n'a pas seulement pour but de cacher le corps, il a encore été pratiqué pendant la vie de l'enfant. Des faits cités par Bardinet, par Maschka, Kohn, montrent que l'enfant peut résister assez longtemps, quatre ou cinq heures même à ce genre d'asphyxie. La résistance dépend de la nature du milieu dans lequel l'enfant a été inhumé. Les expériences sur les animaux montrent que dans la terre ils succombent rapidement, nous en avons vu d'autres résister plus de trois heures et survivre dans le sable. Les enfouissements d'enfants ont eu lieu dans la terre, dans le sable, dans le fumier, dans les cendres, dans des poussières diverses. On constate les signes de l'asphyxie souvent lente. La pénétration des matières dans les voies respiratoires est loin d'être un fait ordinaire : souvent on n'en retrouve que quelques traces dans la bouche et dans les narines ; elles descendent rarement dans les bronches, à moins qu'elles n'aient une faible densité. L'enfant peut encore être enfermé dans une armoire, dans une malle, dans une boîte, où l'air pénètre plus ou moins difficilement ; ce sont les signes de l'asphyxie lente qui caractérisent ce genre de mort.

9° L'*empoisonnement* a aussi été, mais rarement, un moyen d'infanticide. Tardieu en rapporte deux cas. On cite à cet égard l'emploi du pavot, du laudanum, de la noix vomique, des allumettes phosphorées. Ces faits se rapportent plutôt à des enfants en bas âge qu'à des nouveau-nés.

10° *Homicide par imprudence.* L'omission de soins nécessaires peut être la cause de la mort ; la question d'intention domine l'appréciation des faits de ce genre. La non-ligature du cordon peut avoir pour conséquence une hémorrhagie mortelle, l'expert constate le défaut de ligature, l'anémie générale des tissus et l'absence de toute autre cause de mort. Le cordon a-t-il été coupé ou déchiré ? La femme pouvait-elle connaître l'importance de cette ligature ? Une cause de mort résulte encore de la position de l'enfant au moment de la naissance, sa face laissée en contact avec le sang, avec des portions de membrane.

L'excuse est ici une syncope de la mère après l'accouchement. L'exposition *au
froid* est un mode d'infanticide usité, dit-on, en Russie. Une fenêtre ouverte
pendant une nuit d'hiver peut hâter la mort par asphyxie. La pâleur du corps,
la dureté du tissu graisseux, la congestion des poumons, la plénitude du cœur,
la couleur vermeille du sang (*voy.* art. Froid), donnent des indices sur le genre
de mort, qui n'est pas d'ailleurs assez rapide pour le but de l'infanticide, faire
cesser immédiatement la vie et cacher le corps. La même remarque s'applique
à l'inanition, qui a surtout son rôle dans les attentats à la vie des enfants qui
ne sont plus nouveau-nés. Si la vie de l'enfant s'est un peu prolongée, il est
toujours utile d'examiner les matières contenues dans l'estomac et de constater
si de la nourriture a été donnée; c'est une circonstance qui peut jeter du jour
sur l'intention.

L'expertise constate les faits qui établissent les trois conditions constitutives
de l'infanticide, l'état de nouveau-né, la vie de l'enfant, le meurtre cause de la
mort. C'est l'autopsie qui fournit ces caractères; il est bien rare que l'on ait à
examiner un enfant qui a survécu et qu'on puisse joindre l'étude des symptômes
à celle des caractères anatomiques. L'autopsie a des règles que le médecin
suivra avec précision. Il ajoutera fréquemment à son rapport une discussion
des faits précédant les conclusions. L'ordre à suivre dans la déposition orale
est celui des trois questions à résoudre. Dans la discussion qui manque rarement dans les affaires de ce genre, l'expert s'attachera aux faits matériels
qu'il a constatés, restant en dehors des généralités et des hypothèses qu'on
lui oppose. L'infanticide est un des crimes qui se démontrent surtout par
des preuves médicales, et le plus souvent le médecin arrive à des conclusions
certaines.   G. Tourdes.

INFARCTUS. *Voy.* Embolie.

INFECTION. *Infectio*, de *inficere*, gâter, altérer; *Infection* (anglais) ;
Inficirung, Ansteckung (allemand); *infeccion* (espagnol); *infezione* (italien).
I. Définition. Historiquement, le terme *infection* a eu deux sens différents. Pendant la première moitié de notre siècle, le mot *Infection* a été surtout
opposé à celui de *Contagion*, de sorte que la distinction entre les deux modes
de genèse et d'action de certains agents, de certaines émanations pathogènes,
était comme une sorte de champ clos dans lequel combattaient les infection-
nistes et les contagionnistes, les uns niant, les autres affirmant la transmissibilité de ces agents et de ces émanations, les uns et les autres étant d'ailleurs
plutôt armés d'arguments spéculatifs que munis de preuves expérimentales. Il
n'en est pas de même aujourd'hui : l'infection a absorbé la contagion, et cette
dernière ne joue actuellement qu'un des rôles que comporte le drame de l'infection; elle représente l'un de ses modes d'action. Aujourd'hui donc — et les
développements dans lesquels nous allons entrer justifieront notre définition —
l'infection est un mode spécial de genèse, de propagation, souvent de transmission d'un nombre assez considérable de maladies : elle a pour condition
l'existence d'agents d'origine diverse auxquels on a donné le nom d'*infectieux;*
elle a pour conséquence le développement de maladies dites *infectieuses*, et
pour caractère dominant une toxicité spéciale de l'agent pathogénique.

Mais à côté du groupe assez naturel des maladies infectieuses il est un certain nombre d'états dits *auto-infectieux* dont il convient de faire mention,

tout en faisant observer que dans ces états l'infectieux est un résultat de
l'évolution dans l'organisme d'une maladie étrangère aux maladies infectieuses
proprement dites : telle est l'accumulation, à certaines périodes du mal de
Bright, des éléments organiques qui ne sont plus éliminés par le filtre rénal.

II. Des agents infectieux proprement dits. Sans être absolument fixé sur
la nature de ces agents, on peut avancer, *à priori*, qu'ils ne sont pas d'une
nature aussi simple, aussi nettement définie que les gaz ou les vapeurs qui se
dégagent des corps : vapeurs de mercure, acide carbonique, oxyde et sulfure de
carbone, hydrogène sulfuré, ammoniaque, etc.; ces gaz, ces vapeurs, ont des
effets précis : ils produisent des empoisonnements dont les caractères cliniques
diffèrent, à beaucoup de points de vue, de ceux que présente l'évolution fréquemment cyclique des maladies infectieuses vraies, des maladies miasmatiques surtout : fièvre jaune, typhus exanthématique, fièvre typhoïde, peste, etc.
Certains infectieux toutefois, quand leurs effets sont rapides ou foudroyants,
déterminent des états morbides qu'il est aisé de rapprocher de ceux qui constituent les intoxications communes : c'est ce qui arrive pour certains cas de
choléra, de peste, de fièvre jaune, de septicémie, de fièvre puerpérale notamment. Quoi qu'il en soit, l'infectieux paraît être constitué, soit par des corps
organisés parasitaires venant du dehors et se fixant accidentellement, pour un
temps donné, dans le sang, les humeurs ou les tissus des organes; soit par des
corps organisés inhérents à l'organisme s'acquittant de certaines fonctions physiologiques dans l'état de santé et pouvant devenir morbides sous certaines
influences, soit enfin par des substances organiques spéciales qu'il s'agit d'i-
soler et de mettre en rapport de pathogénie avec chacune des maladies infectieuses.

Corps organisés venus du dehors, substances organiques à rôle toxique, éléments histologiques spéciaux inséparables de l'organisme, tels sont les trois
points de départ des doctrines relatives à la nature des agents toxiques qui
constituent les infectieux; s'il s'agit décidément de corps organisés venant du
dehors, les maladies infectieuses rentrent incontestablement dans le cadre des
maladies parasitaires; s'il résulte des travaux que l'on poursuit actuellement
avec ardeur qu'il est question plutôt, en matière d'infection, de substances
toxico-chimiques dont plusieurs ont déjà été recueillies et analysées sans que
leur rapport étiologique avec les maladies infectieuses ait pu être nettement
défini, ces affections deviennent, au point de vue de leur genèse, des toxémies,
des empoisonnements d'une nature spéciale, et voilà tout. C'est surtout entre
ces deux doctrines qu'hésite aujourd'hui le monde médical, tout en inclinant,
d'ailleurs plus volontiers, du côté de la plus séduisante des deux thèses,
l'étiologie parasitaire des infections; il en est une troisième qui semble avoir
pour tâche de concilier les deux premières, en ce qu'elle attribue bien les
maladies infectieuses à des poisons chimiques, mais en liant la présence de ces
poisons à l'entrée dans l'organisme des éléments microbiens. Il en est enfin
une quatrième qui a fait elle aussi quelque bruit et dont il importe de parler
ici, ne fût-ce que par impartialité : c'est celle des Microzymas et des Zymases.
Le but de cette étude est de mettre en présence ces quatre thèses, mais avant
d'entrer dans le sujet et pour bien établir le terrain de la discussion, dressons
des maladies infectieuses et des états auto-infectieux un tableau que nous nous
efforcerons de mettre en rapport avec les données actuelles de la clinique et de
l'expérimentation :

TABLEAU DES MALADIES INFECTIEUSES ET DES ÉTATS DITS AUTO-INFECTIEUX

MALADIES INFECTIEUSES.
- TRANSMISSIBLES : NON TRANSMISSIBLES. *Effluviques*. . . Maladies palustres.
- TRANSMISSIBLES . . .
  - *Miasmatiques*. .
    - Fièvre typhoïde.
    - Typhus exanthématique.
    - Typhus récurrent.
    - Fièvre jaune.
    - Peste.
    - Choléra.
    - Dengue.
    - Méningite cérébro-spinale.
    - Coqueluche.
    - Diphthérie.
    - Oreillons.
    - Certaines dysenteries.
  - *Virulentes* . . .
    - Vaccine.
    - Variole.
    - Scarlatine.
    - Rougeole.
    - Suette miliaire.
    - Varicelle.
    - Septicémie.
    - Pyohémie.
    - Gangrène septique.
    - Érysipèle septique.
    - Fièvre puerpérale.
    - Morve.
    - Charbon.
    - Rage.
    - Blennorrhagie.
    - Ophthalmie blennorrhagique.
    - Syphilis.
    - Tuberculose.
    - Ophthalmie catarrhale.
    - Ophthalmie purulente.

ÉTATS DITS AUTO-INFECTIEUX . . . .
Déterminée par l'élimination nulle ou insuflisante :
1° des matériaux de l'urine (anuries calculeuse, brightique, etc.).
2° des éléments de la bile (acholies de l'ictère grave, des calculs hépatiques, de l'atrophie de certaines dégénérescences du foie).
3° des matières fécales (coprostases des obstructions intestinales, de certaines dyspepsies, de la dilatation de l'estomac, etc.).
4° d'éléments de dénutrition accumulés dans le sang sous l'influence de la fatigue, de l'état fébrile, etc.
Il est possible que le béribéri, le scorbut, les anémies, les chloroses, la goutte, les diabètes, les néoplasmes et spécialement le carcinome viscéral, engendrent des états analogues.

On voit, d'après ce tableau, qu'il est possible, sans trop forcer les analogies, de diviser les maladies infectieuses en deux groupes, dont l'un se compose des maladies non transmissibles, c'est-à-dire des maladies palustres seules, dont la cause spéciale est dans les émanations effluviques émanant du sol palustre, respirées et quelquefois peut-être ingérées par l'homme, et dont l'autre comprend toutes les maladies infectieuses transmissibles, subdivisées en *miasmatiques* et *virulentes*. La grippe, comprise par quelques auteurs parmi les infectieuses miasmatiques, devrait figurer dans cette section, si sa transmissibilité était réelle : nous pensons qu'elle ne sera jamais démontrée. La grippe, en effet, est une affection ubiquitaire, mais régnant surtout dans les latitudes élevées du globe : sa fréquence dans la zone froide est déjà une grande présomption en faveur de son éclosion en dehors de tout infectieux ; du reste, la rapidité avec laquelle elle frappe deux points géographiques éloignés exclut l'idée de la transmission par les hommes, soit par voie de terre, soit par les navires. Elle n'est pas portée par les vents, car les épidémies de grippe ont marché plusieurs fois à l'encontre de leur direction : quand elle atteint une population, elle ne débute pas dans une maison pour atteindre ensuite tout un quartier, mais elle frappe, au contraire, simultanément, un [nombre variable d'habitants, quelquefois plusieurs centaines à la fois ; elle n'est pas d'origine tellurique, car elle a [atteint plusieurs fois des équipages de navire naviguant au large. Au total, tout concourt à démontrer que c'est une maladie météorique par ses causes, épidémique dans son développement, non transmissible de l'homme malade à l'homme sain.

J'arrive à l'indication des états dits *auto-infectieux*, question qui en réalité est à l'étude, mais qu'on ne peut passer sous silence malgré ses obscurités, depuis le jour où le professeur Ch. Bouchard a réussi à jeter quelque clarté sur leur genèse. Le nom d'*auto-intoxication* s'applique aux accidents que déterminent des poisons fabriqués par l'organisme lui-même, dans le cours de quelques maladies ou à la suite de certains excès fonctionnels, la fatigue, par exemple. L'idée d'*auto-intoxication* a pour point de départ ce fait qu'il existe des poisons dans l'organisme, même à l'état normal ; de là à conclure que certaines maladies, certains actes, peuvent amener l'accumulation de ces poisons, à un moment donné, dans les humeurs et les tissus, il n'y avait qu'un pas, lequel a été franchi. La bile, la salive, l'urine normales, sont toxiques (Feltz, Ritter, Bouchard) : les sécrétions de l'intestin et les matières ingérées contiennent constamment des poisons et, si ces agents ne déterminent pas habituellement l'empoisonnement, cela tient à ce qu'ils sont constamment éliminés quand l'équilibre des fonctions est bien établi. Nous renvoyons le lecteur au tableau qui précède pour fixer les idées sur les auto-intoxications, qui paraissent devoir prendre définitivement droit d'existence en pathologie d'après les travaux les plus récents.

III. Cela posé, occupons-nous de la théorie pastorienne de l'infection. La doctrine parasitaire fait valoir les arguments qui suivent : 1° il n'est pas une seule maladie infectieuse dans laquelle on n'ait constaté la présence d'un ou de plusieurs organismes microscopiques, soit dans le sang, les humeurs ou les tissus des malades, soit dans les milieux, l'air, le sol, les eaux, l'habitation, etc., qui entouraient le malade avant l'éclosion de la maladie.

Cela est exact, mais ne résulte-t-il pas de l'observation des faits également que, parmi ces organismes, il en est un grand nombre que les partisans les plus enthousiastes de la pathologie microbienne n'osent pas considérer comme caractéristiques ? En outre, ne voit-on pas divers microbes se disputer la préséance dans une même maladie ? On discute, à l'heure qu'il est, sur la valeur relative de cinq ou six microbes différents pour expliquer la suppuration, la pyohémie, la fièvre puerpérale, la gangrène et l'érysipèle septiques. Relativement aux causes de la malaria, l'obscurité est plus grande encore. « Dès le siècle dernier, Lancisi émettait l'hypothèse d'une étiologie parasitaire de la malaria. Depuis cette époque, l'hypothèse a été maintes fois reprise et l'on a essayé de la transformer en fait démontré. L'agent pathogène est un champignon (Mitchell, 1849 ; Massy, 1865 ; Ecklund, 1878 : *Limnophysalis hyalina*) ; une algue (palmellés : *alga gemiasma*, Salisbury, 1866 ; *palmella coccoma*, Magnin, 1876 ; oscillaire,

Hallier, 1867, ou espèce indéterminée, Balestra et Selmi, 1869 ; une bactérie indécise, Lemaire, 1864 ; Binz, 1867, ou bien déterminée, *bacteridium brunneum*, Langi et Terrigi, 1875 ; *Bacillus malaria*, Klebs et Tomasi Crudelli, 1879, etc). Avec Marchiafava et Celli apparaissent de nouveaux microbes, puis enfin avec A. Laveran le microbe infectieux définitif, infusoire, amibe ou oscillaire, on ne sait trop à quel groupe d'êtres le rapporter » (A. Corre). Ajoutons avec ce dernier observateur que « les formes prétendues infectieuses font défaut dans le milieu extérieur ; qu'il a été frappé de la rareté des microorganismes dans les eaux, cependant si pernicieuses par leurs émanations, des marais de Nossi-bé et de quelques localités de la Cochinchine ; dans les marais de la côte occidentale d'Afrique il n'a pas rencontré de formes répondant aux types parasitaires. » Cunningham, à Calcutta, Maurel, à la Guadeloupe et en Indo-Chine, n'ont pas été plus heureux. Le microbe de la fièvre typhoïde est encore, quoi qu'on en dise, en question. Est-ce le micrococcus de Recklinghausen, analogue cependant à celui de la pyohémie ? Est-ce le bacille d'Eberth actuellement triomphant, ou les bacilles incriminés par Klebs ? Les microorganismes recueillis dans les selles dysentériques sont multiples et ne prouvent rien en faveur de l'infection. Le microbe du typhus exanthématique, fait bizarre, n'a pu être isolé. Qui oserait affirmer qu'il n'est plus possible d'émettre un doute au sujet du rôle attribué aux microbes des fièvres exanthématiques, de la syphilis, de l'ophthalmie catarrhale ?

Sans doute la méthode des cultures est bien faite pour rallier les hésitants ; il n'est pas de méthode, en effet, qui s'entoure de plus de précautions ; la préparation des tubes, des lames, de l'ouate, des bouillons, des substances solides servant de milieu de culture, la gélatine nutritive notamment, tout, y compris le choix des animaux d'expérimentation, se fait avec une rigueur expérimentale qu'aucune rigueur n'égale ; les organismes microscopiques cultivés avec un soin minutieux paraissent décidément bien isolés du liquide ou du tissu malade dans lesquels on les avait recueillis primitivement, et dès lors les parasitistes se croient autorisés à affirmer que les microbes de la maladie charbonneuse, de l'infection purulente, de la blennorrhagie et de quelques autres maladies infectieuses, sont indiscutables, puisqu'ils ont passé par l'épreuve de l'isolement par les cultures suivi de l'inoculation avec résultats positifs. Mais ces microbes sont-ils réellement inoculés seuls ? Je n'ose pas m'inscrire contre des faits dont l'appréciation exige une compétence que je n'ai pas : toutefois ne puis-je faire remarquer que des savants dont les tendances microbiennes ne sont pas douteuses hésitent eux-mêmes devant les résultats incomplets de l'expérimentation ? « Pour que la relation entre la présence des microbes et les maladies infectieuses soit parfaitement établie, dit J. Schmitt, il faut que l'on ait rempli certaines conditions ; que l'on ait trouvé le même microbe dans tous les cas de la maladie en question, et rien que dans cette maladie ; qu'isolé, c'est-à-dire purifié par des cultures artificielles de tous les autres organismes qui peuvent l'accompagner, cultivé dans un liquide indifférent *un assez grand nombre de fois pour qu'on ne puisse plus soupçonner la présence d'un atome du liquide primitif dans lequel on l'a puisé*, et inoculé à un animal sujet à la maladie, il reproduise la maladie première ; qu'enfin tout animal ainsi infecté contienne le microbe dans les mêmes points que le premier animal sur lequel il a été pris. Ces conditions sont loin d'être remplies pour tous les microbes considérés actuellement comme pathogènes, soit que l'on n'ait pas encore pu découvrir de terrain nutritif favorable à leur culture, soit que les races animales aient présenté pour ces agents une résistance, une immunité invincible. Aussi en aurions-nous bien vite fini avec les microbes pathogènes, si nous ne voulions nous arrêter qu'à ceux pour lesquels la démonstration de leur rôle morbigène a été fournie d'une façon complète et définitive. » Ce langage vraiment scientifique nous montre tout ce qui manque à la doctrine microbienne pour entraîner la conviction. Nous ajouterons à ces *desiderata*, qui se dressent toujours devant les partisans de la pathologie animée dans les maladies infectieuses, que les cas foudroyants de choléra sont précisément ceux dans lesquels le bacille-virgule ou n'a pas été trouvé, ou bien n'a été constaté qu'en très-faible quantité. L'empoisonnement cholérique, pour les cas au moins où ses effets sont foudroyants ou rapides, ne paraît-il pas relever plutôt d'une substance toxique qui porte en quelques instants le désordre dans le système nerveux central et secondairement dans les organes? Le temps que demande pour se développer et se multiplier un microbe, de quelque espèce qu'il soit, est en contradiction avec la sidération infectieuse du choléra, de la peste, de l'empoisonnement palustre, du typhus exanthématique, pour les cas foudroyants, tout au moins.

2° L'agent infectieux se multiplie en quantité illimitée, indéfinie, en passant d'un organisme à un autre organisme, et cela n'est possible que si l'on admet qu'il est constitué par un microbe. Le fait est exact pour la plupart des maladies infectieuses transmissibles miasmatiques, et surtout pour les infectieuses virulentes. Une fraction minime de liquide vaccinal inoculée à un premier enfant sert à provoquer l'éruption de plusieurs pustules dont le liquide servira ultérieurement pour des inoculations successives à des groupes d'enfants de plus en plus nombreux; il en était de même pour la variole quand, au siècle dernier, l'inoculation variolique était le seul préservatif connu ; il en est de même pour la syphilis. Par un procédé morbide qui paraît analogue, un seul malade atteint de peste, de typhus exanthématique, de fièvre typhoïde, de choléra, contaminera un premier groupe de personnes, celles de son entourage, soit directement par l'intermédiaire d'un contage transmis par l'atmosphère, soit indirectement par l'intermédiaire d'un milieu plus spécial, le sol, qui devra faire subir au contage une modification nécessaire à l'acte de la transmission, ce qui paraît être le cas du choléra. Cette multiplication du contage éveille sans doute l'idée d'un organisme vivant qui se multiplie comme le font les agents des fermentations, idée encore étayée par ce fait que, dans plusieurs maladies infectieuses soumises à l'examen de la méthode expérimentale, le microbe incriminé, recueilli et cultivé méthodiquement, se multiplie sous les yeux de l'observateur dans des liquides appropriés. Mais alors pourquoi des exceptions dans une loi qui est générale quand il s'agit de maladies parasitaires incontestables comme la gale, et fréquente, s'il est question de cultures? Pourquoi le prétendu microbe de l'impaludisme ne passe-t-il pas d'un organisme malade à un organisme sain, puisque c'est le même milieu? Pourquoi le typhus récurrent est-il transmissible, alors que le microbe d'Obermeyer est anéanti dans le sang du malade sous la seule influence de l'accès fébrile? Ne peut-on pas supposer avec autant de vraisemblance qu'un corps organique et non organisé émanant de l'homme malade ou des milieux qui l'entourent, inspiré ou ingéré suivant le cas par une personne saine, est la cause première de la maladie; que transporté par les voies d'absorption dans le sang, altérant ce liquide ou agissant directement sur le système nerveux, il détruit par l'intermédiaire de ce dernier système l'équilibre de toutes les fonctions organiques, et que, sur ce terrain plus ou moins rapidement vicié, un ou plusieurs parasites dont les germes nous entourent pullulent quand ils ont trouvé les conditions indispensables à leur développement? Qu'on remarque ce qui se passe dans certaines maladies parasitaires incontestables, le muguet, par exemple. Une bouche saine n'est jamais envahie par l'*Oidium albicans :* pour que celui-ci apparaisse, il faut absolument qu'une stomatite, une angine bucco-pharyngée particulière, liée à la diarrhée infantile, à une pyrexie grave comme la fièvre typhoïde, à une cachexie sénile, serve de terrain morbide propre au développement du parasite : sur ce terrain, dont l'état acide est un des caractères dominants, apparaît l'oïdium, mais la stomatite, l'angine, étaient absolument nécessaires pour qu'il fructifiât : le parasite disparaît quand la surface malade a été modifiée par des alcalins, modificateurs de l'état de la muqueuse, aidés dans leur action par le balayage des surfaces qui s'adresse au parasite. Par ailleurs, est-il absurde d'admettre qu'au moment où un infectieux pénètre dans un organisme sain il comporte à la fois l'introduction d'un poison chimique et de germes de microbes, le premier seul déterminant l'infection? Les milieux générateurs des infectieux ne contiennent-ils pas toujours ces deux éléments?

5° L'agent infectieux est spécifique pour chacune des maladies qu'il engendre. Rien de mieux établi que ce fait : l'inoculation du pus d'un chancre et d'une blennorrhagie, celle du vaccin, des moelles rabiques, etc., ne donnent que la syphilis, la blennorrhagie, la vaccine, la rage, de même que le dépôt d'un acarus sous l'épiderme ne pourra servir qu'à engendrer la gale. Il y a donc là un rapport évident entre les maladies infectieuses transmissibles, quelle que soit leur nature, et les maladies parasitaires. Mais n'est-ce pas aussi le cas des intoxications communes? Bien que nous n'estimions pas, il s'en faut de beaucoup, que les poisons infectieux soient de nature aussi simple que les corps définis qui déterminent les intoxications saturnine, mercurielle, arsenicale, phosphorique, et les empoisonnements par l'oxyde de carbone, l'acide carbonique, l'hydrogène sulfuré, l'ammoniaque, l'acide prussique, le sulfure de carbone, etc., toutes ces intoxications, tous ces empoisonnements, ne sont-ils pas spécifiques, et chacun de ces agents toxiques ne détermine-t-il pas des symptômes cliniques caractérisant un état morbide distinct? L'empoisonnement par le chloroforme ressemble-t-il à celui que produit la digitale? N'y a-t-il pas, dans l'un et l'autre cas, une scène pathologique, dénommée spéciale pour la distinguer de celle qui est la conséquence d'une maladie infectieuse, mais tout aussi spécifique que le processus infectieux, puisqu'elle se compose d'un ensemble de signes qui ne peuvent différer que par l'intensité, c'est-à-dire, suivant l'espèce, par la dose de chloroforme ou de digitaline et la résistance du sujet? En outre certains poisons, les alcaloïdes notamment, n'ont-ils pas une spécificité d'action telle qu'ils vont choisir dans l'organisme tel ou tel département sur lequel ils déversent leur maximum d'action? J'ai nommé la morphine, la digitaline, l'atropine, l'ésérine, la cocaïne? Les maladies infectieuses procèdent de la même manière : l'infectieux, une fois absorbé, s'attache, suivant l'espèce, à des départements organiques variés : la fièvre typhoïde à la rate et aux vésicules closes de l'intestin, la peste à tout l'appareil lymphatique, la fièvre jaune au foie et au rein, le choléra aux muqueuses et aux séreuses, la fièvre palustre à l'organe splénique, la dengue aux articulations, etc. N'y a-t-il pas là un processus analogue? Mais, dira-t-on, les maladies infectieuses ont un air de famille; les deux typhus classiques, le typhus abdominal et l'exanthématique, ont une évolution si analogue qu'on a été tenté plusieurs fois d'en faire deux variétés d'une même maladie; elles ont dans leur incubation, leur état, leur décours, leurs conséquences, des rapports évidents avec la fièvre jaune, la peste, les maladies exanthématiques, certains cas de septicémie, de pyohémie, de fièvre puerpérale. Mais cette évolution, cet état, ne sont-ils pas fondamentalement différents de ces mêmes caractères, si on les observe dans le choléra, la dengue, l'empoisonnement rabique, la morve, la syphilis? Les maladies infectieuses sont donc, les unes vis-à-vis des autres et au point de vue de leurs caractères, ce que sont entre elles les intoxications vulgaires : toutes ces affections, quel qu'en soit le groupe, sont spécifiques en ce sens qu'elles dérivent d'une cause qui, pour chacune d'elles, ne peut varier, et qu'elles ont des signes cliniques qui sont particuliers à chacune d'elles; dire que les unes sont spécifiques et les autres spéciales, c'est jouer sur les mots, comme on l'a fait trop longtemps.

4° L'effet de l'infection n'est pas en raison directe de la quantité de poison qui a pénétré dans l'organisme; il y a, en d'autres termes, disproportion entre la cause et l'effet. Il est certain qu'une quantité infinitésimale de sang charbonneux peut entraîner les symptômes les plus graves; de même les varioloïdes des vaccinés sont confluentes ou discrètes, et il n'est pas d'épidémies de choléra, de fièvre jaune, de peste, de fièvre typhoïde, de typhus, dans lesquelles deux individus infectés par une dose en apparence à peu près égale d'infectieux ne soient malades à des degrés plus ou moins différents. Il semble donc que l'infectieux, dans un cas, s'est plus ou moins multiplié dans tel ou tel organisme, ce qui ne serait pas possible, dit-on, s'il n'était de nature microbienne. Il y a cependant beaucoup à dire contre cette interprétation. « A Pierrefonds, en 1886, trois familles furent atteintes. Elles comprenaient 24 personnes, 20 furent frappées; sur les 4 personnes indemnes, 3 n'ont bu de l'eau de Pierrefonds qu'un seul jour. Ces dernières ont-elles été préservées parce que l'eau bue les 6 et 25 septembre ne contenait pas de germes, *ou parce que l'infection ne se produit que si on ingère un certain nombre de ces germes*, ou bien encore parce que ces personnes avaient eu antérieurement des accidents de même nature, méconnus, mais capables de leur conférer l'immunité? C'est ce que l'on ne saurait dire » (Brouardel). Et plus loin le même observateur ajoute : « Nous savons depuis de longues années que la réceptivité morbide est personnelle à chacun de nous suivant son âge, suivant son état de santé antérieur ou actuel. *Nous avons appris plus récemment que la dose des virus ingérés ou inoculés a une influence sur l'intensité des manifestations morbides qui résultent de leur absorption* ». Et J. Schmitt : « Dans certaines formes de septicémie, l'arrivée d'une gouttelette de liquide putride sur une plaie suffit à tuer en quelques heures sans manifestations locales ». N'est-ce pas l'effet d'un poison foudroyant, d'un poison chimique, plutôt que le résultat inacceptable d'une multiplication microbienne? En fait, nous ignorons absolument, quand nous sommes en présence d'une infection, quelle a été la dose de poison absorbée. Si l'expérimentation nous démontre parfois qu'elle peut être faible et déterminer cependant des accidents de la plus haute gravité dans le charbon, la syphilis, la morve, la rage, la variole, elle nous démontre dans d'autres cas que la gravité de l'atteinte exige une quantité abondante d'infectieux. Relativement aux maladies infectieuses transmissibles miasmatiques, qui ne sont pas inoculables, nous ignorons absolument à quelle quantité d'infectieux amaril, typhoïdique, typhique, cholérique, etc., correspond tel cas de fièvre jaune, de fièvre typhoïde, de typhus, de choléra. La loi de disproportion entre la quantité de l'infectieux et ses effets ne peut donc être vérifiée dans ces infections. L'empoisonnement palustre, de son côté, paraît être d'autant plus profond, plus intense et plus tenace, que l'infectieux est plus abondant; dans la même zone climatique il frappe les groupes d'hommes et les individus d'autant plus violemment qu'il est plus abondamment engendré dans tel ou tel point. Enfin, si une faible dose d'infectieux virulent ou miasmatique peut tuer, n'en est-il pas de même de certaines substances toxiques comme l'acide hydrocyanique? En résumé, il paraît probable que la gravité des effets produits par un infectieux dépend de sa nature, de sa concentration et du terrain fourni par l'organisme atteint : rien ne démontre qu'il soit nécessaire pour cela que l'infectieux soit de nature microbienne.

5° L'immunité des individus vis-à-vis d'une seconde atteinte d'une maladie infectieuse, ainsi que l'immunité naturelle, congénitale, de certains sujets, sont des faits incontestables : donc les maladies infectieuses ne sont pas des empoisonnements chimiques, lesquels ne confèrent pas l'immunité : donc elles relèvent du parasitisme. L'immunité est un fait, mais il comporte de nombreuses exceptions. Si la variole ne récidive pas à courte échéance, l'immunité variolique n'a qu'un temps, et c'est sur ce fait qu'est basée la pratique des revaccinations : sinon, à quoi bon revacciner? La scarlatine ne récidive généralement pas, mais il n'en est pas de même de la rougeole. La préservation de la fièvre jaune par une atteinte antérieure est incontestable pour la grande majorité des Européens qui continuent à séjourner dans les latitudes où ils ont contracté une fois le typhus amaril, mais elle est perdue pour eux, s'ils le quittent pendant quelques années ; le choléra, la fièvre typhoïde, le typhus exanthématique, peuvent récidiver à des dates assez rapprochées de la première atteinte. La blennorrhagie, le chancre mou, l'érysipèle infectieux, les ophthalmies blennorrhagique, catarrhale, purulente, récidivent, si le malade s'expose à une nouvelle infection. Le typhus récurrent est, de sa nature, une maladie qui récidive, le retour de l'accès étant séparé de la première atteinte par un intervalle d'apyrexie qui va souvent jusqu'au quinzième jour après la fin du premier accès. Quant aux formes fébriles de l'impaludisme, elles n'ont rien à voir avec l'immunité, si ce n'est pour les natifs imprégnés du poison, subissant l'accoutumance et n'échappant pas cependant aux formes plus ou moins sévères de l'anémie palustre. L'immunité enfin est un caractère qui, loin de rapprocher les maladies infectieuses des affections parasitaires vraies, les en éloigne plutôt, car on a deux fois ou davantage les tænias inerme ou armé, les ascarides, la gale, les pediculi, les pulex, le dragonneau, etc. Si on n'a pas parlé, que nous sachions du moins, de récidive de trichinose, c'est qu'il s'agit d'un parasite rare et qui tue, le plus souvent, à une première invasion.

Il nous semble donc qu'on a beaucoup abusé de l'immunité; par ailleurs, une fois admise, on a fait, quelle que soit la doctrine primitive de l'infection, parasitaire ou chimique, des efforts jusqu'à ce jour insuffisants, soit pour en démontrer la réalité, soit pour en élucider la cause. Quant à ce qui regarde la thèse pastorienne, les explications se contrarient elles-mêmes par leur nombre et les différences d'interprétation qu'elles s'efforcent de faire accepter. Pour les uns, les microbes consomment ou détruisent dans l'organisme une substance chimique nécessaire à leur existence; une fois cette substance épuisée, la vie des microbes s'arrête, et l'entrée de nouveaux microorganismes dans l'économie n'est plus possible, puisque l'élément nécessaire à leur nutrition n'existe plus; ce serait un fait analogue à ce qui se passe pour les Saccharomyces dans la fermentation alcoolique : ils vivent tant qu'il existe du sucre dans la liqueur dont ils sont les hôtes; le sucre étant consommé, ils y meurent et la fermentation alcoolique s'arrête, de nouveaux microbes ne pénétrant plus dans un milieu qui ne contient plus leurs aliments indispensables. L'immunité humaine résulterait de phénomènes du même ordre. Mais notre organisme comporte-t-il l'absence prolongée d'un de ses éléments, et l'un de ses attributs n'est-il pas, au contraire, de reproduire, par les phénomènes continus d'une nutrition réparatrice, les principes qui ont été détruits? D'après Klebs, il faut chercher ailleurs les causes de l'immunité; à son dire, les microorganismes inoculent dans le sang une substance chimique qui sert d'antidote pour une nouvelle invasion parasitaire, et cette hypothèse est basée sur ces faits, que l'eau de chaux peut troubler ou arrêter la fermentation alcoolique, et que certaines albumines sont impropres à la vie de certains microorganismes. Mais la présence de l'eau de chaux, élément basique, ne suffit-elle pas pour expliquer qu'elle neutralise ou trouble toute formation acide, en même temps qu'elle anéantit les microbes et qu'elle disloque ainsi les actes chimiques de la fermentation alcoolique qui comporte la formation de certains acides? Peut-on accepter que cette fonction antidotigène des microbes aura une durée assez longue pour expliquer celle que l'on confère classiquement à l'immunité? Plus solide, en apparence du moins, se présente aujourd'hui l'explication la plus récente de l'immunité. D'après Elie Metschnikoff, « plusieurs animaux unicellulaires, tels que les amibes et autres Rhizopodes, ainsi que les Infusoires flagellés et ciliés, se nourrissent de différentes bactéries qu'ils dévorent en quantité pour les englober dans leur protoplasma, afin d'en tirer les matériaux nutritifs nécessaires. Bien souvent de petites monades arrivent, et cela en peu de minutes, à introduire dans leur corps des filaments de *leptothrix* dix fois plus longs qu'elles-mêmes »... « Comme l'a démontré Ranvier, la résorption des fibres nerveuses mortifiées s'accomplit à l'aide des cellules amiboïdes qui s'incorporent la myéline précisément de la même manière que les leucocytes dans la cavité abdominale d'un Mammifère »... « Mais le rôle des cellules amiboïdes n'est nullement restreint aux phénomènes de la résorption des tissus affaiblis ou morts. Elles servent aussi comme moyen de lutte de l'organisme contre les microbes parvenus au sein de l'animal. Comme les amibes et les Infusoires cités plus haut, ces cellules, auxquelles j'ai donné le nom général de *phagocytes*, entourent par leur protoplasma le microbe envahisseur et le digèrent d'après le mode de digestion intra-cellulaire »... « La théorie des phagocytes, basée sur l'étude de la lutte de l'organisme contre les microbes et de la migration inflammatoire comme cas spécial de cette lutte, peut nous servir aussi pour faciliter l'explication des phénomènes extraordinaires de l'immunité naturelle ou acquise. Les observations directes, plusieurs fois répétées sur la réaction leucocytaire contre l'infection charbonneuse, nous montrent clairement que les phagocytes peuvent s'habituer graduellement à dévorer les microbes qu'ils évitaient au commencement. On peut admettre de même qu'ils acquièrent lentement l'habitude de digérer les microbes qui passaient intacts dans le corps des phagocytes ».

Ce qui découlerait de ces faits, d'après Metschnikoff, c'est que : 1° l'infection et la maladie infectieuse sont dues à ce que les phagocytes n'ont pas détruit les microorganismes absorbés, ce qui a lieu, conformément à des expériences de l'auteur, dans le cas de charbon chez les petits animaux ou de choléra mortel des poules, ou à une « dyspepsie » de ces cellules phagocytaires dans des maladies telles que la tuberculose ou la septicémie des souris, où les bacilles sont englobés, mais non détruits par les phagocytes; 2° que l'immunité naturelle ou acquise tiendrait à l'aptitude naturelle ou acquise elle-même à dévorer les microbes au moment de leur pénétration. Mais, pour admettre cette nouvelle interprétation de l'immunité, il faut accepter résolûment comme point de départ la doctrine pastorienne de l'infection, et considérer comme lettre morte tous les arguments qui limitent contre elle. Il nous paraît tout aussi vraisemblable d'avancer que l'immunité naturelle, fait très-rare d'ailleurs, résulte d'une disposition plus grande de tel ou tel malade pour rejeter par les grandes surfaces d'élimination un infectieux de nature chimique au moment où il pénètre dans l'organisme à la constitution duquel il est étranger. Quant à l'immunité acquise, nous avons dit plus haut que nous en croyons les limites beaucoup plus étroites que celles qu'on lui a imposées; nous n'avons pas la prétention d'en nier l'existence; nous ne nous sentons pas suffisamment armé pour nous élever décidément contre la tradition, mais nous ferons remarquer qu'elle n'est au moins que temporaire; qu'elle n'existe pas pour plusieurs maladies infectieuses; que l'occasion d'une seconde contamination pour un sujet déjà frappé se présente rarement dans le cours de l'existence; que l'immunité considérée vis-à-vis des âges, celle, par exemple, dont jouissent les deux extrêmes de la vie pour la fièvre typhoïde, peut s'expliquer par l'énergie de la nutrition dans le jeune âge et l'accoutumance à l'infectieux chez le vieillard; que l'immunité faiblit chez les individus débiles, comme il arrive pour le choléra, qui ne frappe pas les hommes selon leur immunité, mais bien d'après le manque de résistance qui résulte de leur misère, de leurs maladies antérieures, de leur hygiène; que l'immunité, enfin, pour les gens qui vivent continuellement dans un même foyer d'infection, foyers de fièvre jaune, de paludisme, de fièvre typhoïde, de choléra, a pour raisons l'accoutumance aux doses pour ainsi dire journalières : que le sujet change de lieu, et l'accoutumance disparaîtra. Nous estimons donc, en somme, que le chapitre de l'immunité est totalement à refaire en pathologie générale.

6° Les maladies infectieuses ont toutes une période de début pendant laquelle le poison couve, une phase de latence qu'utilise l'infectieux pour se multiplier dans l'organisme : c'est l'incubation, dont la durée est variable suivant l'espèce nosologique. « Dans la vaccination, ce n'est que 2 ou 3 jours après la guérison de la piqûre d'inoculation qu'apparaît sur les points inoculés la rougeur caractéristique. Ce n'est que 3 ou 4 semaines après l'infection syphilitique que le chancre commence à se développer; 4 à 5 jours seulement après l'inoculation du pus tuberculeux se montre l'induration locale. Les premiers symptômes de la variole inoculée apparaissent 48 heures environ après l'inoculation : pour la variole non inoculée, l'incubation est de 12 à 15 jours; elle est de 10 jours environ pour la rougeole, de 4 à 7 jours pour la scarlatine. On compte 7 jours pour le typhus exanthématique, 12 à 16 jours pour la fièvre typhoïde, 6 à 7 jours pour le relapsing fever, 15 jours pour la fièvre intermittente, 3 à 7 jours pour la morve. L'incubation pour la peste est de 2 à 7 jours, de 2 à 9 jours pour le choléra et la fièvre jaune; la rage, qui peut couver le plus longtemps, ne se développe que de 3 à 65 jours, et même 2 ans après la première morsure. Seules après les maladies infectieuses les affections septiques ne présentent pas de période latente,[1] ou du moins l'incubation n'est pour elles que de très-courte durée » (J. Schmitt). Mais est-il difficile de démontrer que presque toutes les maladies non infectieuses ont aussi une période d'incubation? la pneumonie vulgaire, les pleurésies *à frigore*, n'éclatent pas brusquement : entre le moment où la cause météorique, l'impression du froid sur la surface cutanée a bouleversé l'organisme et retenti par un réflexe sur la muqueuse pulmonaire ou les surfaces pleurales, il y a une période de latence qui peut durer plusieurs jours après laquelle se dessine nettement la phlegmasie ; cette latence est encore plus évidente dans le carcinome, qui ne devient tumeur et maladie que lorsque la multiplication des cellules cancéreuses a pris des proportions suffisantes. Certains empoisonnements nécessitent un emmagasinement du poison ou du médicament qui a pénétré dans l'organisme par doses fragmentées; le plomb est dans ce cas, ainsi que l'arsenic, la digitaline et plusieurs autres substances vénéneuses. Le fait d'observation suivant lequel les maladies infectieuses se distinguent des autres, en ce que la durée de leur incubation se maintient entre des limites à peu près immuables, se retrouve dans les maladies ordinaires. La période de latence de la plupart des maladies accidentelles aiguës et non infectieuses est également soumise à des règles assez précises de durée. Et d'ailleurs, dans les maladies infectieuses, l'hypothèse d'un poison simplement organique ne se concilie-t-elle pas avec celle d'une incubation pendant laquelle l'infectieux mis en rapport avec les tissus, les humeurs et les appareils organiques, prépare peu à peu l'invasion d'une maladie avant qu'elle éclate décidément?

7° Nombre de maladies infectieuses évoluent d'une façon régulière, presque cyclique : telles la variole, le typhus, la fièvre typhoïde, la peste et toutes les infectieuses miasmatiques transmissibles. Sans aucun doute, mais ce n'est pas là un privilége qui appartienne exclusivement aux maladies infectieuses; en outre, toutes ne l'ont pas. Si l'argument a une incontestable valeur quand il s'agit de la variole ou du typhus, par exemple, n'est-il pas sans fondement, s'il est question de la rage, des périodes secondaires et tertiaires de la syphilis? Le caractère émanant de la régularité de l'évolution, de la division en périodes précises, éloignerait d'ailleurs les maladies infectieuses des affections parasitaires vraies plutôt qu'il ne les rapprocherait. Ce qui caractérise la gale, la présence des tænias, des filaires de Médine, c'est l'existence des parasites, leur multiplication ou leur développement dans l'organisme, si un traitement approprié ne les en fait pas disparaître. Où trouver là une division de la maladie en périodes distinctes?

En résumé, le meilleur argument que puisse faire valoir la doctrine parasitaire, c'est la constatation indiscutable des parasites pour la plupart d'entre elles, les résultats expérimentaux positifs que donne, pour quelques-unes, la méthode des cultures et les effets négatifs qu'a donnés, exceptionnellement toutefois, l'inoculation des liquides morbides paraissant dépourvus, par la filtration, des microbes incriminés. Ces arguments n'ont pas cependant une solidité que des recherches d'une autre nature, antérieures ou de l'avenir, ne puissent ébranler; et la simple existence de la doctrine dont nous allons parler dans un instant prouve que les théories microbiennes ne sont pas sans réplique. Quant aux autres arguments dont elle cherche à s'étayer, nous avons essayé de démontrer qu'ils n'ont pas de valeur sérieuse et que les maladies infectieuses ont des caractères qui leur sont communs, tantôt avec ceux des maladies parasitaires vraies, tantôt avec ceux des maladies non infectieuses et des intoxications communes.

IV. J'arrive actuellement aux faits sur lesquels s'appuie la doctrine chimique de l'infection.

1° Tous les milieux que l'on accuse d'être, en général, générateurs des infectieux, et certains milieux même que l'on peut croire, au premier abord, totalement étrangers à la genèse d'éléments de ce genre, contiennent des substances chimiques dont la toxicité n'est pas douteuse. L'idée d'expliquer le développement des maladies infectieuses par l'absorption de substances putrides indépendamment de toute intervention parasitaire n'est pas nouvelle. Cette explication n'a eu d'abord qu'une valeur spéculative, mais les progrès de la chimie lui ont donné d'abord, par les travaux de Paracelse, de van Helmont, de Sylvius de la Boë, un caractère plus positif que sont venues étayer les observations cliniques de Sydenham, de Boerhaave, de Lind, de Haller. L'idée entra ensuite sur le terrain de l'expérimentation. « Deidier, à Marseille, empoisonne des animaux avec de la bile de pestiféré. Haller détermine des maladies putrides et la mort rapide avec de l'eau putride. Baglivi reproduit des fièvres intenses avec des substances âcres. D'autres expérimentateurs engendrent des maladies très-variées en introduisant dans l'organisme animal des substances chimiques et des produits pathologiques. » A la fin du siècle dernier, Baumès résuma l'état des humeurs viciées qui créent les empoisonnements putrides par le mot d'azotenèse, voulant exprimer par ce mot ce fait que l'azote joue le rôle le plus important dans la constitution des poisons putrides. Mais c'est dans notre siècle que les recherches expérimentales se multiplièrent sous l'influence des travaux de Gaspard, d'Orfila, de Magendie, de Dupré, de Gunther, etc., et de la plupart des grands chirurgiens contemporains, Velpeau et Sédillot notamment. « Boyer (1834), et plus tard Andral, incriminent l'ammoniaque, Bonnet, le sulfhydrate d'ammoniaque, Queterbock (1838), une sorte d'alcaloïde qu'il a extrait du pus putride et qu'il nomme la *pyine* ; Persoz, Nonat et Dumas, l'acide cyanhydrique ; d'Arcet, un composé organique volatil, miasmatique, analogue au ferment et azoté comme lui ». Plus tard, en 1855, Panum extrait des produits du début de la putréfaction une substance chimique analogue au venin des reptiles. Bergmann, en 1878, isole de la levure de bière putréfiée un poison azoté qu'il nomme *sepsine*, que Schmidt et Petersen retrouvent dans le sang putride. Selmi et A. Gautier démontrent enfin, en 1872-1873, et dans le cours des années qui suivent, la nature alcaloïdique du poison putride.

Occupons-nous plus particulièrement des recherches qui sont les dernières en date. F. Selmi et A. Gautier ont démontré qu'il se développe dans les matières animales mortes et dans les cadavres, par le fait de la putréfaction, des alcaloïdes spéciaux toxiques auxquels ces expérimentateurs ont donné le nom de *ptomaïnes* (πτῶμα, cadavre). En outre, par le fait lui-même de la vie organique, certaines substances toxiques découvertes par A. Gautier et nommées par lui *leucomaïnes* (λεύκωμα, blanc d'œuf), substances analogues aux ptomaïnes, alcaloïdiques comme elles, peuvent se développer et s'accumuler dans les humeurs chez le vivant. En troisième lieu, certaines substances azotées incristallisables, non déterminées encore, analogues par leur composition à des *matières extrac-*

tives, peuvent également être engendrées chez les animaux par le jeu même des fonctions biochimiques : ces dernières substances sont encore plus toxiques que les ptomaïnes et les leucomaïnes. Ces faits sont d'observation : personne n'en a contesté la réalité, et c'est leur existence ou celle de corps analogues à isoler ultérieurement qu'invoquent les partisans de la doctrine chimique de l'infection pour expliquer, soit la contamination des personnes saines qui ont respiré, ingéré, absorbé par un mode quelconque les substances toxiques émanant des foyers d'infection, marais, fosses d'aisances, dépôts putrescibles de toute nature, cadavres mal enfouis, terres fraîchement remuées, puits infectés par des égouts, des matières fécales, atmosphère viciée par les agglomérations humaines, etc., soit l'auto-infection à laquelle sont en proie certains malades, certaines constitutions surmenées, et qui résulte de l'insuffisance d'élimination de leucomaïnes ou de matières extractives toxiques. Ces conclusions sont logiques, la preuve qu'elles sont fondées et indiscutables n'a pas encore été fournie.

2° Les cas foudroyants que l'on observe dans les épidémies des maladies infectieuses relèvent plutôt d'un empoisonnement chimique que de la présence des microbes. Quel médecin un peu avancé dans la carrière n'a assisté, en effet, à ces cas de choléra, de septicémie, qui se jugent en quelques heures et finissent par une mort foudroyante? La peste, le typhus exanthématique, la fièvre jaune, l'empoisonnement palustre, fournissent des observations analogues. Et cependant, quant à ce qui regarde le choléra notamment, on ne trouve pas de microbe dans le sang et on peut ne pas en constater la présence dans son lieu d'élection, la muqueuse de l'intestin. N'est-on pas dès lors amené à comparer les effets de l'infectieux, dans les cas foudroyants, à celui d'une substance analogue aux venins à effet rapide, aux poisons cyaniques portés en quelques instants par le sang vers les centres nerveux et rompant en quelques instants l'équilibre de toutes les fonctions organiques. « J'ai vu à la Maternité, en 1861, pendant cette lamentable épidémie qui faucha, dans l'espace de trois mois, près de cent mères et plus de trois cents enfants, des femmes jeunes et vigoureuses succomber au puerpérisme, après trente-six heures, vingt-quatre heures et même dix heures seulement de maladie. J'avoue que cette allure foudroyante de l'intoxication me ferait volontiers admettre, pour ces cas exceptionnels, l'intervention néfaste des ptomaïnes. Car les toxémies exclusivement microbiennes ne procèdent pas d'ordinaire, si je ne me trompe, avec cette étonnante rapidité. Il semble que cette décomposition presque instantanée de l'organisme vivant relève plutôt des empoisonnements chimiques que des intoxications par les ferments » (Guéniot).

« Dès 1871, dit Colin d'Alfort, je disais, en me basant sur des expériences personnelles, que les matières putrides agissent ou semblent agir, tantôt à la manière d'un poison énergique, tantôt comme un ferment qui, à dose faible, provoque l'altération du sang, et enfin quelquefois à la façon d'un virus déterminant un état morbide défini, susceptible de se transmettre par inoculation. En effet, lorsque j'injecte dans les veines des matières putrides trèsdiluées, comme elles le sont dans l'eau de macérations parfaitement filtrée, elles produisent, sur le cheval comme sur les plus petits animaux, des accidents presque foudroyants : au bout de *cinq* ou *six minutes*, des battements de flanc, des tremblements généraux, puis un ralentissement extrême de la respiration, de la prostration, même de la résolution musculaire, un état de stupeur des plus caractérisés, enfin la mort *en une demi-heure* ou *une heure* tout au plus. En réduisant la dose de cette eau à 100 grammes seulement, je tue encore le cheval en moins de vingt-quatre heures, dose équivalente à celle de 18 grammes qui suffirait pour tuer un homme de taille moyenne. Bien certainement nous sommes là en présence d'une intoxication, mais cette intoxication coïncide avec une altération du sang rapidement produite et indiquée par une tendance à l'incoagulabilité... C'est dans les matières qui tuent et dans le sang altéré par ces matières qu'il importait tout d'abord de constater la présence des ptomaïnes ou d'autres agents vénéneux, d'autant plus que dans tous les cas de mort rapide il n'y a pas à invoquer l'intervention des êtres microscopiques. » Cette dernière conclusion est celle qui nous a paru la seule admissible après avoir assisté à des morts foudroyantes survenues après une demi-heure d'algidité dans un cas de choléra (mer Baltique, 1854); après une nuit de maladie dans un cas de fièvre jaune (Vera-Cruz, 1865); après vingt-quatre heures de coma dans deux cas de fièvre palustre pernicieuse (côte occ. d'Afrique, 1856).

4° La cellule animale peut engendrer des substances toxiques sans l'intervention d'un microbe. En attendant, dit encore Colin (d'Alfort), que la chimie nous donne les moyens de nous rendre compte du rôle pathologique de la cellule vivante ou du microbe, ou de ces deux éléments, « nous avons le droit de penser que la cellule vivante a une puissance suffisante pour se passer des organismes microscopiques dans la fabrication des principes immédiats, des principes extractifs, des alcaloïdes ou autres. Quoique sa puissance, en matière de toxiques, ne soit pas très-considérable chez l'animal, elle y a une certaine ampleur. Cette cellule fait, comme on sait, les venins chargés d'alcaloïdes, dans les glandes salivaires de la vipère, du Botrops, d'un grand nombre d'insectes; dans les glandes sébacées du crapaud, de la salamandre. Cette cellule produit les ferments diastasique, pepsique, pancréatique, dans les glandes annexées à l'appareil digestif; elle donne mieux ailleurs; dans le testicule, les spermatozoïdes par faisceaux; dans l'ovaire, l'ovule d'où sort l'homme, l'hippopotame, etc. Pourquoi ne pourrait-elle pas donner un ou deux alcaloïdes lorsque celles des plantes en donnent à la fois un très-grand nombre? Les cellules du pavot ne fabriquent-elles pas, au même moment, cinq ou six de ces alcaloïdes, même si l'on en croit les analystes, jusqu'à dix-sept, les uns purement narcotiques, chacun à sa manière, les autres plus ou moins excitants, et à côté d'eux plusieurs acides, des huiles, des essences, des résines?... Si l'on voulait, à l'exemple de Peter, considérer comme des poisons l'acide carbonique, l'urée, la créatine, la créatinine, etc., on n'aurait même plus besoin de faire intervenir la cellule. Ils naîtraient dans le protoplasma, dans les plasmas divers, dans le sang, dans la lymphe, partout enfin, et c'est vraisemblablement ce qui arrive aussi dans une certaine mesure. »

5° Le produit de la condensation des vapeurs contenues dans l'air expiré par l'homme et les mammifères et totalement dépourvues de microbes contient une substance toxique analogue aux ptomaïnes et aux leucomaïnes. Voici la série des faits qui ont abouti à cette constatation qui est de date récente (décembre 1887, janvier 1888). Dans la séance du 5 décembre dernier de l'Académie des sciences, J. Strauss et W. Dubreuilh ont confirmé le fait avancé par Lister et démontré exact par Tyndall, à savoir que l'air expiré est optiquement pur et qu'il ne contient aucun germe microbien. Quelques semaines après, devant le même corps savant, Brown-Séquard et d'Arsonval ont rendu compte du résultat des injections pratiquées par eux sur des lapins en employant le liquide de condensation des vapeurs aqueuses sortant du poumon de l'homme et des mammifères en parfaite santé. Les injections ont été faites tantôt sous la peau, tantôt dans les veines, aux doses de 4 à 30 grammes de liquide. Tous les animaux ont succombé de quinze à quarante heures après l'injection. L'agonie a eu lieu sans convulsions et les altérations reconnues à l'autopsie ont démontré que le poison est un irritant des plus violents de la base de l'encéphale, et d'autre part que l'animal est soumis pendant les dernières heures de la vie à des phénomènes d'arrêt des échanges entre les tissus et le sang. Chez l'animal, en effet, le cœur et les gros vaisseaux, surtout la veine cave, contiennent une grande quantité de sang rougeâtre et non une petite quantité de sang noirâtre comme il est de règle dans la mort ordinaire; en outre le ventricule gauche et les grosses artères ne contiennent que des traces de sang, qui est de couleur noirâtre. Les recherches de nature chimique pratiquées sur le liquide injecté ont, en outre, démontré qu'il contient une substance organique volatile, alcaloïdique, comparable à plusieurs égards aux ptomaïnes et aux leucomaïnes de A. Gautier; enfin le liquide d'expérience soumis à l'ébullition sous une température de 100 degrés centigrade, a acquis une toxicité plus grande que celle qu'il avait antérieurement, résultat absolument opposé à celui que l'on constate quand il s'agit de liquides microbifères. De leur côté, Dastre et Loye ont obtenu des résultats analogues. Ils ont opéré sur des chiens trachéotomisés : l'air inspiré était préalablement lavé par son passage dans des liquides appropriés, afin d'éviter la pénétration dans le poumon des poussières et des gaz du laboratoire. L'air expiré revenait dans un serpentin, s'y condensait et avait ses vapeurs rassemblées dans un flacon entouré de glace. Toutes les précautions étaient prises d'ailleurs pour que chacune des pièces de l'appareil fût, au préalable, purifiée et stérilisée. Les expérimentateurs ont recueilli de la sorte de 70 à 190 grammes de vapeurs pulmonaires à l'état liquide et les ont conservées jusqu'au moment de l'expérience dans des flacons placés dans une glacière. Les choses étant en cet état, les vapeurs de condensations ayant été élevées à la température ambiante, 17 degrés centigrades, et se trouvant alors à l'état liquide, les injections ont été pratiquées lentement dans la veine marginale interne de l'oreille d'un lapin qui a succombé deux heures après; d'autres lapins auxquels l'injection a été faite dans le sang ont succombé la nuit suivante. Il existe donc dans l'air confiné un principe toxique, provenant de l'expiration pulmonaire, analogue aux ptomaïnes et aux leucomaïnes et absolument indépendant d'un microbe ou d'une série de microbes, et ce principe détermine chez les animaux une maladie mortelle analogue aux maladies infectieuses. Que répondront les parasitistes?

6° Les procédés, dits antimicrobiens, de purification des milieux, sont au moins tout autant en faveur de la doctrine chimique que des théories microbiennes. Quel résultat cherche-t-on, en effet, à obtenir quand on pratique le pansement de Lister ou l'occlusion de Guérin, quand on prescrit les lavages simples ou chimiques des locaux infectés, la combustion des literies suspectes, le curage et la désinfection des fosses d'aisances, des égouts, des puits, des puisards, des écuries, des étables, l'isolement et la purification des malades, des personnes saines, mais suspectes, et des objets à leur usage; quand on met en action, en un mot, tout l'arsenal des moyens de désinfection dont nous disposons pour lutter contre les maladies infectieuses en les attaquant dans leurs foyers? Ce résultat est de tout anéantir, le microbe aussi bien que l'élément chimique de l'infection, de modifier à fond le milieu infecté ou suspect, de créer des surfaces neuves, de fournir une atmosphère absolument purifiée de tout infectieux, quelle qu'en soit la nature, et, qu'on s'adresse ou non exclusivement aux micro-organismes, de changer radicalement les conditions dans lesquelles se trouvait le milieu infecté. Si donc on admet, étant pastorien, que le conflit se passe entre l'homme qui se préserve et le microbe qui menace, on peut également admettre, ne l'étant pas, que c'est à la destruction des éléments chimiques du foyer que l'on doit la préservation. Le rôle chimique joué par la plupart des désinfectants n'a pas besoin, ce nous semble, d'une démonstration nouvelle : l'un de leurs caractères, le plus important incontestablement, est de déterminer des décompositions qui, pour la purification des milieux, ne peuvent pas être considérées comme négligeables, tout au moins.

En résumé, la doctrine chimique de l'infection s'appuie sur des bases qui peuvent, par des faits d'expérience ou d'observation plus positifs et plus concluants que ceux dont elle dispose aujourd'hui, devenir tout aussi solides que celles qui étayent la doctrine pastorienne. Je pourrais ajouter encore au crédit de la première que des microbes *paraissant* de nature identique, car leur caractérisation précise est le plus souvent impossible, se rencontrent parfois dans des maladies infectieuses de nature absolument différente ; que les maladies palustres, si elles sont de cause parasitaire, font une singulière exception parmi les maladies d'infection, puisqu'elles ne sont pas transmissibles, tandis que, si on admet que leur infectieux est chimique, on comprend qu'il puisse ne pas se régénérer chez les individus impaludés, qu'il s'y détruise et perde, par conséquent, toute propriété de transmissibilité aux organismes sains ; que les microbes n'ont pas été constatés dans toutes les infections, ou qu'ils jouent, dans un grand nombre d'entre elles, un rôle bien incertain : ces conditions sont celles du typhus exanthématique, qui attend toujours son microbe, de la rougeole, de la diphthérie, de la variole, du vaccin, etc. Mais il faut se borner, en cette matière comme en toute autre, il faut, comme nous croyons l'avoir fait, se contenter de mettre en présence les arguments les plus favorables à l'une et l'autre thèses, et attendre de l'avenir des conclusions que le passé, faute de faits indiscutables, n'a pu encore formuler.

V. La troisième doctrine est, en quelque sorte, un compromis entre les deux premières : elle offre aux deux parties, à condition que les faits soient toujours d'accord avec les conclusions qu'elle émet, un terrain de conciliation sur lequel il semble, *à priori*, que l'on soit sur le point de s'entendre : cependant, à y regarder de plus près, on s'aperçoit que son point de départ, exclusivement pastorien, ne fait que perpétuer le différend. D'après les expérimentateurs qui ont fondé cette doctrine — toute d'expérimentation comme les deux premières — les microbes et les substances toxico-chimiques jouent, les uns et les autres, leur rôle dans la genèse du poison infectieux. Le parasite entre le premier en scène : sans lui pas d'infections, car pas de ptomaïnes, de leucomaïnes ou de substances extractives toxiques. Le microbe, le bacille, la bactérie, ne sont pas toxiques par eux-mêmes, mais il est de leur nature de déterminer dans le sang, les humeurs, les tissus des gens dans l'organisme desquels ils ont pénétré, des dédoublements, des transformations chimiques qui varient suivant l'espèce de maladie observée comme suivant le microbe qui opère, et qui ont leurs analogues dans les fermentations. Ces décompositions humorales ont pour aboutissant la formation d'une ptomaïne dont la nature est différente suivant qu'elle est le résultat du travail du bacille d'Eberth, du bacille virgule de Koch, etc. L'expérience démontre que, si on opère sur des tissus empruntés au cadavre d'un homme mort de fièvre typhoïde, on constatera d'une part la présence du bacille de cette fièvre et on isolera chimiquement d'autre part une ptomaïne spéciale, la typhotoxine, substance alcaline se colorant en jaune par le réactif d'Ehrlich, donnant avec l'acide aurique un sel cristallisé en prismes, se combinant avec l'acide chlorhydrique pour donner un chlorhydrate qui précipite en jaune cristallisé par l'acide phosphomolybdique, etc. : c'est la ptomaïne du bacille d'Eberth. On obtient de même, par des méthodes appropriées dont les plus simples paraissent être celles de Brieger, la tétanine, la tétanotoxine et la spasmotoxine, ptomaïnes du bacille du tétanos, et pour celui du choléra, le bacille virgule de Koch, pas moins de six ptomaïnes distinctes qui seraient appelées à jouer dans l'évolution du choléra un rôle toxique spécial. L'isolement des ptomaïnes du bacille de chaque maladie infectieuse est la préoccupation actuelle des expérimentateurs : à chaque microbe sa ptomaïne correspondante, telle est la conclusion qu'ils espèrent pouvoir formuler comme conséquence de leurs travaux.

Accepter immédiatement cette doctrine, la dernière en date, c'est reconnaître par cela même que le microbe est tout dans la genèse des maladies infectieuses et que, si les substances toxo-chimiques jouent leur rôle dans cette genèse, elles ne le peuvent faire qu'à condition que les organismes microbiens soient toujours présents : tous les arguments que nous avons formulés contre la doctrine parasitaire se dressent donc encore en face de cette interprétation nouvelle, de l'infection et, si elle est bien celle de l'avenir, il convient qu'elle démontre, au préalable, la constance des parasites caractéristiques dans chaque maladie infectieuse, l'isolement indiscutable du parasite dans les liquides et les solides des cultures, la concordance des parasites d'un foyer donné et de ceux de la maladie qu'il est accusé d'engendrer, la transmission de telle affection, d'un organisme à l'autre, par tel microbe et rien que par lui ; au total, tous les *desiderata* de la doctrine pastorienne, laquelle n'est pas encore en droit de s'imposer.

VI. La quatrième doctrine est celle des microzymas et des zymases, proposée par A. Béchamp. Elle n'est pas née d'hier, car l'auteur en a établi les bases il y a plus de vingt ans, mais l'âge n'y doit rien faire, et, si l'on pouvait admettre qu'elle repose sur des expériences aussi démonstratives que les trois autres doctrines, il semblerait à tout esprit impartial, qu'elle ne doive pas être traitée avec la légèreté dont ses adversaires ont plusieurs fois fait preuve à son égard. J'en rappellerai donc les principales conclusions, formulées par A. Béchamp lui-même dans la discussion de l'Académie de médecine de mars et juin 1886. Je dois reconnaître d'ailleurs que les expériences de M. Béchamp n'ont été jusqu'à ce jour du moins soumises à aucun contrôle assez rigoureux pour qu'elles puissent être considérées comme définitivement acceptables. Voici les bases de sa doctrine.

L'air, les eaux, la terre, les humeurs et les tissus animaux, contiennent des organismes microscopiques cellulaires ou quasi-cellulaires vivants, les microzymas (petit ferment) ; ils sont visibles, isolables, tangibles, mesurables ; ils produisent des substances albuminoïdes, les zymases (ferments), appelées à jouer un rôle des plus importants dans l'état de santé comme dans celui de maladie.

Spontanément, et sans le secours d'aucune cause vivante, germe ou vibrion extérieur, la levûre, les œufs brouillés, le foie, la viande, la gélatine (grâce au pancréas), fermentent et produisent, outre d'autres composés, des alcaloïdes.

Les vibrions divers qui apparaissent et les autres formes regardées comme vivantes et cause du phénomène ont pour origine les germes contenus dans les matériaux employés : or ces germes ne sont et ne peuvent être que les microzymas, à moins de dire qu'ils sont le fruit de la génération spontanée.

Les éléments de l'air sont essentiellement des microzymas : ces microzymas sont personnellement doués d'activité chimique et, dans des conditions favorables, ils peuvent, par évolution, devenir vibrioniens ou produire d'autres ferments par leur association et non par évolution.

L'organisme vivant n'est point quelque chose de passif, plus ou moins comparable à un vase rempli de matériaux fermentescibles; il n'y a pas primitivement de germes morbifiques dans l'air, dans l'eau, dans la terre.

L'organisme ne contient pas de germes de microbes, atténués, latents ou manifestés, qui lui seraient étrangers, sinon accidentellement, mais les microzymas de ses différentes régions et organes deviennent, dans certains cas, ce que l'on appelle improprement du nom de microbe.

L'organisme physiologiquement sain est celui dont les microzymas de toutes les cellules, tissus et organes, sont conformes à un type idéal n'ayant subi aucun changement par une influence extra-physiologique quelconque.

Les microzymas peuvent devenir morbides, c'est-à-dire manifester un ordre d'activité d'où résulte un trouble de la nutrition qui amène un changement local de milieu, la destruction plus ou moins complète et rapide des cellules et l'évolution bactérienne progressive qui en est la conséquence.

Les microzymas morbides des maladies contagieuses, infectieuses ou virulentes, peuvent transmettre, suivant divers modes, leur état aux microzymas du même ordre d'un organisme sain, et communiquer ainsi à cet organisme la même maladie que celle du sujet dont ils sont issus, maladie dont la gravité dépend surtout de l'état actuel du sujet atteint.

Les microzymas morbides, devenus bactéries ou non, peuvent être cultivés, tout comme les microzymas sains.

Les microzymas ou bactéries morbifiques perdent leur morbidité par certaines cultures ou par l'application d'une température convenable; cette morbidité, ils la perdent peu à peu, et c'est ce que l'on appelle l'atténuation du microbe.

Il faut distinguer les maladies vraiment parasitaires des maladies des microzymas. Les maladies des microzymas ne sont pas parasitaires : autrement il faudrait dire que ce sont des parasites qui nous font vivants.

Telles sont les conclusions les plus générales de la doctrine des microzymas : si elle pouvait être démontrée par des expériences précises et indiscutables, nul doute qu'elle ne puisse concilier les doctrines aujourd'hui divergentes; malheureusement il n'en est rien. C'est là encore une hypothèse!

VII. Terminons donc cette étude par quelques réflexions personnelles et soyons bref. A notre sens, il y a trois sortes d'infection : l'effluvique, la miasmatique, la virulente. La première émane du sol palustre ou de conditions telluriques analogues. Elle est constituée par un infectieux spécial qui peut s'acu-

muler, s'emmagasiner dans l'organisme, à la façon de certains poisons, est
susceptible d'être tolérée par une assuétude, une accoutumance, un mithrida-
tisme qui dérive d'une absorption pondérée et continue, est détruite en partie
par l'accès de fièvre, diminue par suite de quantité, à cause des assauts
répétés que lui livre le mouvement fébrile, ne se régénère pas dans le sang,
s'élimine peu à peu sous la forme de déchets organiques qui n'ont plus rien
d'infectieux. L'infectieux miasme donne les maladies miasmatiques : il dérive
de ce que l'on appelle, en général, en hygiène, les foyers de putréfaction :
fosses d'aisances, puits contaminés, égouts, amas organiques putréfiés, etc. Il
détermine des maladies susceptibles d'être transmises du malade à l'homme
sain, surtout pendant les premières semaines du processus morbide, alors
que le malade imprégné d'infectieux et l'éliminant peu à peu par les urines,
la peau, les matières fécales, crée autour de lui un milieu (objets, vêtements, atmosphère) qui s'imprègne de ses émanations. L'infectieux virus
donne les maladies virulentes ; créé une première fois à des époques que fixe à
peu près l'histoire de l'humanité, il se perpétue par les maladies. Ces trois
infectieux paraissent être de nature chimique plutôt que parasitaire, car ils
peuvent occasionner, tous les trois, des cas foudroyants inexplicables par les
faits sur lesquels s'appuie la doctrine pastorienne : or il ne peut pas y avoir
une étiologie pour les cas foudroyants et une autre pour les cas ordinaires :
la première entraîne la seconde. Une fois absorbée, l'effluve, le miasme,
le virus, déterminent des maladies dont l'aspect clinique est différent,
mais dont le mécanisme physio-pathologique est fondamentalement le même.
Arrivée de l'infectieux dans le sang qu'il altère ou non primitivement, distribution dans les organes, les appareils et les systèmes, troubles névro-circulatoires avec dépression dans le choléra, avec stimulation dans les typhus,
la fièvre palustre, etc. : altérations des humeurs et des tissus tels sont les
principaux phénomènes de l'évolution d'une maladie infectieuse. Nous avons
déjà traité ce sujet dans ce même Dictionnaire, quand nous nous sommes
occupé du typhus exanthématique, et nous prions le lecteur de vouloir bien s'y
reporter.

L'étude des infections, bornée à l'exposé succinct des doctrines actuellement
en présence, est, bien entendu, loin d'être complète : nous en resterons là cependant, ce que nous aurions à dire désormais faisant double emploi avec les articles CONTAGION, ÉPIDÉMIES, MIASMES, DÉSINFECTANTS et FERMENTATIONS du *Dictionnaire encyclopédique*.   MAURICE NIELLY.

INFECTION PURULENTE. *Voy.* SEPTICÉMIE.

INFIBULATION. *Voy.* MUTILATIONS ÉTHNIQUES.

INFLAMMATION. « L'inflammation est le principal phénomène de la
pathologie... C'est elle qui est la principale maladie du corps humain. » Cette
appréciation émise par Broussais se dégage, d'une façon en quelque sorte irré-
sistible, aussi bien de l'observation des malades que de la lecture des ouvrages
de médecine. A l'heure actuelle encore un traité de l'inflammation serait, à
peu de chose près, un traité complet de pathologie générale, dépassant de beaucoup les limites d'un modeste article. Nous essaierons du moins, dans les pages
qui suivent, de donner une idée générale de ce processus morbide complexe et

de montrer la place qu'il n'a cessé de tenir dans les doctrines médicales depuis l'antiquité.

I. Historique. Notre but n'est pas de donner une analyse détaillée de toutes les théories qui ont eu cours sur la nature des phénomènes inflammatoires. Nous nous contenterons de retracer dans leurs grandes lignes les principales phases par lesquelles a passé cette question de pathologie générale avant d'arriver à sa forme actuelle, et de rappeler brièvement les opinions émises par les auteurs les plus autorisés aux différentes époques. Cet historique, ainsi envisagé, se divisera en trois périodes successives :

La *première* répond au règne du dogmatisme et s'étend des origines de la médecine jusque vers le milieu du dix-septième siècle; elle est caractérisée par la prédominance des doctrines humorales et chimiâtriques.

La *deuxième* nous met en présence des différents systèmes engendrés en médecine par les progrès des sciences physiques et naturelles, depuis Harvey et Aselli jusqu'à Virchow; durant ces deux siècles l'inflammation est ramenée d'une façon plus ou moins nette à un trouble de la circulation locale, trouble dont on donne les interprétations les plus divergentes, grâce à l'exclusivisme des différentes Écoles.

La *troisième* période enfin nous montre une théorie fondée sur une base biologique. Elle date de l'avénement de la pathologie cellulaire et se poursuit jusqu'à nos jours, à travers les transformations inévitables qu'a dû subir la doctrine de Virchow depuis une vingtaine d'années.

Première période. *Médecine hippocratique et galénique.* L'inflammation dut son nom aux phénomènes de rougeur et de chaleur qui dénotent sa présence dans les affections du tégument externe, de l'œil, et en général des parties accessibles à l'inspection directe. Cette origine est indiquée clairement par les appellations anciennes : φλεγμασία (de φλέγω, je brûle [collection hippocratique]), φλεγμονή (école d'Alexandrie, etc.), φλόγωσις (de φλόξ, flamme [Galien]). Ces termes ont été traduits successivement dans les langues modernes et répondent exactement à ceux qui sont encore en usage aujourd'hui. Tous rappellent l'action du feu, tant à cause de l'analogie que présentent les phénomènes inflammatoires avec les effets de la brûlure que parce qu'on y attachait l'idée d'une sorte de combustion morbide dont les tissus affectés étaient le siége : *Inflammatio, ignis, phlegmone, ob causae et effectuum similitudinem, ab igne nomen habet* (Boerhaave, *Aphorism.*, § 570). La *fièvre* qu'on voit se déclarer dans toutes les phlegmasies un peu étendues était considérée comme une sorte de généralisation du même processus pathologique.

La douleur et la tuméfaction complétaient aux yeux des anciens le cortége symptomatique des phlegmasies des parties externes du corps, et dès le commencement de l'ère chrétienne nous trouvons la définition classique de l'inflammation par les quatre symptômes dits cardinaux : *Notae vero inflammationis sunt quatuor, rubor et tumor, cum calore et dolore* (Celse, *de Re medicâ*, lib. III, cap. x). On y joignit plus tard la perturbation fonctionnelle, *functio læsa*, bien que celle-ci ne présente rien qui soit particulier aux affections de nature inflammatoire.

Dans les écrits hippocratiques, les inflammations sont attribuées à un afflux exagéré de sang ou de toute autre humeur, survenant à la suite d'une sorte

d'attraction exercée par les tissus lésés. L'idée d'une irritation locale est clairement exprimée dans le vieil adage : *Ubi stimulus, ibi fluxus.*

Érasistrate (de Cos) pensa que l'inflammation survenait lorsque le sang s'égarait
dans les vaisseaux destinés à l'air. Ce médecin croyait, en effet, avec Hérophile,
que les veines seules charriaient le sang et que les artères ne contenaient
normalement que du pneuma (in Celse, *de Re med. Præfatio*).

Les auteurs romains professent, sans exception, la théorie de l'école dogmatique fondée sur l'hypothèse d'une altération primitive des humeurs. Alors
qu'Hippocrate avait fait une part légitime à l'action des tissus, les galénistes
ne semblent plus tenir aucun compte des solides de l'économie. Galien, réfutant
l'erreur d'Érasistrate au sujet de la circulation artérielle, fait consister l'inflammation en un afflux exagéré de sang échauffé qui distend les vaisseaux, puis
transsude à travers leurs parois par gouttelettes ténues comme celles de la
rosée, pour se répandre dans les espaces vides des tissus environnants. Le sang
ainsi extravasé subit par la suite diverses altérations et, suivant qu'il est pur ou
mélangé avec d'autres humeurs, telles que la bile, la pituite, etc., il se forme
un phlegmon simple, érysipélateux, œdémateux, etc. « L'inflammation consiste
essentiellement en une élévation de la température du sang qui entre en coction,
afflue en plus grande quantité vers l'organe malade, et en produit ainsi la tuméfaction. Si le sang a en même temps une composition nocive et contient trop
de pituite, de bile ou d'atrabile, on a des formes compliquées de l'inflammation. L'agent morbifique pénètre dans l'organe enflammé tantôt par les artères,
tantôt par les veines » (Alex. de Tralles).

Cette théorie, développée également dans les écrits d'Oribase, d'Aétius, de
Paul d'Égine, servit à expliquer tous les phénomènes extérieurs de l'inflammation ; elle régna autant que le galénisme et se transmit par l'école arabe
à travers le moyen âge jusqu'après la Renaissance, sans subir de modification
bien sensible. On s'attachait d'ailleurs surtout à la définition symptomatique ;
la tension douloureuse et le gonflement des parties tiennent notamment une
grande place dans les préoccupations des auteurs, et donnent lieu à toutes
sortes de confusions. C'est ainsi que Cælius Aurelianus se sert fréquemment
du mot *tumor* pour désigner l'inflammation, et qu'encore au temps de Fernel,
de Fallope et d'A. Paré (première moitié et milieu du seizième siècle) on décrivait, à l'exemple de Galien, la tuméfaction inflammatoire en même temps que
l'érysipèle, la gangrène, le squirrhe et les affections locales les plus diverses.
Durant toute cette longue période caractérisée par la domination exclusive du
courant galénique, on trouve une foule d'observations intéressantes en ce qui
concerne la description clinique des maladies inflammatoires, des remarques
pleines de sagacité sur leur étiologie, mais la pathogénie est restée stationnaire ;
partout on voit revenir l'idée d'un afflux exagéré du sang qui se répand en
dehors des voies où il est normalement renfermé, jointe à celle d'altérations
tant primitives que secondaires de ce liquide.

La révolution violente opérée en médecine par Paracelse, le fougueux adversaire du dogmatisme galénique (1526), ne devait influer que tardivement et
d'une façon indirecte sur la pathologie de l'inflammation, et la plupart des
auteurs du seizième et du dix-septième siècle s'en tiennent simplement à la
tradition ; quelques-uns, à l'exemple de Sennert (1628-1635) en Allemagne, et
de Rivière (1640) à Montpellier, cherchent à concilier les idées de Galien avec
celles de Paracelse. En 1666 encore nous voyons Sydenham, qui ne se réclame

d'aucune école contemporaine, émettre une théorie purement humorale : pour lui c'est le sang primitivement surchauffé et effervescent qui va se porter sur tel ou tel organe dont il suscite ainsi l'inflammation.

École chimiatrique. L'école des chimiatres, dont on peut trouver le germe dans l'enseignement du réformateur de Bâle et qui fut constituée par Sylvius de le Boë (*Praxeos med. idea nova.* Lugd. Bat., 1667), ne fit en somme que substituer à la chimie allégorique qui fait la base du système dogmatique une autre chimie plus compliquée et non moins imaginaire. Mais en même temps les recherches suscitées par la découverte de Harvey attirèrent plus particuliè-rement l'attention sur les troubles de la circulation, et à partir de cette époque on voit s'ajouter à la théorie classique un élément nouveau qui ne devait pas tarder à prendre une place prépondérante, *la stagnation et l'arrêt du sang.* Pour Sylvius, le sang, stagnant dans les vaisseaux distendus et dans les interstices des tissus, entre en incandescence et suscite l'inflammation. Willis (*Pharm. rat.,* 1675) admet que le fait primordial est l'effervescence du sang; attiré ensuite par l'*orgasme* d'une partie du corps, ce liquide y afflue et demeure adhérent aux parois des petits vaisseaux qu'il obstrue; enfin, poussé plus avant, il se répand hors du réseau vasculaire et produit le phlegmon.

Comme on le voit, c'est la doctrine de Galien, avec la stase en plus. En outre, on expliquait l'échauffement et les modifications du sang par des réac-tions chimiques imaginaires des principes acides ou alcalins, gras, spiritueux, etc., en rapport avec les idées du temps.

Deuxième période. *Les précurseurs du vitalisme.* Pour la première fois, depuis Hippocrate, on voit l'idée d'une irritation inflammatoire locale énoncée nettement dans les écrits de van Helmont (*Febrium doctrina inaud.* Antwerp., 1642. — *Pleura furens; in Opera omnia.* Francof., 1682). Imbu des idées de Paracelse, enclin comme lui au mysticisme scientifique, ce médecin place tous les actes organiques sous l'influence d'une âme matérielle impondérable, l'*ar-chée*, dont l'idée première revient à Basile Valentin; tous les phénomènes patho-logiques, cadavériques, etc., dépendent de réactions chimiques suscitées par des *ferments* également soumis à la domination de l'archée, etc. En dépit de ses tendances métaphysiques, van Helmont fut un observateur éminent. Ayant été atteint d'une pleurésie qu'il étudia et suivit minutieusement, il s'exprime comme il suit au sujet de ce processus morbide : *Sit spina parti alicui infixa, cui succedit in instanti dolor, a dolore mox pulsus, a pulsu cruoris affluxus : unde tumor, febris, apostema, etc. Spina ergo post se movet caetera. Meta-phorica ergo spina pleuritidis est peregrina aciditas concepta in Archeo.* En mettant de côté le rôle nocif attribué aux acides, on voit qu'il s'agit d'une conception rappelant de bien près celles des écoles animiste et vitaliste dont van Helmont peut être considéré à bon droit comme le précurseur le plus direct. Ettmüller (de Leipzig), un des plus célèbres praticiens du dix-septième siècle, reprenant l'exemple de l'épine implantée dans le doigt, dit que : « Dans tout augment de chaleur, dans toute inflammation des parties, nous reconnais-sons une épine pareille. C'est ainsi que fait office d'épine le grumeau de lait coagulé dans la mamelle. C'est ainsi encore que sert d'épine cet acide qui, dans la pleurésie, frappe la plèvre et le poumon et occasionne l'inflammation et la suppu-ration de ces organes. Tels sont encore la piqûre des abeilles, le grain de poussière tombé dans les yeux, tel l'acide variolique qui produit l'ophthalmie, et bien d'autres de même genre. » Quant au mécanisme de la phlegmasie, cet auteur

indique comme facteurs essentiels : 1° une contraction des veines causée par la
douleur et empêchant le retour des humeurs, d'où la stagnation du sang ;
2° un conflit entre les esprits animaux influx arrivant d'un mouvement plus
rapide vers la partie affectée, tant par les nerfs que par les vaisseaux, et entre
les esprits locaux (c'est-à-dire, suivant l'interprétation de Borsieri, entre l'influx
nerveux et l'afflux du sang d'une part, la force d'irritabilité et l'élasticité des
fibres d'autre part). Comme Ettmüller place la source de la chaleur normale du
corps dans l'équilibre exact entre l'alcali et un acide volatil, spiritueux et tem-
péré, il pense que par suite du conflit précité « l'acidité latente devient manifeste, et que la chaleur, tempérée auparavant, devient intense et anormale »
(*Inst. méd. thérap.*, sect. III, 1670). Cet exemple suffira pour donner une idée
du singulier mélange de chimiatrie et de vitalisme vague qu'offrent certaines
doctrines médicales de l'époque.

École mécanicienne ; Boerhaave. Sous l'influence des principes de Descartes (1637) et de la médecine statique de Sanctorius (1614), l'école iatro-
mathématique fondée par Borelli (*De motu animal.* 1680), tout en admettant
diverses altérations du sang et des autres humeurs, plaça en première ligne la
stase du sang dans les capillaires. Pitcairn (*Elem. med. phys.-math.*, 1717)
considère même l'obstruction des *artères capillaires* produite par l'adhérence
du sang, comme le facteur unique de l'inflammation. Bellini (*Opuscula ali-
quot*, etc., 1695), alliant la chimiatrie aux principes de l'hydraulique, met simultanément en cause l'échauffement du sang et l'obstruction des petits vaisseaux.

On arrive ainsi jusqu'à Boerhaave (*Diss. de inflammationibus in genere*,
1708. — *Aphorismi de cogn. et cur. morbis.* Lugd. Bat., 1709), dont la théorie
mixte, bien qu'entachée de grossières erreurs anatomiques et physiologiques,
jouit d'une vogue imméritée grâce à la grande autorité de son auteur, et fut
longtemps enseignée dans toutes les écoles d'Europe. Exposée dans les *Aphorismes* et longuement commentée par van Swieten (*Commentaria in Her-
manni Boerhaave aphorismos.* Paris, 1755), cette doctrine accorde également
une importance majeure à l'obstruction des capillaires. L'obstruction est rapportée assez confusément, soit au rétrécissement des vaisseaux, ou à l'*attrition*
du sang, soit à une augmentation de la masse des globules, ou à une viscosité
particulière de ces éléments qui viendraient se fixer contre la paroi et y adhérer
solidement. L'impétuosité du sang augmentant en raison directe de l'obstacle à
vaincre, les globules tant rouges que lymphatiques ou séreux, se trouveraient
poussés dans les vaisseaux plus fins où ils n'accèdent pas normalement (B.
admettait l'existence de quatre ordres de vaisseaux, de forme conique et d'un
calibre progressivement décroissant : sanguins, lymphatiques, séreux et spiritueux. Suivant que l'*erreur de lieu* se produit dans l'une ou l'autre catégorie
de vaisseaux, l'inflammation revêt des formes différentes). L'auteur indique lui-
même (*Aph.*, § 372) que l'idée première de son *error loci* est empruntée à
Érasistrate. Cette théorie de l'inflammation est une des preuves les plus évidentes de l'éclectisme du célèbre médecin de Leyde. Elle est, en effet, fondée
en grande partie sur une base purement humorale, alors que Boerhaave pro-
fessait d'autre part une admiration sans bornes pour l'œuvre de Borelli, et qu'il
cherchait, suivant l'expression d'Alibert, à « mêler les forces vitales d'Hippocrate avec les idées chimiques de Sylvius et le mécanisme de Bellini... ».

B. reconnaît quatre modes de terminaison du processus inflammatoire : la
résolution, la suppuration, la gangrène et le squirrhe (induration). Dans les

Aphorismes commentés par van Swieten on trouve des données assez étendues sur l'étiologie, l'anatomie pathologique et les diverses formes cliniques de l'inflammation. On peut se convaincre à la lecture de cet ouvrage, que tout en sacrifiant aux idées mécaniciennes, la médecine de l'époque ne perdait pas de vue les altérations des humeurs. C'est ainsi qu'elle attachait une signification pathologique de premier ordre à l'existence de la *croûte phlogistique* ou *pleurétique* signalée par Ruysch à la surface du sang de la saignée dans les phlegmasies. On étudiait minutieusement le degré d'épaisseur et de résistance de cette concrétion, sa formation rapide ou tardive, etc. Voici comment l'aphorisme 384 décrit la couenne inflammatoire : *Tum cruor emissus pleno saltu et vena late aperta pelvi exceptus, frigescens format albam, duram, crassam, rigidam pellem, instar corii ferè porcini.* Van Swieten discute à la suite les hypothèses émises sur la nature et l'origine de cette pellicule, et fait observer qu'elle peut manquer dans les maladies inflammatoires et qu'on la rencontre aussi en dehors de tout état phlegmasique.

La production du pus s'expliquait par une sorte de fermentation, de corruption, tant des liquides extravasés que des tissus affectés eux-mêmes, etc.

Animisme et dynamisme. Stahl et Hoffmann. En face du mécanisme dont Boerhaave est le champion le plus marquant pour la question des troubles inflammatoires prennent place, d'une part, la doctrine animiste de Stahl et de ses disciples, et, d'autre part, les interprétations dynamistes de Hoffmann. Stahl (*Inflammationis vera pathologia*, 1698), Iuncker et tous les animistes attribuent l'inflammation à une augmentation du mouvement tonique des vaisseaux entraînant la stase. Celle-ci suscite un effort de l'âme qui se traduit par une augmentation de l'impulsion cardiaque destinée à dissiper l'engorgement vasculaire. Si ce résultat n'est pas atteint le sang stagnant se décompose, ses parties colorées (sulfureuses) se résorbent, et il reste la partie blanche, le pus.

Pour F. Hoffmann (*Medicina ration. systematica*, 1718-1740), l'inflammation comme toutes les maladies aiguës est due à la stase du sang. Mais, bien qu'il parle encore d'un épaississement de ce liquide, d'une attrition des parties sulfurées produisant la chaleur morbide, etc., le célèbre professeur de Halle manifeste les tendances dynamistes de sa doctrine en mettant en première ligne la constriction spasmodique des capillaires. Le sang, ainsi gêné dans son parcours, reflue vers les gros troncs et provoque une impulsion systolique plus forte qui le fait pénétrer dans les conduits ténus de l'humeur aqueuse. Il en résulte, en définitive, une stase non-seulement dans les artères et les veines, mais aussi dans les vaisseaux les plus fins, qui normalement ne reçoivent pas les globules du sang et ne contiennent que de la lymphe.

Sauvages (*Theoria inflammationis*, 1745. — *Nosol. method.*, 1760), après avoir réfuté au nom des principes de l'hydraulique l'hypothèse d'un accroissement de la force du cœur et de la vélocité du courant sanguin par suite d'une obstruction des artères capillaires, conclut à l'existence d'une puissance motrice indépendante de l'action du cœur et des lois connues de la circulation, pour se rendre compte de l'origine de cette puissance amenant une *détermination* du sang vers tel ou tel endroit, Sauvages se rallie aux stahliens et admet l'influence de l'âme prévoyante.

Jean de Gorter (*Med. compend.*, 1731. — *Chirurgia repurgata*, 1742), élève de Boerhaave, fut un des adversaires les plus convaincus de la théorie de son maître. Il démontre que la pulsation et l'inflammation ne peuvent pas être produites par l'obstruction des artères; celle-ci entraîne au contraire une dérivation du courant sanguin par les anastomoses et les collatérales et un refroidissement marqué du territoire soustrait à la circulation. Plus nettement encore que Hoffmann il met en cause le mouvement vital, source de la chaleur naturelle, et l'excitabilité locale des vaisseaux. « Les excitants peuvent augmenter l'action d'une artère sans modifier aucunement celle du cœur. Quand l'accroissement d'action a lieu dans tout le système artériel, il détermine la fièvre; quand il est borné à un seul vaisseau, ou à un petit nombre, il produit l'inflammation. Il faut donc admettre que les vaisseaux sont doués d'une certaine force vitale qui leur est propre. » Le processus inflammatoire tient, selon Gorter, à un accroissement du mouvement vital dans un rameau du système artériel, accroissement qui pousse le sang rouge dans les vaisseaux lymphatiques où ce liquide se ralentit et se condense.

Haller et l'irritabilité; les solidistes. Spasme et atonie vasculaires. L'idée d'une action motrice appartenant aux vaisseaux eux-mêmes, soupçonnée par Stahl et ses disciples d'après la simple observation des symptômes, reçut une consécration définitive par les expériences de Haller (*Comment. Soc. Gœtting.*, 1773 et 1774. — Zimmermann, *de Irritabilitate*, 1751) complétées par celles de Spallanzani (1768-1777), de van Dœveren, Verschuir (*De arter. et venarum vi irritabili*, 1766), Moscati (1783), B. Carminati (1783), Kramp (*de Vi vitali arteriarum*. Argentor., 1785), etc., etc....

Haller, en déterminant à l'aide de l'expérimentation physiologique quelles sont les parties contractiles du corps, employa le mot *irritabilité* comme synonyme de *contractilité*. Spécialisant ainsi le sens de ce terme, il contribua, après Boerhaave et les auteurs précités, à concentrer exclusivement l'attention des observateurs sur les phénomènes vasculaires de l'inflammation. La conception forcément vague, mais plus conforme à la réalité, des Anciens, qui avaient parfaitement reconnu dans les phlegmasies un soulèvement de toutes les forces vitales de l'organe malade, se trouva remplacée par la notion plus précise, mais bien incomplète, d'une simple modification de la circulation. Malgré cette confusion dans les mots, c'est grâce à Haller que nous voyons revivre la notion de l'irritabilité propre des tissus, inhérente à la substance organisée, telle que l'avaient conçue Glisson (1654-1677), Sténon (1664-1669), Baglivi (1701), Santorini (1705), et Winter (*De motu musculorum*, 1736. — *De irritabilitate fibrarum*, 1747). A partir de ce moment c'est un facteur dont tous les auteurs tiennent compte, bien qu'ils attribuent l'irritabilité tantôt aux nerfs ou aux vaisseaux, tantôt aux fibres élémentaires constituant les organes. Déjà Gorter avait insisté sur l'existence d'un principe de mouvement commun aux végétaux et aux animaux, et par conséquent indépendant de l'âme aussi bien que du système nerveux. Gaub (*Inst. pathol.*, 1758), Unzer, Rœderer, Weber (*Hist. sensibilitatis et irritabilitatis partium morb.* Halæ, 1783), van den Bosch (1786), formulent chacun à sa manière les applications de l'irritabilité à la pathologie.

Cullen (1766) la commente, et aboutit à une sorte de système mixte où l'irritabilité est rattachée à une action spéciale du fluide nerveux. C'est un compromis entre les données fournies par la physiologie expérimentale et le nervosisme de F. Hoffmann. Comme ce dernier, Cullen arrive à prendre pour base de son système nosologique le spasme et l'atonie, c'est-à-dire l'excès ou le défaut d'irritabilité.

Bordeu (*Rech. sur le tissu muqueux*, etc., 1767) dit qu'on doit entendre par inflammation, en médecine, « un amas de sang, de feu ou de chaleur et de forces dans une partie, lequel s'est fait par le moyen des nerfs et des vaisseaux qui la composent. » Pour cet auteur, le processus est purement local, comme le prouve le passage suivant : « Il semble que, lorsqu'une partie s'enflamme, elle devienne un organe particulier qui a son action, sa circulation et toutes ses fonctions indépendantes, à certains égards, de ce qu'elle reçoit de la circulation générale : peut-être même, ajoute-t-il, ce que l'on appelle l'arrêt du sang, et que l'on a regardé comme la cause de l'inflammation, n'est-il que l'effet d'une disposition particulière qui arrive à une partie dont les nerfs ont une certaine action un peu violente, et qui est à proprement parler la cause de l'inflammation ».

L'idée de réaction locale est plus nettement précisée encore par Fabre (*Rech. sur différ. points de physiologie et de pathologie*. Paris, 1785, p. 127) : « J'ai donc conçu qu'une irritation vive et permanente devait déterminer le sang à affluer de tous les points de la circonférence vers un même centre qui est le point irrité ; que la tumeur qui résultait de cette sorte d'attraction devait avoir plus ou moins d'étendue et d'élévation ; que la douleur devait être proportionnée à l'extension prompte et forcée que les fibres nerveuses souffraient ; que la fièvre devait répondre à l'intensité de cette irritation ; que la chaleur de l'inflammation ne dépendant point du frottement des globules sanguins contre les parois des vaisseaux, mais des collisions que les fibres irritées exercent entre elles, cette chaleur devait augmenter à proportion de la force de ces collisions, quoique le sang soit arrêté ; enfin que, les progrès de cet état étant devenus extrêmes, les solides et les fluides compris dans le centre de la tumeur, devaient se détruire, soit par la suppuration, soit par la gangrène ». On voit que pour Fabre la chaleur elle-même était produite sur place.

Alors que Bordeu admettait l'erreur de lieu de Boerhaave en ce qui concerne les lymphatiques, F. dit qu'il est indifférent que le sang passe dans ces vaisseaux ou qu'il s'épanche dans le tissu cellulaire.

Borsieri (*Institut. med. practic*. Milan, 1785-1789), dans son commentaire sur l'*Inflammation*, met en première ligne cette force inhérente aux vaisseaux, dite vitale par les uns, organique par les autres, spéciale aux animaux et fort rapprochée de l'irritabilité des fibres de Haller, ou de la sensibilité nerveuse, ou de l'une et de l'autre réunies : « Il est donc permis de croire que les petites artérioles sont passibles d'une stimulation propre et insolite, soit que cette stimulation affecte directement leurs fibres musculaires, ou les nerfs qui leur sont spécialement destinés, ou les deux à la fois. Il s'ensuit nécessairement que le mouvement de contraction et de relâchement de ces vaisseaux devient plus manifeste et plus rapide, et que, par conséquent, ils se vident plus complétement et plus fréquemment dans un espace de temps donné. Cette déplétion si prompte fait que la résistance au sang affluent diminue beaucoup ; celui-ci y abondera dès lors avec plus de force et en plus grande quantité que dans les autres parties de l'organisme. A l'aide de la stimulation on explique donc nettement ce qui, dans la théorie de l'inflammation, paraissait d'une solution difficile ».

J.-L. Gauthier (*De irritabilitatis notione, naturâ et morbis*. Halae, 1793), reprenant presque textuellement la théorie de Gorter, dit que la fièvre est une augmentation de l'irritabilité du système vasculaire tout entier, tandis que l'inflammation résulte de l'irritation exagérée de quelques vaisseaux seulement.

L'idée qui consiste à comparer l'inflammation à une sorte de fièvre locale se retrouve d'ailleurs jusque dans les écrits de Broussais.

Chr.-L. Hoffmann (*De sensibilitate et irritabilitate partium libellus.* Düsseldorf, 1794), montrant que ce que Haller appelle irritabilité n'est autre chose que la contractilité, et que les petits vaisseaux en sont particulièrement doués, admet que l'irritation amène simultanément un rétrécissement des veines et un accroissement de l'action artérielle : ainsi s'explique tout naturellement l'accumulation du sang dans les parties qui ont été irritées. Mathy (*De infl. genesi et natura.* Herbipoli, 1794) est également partisan d'une contraction spasmodique des vaisseaux.

Contrairement aux observateurs précités, certains autres avaient pensé que la modification que présentent les vaisseaux enflammés consistait en une diminution de leur action : c'est la théorie du relâchement, de l'atonie vasculaire opposée à celle du spasme. Vacca Berlinghieri est le premier qui ait soutenu cette opinion (*Liber de inflammationis morbosæ quæ in humano corpore fit naturâ*, etc. Florence, 1765) : la débilité absolue ou relative des capillaires fait que leur paroi n'oppose plus une résistance suffisante à l'impulsion du torrent circulatoire ; elle se laisse distendre, et ainsi s'expliquent la congestion et la stagnation du sang, de même que la pénétration de ce liquide dans les lymphatiques, dont les orifices étroits frappés d'atonie subissent une dilatation passive. Suivant Lubbock de Norwich (1802), le diamètre des vaisseaux s'agrandit par suite de l'atonie ou diminution de la force contractile, et le sang s'y ralentit d'après cette loi d'hydraulique que les fluides coulent avec moins de vitesse lorsqu'ils passent d'un petit tube dans un autre plus gros. Allen (d'Édimbourg) professe une doctrine analogue : pour lui la congestion résulte de ce que l'action des capillaires qui en sont le siége est proportionnellement affaiblie lorsqu'on la compare à celles des troncs plus gros d'où ils reçoivent le sang (*in* Thomson, *Traité de l'inflammation*). Cette manière de voir est d'ailleurs vivement combattue par la plupart des auteurs. Nous en retrouvons une trace dans les théories neuro-paralytiques écloses plus tard sous l'influence des découvertes physiologiques du commencement du siècle.

Au milieu de ces discussions soulevées par les diverses hypothèses qu'on émettait pour expliquer la stase inflammatoire, la plupart des auteurs n'en continuent pas moins à faire une place à l'ancienne doctrine humorale. C'est ainsi que Lancisi et Gorter parlent de l'irritation exercée par le passage du sang sur les vaisseaux, lorsque le mucus protecteur qu'ils supposent humecter la paroi de ces derniers vient à faire défaut ; ce mucus lui-même pourrait produire un résultat analogue lorsqu'il s'altère à la suite d'influences morbides : « Même effet résultera de l'action de toute humeur dont les qualités dépravées attaqueront les artères ou les nerfs qui sont en rapport plus ou moins direct avec elles : les diverses âcretés du sang, tant spontanées que produites, l'amas ou les mouvements subits du phlogistique et son dégagement empêché ou sa disparition intempestive, l'inspiration d'une âcreté épidémique, et enfin la *diathèse* dite *inflammatoire* du sang lui-même. »

Borsieri, à qui ce passage est emprunté, donne comme caractéristique de cette diathèse dans la plupart des cas l'existence de la *croûte phlogistique.* Il attribue la formation de cette croûte ou *gluten* phlogistique à la surabondance de la *partie fibreuse et concrescible* du sang, abondance qui se montre nonseulement dans ce liquide extrait des vaisseaux, mais encore dans les viscères saisis par l'inflammation. Il cite, comme preuve à l'appui de cette opinion, « ces membranes glutineuses blanches ou jaunes, formées, après le refroidissement cadavérique, par cette partie fibreuse qui du vivant de l'animal est tellement fluide, qu'elle suinte par les vaisseaux exhalants et les interstices des membranes, et qui se resserre ensuite et se transforme par le refroidissement en une membrane épaisse. »

Pour Borsieri la diathèse inflammatoire consiste non-seulement dans l'excès de la matière glutineuse, dans l'abondance du sang, dans sa tendance à la cohésion, mais encore dans la facilité et la promptitude avec lesquelles cette humeur blanche et coagulable se sépare de la partie rouge. Pourtant il ne donne à ce signe qu'une valeur relative, attendu que cette pellicule ou coagulum peut manquer dans les phlegmasies, qu'elle peut se trouver dans diverses maladies non inflammatoires, dans la grossesse et chez des individus bien portants, et que son existence est même constante chez le cheval à l'état de santé (d'après Boerhaave, van Swieten, De Haen, Haller, etc.).

L'article AIGUILLON de Vicq d'Azyr dans l'*Encyclopédie méthodique,* consacré à commenter l'idée de van Helmont, peut donner une idée du rôle qu'on faisait alors jouer à l'irritation en médecine.

Vitalisme; école anatomique et physiologique : Hunter, Bichat, Broussais. Dans la dernière moitié du dix-huitième siècle nous assistons à l'éclosion du vitalisme, qui représenta à l'origine une sorte de compromis destiné à concilier l'animisme avec les résultats expérimentaux obtenus par Haller et ses successeurs. Ce courant d'idées prit naissance à Montpellier avec Bordeu et acquit son plein développement avec Barthez; il inspira en Allemagne les publications de Blumenbach, de Reil, de Gauthier (cité plus haut). En Angleterre la *Zoonomie* de E. Darwin (1794) indique des tendances dynamistes formant le passage entre les théories de Hoffmann et de Cullen et celles de Brown et de Broussais. L'ouvrage de J. Hunter (*A Treatise on the Blood, Inflammation and Gunshot Wounds.* London, 1795) marque un grand progrès dans l'étude expérimentale de l'inflammation. Hunter admit qu'il s'agissait d'une *dilatation active* des petits vaisseaux, permettant un afflux exagéré du sang dans la partie affectée. L'augmentation d'action des troncs artériels est démontrée à ses yeux par les pulsations violentes que l'on perçoit jusque dans les petites artères, et la couleur écarlate du sang revenant par les veines est l'indice d'une accélération notable de la circulation. Ayant enflammé artificiellement l'oreille d'un lapin par la congélation, il injecta ensuite la tête de l'animal. La comparaison avec l'oreille saine lui permit de constater la dilatation générale des vaisseaux et la multiplication des ramuscules visibles à l'œil nu et à la loupe. Tout en admettant la fréquence de la formation de nouveaux capillaires dans l'inflammation, il incline à faire encore une place au passage anormal du sang dans les vaisseaux séreux et lymphatiques.

D'une série d'observations thermométriques exactes il conclut d'autre part que la température du foyer inflammatoire n'est jamais supérieure à celle des viscères profondément situés, et que l'augmentation de la chaleur locale n'est due qu'à l'afflux du sang. Il remarque à juste titre que la congestion, qu'il assimile à la rougeur émotionnelle, à celle qu'on produit en frictionnant légèrement la peau, etc., n'est pas encore l'inflammation. Celle-ci n'existe à l'état confirmé que lorsqu'on observe simultanément des modifications anatomiques des tissus. Ces changements consistent essentiellement dans l'épanchement, en dehors des vaisseaux de lymphe coagulable et plastique. Il considère cette lymphe comme le point de départ de toute régénération, de toute organisation accidentelle ou pathologique ; il professe que le sang extravasé en nature peut aussi s'organiser ultérieurement. La *douleur* est consécutive à l'altération des tissus et tient en grande partie à une exaltation de la sensibilité locale (battements douloureux des petites artères, etc.). Suivant les transformations subies consécutivement par l'exsudat, il distingue trois formes ou modes de terminaison de l'inflammation : l'adhésive, la suppurative et l'ulcérative.

Pour Hunter l'inflammation est un processus éminemment actif, souvent salutaire, une exagération de la vitalité des parties, qu'il compare à celle qui préside à l'hypertrophie de la matrice en gestation ou à la croissance si rapide du bois des Cervidés. Sous bien des rapports, les vues de Hunter, qui dénotent un sens physiologique si remarquable, devançaient de beaucoup la science de son époque, et leur justesse n'a pu être vérifiée que plus tard.

En France, on constate une nouvelle orientation des doctrines médicales due surtout aux progrès de l'anatomie pathologique. Sous l'influence de Pinel (*Nosogr. philos.*, t. II, *Phlegmasie*, 1813) et de Bordeu, Bichat, (*Anat. gén.*, t. I. — *Anat. path.* Dernier cours de X. Bichat, par Boisseau. Paris, 1826) développe la théorie de la *localisation*, non pas des *lésions* seulement, mais des maladies elles-mêmes, *dans les tissus* qu'il considère comme les parties élémentaires constituant nos organes. Il est moins heureux lorsqu'il essaie, à l'aide de distinctions subtiles, de dissocier l'irritabilité hallérienne en plusieurs modalités qui varient suivant les parties du corps, et il accorde une importance fort exagérée au tissu cellulaire. Sa conception de l'inflammation est purement vitaliste ; il en voit la cause dans une exaltation des forces vitales : « Par l'accroissement de sensibilité l'afflux du sang s'opère ; la partie rouge de ce liquide passe dans des vaisseaux où elle ne circulait pas auparavant, etc.... ». L'inflammation « détermine un surcroît de vie dans nos organes.... par elle le tissu cellulaire où doivent éclore les bourgeons charnus se pénètre de plus de sensibilité et de plus de contractilité insensible ; il s'élève à une température supérieure à celle des organes voisins ; il devient le centre d'un petit système circulatoire indépendant de celui du cœur. C'est au milieu de ce déploiement de forces que naissent et croissent les bourgeons charnus, pour la production desquels les forces naturelles auraient été insuffisantes ». On voit que le fondateur de l'anatomie générale qui a apporté un tel soin à l'étude des lésions inflammatoires, n'est pas plus avancé que ses prédécesseurs au point de vue de la physiologie pathologique. Avec des tendances vitalistes bien accusées, on trouve dans les quelques lignes que nous venons de citer la trace évidente des idées de Bordeu sur la fédération organique et jusqu'à l'erreur de lieu des boerhaaviens.

C'est à l'aide des matériaux amassés par Bichat que Broussais édifia sa théorie des phlegmasies (*Histoire des phlegmasies chroniques*; 1808). L'école du Val-de-Grâce, qui contribua puissamment à faire progresser l'anatomie pathologique et à fonder la pathologie sur la biologie, ne mérite qu'avec beaucoup de restrictions, au point de vue spécial qui nous occupe, le nom d'école physiologique qu'elle s'était attribué. On retrouve dans Broussais les hésitations et les contradictions de son prédécesseur Brown (*Élém. de médecine*, 1780), qui, après avoir reconnu une *incitabilité* commune aux animaux et aux plantes, n'en localise pas moins cette propriété dans le système nerveux au cours de son livre. L'*irritabilité* est pour Broussais, qui en fait la base de son système, « commune

à tous les tissus.... à tous les êtres vivants, depuis le végétal jusqu'à l'homme »
(*De l'irritation et de la folie*. Paris, 1839), mais cela ne l'empêche pas de
définir l'*irritation* « la contraction portée au delà de certaines limites ».

« Le corps vivant est irritable et contractile dans toutes ses parties, à différents degrés : il l'est dans ses nerfs, dans ses muscles, dans ses vaisseaux, dans
son tissu cellulaire, qui forme le lien commun de tous les organes. Cette irritabilité se manifeste, ou par une perception douloureuse, ou par une perception
agréable, ou par un mouvement.... » (*Cours de pathol. et thérap. générales*,
4e leçon, 1831). C'est l'idée de Haller, et Broussais ne dépasse guère le père de
la physiologie expérimentale en ce qui concerne ses conceptions d'anatomie et
de physiologie générale : pour lui l'élément anatomique fondamental est toujours
la *fibre*, comme pour Baglivi et Glisson. Il confond la *rétractilité* du tissu cellulaire avec la contractilité des muscles, etc., etc. Et pourtant c'est le même
auteur qui écrit également : « La contractilité et la chimie vivante sont les phénomènes fondamentaux de l'économie animale; lorsqu'ils deviennent plus considérables dans un point, cette augmentation locale de leur intensité prend le
nom d'*érection vitale*. Ces érections vitales prennent le nom d'*irritation*, de
surirritation ou de *surexcitation*, lorsqu'elles s'élèvent à un certain degré.
Dans toute érection vitale il y a augmentation des phénomènes de la chimie
vivante, savoir : de température, de sécrétion, quand la partie en est susceptible,
de nutrition » (*Traité de physiologie appliquée à la pathologie*, 1834). Un
élève de Broussais, Roche, a donné une définition conçue dans ce dernier ordre
d'idées, quand il dit que l'irritation est « une augmentation de l'action organique moléculaire d'un tissu ».

En somme, les travaux français de cette période accusent surtout des progrès
notables en ce qui concerne l'anatomie pathologique de l'inflammation. Après
Carmichaël Smyth (*Medical Communications*. London, 1790), Bordeu et Pinel
(*Nosographie philos.*, 1797), Bichat avait insisté sur la nécessité d'étudier l'inflammation (il serait plus juste de dire les *lésions inflammatoires*) dans les
différents systèmes anatomiques. L'école de Broussais continua cette tendance, et
l'ouvrage de Gendrin (*Hist. anatomique des inflammations*, 1826) est également écrit dans ce sens. Mais au point de vue physiologique toute cette école
n'a jamais pu se dégager bien complétement des nuages du vitalisme, malgré
la contradiction absolue qui sépare les principes de Barthez et de ses disciples
de ceux des partisans de l'irritabilité organique.

De même qu'en médecine les excès des organiciens avaient suscité l'opposition
d'hommes éminents et une tendance à une sorte de retour vers l'empirisme
personnifiée dans l'école de Laennec, de même en physiologie les esprits positifs
en vinrent à rejeter entièrement le principe si fécond d'une action propre imma-
nente aux parties vivantes. L'irritabilité, au milieu de la confusion de langage
résultant des tentatives qu'on avait faites pour la concilier avec le principe
vital, était devenue une conception tellement vague qu'il était presque impossible d'y attacher aucune idée précise.

Il suffit de citer à ce sujet l'appréciation suivante de Magendie sur l'irritation
inflammatoire : « Ainsi, l'analyse du cours du sang dans une partie frappée
d'inflammation nous explique la véritable signification de ces quatre mots
fameux : *dolor, calor, tumor, rubor*. La douleur résulte de la compression des
filets nerveux par les vaisseaux oblitérés ou distendus; la chaleur indique que
le sang passe en colonnes plus volumineuses dans les capillaires circumvoisins

qui sont restés perméables; le gonflement provient de la dilatation du réseau vasculaire et de l'extravasation des matériaux du sang; la rougeur dépend de la présence dans les vaisseaux d'une plus grande quantité de globules. Rendez à la circulation sa liberté, peu à peu les accidents se calment, les tissus reprennent leur sensibilité, leur température, leur volume, leur coloration normale, en un mot, tout rentre dans l'ordre, pourvu toutefois que la suspension momentanée du sang n'ait pas déjà déterminé une désorganisation profonde.

Dans tout ce que je viens de vous dire il n'a pas été question d'irritation, de contractilité organique, de sensibilité insensible devenue sensible, de mouvements spontanés des globules sanguins; c'est qu'en effet ces explications sont tout à fait décevantes, et qu'elles ne reposent que sur des suppositions gratuitement admises, gratuitement exploitées » (Magendie, *Phén. physiques de la vie*, t. III, p. 428, 1837).

Microscopie de l'inflammation. Influence des travaux d'anatomie générale et de physiologie. Théories neuro-pathologiques. Philipps Wilson et Boraston (*A Treatise on Febrile Diseases*, 1801. — *Some Observations on the Nature of Inflammation, Edinb. Med. and. Surg. Journal*, 1808) inaugurèrent sur la membrane interdigitale de la grenouille et sur le mésentère du lapin la série des observations microscopiques modernes concernant le processus inflammatoire. Ils furent suivis dans cette voie par la presque totalité des auteurs qui ont écrit sur l'inflammation depuis cette époque. Nous citerons parmi les plus connus : Hastings (*De vi contractili vasorum Disp.* Edinburg, 1818), Thomson (*Traité méd.-chir. de l'inflammation*, trad. par Jourdan, 1827), Kaltenbrunner (*Experimenta circa statum sanguinis et vasorum in inflammatione.* Monach., 1826, anal. in *Répertoire d'anatomie* de Breschet, t. IV), Schrœder van der Kolk (*Obs. anat. path. et pract. argumenti*, 1826), Koch (*Meckel's Archiv.*, 1832), Gluge (*Obs. nonnullæ microsc. in inflammatione*, 1835. — *Pathol. Histologie*, 1850), Emmert (*Nonnulla de inflammatione, turgore et erectione.* Berol., 1835. — *Beiträge zur Pathol. u. Therap.*, 1842), E. Burdach (*Obs. nonnullae microsc. inflammationem spectantes.* Regiomonti, 1825), Dubois d'Amiens [*Préleçons de pathologie gén.*, 1841], J. Vogel (art. ENTZUENDUNG. In *Wagner's Handwörterb. d. Physiol.*, 1842. — *Anat. path.*, trad. par Jourdan, 1847), Travers (*The Physiology of Inflammation*, 1844), Henle (*Congestion, Entzündung u. derer Ausgänge.* In *Zeitschr. f. rat. Med.*, 1844), Benett (*Treatise on Inflammation.* Edinb., 1844), Lebert (*Physiol pathol.*, 1845), Küss (*De la vascularité et de l'inflammation.* Strasbourg, 1846), Bidder (*Bemerk. zur Physiol. u. Pathol. der Blutgefässe.* In *Zeitschr. f. rat. Med.*, 1846), Waller (*Philos. Mag.*, 1846), Middeldorpf (*Der Namen u. das Wesen der Entzündung.* Breslau, 1849), Wharton Jones (*On the State of the Blood and the Bloodvessels in Inflammation.* In *Guy's Hosp. Reports*, t. VII, 1850), Paget (*Lectures on Inflammation.* London, 1850), H. Weber (*Experimente über die Stase an der Froschschwimmhaut.* In *Müller's Arch.*, 1852), Gintrac (*Pathol. interne et thérapie méd.*, 1853), Lister (*On the early Stages of Inflamm.* In *Edinb. med. Journ.*, 1858).

Il ne serait pas possible de donner ici une analyse circonstanciée de toutes ces recherches. On eut recours, pour produire artificiellement l'inflammation des parties transparentes des animaux (principalement la membrane interdigitale, la langue et le mésentère de la grenouille), à des procédés variés, employant tour à tour les agents thermiques et mécaniques, les substances irritantes ou caustiques, les acides et les alcalis. Malgré cette multiplicité des moyens d'investigation et sauf certaines divergences de détail que nous aurons occasion d'apprécier par la suite, les descriptions des bons observateurs concordent sensiblement dans leurs grandes lignes. Le premier phénomène que l'on voit signalé habituellement est un resserrement des petits vaisseaux, principalement des artères ; cette contraction n'est que passagère et peut même faire complétement défaut dans certains cas. Bientôt, ou parfois d'emblée, s'établit une dilatation notable du réseau vasculaire accompagnée d'une accélération très-marquée du courant circulatoire. Puis, au bout d'un temps variable, ce dernier se ralentit peu à peu, la colonne sanguine n'avance plus que par saccades et présente souvent un mouvement de va-et-vient des plus caractéristiques ; finalement c'est l'arrêt complet, la stase sanguine. On trouve notées également au cours de ces expériences des modifications du sang lui-même, surtout des globules rouges et blancs, modifications qui donnèrent lieu à toutes sortes d'interprétations erronées.

Ces observations confirmaient, en substance, l'opinion ancienne des partisans de la stase inflammatoire, et, comme par le passé, on voit les auteurs divisés en deux camps, les uns considérant l'accumulation du sang comme due à un relâchement, à une diminution d'action des vaisseaux, les autres l'attribuant à une contraction spasmodique. Philipps Wilson, constatant qu'une goutte d'alcool amène le resserrement des vaisseaux dilatés au cours de l'inflammation, en conclut que cet effet est dû à l'irritation, tandis que le relâchement est une conséquence d'un affaiblissement des parois. Telle est également la manière de voir de Hastings (*A Treatise on Infl. of the Mucous Membrane*, etc.). Cette opinion fut énergiquement combattue en France par Broussais (*Examen des doctr. méd.*, 1816) ainsi que par Andral, aux yeux de qui les mots inflammation et asthénie impliquent contradiction (*Anat. pathol.*, t. I, p. 50). Quant au mécanisme de la dilatation, les premiers partisans d'une augmentation d'action des vaisseaux telle que l'avaient admise Gorter et l'école de Haller supposaient que les parois de ces conduits étaient douées d'une *force d'expansibilité* spéciale, ce que Hunter appelait l'*action de dilatation*. Thomson, James (*Obs. on some of the gener. princ.... of Inflam.*, 1821), Pruys (*De l'irritation et de la phlegmasie.* Paris, 1825), H. Hodge (*American med. Journ.* Anal. in *Journal des progrès*, t. XIII), H. Bennet, Vogel, professent que la dilatation des capillaires est spontanée et *vitale*, et Gintrac considère leur expansibilité comme une forme de la tonicité (*loc. cit.*, t. II, p. 642).

Dans toutes ces discussions, on avait surtout en vue les vaisseaux capillaires, mais on était loin de posséder des notions suffisantes sur la structure de ces conduits, sur leurs rapports avec les troncs plus volumineux, artères et veines, ainsi qu'avec les lymphatiques. Tandis que Hunter, s'appuyant sur la couleur vive, écarlate, de la rougeur inflammatoire, supposait que les petites artères surtout étaient dilatées, Rasori, dans sa controverse contre Broussais, place le siége de l'inflammation dans les radicules veineuses (1813). Cette manière de voir est également celle de Caffort (*Revue méd.*, 1829), de Ribes pour l'érysipèle, de Cruveilhier (*Biblioth. méd.*, 1826). Enfin la vieille hypothèse de l'*erreur de lieu* de Boerhaave se retrouve encore sous la plume de R. Lippi (*Annali univers. di med.*, 1826) et de Dubois (d'Amiens).

Les progrès de la micrographie vinrent porter quelque lumière dans ces débats roulant trop souvent sur des vues hypothétiques en anatomie générale. Henle décrivit les fibres musculaires des artères, et plus tard Koch et Bidder mon-

trèrent que ces éléments font défaut dans la paroi des capillaires proprement dits
et n'existent que sur les artérioles et les veinules. L'idée d'une irruption temporaire du sang dans les vaisseaux lymphatiques ou séreux fut enfin reconnue
inadmissible.

D'autre part la description anatomique des nerfs qui se distribuent à la paroi
des vaisseaux (Lobstein, Rudolphi, Purkinje) et l'étude expérimentale des nerfs
vaso-moteurs faite par Stilling, Brachet, Valentin, et plus tard par Schiff,
Cl. Bernard, Brown-Séquard, etc., ne pouvaient manquer de donner une vie
nouvelle aux théories neuro-pathologiques. C'est ainsi que Henle (*Zeitschr. für
rat. Med.*, 1844, II. — *Handb. der rat. Pathol.*, t. I et II, 1847) professe
que la dilatation vasculaire est le résultat d'une paralysie réflexe des tuniques
contractiles, principalement celles des capillaires artériels. Il explique le ralentissement de la circulation d'après les principes de l'hydraulique, à l'instar de
Lubbock. La paroi, amincie en proportion de la distension qu'elle subit, se
prête à une filtration plus abondante de la partie aqueuse du sang qui devient
ainsi plus riche en matières albumineuses, et par suite moins fluide. En même
temps les globules acquièrent une viscosité anormale qui les porte à s'agglutiner
entre eux et à adhérer à la paroi. C'est grâce au concours de ces facteurs que
s'établit finalement la stase sanguine.

Au contraire, Eisenmann (*Die vegetat. Krankh.*, etc. Erlangen, 1835) et surtout Brücke (*Sitzungsber. der Wiener Akad.*, 1849. — *Arch. für physiol.
Heilkunde*, 1850) admettent que les artérioles sont à l'état de contraction
spasmodique, soit réflexe, soit due à l'irritation directe des parois, d'où le ralentissement circulatoire. L'accumulation du sang dans le réseau capillaire se produirait par suite d'un afflux sanguin provenant des territoires voisins où la
circulation est demeurée libre, afflux se faisant d'une façon irrégulière, suivant
des directions opposées, et amenant ainsi la stase et l'obstruction d'un certain
nombre de capillaires par les globules agglomérés.

Théorie de l'attraction. A côté des doctrines qui expliquaient les phénomènes inflammatoires par une modification mécanique, chimique ou vitale,
directe ou réflexe des parois vasculaires, il nous reste à mentionner les opinions
qui cherchaient dans une action purement dynamique la cause de l'hyperémie et
de l'exsudation. Du jour où l'on songea à faire intervenir dans le processus
phlegmasique une action propre des parties extra-vasculaires, on supposa qu'il
existait entre le sang et les tissus une affinité réciproque, ces derniers attirant à
eux et extrayant ainsi du torrent circulatoire une quantité de substance nutritive proportionnelle aux besoins du moment (*stimulus necessitatis* de Hunter).
C'est la théorie de l'*attraction*, déjà formulée par Haller, par Proschaska et
adoptée plus tard par Wedemeyer, Koch, Alison, Emmert, Langenbeck, Vogel,
Brown-Séquard. Le premier et principal effet de l'irritation inflammatoire est
d'augmenter l'attraction entre le parenchyme irrité et le sang ; les troubles de
la circulation ne se produisent que secondairement. W. Jones (*Guy's Hospit.
Reports*, 1851) et Paget, tout en accordant une importance de premier ordre
aux troubles circulatoires, croient qu'il faut chercher la cause première du processus morbide dans une modification des affinités qui existent entre les tissus,
les parois vasculaires et le sang. Telle est également l'opinion de Bennett (*Clin.
méd.*, trad. fr., 1873) : « La seule théorie capable, selon moi, d'expliquer les
modifications bien connues de l'inflammation, est celle qui les attribue à une
action vitale s'exerçant, non pas dans le sang, ni dans les vaisseaux sanguins,

mais bien dans les tissus extérieurs aux vaisseaux. Nous avons déjà vu, en nous occupant de la sécrétion et de la nutrition, qu'il doit exister, dans les molécules intimes des tissus, une force chargée de l'attraction et de la sélection des matériaux provenus du sang. Une modification de cette force, en augmentant la puissance attractive et diminuant la propriété sélective, nous fournirait une explication en rapport avec les faits connus. Elle semble être, d'ailleurs, le seul agent actif auquel on puisse rapporter l'agrégation des globules dans le tissu enflammé, leur attraction vers la paroi vasculaire et en dernier lieu le passage de l'exsudat à travers ces mêmes parois. Ce surcroît d'attraction, résultant de l'irritation agissant sur les vaisseaux les plus rapprochés et provoquant une exsudation dans les tissus vasculaires, constitue l'inflammation. »

Nous verrons au paragraphe suivant sous quelle forme précise la théorie de l'attraction a été incorporée par Virchow à la pathologie cellulaire.

Anatomie pathologique et pathochimie du sang et des exsudats; Rokitansky et l'École de Vienne. Les recherches d'anatomie pathologique sur les produits d'exsudation, poursuivies avec une nouvelle ardeur sous l'impulsion des idées de Hunter, avaient confirmé aux yeux d'un grand nombre de médecins l'ancienne théorie d'une altération du sang dans l'inflammation. Rasori, le grand adversaire de Broussais (*Theoria della flogosi*, 1837), étudia minutieusement la couenne inflammatoire et les caractères pathologiques de la fibrine, à laquelle il fait d'ailleurs jouer dans les phlegmasies un rôle fort exagéré : il considérait en effet comme formés pendant la vie les caillots qu'on rencontre à l'autopsie dans les cavités du cœur et dans les sinus crâniens, et prétendait même avoir vu des filaments de fibrine solide sortir de la veine avec le sang dans la saignée.

On sait que Cruveilhier accordait également une grande importance aux coagulations intra-vasculaires, et que l'inflammation se réduisait pour lui, en substance, à une thrombophlébite capillaire. L'augmentation de la fibrine dans les phlegmasies était universellement acceptée sans qu'on possédât pourtant à cet égard aucune donnée précise (V. Ratier, *Essai sur la couenne infl.* Th., Paris, 1819. — Belhomme, *Revue méd.*, 1824. — Gendrin, *loc. cit.*, etc.).

Après les travaux de Lecanu (*Études chimiques sur le sang humain*, Paris, 1837), de Magendie (*Leçons sur le sang*, 1838), de Denot (*Nature chimique de l'inflammation*, Th., Paris, 1838), c'est Denis (*Essai sur l'application de la chimie à l'étude physiol. du sang*, Paris, 1838) qui chercha le premier à déterminer dans quelle proportion la fibrine est augmentée dans l'inflammation : il donne le chiffre de 13 pour 1000 de cette substance, au lieu de 2,5 qu'on trouve à l'état normal.

Andral et Gavarret (*Rech. sur les modifications de proportion des principes du sang dans les maladies.* In *Ann. des sc. nat.*, 1840.—*Rech. sur la composition du sang*, etc. In *Ann. de chimie et de physique*, 1842) reconnurent également une augmentation notable de la fibrine dans les phlegmasies, et Andral (*Essai d'hématologie pathologique*, 1843) indique cette modification comme constituant le caractère essentiel de l'inflammation. Ces résultats furent confirmés par Becquerel et Rodier (*Rech. sur la composition du sang dans l'état de santé et de maladie*, 1844. — *Nouv. rech.*, etc., 1846. — *Traité de chimie pathologique*, 1854), par Zimmermann (*Zur Analyse und Synth. der pseudoplastischen Proc.*, 1844. — *Ueber die An. des Blutes u. die pathol. Krasenlehren*, 1847. — *Arch. f. physiol. Heilk.*, 1848), par Simon (*Anthropochemie*, t. II), par Frick (*American. Journ.*, 1848). Les chiffres indiqués par ces divers

observateurs varient de 5 à 10 pour 1000. Cet accroissement de la fibrine
était généralement attribué à une transformation de l'albumine du sang dont
Becquerel et Rodier ont noté la diminution dans les phlegmasies; Simon pensait
que la fibrine en excès pouvait dériver de l'hématoglobuline. Henle, qui donne
un exposé complet des travaux contemporains dans sa *Pathologie rationnelle*,
professe que l'augmentation n'est que relative et tient à l'extravasation abòn-
dante des parties séreuses du plasma.

A la même époque Rokitansky, qui venait de fonder à Vienne le premier
institut d'anatomie pathologique (1842), enrichit la science d'un grand nombre
d'observations cadavériques sur les produits inflammatoires et sur les lésions
du sang. Malheureusement il ne s'en tint pas aux faits constatés : pour rendre
compte des changements physiques du sang et des résultats fournis par l'examen
anatomique des exsudats, il eut recours à la *théorie des crases*. L'augmentation
de la fibrine ou *hyperinose* n'existant pas toujours, il admit, sans recourir au
contrôle de l'analyse chimique, une modification qualitative de la fibrine, la
crase fibrineuse. La doctrine de Rokitansky, qui d'ailleurs ne dépassa guère le
rayon de l'école de Vienne, peut être considérée comme le dernier essai d'humorisme dogmatique; malgré ses erreurs, elle a contribué à ouvrir la voie aux
recherches hématologiques modernes.

Outre les auteurs précédents, il faut citer Nasse (*Das Blut*, 1836), Scherer
(*Chem. u. microsc. Unters. zur Pathol.*, 1843), Popp (*Unters. über die Zusam-
mensetzung des Blutes in verchiedenenen Krankheiten*, 1845), Wunderlich
(*Path. Physiol. des Blutes*, 1845). — Ch. Robin et Verdeil (*Chimie anat. et
physiol.*, 1852). — Ch. Robin (*Traité des Humeurs*, 1867).

*Influence de l'histologie; Jean Müller et l'École allemande. État de la
science avant Virchow.* En somme, ces données pathochimiques ne modi-
fièrent pas sensiblement les idées courantes; pour le grand nombre le processus
inflammatoire était toujours caractérisé par la *stase*. Eisenmann proposait même
de modifier l'ancien adage hippocratique et d'y substituer la formule : *Ubi
stimulus, ibi stasis sanguinis.* D'autre part, et principalement à la suite des
travaux de Vienne, on accordait une grande importance à l'exsudation; Rokitansky lui-même définissait l'inflammation *un processus morbide dans lequel la
stase est suivie d'exsudation.* Gintrac (*loc. cit.*) se montre plus éclectique :
« Cette maladie, ayant pour cause immédiate l'irritation, c'est-à-dire l'hypersthénie neuro-vasculaire locale, consiste dans l'afflux, l'accumulation et souvent
la stase du sang dans les vaisseaux capillaires de la partie affectée, avec tendance
à l'exsudation de diverses humeurs émanées du sang, et avec une modification
générale de ce fluide caractérisée par l'augmentation de la fibrine. »

Il est peu question, dans toutes ces controverses, de la néoplasie inflammatoire, qui pourtant était à ce moment l'objet d'études approfondies. L'École
française, qui répudiait l'usage du microscope, en était restée à la théorie de
la lymphe plastique et organisable, mais lorsque Schwann (1828) eut démontré
l'analogie de la cellule animale et de la cellule végétale, l'Allemagne, immobilisée jusque-là dans les spéculations philosophiques de l'école de Schelling,
reprit la tradition physiologique de Hunter sous l'impulsion de Schönlein et surtout de Johannes Müller. On vit alors éclore un mouvement scientifique intense
dont le résultat le plus saillant fut le développement des études d'histologie en
médecine. L'organisation pathologique était expliquée d'après la *théorie des
blastèmes* de Schwann : les éléments nouvellement formés naissaient de toutes

pièces au sein du liquide exsudé des vaisseaux par une sorte de génération spontanée, phénomène que Raspail déjà avait comparé à la cristallisation des corps dissous. C'est sous cette forme que l'histologie pathologique fut importée à Paris par Lebert, où elle finit par conquérir son droit de cité, principalement par les travaux de Ch. Robin, qui développa dans son enseignement et dans ses écrits cette *théorie de la genèse* des éléments anatomiques à laquelle il devait rester fidèle jusqu'à la fin de ses jours.

A cette période appartiennent, outre les travaux cités plus haut, les publications de Güterbock (*De pure et granulatione*, 1837), de Vogel (*Ueber, Eiter, Eiterung*, etc., 1838), de H. Müller (*Zeitschr. für rat. Med.*, 1843), de Luschka (*Entwickel. der Formbestandtheile des Eiters u. der Granulationen*, 1845) ; la thèse de Broca (*Sur la propagation des inflammations*, 1849). Lebert lui-même (*Physiologie pathologique*, 1845. — *Mém. de la Soc. de biologie*, 1852) étudia avec soin les phénomènes inflammatoires, la congestion, la néoformation des vaisseaux et des leucocytes (globules inflammatoires et globules du pus). Ses conclusions font honneur à sa perspicacité physiologique : pour lui l'inflammation n'est pas une maladie à proprement parler, mais seulement le reflet d'un état morbide plus profond.

Tel était l'état de la science au moment où allait s'ouvrir une ère nouvelle par l'apparition de la pathologie cellulaire édifiée par Virchow. Il serait injuste de ne pas associer au nom de cet auteur celui de son collaborateur Reinhardt, enlevé par une mort prématurée au début de sa carrière.

Troisième période. *La pathologie cellulaire, Virchow.* Schwann lui-même avait pressenti l'importance de l'individualité physiologique représentée par chaque cellule lorsqu'il disait que « ce n'est pas dans l'organisme considéré comme un tout unique que réside la cause de la nutrition et de la croissance, mais dans les parties élémentaires séparées, c'est-à-dire dans les cellules. »

M. Barry, Toynbee (*Researches tending to prove the Nonvascularity*, etc., *of Cert. Anim. Tissues.* In *Phil. Transact.*, 1841), John Goodsir (*Anat. and path. Observations*, 1845), Redfern (*Anomal Nutrition in Cartilages.* In *Edinb. Monthl. Journ.*, 1849-1850), J. Vogel (*Encyclopédie anatomique*, t. IX, 1847. Trad. de Jourdan), constatent les modifications inflammatoires de certains éléments anatomiques et considèrent comme une hypothèse très-probable un accroissement de l'attraction vitale entre le sang et les parties environnantes. De son côté Küss (*De la vascularité et de l'inflammation*, Strasbourg, 1846) définit l'inflammation *un trouble de la nutrition qui peut apparaître dans tout organe qui vit et se nourrit*. Il insiste sur la nécessité d'étudier l'inflammation dans les tissus dépourvus de vaisseaux sanguins et s'alimentant simplement aux dépens du *suc nutritif* qui les imbibe, tout en ayant le tort de ranger dans ce nombre le tissu osseux et le tissu cellulaire.

Mais les recherches de ces différents auteurs ne portaient que sur des points particuliers ; aucun d'eux n'avait disposé d'une base physiologique suffisante pour édifier une théorie d'une portée générale. On ne peut donc les considérer que comme des précurseurs de la pathologie cellulaire dont le véritable fondateur est Virchow (série d'articles in *Virchow's Archiv.* — *Handb. d. spec. Pathol. und Therapie*, 1854. — *Pathologie cellulaire*, 1858. La doctrine de l'inflammation est exposée complétement dans la 3e édition, 1862). Après avoir observé qu'une série de néoplasmes se forment par multiplication des éléments cellulaires préexistants, il prit comme point de départ les recherches embryologiques de Reichert, de Kölliker et de Remak, et formula le fameux axiome *omnis cellula à cellula*, opposant ainsi la théorie de la filiation non interrompue des éléments anatomiques à la théorie des blastèmes de Schwann qui jusqu'alors avait régné sans conteste. La cellule est à ses yeux l'élément fondamental de tous les tissus tant normaux que pathologiques; elle constitue une individualité autonome, possédant à elle seule toutes les propriétés essentielles de la vie et réagissant à sa manière contre les impressions extérieures. Tous les phénomènes vitaux que nous observons, soit à l'état de santé, soit à l'état de maladie, sont décomposables en un certain nombre d'actions cellulaires dont ils représentent la somme, la résultante. Pour expliquer les modifications variées que présentent les cellules au point de vue tant anatomique que physiologique, Virchow leur accorde comme propriété fondamentale l'*irritabilité*. Mais ce mot n'est plus pour lui un synonyme de *contractilité* ou de *sensibilité*, comme il l'avait été pour beaucoup de physiologistes de Haller à Broussais; il a une portée tout à fait générale et représente le mécanisme de toutes les réactions organiques contre les influences du dehors (*voy*. plus haut, p. 697 et 701).

Pour Virchow, l'irritabilité des cellules se manifeste sous trois formes : *irritabilité fonctionnelle*, se rapportant au rôle spécial que jouent les éléments (cellules musculaires, glandulaires, nerveuses, etc.); *irritabilité nutritive*, se traduisant pas l'assimilation d'une plus grande quantité de matériaux nutritifs empruntés au sang et entraînant fréquemment l'*hypertrophie*; *irritabilité formative*, se manifestant par la division, la *prolifération* des cellules.

L'inflammation, envisagée au point de vue de ces doctrines nouvelles, se présente sous un jour bien différent de celui sous lequel on était habitué à la considérer jusque-là. Le fait essentiel et primordial du processus inflammatoire est l'irritation venant agir sur les cellules de la partie malade; ces éléments réagissent en activant leur nutrition propre et en soustrayant au sang et au parenchyme voisin une plus grande quantité de substance assimilable. L'hyperémie consécutive est simplement destinée à fournir aux cellules les matériaux de cette assimilation exagérée, et devient dès lors comparable à la congestion physiologique que présentent des organes dont la fonction se trouve activée.

Les troubles vasculaires et nerveux, avec les symptômes cardinaux qu'ils tiennent sous leur dépendance, se trouvent ainsi relégués à l'arrière-plan. Si l'exsudat inflammatoire est fourni par le sang et représente une exagération de la transsudation plasmatique normale, par contre les éléments de nouvelle formation, globules inflammatoires, globules du pus, etc., ne naissent plus par une sorte de génération spontanée au sein d'un liquide organisable emprunté au torrent circulatoire : ils proviennent directement des cellules du tissu enflammé dont l'irritation formative, succédant à l'irritation nutritive, a amené la multiplication. Virchow n'admet plus qu'une différence quantitative entre l'irritation simple ou fonctionnelle et l'inflammation s'accompagnant de troubles nutritifs et de prolifération morbide des cellules. Aussi l'expression de *processus irritatif* devient-elle bientôt, dans le langage médical courant, synonyme de *processus inflammatoire*.

. Voici en quels termes le professeur Ch. Schützenberger appréciait la révolution opérée par la pathologie cellulaire en ce qui concerne la théorie de l'inflammation (Leçon d'ouverture faite le 16 novembre 1859 à la Faculté de médecine de Strasbourg) :

« On dira que l'inflammation débute par une modification invisible de la *vita-*

lité : c'est l'irritation inflammatoire. Pour beaucoup de pathologistes, cette irritation est localisée dans le système nerveux, qui, par l'intermédiaire des nerfs vaso-moteurs, réagit sur la circulation. On admet que les petits vaisseaux se contractent d'abord sous l'influence irritante, puis qu'ils se dilatent et se paralysent : de là la stase et l'hyperémie inflammatoire. La congestion sanguine conduit à l'exsudat, et les transformations de cet exsudat, de ce blastème inflammatoire, conduisent à la suppuration, à l'induration ou aux autres lésions consécutives.

Ce qu'il y a de vrai dans cette théorie dérive de l'observation anatomopathologique. Elle a très-bien saisi la succession des lésions dans certains organes enflammés.

Le reste de la théorie est cousu de pièces et de morceaux. Ici c'est un point de vue théorique sur la vitalité exclusivement attribuée au système nerveux, là une observation isolée sur les effets des substances irritantes mises en contact avec le mésentère d'une grenouille ou une autre membrane vasculaire vivante, le tout complété par une théorie empruntée au développement embryonnaire du blastème et à la génération spontanée d'éléments morphologiques dans un liquide organique amorphe.

Mais n'est-il pas évident qu'une telle théorie ne peut et ne doit être considérée que comme une hypothèse tout à fait provisoire, et que la véritable théorie de l'inflammation ne pourra se produire que sous l'influence d'une analyse exacte de ce qui *se passe en réalité* dans tous les tissus, dans tous les organes enflammés, successivement examinés et étudiés aux différentes phases de l'évolution morbide? Aussi, dès que les recherches microscopiques, *les seules compétentes*, ont été sérieusement appliquées, cette théorie de l'inflammation a menacé ruine. Tout d'abord l'importance de l'hyperémie, considérée comme élément essentiel et initial de l'inflammation, diminue, car des transformations organiques tout à fait analogues à celles qui sont généralement attribuées à l'inflammation ont été positivement constatées par Virchow, Küss et d'autres, dans des tissus absolument privés de vaisseaux sanguins, la cornée transparente, les cartilages, l'intérieur des tendons. D'un autre côté, si la théorie de l'irritation subsiste, l'idée de la localisation de ses effets primitifs sur le système nerveux et sanguin paraît devoir faire place à celle d'une influence plus directe des agents excitants sur l'élément organique par excellence, *sur la cellule*. Enfin, la production d'éléments pathologiques dans un blastème amorphe, et par conséquent la génération spontanée de cellules et toute la théorie des transformations directes du plasma ou de l'exsudat sorti des vaisseaux sanguins est positivement déclarée fausse (Virchow), car déjà le microscope proclame comme *axiome histologique* que la cellule seule peut engendrer la *cellule* et que tout élément morphologique dérive d'un autre élément préexistant. »

A partir de ce moment l'idée d'une aptitude réactionnelle appartenant en propre aux parties élémentaires qui constituent l'organisme prit définitivement la première place en physiologie et en médecine. Nous avons vu plus haut que plusieurs auteurs anciens avaient considéré l'inflammation comme une exagération temporaire des forces vitales dans la partie malade. La notion de l'irritabilité est contenue en germe dans le vieil adage hippocratique : *ubi stimulus, ibi affluxus*, et on la trouve énoncée plus ou moins explicitement dans une série d'ouvrages à partir de Glisson. Bien des médecins avaient admis, à l'exemple de Haller, une augmentation de l'*attraction* exercée sur le sang par les parenchymes extra-vasculaires. Mais il y a loin des conceptions vagues émises par les

devanciers de Virchow à ces vues simples et précises formulées avec une netteté
et une rigueur qui contrastent singulièrement avec les hypothèses insuffisantes
et souvent obscures de la pathologie nerveuse et humorale. C'est en France
que les théories neuro-pathologiques ont survécu le plus longtemps (Ch. Robin,
*Leçons sur les vaisseaux capillaires et l'inflammation. Paris, 1867. — Picot,
Les grands processus morbides, 1876).* Mais toutes les attaques dont elle a été
l'objet n'ont pu entraver les progrès de la doctrine de Virchow. Développée avec
talent et autorité par son fondateur, appuyée sur une foule d'observations
anatomo-pathologiques et expérimentales, elle s'imposa rapidement au monde
médical tout entier. Il nous reste à rendre compte des recherches plus récentes
qui, loin de l'amoindrir, sont venues la compléter et l'étendre.

La migration cellulaire et la diapédèse; Recklinghausen et Cohnheim.
Virchow, qui avait étudié et fait apprécier à leur véritable importance les altérations nutritives et les phénomènes de multiplication des cellules, n'avait
point soupçonné leur mobilité. La cellule était pour lui un élément essentiellement fixe, destiné à évoluer complétement sur la place où il était né. Mais, à
mesure que des moyens plus perfectionnés permirent d'observer au microscope
les tissus vivants, on constata la faculté de locomotion d'un grand nombre de
cellules et particulièrement des leucocytes, et ces faits ont acquis une grande
portée en pathologie depuis la découverte de la *diapédèse* par Cohnheim (1867).

La ressemblance qui existe entre les globules du pus et les globules blancs
du sang avait depuis longtemps frappé les observateurs. L'identité des deux
sortes de corpuscules avait été soutenue par Kaltenbrunner (*loc. cit.*), Addison
(*Consumpt. and Scroph.*, 1849), Zimmermann (*Preuss. Vereinszeit.* 1852), etc.

Plusieurs auteurs avaient soupçonné l'émigration des leucocytes, en tenant
compte de leur accumulation dans la zone plasmatique (couche immobile de
Poiseuille) et de l'extravasation évidente des globules rouges dans un grand
nombre de processus inflammatoires. Zimmermann notamment supposait que la
paroi vasculaire subissait par places une sorte de dissolution de façon à permettre
aux éléments figurés du sang de s'infiltrer dans les tissus ambiants.

Le phénomène de la diapédèse avait été entrevu par Döllinger (1819), J.
Müller (1824), Koch et Hassall, mais la première indication positive sur ce
sujet semble avoir été donnée par Dujardin d'après une observation sur la queue
du têtard : « En observant le mouvement du sang, j'ai vu plusieurs fois un globule seul s'échapper latéralement du vaisseau sanguin et se mouvoir dans le
tissu transparent dont je viens de parler, avec une lenteur qui contrastait fortement avec la rapidité du torrent circulatoire dont ce globule était échappé.

Bientôt après le globule cessait de se mouvoir et il demeurait fixé dans le
tissu transparent : or, en le comparant aux granulations que contenait ce même
tissu, il était facile de voir qu'il n'en différait en rien, de sorte qu'il n'était pas
douteux que ces granulations demi-transparentes fussent aussi des globules
sanguins précédemment fixés. Par quelle voie ces globules sortent-ils du torrent
circulatoire? C'est ce qu'il n'est pas facile de déterminer. Peut-être les vaisseaux
ont-ils des ouvertures latérales par lesquelles le sang peut verser ses éléments
dans le tissu des organes; peut-être le mouvement de ces globules n'était-il
ralenti d'abord et ensuite arrêté que parce qu'ils étaient engagés dans des vaisseaux trop petits relativement à leur grosseur.

On expliquera cette fixation des globules sanguins comme on voudra, mais
le fait de cette fixation demeurera toujours démontré; je l'ai observé un trop

grand nombre de fois pour croire que ce soit un phénomène accidentel. Cette fixation des globules est indubitablement un phénomène dans l'ordre de la nature vivante. Cela explique le rôle que jouent les globules sanguins dans la nutrition : ce sont des cellules vagabondes qui finissent par se fixer et par se joindre au tissu des organes. » (*Rech. anat. et physiol. sur la structure intime des anim. et des vég.*, Paris, 1824; *voy.* Horwath, *Comp. rend. Ac. sc.*, t. XCIX, 1884).

On voit que ce curieux passage contient en substance toute la théorie aujourd'hui régnante de la néoplasie inflammatoire.

Le processus de l'émigration a été ensuite nettement décrit par Waller (*Philos. mag.*, 1846); mais l'état des connaissances qu'on possédait à cette époque en anatomie générale ne permit pas d'apprécier ses observations à leur juste valeur. Ce n'est que vingt ans plus tard, lorsque Cohnheim (*Virch. Arch.*, 1866) décrivit à nouveau la diapédèse sur le mésentère de la grenouille, que l'on comprit la portée générale de ce phénomène en physiologie pathologique.

Voici la relation succincte de cette expérience fondamentale :

Lorsqu'on étale, avec les précautions voulues, sur un porte-objet convenablement disposé, le mésentère d'une grenouille immobilisée par le curare, le simple contact de l'air suffit pour produire dans la circulation locale une série de perturbations des plus remarquables.

Le premier phénomène qui attire l'attention, au bout de quinze à vingt minutes environ est une dilatation du réseau vasculaire; cet élargissement progressif des vaisseaux, qui atteint son maximum après une à deux heures, débute par les artères où il est le plus prononcé (le calibre peut se trouver augmenté du double et même au delà); il se montre ensuite sur les veines, où il est déjà moins accusé, et un peu plus tard seulement sur les capillaires dont le diamètre n'est accru que d'un quart environ. En même temps que les vaisseaux se dilatent, on observe une accélération notable du courant sanguin. Mais, tandis que la dilatation persiste pendant toute la durée du processus inflammatoire, l'augmentation de vitesse du sang n'est que transitoire et fait place bientôt (après une demi-heure, une heure ou plus) à un ralentissement de plus en plus marqué. Dès lors on voit les globules rouges s'amasser en plus grande quantité et s'empiler comme des pièces de monnaie dans les capillaires; bientôt, dans un certain nombre de ces derniers, la colonne sanguine ne progresse plus que par saccades isochrones avec les pulsations, qui sont très-apparentes jusque dans les plus petits ramuscules artériels; un peu plus tard, on voit, après chaque systole, le sang rétrograder vers le cœur, de sorte qu'il semble animé d'une sorte de mouvement de va-et-vient, comme s'il rencontrait en aval un obstacle infranchissable. Enfin l'arrêt est complet : les capillaires les plus fins sont distendus par des globules intimement tassés les uns contre les autres, au point qu'ils semblent confondus en une masse homogène et qu'on croirait n'avoir plus sous les yeux qu'un cylindre cruorique formé d'une seule pièce. La stase capillaire entraîne nécessairement dans les veinules efférentes une diminution de la pression, qui peut tomber à zéro. Dans ces points la circulation n'est plus entretenue que par les veinules collatérales; souvent la direction du courant y est renversée, et dans tous les cas il y a un ralentissement très-prononcé. Dès lors se trouvent réalisées les conditions voulues pour que les globules blancs s'accumulent en grand nombre dans la zone plasmatique marginale déjà signalée dans les petites veines par Haller et Spallanzani; ils circulent très-lentement et adhèrent fréquemment à la face interne de la paroi qu'ils finissent par tapisser sous forme d'une couche continue, comparable, suivant certains auteurs, à un revêtement épithélial. En même temps on voit également quelques-uns de ces éléments adhérer à la paroi des capillaires, bien qu'ici les globules rouges occupent la cavité dans toute sa largeur, formant une masse compacte qui n'est interrompue que de distance en distance par les globules blancs isolés ou réunis en petits groupes. Cette adhérence des leucocytes à la paroi ne se produit pas d'une façon appréciable dans les artérioles où les contractions systoliques rejettent constamment dans le courant les éléments qui tendent à prendre une situation périphérique pendant la diastole. C'est habituellement à partir du moment où les globules blancs se fixent à la paroi des petites veines que l'on peut observer le passage de ces éléments à travers les minces tuniques vasculaires. On voit l'une des cellules incolores pousser un prolongement qui se montre à la face externe du vaisseau sous forme d'une saillie conique dont l'extrémité se renfle bientôt en massue. Ce renflement extérieur s'accroît rapidement, si bien que le corps cellulaire revêt l'aspect d'un bissac dont l'une des moitiés est placée en dehors de la veine, l'autre étant encore à l'intérieur. Cette dernière diminue à vue d'œil, tandis que la portion extravasculaire augmente, le protoplasma s'écoulant en quelque sorte vers l'extérieur à travers l'étranglement situé dans l'épaisseur de la paroi. Enfin le globule tout entier a franchi l'étroit pertuis qui lui livre passage; il s'éloigne progressivement de la face externe du vaisseau à laquelle il est encore rattaché pendant quelque temps par un fin pédicule. Ce dernier s'étire et s'amincit, et bientôt il se détache de son point d'implantation : à partir de ce moment le leucocyte n'affecte plus aucun rapport avec le vaisseau d'où il est sorti; devenu entièrement indépendant, il s'avance en liberté à travers le tissu périvasculaire, grâce aux contractions amiboïdes dont il est animé. Il est à remarquer que ces contractions se produisent d'une façon continue pendant toute la durée du processus; lorsque le globule est engagé dans la paroi et fortement étranglé à ce niveau, ses deux moitiés ne cessent pas de présenter d'un instant à l'autre des changements de forme très-apparents.

La diapédèse se produit également avec une grande abondance au niveau des capillaires proprement dits, et elle ne s'y borne pas à l'extravasation des leucocytes, mais on voit aussi sortir des globules rouges, ce qui tient à l'absence de zone plasmatique : les globules des deux sortes, se trouvant pressés pêle-mêle contre la paroi, participent indifféremment à l'émigration. Le temps qui s'écoule entre la mise à nu du mésentère et le début de la diapédèse peut varier depuis quelques minutes jusqu'à une heure et plus. De même le passage des leucocytes à travers les tuniques vasculaires peut se faire plus ou moins vite; une cellule met parfois plus de deux heures à franchir la paroi, tandis que d'autres fois la traversée se fait assez rapidement.

Une fois commencée, l'émigration s'étend à tout le territoire vasculaire qui est le siége du ralentissement circulatoire; bientôt les veinules paraissent garnies extérieurement de plusieurs rangées de leucocytes extravasés, et, pendant ce temps, on voit incessamment de nouveaux éléments contractiles se fixer à la face interne et passer à leur tour, de telle sorte que le tissu du mésentère se remplit rapidement d'une multitude de cellules incolores, à réfringence mate, ayant tous les caractères des globules blancs du sang.

En même temps que la diapédèse, il se fait une transsudation liquide qui gonfle le tissu, le distend et finit par s'épancher à la surface où elle se coagule. Ainsi se forme une fausse membrane fibrineuse englobant un grand nombre de leucocytes et aussi quelques hématies : ce phénomène empêche de poursuivre plus loin le processus morbide, car le feuillet mésentérique, déjà un peu opaque par suite de l'infiltration leucocytique, se trouve maintenant masqué par une couche de fibrine et soustrait à l'examen.

Telle est, en résumé, cette observation qui permet de constater directement les troubles circulatoires, l'exsudation et la diapédèse, et qui a servi de fondement aux théories actuellement en cours sur le processus inflammatoire.

En effet, au moment où parut le travail de Cohnheim, le terrain se trouvait préparé par les recherches des histologistes sur la contractilité et la propriété de locomotion amiboïde d'un grand nombre de cellules animales à tous les degrés de l'échelle. Recklinghausen, notamment, avait pu suivre les éléments migrateurs dans le tissu cellulaire et dans la cornée et en avait fait ressortir l'importance au point de vue pathologique. Aussi la diapédèse devint-elle dès lors l'objet d'études approfondies, et la découverte de Cohnheim fut-elle confirmée par tous les bons observateurs ; on l'admet aujourd'hui sans conteste pour toutes les classes de Vertébrés.

Au point de vue spécial de l'inflammation, de l'origine des leucocytes du pus et des cellules dites embryonnaires, la théorie de Virchow se trouvait du coup reléguée dans le passé et la doctrine de la provenance intra-vasculaire des produits inflammatoires était remise en honneur de la façon la plus inattendue.

Quelques auteurs allèrent même jusqu'à attribuer la contractilité amiboïde aux globules rouges (Rollett, Klebs, Beale, Bastian, Friedreich, etc.).

Depuis lors un grand nombre de travaux importants ont ramené l'attention sur les changements que présentent les éléments fixes des tissus enflammés. Bien des auteurs tendent, à l'exemple de Recklinghausen, à attribuer à ces données une place dans la physiologie pathologique de l'inflammation. Les recherches contemporaines, tout en mettant en lumière la part légitime qui revient aux altérations des humeurs, paraissent devoir aboutir à enlever à la théorie de Cohnheim ce qu'elle avait de trop absolu, et à réhabiliter, dans une large mesure, les vues émises autrefois par l'auteur de la pathologie cellulaire.

II. Physiologie pathologique. *Idée générale du processus inflammatoire.* Quelle que soit la théorie à laquelle on se rattache au sujet de la nature intime de l'inflammation, on est toujours amené à l'envisager comme un processus pathologique complexe pouvant comprendre tout à la fois des troubles circulatoires et des troubles nutritifs.

La disposition anatomique et le fonctionnement des vaisseaux étant sensiblement les mêmes dans toutes les parties du corps qui sont pourvues de réseaux capillaires, les modifications de la circulation se présentent avec des caractères à peu près semblables, quel que soit l'organe où siège l'inflammation. Au contraire, aux diversités de composition que présentent les tissus enflammés correspondent nécessairement des différences dans les altérations tant chimiques qu'anatomiques dont ils sont frappés.

Aussi semble-t-il logique de diviser la description du processus inflammatoire en deux chapitres distincts, comme le font plusieurs auteurs récents, et de considérer séparément, d'abord les phénomènes morbides se rapportant à l'appareil circulatoire, qui sont les mêmes partout, ensuite les altérations morphologiques essentiellement variables, qui demandent à être étudiées à part dans chaque organe, dans chaque tissu.

N'ayant à donner ici qu'une idée générale des phénomènes de l'inflammation, nous nous en tiendrons surtout, pour l'étude anatomo-pathologique, aux lésions du tissu conjonctif choisi comme type. C'est celui qui est le plus fréquemment atteint et qui présente les modifications les plus frappantes; il accompagne constamment, en quantité variable, les ramifications vasculaires de tout ordre, constituant avec elles ce que Rindfleisch appelle l'*appareil intermédiaire de la nutrition*. Eu égard à ces rapports intimes, l'histoire pathologique du système capillaire es inséparable de celle du tissu conjonctif ambiant.

Cette façon de procéder est celle qui se prête le mieux à une vue d'ensemble, aussi a-t-elle été adoptée par la plupart des auteurs. Quant aux altérations des autres tissus, on se contentera de mentionner au cours de la description les faits ayant une portée générale et dont la connaissance paraîtra indispensable à l'intelligence du sujet, renvoyant aux articles spéciaux pour les questions de détail.

A l'exemple de Fœrster (*Handb. d. pathol. Anat.*, 1865), nous chercherons à nous rendre un compte exact de la signification des troubles inflammatoires en les rapprochant des actes normaux dont ils représentent une exagération plus ou moins marquée.

La nutrition des éléments anatomiques qui constituent l'organisme ne peut s'effectuer que grâce à un apport continuel de substances assimilables et se trouve ainsi liée intimement à l'intégrité de la circulation sanguine. Mais les éléments ne sont pas généralement en contact immédiat avec le sang lui-même; ce dernier laisse transsuder au niveau des capillaires une partie de son liquor qui se répand dans les tissus. Comme le dit Kûss, « tous les organes sont imbibés et saturés d'un suc limpide et gluant, dont la composition chimique n'a pas encore été suffisamment étudiée, mais que les notions anatomiques tendent à faire regarder comme l'aliment immédiat de la nutrition et des sécrétions ». C'est ce suc nourricier qui représente le véritable *milieu intérieur* au niveau duquel se font les échanges indispensables à la rénovation moléculaire de la substance vivante. Il est renouvelé constamment aux dépens de la transsudation qui s'effectue par les minces parois des capillaires sanguins et il s'écoule, en grande partie du moins, par les radicules des lymphatiques, constituant ainsi entre les vaisseaux sanguins afférents et les lymphatiques efférents une véritable *circulation plasmatique*. Celle-ci se fait en partie à travers les éléments anatomiques et dans leur épaisseur, en partie dans les interstices qui les séparent et dont la disposition variée a donné lieu aux interminables discussions sur le soi-disant problème de l'origine des lymphatiques.

Enfin, les éléments anatomiques eux-mêmes nous présentent : d'une part des phénomènes d'usure et d'atrophie amenant la disparition des parties arrivées au terme de leur existence, et d'autre part des phénomènes de néoformation physiologique se traduisant par le remplacement tant moléculaire que morphologique du protoplasma qu'use incessamment la désassimilation, ainsi que par la croissance des tissus en voie de développement.

Parallèlement à cette esquisse physiologique nous étudierons successivement dans le processus inflammatoire :

1° Les troubles de la circulation locale : l'*afflux du sang*, l'*hyperémie*, la *stase*, dont dépendent la *rougeur* et la *chaleur* inflammatoires.

2° Ceux de la transsudation et de la circulation plasmatique : l'*exsudation* et la *diapedèse* entraînant la *tuméfaction*.

5° L'exagération des phénomènes d'usure et de destruction organiques : les *altérations dégénératives et atrophiques*.

4° L'exagération des phénomènes de génération : la *néoplasie inflammatoire*, à l'occasion de laquelle nous envisagerons brièvement les phases plus tardives et les divers modes d'évolution des inflammations. Nous terminerons enfin par quelques considérations sur les caractères de tout ordre d'après lesquels on a tenté de *classer* ces dernières, sur la *pathogénie* du processus inflammatoire et sur la *signification* qui doit lui être attribuée en pathologie générale.

1° TROUBLES CIRCULATOIRES. *Hyperémie, stase.* La rougeur inflammatoire qu'on observe sur les parties accessibles à l'investigation directe ne peut être attribuée qu'à un afflux exagéré du sang. Lorsqu'on examine, dans les premiers stades de l'inflammation, des membranes transparentes telles que la conjonctive oculaire ou les séreuses mises à nu, on constate un accroissement de volume très-sensible des ramuscules artériels et veineux visibles à l'œil nu ou à la loupe. Cette injection naturelle persiste dans la portion périphérique du territoire enflammé pendant toute la durée du processus pathologique, mais au centre même du foyer elle ne tarde pas à être masquée par une rougeur diffuse, et cette dernière est seule visible sur les téguments plus opaques tels que la peau et la plupart des muqueuses. C'est l'intensité de ce *rubor* uniformément étendu sur les parties enflammées qui avait fait supposer aux Anciens que le sang sortait de ses voies naturelles pour s'épancher dans les interstices des tissus ou dans les vaisseaux séreux ou autres où il n'accède pas normalement (*error loci* de Boerhaave). Une observation plus exacte des faits a montré depuis qu'il n'en est pas ainsi : la congestion inflammatoire est exclusivement intra-vasculaire et ne diffère pas essentiellement par ses caractères extérieurs des hyperémies émotionnelles, de celles qu'on produit sur la peau en l'excitant par des frictions légères, ou sur l'oreille du lapin par la section des filets du sympathique cervical. Comme ces dernières, elle cède momentanément à la pression du doigt, et, s'il reste des points rouges dans le champ ainsi anémié, c'est qu'il s'est produit de petites hémorrhagies par rupture des capillaires.

Nous envisagerons successivement, pour élucider la pathogénie de l'hyperémie phlegmasique, les observations de Hunter, les résultats fournis par l'examen microscopique des membranes transparentes, et les expériences de Samuël.

a. *Opinion de Hunter.* La teinte écarlate de la rougeur inflammatoire avait déjà fait supposer à Hunter que la circulation locale devait être fortement accélérée et que le sang artériel traversait le territoire enflammé avec une telle vitesse qu'il n'avait pas le temps de subir la transformation habituelle en sang veineux. Il a constaté en effet que le sang extrait par une sangsue de la peau enflammée offre une coloration beaucoup plus vive que celui qui provient d'une partie saine; que les incisions sont suivies d'une hémorrhagie plus abondante; que les artérioles d'un doigt atteint de panaris présentent des pulsations qu'on ne peut percevoir à l'état sain; que les battements des troncs artériels se rendant à une main atteinte de phlegmon (artères radiale et cubitale) sont beaucoup plus forts que ceux du côté opposé; lorsqu'on expérimente sur les animaux et qu'on sectionne les artères correspondantes des membres, on obtient un jet plus abondant et plus puissant du côté où siège l'inflammation. On peut ajouter que l'ischémie passagère que laisse l'empreinte du doigt est bien plus fugace qu'à l'état normal.

Le retour par les veines doit nécessairement présenter une augmentation de vitesse proportionnelle à celle de l'arrivée du sang artériel; s'il en était autrement, on verrait à bref délai une accumulation considérable de ce liquide et une suffusion sanguine généralisée à tout le foyer inflammatoire. Lawrence, pratiquant comparativement la phlébotomie sur les deux bras chez des individus affectés de phlegmon, a trouvé en effet que l'écoulement du sang est deux à trois fois plus fort du côté malade.

Tous ces faits démontrent à l'évidence qu'il existe *une dilatation vasculaire et une accélération du torrent circulatoire*; si l'on veut s'en tenir à ces données expérimentales, on devra conclure avec Hunter que l'hyperémie inflammatoire est une congestion essentiellement active et artérielle.

b. *Étude des membranes transparentes.* Il n'en est plus de même, si l'on s'adresse à l'observation microscopique des membranes transparentes (membrane natatoire, mésentère, poumon, vessie chez les batraciens, aile de la chauve-souris, etc...), sur lesquelles on a expérimenté l'action d'une foule d'irritants mécaniques, thermiques et chimiques, ainsi que l'excitation électrique. Quel que soit le procédé mis en usage, on observe toujours une dilatation des vaisseaux, parfois précédée d'une contraction passagère des artères; le courant sanguin, qui traverse d'abord avec une grande vitesse les vaisseaux dilatés, se ralentit après un certain temps, et, comme dans l'expérience de Cohnheim citée plus haut, on voit constamment s'établir une stase capillaire plus ou moins étendue. Ce résultat concordait trop bien avec les idées anciennes pour ne pas être accueilli avec faveur. Aussi la *stase* a-t-elle joué un grand rôle dans l'histoire des inflammations et en a-t-on fait longtemps un phénomène en quelque sorte pathognomonique de ce genre d'affections. Actuellement encore elle en constitue, pour la plupart des auteurs classiques, un facteur absolument indispensable.

Pourtant les descriptions données par les divers observateurs ne concordent pas assez exactement entre elles, pour que l'on puisse les considérer comme équivalentes et les envisager en bloc lorsqu'il s'agit d'en apprécier la portée générale. Déjà Kaltenbrunner avait institué une série d'expériences destinées à vérifier méthodiquement l'influence des divers irritants dont on se servait à son époque. Depuis lors des observations analogues ont été reprises un grand nombre de fois avec des procédés de plus en plus variés et perfectionnés. On est arrivé ainsi à constater que les moyens dont l'application locale produit la stase du sang n'agissent pas tous de la même façon et que la succession des troubles circulatoires présente des différences assez notables suivant les cas. Ainsi s'expliquent les divergences de vues des observateurs plus anciens qui opéraient avec moins de précautions et qui ne tenaient pas, dans leurs déductions, un compte suffisant des procédés mis en usage.

V. Recklinghausen a consigné (*Allgem. Pathologie*, p. 57) dans un tableau comparatif les résultats les plus importants obtenus sur ce sujet en opérant sur la membrane interdigitale. D'après ce résumé, on voit que ce sont surtout les premiers effets de l'irritation qui varient d'une expérience à l'autre : une élévation de température jusqu'à 50 degrés, des solutions concentrées de chlorure de sodium ou de sucre, les acides organiques dilués, les acides minéraux très-dilués (1 à 2 pour 100), l'acide carbonique, provoquent d'abord la dilata-

tion des vaisseaux et l'accélération du sang ; ce n'est qu'ultérieurement qu'on
voit survenir une contraction des artérioles et la stase capillaire. Avec les alcalis, au contraire, on a tout d'abord une contraction artérielle et un ralentissement du courant. Pour l'ammoniaque en particulier, on voit les vaisseaux
présenter des alternatives de resserrement et de dilatation se succédant sur le
même rameau ou se montrant conjointement sur différents points du champ
d'observation.

La stase une fois établie, les phases ultérieures du processus sont les mêmes
que dans l'expérience de Cohnheim : le tassement des globules dans les capillaires, l'exsudation et la diapédèse, se manifestent d'une manière identique (*voy.*
plus haut, p. 712).

Ces phénomènes sont en tout point pareils à ceux qu'on provoque dans la
même membrane par la ligature de la veine crurale (Cohnheim, Emmert).
Dans les deux cas la fusion des globules n'est qu'apparente ; si l'on vient à
défaire la ligature, même après un ou deux jours (soixante heures, Weber), la
circulation reprend, les cylindres cruoriques sont poussés dans les veines et s'y
désagrègent rapidement en groupes de plus en plus petits et en globules isolés ;
ceux-ci reprennent aussitôt leur forme et leur aspect normal, montrant ainsi
qu'ils étaient simplement juxtaposés par compression, mais nullement confondus.

Lorsqu'on opère sur un membre dans lequel la circulation a été suspendue
préalablement par une ligature en masse, on voit encore se produire une dilatation des capillaires et un afflux notable du sang vers le point irrité (H. Weber,
Arch. f. Anat. u. Physiol., 1852 ; Schuler, *Würzburger Verhand.*, 1854 ;
Gunning, *Arch. f. d. holländ. Beiträge*, 1857). Dans ces conditions, on arrive
même à provoquer la stase par des substances qui n'agissent pas lorsque la
circulation se fait librement, telles que le tartrate de soude, le ferrocyanure de
potassium, les sulfates alcalins : c'est qu'ici l'action locale n'est plus contre-ba-
lancée par les moyens de compensation dont dispose l'appareil circulatoire grâce
à l'influence des centres vaso-moteurs.

Un effet constant des stases locales est une augmentation de la pression artérielle en amont des capillaires obstrués, se traduisant par une congestion de
voisinage qui se dessine tout autour du département vasculaire gorgé de sang
et fermé à la circulation. Il y a là une zone périphérique plus ou moins large,
dans laquelle les vaisseaux sont dilatés et où le courant sanguin est fortement
accéléré ; cette hyperémie collatérale que l'on peut assimiler dans une certaine
mesure à celle qui se produit au pourtour d'un infarctus, par exemple, est
entretenue par la stase centrale dont elle est en partie la conséquence directe
et dure autant qu'elle.

Tel est le résumé des expériences sur lesquelles on s'est fondé principalement pour admettre, comme un fait absolument général, l'existence de la stase
inflammatoire. Pourtant cette conclusion ne paraît pas à l'abri de tout reproche :
le mésentère notamment, dans lequel se produisent des stases très-étendues
par le simple contact de l'air, où la dessiccation provoque si facilement des
thromboses et des hémorrhagies par ruptures, constitue un terrain peu favorable lorsqu'il s'agit d'étudier l'action des substances irritantes. De plus, et
vu la faible étendue du champ accessible à l'examen, on ne peut faire sur cet
organe que des observations fragmentaires, portant plutôt sur les artérioles
et les veinules que sur le réseau capillaire proprement dit, qui est situé dans
l'épaisseur de la paroi intestinale. De son côté, la langue de la grenouille, dont

il faut abraser la couche superficielle, est déjà plus ou moins modifiée par suite de ce traumatisme.

Les observations faites sur les membranes séreuses des mammifères, sur l'aile de la chauve-souris, sont plus ou moins passibles des mêmes objections : l'application d'irritants tant soit peu énergiques y produit une stase complète dans toute l'épaisseur du réseau capillaire, de sorte que les phases ultérieures, l'exsudation et les lésions anatomiques, si importantes à connaître, le mode de terminaison enfin, échappent entièrement à l'investigation. Toutes ces parties, que leur minceur et leur transparence rendent précieuses pour l'étude de certains phénomènes de détail tels que la diapédèse, sont d'autre part trop délicates et trop vulnérables ; elles ne sauraient se prêter à une irritation assez forte pour produire l'inflammation dans son plein développement et présentent des altérations profondes avant que les phases successives du processus aient eu le temps de se dérouler sous les yeux de l'observateur.

Recklinghausen, discutant les diverses interprétations données au sujet du mécanisme d'après lequel les irritants locaux produisent la stase, désigne comme facteur essentiel une modification des phénomènes de diffusion entre les tissus et le sang. Considérant que les agents chimiques provoquent d'autant plus facilement la stase que leur pouvoir de diffusion est plus considérable, il conclut qu'ils agissent surtout en soustrayant de l'eau tant aux tissus périvasculaires qu'à la paroi des vaisseaux et au sang lui-même. La *stase par diffusion* s'expliquerait ainsi par la condensation du sang devenant moins fluide (Poiseuille), peut-être par une altération des albuminoïdes du plasma modifiant les propriétés physiques du sang, et surtout par une altération des globules rouges qui perdent leur élasticité, deviennent rigides et demeurent empilés et pressés les uns contre les autres. Pour la stase obtenue par l'influence du courant électrique on peut également admettre soit une altération du plasma allant éventuellement jusqu'à la coagulation (E.-H. Weber), soit des modifications des globules.

La production de la stase sous l'influence directe des agents dits irritants sur les vaisseaux et sur leur contenu est facile à observer au cours des expériences du genre des précédentes. Nous l'avons constatée nettement en examinant la circulation capillaire sur le poumon d'un crapaud : ayant approché de la surface de l'organe la pointe d'une aiguille modérément chauffée à la lampe, nous vîmes le cours du sang instantanément interrompu dans un petit champ comprenant sept ou huit mailles capillaires. On distinguait parfaitement les globules isolés ou agminés, immobilisés sur place dans la situation où les avait surpris l'élévation subite de la température; en quelques points ils étaient pressés les uns contre les autres, leurs contours étaient effacés et ils semblaient fusionnés en un petit cylindre remplissant exactement le capillaire correspondant. Le plasma sanguin interposé aux groupes de globules demeurait parfaitement transparent ainsi que les parois vasculaires. Le tissu dans son ensemble ne paraissait nullement altéré, mais il avait acquis une sorte d'homogénéité, les contours des éléments et des parois capillaires étant moins nettement accusés que dans les parties circumvoisines où la circulation se poursuivait activement. La préparation rappelait l'aspect que donne une pièce fixée par une goutte d'acide osmique dans les mêmes conditions.

On pouvait s'attendre à voir survenir par la suite les altérations de structure accompagnant la nécrose par coagulation. Mais, au bout de quelque temps, nous vîmes les globules immobilisés dans la partie périphérique du champ de cauté-risation se remettre en mouvement, les cylindres hématiques se déplacer et se désagréger en globules distincts et le cours du sang se rétablir dans les vaisseaux qui paraissaient avoir été mortifiés. L'hyperémie collatérale avait été à peine indiquée et il ne s'était fait aucune exsudation appréciable à l'œil.

Il s'agissait évidemment dans ce cas d'un processus purement passif, au sujet duquel on ne saurait employer le mot d'*irritation*. Les éléments lésés étaient arrivés très-près de la limite de température au-dessus de laquelle ils se coagulent et meurent; il y avait eu un commencement de coagulation, un état que l'on pourrait comparer peut-être à celui des fibres musculaires aux-quelles on communique une rigidité passagère en interrompant la circulation, et qui reprennent leur souplesse et leurs propriétés vitales lorsqu'on rétablit le cours du sang.

Il est probable que l'alcool, l'éther, le chloroforme, l'acide phénique, etc., produisent des effets analogues, bien que les faits actuellement connus ne permettent pas de formuler une théorie pathogénique bien précise. Le mode d'action de l'huile de croton et de l'essence de moutarde est plus obscur encore, attendu qu'on ne peut guère ici mettre en cause un phénomène de dif-fusion.

Nous mentionnerons encore les expériences entreprises pour étudier l'in-fluence qu'exercent sur les vaisseaux du mésentère enflammé les substances aux-quelles on attribue la propriété de paralyser la contractilité protoplasmique des éléments, en particulier des leucocytes. Les indications des différents auteurs sont assez contradictoires en ce qui concerne les modifications de calibre que présentent les vaisseaux mésentériques mis en contact avec des solutions de sulfate de quinine, d'eucalyptol, d'acide salicylique, etc. (les prin-cipaux travaux sur ce sujet se trouvent indiqués plus loin, à la page 728). Mais il paraît hors de doute que les effets produits à cet égard par ces *poisons protoplasmiques* varient beaucoup de l'un à l'autre, et que chacun de ces corps exerce une action spécifique qui lui est propre. Telle est la conclusion for-mulée par Disselhorst, qui a constaté que les irrigations d'eucalyptol, par exemple, produisent une dilatation des artères en même temps qu'un resserre-ment des veines, tandis qu'avec le sublimé on obtient un résultat opposé.

Toutes ces données disparates justifient amplement la distinction nécessaire établie par Recklinghausen entre la pathogénie de la stase et celle de l'inflam-mation (*l. c.*, p. 76).

L'objection qui vise l'étendue insuffisante du champ d'observation fourni par le mésentère ne s'applique pas d'une manière aussi absolue aux expériences faites sur la membrane natatoire. Ici, principalement lorsqu'on emploie des réactifs qui n'agissent que d'une façon passagère (Recklinghausen recommande le collodion, qu'on enlève quelque temps après qu'il a formé pellicule), on peut étudier assez commodément les stades successifs du processus inflam-matoire : la stase proprement dite répond exactement à la surface d'application du collodion; vient ensuite une zone moyenne dans laquelle on observe une forte dilatation des plus petits vaisseaux avec ralentissement notable du sang qui présente une coloration foncée; il existe enfin une zone périphérique d'hyperémie artérielle avec accélération très-marquée du torrent circulatoire. L'aire centrale directement atteinte par le caustique ne tarde pas à devenir le siége d'une exsudation qui se montre sous forme d'une vésicule remplie d'un liquide citrin ou légèrement opalescent. Recklinghausen fait remarquer que cet exsudat, bien qu'exactement limité au territoire de la stase sanguine, ne paraît pas provenir directement de ce dernier, comme l'avaient admis Samuël et Cohnheim (qui supposaient que le plasma pouvait continuer à circuler entre les globules immobilisés), mais bien des vaisseaux voisins restés perméables : en effet l'épiderme se soulève d'abord sous forme d'un bourrelet annulaire qui gagne peu à peu vers le centre. Dans la zone de ralentissement on remarque une diapédèse particulièrement abondante au niveau des veinules efférentes du territoire obstrué, ainsi que des hémorrhagies punctiformes assez fréquentes. Le même auteur signale en outre, au niveau du champ central, un état particulier des chromoblastes qui s'étalent sous forme d'étoiles anastomosées en réseau, état interprété par Lister comme une atonie de ces éléments contractiles qui se relâcheraient, de même que les tuniques artérielles, sous l'influence d'une paralysie des extrémités nerveuses produite par la cautérisation. Il est fort probable que les autres éléments cellulaires de la région sont lésés d'une manière analogue dans leurs propriétés vitales.

Si la stase ne se termine pas par résolution après vingt-quatre à quarante-huit heures, on voit survenir la mortification de la partie centrale, puis, du troisième au sixième jour, un ramollissement de la zone voisine qui conduit finalement à l'élimination de l'eschare : c'est une véritable inflammation limitante.

c. *Expériences de Samuël.* Samuël (*Virch. Arch.*, t. LI, 1870) a expérimenté sur l'oreille du lapin albinos à peu près toute la série des réactifs mentionnés ci-dessus au sujet de la membrane interdigitale, de façon à y produire l'irritation à tous les degrés, depuis la simple rougeur jusqu'à la mortification. Les résultats ainsi obtenus concordent d'une façon générale avec ceux qui ont été notés chez les batraciens. Lorsqu'on cautérise énergiquement une partie circonscrite du pavillon de l'oreille, on observe une eschare centrale où le sang est coagulé, et où tous les tissus ont subi une sorte de momification. Ce foyer de nécrose est entouré d'une zone dans laquelle la circulation du sang est aussi complétement arrêtée, mais où les tissus ne sont pas à l'état de dessiccation, de sorte qu'il s'y opère encore des échanges de liquides avec les parties ambiantes; cette zone présente des changements graduels de coloration, tirant sur le rouge, le vert, etc., et c'est à son niveau qu'on voit survenir l'exsudat qui soulève l'épiderme sous forme de vésicule; lorsqu'on suit le processus jusqu'au bout, on voit qu'elle est éliminée en même temps que l'eschare du centre. Elle se montre bordée d'une zone périphérique offrant une vive injection vasculaire et qui devient par sa suite le siége de l'inflammation limitante.

Samuël a eu l'idée de retarder le développement de l'inflammation, de façon à voir se produire successivement, à des intervalles assez longs, les phénomènes qui d'habitude sont simultanés et se confondent plus ou moins les uns avec les autres. Pour cela, il soumet la partie irritée à une réfrigération prolongée (plus tard on est arrivé à un résultat analogue en liant une partie des artères afférentes). Nous reproduisons textuellement la relation de sa première expérience, qui peut être considérée comme contemporaine des recherches de Cohnheim (*Sitzungsbericht des Vereins für physiol. Heilkunde.* Königsberg, 10 avril 1866. In *Berl. klin. Wochenschrift*, 1866, n° 24, et *Virch. Arch.*, Bd. XL, 1867) :

« Lorsqu'on isole un animal dont l'oreille a été soumise à l'action de l'huile de croton, et qu'on l'expose à un température basse, l'apparition de l'inflammation se trouve retardée, si bien qu'elle ne s'établit qu'au bout de deux ou trois jours, alors qu'à une température plus chaude elle ne met que dix-huit à vingt-quatre heures à se déclarer. Dans ces conditions les différents stades se développent lentement. La première modification que l'on observe est un ralentissement de la circulation dans les veines médianes, parfaitement constatable à l'œil nu. Après cette phase, généralement très-courte, le sang s'arrête complétement dans les veines, et l'on y voit la partie blanche (c'est-à-dire des amas de leucocytes) se séparer de la partie rouge sous forme de petites vésicules claires assez semblables à des bulles d'air, qu'on peut voir demeurer pendant des heures au même point, principalement au niveau des bifurcations vasculaires. En comprimant ou en agitant l'oreille, on les voit se déplacer à quelque distance pour s'arrêter de nouveau après un instant. Durant cette période l'artère, toujours fort ténue grâce à l'action du froid, ne présente à l'œil nu aucun changement appréciable. Mais après quarante-huit heures environ on voit l'injection vasculaire se dessiner à partir du tronc de l'artère, et en même temps surviennent l'exsudation et la tuméfaction, alors que la colonne sanguine est encore immobilisée dans les veines. Si cette hyperémie artérielle secondaire arrive à se développer entièrement, comme dans les cas où elle n'est entravée par aucune complication, on obtient le tableau typique et complet de l'inflammation. Lorsqu'au contraire l'hyperémie secondaire fait défaut, on voit se produire, en place de l'inflammation une stase généralisée, se manifestant ultérieurement dans les artères par les mêmes symptômes que dans les veines, et finalement la partie se dessèche et tombe ».

Samuël attache une importance capitale à cette sorte de dédoublement tout physique des parties constituantes du sang. Il donne le nom d'*itio in partes* à ce phénomène qui débute par la formation d'une zone plasmatique périphérique, dans laquelle s'accumulent les globules blancs, qui se continue ensuite par une agglomération de ces éléments en amas visibles à l'œil nu, et qui représente pour lui le début d'une altération du sang pouvant aller jusqu'à la coagulation et entraîner une véritable thrombose. L'*itio in partes* est un fait bien connu, noté incidemment par Gluge, par Wh. Jones, Zahn et la plupart des observateurs, et facile à constater sur le mésentère ainsi que sur les méninges chez les Mammifères (O. Weber, Recklinghausen). Elle se reproduit aussitôt, si, après avoir chassé artificiellement le sang contenu dans les vaisseaux, on y laisse affluer ensuite une nouvelle quantité de sang normal, et ce fait doit nous donner, suivant Samuël, la clef si longtemps cherchée du processus inflammatoire tout entier :

« Le fait primordial et fondamental est une *altération des parois vasculaires;* elle entraîne une modification du sang qui débute par la séparation des leucocytes et peut aller jusqu'à la coagulation; elle se manifeste en outre par une plus grande perméabilité des vaisseaux et par leur tendance à proliférer pour former des capillaires nouveaux. A ces lésions essentielles viennent s'ajouter la dilatation des vaisseaux et la congestion, mais ce ne sont là que des épiphénomènes d'une valeur tout à fait subordonnée. »

En ce qui concerne en particulier l'hyperémie inflammatoire, Cohnheim et Samuël la considèrent comme une chose absolument passive : les vaisseaux lésés se relâchent, le sang s'y ralentit à cause de l'altération moléculaire qui augmente les frottements entre le liquide et les parois, etc. Ainsi s'établit la *stase* sans laquelle il n'y a pas d'inflammation, et qu'il ne faut pas confondre avec la congestion artérielle qui se déclare ultérieurement dans le voisinage. Aussi pour Cohnheim la rougeur inflammatoire doit-elle être de teinte foncée, cyanotique. Cette opinion a trouvé créance auprès de la plupart des auteurs contemporains : Rindfleisch (*Elém. de Pathol.*) dit expressément que pour se rendre un compte exact de l'hyperémie inflammatoire, il faut commencer par faire abstraction de toutes les notions que l'on possède sur le mécanisme physiologique des congestions. Pour arriver à l'interprétation des troubles phlegmasiques, il faut envisager les vaisseaux non plus comme un département du système circulatoire, mais simplement comme une partie intégrante du parenchyme affecté.

d. *Opinion de v. Recklinghausen.* Recklinghausen s'est élevé avec raison contre un pareil exclusivisme. Pour lui, ce qui distingue essentiellement l'hyperémie inflammatoire de la congestion simple, c'est qu'elle est durable; dans les cas où l'irritation ayant causé le processus phlegmasique n'a agi que d'une manière fugace, il faut donc admettre qu'elle a occasionné des lésions dont la réparation demande un certain temps ; mais ces lésions peuvent affecter tantôt l'appareil nerveux ou les éléments musculaires des vaisseaux, tantôt les tissus ambiants. La stase ne doit pas être admise à titre de facteur absolument constant, comme elle l'a été par les auteurs précités : on peut observer une foule d'inflammations, notamment dans les érythèmes cutanés et les catarrhes des muqueuses, où la rougeur est vive, écarlate, et pour lesquelles rien ne nous autorise à admettre l'existence d'une stase. Celle-ci est fréquente, surtout dans certaines formes de phlegmasies, mais elle ne saurait constituer un phénomène indispensable et en quelque sorte pathognomonique. Suivant l'intensité et la nature de l'irritation, les phénomènes circulatoires peuvent offrir tous les degrés intermédiaires entre une simple perturbation vaso-motrice et l'arrêt immédiat et complet du sang avec mortification subite de la partie atteinte.

L'inflammation expérimentale se produisant, sans modification bien appréciable du processus, sur des parties soustraites à l'action générale du système nerveux (oreille du lapin après section du sympathique, etc.), on peut mettre en cause, pour expliquer la dilatation des vaisseaux, aussi bien l'influence des nerfs vaso-moteurs (paralysie) ou des petits centres nerveux locaux (ganglions des plexus vaso-moteurs, actions dilatatrices), que les modifications directes de la tonicité des parois. Il importe surtout de remarquer qu'il n'est pas possible de s'en tenir à l'hypothèse d'une paralysie toujours constante des tuniques vasculaires: on peut voir, en effet, la contraction et le relâchement se succéde au cours du même processus, soit spontanément et sans aucune régularité apparente, soit sous des influences déterminées (poisons protoplasmiques, etc.). Il est probable que tous les facteurs capables d'influer sur le diamètre des vaisseaux peuvent être mis en jeu à des degrés variables suivant l'intensité, l'étendue, la durée et la nature de l'irritation. Nous conclurons, en conséquence, que l'état actuel de nos connaissances ne permet pas d'établir pour le *rubor* inflammatoire un mode pathogénique applicable à tous les cas (*voy.* von Recklinghausen, *loc. cit.*, p. 218-220.

2° ALTÉRATIONS DES PAROIS VASCULAIRES, EXSUDATION. Outre l'hyperémie et la stase, les expériences que nous venons d'analyser mettent en évidence deux autres actes pathologiques dont nous devons aborder maintenant l'étude, à savoir l'*exsudation* et la *diapédèse*.

Exsudat liquide. L'hyperémie inflammatoire s'accompagne presque toujours d'une exagération notable de la transsudation normale, qui pvaorter dans l'intimité des tissus les matières assimilables fournies par le plasma du sang. Lorsqu'on place une canule dans un des gros troncs lymphatiques de la patte d'un chien, et qu'on échaude ensuite l'extrémité du membre en la plongeant pendant quelques minutes dans de l'eau à 54 degrés (Cohnheim), on voit la lymphe, qui ne s'écoulait d'abord qu'en quantité très-minime, sourdre par gouttes de plus en plus rapprochées et donner ainsi la preuve expérimentale d'une arrivée plus abondante de liquide dans les radicules du système lymphatique. Cet écoulement atteint assez rapidement un certain maximum auquel il se maintient par la suite, et au bout d'une heure environ on voit se produire peu à peu la tuméfaction de la patte enflammée. On peut donc admettre avec Lassar (*Virch. Arch.*, LXIX, 1877) que la transsudation plasmatique est augmentée, de même que dans la stase mécanique résultant d'un obstacle au cours du sang veineux, et que l'œdème ne se produit, dans l'un ou l'autre cas, qu'à partir du moment où la circulation lymphatique ne suffit plus à remporter l'excès de liquide extravasé.

Mais, tandis que la sérosité transsudée par suite d'une élévation anormale de la pression intra-veineuse est pauvre en albumine, le liquide exsudé dans l'inflammation donne de 6 à 8 pour 100 de résidu solide, alors que la lymphe normale n'en fournit que 4 à 6 pour 100 (chien, *Paschutin*); et cet excédant porte presque exclusivement sur les matières albuminoïdes, car la proportion des sels n'est pas augmentée sensiblement. A cette différence de composition il vient s'en ajouter une autre, concernant la tendance à la coagulation. Alors que les *transsudats* hydropiques ne montrent que quelques rares flocons fibrineux très-lents à se déposer, les *exsudats* inflammatoires fraîchement recueillis se prennent en masse presque immédiatement. Ce fait avait frappé depuis longtemps les observateurs et avait fait établir une distinction tranchée entre ces deux ordres de liquides pathologiques, bien avant qu'on eût songé à en faire l'analyse chimique. La coagulabilité si marquée des exsudats serait due, suivant Cohnheim, à leur plus grande richesse en leucocytes. Il ne s'agit ici, bien entendu, que de la coagulabilité *spontanée*, car on sait par les recherches d'Al. Schmidt que presque tous les transsudats sont susceptibles de fournir un coagulum lorsqu'on y introduit la substance fibrinoplastique nécessaire à la formation de ce dernier. D'ailleurs des études plus exactes ont montré, dans ces dernières années, que tous ces caractères sont moins absolus qu'on ne l'avait pensé de prime abord, bien qu'ils se montrent d'une manière assez tranchée dans la grande majorité des cas.

La composition chimique des exsudats inflammatoires a été étudiée par F. Hoppe (*Virch. Arch.*, IX, 1856), Ch. Robin (*Leçons sur les humeurs*, 1867), Méhu (*Bull. méd. du Nord*, 1872), C. Schmidt (*Bull. de Saint-Pétersbourg*, 1861), Reuss (*Deutches Arch. für klin. Med.*, XXIV), Lassar (*Virch. Arch.*, LXIX, 1877), F.-A. Hoffmann (*Virch. Arch.*, LXXVIII, 1879). D'après Hoppe-Seyler (*Physiol. Chemie*, III, 1879), leur constitution est très-voisine de celle du plasma sanguin; ceux qu'on recueille dans les cavités séreuses sont moins riches en albumine, étant dilués par leur mélange avec la sérosité normale. Les coagulums fibrineux s'y produisent probablement sous l'influence des leucocytes immigrés.

La *quantité* de l'exsudat est fort variable, parfois minime au point que sa présence ne peut être constatée qu'au microscope, il est au contraire souvent très-abondant. Suivant la manière dont il se comporte par rapport aux parties qui lui ont donné naissance, on a coutume de distinguer : 1° l'*exsudat libre* (exsudat proprement dit) qui s'épanche en dehors des tissus à la surface de la peau, des muqueuses ou des séreuses, des conduits glandulaires, des vésicules du poumon, etc.; 2° l'*exsudat interstitiel*, qui s'infiltre entre les éléments anatomiques, particulièrement dans les mailles du tissu conjonctif; 3° l'*exsudat parenchymateux*, qui imbibe les éléments eux-mêmes, cellules épithéliales tant tégumentaires que glandulaires, cellules connectives, osseuses, fibres musculaires, etc.; ceux-ci sont alors plus ou moins gonflés et présentent l'état dit de *tuméfaction trouble* (Virchow). Il va sans dire qu'on voit souvent deux ou même les trois sortes d'exsudats coexister sur un même organe.

La *composition* des exsudats varie suivant leur richesse en albumines coagulables et en leucocytes, suivant aussi qu'ils sont mélangés à d'autres humeurs de l'économie. On a établi à cet égard les variétés suivantes :

1° L'exsudat *séreux* est celui qui se rapproche le plus du transsudat normal : c'est un liquide citrin, limpide ou légèrement opalescent par suite des leucocytes, des particules fibrineuses, des gouttelettes de graisse, etc., qu'il peut contenir, et dont la composition est fort analogue à celle du sérum sanguin, sauf une richesse moindre en albumine. Il constitue le *flux* ou *catarrhe séreux* qui accompagne l'inflammation des muqueuses au premier stade, les *épanchements* qu'on trouve dans les phlegmasies des séreuses viscérales, l'*œdème inflammatoire* et l'*empâtement* du tissu cellulaire, et il forme également le contenu des *vésicules* qui soulèvent la couche superficielle de l'épiderme et des autres épithéliums pavimenteux stratifiés. L'exsudat séreux ne correspond pas toujours à l'acmé du processus inflammatoire; fréquemment il précède les autres formes et notamment la forme purulente; on le voit alors se troubler peu à peu, à mesure que les leucocytes y affluent en plus grand nombre. Lorsqu'il contient une plus forte proportion de substances albuminoïdes, on lui donne parfois le nom d'*exsudat albumineux*.

L'exsudat *muqueux*, plus ou moins filant et riche en mucine, est produit par le mélange des produits exsudés directement des capillaires avec la sécrétion des membranes et des glandes muqueuses, la synovie articulaire, etc., dont il représente une sorte d'exagération. On le rencontre principalement dans les catarrhes des muqueuses au stade d'état, et il tient constamment en suspension, outre les leucocytes, un grand nombre de cellules épithéliales et de débris moléculaires provenant de la desquamation des épithéliums tégumentaires ou glandulaires. Dans l'intestin notamment, les épithéliums s'accumulent en masse, constituant parfois des sortes de pseudo-membranes qui peuvent en imposer à première vue pour une exfoliation de la muqueuse.

Dans l'*exsudat fibrineux* les parois vasculaires laissent passer, en même temps que le sérum, une matière albuminoïde qui offre la plus grande analogie avec la fibrine du sang et se coagule spontanément après sa sortie des vaisseaux; elle présente alors au microscope l'aspect d'un reticulum à fibrilles ténues, englobant dans ses mailles une sérosité liquide, ainsi que divers éléments cellulaires. Suivant les proportions respectives du sérum et de la fibrine, ces exsudats représentent tantôt des couches solides et tenaces, telles que les *fausses membranes* des muqueuses, du péricarde, etc., tantôt une masse spongieuse abondamment imbibée de liquide, comme celles qu'on rencontre fréquemment dans la pleurésie ainsi que dans les phlegmasies des autres séreuses. D'autres fois la fibrine se présente comme une lame homogène, ou comme une masse finement grenue. En général les qualités optiques et la disposition macroscopique des produits pathologiques qualifiés de *fibrineux* dans le langage courant présentent des variations notables suivant le siége anatomique, l'abondance et l'âge des exsudats, et suivant la cause de l'inflammation. De même le mécanisme de la coagulation a donné lieu à diverses hypothèses (*voy.* à ce sujet les mots Sang, Fibrine, Coagulation, Couenne, ainsi que les articles spéciaux : Pneumonie, Pleurésie, Péritonite, Angine, Diphthérie, Croup, etc.).

Lorsqu'un exsudat séreux renferme un très-grand nombre de leucocytes, il prend l'aspect d'un liquide crémeux, jaunâtre ou verdâtre, le *pus;* tantôt ce dernier existe à l'état d'*infiltration diffuse* dans les tissus, tantôt il s'écoule librement à l'extérieur sous forme de *sécrétion purulente;* d'autres fois il s'amasse en collections liquides de volumes variable dans les cavités naturelles ou pathologiques, constituant les *épanchements purulents* ou les *abcès* (*voy.* Pus, Suppuration, Abcès, Empyème, etc.). On a beaucoup insisté, dans ces derniers temps, sur l'absence de coagulation du sérum du pus, laquelle serait un des caractères les plus essentiels de la purulence (Weigert). Ce fait semble en contradiction avec l'opinion de Cohnheim mentionnée plus haut.

Rien n'est plus fréquent que de voir les diverses variétés d'exsudats inflammatoires se transformer les unes dans les autres au cours du processus phlegmasique; on a ainsi des formes mixtes en grand nombre : exsudats séro-fibrineux, muco-purulents, etc. Enfin, lorsqu'un exsudat est mélangé à une forte proportion de sang et qu'il prend une coloration rouge, on le qualifie d'*hémorrhagique*.

Une forme plus rare est représentée par l'*exsudat chyliforme* qu'on observe parfois dans les séreuses splanchniques, et qui doit son aspect lactescent aux gouttelettes de graisse finement émulsionnée qu'il tient en suspension; on y a trouvé également des cristaux de cholestérine, etc. Sa pathogénie est encore obscure (Guéneau de Mussy, *Clin. méd.*, 1874. — Debove, *Union méd.*, 1881. — Strauss, *Arch. de physiol.*, 1886).

D'une façon générale les exsudats séreux et muqueux répondent, soit à des inflammations légères, soit aux stades de faible intensité des inflammations plus fortes. Au contraire, l'exsudation de fibrine et la diapédèse abondante qui fournit les pyocytes témoignent d'une modification plus profonde des parois vasculaires et des conditions normales de la transsudation. Enfin les exsudats hémorrhagiques appartiennent aux formes très-graves qui s'accompagnent d'une altération très-prononcée des vaisseaux, permettant une extravasation en masse des globules rouges.

En présence d'un exsudat quelconque, il faut toujours tenir compte des changements qu'a pu subir le liquide après sa sortie des capillaires, et des matières étrangères qui ont pu s'y ajouter. Cette considération s'impose pour ainsi dire d'elle-même pour les catarrhes, par exemple, mais, même pour les exsudats dits *fibrineux*, il n'est nullement démontré que toute la substance coagulable soit directement fournie par le sang, comme on le croyait autrefois en s'appuyant sur l'existence de la couenne inflammatoire et sur l'augmentation de la fibrine du sang dans les phlegmasies. Virchow a insisté avec juste raison sur

la possibilité d'une origine extra-vasculaire de cet excès de matière coagulable
qui peut fort bien avoir pris naissance au sein des tissus inflammés et avoir été
reprise ultérieurement par la circulation. À vrai dire, nos connaissances en
chimie biologique sont trop peu avancées pour que l'on puisse formuler à ce
sujet une opinion bien précise.

Diapédèse. — Sitôt que la diapédèse a été connue, son mécanisme a donné
lieu à une série de controverses. En égard aux observations qui avaient révélé
les phénomènes de locomotion amiboïde que peuvent présenter les cellules, notamment à l'état pathologique (v. Recklinghausen, *Virchow's Archiv*, XXVIII,
1863), on avait tout d'abord considéré l'émigration des globules blancs comme
un processus éminemment actif. On pensait que dans la circulation normale les
leucocytes étaient maintenus dans une sorte de contraction tétanique par les
excitations résultant des chocs continuels qu'ils ont à subir de la part des globules rouges ; au contraire, le ralentissement du sang et la formation d'une
zone plasmatique créaient des conditions plus favorables, permettant à ces éléments de manifester leur contractilité par des changements de forme, et de
venir se fixer à la paroi vasculaire. Ils traversaient ensuite cette dernière en la
perforant en quelque sorte, grâce aux mouvements propres de leur protoplasme.
Telle était l'opinion émise primitivement par Cohnheim et généralement
acceptée. Hering (*Wiener akad. Sitzungsber.*, 1868), au contraire, admit que
l'extravasation des leucocytes n'était qu'une sorte de filtration mécanique, se produisant sous l'influence de la pression sanguine, sans aucune intervention de la
contractilité protoplasmique des cellules ; il compara le phénomène à la filtration des substances colloïdes qu'il injectait dans les vaisseaux et qu'il voyait
traverser la paroi, même sous des pressions modérées, à condition que ces dernières fussent maintenues pendant quelque temps. Vers la même époque
Schklarewsky (*Arch. f. die ges. Physiol.*, 1868) donna également une théorie
purement physique de la diapédèse. Cohnheim lui-même s'est rallié à l'opinion
de Hering, en se fondant principalement sur ces deux faits, à savoir que les
hématies passent comme les leucocytes, bien qu'elles soient dépourvues de
mouvements amiboïdes, et que l'émigration s'arrête instantanément lorsqu'on
supprime la pression sanguine en comprimant l'artère afférente. Il fait observer en outre que ce n'est pas une augmentation de pression qui occasionne la
filtration — la pression étant au contraire diminuée dans le territoire enflammé
— et que celle-ci ne devient possible que grâce à l'altération spéciale des
parois vasculaires.

L'hypothèse d'une modification pathologique des parois a été envisagée depuis
longtemps par divers observateurs. Tandis que Henle mettait simplement en
cause l'amincissement qui accompagne nécessairement la distension des
tuniques, Marshall Hall et Küss admirent que les vaisseaux, troublés dans leur
nutrition comme le reste des tissus malades, participaient à la friabilité de ces
derniers ; la diminution de leur cohésion et de leurs qualités de résistance
paraissait d'ailleurs suffisamment démontrée par la fréquence des petites ruptures indiquées par des hémorrhagies punctiformes, au niveau des parties congestionnées et imbibées par l'exsudat. Küss semble s'attacher avec prédilection
à l'hypothèse d'une simple perte de l'élasticité normale des parois. Virchow,
un des premiers, a insisté sur la probabilité de lésions de nutrition des petits
vaisseaux, et O. Weber parle d'une modification de texture entraînant un affaiblissement des parois et une augmentation de leur *porosité*.

Lorsque Cohnheim eut mis à l'ordre du jour la question de la diapédèse, l'attention se trouva attirée tout particulièrement sur les altérations capables d'expliquer la perméabilité anormale des capillaires et des veinules. Arnold (*Virch. Arch.*, LXVI, 1876), ayant étudié la question sur des capillaires imprégnés au nitrate d'argent, constata que le passage des globules blancs s'effectuait constamment au niveau des interstices intercellulaires, et jamais à travers le corps même des lamelles endothéliales. Il avait cru, en conséquence, à l'existence de petits pertuis ou *stigmates* dans le ciment interendothélial, lesquels s'élargiraient en véritables *stomates* au cours de l'inflammation. Ces observations furent confirmées par Laidlaw Purves (*Onderz. physiolog. lab.* Utrecht, 1873). Winiwarter et Arnold montrèrent aussi que les vaisseaux enflammés laissaient passer plus facilement qu'à l'état normal les substances qu'on y injectait. Enfin Stricker croit que le protoplasma des endothéliums reprend, sous l'influence de l'irritation, les propriétés de mollesse et de contractilité qu'il a pu constater sur les capillaires des jeunes têtards à l'aide de l'excitation électrique. Cohnheim fait observer que, l'exsudat n'ayant pas la même composition que le plasma sanguin, la présence d'ouvertures, si petites qu'elles soient, paraît peu admissible; pour lui il s'agit essentiellement d'une modification chimique. Samuël (*Virch. Arch.*, XLIII, 1868; *Allgem. Path.*, 1879) conclut également à une altération purement moléculaire ne s'accompagnant d'aucun signe constatable au microscope. Recklinghausen, au contraire, incline plutôt vers l'opinion d'Arnold, bien qu'il n'existe encore aucune preuve directe en faveur de l'existence des stomates.

Comme les exsudats inflammatoires n'ont pas la même constitution que le transsudat plasmatique normal ou que la lymphe, et que d'autre part ils diffèrent également des transsudats hydropiques, il n'est pas possible de mettre en doute l'existence d'une altération matérielle des vaisseaux entraînant une modification des conditions de perméabilité de leurs parois. Peut-être arrivera-t-on plus tard, à l'aide de moyens d'investigation perfectionnés, à découvrir également des changements d'ordre morphologique qui auraient échappé jusqu'ici à l'observation.

D'autre part, les partisans d'une émigration active font valoir que l'extravasation est empêchée ou suspendue lorsqu'on injecte dans le sang, ou sous la peau des animaux en expérience, des substances capables de paralyser la contractilité protoplasmique des leucocytes : tels sont le sulfate de quinine (Scharrenbroich, Hern. Diss., 1867), l'eucalyptol (Mees, Diss., Groningen, 1873), l'acide salicylique (Prudden, *Amer. Journ. of Med. Sc.*, 1881-1882), l'iodoforme (Binz, *Virch. Arch.*, LXXXIX, 1882). On arrive au même résultat en arrosant directement le tissu enflammé avec ces substances en solution, ainsi que Thoma l'a démontré particulièrement pour le chlorure de sodium à 1,5 pour 100 (*Virch. Arch.*, LXXIV, 1878).

Binz, qui a ouvert la voie pour ce genre de recherches (*Virch. Arch.*, LIV, 1874, et LXXIII, 1878), fait remarquer en outre que, lorsque l'on comprime une veinule enflammée, la diapédèse s'arrête non-seulement dans le bout central, mais aussi dans le bout périphérique, où la pression n'est nullement diminuée. L'arrêt est donc produit, non par l'absence de pression, mais par la *stagnation du courant* circulatoire : en effet, la privation d'oxygène agit également en paralysant les leucocytes, et, lorsque ces derniers se trouvent fixés à la paroi, ils ne peuvent la traverser qu'à condition d'être constamment approvisionnés d'oxygène par les globules rouges qui passent près d'eux.

Dès 1876 Ranvier (*Traité technique d'histologie*) avait cherché à expliquer l'exagération de la diapédèse dans l'inflammation par une oxygénation plus abondante des leucocytes : Sur le mésentère dénudé, l'adhérence de ces éléments est facilitée par le ralentissement de la circulation et par la dilatation vasculaire (due en partie à l'intoxication par le curare, Thoma, *Akad. Habilitationsschr.*, Heidelberg, 1875; Gergens, *Pflüger's Arch.*, Bd. XIII); leur motilité propre se trouve activée par le contact de l'air ambiant. Même pour les organes non exposés à l'air, il faut tenir compte de ce fait que le sang veineux des parties enflammées renferme plus d'oxygène qu'à l'état normal (Estor et Saint-Pierre, 1866).

Recklinghausen, rappelant qu'il a vu, ainsi que Saviotti, des leucocytes et des cellules pigmentées immigrer du tissu conjonctif dans les vaisseaux, maintient que la diapédèse est due à l'activité propre des globules blancs. D'autre part, il admet que leur fixation à la paroi est simplement·mécanique : les cellules, roulant lentement sur elles-mêmes dans la zone plasmatique, demeurent adhérentes en vertu de leur viscosité. Or l'arrêt complet de la circulation produit par la compression de l'artère (Cohnheim) a pour conséquence l'effacement de la zone plasmatique; leucocytes et hématies se trouvent répartis pêle-mêle dans toute la lumière du vaisseau et les conditions favorisant l'émigration n'existent plus. Cependant, comme les globules rouges sont extravasés passivement, il admet qu'on doit faire une part à l'action de la pression sanguine. Lavdowsky (*Virch. Arch.*, XCVI, 1884) a observé le passage dans des circonstances qui ne permettent guère de mettre en cause une simple filtration par pression. D'autre part, Appert (*Virch. Arch.*, LXXI, 1877) et Eberth ont remarqué que les leucocytes contenus dans les vaisseaux conservaient toutes leurs propriétés après une irrigation, même très-prolongée (quarante-deux heures), au sulfate de quinine. Zahn (*Arb. aus dem Berner path. Inst.*, 1875) et Pekelharing (*Virch. Arch.*, CIV, 1886) ont constaté que les leucocytes paralysés par l'un ou l'autre des agents énumérés plus haut peuvent pourtant s'extravaser, malgré l'absence de mouvements amiboïdes. Pekelharing, en particulier, s'applique à réfuter les arguments de Binz : il fait remarquer que les leucocytes peuvent se mouvoir spontanément dans des conditions d'oxygénation bien plus défavorables que celles que présente le sang en stagnation. Pour lui, le sulfate de quinine et les autres agents chimiques énumérés plus haut entravent la diapédèse, non en paralysant les globules, mais en consolidant le ciment interendothélial et en lui rendant ainsi la résistance que lui avait fait perdre l'irritation inflammatoire.

Récemment Disselhorst (*Virch. Arch.*, CXIII, 1888), s'appuyant sur une série d'expériences poursuivies au laboratoire d'Eberth, arrive également à conclure que c'est en modifiant la paroi vasculaire enflammée que les médicaments précités entravent ou suspendent la diapédèse. Thoma (*Ueber die Entzündung.* In *Berliner klin. Wochenschr.*, 1886) a donné une interprétation diamétralement opposée à celle de Samuel et de Cohnheim : d'après lui, c'est le trouble de la circulation qui est primitif et qui crée des conditions voulues pour que la diapédèse ait lieu : celle-ci entraîne ensuite une altération des parois vasculaires. Rappelant les expériences faites au laboratoire de Helmholtz par Schklarewsky (*loc. cit.*), Thoma soutient, contrairement à Cohnheim, qu'un ralentissement modéré du courant sanguin suffit pour que les leucocytes, grâce à leur légèreté spécifique, se trouvent poussés dans la zone plasmatique marginale. Ils demeurent fixés à la paroi en vertu de leur *viscosité*, de leur *adhésivité* qui joue un rôle prépondérant dans l'acte de l'extravasation, et alors « on voit se dérouler un processus purement physique comparable à la progression d'une goutte d'eau dans un tube capillaire de forme conique ». C'est une sorte d'attraction moléculaire exercée par la surface interne du vaisseau sur le globule blanc ; l'*adhésion* attire ce dernier dans les interstices étroits qui séparent les cellules endothéliales, interstices remplis d'une substance cimentaire probablement très-molle, et le leucocyte passe finalement à travers cette substance et se trouve conduit dans les espaces du tissu conjonctif ambiant. Pendant tout le temps que dure ce transport, il ne cesse d'exécuter des mouvements amiboïdes très-prononcés.

Cette théorie ramène la diapédèse à des moments purement physiques ; c'est un transport qui s'effectue grâce à des phénomènes de capillarité, et auquel le globule se prête en vertu de sa consistance semi-liquide, sans que ses propriétés vitales aient à intervenir en aucune façon.

Pour expliquer ensuite comment les cellules migratrices circulent dans le tissu cellulaire et pénètrent de là dans le système lymphatique, Thoma fait intervenir encore deux autres facteurs : la pression sanguine (théorie de la filtration de Hering), et la composition chimique des liquides organiques dans lesquels se meuvent les leucocytes au cours de leur migration. En effet, l'*adhésivité* de ces éléments est inséparable de l'état de motilité amiboïde de leur protoplasme. Or on sait qu'il suffit que le liquor du sang perde un peu d'eau ou qu'il devienne un peu plus riche en chlorure de sodium pour que les leucocytes prennent l'état sphérique et perdent leurs mouvements propres. Dans ces conditions, il n'y a plus d'adhésion, et on les voit rouler dans la zone plasmatique sans manifester aucune tendance à la fixation. Le liquide plasmatique du tissu cellulaire et des petits lymphatiques étant toujours plus riche en eau et plus pauvre en sels que le plasma du sang, on peut admettre que les globules blancs se dirigent tout simplement vers les régions où il existe un milieu plus dilué, plus favorable par conséquent à la production des mouvements amiboïdes et des phénomènes d'adhésivité. (Il est bon d'ajouter que Thoma, s'appuyant sur les expériences de Gad, considère les mouvements amiboïdes eux-mêmes comme n'étant, du moins pour la plus grande part, que des *phénomènes d'adhésivité*, en d'autres termes, des déformations passives dues à la capillarité. Thoma fait observer à ce sujet que ces mouvements sont surtout prononcés lorsque les cellules sont accolées à la surface de parties solides.)

Nous avons cru devoir relater avec quelques détails cette tentative d'une explication physico-mécanique de la diapédèse et de la migration cellulaire ; elle caractérise nettement certaines tendances mécanicistes contemporaines sur le terrain de la biologie.

Partant des considérations qui précèdent, Thoma pense que la diapédèse peut se produire indépendamment de toute altération primitive des vaisseaux, sous l'influence de la pression du sang et des différences de composition indiquées précédemment ; mais ces facteurs ne seraient jamais que des causes adjuvantes, et ne seraient efficaces que lorsqu'un ralentissement de la circulation aurait provoqué préalablement la formation d'une zone plasmatique ; il faut qu'en même

temps les leucocytes se trouvent à l'état amiboïde. Que l'on examine au microscope la membrane natatoire ou la langue de la grenouille, en évitant de léser
ces parties en aucune façon : la manipulation qu'on leur fait subir suffit généralement pour entraîner un ralentissement du courant dans quelques vaisseaux, probablement par excitation des petits centres vaso-moteurs locaux dont
l'existence a été mise en évidence par Goltz. Aussitôt on observe l'*itio in
partes* et l'émigration, mais ces phénomènes n'ont qu'une durée très-courte,
car le cours normal du sang se rétablit rapidement grâce à l'action des nerfs
régulateurs.

Ici, si l'on veut incriminer une altération des vaisseaux (suivant la manière
de voir de Cohnheim), celle-ci ne serait jamais que consécutive au trouble de l'innervation, mais il paraît plus conforme aux faits d'admettre que ce trouble suffit
pour que la diapédèse ait lieu. C'est donc la perturbation nerveuse qui représente
le premier anneau de la chaîne pathogénique et qui modifie la circulation locale de
façon à permettre l'extravasation des leucocytes. Si cette perturbation est légère,
la diapédèse ne se montre que passagèrement ; si elle est grave et durable,
l'émigration se prolonge et entraîne alors une altération des parois se traduisant
par une plus grande perméabilité. On voit en effet, lorsque le processus a duré
pendant un certain temps, les globules blancs passer plus facilement, et les
globules rouges eux-mêmes être expulsés à travers les stomates élargies. L'hypothèse de Cohnheim ne s'applique donc qu'à l'exsudat liquide, dont la composition
chimique implique incontestablement une modification du filtre. Celle-ci peut
ensuite favoriser la diapédèse, mais elle ne constitue pas une condition indispensable pour que ce phénomène ait lieu : Cohnheim n'a donc pas tenu un
compte suffisant de l'influence des centres nerveux locaux.

Que l'on adopte ou non cette interprétation de Thoma, les observations
démontrant la faculté de locomotion amiboïde des leucocytes dans des conditions variées n'excluent pas la possibilité d'une action mécanique de la
part de la pression sanguine ; on est même forcé de recourir à cette dernière
hypothèse pour expliquer l'extravasation des globules rouges qui sont très-
élastiques, mais nullement contractiles. Il n'est guère possible actuellement
de déterminer quelle est la part qui revient à chacun de ces deux facteurs.
Cette question est intimement liée à celle de l'altération des parois vasculaires que traversent les globules et exige comme elle de nouvelles recherches.

Nous dirions volontiers avec Disselhorst que le problème ne paraît guère
pouvoir être résolu par des expériences faites sur le mésentère de la grenouille.

État du sang. Chaleur inflammatoire. Les recherches contemporaines
n'ont guère modifié les données qui se trouvent résumées dans l'historique relativement aux *modifications chimiques* du sang. D'après Hoppe-Seyler (*Physiol.
Chem.*, p. 419), dans l'hydrémie et dans les affections inflammatoires, on trouve
presque constamment une proportion de fibrine assez forte, surtout dans la
pneumonie, le rhumatisme aigu et l'érysipèle, qui s'accompagnent d'une fièvre
intense. Mais on n'a tenu compte, dans les analyses, que de la quantité de
fibrine par rapport au sang pris en masse : or l'excès de fibrine peut résulter,
au moins en partie, de ce que le sang contient plus de sérum et moins de globules qu'à l'état normal. Pourtant ce facteur ne peut contribuer que pour une
part à l'augmentation très-notable de fibrine constatée dans les pyrexies : dans
la pneumonie, on trouve souvent plus de 0,5 pour 100, dans le rhumatisme et

l'érysipèle, jusqu'à 1 pour 100 et au delà, les chiffres normaux étant de 0,1 à 0,4 pour 100 (jusqu'à 0,5 et au delà chez le cheval).

La numération des globules a permis de constater une augmentation des leucocytes dans la plupart des phlegmasies (Davison, *The Pathology of the Blood in Inflammation. In Lancet*, 1882). Gostling) *Med .chir. Transactions*, 1886), ayant pratiqué la numération des globules blancs dans une série d'affections inflammatoires, a constaté que le nombre en est accru dans les inflammations suppuratives, surtout quand elles s'accompagnent d'une forte tension des parties malades. L'augmentation est faible dans les inflammations parenchymateuses, nulle dans les formes séreuses et séro-fibrineuses (mais peut-être s'agit-il dans le premier cas d'une résorption au niveau du foyer de suppuration).

Bien que quelques auteurs récents admettent encore une hyperthermie d'origine locale, il paraît démontré que la chaleur inflammatoire est une simple conséquence de l'hyperémie. Hunter, ayant introduit un thermomètre dans la tunique vaginale d'un homme opéré d'hydrocèle, trouva, immédiatement après l'incision, une température de 35°,3 ; le lendemain, l'inflammation s'étant déclarée, l'instrument marquait 34°.08. Expérimentant ensuite sur des animaux chez lesquels il avait produit des inflammations de la plèvre, du péritoine, du rectum, de la région maxillaire, il n'obtint également que des chiffres indiquant une élévation de température assez faible, et jamais supérieure à la température normale des organes centraux. Hunter en conclut qu'une inflammation circonscrite n'élève jamais la chaleur locale au-dessus de la température normale (centrale) des animaux, et que l'excès indiqué par le thermomètre dans une partie enflammée n'est dû qu'à l'afflux plus abondant de sang chaud venu des organes centraux. Cette opinion était en opposition directe avec l'idée généralement reçue d'une production locale de calorique liée au processus inflammatoire lui-même. Aussi trouva-t-elle beaucoup de contradicteurs, et même après les recherches confirmatives de Gierse (Diss. Halle, 1842) et de Bärensprung (*Müller's Arch.*, 1851-1852), nous voyons Zimmermann professer que la fièvre traumatique tient à ce que le sang s'échauffe en traversant la partie lésée et amène ainsi progressivement une élévation de température du corps tout entier.

La méthode plus exacte de l'exploration thermo-électrique, introduite par Breschet et Becquerel (1838) et permettant d'apprécier des variations de température très-faibles (1/400 de degré), donna tout d'abord des résultats qui semblaient devoir infirmer la théorie de Hunter. J. Simon (*Holme's Syst. of Surg.*, 1860) et C.O. Weber (*Centralbl.*, 1864. — *Virch. Arch.*, t. XXIX, 1864), examinant le sang à l'entrée et à la sortie du foyer d'inflammation, trouvèrent que ce dernier est plus chaud que le sang tant artériel que veineux ; de plus, le sang présentait une température plus élevée dans la veine que dans l'artère.

Weber admit en conséquence que la chaleur inflammatoire est due à une exagération des combustions organiques dans la partie affectée et que le sang s'échauffe en traversant celle-ci. Cette manière de voir est contredite par les observations de Laudier (*Centralbl.*, et Diss. Kœnigsberg, 1869), de H. Jacobson (*Virch. Arch.*, LI, 1870), de Jacobson et Bernhardt (*Centralbl.*, 1869), faites d'après des procédés perfectionnés. Ces auteurs montrèrent que la température de la plèvre ou du péritoine enflammés est toujours inférieure à celle du cœur et que tout foyer d'inflammation est moins chaud que le sang qu'il reçoit.

Les résultats obtenus ultérieurement par Weber, Billroth et Hufschmidt

(*Langenbeck's Arch.*, VI), Schneider (*Centralbl.*, 1870), Schrœder (*Virch. Arch.*, XXXV), sont loin de concorder, et aucune des expériences entreprises ne paraît être à l'abri de tout reproche, si l'on considère les nombreuses causes d'erreur qu'il faudrait éviter et les écarts presque toujours minimes qu'il s'agit de contrôler. Récemment encore Roser (Cassel, 1886) a appuyé l'hypothèse d'une source de chaleur locale, tandis que Maximow (*Wien. med. Jahrb.*, 1886) a toujours trouvé la température des parties enflammées inférieure à celle du sang.

L'oreille du lapin hyperémiée par la section du sympathique accuse une élévatiou de température de 5 à 7 degrés (Bernard). Il est vrai qu'en produisant ensuite une inflammation on observe une nouvelle ascension thermométrique (Weber), mais Kussmaul et Tenner (*Moleschott's Unters.*, 1857) ont montré qu'on peut ramener au chiffre normal la température obtenue dans ces conditions en liant une partie des artères afférentes. On peut donc admettre avec Jacobson que l'hyperémie inflammatoire suffit à expliquer l'élévation de la température locale, bien qu'on ne soit pas autorisé pour cela à exclure toute possibilité d'une production de chaleur sur place. De toute façon les combustions locales ne seraient jamais que pour une faible part dans l'excès de chaleur indiqué par l'examen thermométrique.

La *fièvre* qui se déclare au cours de tout processus phlegmasique un peu intense doit être attribuée à l'introduction de *substances pyrogènes* dans le torrent circulatoire (*voy.* Fièvre).

Douleur. La douleur, qui présente des caractères très-variables, dépend évidemment d'une excitation anormale des nerfs sensitifs de la région affectée. Elle est particulièrement intense dans les organes que des dispositions anatomiques spéciales empêchent de se laisser distendre par l'exsudat (région sousonguéale, pulpe dentaire, testicule, etc.). Il existe probablement, dans la majeure partie des cas, une exagération de l'excitabilité nerveuse. Parfois on peut constater une altération matérielle des rameaux nerveux, des traces de périnévrite, etc.

Modifications des tissus. Ces modifications, ainsi qu'on l'a vu plus haut, sont de deux ordres : les unes régressives, destructives, les autres progressives, néoplasiques. Nous étudierons séparément ces dernières dans les tissus vasculaires d'abord, puis dans les parties dépourvues de vaisseaux.

3° *Phénomènes régressifs.* Les phénomènes destructifs qu'on observe dans l'inflammation sont en partie la conséquence directe de l'action nocive mécanique, chimique ou thermique, qui a été le point de départ de la phlegmasie. Les tissus écrasés par une contusion violente, ou corrodés par un acide, par exemple, sont immédiatement mortifiés et constituent dès lors un corps étranger autour duquel se produit l'inflammation limitante. Mais beaucoup d'éléments qui ne sont pas tués d'emblée par le premier choc de l'agent morbifique périssent par la suite, soit parce qu'ils ont été trop fortement lésés dès le début pour pouvoir se remettre, soit parce qu'ils se trouvent placés dans des conditions incompatibles avec la survie par le fait des troubles circulatoires et nutritifs survenant au cours du processus morbide; les thromboses étendues, la prolongation de la stase, la compression exercée par un exsudat très-abondant, la coagulation en masse des matières épanchées (diphthérie), sont les causes ordinaires de ces nécroses consécutives. Suivant les cas on observe alors des gangrènes frappant tout un membre, des eschares ou des infarctus d'extension

variable, ou des pertes de substance très-limitées se traduisant par des exulcérations faciles à réparer.

D'autres fois, il s'agit de phénomènes de destruction moléculaires, affectant
les éléments anatomiques isolés : telle est la métamorphose granuleuse ou
granulo-graisseuse que présentent les éléments spécifiques des organes dans les
inflammations parenchymateuses; telles sont encore les altérations variées des
épithéliums tégumentaires dans les affections catarrhales : gonflement hydropique, formation de vacuoles, dégénérescence muqueuse ou colloïde, etc. Dans
certains cas, on constate les diverses variétés de la nécrose de coagulation,
la dégénérescence cireuse ou vitreuse, la fragmentation du noyau, etc. Les
détritus provenant de ces modifications régressives peuvent être éliminés par
les voies naturelles (sécrétions, desquamation), ou repris par la circulation,
notamment dans les formes chroniques.

Les produits exsudés sont en grande partie atteints par la nécrose, les globules rouges extravasés et une grande partie des blancs, en particulier ceux
qui sont emprisonnés dans un coagulum fibrineux, meurent sur place, laissant
un résidu de granulations protéiques, graisseuses et pigmentaires. D'autre
part, les éléments jeunes qui s'accumulent pour former le tissu inflammatoire
prennent la place des parties normales préexistantes qu'ils détruisent pour se
substituer à elles; les éléments spécifiques (cellules des parenchymes, fibres
musculaires), subissent l'atrophie simple ou l'atrophie pigmentaire; les fibres
lamineuses, la substance amorphe du cartilage, des os, etc., sont usées molécule à molécule pour faire place à la néoplasie inflammatoire. Celle-ci présente
à sa périphérie, tout comme les tumeurs, une zone d'envahissement au niveau
de laquelle les cellules néoformées font disparaître les tissus normaux parce
que, suivant l'expression de Ch. Robin, leurs propriétés de nutrition, de développement et de naissance, sont plus énergiques que celles de ces derniers. Ces
phénomènes de résorption pathologique se présentent avec des aspects particulièrement caractéristiques lorsqu'ils portent sur l'os ou sur des masses calcifiées;
la surface de ces dernières paraît alors comme érodée, creusée d'excavations
irrégulières que viennent remplir des bourgeons charnus riches en grandes
cellules multinucléées, semblables aux myéloplaxes qu'on voit logées dans les
lacunes de Howship, au cours de l'évolution normale du squelette. Rindfleisch
(*Histol. pathol.*) a spécialement étudié les déformations que subissent les faisceaux du tissu conjonctif adulte lorsqu'il est infiltré par les globules inflammatoires.

Enfin celles des cellules néoformées (ou extravasées) qui n'ont pas la puissance évolutive nécessaire pour aboutir à une organisation définitive sont
éliminées à l'état de pyocytes; cette production d'éléments non viables qui
disparaissent après avoir envahi et détruit les tissus normaux est, à proprement
parler, le phénomène élémentaire essentiel de l'*ulcération*. Il reste à mentionner
en dernier lieu la régression du riche réseau vasculaire de la néoplasie inflammatoire, lorsqu'elle passe à l'état de tissu cicatriciel, ainsi que l'atrophie lente
des parties englobées et comprimées par ce dernier (nerfs, éléments glandulaires, etc.).

4° *Phénomènes progressifs. Régénération et néoplasie; divers modes de
terminaison des inflammations dans les tissus vasculaires.* Les altérations
régressives produites par le trouble de la nutrition sont toujours accompagnées
ou suivies de modifications progressives qui tendent, soit à réparer les dommages

subis par les tissus de tout ordre, soit même à entraîner la formation d'éléments nouveaux plus nombreux ou autres que ceux qui existaient avant l'inflammation.

Dans certains cas, cette néoformation semble suscitée directement par l'irritation inflammatoire : telle est la production exagérée de leucocytes qu'on est forcé d'admettre dans tous les cas où la diapédèse est abondante; la multiplication exagérée des cellules épithéliales, soit épidermiques (durillons, cors, squames furfuracées de certaines dermatoses), soit mucipares (revêtement des muqueuses et éléments glandulaires dans les catarrhes); l'ostéogénie dans bien des circonstances (ostéophytes, exostoses). Ces phénomènes de prolifération appartiennent à la période du début et peuvent coïncider avec l'exsudation liquide lorsque celle-ci est prononcée. Il y a donc lieu de les distinguer à cet égard des phénomènes *réparateurs* proprement dits qui font l'objet du présent paragraphe. Suivant l'intensité et la nature des altérations ceux-ci peuvent se borner à une réfection purement moléculaire, ou se compliquer d'une intervention parfois très-active de l'énergie histogénique des parties lésées.

Lorsque la perturbation a dépassé sa période d'acmé sans causer de désordres graves, on voit la stase sanguine céder peu à peu à l'hyperémie artérielle circonvoisine; une à une, les colonnes sanguines immobilisées sont entraînées par le courant; avec l'effacement de la zone plasmatique, l'émigration s'arrête, et l'altération qui donnait aux parois vasculaires leur perméabilité anormale est réparée à bref délai, grâce à l'afflux du sang qui apporte en abondance aux endothéliums lésés les substances assimilables nécessaires à leur réfection. L'exsudat liquide, repris par la circulation, est évacué par les veinules et surtout par les lymphatiques, et ces derniers reçoivent également la plus grande partie des leucocytes extravasés.

S'il y a eu en même temps des lésions parenchymateuses au premier degré, par exemple, des épithéliums ayant subi la tuméfaction trouble, les éléments qui ne sont que légèrement atteints, une fois replacés dans des conditions favorables à l'assimilation, récupèrent simplement leur constitution normale; les plus malades disparaissent par atrophie, se desquament ou se résorbent, et sont remplacés par des éléments plus jeunes provenant de la multiplication des survivants. Ainsi tout est rentré dans l'ordre : c'est la terminaison de l'inflammation par *résolution*, consistant principalement ici en une compensation du trouble circulatoire, qui s'effectue sous l'action des vaso-moteurs, et en une résorption des matières exsudées ; les phénomènes de réparation proprement dits sont surtout d'ordre moléculaire. On comprend que dans les cas très-légers tout puisse même se réduire à la compensation circulatoire, au moins en ce qui concerne les phénomènes objectivement constatables, car il paraît certain que toute stase un peu prolongée doit entraîner des altérations moléculaires des tissus.

Le processus de réparation est plus compliqué lorsque l'exsudat s'est coagulé, lorsqu'il y a eu une extravasation abondante de globules rouges, et qu'une partie notable des éléments normaux de l'organe malade ont péri par suite de l'altération nutritive. Pourtant la résolution est encore possible dans ces conditions, qui sont celles d'un poumon hépatisé, par exemple. La fibrine exsudée se transforme, par une fragmentation progressive du réseau fibrillaire, en une matière grenue, et le contenu pathologique des alvéoles, primitivement solide, se trouve liquéfié par suite de son mélange avec l'exsudat non coagulable de la période de retour ; les éléments cellulaires inclus dans la fibrine, cellules épithéliales et globules blancs, tombent en dégénérescence granuleuse, et tous ces détritus sont en partie expulsés par les bronches, en partie résorbés par les lymphatiques qu'on trouve, dans toute inflammation un peu intense, distendus par l'exsudat et remplis de débris de toutes sortes, soit libres, soit englobés par les leucocytes. Ces derniers s'emparent aussi des produits de la destruction des hématies, et beaucoup d'entre eux charrient des fragments ou même des globules rouges entiers qui finalement se résolvent en granulations pigmentaires allant s'accumuler dans les ganglions ou dans les tissus traversés par le vaisseau. Dans l'exemple que nous citons, les phénomènes de régénération portent surtout sur l'épithélium lamelleux des alvéoles pulmonaires et des bronchioles terminales.

Lorsqu'une inflammation ne se termine pas par résolution, et que les globules inflammatoires ne sont pas repris par le torrent circulatoire ou détruits sur place, le processus pathologique aboutit soit à l'organisation, soit à la suppuration, soit à la nécrose.

En effet, dans bien des cas la structure des parties est trop profondément altérée pour que la réfection puisse s'accomplir d'une manière aussi simple. Sans parler de la modification locale directement occasionnée par la cause déterminante de l'inflammation (l'eschare de cautérisation, par exemple), on observe fréquemment des nécroses plus tardives au cours du processus phlegmasique, notamment dans les formes purulentes et pseudo-membraneuses (diphthérie). Ici, une fois que la cause initiale a épuisé son action morbifique, tout dépend, en première ligne, de la faculté de régénération des tissus lésés : les épithéliums tégumentaires, les os, réparent aisément des pertes de substance même considérables ; la régénération des muscles, des nerfs, des épithéliums glandulaires, ne se fait plus avec autant de facilité ; on ne possède aucun exemple authentique de réfection du cartilage ou du tissu des centres nerveux.

Organisation conjonctive dans l'inflammation. Cicatrisation. Dans les tissus précités, la production d'éléments nouveaux n'a rien de spécial à l'inflammation. L'hyperplasie, qu'elle appartienne à la période d'augment ou au stade de réparation, se fait exactement suivant le même mécanisme et aboutit au même résultat histogénique que la genèse normale, soit chez l'adulte, soit chez l'embryon ; à ce point de vue les phénomènes dont il s'agit confinent, sans aucune ligne de démarcation, à la régénération proprement dite non consécutive à une lésion phlegmasique.

Il n'en est plus tout à fait de même lorsque nous considérons les modifications que subit le tissu conjonctif. Ce tissu, quand il est néoformé, présente en effet deux particularités remarquables : en premier lieu il offre, à son état parfait, des caractères qu'on ne retrouve exactement dans aucune partie normale de l'économie, bien qu'ils se rapprochent sensiblement de ceux du tissu fibreux ; en outre, on le voit se développer en lieu et place des autres tissus quand ils ont été détruits et non régénérés. Eu égard à ces considérations, il occupe une place à part dans l'histoire de la néoplasie inflammatoire. De plus, comme c'est lui qui est le plus constamment lésé, qui reçoit le premier les produits de l'exsudation et qui est le siége de la néoformation la plus apparente, c'est aussi dans ce tissu que cette néoplasie a été étudiée plus particulièrement (on pourrait même dire presque exclusivement jusqu'il y a quelques années).

On avait remarqué depuis longtemps que dans un grand nombre de cas les parties détruites par nécrose ou par suppuration n'étaient pas régénérées intégralement, et que les pertes de substance étaient comblées par un tissu d remplissage spécial, d'une blancheur nacrée, dense et rétractile, assez analogue au tissu fibreux, auquel on donnait le nom de tissu *cicatriciel* ou *inodulaire*. Comme on voyait ce tissu se substituer à la fibrine concrète (dans les fausses membranes des séreuses notamment), on admettait, depuis Hunter, qu'il résultait d'une transformation directe des produits exsudés : c'est ce qu'on appelait suivant les cas l'organisation de la lymphe plastique et coagulable, l'organisation du caillot, etc.

Les recherches d'histologie pathologique montrèrent par la suite qu'on se trouvait en présence d'une variété particulière du tissu conjonctif dont la naissance et l'évolution présentaient d'ailleurs la plus grande analogie avec celles du tissu cellulaire examiné chez l'embryon. Nous nous reporterons, en ce qui concerne ce point, à l'opinion de Küss, le premier auteur qui ait affirmé catégoriquement la prépondérance des modifications nutritives que présentent les tissus enflammés sur les troubles vasculaires, auxquels il n'accorde qu'une importance secondaire. A la suite de Schwann, de J. Müller et de Lebert, il retrace dans son opuscule (*loc. cit.*, p. 25) l'*histoire du tissu inflammatoire* ou *phlogome* d'après la doctrine alors régnante de la genèse. Il établit nettement la distinction entre la première apparition de l'activité plastique et la coagulation de la fibrine, qui est au contraire le signe de la mort de cette substance, et s'élève contre la confusion souvent faite au sujet de ces deux phénomènes entre lesquels il n'y a qu'une ressemblance superficielle et grossière. Il montre ensuite les cytoblastes prenant naissance au sein d'un blastème amorphe, antérieurement à toute vascularisation, puis la transformation de ces éléments en cylindres rubanés se subdivisant à leur tour en fibrilles ayant les caractères de la fibrille de tissu cellulaire, en même temps qu'apparaît l'élément vasculaire.

Virchow, considérant les globules inflammatoires comme résultant de la segmentation des cellules du tissu conjonctif, élargit singulièrement le rôle de ces éléments ou histogénie. Il les compare aux cellules constituant le corps de l'embryon dans les stades très-jeunes, et admet qu'ils peuvent, sous l'influence d'une irritation appropriée, évoluer dans une foule de directions variées, devenant, suivant les cas, cellules osseuses, cartilagineuses, tuberculeuses, cancéreuses, etc. « Ainsi le tissu conjonctif et ses équivalents prennent en histogénie pathologique la place de la lymphe plastique de Hunter, des blastèmes de Schwann et des exsudats des auteurs plus récents » (*Pathol. cellulaire*, éd. 1862, p. 374). Le type de ce tissu générateur universel, dont l'idée première remonte à de Blainville, est représenté par le tissu des bourgeons charnus, d'où les noms de *tissu de granulation*, *tissu embryonnaire*, de *cellules de granulation*, *embryonnaires*, *formatives*, *indifférentes*, qui sont devenus d'un usage courant à partir de cette époque.

Depuis la découverte de Cohnheim le rôle générateur primitivement attribué par Virchow aux éléments connectifs a été transporté aux leucocytes émigrés des vaisseaux, conformément aux vues émises par Dujardin dès 1824 (*voy. Historique*, p. 711).

Nous ne saurions reprendre ici les objections de principe qui s'opposent à cette hypothèse d'un tissu formateur possédant, chez l'adulte, toute la puissance productrice des sphères de segmentation dérivées du vitellus; cette discussion a été exposée dans les articles EMBRYON, EMBRYONNAIRE et EMBRYOPLASTIQUE. Après avoir décrit l'organisation inflammatoire parallèlement à l'évolution normale du tissu conjonctif, nous nous bornerons à mettre en présence les diverses opinions qui ont actuellement cours sur l'histogénie des productions transitoires ou permanentes qu'on voit prendre naissance au sein des tissus enflammés.

De même que chez l'embryon, le tissu néoformé se présente au premier stade sous forme d'une masse de petites cellules arrondies séparées par une substance fondamentale homogène et transparente, de consistance gélatineuse. Cette substance, rare au point que sa présence est souvent difficile à constater dans les débuts, augmente de quantité par la suite; en même temps les éléments inclus s'écartent les uns des autres; leur corps cellulaire s'accroît de façon à déborder largement dans tous les sens le noyau dont il était à peine distinct jusque-là. Les cellules prennent une forme anguleuse et poussent des prolongements ramifiés; leur protoplasme finement granuleux entoure un gros noyau vésiculeux à nucléoles nets et brillants : elles ont ainsi acquis les caractères des cellules dites *épithélioïdes*. Comme chacune d'elles devient finalement le centre de génération d'un faisceau lamineux ou conjonctif, on leur donne habituellement le nom de *cellules fibro-plastiques* ou *fibroblastes*. Suivant certains auteurs (Schwann, Robin, M. Schultze, Ziegler, Tillmanns) les fibrilles composant les faisceaux conjonctifs dérivent directement des prolongements effilés des fibroblastes; d'autres (Henle, Donders, Virchow, Gerlach, Rollett, Kölliker, Ranvier, Pouchet et Tourneux) admettent que c'est la substance intercellulaire qui prend une structure fibrillaire, et il est difficile, dans l'état actuel de la question, de se prononcer d'une façon définitive entre ces deux opinions contraires.

La néoformation vasculaire constitue un élément indispensable à la nutrition et à la croissance du tissu conjonctif en voie d'hyperplasie. On a également invoqué plusieurs mécanismes différents pour la genèse des vaisseaux nouveaux. Suivant Billroth (*Unters. über die Entwickel. d. Blutgefässe.* Berlin, 1855) et Rindfleisch (*Histologie pathol.*) des cellules embryonnaires fusiformes se juxtaposeraient en tractus ou cylindres creux, de façon à constituer un tube endothélial qui se mettrait ultérieurement en communication avec la lumière d'un capillaire voisin. Thiersch (*Pitha u. Bilroth's Handb. d. Chir.*) pense que les courants d'exsudation plasmatique sortant des vaisseaux à travers les endothéliums disjoints, se frayent peu à peu une route au milieu des cellules embryonnaires; plus tard, le sang lui-même accédant dans les conduits ainsi formés qui finissent par rencontrer un canal de même origine ou un autre vaisseau, les éléments riverains se transformeraient en cellules endothéliales, et ainsi se trouverait constitué un capillaire nouveau. Cette théorie d'une néoformation vasculaire *entre les cellules* a été combattue par la plupart des auteurs, et l'on admet plus généralement que les capillaires nouveaux ont une origine intracellulaire et qu'ils proviennent de bourgeons ou prolongements protoplasmiques issus des anciens vaisseaux qui vont rejoindre des bourgeons semblables ou des vaisseaux voisins, et se creusent progressivement d'une lumière centrale dans laquelle le sang pénètre à partir des anciens capillaires (Meyer, Arnold, Leboucq, Ziegler). Le tube protoplasmique du jeune capillaire se garnit peu à peu de noyaux régulièrement espacés et montre alors, sous l'influence du nitrate d'argent, le dessin caractéristique des cellules endothéliales. Enfin quelques auteurs ont admis la possibilité d'une néoformation intra-cellulaire indépendante dans une certaine mesure du réseau capillaire préexistant, aux dépens d'éléments particuliers signalés dès 1846 par Kölliker dans la queue du têtard, *cellules angio-plastiques* (Rouget), *angioblastes* (Klein, Schæfer), *cellules vaso-formatives* (Ranvier).

Tous ces phénomènes histogéniques sont la reproduction fidèle de ceux que l'on observe au cours du développement normal du tissu conjonctif et des vaisseaux dans le mésoderme de l'embryon. Mais dans les phases ultérieures de la néoplasie on voit se dessiner les caractères spéciaux du tissu inodulaire.

Dans le tissu cellulaire normal de l'adulte il existe, entre les faisceaux lamineux enchevêtrés, une matière assez molle pour leur permettre de se déplacer les uns sur les autres et pour se prêter à la locomotion des cellules migratrices; sa consistance devient très-faible sur le trajet des principaux courants de la transsudation plasmatique, et l'on peut admettre que dans ces points elle est tout à fait liquide ou même qu'elle fait défaut. Dans cette dernière hypothèse on arrive à la conception de Küss, qui considérait le tissu cellulaire comme composé d'un feutrage de fibres entrecroisées, dans les mailles duquel les liquides s'avancent facilement dans toutes les directions et qui englobe en proportion variable des cytoblastes arrondis. Telle est aussi la théorie, généralement adoptée aujourd'hui, de Ranvier et de Flemming, qui admettent qu'il s'agit d'un tissu spongieux dont les trabécules à structure fibrillaire sont tapissées par des cellules plates formant un revêtement endothélial discontinu, et dont les cavités lacunaires représentent les origines du système lymphatique. En réalité, on observe tous les intermédiaires entre la substance fondamentale liquide ou semi-liquide du tissu conjonctif lâche et la matière plus tenace qui unit les faisceaux lamineux des organes résistants tels que le derme, les membranes fibreuses, les tendons, etc.

Le tissu cicatriciel, une fois arrivé à l'état fibrillaire, présente une constitution beaucoup plus simple : dur et tenace, il ne possède en aucune manière la souplesse et la laxité du tissu cellulaire normal. Très-pauvre en cellules, il se compose presque exclusivement de fibres lamineuses étroitement enchevêtrées et agglutinées, comme dans les organes fibreux. Le réseau vasculaire si abondant des bourgeons charnus disparaît presque entièrement, et la substance fondamentale elle-même est résorbée peu à peu, d'où cette sorte de condensation progressive à laquelle le tissu de cicatrice doit sa propriété la plus saillante, la *rétractilité.*

La néoformation conjonctive et vasculaire a surtout été étudiée dans le processus de cicatrisation (*voy.* ce mot) des plaies. Dans la *réunion par première intention* les phénomènes destructifs et l'exsudation inflammatoire sont très-peu prononcés; les bords de la solution de continuité sont agglutinés par une mince lame de tissu conjonctif embryonnaire qui évolue rapidement, de façon à constituer à bref délai une cicatrice linéaire.

Le même mécanisme histogénique s'observe dans la production des néomembranes des séreuses, dans la cicatrisation des foyers hémorrhagiques, des infarctus, des vaisseaux thrombosés spontanément ou après ligature, dans la capsule qui enveloppe et isole les corps étrangers et les parasites qui séjournent au sein des tissus, dans la sclérose des organes parenchymateux, etc.

Mais si l'on a affaire à une plaie contuse où le traumatisme initial a lésé mortellement une portion notable du tissu, ou si le foyer d'inflammation est envahi par des agents infectieux, l'organisation immédiate n'est plus possible.

On voit alors survenir la *suppuration* (*voy.* ce mot) caractérisée par la production abondante de leucocytes nageant dans un sérum liquide, et l'écoulement du pus se poursuit jusqu'à élimination complète des_parties nécrosées. Ce liquide forme une sorte de couche protectrice au-dessous de laquelle apparaissent les bourgeons charnus et la réunion s'opère finalement par *deuxième intention*.

Nous n'entreprenderons pas de refaire ici toute l'histoire de la suppuration, qui fait l'objet d'un article spécial, mais nous ne pourrons nous dispenser de revenir dans les paragraphes suivants sur un certain nombre de points que les recherches de ces dernières années ont particulièrement mis à l'ordre du jour : telles sont notamment : la question de l'origine des globules du pus, l'étiologie des suppurations, l'action attribuée aux leucocytes (phagocytes) sur les organismes microparasitaires.

Inflammation des tissus non vasculaires. Provenance et rôle respectif des cellules conjonctives embryonnaires et des pyocytes. D'où proviennent, en dernier ressort, les cellules qui sont le point de départ de la néoplasie inflammatoire que Virchow considérait comme dérivant directement de la segmentation des corpuscules fixes du tissu conjonctif? Cohnheim, et après lui la plupart des anatomo-pathologistes, ont attribué une puissance histogénique équivalente aux leucocytes émigrés, bien que plusieurs aient reconnu que les éléments fixes jouaient un certain rôle dans les phénomènes de régénération. Quelques auteurs au contraire soutiennent la théorie de la spécificité absolue des éléments constituant le corps de l'adulte et admettent qu'une cellule ne peut donner naissance qu'à des cellules de même espèce.

Pour ce qui concerne spécialement le rôle générateur attribué aux leucocytes, la transformation de ces éléments en cellules fibro-plastiques et angio-plastiques a été admise surtout d'après les données de Ziegler, qui, après Aufrecht, Bizzozero et autres, a étudié la néoformation conjonctive et vasculaire en introduisant dans la cavité péritonéale des animaux des corps étrangers, tels que des fragments de moelle de sureau, des tissus durcis par l'alcool, des cages de verre, etc. Ces expériences ont été confirmées par celles de Senftleben (*Virch. Archiv.*, t. LXXII, 1878) et de Tillmanns (*Ibid.*, LXXVIII, 1879). Mais, rien ne démontre que les éléments immigrés dans ces conditions dans de petites cavités artificielles soient tous des leucocytes, car nous savons par les recherches de Stricker, de Recklinghausen et de Neumann (*Arch. d. Heilk.*, X), que les cellules conjonctives, certains épithéliums et les endothéliums, peuvent également manifester la contractilité amiboïde (rajeunissement cellulaire) et se changer en cellules mobiles offrant un aspect analogue à celui des globules blancs sortis des vaisseaux.

La principale difficulté réside dans l'impossibilité où l'on se trouve jusqu'ici d'opérer le triage de tous les éléments hétérogènes accumulés au foyer de l'inflammation et de déterminer l'origine exacte et la courbe d'évolution de chacun d'eux. Baumgarten, qui avait déjà combattu dans le passé l'opinion de Ziegler et de Senftleben sur le rôle des leucocytes dans l'organisation du thrombus (*Virch. Arch.*, LXXVIII, 1879), a soutenu récemment (*Ueber Tuberkel. u. Tuberkulose.* Berlin, 1885) que la néoplasie tuberculeuse naît exclusivement par division indirecte des éléments fixes, tandis que les globules blancs simultanément extravasés ne subissent que des métamorphoses régressives.

Pour l'étude des modifications que présentent les éléments extra-vasculaires

des parties enflammées, on s'est adressé de préférence aux tissus dépourvus
de vaisseaux. Après que Barry, Goodsir et Redfern, eurent signalé la multiplication des cellules dans les cavités du cartilage, on expérimenta également
sur la cornée (Virchow, His, Strube, O. Weber), les tendons, les épithéliums,
etc., et ce sont ces observations qui devinrent le point de départ de la pathologie cellulaire. Sur des cornées irritées par cautérisation, Virchow et His con-
statèrent d'abord un gonflement des cellules fixes (tuméfaction trouble), puis,
à un stade plus avancé, la prolifération de ces éléments, qui se trouvaient
remplacés par des amas de plus en plus considérables de cellules jeunes,
ayant les caractères des cellules dites embryonnaires ; la confluence de ces
amas produisait ensuite l'abcès de la cornée. Ces faits paraissaient d'autant plus
probants qu'on croyait la cornée constituée par une substance fondamentale
analogue à celle du cartilage, isolant entièrement les cellules incluses et ne se
prêtant qu'à des échanges nutritifs d'ordre moléculaire avec les réseaux capillaires périkératiques. Mais l'opinion de Virchow cessa d'être inattaquable du
jour où Recklinghausen eut démontré (1862) dans le tissu cornéen l'existence
d'un système de canalicules plasmatiques renfermant, outre les cellules étoilées,
des éléments migrateurs semblables à ceux du tissu conjonctif. Bientôt Cohnheim, s'appuyant sur les apparences offertes par des préparations colorées au
moyen du chlorure d'or, soutint que les cellules fixes ne présentent que des
altérations régressives (gonflement et opacité du protoplasme, formation de
vacuoles, etc.) et qu'elles finissent par tomber en détritus. Quant aux globules inflammatoires, ils proviennent sans exception, d'après cet auteur, de
leucocytes immigrés : lorsqu'on cautérise le centre de la cornée sur une grenouille, on voit que l'opacité du tissu enflammé ne débute pas au voisinage
immédiat du point irrité, mais à la périphérie de la cornée d'où elle s'avance
peu à peu sous forme d'un cône grisâtre vers le centre qu'elle n'atteint qu'après
trois jours. Au microscope on ne voit d'abord au niveau de la lésion primitive
que des modifications passives des cellules fixes ; dans la portion opaque on
peut reconnaître ces dernières avec leur aspect normal, à côté des globules
blancs infiltrés dans les espaces plasmatiques.

Pour déterminer exactement la provenance de ces leucocytes, Cohnheim opéra
sur des grenouilles auxquelles il avait injecté dans les veines ou dans les sacs
lymphatiques des substances colorantes finement pulvérisées. On sait, en effet,
par les observations de Hæckel et de Recklinghausen, que les cellules amiboïdes englobent volontiers les particules solides qu'elles rencontrent sur leur
passage, et sur les animaux ainsi traités on voit que beaucoup de globules
blancs du sang ou de la lymphe sont chargés de petits grains de cinabre
ou de carmin. Or Cohnheim put constater facilement que bon nombre des
pyocytes immigrés dans la cornée contenaient ainsi des particules colorées.
On arrive au même résultat, en choisissant des grenouilles atteintes de méla-
némie, et dont les leucocytes recueillent en grande quantité les grains noirs
charriés par le sang (*Eberth. Virch. Arch.*, XLIX, 1870). Comme il ne se produit
rien de pareil, si l'on porte simplement la substance colorante sous la membrane nictitante ou dans l'humeur aqueuse, il faut admettre que les pyocytes
de la cornée sont émigrés des capillaires périphériques, à l'exclusion du cul-
de-sac de la conjonctive, ainsi que de la chambre antérieure de l'œil.

Cohnheim a montré d'autre part que, lorsqu'on irrite la cornée d'une grenouille dont le sang a été remplacé par une solution de chlorure de sodium à

9,75 pour 100, le tissu cornéen reste transparent, et qu'il ne se forme pas de pus aux dépens des cellules fixes.

Ces recherches furent confirmées, au moins en ce qui concerne les points essentiels, par celles de Kremiansky (*Wien. med. Wochenschr.*, 1868), d'A. Key et de Wallis (*Virchow's Arch.*, LV, 1872), etc., et sa théorie de Cohnheim, étendue à tous les tissus, tant vasculaires que privés de vaisseaux propres, est devenue classique depuis cette époque.

Pourtant, et dès les premiers temps, Cohnheim rencontra des contradicteurs qui persistèrent à attribuer un rôle actif aux éléments fixes. F. A Hoffmann et Recklinghausen (*Med. Centralbl.*, 1867) montrèrent qu'après deux ou trois jours il y a encore une accumulation notable de leucocytes dans la cornée de la grenouille et dans celle du chat, au point irrité, lorsque l'on conserve l'œil excisé ou la tête de l'animal dans des conditions appropriées de chaleur et d'humidité. Recklinghausen a vu aussi les cellules étoilées se rétracter et abandonner de petits corps protoplasmiques se séparant de leurs prolongements et se comportant ultérieurement comme les autres cellules migratrices.

Divers observateurs ont vu des cellules de tout ordre se gonfler sous l'influence de l'irritation inflammatoire, présenter des mouvements amiboïdes et parfois se diviser dans le champ du microscope. Des phénomènes de cet ordre ont été décrits : sur les cellules de la cornée par Stricker (*Stud. aus dem. Inst. für. exp. Pathol.*, 1870), Ranvier (*Arch. de physiol.*, 1874), A. Hansen (*Wien. med. Jahrb.*, 1871), Eberth (*Unters. aus. d. path. Inst. Zürich*, 1874-1875), Senftleben (*Virch. Arch.*, LXV, 1875, et LXXII, 1878), Raehlmann (*Arch. für exp. Pathol. u. Pharm.*, VII); sur l'épithélium de la membrane de Descemet par Stricker, Klebs (*loc. cit.*); sur l'épithélium de la cornée par Hoffmann et Recklinghausen, Oser (*loc. cit.*); sur l'endothélium des vaisseaux et des séreuses par Durante (*Wien. med. Jahrb.*, 1871), Kundrat (*Ibid.*), Stricker, Cornil et Ranvier, Klein (*Reports of the Med.*, 1874), Altmann (*Archiv für mikr. Anat.*, XVI, 1879); sur les cellules ciliées du pharynx de la grenouille par Neumann (*Med. Centralbl.*, 1876) ; sur les cellules cartilagineuses par O. Weber, Weichselbaum (*Virch. Arch.*, LXXIII, 1878), Ewetsky (*Centralbl.*, 1875. — *Unters. aus d. path. Inst. Zürich*, I), Heitzmann (*Wien. med. Jahrb.*, 1873), etc.; sur les épithéliums de la cristalloïde antérieure par Mörs (*Virch. Arch.*, XXXII, 1865); sur les cellules des tendons par Spina (*Wien. med. Jahrb.*, 1876-1878); sur celles du derme par Ravogli (*Ibid.*, 1879), etc., etc.

D'autre part un certain nombre d'auteurs avaient admis la *formation endogène* de pyocytes dans d'autres éléments, particulièrement dans des cellules épithéliales; tels sont : Remak (*Virch. Arch.*, t. XX, 1861) en ce qui concerne l'épithélium de la vessie. Buhl (*Ibid.*, t. XVI, 1859, et XXI, 1861) pour l'endothélium des vésicules pulmonaires et l'épithélium des conduits biliaires, Rindfleisch, Eberth (*Ibid.*, t. XXI, 1861), Böttcher (*Ibid.*, t. XXXVIII, 1866), etc. Mais, d'après les recherches de Volkmann et Steudener (*Med. Centralbl.*, 1868. — *Arch. für mikr. Anat.*, t. IV), de Arnstein (*Virch. Arch.*, XXXIX, 1867), de Oser (*loc. cit.*), il est probable que tous les faits anciennement rapportés à une production endogène de *couvées* cellulaires répondent en réalité à des phénomènes d'immigration. Oser a même vu les petits éléments inclus exécuter des mouvements amiboïdes et sortir ainsi de la prétendue cellule-mère.

Böttcher (*Virch. Arch.*, LVIII, 1873) et d'autres ont constaté que l'opacité et l'accumulation des pyocytes peut se faire primitivement au centre de la cornée, sans que la zone périphérique présente aucune anomalie. Il est vrai que Eberth (*loc. cit.*) a répondu à cette objection en démontrant que les leucocytes peuvent immigrer également à partir du cul-de-sac conjonctival.

La question de l'origine première des pyocytes émigrés des capillaires est en connexion étroite avec les faits qui précèdent. Peut-on admettre, en effet, que la totalité de ces éléments a préexisté dans le sang, lorsqu'on observe de vastes suppurations au cours desquelles on voit se former en peu de temps plusieurs litres de pus? Cohnheim fait valoir, il est vrai, que la quantité des leucocytes normalement contenus dans le sang est en réalité beaucoup plus considérable qu'on ne l'admet généralement, et qu'en outre on voit, dans les grandes inflammations suppuratives, les ganglions lymphatiques, la rate, et les autres organes dits lymphoïdes, s'hypertrophier et fournir un très-grand nombre de globules blancs qui se trouvent versés dans le torrent circulatoire. Mais on peut objecter à cet argument que le gonflement des ganglions lymphatiques paraît dû, dans la majorité des cas, à la réplétion de ces organes par des leucocytes provenant du tissu enflammé. Hering (*Ber. der Wiener Akad.*, 1868) et Thoma (*Ueberwanderung farbloser Blutkörper von dem Blut in das Lymphgefässsystem* Heidelberg, 1873) ont vu des éléments migrateurs du foyer inflammatoire pénétrer dans les lymphatiques.

Pourtant, si large que soit la part faite à la prolifération des éléments fixes, l'énorme quantité de leucocytes qui vient infiltrer les tissus périvasculaires en un court espace de temps nous oblige à chercher ailleurs la source d'une multiplication aussi considérable. On a pu voir plus haut (*voy.* p. 732) quelques données sur la leucocytose constatée dans un certain nombre d'affections phlegmasiques à l'aide de la numération des globules. D'autre part l'observation directe dénote une telle accumulation de globules blancs dans la zone plasmatique des petites veines, qu'on ne peut s'empêcher de regarder comme très-probable une hyperplasie de ces éléments dans l'intérieur du système circulatoire. L'hypothèse d'une transformation des hématies en leucocytes, admise anciennement par Gendrin, Hewson, Addison, doit être rejetée comme reposant sur des erreurs d'observation, bien que quelques auteurs plus récents l'aient encore regardée comme possible (Rindfleisch-Faber, *Archiv der Heilk.*, 1873. — Angelo Mosso, *Virch. Arch.*, CIX, 1887). Tout au plus pourrait-on songer à une pareille possibilité pour les globules nucléés des ovipares. La division des leucocytes contenus dans le sang n'a pas encore été constatée directement, et la question de leur origine dans l'inflammation devient ainsi connexe du problème concernant leur développement à l'état normal. On sait que ce dernier est encore sujet à bien des controverses, malgré les recherches hématologiques modernes de Bizzozero, Hayem, Malassez, etc.

En laissant de côté la question d'origine, ce qui distingue essentiellement les pyocytes des éléments fibro-plastiques, c'est qu'ils n'ont point les propriétés histogéniques de ces derniers. Ce sont des cellules destinées à être éliminées, et ne faisant déjà plus en quelque sorte partie de l'organisme; il n'est pas tout à fait exact de dire avec Küss que le globule du pus est le cadavre du globule inflammatoire, car on peut observer facilement des pyocytes parfaitement vivants et contractiles. Pourtant il n'en est pas moins vrai que ce sont des cellules dont les jours sont comptés et qui sont condamnées à disparaître à bref délai.

Le rôle de l'exsudation purulente paraît consister surtout à amener la liquéfaction des parties trop profondément altérées pour être susceptibles de réparation et à faciliter ainsi leur élimination pour faire place aux jeunes bourgeons charnus nés des tissus survivants du voisinage. Lorsque les parties nécrosées se sont détachées et ont été entraînées au dehors, et qu'il n'existe plus d'obstacle à l'organisation, l'écoulement du pus tend à tarir et les parois de la plaie montrent au-dessous de la couche pyogénique un tissu plus ferme dont les éléments s'entourent d'une substance fondamentale plus résistante ; dès lors la cicatrisation peut suivre son chemin.

En résumé, on a mis en cause, comme facteurs de la production extra-vasculaire des globules inflammatoires, les phénomènes de multiplication nucléaire et cellulaire observés sur les éléments migrateurs, sur les cellules fixes du tissu conjonctif, des tendons, de la cornée, du cartilage, de la tunique interne du cœur et des vaisseaux, sur divers épithéliums tégumentaires, sur les endothéliums vasculaires et séreux, sur les fibres musculaires, les cellules adipeuses, les noyaux sous-jacents à la gaîne de Schwann, etc. Quelques-unes de ces observations se rapportent aux tissus examinés en vie ; Klein et Ranvier ont même vu les leucocytes des batraciens se segmenter sur le porte-objet du microscope. Il faut avouer que ce sont là des cas isolés dont la relation ne répond plus aux exigences de la technique introduite en histologie depuis les travaux de Flemming, et que les faits avancés par Stricker et son école ont été l'objet de doutes justifiés. Mais des recherches plus récentes ont montré les dispositions caractéristiques de la division karyokinétique des cellules dans l'irritation de la moelle des os (Cornil, *Arch. de physiol.*, 1887), des éléments qui tapissent la bourse prérotulienne (Karg, *Deutsche Zeitschr. f. Chir.*, XXV, 1887), de l'épithélium de la membrane de Descemet (Schottländer, *Arch. f. mikr. Anat.*, 1888), des épithéliums du rein et des endothéliums vasculaires (néphrite cantharidique, Cornil et Toupet, *Arch. de physiol.*, 1887), etc. Les observations de Baumgarten (*Tuberkel u. Tuberkulose*, 1885 ; *Pathol. Mykologie*, 1887) concernant la prolifération des cellules fixes des tissus sous l'influence de l'irritation causée par le bacille de Koch, et le rôle prépondérant qui revient à ces éléments dans l'histogénie des granulations tuberculeuses, ont été vérifiées par Cornil (*Études sur la tuberculose publiées par Verneuil*, 1887), et l'opinion de cet auteur a recruté depuis lors une série d'adhérents (*voy.* Ziegler, *Lehrbuch der path. Anat.*, 1887). Les observations de ce genre se multiplient rapidement depuis quelques années, et il est probable qu'elles sanctionneront une bonne partie des données précédentes.

Les pyocytes ne sont donc pas tous, et Recklinghausen a particulièrement insisté sur ce point, des leucocytes émigrés ; dans les catarrhes, par exemple, il y en a un bon nombre qui dérivent des épithéliums et qui ne sont en somme que des cellules épithéliales jeunes et amiboïdes, ou même des cellules anciennes mobilisées. De même, dans les arthrites, doit-on admettre la mobilisation des éléments revêtant la synoviale, des cellules du cartilage, etc.

Les partisans d'une origine exclusivement intra-vasculaire des produits inflammatoires ont apporté eux-mêmes leur contingent à cette série d'observations concernant la prolifération des cellules fixes dans différents tissus, mais leur interprétation est différente. Pour eux il s'agit là de phénomènes de régénération, destinés à réparer les désordres causés par la perturbation morbide de la nutrition et ne faisant nullement partie intégrante du processus inflammatoire. Telle est l'opinion soutenue par Heller (*Unters. über die feineren Vorgänge bei der Entzündung.* Erlangen, 1869. — *Sitzungsber. der phys.*

med. Soc. Erlangen, 1872), Eberth, Ziegler (*Unters. über die path. Binde-gewebs und Gefässneubildung*, Würzburg, 1876), ainsi que par Senftleben et Cohnheim. On a été jusqu'à dire que ces phénomènes de prolifération régénérative étaient au contraire entravés par l'inflammation, et qu'on les observait surtout très-nettement dans les cas où celle-ci fait complétement défaut. Cette manière de voir est clairement formulée dans le passage suivant de Samuel (*Allg. Pathol.*, 1879, p. 199) : « Les phénomènes néoformatifs n'appartiennent pas aux inflam-mations en elles-mêmes, mais seulement à celles qui s'accompagnent de pertes de substance primitives ou secondaires. Ce qui détermine le processus néoformatif, ce n'est pas l'étendue de ce qu'on appelle l'irritation inflammatoire, ni la puissance de la cause première, ni l'intensité de la congestion, ni l'abondance de l'exsu-dation, mais seulement la diminution des forces qui s'opposent normalement à la croissance des parties (*Abnahme der Wachsthumswiederstände*). Les cellules, pour effectuer leur croissance, n'ont besoin d'aucune stimulation; aussi long-temps qu'elles sont capables de proliférer, il leur suffit d'avoir de l'espace et de la nourriture. Dans des conditions ordinaires celle-ci leur fait rarement défaut, mais il en est tout autrement de l'espace. Ce qui manque aux cellules jeunes et à beaucoup d'éléments adultes, étroitement tassés les uns contre les autres, ce n'est point l'énergie histogénétique, mais seulement l'espace néces-saire pour pouvoir la manifester. La prolifération des tissus et des vaisseaux, que ne saurait occasionner la cause d'inflammation la plus intense se produit sous l'influence de la moindre blessure. Avec une congestion à peine visible et une exsudation minime, on constate alors une néoformation des plus actives. »

En réalité les phénomènes néoplasiques dans l'inflammation ont une valeur fort différente suivant les cas (*voy.* plus haut, p. 735). Samuel n'envisage évi-demment ici que ceux qui tendent simplement à reconstituer les parties détruites, et dont l'histoire se confond avec celle de la régénération des tissus. Lorsqu'il s'agit d'éléments non susceptibles de se régénérer, on assiste à une réparation incomplète, et les pertes de substance sont comblées par un tissu à peu près inerte au point de vue physiologique, le tissu de cicatrice.

Dans bien des cas la néoformation est plus abondante que ne sembleraient l'exiger les besoins de la réparation, et alors ce qui est produit en excès n'a généralement qu'une existence transitoire; la formation exagérée de cellules épidermiques, dans le durillon ou dans les dermatoses, s'arrête en même temps que cesse l'irritation qui l'a causée; les ostéophytes et les saillies du cal, le bourrelet du céphalématome, sont résorbés au bout d'un certain temps; la chair luxuriante n'est qu'un obstacle passager à la cicatrisation des plaies. Mais parfois les tissus hyperplasiés persistent (cicatrices exubérantes, fausses chéloïdes, épaississements et excroissances villeuses du chorion des muqueuses enflammées); l'évolution du tissu inflammatoire confine ici de bien près aux néoplasmes proprement dits, aux tumeurs.

L'hyperplasie conjonctive est souvent aussi très-considérable dans les sclé-roses des organes parenchymateux, au point que ces derniers sont augmentés de volume, au moins dans les premiers stades, malgré la disparition de leurs éléments propres (fibres musculaires, cellules hépatiques, etc.). Cette sclérose hypertrophique ne diffère pas essentiellement de la sclérose atrophique, et trouve son paradigme physiologique dans l'atrophie scléreuse des organes qui ne fonctionnent que pendant une partie de la vie : le thymus, la mamelle, les glandes génitales.

Division des inflammations. On désigne généralement les phlegmasies d'après leur siége anatomique par le nom de la partie affectée : pneumonie, néphrite, endocardite, ostéite, etc. En outre, on a établi une foule de catégories fondées sur la durée, la marche, les caractères cliniques et anatomiques, la pathogénie et l'étiologie des inflammations.

Suivant la durée, les inflammations sont dites *aiguës*, lorsque l'action pathogène, quoique passagère, a produit dès l'abord une lésion profonde de la nutrition ; les diverses phases du processus se succèdent alors rapidement, s'accompagnent d'une réaction générale très-marquée et aboutissent à bref délai à la mort ou à la guérison. Dans d'autres cas, l'intensité des phénomènes diminue et la phlegmasie passe à l'état chronique. Suivant que l'acuïté des symptômes est excessive, ou au contraire plus ou moins atténuée, on distingue des formes *suraiguës* ou *subaiguës*. Les inflammations *chroniques* d'emblée ont un cortége symptomatique beaucoup moins accusé ; elles résultent généralement d'influences nocives prolongées ou répétées, l'agent morbifique se reproduisant dans l'économie, ou continuant à s'introduire du dehors pendant une période assez longue, de sorte que son élimination ne peut s'effectuer que lentement.

D'après les allures générales de l'affection, on a établi la distinction en inflammations *sthéniques* ou *actives*, caractérisées par une réaction franche et violente de la part des organes lésés, et en inflammations *asthéniques, passives, torpides*, dans lesquelles la vitalité des parties se manifeste d'une manière moins apparente. Les premières se développent sur un terrain bien constitué, sur les sujets vigoureux ; les secondes dénotent un degré plus ou moins avancé de débilité, soit de l'individu entier, soit de la partie affectée seulement : sujets affaiblis, anémiés, cachectiques, membres atteints de paralysie ou de gêne circulatoire (inflammations *neuro-paralytiques, hypostatiques*, etc.).

En tenant compte de la prédominance de l'un ou de l'autre des processus élémentaires, on a établi les variétés qui suivent :

Inflammations congestives, dans lesquelles on voit survenir rapidement une hyperémie très-prononcée qui constitue le symptôme le plus marquant ;

Inflammations exsudatives, subdivisées, d'après la nature de l'exsudat, en séreuses, muqueuses, fibrineuses, pseudo-membraneuses, purulentes, etc., et, d'après leur siége, en *parenchymateuses* et *interstitielles* ;

Inflammations dégénératives frappant surtout les éléments propres des glandes et des parenchymes ;

Inflammations productives, caractérisées par des néoformations persistantes (néomembranes, exostoses, néoplasie des scléroses) ;

Inflammations destructives ou *ulcéreuses*, affectant surtout les téguments et produisant des pertes de substance qui tendent à s'agrandir progressivement par suite de l'absence ou de l'insuffisance des phénomènes de réparation. La destruction peut aller jusqu'à la *gangrène*.

Suivant l'étendue et le nombre des parties affectées, on distingue des inflammations *localisées* ou *généralisées* à une partie plus ou moins notable d'un organe ou d'un système ; des inflammations *uniques* ou *multiples*.

Les inflammations dites *métastatiques* occupent une place spéciale eu égard à leur mécanisme pathogénique. Il en est de même de celles où les troubles de l'innervation semblent jouer un rôle important dans la genèse des lésions nutritives : ophthalmie consécutive à la paralysie ou à la section du trijumeau, pneumonie par section du pneumogastrique, zona et diverses éruptions cutanées, certaines arthropathies et des cas d'éléphantiasis, etc., etc.

La division fondée sur l'étiologie, la seule rationnelle si l'on se place au point de vue strictement scientifique, nous obligerait à passer en revue la presque totalité des agents morbifiques. On peut distinguer à cet égard :

1° Les inflammations d'origine traumatique ou mécanique, soit avec plaie, soit sans solution de continuité superficielle (contusion, compression, écrasement, corps étrangers, parasites);

2° Les inflammations par influence thermique (brûlure, congélation, phlegmasies à *frigore*);

3° Les inflammations par actions chimiques, tantôt localisées au point d'application de l'irritant (caustiques, substances corrosives), tantôt consécutives à la pénétration de ce dernier dans le torrent circulatoire (inflammations toxiques, iode, mercure, alcool, cantharidine, etc.).;

4° Les inflammations de nature infectieuse, les plus obscures de toutes il y a quelques années, et dont l'origine est nettement déterminée aujourd'hui, grâce aux progrès de la bactériologie.

Etiologie de la suppuration. Depuis que les méthodes perfectionnées ont permis de trouver des microparasites dans tous les foyers d'inflammation suppurée (Rosenbach, *Deutsches Arch. f. klin. Chir.*, 1878. *Wundinfectionskrankheiten des Menschen*, 1884. — R. Koch, *Ætiologie der Wundinfectionskrankheiten*, 1879. — Kocher, *Arch. f. klin. Chir.*, 1879. — Ogston, *ibid.*, 1880. — W. Cheyne, *Transact. of the path. Soc.*, XXX. — Kranzfeld, *Centralbl. f. Chir.*, 1886), on s'est demandé si la suppuration ne reconnaissait pas constamment pour cause la présence de microbes. Pour trancher la question, on a porté sous la peau des animaux avec les précautions antiseptiques voulues des substances irritantes préalablement stérilisées; à cet effet, on a fait usage de divers procédés : l'injection hypodermique, l'insufflation par des tubes capillaires stérilisés dont on casse la pointe sous la peau (Strauss), l'introduction, par une incision, de tubes ou de boules de verre stérilisés, contenant le réactif, et qu'on brise après cicatrisation de la plaie superficielle (Councilmann). Plusieurs observateurs (Uskow, *Virch. Arch.*, LXXXVI, 1881. — Orthmann, *ibid.*, XC, 1882. — Councilmann, *ibid.*, XCII, 1883. — Passet, *Fortschr. der Med.*, III. *Unters. über die Ætiol. der eitrigen Phlegmone*, 1885. — Brewing, *Diss.* Berlin, 1886) ont admis la possibilité d'une inflammation suppurative sans microbes par certains irritants énergiques, tels que la térébenthine, l'huile de croton, le mercure, etc. Le professeur Strauss (*Rev. de chir. et Soc. de biol.*, 1883) ayant cherché à résoudre la question à l'aide d'une nombreuse série d'expériences et d'observations, conclut au contraire qu'il n'y a jamais de suppuration sans microorganismes, et distingue en conséquence deux catégories d'agents irritants : les *phlogogènes* et les *pyogènes*, ces derniers constamment représentés par des microbes. Depuis lors, Klemperer (*Beziehung der Microorganismen zur Eiterung. Zeitschr. f. klin. Med.*, X, 1885), Scheuerlen (*Arch. f. klin. Chir.*, XXXII, 1885), Ruys (*Deutsche med. Wochenschrift*, 1885) et Brewing (*Diss.* Berlin, 1886), sont arrivés à des résultats à peu près analogues. C'est Roser (Cassel, 1886) qui est allé le plus loin dans cette voie, en proposant de restreindre l'appellation d'*inflammation* aux seuls processus engendrés par l'action de microparasites.

La présence de microbes, particulièrement de cocci pyogènes (*Staphylo-*

coccus pyogenes aureus, albus, citreus, etc..., *Streptococcus pyogenes*, etc.). dans toutes les suppurations aiguës, étant ainsi mise hors de doute, on s'habitua à voir en eux les seuls agents de cette forme d'inflammation. Les expériences fournissant des données contraires étaient mises volontiers sur le compte d'erreurs d'observation; on fit remarquer notamment que les irritants chimiques produisaient dans bien des cas des foyers nécrosiques dont le contenu avait pu être pris pour un exsudat purulent, spécialement chez les animaux à pus habituellement concret et caséeux (lapin, oiseaux). Klumpke et Balzer ont obtenu ainsi des magmas puriformes, *pseudo-pus*, en injectant sous la peau des préparations mercurielles insolubles (Soc. biol., 1888).

En même temps que s'accréditait ainsi l'opinion attribuant une origine exclusivement bactérienne à la presque totalité des inflammations suppurées, Metschnikoff développait sa théorie de la *phagocytose* (*Virch. Arch.*, XCVI, XCVII, CVII, CVIII, CIX, CXIII, 1884 à 1888; *Fortschr. d. Med.*, 1887, 1888; *Annales de l'inst. Pasteur*, 1887, etc.), admettant que les globules blancs jouissent de la propriété d'englober les microbes pathogènes et de les détruire par une sorte de digestion intra-cellulaire analogue à celle qui préside à la nutrition de certains organismes inférieurs. Wyssokowitsch attribua le même rôle aux endothéliums vasculaires de certains organes (Flügge, *Arb. aus d. hyg. inst. Göttingen*, 1886). Patronnée par le professeur Virchow (*Sein Archiv.*, CI), corroborée par les recherches de plusieurs observateurs (Hess, *Virch. Arch.*, CIX, CX. — Pawlowsky, *ibid.*, CVIII, et *Fortschr. d. Med.*, 1888, etc.), cette idée d'une lutte directe des cellules contre les bacilles venait compléter de la façon la plus satisfaisante les notions courantes sur la physiologie pathologique de la suppuration : les leucocytes émigrés par diapédèse et accumulés au foyer de l'inflammation étaient autant de défenseurs que l'organisme mettait en ligne pour combattre les microbes envahisseurs. Suivant que l'un ou l'autre des deux adversaires demeurait vainqueur, l'issue du processus pathologique était favorable ou fatale. L'immunité innée ou acquise (vaccination) était due, en dernier ressort, à une puissance phagocytaire spéciale des sujets indemnes, et il n'est pas jusqu'à la chaleur fébrile des maladies infectieuses qu'on n'ait cru pouvoir rapporter à l'activité des *macrophages* (grands leucocytes polynucléaires).

Depuis lors la question est entrée dans une nouvelle phase, grâce surtout aux conquêtes récentes de la chimie biologique, et le problème ne se présente plus aujourd'hui sous une forme aussi simple. Après les publications de P. Grawitz, (*Charité Annalen*, 1886. — Grawitz et de Bary, *Virch. Arch.*, CVIII, 1887. — Grawitz, *ibid.*, CX, 1887), de Fehleisen (*Arb. aus d. chir. Klinik der Univ. Berlin*, 1887), de Scheuerlen (*Fortschr. der Med.*, 1887), de Christmas (*Ann. de l'inst. Pasteur*, 1888), de Watson Cheyne (*Brit. Med. Journ.*, 1888), on ne peut plus mettre en doute la possibilité de produire des abcès aseptiques au moyen d'irritants purement chimiques : tels sont l'essence de térébenthine, le mercure, le nitrate d'argent, etc..., et surtout certains alcaloïdes d'origine animale, appartenant au groupe des *ptomaïnes* et des *leucomaïnes*. La connaissance de ces corps est de date assez récente; bien qu'on eût cherché depuis longtemps à découvrir par l'analyse chimique les principes auxquels le pus et les substances putrides doivent leurs propriétés phlogogènes, ce n'est qu'à la suite des essais de Panum sur la sepsine, ceux de Bergmann et Schmiedeberg (*Centralbl.*, 1868), que Zülzer et Sonnenschein (*Berl. klin. Wochenschr.*, 1869) isolèrent pour la première fois une substance qu'ils placent à côté de l'atropine et de l'hyoscyamine. A partir de 1872, les travaux de Selmi, de Gautier, de Brieger, nous ont révélé l'existence d'un grand nombre de ces substances alcaloïdiques (*voy*. A. Gautier, *Bull. de l'Ac. de méd.*, 1886).

Ces données chimiques sont d'une importance capitale pour la question de l'inflammation, car elles ont permis de pénétrer le mécanisme de l'action pathogène des microbes qui demeurent toujours les agents ordinaires de la suppuration. Les auteurs précités ont pu démontrer, en effet, que les cultures stérilisées des cocci pyogènes sont encore capables de provoquer la suppuration quand on les porte dans les tissus vivants. L'action nocive des microparasites ne leur appartient donc pas en propre, elle dépend des substances toxiques qu'ils forment dans les milieux de culture artificiels ou animés au sein desquels ils se développent, et de fait on est parvenu à isoler déjà quelques-unes de ces toxines, bien que la composition exacte de la plupart d'entre elles reste encore à déterminer (*phlogosine*, Leber, *Fortschr. d. Med.*, 1888, etc.).

Seulement il faut remarquer que ces suppurations purement chimiques sont localisées au point d'irritation, et qu'elles n'ont jamais le caractère progressif de celles qu'on observe en pathologie.

Mais les expériences dont nous venons de rendre compte ont montré de plus que les microbes phlogogènes ont une action bien moins certaine et bien moins constante que les *vrais organismes parasitaires*, comme ceux du charbon ou de l'érysipèle, par exemple (Fehleisen). En d'autres termes, ils ne peuvent manifester leurs propriétés morbifiques que dans des conditions déterminées et lorsque les tissus ont perdu une partie de leur résistance, grâce à certains moments adjuvants : traumatismes, troubles circulatoires, altérations chimiques, etc... Autrement il faut en injecter des doses considérables, et dès lors les conditions de l'expérience s'éloignent entièrement de celles qui président à une infection pathologique. C'est ainsi que des microbes à virulence atténuée ou introduits en quantité assez faible pour que l'opération soit inoffensive récupèrent leurs propriétés nocives lorsqu'on a créé préalablement un *locus minoris resistentiæ* (testicule dans le bistournage, ostéomyélite après fracture, endocardite après éraillure expérimentale de l'endocarde), ou lorsqu'on injecte en même temps certaines substances chimiques, parmi lesquelles il faut citer l'huile de croton (Paulowsky) et surtout des ptomaïnes (cadavérine, putrescine, etc., Brieger, Grawitz, Scheuerlen), des produits secrétés dans les milieux de culture par certains microorganismes soit indifférents (*Micrococcus prodigiosus*, Grawitz), soit pathogènes (*Staphylococcus*, Scheuerlen). Une mention spéciale est due à la glycose, à l'aide de laquelle Odo Bujwid (*Centralbl. Bact.*, 1888) a obtenu des suppurations qu'il assimile à celles des diabétiques. On observe, en outre, des effets très-variables suivant les animaux mis en expérience. Ces données nouvelles nous mettent à même de comprendre les effets tantôt d'association, tantôt d'antagonisme, qu'on a observés en injectant simultanément deux ou plusieurs espèces de microbes (Garré, *Correspondenzbl. f. Schweizer Aerzte*, 1887; Roger, Soc. biol., 1889, etc.) : elles tendent à nous ramener à une théorie chimique de la vaccination (Chauveau, *Revue de méd.*, 1886), et mettent en évidence de nombreux points de rapprochement entre les maladies infectieuses et les fermentations.

En face de ces faits la plupart des auteurs inclinent de plus en plus vers les interprétations chimiques. Malgré les efforts de Metschnikoff et de ses partisans, la théorie des phagocytes semble perdre du terrain à la suite des attaques de von Christmas, de Emmerich et di Mattei (*Fortschr. d. Med.*, 1887), de Weigert (*ibid.*, 1888), de Baumgarten et de ses élèves. Certains observateurs vont même jusqu'à professer que les microbes trouvent dans les leucocytes un terrain favorable à leur développement (Hohnfeldt, Wolfheim, *Centralbl. Bact.*, 1888). La possibilité d'une végétation intra-cellulaire de certains microphytes se rapporte évidemment à des faits qu'il ne faut pas confondre avec ceux de la phagocytose. Mais il paraît probable que la digestion des bactéries par les cellules se fait dans les mêmes conditions que celle des éléments anatomiques (globules du sang, fibres élastiques) et qu'elle ne peut s'exercer que sur des sujets morts ou du moins très-affaiblis et arrivés près du terme de leur évolution.

Conclusions. Arrivant au terme de cet exposé trop rapide de l'histoire du processus inflammatoire, il ne sera peut-être pas sans intérêt de jeter un coup d'œil rétrospectif pour tâcher de grouper dans une vue d'ensemble les données complexes et disparates qui se trouvent énumérées au cours de notre article.

A l'exemple de tous les auteurs classiques, nous avons traité la physiologie pathologique de l'inflammation sous forme d'une étude pathogénique des symptômes dits cardinaux. Mais le jour est évidemment proche où cette façon de procéder n'offrira plus qu'un intérêt historique.

La définition galénique par les quatre symptômes a été inspirée évidemment par l'observation des phlegmasies *aiguës;* ce sont, à vrai dire, les seules auxquelles on puisse l'appliquer strictement. L'inflammation ainsi comprise est un état éminemment passager, dû à un soulèvement violent et orageux des forces organiques; comme tous les grands efforts, elle ne pouvait avoir qu'une durée fort limitée. Du jour où l'on admit les inflammations *chroniques*, le syndrome classique devait perdre beaucoup de sa netteté, en même temps que le terme *inflammation* servait à désigner une foule d'états morbides pour lesquels on n'eût certainement jamais songé à le créer. Les recherches anatomo-pathologiques furent pour beaucoup dans cette transformation qui se produisit du reste d'une façon toute graduelle; on constatait à chaque pas des indurations, des exsudats, des dépôts, en tout semblables aux produits inflammatoires, dans des cas où les symptômes caractéristiques n'étaient nullement évidents, et l'on supposait alors que ces derniers évoluaient d'une façon cachée, ou pouvaient même parfois ne pas exister. On rencontre à tout moment chez les auteurs des dix-septième et dix-huitième siècles la trace des préoccupations que causaient alors au monde médical ces phlegmasies *latentes*.

Lorsqu'on eut soumis à l'analyse physiologique ce processus complexe, qui semblait alors devoir dominer toute la médecine, et qu'on l'eut décomposé en une série d'actes élémentaires, bien des observateurs commencèrent à se rendre compte qu'on chercherait vainement dans cette voie une caractéristique satisfaisante. Cette idée se dégage déjà de certains passages de Thomson (*loc. cit.*, p. 46) et de Lebert. J. Vogel avait banni l'inflammation de son *Traité d'anatomie pathologique* (1845) ; Magendie et Andral surtout se sont nettement prononcés dans le même sens : « L'expression d'inflammation est devenue tellement vague, son interprétation est tellement arbitraire, qu'elle a réellement perdu toute valeur. » (Andral, *Précis d'anat. pathol.*, 1829).

Le domaine de l'inflammation s'étendit encore bien davantage avec la notion d'une réaction locale inhérente aux différents tissus. Tous les processus morbides actifs pouvant être considérés comme des états *irritatifs*, l'histoire de l'inflammation devait dès lors se fondre dans celle de l'*irritation* et arrivait ainsi à embrasser la presque totalité de la pathologie.

C'est là en effet la conception de Broussais et de Virchow, avec laquelle il n'est plus possible d'assigner au domaine des phlegmasies aucune limite précise. L'inflammation déjà voisine des hyperémies simples par les phénomènes congestifs, des dégénérescences par les altérations régressives, vient ainsi confiner aux tumeurs et même aux faits d'histogénie normale par la néoplasie inflammatoire. On sait que Hunter déjà avait assimilé celle-ci, quant à son mécanisme, au développement du bois des Cervidés ou de la matrice en gestation. C'est avec quelque apparence de raison que Ch. Robin pouvait dire à cette époque qu'avec la doctrine de l'irritabilité l'évolution normale du germe n'était plus qu'une *embryonite*.

La confusion de ce côté, est encore plus complète, aujourd'hui que les progrès de la bactériologie nous ont révélé l'origine irritative des granulomes infectieux (tubercules, etc.), autrefois rangés parmi les tumeurs proprement dites. Si la délimitation nosologique de l'inflammation est fort vague, il faut reconnaître que la pathogénie présente également des variations notables : c'est en vain, en effet, que nous chercherions à assigner aux divers processus phlegmasiques un point de départ commun, ou à imposer aux actes élémentaires qui les composent un enchaînement invariable et constant. Nous devons admettre avec Recklinghausen (*loc. cit.*, p. 234) que la perturbation initiale peut frapper, suivant les cas, l'une ou l'autre des parties qui constituent, au point de vue anatomique, le terrain sur lequel se déroulent les phénomènes morbides.

Les parois vasculaires semblent être le siége de l'altération première dans la congélation, ainsi que dans les cas où le sang charrie quelque agent toxique ou infectieux; et, à cet égard, les inflammations les plus graves sont celles qui s'accompagnent de stases étendues et de dépôts de substances nocives, de coagulations dans les vaisseaux, etc. Au contraire, lorsqu'on voit l'inflammation succéder à une irritation parfois très-limitée du centre de la cornée ou d'un cartilage, il paraît difficile de ne pas mettre dans le tissu lui-même et en dehors des vaisseaux le début du processus irritatif. La question est plus délicate en ce qui concerne le rôle pouvant être dévolu au système nerveux.

Pour les phlegmasies coïncidant avec des affections neurotrophiques ou succédant à des sections nerveuses, on discute encore pour savoir si la lésion des nerfs est la cause de l'inflammation, ou si elle en favorise seulement le développement en affaiblissant les tissus. Mais il est certains cas où le trouble de l'innervation (trophique ou vaso-motrice ?) paraît être le fait primordial. On sait que Brown-Séquard a considéré comme étant de nature réflexe les modifications inflammatoires des viscères (duodénum, poumon, etc.) consécutives aux grandes brûlures du tégument externe. Opérant sur des chiens auxquels il brûlait une patte, ce physiologiste constata une congestion intense de tous les viscères abdominaux, lorsqu'on avait sectionné la moelle au niveau de la 3e vertèbre dorsale; de la vessie et du rectum seulement, quand la section était faite à la hauteur de la 3e lombaire; si l'on avait coupé préalablement le sciatique et le crural, les viscères ne présentaient aucune modification particulière (Brown-Séquard, *Leçons sur les nerfs vaso-moteurs*, 1872). N'observe-t-on pas également des phénomènes qui rappellent de près ceux de l'inflammation (hyperémie, œdème et extravasation de leucocytes), en excitant les nerfs sécréteurs de la glande sous-maxillaire après avoir adapté le canal de Wharton à un

manomètre, de façon à opposer une certaine pression à l'écoulement de la salive ?
Sans doute, ces faits peuvent être diversement interprétés, et la bactériologie
a singulièrement réduit le domaine, jadis si étendu, des phlegmasies par action
réflexe. Mais peut-être est-on allé un peu loin dans cette voie et ne faudrait-il
pas dénier toute influence aux perturbations nerveuses. A défaut d'une succession constante et nécessaire de phénomènes morbides déterminés, pouvons-nous
au moins mettre en avant l'existence d'un acte pathologique prédominant, imprimant à toutes les inflammations un cachet spécial, et permettant par suite
de les distinguer des autres affections ?

On a cherché successivement une caractéristique dans l'hypérémie, dans l'exsudation, dans la néoplasie, dans l'irritation cellulaire, dans la diapédèse, dans
une altération anatomique ou moléculaire des parois des vaisseaux. Mais aucun
de ces facteurs n'a pu se maintenir dans la situation prépondérante qu'on avait
cru devoir lui donner. La physiologie pathologique ne connaît aucun phénomène
élémentaire, aucun processus spécial qui permette de donner de l'inflammation
une définition précise et rigoureuse ; il en est d'ailleurs de même d'une foule de
conceptions symptomatiques de l'ancienne médecine. Tout effort tenté dans cette
direction semble condamné à ne pas aboutir, et le *problème de l'inflammation*
ainsi posé devient un sphinx dont l'énigme est d'autant plus difficile à deviner
qu'il n'en a point. Mais ce n'est pas pour conclure à l'impossibilité de pénétrer
une sorte de mystère en pathologie que nous nous sommes efforcé de mettre en
lumière l'insuffisance des théories qui ont été émises au sujet de la nature
intime de l'inflammation.

Ainsi que cela a été dit clairement par Broussais, par Küss et d'autres,
ce processus représente une *moyenne de réaction organique* contre les influences
extérieures : une action nocive très-faible provoque simplement une mise en
jeu plus active des appareils compensateurs physiologiques, une action très-forte
détermine la nécrose immédiate, et c'est entre les deux que nous observons les
phénomènes dits inflammatoires.

C'est l'idée de réaction, c'est la notion d'une modification active de l'organisme par une agression du dehors, qui a donné naissance à la conception hippocratique de la phlegmasie, et qui nous explique la faveur dont elle a joui
constamment dans l'histoire des doctrines médicales. Seulement, les organes ne
représentèrent, la plupart du temps, que des instruments mus par une puissance étrangère à eux, et que l'on désigna sous des noms divers de l'ἐνορμῶν
d'Hippocrate à la force vitale de Barthez, jusqu'au jour où la conception de l'*irritabilité* introduite par le solidisme eut pris le dessus. Cette conception a été
l'objet de polémiques très-vives, mais il est facile de voir que les dissentiments
qui se sont manifestés portent bien plus sur les mots que sur les idées mêmes,
et qu'il ne paraît nullement impossible de formuler une définition acceptable.
Tous les phénomènes vitaux résultent du concours de deux facteurs : l'*être
vivant* et le *milieu* dans lequel il est placé (A. Comte, *Philos. posit.*, 1838,
t. III). Habituellement nous voyons l'être évoluer dans des conditions déterminées que nous considérons volontiers comme étant les plus favorables, et que
nous qualifions de *normales*. Tout dérangement dans l'évolution reconnaît pour
cause, en dernier ressort, un changement du milieu : en effet, l'être ne s'écarte
jamais spontanément de sa route (courbe évolutive normale), mais, lorsque surviennent des modifications dans le milieu, le corps vivant présente lui-même
les modifications corrélatives des premières. C'est cette *faculté réactionnelle* de

l'organisme, envisagée d'une manière générale, qui a reçu le nom d'*irritabilite* (*voy.* ce mot). C'est surtout par l'inégalité entre l'action et la réaction que les réactions vitales diffèrent à première vue de celles du monde inorganique. Cette inégalité, souvent si frappante, s'explique par ce fait qu'une quantité notable des forces vives accumulées dans tout corps animé, peut être mise en liberté par des influences extérieures très-faibles. Lors donc que nous disons que chaque cellule tient emmagasinée une certaine somme d'énergie latente qu'elle écoule peu à peu sous l'influence des *stimulants* à l'*état physiologique* et sous celle des *irritants* à l'état de maladie, cette formule se prête d'une manière assez satisfaisante à l'interprétation des phénomènes vitaux, tant normaux que pathologiques, dans l'état actuel de la science.

Qu'on professe donc que les éléments anatomiques sont modifiés dans leurs propriétés vitales de *nutrition*, d'*évolution*, de *reproduction* (Ch. Robin), ou qu'on les considère comme se trouvant à l'état d'*irritation fonctionnelle*, *nutritive* ou *formative* (Virchow), il ne semble pas qu'il y ait entre ces deux manières de s'exprimer une opposition irréductible, bien que la doctrine de Virchow fasse une part plus large à l'action individuelle de la cellule. Il importe, en outre, de remarquer que le fait initial de l'irritation implique une augmentation, une stimulation exagérée (*surirritation*, Broussais) des phénomènes de la vie. De là la distinction nécessaire entre les modifications pathologiques *progressives* (répondant aux états dits irritatifs) et les altérations *régressives* entraînant au contraire une diminution dans l'énergie organique des éléments lésés.

Si l'on en revient ainsi à la conception d'une irritation directe des cellules de tout ordre, il est évidemment indispensable d'étudier les actions irritatives sur chacun des éléments anatomiques intéressés dans les processus inflammatoires, depuis les cellules migratrices et les cellules fixes des divers tissus jusqu'aux éléments contractiles des vaisseaux et aux centres nerveux eux-mêmes qui peuvent être influencés. Il faut, en un mot, établir séparément la pathogénie de chaque cas particulier, et non plus se contenter d'une formule dogmatique générale. Tout indique en effet que les phénomènes réactionnels varient suivant la nature des irritants et que chacun de ceux-ci paraît posséder une action spécifique qui lui est propre. Il suffit de se reporter à cet égard aux expériences récentes sur la suppuration, à celles de Grawitz et de Paulowsky sur les péritonites expérimentales, etc. Cette notion s'impose surtout de la façon la plus formelle, lorsqu'on poursuit les processus irritatifs, non plus chez les animaux supérieurs où la complexité de la perturbation rend souvent fort difficile l'appréciation des actes élémentaires, mais chez les êtres d'une structure plus simple, tels que les végétaux. Nous rappellerons ici, comme l'a fait un des premiers H. Sporer (*De inflammatione animalium et vegetabilium*. Dorpati, 1824), l'exemple des galles où l'on voit chaque espèce de cynips ou de cecidomye provoquer la formation d'une néoplasie offrant des caractères morphologiques aussi constants et aussi tranchés que peuvent l'être ceux du parasite lui-même.

Mais, pour se placer à ce point de vue nouveau, il est de toute nécessité de s'affranchir préalablement de la conception dogmatique d'un processus inflammatoire identique partout, conception qui n'envisage évidemment qu'un côté restreint du problème. Si elle a pu s'imposer aux esprits, c'est grâce à la participation fréquente et orageuse de l'appareil circulatoire aux réactions organiques provoquées par les irritants.

Observons, en terminant, que l'idée ancienne de Hunter et de Virchow, tendant à considérer l'inflammation comme un processus essentiellement réparateur, s'accorde assez bien avec les données plus récentes. Landerer (*Volkmann's Sammlung*, 1885) insiste tout particulièrement sur cette action salutaire et libératrice. Pour lui, comme pour les auteurs précédents, l'afflux du sang et l'exagération de la transsudation plasmatique sont éminemment propres à diluer et à entraîner les substances nuisibles en même temps qu'à fournir les matériaux nécessaires pour la réfection des éléments lésés. Von Christmas, de son côté (*loc. cit.*), a montré nettement que dans les inoculations charbonneuses la réaction inflammatoire locale est en raison inverse de la réceptivité des animaux.

En résumé, si le terme d'inflammation n'a pas été rayé du langage médical comme le demandaient Andral, et tout récemment encore Thoma (*loc. cit.*), c'est qu'il répond à une foule de processus pathologiques très-fréquents qu'il est commode de désigner par un même mot auquel on adjoint, suivant les cas, des qualificatifs propres à caractériser les formes spéciales. Sans doute il a le grave inconvénient, pour ceux qui y attachent une signification dogmatique, de faire attribuer hypothétiquement à tel état morbide des phénomènes élémentaires qui n'ont pas d'existence réelle. C'est un fait dont il est impossible de ne pas être frappé lorsqu'on étudie sans idée préconçue l'histoire des maladies des reins, par exemple. Thoma est encore dans le vrai quand il montre comment on a su éviter cet écueil dans les classifications des dermatologistes qui ont eu le privilége de pouvoir suivre sur le vivant l'évolution des altérations anatomiques, et qui ont pu saisir ainsi de bonne heure les relations de cause à effet pour un grand nombre d'affections. Mais serait-il bien utile de proscrire, comme le voudrait cet auteur, un mot couramment usité, et de remplacer le terme d'*inflammation* par ceux plus généraux de *maladie* ou d'*état morbide*? Quel est aujourd'hui le médecin tant soit peu soucieux des dernières conquêtes scientifiques qui ne fasse mentalement toutes ses réserves au sujet de la *nature inflammatoire* d'une affection qu'il qualifie pourtant, suivant l'usage, du mot de *néphrite* ou de *myélite*? En réalité, il y a des années que l'évolution indiquée à cet égard est en voie de se faire dans les esprits. Si elle n'a pas encore trouvé son expression officielle dans l'enseignement quotidien et dans les livres classiques, c'est à cause des obscurités de fait qui nécessitent jusqu'à nouvel ordre le maintien d'une formule vague et générale. Parmi ces *desiderata* il convient de signaler, à côté des problèmes encore peu accessibles qui relèvent de la chimie vivante, l'ignorance où nous nous trouvons au sujet de l'origine et de l'évolution des éléments figurés du sang. Ce sera un des grands mérites des travaux de Metschnikoff que d'avoir montré clairement cette lacune si regrettable et d'avoir suscité ainsi des recherches nouvelles sur le terrain de l'hématologie. Mais, que la solution de ces inconnues soit prochaine ou qu'elle doive se faire attendre, on peut dire que dès aujourd'hui la question est jugée : l'histoire du syndrome de Celse et des théories qu'il a suscitées touche à sa fin, et le jour est proche où il n'y aura besoin d'aucun décret spécial pour faire disparaître, sinon le mot lui-même, du moins la conception de l'*inflammation* telle qu'elle est issue de la médecine antique.

G. Herrmann.

Bibliographie. — *Indications générales.* Les indications bibliographiques anciennes on été prises en grande partie dans les *Commentaires* de van Swieten, les ouvrages cités de Borsieri, Thomson, Gintrac, et les articles des diverses encyclopédies.

Parmi les ouvrages mis à contribution pour la partie descriptive et pour l'exposé des théories modernes nous mentionnerons plus particulièrement : les écrits de Virchow; O. Weber, in *Pitha u. Billroth's Handbuch;* Jaccoud, thèse d'agrég. sur l'*Humorisme* 1863, et *Traité de pathol. interne;* les *Traités d'anat. pathol.* de Fœrster, Rindfleisch Cornil et Ranvier, Lancereaux, Ziegler, Birch-Hirschfeld; les livres de *Pathologie génér.* de Uhle et Wagner, Perls, Samuël, Cohnheim, Rindfleisch, Klebs, v. Recklinghausen; les articles de Burdon-Sanderson dans *Brit. med. Journal,* 1882, de Thoma dans *Berlin. klin. Wochenschrift,* 1887, de Brault dans les *Arch. gén. de méd.,* 1888. G. H.

INFLUENCE. *Voy.* Électricité.

INFLUENZA. *Voy.* Grippe.

INFUSION. Tisane préparée par action de l'eau bouillante sur une substance végétale jusqu'à refroidissement; le résultat de l'opération se nomme proprement *infusé.* L'eau dissout les principes solubles et volatils de la substance active. L'infusion doit s'effectuer dans des vases inattaquables par les substances traitées, susceptibles de conserver longtemps la chaleur et d'être clos hermétiquement, capables enfin de supporter l'action brusque de la chaleur sans se briser. On emploie pour faire des infusions les feuilles, les fleurs, les écorces, un certain nombre de racines (par exemple, les racines de bardane, de patience et de salsepareille). Pour les infusions de camomille, absinthe, arnica, coquelicot, gentiane, quassia amara, simarouba, sureau, on prend : 5 pour 100 sans sucre, et pour en faire du thé, 10 pour 1000 avec 100 grammes de sucre et 100 grammes d'alcool à 60 degrés; avec la valériane, 10 pour 1000.

Infusion pectorale. L'infusion pectorale se fait avec espèces pectorales, réglisse, ââ 10 parties; sirop simple ou mellite, 50 parties; eau, 1000 parties. De même pour les infusions d'anis vert, de bouillon blanc, de bourrache, de capillaire, de germandrée, de guimauve, d'hysope, de lierre terrestre, de lin, de mauve, de menthe, de feuilles d'oranger, de centaurée, de sauge, de tilleul, de trèfle d'eau, de violette.

Infusion avec espèces amères, aromatiques et émollientes. Par exemple : bardane, 20 parties; réglisse, 10 parties; eau bouillante, 1000. De même pour bistorte, chicorée, consoude, guimauve, patience, serpentaire, douce-amère, bourgeons de sapin, salsepareille et écorce de grenade, 60 pour 1000.

Infusion antiscorbutique. Infusion amère, 1000 parties; alcoolat de cochléaria, 20 parties.

Infusion royale ou de séné composée. Feuilles de séné, 15 parties; chicorée, 10 parties; anis, 4 parties; sulfate de soude, 20 parties; hydrolé de citron 30, ou citron n° 1. C'est un purgatif énergique, parfois employé dans les coliques des peintres.

La *solution de glycyrrhizine ammoniacale de Roussin,* 0,50 pour 1000 parties, peut servir à remplacer la réglisse pour édulcorer les infusions. L. Hn.

INFUSOIRES (*Infusoria*). Animaux unicellulaires appartenant au groupe des Protozoaires, caractérisés par la présence d'appendices, flagellums, cils ou suçoirs servant à la locomotion ou à la préhension des aliments.

Sous le terme générique d'Infusoires, créé en 1764 par Wrisberg, les pre-

miers observateurs ont confondu une foule d'êtres microscopiques animaux et
végétaux dont une étude plus approfondie a peu à peu montré la véritable
constitution et qui sont aujourd'hui rangés soit parmi les algues, soit parmi les
animaux d'un ordre relativement élevé, les Rotifères. Cette confusion a persisté
assez longtemps dans la science pour que nous la retrouvions chez deux auteurs
presque contemporains, Ehrenberg et Dujardin. C'est à Claparède et Lachmann
que revient l'honneur d'avoir les premiers nettement distingué les Infusoires
proprement dits et d'y avoir établi les trois grandes coupes, admises encore
actuellement, des Flagellés, des Ciliés et des Tentaculifères.

Le caractère distinctif de tous les Infusoires est de posséder soit constamment
Flagellés, Ciliés), soit pendant une période seulement de leur développement
(Tentaculifères), des appendices vibratiles en forme de fouets ou de cils. Ce
caractère sert à les distinguer des autres Protozoaires, les Rhizopodes, les
Radiolaires et les Sporozoaires, dont le corps unicellulaire est nu ou pourvu de
prolongements contractiles.

Chez tous les Infusoires, on distingue une couche externe plus ou moins
différenciée, l'ectoplasme, et une substance interne, l'endoplasme. Ces deux
couches résultent d'une condensation inégale des éléments qui constituent le
protoplasma. Dans la première, l'élément solide (hyaloplasma) prédomine ; dans
l'endoplasme, au contraire, l'élément liquide (paraplasma) prend plus d'importance De la différenciation de ces deux couches, externe et interne, naissent tous
les organes parfois si compliqués de l'Infusoire.

Le corps tout entier de l'individu est soumis à des phénomènes osmotiques
continuels grâce auxquels s'effectue sa nutrition. Ces échanges osmotiques permettent à l'être de respirer en extrayant du milieu liquide dans lequel il est
plongé l'air nécessaire à sa vie ; ils lui permettent aussi de s'alimenter soit par
assimilation de produits liquides assimilables (endoparasites astomes), soit par
digestion et dissolution de particules nutritives introduites dans le protoplasma.

De cet échange perpétuel avec le milieu extérieur naissent deux fonctions
d'ordre inverse, celle d'assimilation et celle de désassimilation ou de sécrétion,
et c'est ainsi qu'apparaissent dans le corps unicellulaire de véritables organes
destinés à l'accomplissement de ces fonctions.

Chez les plus simples de tous les Infusoires, chez ceux qui vivent dans un
liquide directement assimilable, la différenciation est à peu près nulle, soit
que ces êtres se soient dégradés par suite des conditions spéciales d'existence,
soit qu'ils aient conservé la simplicité primitive de leurs ancêtres. Nous n'y
trouvons ni bouche, ni anus, ni organe excréteur. Les Opalines parasites de la
Grenouille sont dans ce cas. Très-probablement aussi les Monades les plus
inférieures ne possèdent ni bouche, ni anus.

Au contraire, chez les espèces à vie aquatique, nous voyons se différencier
de bonne heure les organes destinés à la nutrition et à l'excrétion. Un grand
nombre de Flagellés possèdent une bouche, il en est de même de la plupart des
Ciliés. Enfin, chez les Tentaculifères, les suçoirs représentent autant d'organes
de nutrition destinés à absorber les aliments et à les mettre en contact avec le
protoplasma.

Les aliments avalés tombent dans l'endoplasme, y forment des masses sphériques et sont digérés, puis assimilés. Chez tous les Infusoires munis d'une
bouche et absorbant des matières alimentaires solides, nous trouvons un anus
destiné à l'excrétion des résidus solides de ces matières. La digestion est faci-

litée par un mouvement de la masse endoplasmique, plus ou moins accentué et connu sous le nom de cyclose, mais cette cyclose ne doit point être considérée comme un phénomène dépendant de la fonction digestive seulement; elle s'effectue constamment et semble résulter de la contractilité propre du protoplasma vivant.

Chez les Tentaculifères, on n'observe point d'excrétions solides et il se pourrait que la digestion s'effectuât au point de contact du suçoir et de la masse alimentaire.

Nous voyons donc la fonction d'assimilation assurée d'une part par l'absorption de l'eau chargée d'oxygène à travers l'ectoplasme tout entier; d'autre part, par l'absorption osmotique interne d'aliments digérés et l'absorption osmotique externe d'aliments assimilables. Nous avons vu également comment s'effectuait l'excrétion des matières solides avalées. Il nous reste à examiner de quelle façon sont rejetés hors du protoplasma les liquides impropres à la vie et résultant de la respiration et de la nutrition. De l'accomplissement de cette nouvelle fonction résulte le système contractile.

Le système contractile, toujours logé dans l'ectoplasme, consiste en une ou plusieurs vésicules douées de contractions rhythmiques, communiquant par un pore avec l'extérieur et rejetant constamment au dehors le liquide qui afflue du protoplasma et veut les distendre.

Chez un très-petit nombre d'Infusoires on n'a pu déceler encore la présence de ces organes, mais la majorité de ces êtres possèdent au moins une vésicule contractile. On voit même chez un Cilié, le *Cyrtostomum leucas*, un véritable réseau sous-ectoplasmique, conduisant les liquides excrétés vers la vésicule chargée de les déverser au dehors.

Il nous reste à examiner les organes appendiculaires au moyen desquels l'être se meut et se nourrit. Ces organes peuvent se ramener à trois formes principales qui sont le flagellum, le cil, le suçoir. Leur nom indique suffisamment leur forme. Bien qu'implantés sur la couche ectoplasmique, ils semblent s'enfoncer assez profondément dans l'endoplasme. De la coalescence des cils naissent les cirrhes ou crochets qui caractérisent un groupe d'Infusoires ciliés, les Hypotriches. Nous reviendrons plus loin sur ces divers appendices en traitant des trois classes qui les possèdent.

Tels sont les principaux organes de la vie de nutrition des êtres que nous étudions; l'organe reproducteur est ici représenté par le noyau, et les phénomènes dont il est le siége pendant les différentes phases de la vie méritent de nous arrêter un instant.

Le noyau, ordinairement accolé à l'ectoplasme, formé comme dans toutes les autres cellules d'une matière figurée, colorable par les réactifs histologiques, varie beaucoup quant à sa forme. Lorsqu'un Infusoire se multiplie par scissiparité, son noyau se divise en deux parties égales toujours comme dans une cellule animale ou végétale; chez un grand nombre d'Infusoires, on ne connaît que ce mode de multiplication, mais chez de nombreuses espèces de Ciliés on voit se produire de véritables phénomènes sexuels dont le noyau est le siège.

Chez la plupart des Ciliés, en effet, le noyau est accompagné d'un ou plusieurs corpuscules qu'on a appelés nucléoles, ou paranucleus, ou endopastules. Or, ainsi qu'il résulte des observations déjà anciennes de Balbiani (1861), sur le *Paramæcium aurelia* deux individus s'accolent par leurs faces ventrales, se conjuguent et échangent un des articles nucléolaires formés par la division antérieure du nucléole

unique. L'un des articles nucléolaires grossit pour former le nouveau noyau et
se conjugue avec le fragment nucléolaire provenant de l'autre individu. L'ancien
noyau est résorbé. Après la conjugaison, les individus se divisent activement par
scissiparité. Ces observations longtemps contestées ont été reprises plus tard par
Bütschli, Maupas, Gruber, qui les ont confirmées dans l'ensemble.

Un grand nombre de classifications ont été proposées pour les Infusoires. Ne
pouvant les passer toutes en revue, ce qui nous entraînerait trop loin, nous
nous bornerons à rappeler que ce fut O.-F. Müller qui entreprit le premier
cette délicate opération. Après lui Bory de Saint-Vincent, Ehrenberg, Dujardin,
en donnèrent de nouvelles, mais, ainsi que nous le disions plus haut, Claparède
et Lachmann furent les premiers à délimiter les trois grands groupes admis de
nos jours. Après eux, Stein, pour les Ciliés et les Flagellés, Saville Kent,
Bütschli, ont surtout contribué à l'arrangement taxinomique des Flagellés, des
Ciliés et des Tentaculifères. Nous donnons ici le tableau général de la classification des Infusoires d'après Saville Kent, après quoi nous passerons à l'étude
de chacune des classes.

FLAGELLATA	Pantostomata.	Tryponosomata. Rhizoflagellata. Radioflagellata. Flagellata-pantostomata.
	Discostomata.	Choano-flagellata.
	Eustomata	Flagellata-eustomata. Cilio-flagellata.
CILIATA.		Holotricha. Heterotricha. Hypotricha. Peritricha.
TENTACULIFERA.		Actinaria. Suctoria.

Flagellés. L'ordre des Flagellés est un groupe mal délimité comprenant
l'ensemble des Protozoaires dépourvus de cils vibratiles et munis d'un ou de
plusieurs flagellums. Certains auteurs, tels que James Clark et Saville Kent, y
font rentrer les Spongiaires qu'ils considèrent comme des colonies de Flagellés.
En ne tenant compte, pour définir ces organismes, que de la constitution des
organes locomoteurs, on devrait ranger parmi eux le plus grand nombre des
zoospores des Algues et des Champignons, ainsi que la plupart des spermatozoïdes des animaux, mais le développement de ces éléments les sépare nettement
des Flagellés; il en est de même des Spongiaires.

Les Flagellés sont des animalcules généralement de très-petite taille, beaucoup plus petits que la plupart des Infusoires ciliés et d'une observation très-
difficile. Leur corps est constitué par une petite masse de protoplasma, dans
laquelle on ne distingue souvent aucune différenciation; il est tantôt nu et peut
alors émettre des expansions rhizopodiques (Monadiens), tantôt entouré d'une
membrane rigide, unie ou présentant des lignes saillantes, des tubercules ou
des pointes. Les flagellums, en nombre variable, de un à huit et même davantage (*Lophomonas*), sont les organes de locomotion ou quelquefois de fixation.
Chez les Cylicomastiges, le flagellum est entouré d'un calice transparent, formé
par une expansion de la cuticule. Les *Trypanosoma*, *Trichomonas* et *Hexamitus*,
ont, en outre des flagellums, une membrane ondulante. Beaucoup de Flagellés
renferment de la chlorophylle soit à l'état liquide imprégnant tous les tissus,
soit sous forme de grains comme chez les végétaux. On y trouve aussi, souvent
en abondance, des grains d'amidon (*Chilomonas paramœcium, Polytoma uvella*)

ou des tablettes de paramylon (amylose pure), chez les Eugléniens. Des matières colorantes, brunes ou jaunes, accompagnent la chlorophylle chez beaucoup de Flagellés; ces matières se présentent sous forme de granulations ou de deux lames plus ou moins larges, placées parallèlement l'une à l'autre, immédiatement au-dessous de la surface du corps. La bouche peut manquer; l'introduction des matières alimentaires se fait alors par un point quelconque de la surface (Monadiens). Chez beaucoup de Flagellés il existe une bouche préformée, à laquelle succède un canal qui pénètre plus ou moins profondément dans le parenchyme du corps et s'y ouvre directement; la bouche s'ouvre généralement à la base du point d'insertion des flagellums. L'existence d'une ou de plusieurs vésicules contractiles est à peu près générale; chez les Eugléniens la vésicule est située près de la bouche et d'un point oculiforme rouge. Tous les Flagellés sont munis d'un noyau de forme simple, arrondi ou ovalaire, jamais divisé en articles ou en grains comme chez les Ciliés; dans l'intérieur de ce noyau il y a un véritable nucléole; l'existence d'un endoplastule n'a pas encore été constatée d'une manière certaine.

Les phénomènes de reproduction des Fagellés sont plus compliqués que chez les Ciliés; ils peuvent se multiplier par division, soit transversale, soit longitudinale, soit oblique. Chez un certain nombre d'entre eux on voit se former à un moment donné des corps reproducteurs, spores ou zoospores; la production des spores peut être précédée d'une conjugaison. Chez les Volvocinées on observe une véritable génération sexuelle, identique à celle qui existe chez certaines Algues, telles que les *Sphæroplea:* aussi, bien que beaucoup de zoologistes rangent les Volvocinées parmi les Flagellés, leur mode de reproduction nous paraît devoir les rapprocher des Algues.

Les Flagellés vivent tantôt solitaires, tantôt en colonies ou cænobiums. Dans presque toutes les familles on trouve les deux manières de vivre. On les rencontre dans les eaux douces ou marines; un grand nombre vivent en parasites dans l'organisme d'autres animaux, Invertébrés et Vertébrés.

Le terme de Flagellés paraît avoir été employé pour la première fois par Jean Müller dans ses cours d'anatomie comparée, mais c'est F. Cohn qui s'en est servi le premier, en 1853, dans une publication imprimée. A la même époque, Maximilien Perty désigna ces organismes sous le nom de *Filigera*. En 1865, Diesing créa le mot *Mastigophora*, remis en honneur en 1881 par O. Bütschli. Ehrenberg rangeait les Flagellés dans une division particulière de ses Infusoires polygastriques; sous le nom d'*Anentera* (sans intestin), il les opposait aux *Enterodela* (munis d'intestin). Dans les *Anentera*, Ehrenberg rangeait aussi les Vibrioniens, les Bactériens, les Amœbiens, les Arcelliens et même des Infusoires ciliés. Dujardin, en 1841, sépara nettement les Flagellés des Ciliés et leur nia l'existence d'une bouche et d'un anus. Siebold, en 1844, divisa les Flagellés en formes animales et en formes végétales suivant qu'ils possédaient ou non la faculté contractile. Leuckart, en 1855, fit remarquer que la contractilité n'est pas l'apanage exclusif des animaux, mais, se basant sur le mode d'alimentation comme caractère distinctif des deux règnes, il considéra tous les Flagellés comme des végétaux, parce qu'il croyait que ces organismes n'absorbaient leur nourriture que par endosmose. Stein, en 1878, fit des Flagellés une classe spéciale d'Infusoires qu'il divisa en quinze familles parmi lesquelles il maintint les Volvocinées. Saville Kent, en 1881, a divisé ces Protozoaires en trois groupes d'après la nature de la surface du corps par laquelle se fait l'ingestion des aliments; ces trois groupes comprennent sept ordres et un grand nombre de familles (*voy.* plus haut). Enfin Bütschli a récemment (1883) divisé les Flagellés en quatre sous-ordres : Monadina, un flagellum accompagné quelquefois de 1 ou 2 flagellums plus petits; corps petit, souvent amœboïde, pas d'œsophage. — Euglenoidina, un flagellum accompagné quelquefois de 1 ou 2 flagellums plus petits; corps plus grand entouré d'une cuticule, pas de mouvements amiboïdes, généralement un œsophage. — Hete- romastigoda, un flagellum locomoteur à l'extrémité antérieure, un filament traînant dirigé en arrière. — Isomastigoda, deux ou quatre, plus rarement cinq ou six flagellums égaux. Bütschli exclut des Flagellés proprement dits les Radio- flagellés pour les mettre dans les Sarcodines, les Choanoflagellés et les Cilio- flagellés, dont il fait des ordres à part (*voy.* Euglène, Monadiens, Noctiluques, Péridiniens, Trichomonas, Volvox).

Infusoires ciliés.   Les Ciliés sont caractérisés par leurs cils vibratiles nom- breux couvrant tout ou partie du corps.

On doit à Stein la division de cet ordre en quatre sous-ordres fondés sur la disposition du système ciliaire. Le sous-ordre des Holotriches comprend les formes revêtues de cils fins et égaux. Les Hétérotriches sont également couverts de cils fins, mais possèdent en outre une couronne ou péristome de cils plus forts rangés en spirale de droite à gauche et se dirigeant vers la bouche. Chez les Hypotriches, les cils sont remplacés sur une des faces du corps, la face ventrale par des appendices gros, courts, en forme de crochets, et que l'on a appelés cirrhes. Enfin les Péritriches ont le corps nu et leur système ciliaire est représenté par une couronne de cils analogue à celle des Hétérotriches, mais à direction opposée, c'est-à-dire courant de gauche à droite et s'enfonçant dans le pharynx. Cette classification tout artificielle a l'avantage de grouper assez bien entre elles un certain nombre de familles naturelles, mais la découverte croissante de types d'Infusoires échappant par leurs caractères à chacun de ces quatre sous-ordres en démontre l'insuffisance.

. Les Holotriches ont été divisés en 13 familles comprenant 57 genres. Le type de cet ordre dont la figure se retrouve dans tous les traités classiques de zoologie est le *Paramœcium aurelia*, commun dans les eaux douces et susceptible de pulluler rapidement en présence des matières végétales en décomposition (*voy.* Paramœcie, Kolpode, Opalines, Trachéliens, Enchélides, Trichode).

Parmi les Hétérotriches nous citerons le *Stentor polymorphus*, un des plus grands Infusoires connus, puisqu'en pleine extension il dépasse 1 millimètre de longueur, les *Balantidium*, groupe auquel appartient la seule espèce d'Infusoire cilié parasite du tube digestif de l'Homme, le *B. coli* Stein, auquel nous devons à ce titre une mention spéciale. C'est un Infusoire ovoïde, long de 0,10 milli- mètres, strié longitudinalement de bandes ciliaires et présentant à son extrémité antérieure une fente, le péristome, sur les bords de laquelle courent les cils odoraux qui s'enfoncent dans la bouche. Il contient un noyau ovoïde, légère- ment recourbé, et plusieurs vésicules contractiles. Découvert en 1857 par Malm- stem chez un individu atteint de diarrhée, il a été retrouvé par Stein et plu- sieurs autres observateurs. D'après Leuckart, cet Infusoire serait un parasite habituel du rectum du Porc. Plusieurs espèces voisines du *Balantidium* se trouvent dans le tube digestif des Batraciens (*voy.* Stentor).

Le type du sous-ordre des Hypotriches est le *Stylonichia mytilus*, que l'on trouve fréquemment dans les macérations naturelles ou artificielles avec le *Paramœcium aurelia*. La famille des *Euplotidœ* représente les formes les plus profondément modifiées de cette famille (*voy*. OXYTRICHE).

Enfin, les Vorticellidées, isolées ou en colonies composées, sont les plus connues des Péritriches et en constituent une famille parfaitement naturelle. A côté d'elles se rangent d'autres formes libres dont la position systématique est encore douteuse (*voy*. URCÉOLAIRES, VORTICELLES).

Aucun des deux sous-ordres précédents ne renferme de parasites propres à l'Homme.

Tentaculifères. Cet ordre, qui se rattache aux précédents par le revêtement ciliaire des formes jeunes, ou la ciliation temporaire des formes adultes, présente de remarquables particularités d'organisation. Ici les cils, la bouche, l'anus, disparaissent et sont remplacés par des faisceaux de tentacules rétractiles susceptibles de fixer les Infusoires dont se nourrissent les êtres de cette famille et de leur extraire la substance destinée à l'alimentation du protoplasma.

Comme tous les autres Infusoires, les Tentaculifères peuvent se multiplier par division transversale du corps, mais ils présentent en outre un mode particulier de reproduction par la formation d'embryons internes. Le noyau bourgeonne, se pédiculise, et il se forme autour du diverticulum ainsi formé un petit Infusoire cilié qui s'agite dans le corps de la mère, le rompt et erre en liberté pendant quelques heures, puis se fixe pour former un individu semblable à celui qui lui a donné naissance.

On a divisé les Tentaculifères en deux sous-ordres, les *Suctoria* et les *Actinaria*. Les premiers possèdent des tentacules préhensiles et suceurs, les seconds ont des tentacules préhensiles et d'autres exclusivement suceurs.

Le genre *Acineta* est le type le plus connu de cet ordre intéressant qui renferme en outre les *Podophrya*, les *Hemiophrya* et plusieurs autres genres dont chacun présente des particularités d'organisation toutes spéciales et souvent peu connues.　　　　　　　　　　　　F. HENNEGUY et FABRE-DOMERGUE.

INGA (*Inga* Plum.). Genre de plantes de la famille des Légumineuses-Mimosées et du groupe des Acaciées, dont les représentants sont des arbres ou des arbustes, à feuilles composées-pennées, voisins des *Albizzia* (*voy*. ALBIZZIE). Ils en diffèrent surtout par les étamines, qui sont réunies par la portion inférieure de leurs filets en une sorte de tube soudé dans une étendue variable avec la corolle.

Les *Inga* sont propres aux régions chaudes de l'Amérique. On en connaît environ 150 espèces, parmi lesquelles il convient de mentionner surtout l'*I. Burgoni* DC. (*Mimosa fagifolia* L.), dont l'écorce est préconisée, à la Guyane, contre les phlegmasies catarrhales et les flux. Son bois est employé dans l'économie domestique sous le nom de *Palétuvier de montagne*.

D'un autre côté, l'écorce de l'*I. marginata* Willd., également de la Guyane, est très-riche en tannin et sert à teindre les étoffes et les bois.

Enfin plusieurs espèces (notamment les *I. edulis* Mart., *I. sapida* H. B. K., *I. dulcis* Willd. et *I. tetraphylla* Mart.) renferment dans leurs gousses une substance douce, parfumée, très-recherchée au Brésil comme alimentaire et pour préparer des boissons rafraîchissantes. Celle des gousses de l'*I. vera* Willd. (*Mimosa Inga* L.) est réputée purgative.　　　　　　　ED. LEF.

INGRAM (Dale). Chirurgien anglais, pratiqua son art à Reading, dans le comté de Berk, puis à la Barbade, une des Antilles, et enfin à Londres. Il a écrit sur la goutte, pour le traitement de laquelle il préconise l'exercice, les bains et les cautères, un ouvrage intitulé : *The Gout Extraordinary Cases in the Head, Stomach and Extremities.* Londres, 1767, in-8°. Il est encore l'auteur d'un travail sur les épidémies de peste (*An Historical Account of the Several Plagues that have appeared in the World since the Year* 1546). Londres, 1758, in-8°, ouvrage dans lequel il admet la contagion de la peste par les marchandises transportées, sa ressemblance avec la fièvre jaune, etc. Il est mort à Londres en 1793.

A. D.

INGRASSIAS (Giovanni-Filippo). Anatomiste italien, né à Recalbuto, près de Palerme, en 1510, reçu docteur à Padoue en 1537, fut professeur à Naples, mais en 1560 se retira à Palerme et fut nommé en 1563 archiâtre de la Sicile. De grands succès dans la pratique le firent nommer l'Hippocrate sicilien.

Ingrassias est le fondateur de l'ostéologie, dans laquelle il a fait de nombreuses découvertes et rectifié beaucoup d'erreurs de Vésale. Il mourut le 6 novembre 1680, laissant, outre des ouvrages importants de médecine pratique et d'épidémiologie, son célèbre : *In Galeni librum de ossibus doctissima et expertissima commentaria* (Palerme, 1603, in-fol. ; Venise, 1604, in-fol.).

L. Hn.

INGRASSIAS (Apophyse d'). *Voy.* Crane et Sphénoïde.

INGUINAL (Anneau et Canal). *Voy.* Aine.

INGUINAL (Nerf). *Voy.* Lombaire (*Nerf*).

INGUINAL (Pathologie). Ainsi qu'il a été expliqué au mot Crural (t. XXIII, p. 593), nous avons réuni en un même article la description des hernies inguinale et crurale. Les nécessités de la publication du Dictionnaire ayant rendu impossible l'insertion de cet article au mot Hernie, nous avons cru devoir, en nous conformant aux indications données par Dechambre, faire précéder ici la description de la hernie inguinale de celle de la hernie crurale.

L. L.

Hernie crurale. La hernie crurale ou fémorale est une tumeur située à la partie antéro-supérieure de la cuisse, au-dessous de l'arcade crurale, et formée par un ou plusieurs viscères de l'abdomen. Au point de vue anatomique elle est essentiellement caractérisée par l'issue des organes au-dessous du ligament de Fallope, tout près des vaisseaux fémoraux, dans l'espace compris entre l'aponévrose des muscles psoas et iliaque et l'insertion de l'arcade fémorale sur l'épine du pubis. D'une manière générale elle devient habituellement moins volumineuse que la hernie inguinale, est moins douloureuse et moins gênante quand elle est réductible, mais elle s'étrangle bien plus facilement et donne lieu à des accidents qui acquièrent très-promptement une haute gravité.

Historique. Franco, Guy de Chauliac, Riolan, Barbette, avaient entrevu, mais d'une manière très-imparfaite, la hernie crurale ; ils se contentent dans leurs

écrits d'indiquer que les organes occupent le haut de la cuisse. Nicolas Lequin
est déjà plus explicite : il constate que la tumeur est au-dessous du pli de
l'aine, est difficile à contenir à l'aide d'un bandage, et qu'elle est fréquente chez
la femme. La hernie crurale était à cette époque le plus souvent désignée sous
le nom de *mérocèle*.

Mais le mécanisme de la hernie crurale, c'est-à-dire le point à la fois le plus
instructif et le plus délicat de son histoire, devait rester environné de ténèbres,
jusqu'au jour où l'anatomie vint y jeter ses lumières. Dès 1693, Verheyen précise
avec netteté une hernie qui se fait dans le lieu où les vaisseaux iliaques arrivent
à la cuisse et dont l'étranglement est fort dangereux. Vingt-cinq ans plus tard
Garengeot écrit que le second endroit par où les parties flottantes du bas-ventre
peuvent sortir est la sinuosité de l'os des îles sur laquelle glissent les tendons
des muscles psoas et iliaque et les vaisseaux cruraux. Cet endroit, ajoute-t-il,
est recouvert d'une bande ligamenteuse ou arcade formée par l'aponévrose de
l'oblique externe. Alors seulement on commence à diviser l'étude des hernies
qui se produisent dans la région du pli de l'aine. Arnaud en France, Pott en
Angleterre, Richter en Allemagne, Scarpa en Italie, essayent d'établir cliniquement des distinctions. Puis Arnaud fait connaître les rapports du collet du sac
avec les artères fémorales et épigastriques. Gimbernat, en 1793, donne une anatomie précise de l'aponévrose du grand oblique ; il décrit le ligament qui porte
son nom et dénomme anneau crural l'orifice virtuel que ce ligament limite en
partie. Enfin A. Cooper, J. Cloquet, Malgaigne, Thompson, Richet et beaucoup
d'autres, complètent nos connaissances anatomiques au sujet de la région crurale. Parallèlement à ces études les travaux des cliniciens et des anatomo-pathologistes font marcher la question à grands pas. L'attention est attirée sur une
forme de hernie à trajet tout spécial, à évolution toute différente de la hernie
inguinale, qu'on avait eue jusqu'alors seule en vue. Les autopsies se multiplient;
dans les amphithéâtres l'étude des anneaux herniaires conduit souvent les cher-
cheurs à trouver des hernies crurales commençantes, en train de préparer le
chemin qu'elles vont suivre. Toutes ces heureuses trouvailles élucident le mécanisme si complexe de la formation des hernies et les causes de leur étranglement.

Comme on le voit d'après ce rapide aperçu historique, la hernie crurale n'a
été comprise qu'après l'anatomie de la région où elle se montre. En bonne
logique, l'étude de cette affection doit donc être précédée de la description approfondie de ses lieux d'élection. Mais ce serait faire double emploi que d'entreprendre ici l'anatomie topographique de la région crurale ; le lecteur trouvera à
l'article AINE une description à laquelle nous ne pourrions rien ajouter. Nous
consacrerons néanmoins quelques lignes aux anomalies artérielles du pli de
l'aine, mais elles viendront bien plus à propos au sujet du débridement dans la
hernie crurale étranglée.

HERNIE CRURALE RÉDUCTIBLE. ÉTIOLOGIE. La hernie crurale est extrêmement
rare dans la jeunesse. Il existe trois cas de hernie congénitale de cette nature
dans la science et ce sont plutôt des monstruosités dont nous parlerons plus
loin que des hernies véritables. Heyfelder rapporte l'histoire d'un enfant né
avant terme, qui six semaines après sa naissance avait deux hernies crurales,
deux inguinales et une ombilicale. Pendant l'enfance et l'adolescence la hernie
crurale est beaucoup moins fréquente même chez la femme que la hernie inguinale. Malgaigne n'en a vu que deux cas avant vingt ans, A. Cooper trois et Nivet
cinq. Passé vingt ou vingt-cinq ans elle suit les progrès de l'âge et comme la

hernie inguinale augmente de fréquence avec les années. Comme le fait remarquer Gosselin pour expliquer cette rareté dans les premiers âges, aucune fonction intra-utérine n'a dilaté l'anneau crural, qui diffère complétement sous ce rapport des anneaux inguinal et ombilical. Il n'en faudrait pas néanmoins conclure que la hernie crurale appartient toujours à la catégorie de celles qu'il est convenu d'appeler hernies de force ; il peut y avoir une ampliation préalable de l'anneau par résorption de la graisse qui le comble à l'état normal et toutes les causes d'amaigrissement, mauvaise alimentation, fatigues prolongées, maladies chroniques, sénilité, tendent à détruire cette barrière encore assez efficace.

La hernie crurale est bien moins fréquente que la hernie inguinale dans la proportion de 1 pour 7. Elle s'observe plus souvent du côté droit que du côté gauche. Elle est également plus fréquente chez la femme que chez l'homme. Tous les auteurs sont d'accord à ce propos: mais là où commencent les divergences, c'est lorsqu'il s'agit de déterminer si dans le sexe féminin les hernies crurales sont plus habituellement observées que les hernies inguinales. Malgaigne croit que chez la femme les secondes sont un peu plus nombreuses que les premières, et il estime à un tiers ou un quart l'excédant en faveur de celles-ci. Sur 868 hernies de la femme, Monro trouve 287 crurales, 484 inguinales, 97 ombilicales. Sur 544 la Société des bandagistes de Londres compte 510 hernies fémorales et 34 inguinales. J. Cloquet sur 121 cas de sa pratique a rencontré 79 crurales pour 32 inguinales. Enfin une autre statistique de Cloquet, à laquelle on ne peut faire de reproches d'erreurs de diagnostic possibles, donne sur 476 autopsies de hernieux, chez l'homme 287 inguinales et 55 crurales et chez la femme 55 inguinales et 79 crurales. On voit que les statistiques de Malgaigne et de Monro ne concordent pas avec celles de Cloquet et des bandagistes de Londres, mais que néanmoins, en additionnant tous ces résultats, les hernies crurales semblent l'emporter sur les inguinales chez la femme. Chez l'homme, la proportion des premières par rapport aux secondes est beaucoup mieux établie et paraît être d'environ 4 à 5 pour 100. Pour Bryant même il y aurait une crurale pour 73 inguinales.

On a cherché l'explication de cette grande fréquence de la hernie crurale chez la femme dans l'amplitude du bassin et dans le petit volume des masses musculaires, en particulier du psoas, et des vaisseaux fémoraux qui remplissent très-imparfaitement le vide existant entre l'os iliaque et l'arcade de Fallope. Quant à l'argument qui s'appuie sur l'influence de la grossesse, il est de bien faible valeur, car, si la gestation prédispose effectivement aux hernies, elle le fait autant pour les inguinales que pour les crurales. D'ailleurs Malgaigne a constaté qu'un quart des sujets qu'il avait observés n'avaient pas accouché, et de plus un bon nombre n'avaient eu leur hernie que passé cinquante ans. En somme, les hernies crurales reconnaissent identiquement les mêmes causes que toutes les autres hernies et, sans nous étendre davantage, nous renverrons le lecteur à l'article HERNIES, où la question est très-complétement traitée. Dans un sixième des cas, selon Malgaigne, elles seraient survenues d'ailleurs sans cause connue. Tout ce que l'on en peut dire, c'est que les hernies crurales paraissent disposer un peu moins que les hernies inguinales aux hernies secondaires.

Mécanisme. Lorsque pour une cause quelconque la pression abdominale vient à augmenter notablement, l'intestin ou l'épiploon tend à pénétrer à la racine de la cuisse. Il ne peut passer en dehors ; la gaîne des vaisseaux iliaques est très-adhérente au *fascia iliaca*, tandis que la voie est plus facile à la partie

interne vers l'infundibulum de Richet, vers ce que Cloquet appelait canal crural;
là il n'y a qu'un peu de tissu cellulaire et un ganglion à déplacer. En prenant
cette direction, et nous ne parlons ici, bien entendu, que de la hernie crurale
commune, de la forme la plus fréquente, nous réservant de consacrer un long
chapitre aux nombreuses variétés, l'anse intestinale s'engage dans la dépression
que présente à l'état physiologique le péritoine au niveau de la fossette inguinale interne. Sous l'influence de cette pression les doublures du péritoine
cèdent comme lui, à savoir la couche cellulo-graisseuse sous-péritonéale, le
fascia propria d'A. Cooper, qui n'en est qu'une condensation, et enfin une
lamelle toute spéciale, le *septum crurale* de J. Cloquet. Il n'en faudrait pas
conclure qu'à l'état normal l'anneau crural est une ouverture réelle, toute préparée pour recevoir les viscères, mais rien n'est plus facile à faire artificiellement sur le cadavre en repoussant du doigt les parties dépressibles qui sont à ce
niveau.

Il n'y a pas de hernie crurale extérieure brusque et instantanée; elle commence toujours par déprimer les tissus qui masquent l'anneau crural: alors le
péritoine constitue un sac mobile qu'un nouvel effort entraîne bientôt plus loin.
Ce sac est lui-même d'ordinaire coiffé des lames qu'il repousse et qu'il amincit
au point de leur faire perdre entièrement leur physionomie particulière. Hernie
et enveloppes franchissent l'anneau crural et se trouvent bientôt dans le canal
crural. Si les choses persistent ainsi, la hernie reste à l'état de pointe, comme
la désigne Malgaigne: c'est le premier degré de cet auteur; les viscères n'ont
fait que déprimer le *septum crurale*, la hernie est pour ainsi dire encore sous
l'anneau. Il n'y a point de saillie appréciable à la vue; l'impulsion donnée par
la toux et que l'on ne sent pas à l'état normal est le seul indice d'une hernie
commençante.

Mais les viscères continuant toujours à descendre repoussent le tissu conjonctif
qui engaîne les vaisseaux fémoraux et se font aux dépens de ce tissu une petite
loge que Gosselin appelle vestibule de la hernie. Ils s'engagent dans le canal
crural entre deux feuillets aponévrotiques provenant tous deux du *fascia lata*;
en arrière le feuillet profond passe derrière les vaisseaux et s'attache à la crête
du pubis où il se confond avec le ligament de Gimbernat, mais en avant le
feuillet superficiel de ce *fascia lata* qui passe au-dessus des mêmes organes
semble manquer au-dessus de la fosse ovale; sur le côté interne de cette paroi,
au-dessus de l'embouchure de la veine saphène interne, est une toile celluleuse
adhérente en dehors au contour fibreux de cette grande échancrure, se fusion-
nant en avant avec le *fascia superficialis*, en arrière avec le tissu cellulo-grais-
seux qui englobe les troncs vasculaires sanguins et lymphatiques. Cette lame,
en réalité simple continuation du *fascia lata*, mais avec une différence fondamentale de structure qui en change complétement l'aspect, c'est le *fascia cribriformis* de Thompson. Absence de limites tranchées, multiplicité des orifices
vasculaires, tels sont ses caractères. D'autre part, le tissu qui limite le contour
de tous ces pertuis n'est pas fibreux, mais celluleux et essentiellement souple et
extensible. La hernie ayant franchi l'anneau crural a alors deux voies à suivre:
ou bien rester dans le canal crural, creuser de plus en plus l'entonnoir fémo-
rali-vasculaire; c'est ce qui se produit quelquefois: c'est la hernie interstitielle
qu'a le premier décrite A. Cooper et que Malgaigne a dénommée ainsi; ou bien,
trouvant une résistance très-minime au niveau des ouvertures lymphatiques du
fascia cribriformis, franchir celui-ci et arriver au niveau de la fosse ovale dans

le tissu cellulaire sous-cutané. C'est le chemin le plus facile, c'est celui que suit la grande majorité des hernies crurales. Et ce qui le prouve, c'est que la hernie tend à sortir aussitôt qu'elle peut du canal crural, et c'est le plus souvent à sa partie la plus élevée qu'est traversé le *fascia cribriformis*. Là en effet la hernie rencontre cinq ou six volumineux orifices dus au passage de gros vaisseaux lymphatiques et placés tout près du bord externe du ligament de Gimbernat. Il en résulte que l'anneau herniaire est tout proche de l'anneau crural, que les deux se confondent presque, ce qui explique les nombreuses discussions qui ont eu lieu au sujet de l'agent de l'étranglement quand il existe. L'anneau crural n'a pas de limites du côté de la veine fémorale, du pectiné et du pubis, tandis que l'anneau herniaire est parfaitement circulaire et partout continu : c'est le contour de l'orifice vasculaire du *fascia cribriformis*. Mais néanmoins la dissection la plus minutieuse peut difficilement dans certains cas séparer les deux anneaux, surtout quand la hernie est un peu ancienne. Lorsque, quoique complète, elle est encore récente et petite, l'orifice agrandi du *fascia cribriformis* est assez distinct de l'anneau crural et du ligament de Gimbernat, pour qu'on puisse constater entre les deux un certain intervalle. Mais plus tard le collet herniaire a agrandi cet orifice et en a rapproché le contour de toutes les parties circonvoisines. Son bord supérieur est tout près de l'arcade fémorale, l'interne tout près du ligament de Gimbernat, et la fusion est totale quand la transformation fibreuse de l'anneau accidentel est devenue complète. Quoique certains auteurs aient prétendu que la hernie crurale eût un trajet et deux orifices, l'anneau crural et l'anneau du *fascia cribriformis*, d'ordinaire elle parcourt un trajet sous-aponévrotique trop court pour qu'il mérite à proprement parler le nom de canal crural. Il n'y a donc point de chemin pour ainsi dire tracé d'avance comme pour la hernie inguinale, et, lorsqu'il existe, lorsque la hernie crurale, ce qui est rare, sort par un des orifices les plus inférieurs du *fascia cribriformis*, c'est qu'elle a dans ce cas créé un canal accidentel celluleux.

Une fois arrivé sous la peau, le sac herniaire se déplace en dedans; la paroi abdominale et la face antéro-interne de la cuisse forment pendant les mouvements de flexion un angle dièdre incliné en dedans et en bas et dont les viscères suivent l'arête. Plus tard la tumeur s'allonge transversalement et sa convexité remonte au-dessus du ligament de Fallope, à cause de l'adhérence du *fascia superficialis* avec le *fascia lata*, qui empêche tout développement par en bas. Mais néanmoins, dans l'immense majorité des cas, la tumeur reste petite, grâce à la résistance du fascia sous-cutané qui est très-solide à la cuisse, et peut-être aussi à l'aptitude du *fascia cribriformis* à se transformer en tissu fibreux qui étrangle la hernie plutôt que de la laisser se développer.

Anatomie pathologique. Dans la hernie crurale moyenne, dans la forme commune, les rapports du corps de la tumeur sont extrêmement variables; ils dépendent de son volume et de sa direction. Si elle est petite, ce qui est le cas le plus fréquent, ses connexions sont à peu près les mêmes que celles du collet et nous les décrivons plus loin. Si elle est volumineuse, elle s'étale sous la peau, se dirige rarement en dedans vers la grande lèvre ou le scrotum, plus souvent s'aplatit au devant des gros vaisseaux. Elle peut parfois descendre le long de la cuisse, voire même jusqu'au genou; elle est alors piriforme et recouverte d'une peau si amincie et si distendue qu'on voit à travers les mouvements péristaltiques de l'intestin; c'est là un cas tout à fait exceptionnel. Assez fréquemment elle remonte; le *fascia superficialis* abdominal venant s'insérer à l'arcade de Fallope, tandis que celui de la cuisse passe au devant sans y adhérer, elle glisse entre les deux, favorisée qu'elle est dans son ascension par la station assise. Si elle ne descend que si rarement du côté de la cuisse, c'est que des adhérences très-intimes formées par du tissu cellulaire condensé, des vaisseaux se portant des couches superficielles vers les profondes, unissent la couche sous-cutanée à l'aponévrose. En somme, la hernie crurale présente trois directions successives : d'abord elle descend en bas et en avant en suivant l'axe de l'infundibulum, puis elle se dirige directement en avant pour traverser le *fascia cribriformis;* enfin elle se porte en haut et en dehors lorsqu'elle est complète. Par la traction des viscères, les différents angles s'arrondissent et finalement la hernie au troisième degré décrit un arc de cercle concave supérieurement. Il est donc impossible d'assigner des rapports fixes au corps même de la tumeur herniaire; ils changent avec chaque cas, sont d'ailleurs faciles à comprendre et à établir au lit du malade.

Mais il est loin d'en être de même en ce qui concerne le collet de la hernie. Celui-ci est très-profond, ce qui rend son exploration très-difficile, et cependant la connaissance exacte de ses rapports est indispensable pour déterminer la variété de hernie à laquelle on a affaire, surtout au point de vue de l'intervention opératoire, lorsque la hernie est étranglée et justiciable de la kélotomie. Ce collet, devenu fibreux, inextensible avec l'âge, répond, dans la forme que nous avons prise pour type, en avant et en haut à l'arcade crurale, au cordon spermatique chez l'homme, au ligament rond chez la femme; en arrière et en bas au pectiné et à son aponévrose; en dedans au ligament de Gimbernat, à une anastomose entre l'artère épigastrique et l'obturatrice ou à l'obturatrice elle-même quand elle vient exclusivement de l'épigastrique; en dehors à la veine crurale, aux vaisseaux épigastriques.

Les enveloppes de la hernie crurale sont d'ordinaire plus minces que celles de la hernie inguinale. Dénaturés dans leur aspect, fusionnés pathologiquement, les feuillets représentant l'état normal arrivent rarement à être reconstitués même par la dissection la plus minutieuse. La couche sous-cutanée dans les hernies anciennes diminue d'épaisseur par résorption de son tissu adipeux ; quelques lamelles celluleuses prolongent le *fascia lata;* le *fascia propria* refoulé et épaissi constitue ordinairement une couche fibreuse assez bien isolée, se prolongeant dans l'abdomen et pouvant être confondue avec le sac péritonéal. Assez souvent le sac herniaire est doublé au niveau de son fond par des pelotons de graisse molle ou consistante, primitivement placée sur le péritoine et faisant partie du fascia sous-péritonéal ; nous ne nous arrêterons point sur le rôle qu'on leur a fait jouer dans la pathogénie des hernies et qui a été exposé ailleurs (art. HERNIES), pas plus qu'au sujet des kystes, sortes d'hygromas herniaires observés par Verneuil, Massot et Duplay, et qui semblent presque spéciaux à la hernie crurale.

Le sac herniaire contient bien plus rarement une entéro-épiplocèle que dans les hernies inguinales. C'est presque toujours une entérocèle pure et surtout à anse incomplète, forme assez fréquente. Nous n'avons pas à parler de l'état des organes contenus dans le sac et de toutes les complications dont ils peuvent être le siége. Tous ces détails ont été donnés à propos des hernies en général et, pour nous en tenir à ce qui est de la hernie crurale en particulier, nous entrerons d'emblée dans l'étude de ses nombreuses variétés.

Variétés de la hernie crurale. C'est là un des sujets les plus intéressants dans l'étude de la hernie qui nous occupe. Il est bon de prévenir le lecteur que ce sont des hernies exceptionnelles, extrêmement difficiles à reconnaître sur le vivant; il en est quelques-unes cependant, comme celle de Laugier, par exemple, dont certains cliniciens sont parfois arrivés à porter le diagnostic. Mais, dans l'immense majorité des cas, ce n'est que par une habile dissection qu'on arrive à connaître ces cas insolites. Quelquefois même ils ont été cause de manœuvres opératoires malheureuses et, malgré leur rareté, la possibilité d'une rencontre de ce genre doit conseiller la plus grande prudence à tout chirurgien qui entreprend de porter le bistouri sur une hernie crurale, par exemple. Heureusement, c'est la hernie crurale moyenne, celle que nous avons jusqu'ici prise pour type, que l'on trouve presque toujours. Le peu de fréquence des variétés nombreuses que nous allons énumérer, l'absence ordinaire de caractères cliniques assez tranchés pour qu'on puisse faire le diagnostic à coup sûr, nous ont engagé à ne pas scinder leur étude, à ne pas rejeter leur symptomatologie à la suite de la forme de la hernie crurale commune. Nous ferons donc suivre la description anatomique de ces variétés des quelques signes principaux qui ont trait à leur histoire clinique.

Variétés par lieu d'irruption et trajet fémoral. Depuis Velpeau, les hernies qui se font dans la gaîne des vaisseaux fémoraux en dehors de l'artère épigastrique sont dites crurales externes; celles qui ont lieu à travers le ligament de Gimbernat, hernies crurales internes, et l'on réserve le nom de hernies crurales moyennes à celles qui sortent par l'anneau crural, par l'infundibulum lymphatique. Voilà donc trois catégories de hernies, très-inégales d'ailleurs dans leur fréquence, dont le lieu de sortie est bien précis et que nous allons successivement examiner.

Et tout d'abord la hernie crurale moyenne ne suit pas toujours le trajet que nous avons étudié avec le mécanisme de sa formation; elle ne passe pas toujours par les trois degrés que nous avons signalés. La hernie crurale peut rester interstitielle; incapable de franchir le *fascia cribriformis*, elle demeure dans le canal crural sans en sortir. Elle descend aussi bas que la gaîne peut le permettre. Son extrémité inférieure s'effile, son collet est largement dilaté. Elle peut rester longtemps méconnue; au début rien n'en révèle l'existence; un gonflement diffus de la région crurale, une tuméfaction peu douloureuse ordinairement, en sont à peu près les seuls signes. La réduction en est facile à faire, m ais très-difficile à maintenir, ce qu'explique sa forme conique à base élargie.

La hernie peut s'étaler au devant des vaisseaux fémoraux. Le sac s'étend en dehors, perfore la cloison intervasculaire et se met au devant des vaisseaux jusqu'à toucher la bandelette ilio-pectinée. On a cherché ses causes dans l'atrophie du psoas et la résorption de la graisse périvasculaire (Velpeau). Elle se révèle fréquemment par des signes assez caractéristiques: elle comprime une grosse veine et des nerfs importants et traduit sa présence par de l'œdème du membre et des irradiations douloureuses surtout dans la sphère des filets du nerf génito-crural. Elle s'arrête en dehors du psoas et plus bas en dehors du couturier. Aplatie, étalée, elle transmet au doigt les battements de l'artère fémorale.

La hernie crurale sort parfois à travers l'orifice de la veine saphène interne. Cette variété porte encore le nom de hernie de Béclard, qui en décrivit le premier cas observé. Elle naît à 2 centimètres au-dessous de l'arcade de Fallope, tend à se diriger en bas à cause de l'adhérence du *fascia cribriformis* et du *fascia superficialis*, circonstance qui d'autre part oblige à remonter la hernie crurale ordinaire. Elle comprime la crosse que fait la veine saphène en se recourbant vers la veine fémorale pour traverser le *fascia cribriformis*, et le développement anormal de la portion du vaisseau qui avoisine la hernie a souvent amené la confusion avec une tumeur variqueuse de la veine. Cette hernie semble divisée en deux par un rétrécissement demi-circulaire; on voit une tumeur vague et mal circonscrite remplissant le canal crural et une deuxième placée plus bas, bien délimitée, à fleur de peau, en un mot, une hernie en bissac. La veine tégumenteuse abdominale, quand elle est visible, parcourt de haut en bas la face antérieure de la tumeur et disparaît à sa limite inférieure et externe, là où elle se jette dans la saphène.

La hernie crurale peut présenter plusieurs diverticulums à travers le *fascia cribriformis*. C'est la hernie de Hesselbach. Elle a un collet unique, et en cela elle est bien différente d'un cas de Langenbeck, avec étranglement par une ouverture unique du *fascia cribriformis*, après un certain trajet dans l'entonnoir crural, et d'une observation de Cloquet de sacs herniaires multiples avec ouverture péritonéale spéciale pour chacun d'eux. La hernie de Hesselbach sort entre la veine crurale et le ligament de Gimbernat; le sac parcourt tout le canal crural et sort par les orifices du *fascia cribriformis* au-dessus et en avant de la veine saphène interne. Un rétrécissement très apparent existe au niveau de chaque tumeur secondaire, d'où la possibilité d'étranglements isolés, puisque chaque diverticulum présente un collet qui traverse un orifice distinct du fascia cribriforme. La tumeur est d'apparence marronée, lobulée. La disposition rétiforme et la résistance inégale du *fascia cribriformis* en expliquent le mode de formation.

Toute différente est la hernie avec diverticulums à travers le *fascia superficialis* ou hernie d'Astley Cooper. La précédente restait sous le *fascia superficialis*, celle-ci le franchit. Ce qui la caractérise, ce sont les diverticules qu'elle émet à la partie inférieure de la fosse ovale à travers les adhérences qui unissent les deux fascias.

La hernie à travers l'aponévrose pectinéale ou hernie de Cloquet n'a été observée que sept fois. Plus fréquente chez la femme, elle est située tout à fait à la partie interne de la cuisse, très-profondément placée, sans saillie appréciable au niveau de la région crurale. Elle traverse l'anneau crural, s'engage immédiatement au devant du ligament de Cooper et se place en avant des muscles pectiné et psoas, ou traverse l'aponévrose de ce premier muscle en se dirigeant en arrière suivant la face antérieure de la branche transversale du pubis sur laquelle elle repose; elle arrive ainsi jusqu'au-dessous de la gouttière souspubienne. Elle représente une courbe dont la concavité postérieure embrasse la branche transversale du pubis. Elle se constitue donc à son entrée dans le canal crural, dès qu'elle a pénétré dans l'infundibulum; elle en perfore la paroi postérieure pour devenir intra-pectinéale, elle fait effraction à travers l'aponévrose par les orifices que celle-ci présente normalement pour les nerfs et vaisseaux destinés au muscle, ou accidentellement après une kélotomie antérieure, lorsque le débridement ayant porté sur le ligament de Gimbernat a intéressé une partie de l'aponévrose pectinéale (2 fois sur 7 cas). Le diagnostic n'a d'ailleurs jamais été porté au lit du malade et l'affection est presque toujours confondue avec la hernie obturatrice qui occupe à peu près la même position, mais dont le pédicule est différent.

La hernie crurale externe est anormale, et par son orifice, et par son trajet. Indiquée pour la première fois par Arnaud et par Demeaux, démontrée expérimentalement en 1826 par Velpeau, elle pénètre par la fossette inguinale externe en dehors de l'artère épigastrique, en dedans de la bandelette ilio-pectinée, en avant de l'artère fémorale, en arrière de l'attache du *fascia lata* au ligament de Fallope. Elle n'est donc pas dans le canal crural, mais dans la gaîne vasculaire dont elle occupe la loge artérielle. Elle est immédiatement en dedans de la bandelette ilio-pectinée et son côté interne est en rapport avec la cloison qui sépare l'artère de la veine fémorale. L'intestin peut aussi passer en dehors de l'artère fémorale et la rejeter en dedans : c'est la hernie crurale en dehors des vaisseaux de Duplay, dont il n'existe qu'un cas de Patridge. Bien circonscrite, descendant devant les vaisseaux fémoraux, toujours d'un petit volume, la hernie crurale externe détermine d'ordinaire des troubles circulatoires précoces, une sensation pénible de battements artériels au pli inguinal et même un bruit de souffle.

Une forme assez fréquente et bien connue est, la hernie crurale interne se faisant à travers le ligament de Gimbernat, ou hernie de Laugier. C'est la hernie juxta-crurale de Cruveilhier. La première observation de Laugier date de 1833. La tumeur était située au-dessous de la moitié interne du canal inguinal, au-dessous et un peu en dedans de l'anneau inguinal externe ; elle était légèrement courbée sur son col et remontait un peu vers l'arcade de Fallope. Elle occupait une position plus interne que la hernie crurale ordinaire. La même malade présentait du côté opposé, au point correspondant de l'autre ligament de Gimbernat, un affaissement et un enfoncement manifestes. Ordinairement dans cette variété les viscères ont refoulé le péritoine en dedans de l'artère ombilicale ; plus rarement ils ont pénétré en dehors. Une bandelette fibreuse sépare toujours le collet des vaisseaux fémoraux qu'elle embrasse. La direction générale de la hernie est en bas et en dedans, elle s'éloigne de plus en plus de la veine fémorale. Elle est sur un plan très-superficiel, à la partie la plus élevée de la région crurale, immédiatement au-dessous du bord inférieur du ligament de Fallope. Les enveloppes sont très-minces, elle est parfois presque sous-cutanée. Petite, à pédicule très-étroit, elle rase le pubis très-près de la grande lèvre ou du scrotum et serait facile à confondre avec la hernie inguinale directe, n'était son rapport avec le bord inférieur de l'arcade crurale. L'artère fémorale est séparée du collet par une distance d'environ 2 centimètres, ce qui serait pathognomonique pour Laugier. L'étranglement nécessite plus que jamais une intervention hâtive. Le débridement sur la partie du ligament de Gimbernat qui est entre le col de la hernie et le pubis est insuffisant, ce qui tient à la persistance d'une autre portion du ligament qui bride l'arcade de Fallope entre l'anneau crural et le collet. Le précepte de vider la vessie avant l'opération lui est encore plus applicable qu'à la hernie crurale ordinaire. Gosselin fait remarquer avec raison qu'il est bien difficile de savoir si un orifice herniaire placé un peu plus en dedans que d'habitude appartient plutôt au ligament de Gimbernat, perforé anormalement, qu'au *fascia cribriformis* prolongé un peu plus en dedans que de coutume.

Enfin, parmi les hernies crurales internes, outre celles qui se font à travers le ligament de Gimbernat, il en est qui refoulent le péritoine en dedans de l'artère ombilicale oblitérée au niveau de la fossette vésico-pubienne, s'engagent dans l'anneau crural et se comportent ensuite comme la hernie crurale moyenne que nous avons décrite.

Variétés par anomalie des enveloppes. La hernie peut ne pas avoir de sac. Cela s'observe surtout à droite, et alors on a le plus souvent affaire à une hernie du cæcum, cet organe avec ou sans appendice ayant glissé dans le tissu cellulaire de la fosse iliaque. Dans le cas de plaie pénétrante ou de hernie reproduite après kélotomie et ayant traversé l'incision du sac, il y a également absence d'enveloppes.

Le collet d'un ancien sac s'est rétréci au niveau de l'anneau et s'est détaché du bord de cet orifice par un point de sa circonférence; une petite anse intestinale s'est engagée par le point de l'orifice devenu libre et est descendue dans le canal en poussant devant elle le péritoine : tel est le mécanisme producteur de la hernie à sac double dans la même gaîne.

Dans la hernie à cellules multiples et superposées, l'aspect moniliforme est dû à plusieurs cavités réunies par des portions étroites. On l'a observée en dehors de l'abdomen et ensuite sous la forme de hernie cruro-péritonéale. Il n'existe dans la science que deux cas de ce genre pour la hernie crurale. Ils sont dus à Streubel et à Teissier.

Quénu a tout récemment rapporté l'observation d'une hernie crurale datant de quinze ans et brusquement étranglée. Une anse d'intestin grêle était engagée dans un diverticule flottant sur le péritoine près de la région crurale, mais sans rapports avec les anneaux herniaires. L'étranglement fut très-facilement levé en tirant sur les deux bouts de l'anse qui était saine, le sac fut amené au dehors et son orifice fut débridé. Il est très-vraisemblable qu'une réduction en masse avait été faite par la malade.

Variétés par anomalie de contenu. Dans la hernie du cæcum et de l'appendice vermiculaire, le cæcum glisse dans le tissu cellulaire de la fosse iliaque au-dessous du péritoine qu'il entraîne incomplétement, ou bien la séreuse se déplace au devant de lui et lui forme un sac complet. Le péritoine peut aussi descendre de la paroi abdominale sur la face antérieure du cæcum hernié et y former un double feuillet, un sac vide ou contenant de l'intestin grêle; dans ce cas, il y a deux hernies, une antérieure, d'intestin grêle, secondaire, et une postérieure, cæcale, primitive. Quatre fois sur six le cæcum est dépourvu de sac à l'anneau crural. Ordinairement il est précédé par l'appendice vermiculaire qu'on trouve parfois seul dans un premier degré. L'irréductibilité est précoce, à cause de la pression qu'exerce le côlon et à cause des adhérences faciles qui se produisent. L'engouement qui existe quelquefois peut donner lieu à des phénomènes d'obstruction. Enfin l'étranglement est d'ordinaire un pincement latéral; ses dangers sont augmentés par l'absence de sac et la constriction directe de l'anneau sur la paroi cæcale.

On a également vu dans des sacs cruraux d'autres portions du gros intestin. Martin a observé dans une mérocèle du côté gauche l'épiploon, l'iléon, le jéjunum, le mésentère et l'S iliaque.

La hernie avec diverticules intestinaux est accidentelle ou congénitale. Dans le premier cas, la muqueuse fait hernie à travers les fibres musculaires de l'intestin, et Monro en a vu un exemple à l'anneau crural. Dans le second, il y a persistance anormale de la vésicule ombilicale et de son pédicule; il n'en existe que six observations. Les selles persistent, il y a peu de phénomènes généraux même lorsque le sphacèle existe déjà. La terminaison ordinaire est l'abcès stercoral. Le diagnostic en est rarement porté.

Il n'existe qu'un seul cas de hernie de la vessie. Observé par Levret chez une femme, il coïncidait avec une cystocèle vaginale.

La hernie de l'ovaire s'est faite 14 fois par l'anneau crural sur 105 cas. Elle est unilatérale et toujours accidentelle, sauf dans un cas de Cloquet. Elle est primitive lorsqu'elle survient d'emblée après un effort ou pendant la grossesse; elle est secondaire lorsque l'ovaire descend dans un sac déjà habité par l'intestin ou l'épiploon. L'ovaire est fréquemment suivi de la trompe et quelquefois de l'utérus. Il se montre souvent enflammé ou dégénéré, parfois étranglé. Des douleurs et l'augmentation de volume de la tumeur au moment des règles caractérisent sa présence. Dans certains cas, l'inclinaison du col utérin et le tiraillement de l'ovaire hernié peuvent être reconnus par le toucher vaginal. A. Cooper a vu le col utérin s'engager seul dans l'orifice d'un sac crural.

Les trois cas de hernie du testicule que l'on connaisse sont dus à Arnaud, Guincourt et Vidal (de Cassis). Les causes en sont : ou bien un arrêt dans la descente du testicule, qui reste inclus dans l'abdomen, ou bien une perméabilité persistante du conduit vagino-péritonéal. Lorsque cette dernière disposition existe, la glande rentre dans la cavité abdominale, puis fait ensuite hernie à l'anneau crural, surtout quand un sac herniaire préexistant lui a préparé la voie. Un enfant de sept ans refoula son testicule gauche dans l'abdomen; au bout de dix ans, la glande passa par le conduit crural; on dut l'enlever. La douleur testiculaire si caractéristique, son absence dans le scrotum, permettront de reconnaître la glande séminale herniée. Il a été donné d'observer une orchite crurale et des phénomènes d'étranglement simulant un étranglement intestinal.

Skey a signalé un fait unique de hernie de la vésicule biliaire.

La hernie à contenu liquide ou hydrocèle herniaire s'observe à la région crurale comme ailleurs. La communication facile avec le péritoine la différencie des kystes sacculaires de Duplay. Elle n'offre ici d'intérêt qu'au point de vue diagnostique, se distingue de l'abcès par congestion, avec lequel il serait facile de la confondre, par ce fait que la collection purulente sort en dehors de la bandelette ilio-pectinée, tandis que l'hydrocèle herniaire fait saillie en dedans de cette corde fibreuse.

Enfin la hernie congénitale est représentée par trois cas authentiques. Cloquet a vu une fille nouvellement née avec une hernie crurale droite contenant l'utérus, l'ovaire et la trompe, Depaul un fœtus de deux mois et demi avec une éventration au-dessous de l'arcade de Fallope; l'arcade crurale paraissait avoir été soulevée par les parties herniées; l'avortement avait été spontané. Pigné a également observé un fœtus de trois à quatre mois dont l'intestin et une partie du foie faisaient saillie à la région crurale.

Ajoutons qu'il peut y avoir simultanément plusieurs hernies, une crurale d'un côté, une inguinale de l'autre, par exemple. On a même observé sur le même sujet deux hernies crurales et deux inguinales.

SYMPTÔMES. Nous serons très-bref en ce qui concerne la symptomatologie de la hernie crurale. Elle comprend les signes physiques et fonctionnels de toutes les hernies en général. Ils ont été exposés à l'article HERNIES et une grande partie des caractères propres à la hernie crurale ont été signalés tant dans cet article que dans la partie pathologique de l'article AINE.

Tant que la hernie crurale reste à l'état de pointe de hernie, elle passe complètement inaperçue. Les signes fonctionnels font presque toujours défaut, ou bien ils se résument en quelques légers troubles digestifs que le malade attribue à une tout autre cause et à l'égard desquels il ne prend aucune précaution. Quant aux signes physiques, ils sont réduits à un seul qui demande à être cherché avec soin : c'est l'impulsion produite par la toux ou un effort quelconque que ressent le doigt bien engagé vers l'anneau crural. D'une manière tout à fait exceptionnelle un symptôme rare, comme de l'œdème de la jambe survenant sans cause connue, peut conduire à chercher une hernie crurale que l'on trouve à peine ébauchée. Heuermann cite un cas de ce genre.

Quand la hernie est interstitielle, elle devient apparente sous forme d'une tumeur de très-petit volume, à pédicule profond situé au côté interne des vaisseaux fémoraux. Assez souvent cette tumeur disparaît, l'intestin reprend sa place dans l'abdomen pour sortir ensuite sous l'influence d'un nouvel effort. Cette intermittence est caractéristique et en outre elle explique l'indolence fréquente de la hernie, puisque les viscères ne sont pas constamment froissés. Dans certains cas un ganglion un peu douloureux roule dans le tissu cellulaire au devant d'elle.

Enfin, lorsque la hernie crurale est complète, lorsqu'elle est arrivée à son troisième degré, comme le dit Malgaigne, elle se présente dans les cas les plus nombreux sous l'aspect d'une tumeur arrondie, rarement bien circonscrite, du volume d'une noix ou d'un marron. Son pédicule est très-profond, très-difficile à atteindre, d'ordinaire plus en dedans que le corps de la tumeur qui a tendance à remonter en dehors ; parfois au contraire le fond du sac herniaire se dirige en dedans. En tous cas, presque toujours la hernie s'accroît dans le sens transversal, son grand axe tend à devenir parallèle à l'arcade de Fallope.

La hernie crurale est tantôt réductible avec gargouillement d'une façon brusque, tantôt rentre très-lentement dans l'abdomen. Il en est d'ailleurs d'incomplètement réductibles ; après des efforts de toux, on peut constater l'addition d'une nouvelle quantité de viscères, et la percussion permet d'ordinaire de vérifier l'arrivée d'une entérocèle dans un sac qui contient déjà une épiplocèle adhérente.

A. Cooper prétend que le premier symptôme qu'éveille la hernie crurale est une douleur à la racine du membre lorsque le sujet veut étendre la cuisse. Cette douleur persiste quelque temps après que le malade est couché et le force à lever le genou, attitude qui amène un prompt soulagement. La souffrance produite par l'extension reconnaîtrait pour cause, d'après cet auteur, la tension des fascias de la cuisse et la pression qu'ils exercent sur la tumeur. Malgaigne prétend n'avoir jamais observé chez ses malades cette sensation douloureuse, et, quant à la faiblesse du membre, à l'œdème de la jambe le soir, aux douleurs vagues, aux fourmillements dans le pied, aux varices superficielles, il ajoute qu'une bonne moitié des sujets atteints de hernie crurale n'a jamais rien éprouvé de semblable. « C'est là, dit-il, un de ces faits cliniques qui donnent si fréquemment des démentis aux théories qu'on voudrait fonder sur l'anatomie. »

En somme, les symptômes fonctionnels font presque toujours défaut, ce sont des cas exceptionnels, ceux dans lesquels il y a une gêne circulatoire ou des irradiations douloureuses dans la sphère du nerf génito-crural.

Diagnostic. D'une manière générale on peut dire que presque toutes les

tumeurs de l'aine ont pu être confondues avec la hernie crurale et réciproquement. Les adénites chroniques de la région ont été prises pour des hernies et
inversement. J.-L. Petit rapporte l'histoire d'un médecin qui appliqua un cau-
tère sur une hernie, croyant à l'existence d'un engorgement ganglionnaire. Si
la hernie est petite et irréductible, il est impossible de la distinguer d'un bubon
profond induré, hors peut-être les commémoratifs.

Després a vu une tumeur variqueuse des vaisseaux lymphatiques qui aurait
pu en imposer pour une hernie. Des hydatides comme Monro et Desault en ont
observé n'ont pu être reconnues qu'après un patient examen et grâce à leur
transparence bien difficile à constater.

L'entérocèle réductible est quelquefois identique à une varice de la veine
crurale au pli de l'aine. Comme caractères communs les deux genres de tumeur
présentent une proéminence au-dessous de l'arcade crurale au côté interne
de l'artère, recouverte par le *fascia cribriformis* et conséquemment mal circonscrite. Si le malade tousse, la tumeur augmente ; elle diminue, s'il respire
lentement ; elle disparaît par le décubitus, reparaît par la station verticale. On
fait aisément rentrer l'une et l'autre par une pression légère. On a fondé le
diagnostic différentiel sur ce que la hernie fait entendre en rentrant un bruit
de gargouillement, ce qui n'existe pas pour la varice. Mais, la hernie crurale
interstitielle étant très-petite, il est rare qu'elle fasse entendre du gargouillement. De plus, quand on appuie la pulpe du doigt sur la varice, on éprouve
une sensation qui s'en rapproche et qui semble produite par le passage de
bulles d'air mêlées à du liquide s'insinuant par un orifice très-étroit. On a dit
ensuite que, si on appuie le doigt sur l'anneau crural après avoir réduit la
tumeur et si on attend simplement quelques instants, la tumeur réapparaît, si
c'est une varice, ne réapparaît pas, s'il s'agit d'une hernie. Mais, quand la varice
est en entier renfermée dans le canal crural et très-rapprochée de l'arcade de
Fallope, le doigt ne peut bien comprimer l'anneau qu'en déprimant la peau,
dont la tension empêche la varice de se dilater. Malgaigne conseille judicieuse-
ment de faire tousser le malade de manière que la tumeur équivoque soit bien
apparente, puis de comprimer avec la pulpe de l'index sur l'anneau crural ;
on presse alors fortement avec le pouce de l'autre main sur la tumeur : si c'est
une varice, elle disparaîtra sans laisser de trace, le sang refluant vers les
parties inférieures de la veine ; si c'est une hernie, la tumeur résistera à la
pression et se montrera d'autant plus dure et résistante qu'on la comprimera
davantage.

Les abcès du psoas sont précédés d'une douleur dans l'aine qui dure plusieurs
semaines ; rarement la tumeur rentre dans l'abdomen, elle est plus rapprochée
que la hernie crurale de l'épine iliaque, la fluctuation y est manifeste. Enfin, en
présence d'un abcès par congestion, le chirurgien devra bien analyser les conditions de réductibilité et de reproduction du contenu de la poche après avoir
fait un examen minutieux de l'état du squelette. La matité est complète et on
peut alternativement renvoyer le flot de la tumeur abdominale à la tumeur crurale et réciproquement.

A côté de ces cas où la plupart du temps l'erreur de diagnostic tient à un
examen trop superficiel, les signes physiques exposés ailleurs (*voy.* article HER-
NIES) permettent presque toujours d'affirmer qu'il y a une hernie, mais là où
les réelles difficultés commencent, c'est lorsqu'il s'agit de déterminer si l'on a
affaire à une hernie crurale ou à une hernie inguinale. C'est pour la solution

de ce problème que divers procédés d'examen, divers points de repère, ont été imaginés; chacun d'eux pris en particulier n'a qu'une valeur relative, mais de leur ensemble peut résulter la certitude.

Les hernies se distinguent entre elles par leur point de sortie et leur trajet. Quand ce trajet est accusé, et il est bien rare que des brides ou des cicatrices les fassent dévier, la question est tranchée. Il est bien évident qu'il n'y a aucune difficulté à reconnaître les hernies inguino-scrotales et inguino-pubiennes, mais il y en a beaucoup à diagnostiquer une hernie inguinale interstitielle; par l'embonpoint et l'âge la hernie inguinale interstitielle tombe au devant de la cuisse comme toute la paroi abdominale, et d'autre part nous avons vu que la hernie crurale remonte quelquefois en haut et en dehors au-dessus de l'arcade crurale.

Boyer, Dupuytren, prétendent que la hernie crurale est moins volumineuse, qu'elle est arrondie, qu'elle reste dans le pli crural et, si elle est de forme ovalaire, que son grand axe est parallèle à ce pli. La hernie inguinale est plus superficielle et permet de suivre le cordon testiculaire à sa partie postérieure. Mais tous ces signes sont bien insuffisants.

A. Cooper dit que, si la hernie est au-dessus du ligament de Poupart, elle est inguinale; si elle est au-dessous, elle est crurale. Cela est vrai d'une manière générale, mais le collet ne se sent pas toujours dans les petites hernies réductibles; dans les hernies crurales irréductibles il est souvent caché par la hernie elle-même. A. Cooper ajoute que, si la tumeur est en dehors et au-dessous de l'épine du pubis, elle est crurale; si elle est au-dessus et en dedans, elle est inguinale. Or dans les inguinales interstitielles le collet de la tumeur est toujours en dehors de l'épine du pubis, et dans les vieilles hernies, même scrotales, ce collet descend en dehors et au-dessous de cette saillie osseuse parce que l'anneau est fortement éraillé. Ailleurs A. Cooper conseille la manœuvre suivante : si dans la hernie crurale on tire le sac en bas, on peut reconnaître au devant du collet le trajet de l'arcade crurale. Ce moyen n'est applicable que quand le sac herniaire est mis à nu par l'opération.

Amussat traçait une ligne de l'épine iliaque antérieure et supérieure à l'épine pubienne; pour lui, la hernie crurale était au-dessous de cette ligne pour les trois quarts de la tumeur, la hernie inguinale au-dessus également pour les trois quarts. Mais le ligament de Fallope est souvent affaissé, déprimé par la hernie elle-même ou par toute autre cause, surtout les grossesses répétées, par exemple, et la ligne indiquée par Amussat risquerait de laisser bien souvent au-dessous d'elle nombre de hernies inguinales interstitielles.

Nivet conseille de chercher l'épine pubienne et de remonter de là vers l'épine iliaque en suivant toujours le ligament de Fallope. La difficulté est précisément de le suivre : on risque fort de prendre pour ce ligament le pilier supérieur toujours plus tendu et qui conduit le doigt inconsciemment. Le même auteur ajoute un autre moyen : s'assurer si l'anneau inguinal est libre. Or il l'est toujours dans la hernie inguinale purement interstitielle. Un autre caractère est la direction du pédicule; dans la hernie crurale, il est en arrière de la tumeur et se dirige presque directement d'arrière en avant; dans la hernie inguinale, il se trouve en dehors et en haut et remonte obliquement vers la partie moyenne de l'arcade de Fallope.

Dans les cas simples tous les procédés permettent de poser le diagnostic, mais dans des conditions opposées ils deviennent complétement insuffisants.

C'est à Malgaigne que nous devons d'avoir formulé avec netteté et précision les moyens de diagnostic à mettre en œuvre dans les cas les plus difficiles.

Dans leurs premiers degrés les hernies inguinales et crurales ne sont séparées que par le ligament de Fallope et empiètent plus ou moins sur lui; leur trajet devient équivoque : il faut donc se reporter aux anneaux. Ceux-ci se reconnaissent à leur structure et à leurs rapports. L'anneau crural est plus en dehors que l'inguinal externe; on sent en dehors de lui les battements de l'artère fémorale. L'inguinal est limité par deux cordons fibreux, les deux piliers; il suffit de suivre le cordon spermatique chez l'homme pour y arriver; chez la femme il est en haut et un peu en dedans de l'épine du pubis.

On réduit alors la hernie; avec l'index droit on reconnaît les battements de l'artère fémorale et, appliquant la pulpe à son côté interne, on appuie jusqu'à ce qu'on sente le pubis. On fait tousser le malade; s'il y a impulsion, c'est une hernie crurale; dans le cas contraire la hernie inguinale fait saillie au-dessus. Si après cette première épreuve le doute subsiste, l'index obturant toujours l'anneau crural, on place en travers et au-dessus le pouce de la main gauche et on fait tousser à nouveau en retirant lentement l'index. Si la hernie est inguinale, rien ne sortira, elle sera maintenue; si elle est crurale, elle apparaîtra immédiatement. On peut encore agir de la façon suivante : réduire et mettre le doigt dans l'anneau inguinal externe; si par la toux la tumeur se produit un peu au-dessous et en dehors, c'est une hernie crurale; si elle ne se fait qu'après que le doigt est retiré, c'est une hernie inguinale. En résumé, bien déterminer la situation respective des deux anneaux herniaires, faire pénétrer un doigt dans l'un d'eux et provoquer la sortie de la hernie : ou bien on sent une impulsion, ou bien la hernie sort par l'anneau qu'on n'a pas obturé. La contre-épreuve permet de vérifier une seconde fois le fait.

Pour l'examen des hernies inguinales Malgaigne recommande qu'on ne se serve pas du toucher; l'œil seul est capable de donner un diagnostic, parce qu'elles sont superficielles et dans une région tellement soumise aux mouvements imprimés par les viscères abdominaux, que, sans qu'il y ait hernie, on sent partout contre le doigt une impulsion trompeuse, tandis que les hernies crurales se faisant dans une région profonde, inaccessible à la vue et qui échappe à l'état sain à l'impulsion des viscères, ne peuvent être reconnues que par les sensations qu'elles donnent à l'extrémité du doigt.

Si la hernie est irréductible, on peut, dit Malgaigne, en refoulant fortement la peau par-dessous la partie supérieure et interne de la tumeur, arriver sur l'épine pubienne et juger si l'anneau inguinal est libre ou occupé par un pédicule dur et épais; ou bien, en refoulant la peau au-dessous de la partie inférieure et moyenne de la hernie, constater si l'anneau crural est libre ou occupé. Enfin, en se plaçant dans les conditions les plus défavorables, l'anneau inguinal peut être tellement éraillé que le doigt sente battre au côté externe l'artère iliaque externe; d'autre part, le ligament de Fallope peut être tellement relâché qu'il laisse le doigt arriver presque jusque sur le pubis, et l'anneau inguinal présente ainsi les caractères les plus tranchés du crural, mais il a alors une largeur inaccoutumée que n'atteint jamais l'anneau crural; à son extrémité interne on tombe directement sur l'épine du pubis, et le ligament de Fallope, si relâché qu'il soit, ne permet pas d'arriver au contact immédiat du pubis.

Pour ce qui est du diagnostic des variétés, nous avons vu qu'il était le plus souvent impossible à faire, que néanmoins dans quelques-unes d'entre elles la position du sac par rapport aux vaisseaux, la place qu'occupe le collet au-dessous de l'arcade crurale, peuvent aider à établir de grandes probabilités pour telle ou telle variété. Nous avons d'ailleurs donné de rapides indications à cet égard.

PRONOSTIC. La hernie crurale est moins grave que l'inguinale au point de vue du volume; elle n'atteint jamais les dimensions de ces énormes hernies scrotales qui constituent une véritable infirmité pour les sujets qui en sont porteurs, mais elle est beaucoup plus sérieuse à cause de la difficulté extrême de sa contention, et elle est par suite plus sujette aux accidents, inflammation et étranglement. L'épiplocèle pure est moins grave que l'entéro-épiplocèle, mais aussi elle est souvent irréductible de bonne heure. Les hernies crurales prédisposent moins au développement d'une autre hernie que celles qui se font aux autres régions herniaires; elles sont uniques d'ordinaire.

Fréquemment méconnues et par suite mal contenues, les hernies crurales s'étranglent beaucoup plus souvent que les hernies inguinales. On peut dire qu'elles ne guérissent presque jamais spontanément : les trajets du testicule et du cordon ombilical sont destinés à se resserrer et à se fermer de plus en plus, tandis que pour la hernie crurale le trajet est accidentel, a été fait par elle et n'a aucune tendance à diminuer d'étendue. Comme on le voit, c'est l'étranglement en perspective, dont la fréquence n'est que trop grande dans la hernie crurale, qui assombrit le pronostic.

TRAITEMENT. La cuisse étant en adduction pour relâcher le feuillet du *fascia lata* qui s'attache au ligament de Fallope, il suffira d'appliquer à la hernie crurale les préceptes de réduction qui ont été indiqués à propos du taxis en général. Souvent il sera nécessaire de presser d'abord de haut en bas sur la tumeur qui aura remonté sur la partie inférieure du grand oblique, puis de bas en haut, d'avant en arrière et de dedans en dehors, parce que le côté interne de l'anneau est plus résistant que le côté externe. Dans d'autres cas il faudra presser directement en arrière, en essayant en quelque sorte plutôt d'enfoncer la tumeur dans la cuisse que de la diriger vers l'abdomen. Lorsque cette pression a été suffisamment soutenue jusqu'à ce que la tumeur ait été déprimée en bas au niveau de l'arcade crurale, on doit alors diriger la hernie vers l'abdomen où elle pourra dès lors effectuer sa rentrée. Si on la dirigeait de prime abord vers l'abdomen, elle se réfléchirait sur l'arcade crurale au lieu de passer au-dessous, et les efforts les plus énergiques ne pourraient amener d'autre résultat que la rupture de l'intestin. Ici comme ailleurs il y a nécessité à ne pas appuyer à plat sur le fond de la tumeur, mais à la réduire en effilant le pédicule.

D'après Gosselin le bandage français serait plus commode et moins inefficace que le bandage anglais. De toutes façons la contention est extrêmement difficile : ou bien la pression est suffisante et alors elle est douloureuse, ce qui est facile à comprendre, étant donné les rapports de l'anneau crural; ou bien elle est supportable, et alors la hernie sort sous le bandage. Néanmoins il n'est pas besoin, à beaucoup près, d'autant de force que pour la hernie inguinale, soit à cause de la petitesse de la hernie, soit à cause de l'impulsion moindre que donnent les viscères, mais, si on refoule bien la hernie complète, à peine agit-on quelque peu sur l'interstitielle, et jamais on ne parvient à boucher l'anneau; on ne peut comprimer l'arcade de Fallope jusqu'à la rapprocher du pubis, ce qui d'ailleurs comprimerait en même temps la veine et l'artère. Il faudrait agir comme dans l'exploration de l'anneau à l'aide du doigt, ce qui a fait naître l'idée des pelotes digitiformes, mais elles provoquent une très-vive douleur, se déplacent au moindre mouvement et leur emploi a complétement échoué. Le rapprochement du ventre et de la cuisse repousse invinciblement toutes les pelotes.

Le bandage aura donc un col court; la pelote se continuera en ligne droite avec le ressort, elle sera ovale et très-étroite pour ne pas se déplacer pendant les mouvements de flexion du membre; elle sera fortement coudée en bas pour arriver jusqu'au-dessous de l'arcade crurale au point où doit porter la compression.

Malgaigne a dit que ce serait folie que de prétendre guérir les hernies crurales par un bandage: c'est dire combien est imparfait le traitement palliatif. Aussi l'abstention, à laquelle s'étaient rattachés presque tous les chirurgiens, pourrait bien faire place aux nouveaux procédés de cure radicale que la méthode antiseptique autorise et que les résultats encouragent de plus en plus. Un certain nombre de succès ont été obtenus, mais en ce qui concerne la hernie crurale les cas sont encore trop peu nombreux pour qu'on puisse formuler une opinion ferme sur la valeur de la cure radicale appliquée à la hernie qui nous occupe. Nous n'aurons qu'un mot à ajouter à ce qui a été dit à ce sujet à l'article HERNIES : les indications sont les mêmes, le procédé opératoire presque identique; il est seulement bien évident qu'il est impossible de suturer l'anneau crural, mais que cette suture de l'orifice herniaire devient une manœuvre rationnelle quand elle s'adresse à l'anneau fibreux accidentel des hernies crurales.

HERNIES CRURALES IRRÉDUCTIBLES SANS ÉTRANGLEMENT. Elles sont beaucoup moins fréquentes qu'à l'orifice inguinal. L'anatomie et la physiologie pathologiques ont été traitées à propos des hernies en général.

La hernie crurale graisseuse est une tumeur formée par la graisse sous-péritonéale, qui a abandonné sa place pour traverser l'anneau crural, l'infundibulum et un des orifices du *fascia cribriformis*. Elle passe inaperçue quand elle petite; dans le cas contraire, elle constitue une masse lobulée, peu mobile, plus ou moins consistante et semblant s'enfoncer dans les parties profondes. La toux n'y fait naître aucune impulsion; elle est irréductible, sauf le cas où la pression la fait notablement diminuer, quand derrière elle existe un sac rempli ordinairement de brides cellulo-fibreuses, mais aussi parfois occupé par une anse intestinale. Souvent une phlegmasie légère se résolvant au bout de quatre à cinq jours la rend douloureuse.

L'épiplocèle crurale peut devenir irréductible à la suite d'épiploïtes légères; elle constitue une tumeur pâteuse, assez mobile, douloureuse à la pression et donnant une légère impulsion sous l'influence de la toux. Gosselin dit n'avoir jamais pu percevoir la corde épiploïque de Velpeau, comme elle s'observe dans les cas analogues d'épiplocèle inguinale. L'épiplocèle crurale peut n'être que passagèrement irréductible ; la tumeur d'ordinaire petite rentre par le simple repos. Elle peut simuler un ganglion enflammé, d'autant mieux que certaines épiplocèles congestionnées donnent assez souvent une fluctuation évidente. Quand l'épiplocèle crurale est définitivement irréductible, elle peut être masquée soit par un hygroma formé aux dépens d'une bourse séreuse accidentelle développée au devant de la tumeur, soit par un kyste sacculaire, avec lesquels on peut la confondre.

L'épiplocèle crurale subit deux évolutions bien différentes : ou bien elle présente une marche lente, subaiguë, chronique; par le repos et la compression la tumeur diminue considérablement de volume, puis se laisse réduire après rupture des adhérences molles qui retenaient l'épiploon à la face interne du sac; ou bien elle s'enflamme, augmente de volume, fluctue grâce à l'accumulation de liquide dans le sac, détermine de la fièvre, une douleur locale très-vive et une sensibilité générale de l'abdomen, parfois même suppure. Le diagnostic repose alors sur l'absence de vomissements, la souplesse du ventre, la continuation des fonctions intestinales. Malgré cela de nombreuses erreurs ont été commises. Il est bon de noter que l'hydrocèle aiguë du sac présente une fluctuation très-franche, sans qu'il y ait de modifications du côté des téguments, tandis que dans l'adénite suppurée la peau est rouge et le tissu cellulaire infiltré.

HERNIE CRURALE ÉTRANGLÉE. Sur 100 hernies réductibles, il y a 84 inguinales, 11 fémorales et 5 ombilicales. Sur 100 hernies étranglées, on trouve 50 inguinales, 44 fémorales et 6 ombilicales. Gosselin a observé 113 inguinales étranglées pour 104 crurales. L'étranglement des hernies crurales serait donc à celui des inguinales dans la proportion de 92 pour 100. Il est inutile d'insister davantage sur ces chiffres qui parlent d'eux-mêmes. L'étranglement se fait à tout âge passé vingt ans. Il est aussi fréquent chez l'homme que chez la femme.

Agent de l'étranglement. Quel est l'agent de l'étranglement dans la hernie crurale? Il est peu de question qui aient été aussi discutées que celle-là. Garengeot, Heister, Ledran, Arnaud, Sharp, Richter, l'attribuaient au ligament de Fallope. Gimbernat, après avoir découvert le ligament qui porte son nom, crut avoir trouvé en lui l'agent habituel de la constriction de l'intestin. Sabatier, Lassus, Boyer, Manec, Perrochaud, admirent dans la suite sa théorie. Comme Gimbernat, Hey, A. Burns, attribuaient l'étranglement aux ligaments que chacun d'eux avait découverts. Cependant Arnaud avait entrevu la possibilité d'un étranglement par d'autres brides fibreuses que celles qui dépendent de l'arcade crurale. De plus, Ledran et lui avaient observé des étranglements par le collet du sac, tandis que J.-L. Petit, au contraire, traitait ses hernies par le débridement de l'anneau sans ouverture du sac. Une nouvelle théorie se dressait devant l'ancienne doctrine de l'étranglement par l'anneau crural. Malgaigne soutint à un moment donné tout seul la théorie du collet du sac contre Laugier, Diday, Sédillot, Velpeau, Marchal de Calvi, qui prenaient la défense de celle des anneaux. Chassaignac également tenait pour l'étranglement par le ligament de Gimbernat, qu'il appelait étranglement par vive arête. Deschamps, Dupuytren, admirent à leur tour l'étranglement par le collet du sac. Une troisième théorie d'abord mise en avant d'une façon timide devait bientôt détrôner les deux autres : c'est celle de l'étranglement par les anneaux fibreux accidentels constitués par les orifices du *fascia cribriformis.* D'abord émise bien avant Malgaigne par A. Cooper et Scarpa, elle fut bientôt mise hors de doute par les travaux de J. Cloquet, de Breschet, de Langenbeck. Malgaigne lui aussi l'admettait, mais considérait les cas de ce genre comme peu nombreux. L'étranglement par les anneaux du *fascia cribriformis* ne tarda pas à avoir pour défenseurs Deville, Broca, Jarjavay, Richet, Guyton, Després, Velpeau et son élève Demeaux, et surtout Gosselin, qui donnèrent de nombreuses preuves anatomiques à l'appui de cette opinion. C'est celle qui est universellement admise aujourd'hui.

Trois agents ont donc successivement été considérés comme la cause habituelle de l'étranglement de la hernie crurale; ce sont : l'anneau crural, le collet du sac et l'anneau fibreux du *fascia cribriformis*. L'étranglement par l'anneau crural ne peut avoir lieu, disait Malgaigne, parce que l'anneau crural est trop large : il mesure 3 à 5 centimètres. Sédillot objecte à cela qu'une grande partie de la place est occupée par les vaisseaux et que, après avoir enlevé le tissu cellulaire et le ganglion, on peut créer une petite cavité artificielle de 14 millimètres de diamètre. Pour réfuter Malgaigne qui prétend que les vaisseaux cruraux étranglés en même temps que la hernie subiraient des altérations de même nature, Bax entreprend des expériences sur des animaux; il comprend l'artère et la veine fémorales et une anse d'intestin dans une même ligature sur un chien, et produit l'étranglement sans qu'aucun phénomène pathologique se manifeste du côté des vaisseaux. Mais une expérience de Demeaux vient réduire à néant tous ces arguments : on peut sur le cadavre sectionner toute l'épaisseur du ligament de Fallope sans que la constriction cesse. Vient-on au contraire à couper l'anneau du *fascia cribriformis*, immédiatement la réduction s'opère.

L'étranglement par le collet du sac est possible; les cas de réduction en masse en sont une preuve irréfutable. Mais telle n'est pas la cause ordinaire, et le plus souvent l'étranglement a lieu au moment où la hernie franchit pour la première fois le *fascia cribriformis* et où par conséquent le sac n'a pas de collet. L'étranglement par une ouverture du *fascia cribriformis* est donc le plus habituel; quelquefois il est dû au collet du sac, jamais à l'anneau crural : telles sont les conclusions de Broca, qui ajoute qu'aucune autopsie n'a démontré l'existence d'un étranglement primitif par l'anneau crural. Ce qui a induit en erreur les anciens chirurgiens, c'est que le siége de la constriction paraît très-profondément situé sous l'arcade crurale, tandis qu'on se représente le *fascia cribriformis* comme plus superficiel. Il faut attribuer cette situation anormale de l'anneau fibreux accidentel au retrait de l'intestin qui attire toujours le collet du sac du côté de la cavité abdominale et aux tentatives de taxis qui l'ont toujours repoussé vers les parties profondes. Nous classerons donc les agents de l'étranglement de la hernie crurale par ordre de fréquence de la manière suivante : *fascia cribriformis*, collet du sac, fibres du ligament de Gimbernat pour les hernies qui se font à travers cette membrane. Exceptionnellement une bride traversant le sac, un collet de sac épiploïque, une bride épiploïque, un enroulement de l'intestin, une rupture du sac, peuvent aussi déterminer des accidents de nature à nécessiter la kélotomie.

L'étroitesse et la rigidité de l'anneau, l'absence ordinaire d'épiploon, la fréquence du pincement latéral, font que les lésions de l'intestin sont le plus souvent bien plus graves et surtout bien plus rapides dans la hernie crurale que dans la hernie inguinale. On a observé un cas de sphacèle après neuf heures seulement d'étranglement; par contre, on cite comme une exception rare l'absence de lésion après dix jours d'accidents manifestes. Les altérations anatomo-pathologiques et les complications qu'elles entraînent ont été étudiées à l'article Hernies.

SYMPTÔMES ET DIAGNOSTIC. La hernie crurale étranglée est d'ordinaire si petite qu'il est bien difficile d'en reconnaître les caractères physiques. La percussion ne peut donner aucun renseignement, à cause de la sonorité de voisinage de l'abdomen, de la présence de liquide dans le sac, de l'épaisseur des enveloppes herniaires. C'est une tumeur arrondie, située au-dessous de l'arcade crurale, à la partie antéro-supérieure de la cuisse, douloureuse surtout à son pédicule, qui est profondément placé au côté interne des vaisseaux fémoraux. Elle est tendue, élastique, quelquefois un peu fluctuante, irréductible.

Les signes fonctionnels sont ceux de toutes les hernies. Notons une grande irrégularité dans le tableau symptomatique, qui fait que l'absence de selles, un état nauséeux, de l'inappétence, peuvent être pendant deux ou trois jours les seuls signes de l'étranglement, alors que pendant l'opération on trouve des lésions intestinales assez avancées. D'autre part, c'est plus souvent dans l'étranglement de la hernie crurale que dans les autres que l'on peut voir survenir rapidement la cyanose, la petitesse du pouls, l'état cholériforme. C'est aussi dans l'étranglement crural que l'on observe des phénomènes nerveux insolites, tels que contractures, crampes, agitation, délire. Parfois la réduction spontanée peut s'opérer, mais les phénomènes fonctionnels s'aggravent d'emblée au maximum; ils sont dus à la rentrée d'un intestin perforé. L'abcès stercoral, l'anus contre nature, la mort le plus souvent, telles sont les terminaisons de la hernie crurale abandonnée à elle-même.

Le pronostic de l'étranglement est donc bien plus sérieux que celui de la hernie inguinale. On compte les exemples de réduction spontanée suivie de guérison. On trouve bien moins d'observations à l'appui des moyens médicaux plus ou moins illusoires, tels que café, lavements de tabac, topiques de diverses natures, etc. La temporisation n'est en aucun cas aussi funeste. Les erreurs de diagnostic auxquelles peuvent donner lieu les maladies qui simulent l'étranglement rendent le pronostic plus grave encore. L'étranglement est plus souvent que pour toute autre hernie réfractaire au taxis méthodique et nécessite plus souvent l'opération. Les lésions anatomiques évoluent bien plus vite et arrivent bien plus rapidement aux perforations et à la gangrène. La cause de cette gravité particulière à la hernie crurale étranglée est due à ce qu'elle reste peu volumineuse et à ce que la transformation fibreuse de l'ouverture du *fascia cribriformis* apporte un obstacle inextensible à son développement. En outre, il y a habituellement pas ou peu d'épiploon et quelquefois une anse incomplète sans coussinet mésentérique. En revanche, on note un plus grand nombre de succès après opération que pour la hernie inguinale, parce que, si la kélotomie est faite à temps, avant que les lésions soient trop sérieuses, moins longue est la portion d'intestin qui a supporté la constriction, moins est dangereuse pour les anses voisines la réduction dans le ventre; moins est étendue la surface du sac, moins est à craindre la péritonite par propagation.

Le diagnostic de la hernie crurale étranglée est assez souvent épineux. Ou bien la hernie est méconnue, et c'est l'erreur la plus funeste, car aucune intervention n'est faite et la mort du sujet en est la conséquence presque obligée; ou bien la hernie est prise pour une autre tumeur de la région crurale; ou enfin on entreprend la kélotomie pour des accidents qui ne sont pas dus à l'étranglement. Ordinairement, lorsque la hernie est méconnue, c'est que la région du pli de l'aine n'a pas été explorée, malgré l'existence de symptômes fonctionnels qui auraient pu mettre sur la voie. Dans certains cas la hernie peut avoir un volume tellement insignifiant et le sujet un embonpoint si considérable, que l'erreur est facile à commettre. D'autres circonstances toutes particulières peuvent y aider : ainsi pendant une épidémie de choléra la similitude des signes généraux peut laisser passer inaperçue une hernie crurale; Broca en a observé un fait dans le service de Louis; Després a vu la même coïncidence. La hernie crurale peut être très-petite et avoir derrière elle une bride intra-abdominale qui l'étrangle.

Enfin il peut y avoir une hernie étranglée en un autre endroit, une hernie obturatrice, par exemple, un iléus coïncidant avec une hernie crurale réductible.

Une tumeur ganglionnaire peut être prise pour un étranglement. Cependant elle est rarement solitaire, est mobile sur les parties profondes et n'a pas de pédicule. Scarpa se trouva en face d'une malade ayant tous les signes d'un étranglement interne et portant dans l'aine une tumeur devenue rouge depuis peu; il reconnut un ganglion et l'ouvrit; néanmoins la malade mourut au bout de peu de temps; à l'autopsie on trouva un cancer de l'S iliaque. Enfin on a opéré comme hernies étranglées des sacs déshabités et contenant du pus, de la sérosité, des hernies graisseuses enflammées, etc.

Le diagnostic entre l'étranglement par collet du sac et par l'anneau devenu fibreux du *fascia cribriformis* est presque impossible. La probabilité est plutôt pour l'étranglement par l'anneau fibreux, parce qu'il est plus commun. Cependant Malgaigne dit que, si un malade qui jusque-là n'avait point accusé de hernie est brusquement affecté d'étranglement et si la hernie est interstitielle, c'est qu'elle existait méconnue depuis longtemps et s'est étranglée au collet du sac. Si l'étranglement se fait dans des circonstances semblables et que la tumeur fasse saillie à l'extérieur, très-probablement il s'agit d'une hernie interstitielle qui s'est fait jour brusquement à travers le *fascia cribriformis*, et c'est celui-ci qui est cause d'étranglement. Dans le premier cas, il est à craindre que le taxis forcé n'opère la réduction en masse; dans le second, ce danger n'existe pas.

TRAITEMENT. Un tiers des malades traités par la kélotomie succombe, d'après Gosselin, et les trois quarts meurent lorsque la hernie est abandonnée à elle-même. L'intervention hâtive pourrait en sauver les quatre cinquièmes. Plus tôt on entreprendra la réduction dès l'apparition des premiers symptômes d'étranglement confirmé, plus on aura de chances de guérir le malade.

Gosselin a formulé une série de propositions générales qui dictent la conduite à suivre et donnent les indications du taxis et de la kélotomie, au sujet de la hernie crurale étranglée. Ne prolonger le taxis sous le chloroforme que douze à treize minutes pour les petites hernies crurales, quinze à dix-huit minutes pour les grosses. D'ordinaire, lorsque les manœuvres de réduction sont bien faites, la hernie cède au bout de cinq à six minutes, à moins que l'étranglement ne soit par trop serré. Si ce dernier remonte à vingt-quatre heures, essayer encore le taxis quinze à vingt minutes, toujours avec l'anesthésie. S'il y a quarante-huit heures, six à huit minutes de taxis pour les hernies volumineuses, à peine cinq pour les petites, sont les dernières limites que conseille la prudence, car, ou bien l'étranglement est peu serré et l'anse intestinale rentrera facilement, ou il est très-serré et alors il y a des lésions anatomiques sérieuses, qui sont une contre-indication formelle à toute manipulation. Au delà de quarante-huit à soixante heures opérer d'emblée sans aucune tentative préliminaire. En un mot, régulariser les indications du taxis et de la kélotomie sur l'âge de l'étranglement et le volume de la hernie. Le taxis est donc moins longtemps et moins souvent applicable à la hernie crurale étranglée qu'aux autres hernies, à cause de l'apparition rapide des lésions intestinales, mais, en revanche, la kélotomie semble fournir de meilleurs résultats, à cause du petit volume de la hernie.

Après avoir procédé à un nettoyage méticuleux de la région crurale, on fait à la peau une incision perpendiculaire à l'arcade de Fallope en remontant à 2 centimètres environ au-dessus d'elle pour bien découvrir le corps et surtout le collet de la hernie. Dupuytren faisait une incision cruciale, A. Cooper une

incision en forme de T, ce qui a d'ailleurs peu d'importance. On dissèque avec
précaution la peau, les enveloppes externes, le *fascia superficialis*, pinçant au
fur et à mesure qu'ils se présentent les petits vaisseaux qui donnent du sang.
Le sac reconnu est ouvert, sa face interne explorée et la cause de l'étranglement
trouvée. Il ne reste plus qu'à procéder au débridement.

Avant Arnaud on incisait en haut sur l'arcade de Fallope, ou en haut et en
dedans. Un jour Arnaud opère un jeune homme d'une hernie crurale étranglée:
le malade meurt une heure après et on trouve à l'autopsie la cavité abdominale
pleine de sang; l'artère spermatique avait été sectionnée. Chaque opérateur, se
basant alors le plus souvent sur des cas particuliers de sa pratique, préconisa le
débridement dans tel ou tel sens. Arnaud, pour éviter l'hémorrhagie de la spermatique, renonçait à l'instrument tranchant, soulevait le cordon avec un crochet
et dilatait l'anneau avec un instrument mousse. Sharp débridait en haut et en
dedans, Pott en haut, Sabatier en haut et en dedans. Gimbernat incisait la base
de son ligament et en dirigeant le tranchant vers la symphyse pubienne évitait le
cordon et l'épigastrique. Else et A. Cooper protégeaient le cordon avec une
sonde cannelée et incisaient tout le bord inférieur de l'aponévrose du grand
oblique, le premier de dedans en dehors, le second de dehors en dedans.
Dupuytren débridait de dedans en dehors et de bas en haut parallèlement aux
vaisseaux spermatiques, mais risquait de blesser l'épigastrique.

La présence d'anomalies artérielles assez fréquentes explique cette multiplicité de procédés. Des recherches anatomiques nombreuses se firent alors et le
cercle vasculaire incomplet qui entoure l'orifice herniaire crural fut découvert.
L'artère épigastrique née de la fémorale se porte en haut, en avant et en dedans,
comme pour gagner l'ombilic. Elle croise l'arcade crurale restant à environ 15
à 20 millimètres de l'anneau. Elle ne fournit d'ordinaire que quelques petits
rameaux insignifiants qui vont vers la symphyse et dont quelques-uns croisent
le ligament de Gimbernat. Exceptionnellement l'épigastrique naît de l'obturatrice et passe derrière le ligament de Gimbernat. L'obturatrice naît tantôt de
l'hypogastrique, et alors elle gagne le trou obturateur en restant loin de la région
herniaire, tantôt de l'iliaque externe. Dans ce cas, elle vient presque toujours
d'un tronc commun avec l'épigastrique; lorsque ce tronc commun émane de
l'artère iliaque externe plus haut que l'arcade fémorale, l'obturatrice rentre
immédiatement dans le bassin et se comporte ensuite comme précédemment.
Mais, lorsque ce tronc commun naît au-dessous de l'arcade de Fallope et même
plus bas, l'obturatrice contracte des rapports plus immédiats avec l'anneau
crural. Le tronc commun est-il court, l'obturatrice reste en dehors de l'embouchure de l'infundibulum à environ 15 ou 20 millimètres. Est-il long, ce qui est
plus rare, elle contourne le bord supérieur de l'anneau crural, se place à sa
partie interne et croise le ligament de Gimbernat pour gagner le trou obturateur. La fréquence relative de ces diverses anomalies de l'obturatrice a été
diversement appréciée: pour Monro et Velpeau, l'obturatrice naîtrait de
l'iliaque externe 1 fois sur 20, pour Cloquet 1 fois sur 3; pour Meckel et
Richet cette disposition serait presque aussi fréquente que l'état normal.

Aujourd'hui l'opérateur n'a plus tant de craintes à avoir des hémorrhagies
depuis que l'on emploie la méthode des débridements multiples, déjà inaugurée
par Scarpa et surtout préconisée par Vidal de Cassis et Velpeau. Toutes les
artères qui normalement ou anormalement circonscrivent l'anneau herniaire se
trouvent toujours à plus de 1 centimètre du collet du sac ou du pourtour de

l'ouverture du *fascia cribriformis*, qui embrasse ce collet. Le mieux est donc de conduire à plat, guidé par le doigt qui est dans le sac herniaire, un ténotome mousse qu'on fait pénétrer de 1 centimètre, qu'on retourne et qui sectionne de préférence vers le côté interne 5 à 6 millimètres de tissu. Si le débridement est insuffisant, si un instrument mousse ne peut dilater davantage sans exagérer les tractions, bien entendu, une ou plusieurs autres sections sont faites dans n'importe quelle direction, celle des gros vaisseaux exceptée, à la condition qu'elles soient peu profondes. Chez la femme, le débridement peut se faire en haut aussi largement que l'on veut, le ligament rond ne contenant que des petits vaisseaux de médiocre importance.

Gosselin a donné sa statistique des résultats de la kélotomie dans la hernie crurale et a obtenu 58 pour 100 de guérisons. Pratiquée dans les deux premiers jours de l'étranglement, l'opération donne 76 pour 100, et seulement 46 pour 100 lorsqu'elle n'est faite que cinquante heures après le début des accidents. Sur 239 hernies crurales opérées par la méthode de Jean-Louis Petit, par débridement sans ouverture du sac, il y a eu 75 pour 100 de succès. On sait que ce procédé a surtout été employé pour la hernie crurale; les résultats qu'il donne sont à peu près les mêmes que ceux que fournissent l'ouverture du sac et le débridement pratiqués avant cinquante heures d'étranglement, et il n'est applicable qu'autant que l'on est à peu près sûr de l'intégrité absolue de l'intestin, c'est-à-dire dans les cas les plus favorables. Et quand on songe que la plupart des malades souffrant peu de leur hernie ne viennent réclamer assistance qu'au bout de deux ou trois jours d'étranglement, on comprend que la seule ressource est presque toujours la kélotomie.

Quand la cure radicale est faite après l'opération de la hernie crurale étranglée, le pronostic n'en est pas aggravé. Si la dissection du sac était trop difficile, si le sac était adhérent aux vaisseaux fémoraux, mieux vaudrait alors se contenter de la kélotomie avec ouverture du sac pure et simple, mettre dans la plaie un drain haut placé et suturer la peau.   Paul Villemin.

Hernie inguinale. On appelle hernies inguinales celles qui sortent par l'anneau inguinal externe ou près de lui, car la manière dont les viscères pénètrent dans la paroi abdominale n'a rien de fixe. Les hernies qui font issue près de l'anneau externe sont comparables aux hernies adombilicales. On les appelle spécialement *hernies par éraillure* ou hernies para-inguinales.

Anatomie pathologique et variétés. La variabilité du mode de pénétration dans la paroi abdominale est vite expliquée par l'anatomie normale. On sait en effet qu'il existe là, chez le fœtus, un canal séreux dans lequel migre le testicule chez l'homme, où s'engage le ligament rond chez la femme : ce canal peut rester ouvert et livrer passage aux viscères. Cette *hernie à canal ouvert* doit être absolument distinguée de la *hernie à canal fermé*, dans laquelle l'intestin refoule la paroi affaiblie.

A. Hernie a canal fermé. La hernie à canal fermé, ou *hernie acquise*, s'appelle classiquement *hernie ordinaire*. Comme ce dernier nom fait allusion à une fréquence contestée et contestable, le mieux est d'y renoncer.

Ramonède a bien raison de déclarer : « Rien n'est moins homogène que le groupe des hernies inguinales dites acquises. A quelque point de vue qu'on se place : étiologie, anatomie pathologique, symptomatologie, traitement, aucun des faits de leur histoire ne se présente avec cette unité relative qui se rencontre dans les autres hernies abdominales. » Cela tient peut-être à ce qu'on rattache à la hernie acquise beaucoup de sacs en réalité préformés.

Résumé anatomique. Avant d'entrer dans l'étude anatomo-pathologique, il est indispensable de donner quelques détails d'anatomie normale. Non point que je veuille exposer ici l'anatomie de la région, tracée de main de maître à l'article AINE par le professeur Guyon. Mais certains faits sont interprétés différemment suivant les auteurs et ont de l'intérêt pour quelques points controversés dans l'histoire de la hernie inguinale.

Rien de spécial sur le fascia superficialis, l'aponévrose d'enveloppe du grand oblique, l'aponévrose d'insertion de ce muscle et son anneau, auquel fait suite la gaîne celluleuse du cordon. Sous cette gaîne se voit le *crémaster (voy.* CRÉMASTER, SPERMATIQUE, TESTICULE), dont les deux faisceaux s'engagent dans l'anneau, sans lui adhérer. L'interne se porte en dedans et se fixe derrière l'épine du pubis. L'externe se recourbe pour ramper sur la face supérieure de l'arcade de Fallope, sous le dernier faisceau du petit oblique, qui lui est parallèle; il se termine en un petit tendon, fusionné avec l'arcade plus près de l'épine iliaque que du pilier externe.

Sous le crémaster se trouve la *fibreuse commune,* lame celluleuse mince et transparente qui entoure les organes du cordon, et plus bas le feuillet pariétal de la vaginale. Quoi qu'on en ait dit, la dissection la sépare sans peine du crémaster. Il y a, en somme, deux gaînes au cordon : 1° la lame celluleuse sousdartoïque, doublée à sa face profonde par le crémaster adhérent; 2° la fibreuse commune et le feuillet pariétal du canal péritonéo-vaginal. Cette fibreuse commune (qui n'a rien de fibreux, soit dit en passant) est le prolongement, autour du diverticule extra-abdominal, de la lame celluleuse ou *fascia propria* qui tapisse partout la face externe de la séreuse péritonéale. C'est surtout chez l'enfant qu'il faut étudier cette disposition, car le *fascia propria,* non encore adipeux, se laisse bien disséquer. On constate alors que cette lame celluleuse adhère, chemin faisant, à l'anneau inguinal interne, qu'elle franchit. Mais on ne saurait dire que la gaîne fibreuse du cordon est un prolongement du *fascia transversalis.*

Le *fascia transversalis,* en effet, semble n'être que l'aponévrose d'enveloppe de la face profonde du muscle transverse, qu'il sépare du *fascia propria.* Autour du cordon il présente un épaississement elliptique, appréciable surtout en dehors. Cet *anneau inguinal interne* est un véritable trou que franchit le péritoine avec sa lame conjonctive sous-séreuse. Là donc s'arrête le *fascia transversalis,* et seul le *fascia propria,* dans lequel rampent les vaisseaux spermatiques et le canal déférent, se condense autour du cordon.

Si l'on ouvre l'abdomen, on voit *trois fossettes* à la face profonde de la région inguinale. A l'anneau interne répond la *fossette externe,* située en dehors de l'artère épigastrique; sur la paroi postérieure du trajet inguinal repose la *fossette moyenne,* située entre l'épigastrique et le cordon fibreux de l'artère ombilicale. En dedans de ce cordon est enfin la *fossette interne,* ou vésico-pubienne. Mais il faut savoir que ces dépressions sont souvent bien légères. Cela est vrai surtout de l'externe, quoi qu'on en dise fréquemment, à moins qu'il n'y ait là un reste du canal péritonéo-vaginal. Au contraire, la fossette moyenne, profonde lorsque l'artère ombilicale se détache en soulevant la petite aux du péritoine, est souvent très-nette, malgré certaines descriptions classiques.

Variétés de la hernie à canal fermé. Ces trois fossettes marquent les trois voies par lesquelles l'intestin peut aller vers l'anneau du grand oblique : *hernie oblique externe*, par la fossette externe ; *hernie directe*, par la fossette moyenne ; *hernie oblique interne*, par la fossette interne.

Toutes ces hernies, comme toute hernie acquise, passeront forcément par trois degrés : *pointe de hernie, hernie interstitielle, hernie complète* (voy. HERNIE, p. 689). La hernie complète une fois réalisée, c'est-à-dire l'anneau externe une fois franchi, on établit encore deux degrés : *bubonocèle* lorsque la tumeur reste au pli de l'aine ; *oschéocèle* lorsqu'elle envahit le scrotum. L'intestin peut s'arrêter en route : le plus souvent il parcourt les quatre étapes, avec une rapidité variable, mais jamais d'emblée, tout d'une traite. Le sac s'accroît peu à peu, par locomotion ; pendant longtemps il reste souple et l'étranglement semble impossible tant qu'il n'y a pas eu des points chroniquement enflammés et sclérosés (voy. HERNIE, p. 694 ; formation des stigmates et du collet). Tous ces faits, bien observés par Malgaigne, paraissent définitivement acquis. Ils sont communs aux trois variétés, dont il faut montrer maintenant les caractères particuliers, en indiquant d'abord la doctrine classique.

1° Le sac de la *hernie oblique externe* s'engage dans l'anneau interne (fossette moyenne), en dehors, par conséquent, de l'artère épigastrique ; au-dessus et en dehors des éléments du cordon. De là, oblique en bas et en dedans, au-dessus du cordon, au-dessous des faisceaux arciformes du petit oblique et du transverse, il suit la direction normale du trajet inguinal. Dans le trajet, il se trouve à l'aise. Il se rétrécit à nouveau lorsqu'il franchit l'anneau externe : là se constitue un second collet. Il sort enfin, sous la fibreuse commune et sous le crémaster, en avant du cordon.

Parfois cependant le cordon est en avant (Richter). Ailleurs il est dissocié autour de la tumeur, ce qui tiendrait, dit-on, à l'ancienneté de la lésion. D'après Henry (thèse de Paris, 1843, p. 24), cet éparpillement serait réservé à la partie extra-inguinale du cordon. Sarrazin, toutefois, s'élève contre cette opinion : pour lui, cela a lieu lorsque la hernie se fait, dès le premier jour, entre l'artère spermatique et le canal déférent, dans une petite cupule dont on détermine la formation en tirant sur la partie extra-inguinale du cordon (*Nouv. Dict. de méd. et de chir. prat.*, art. INGUINAL, p. 17). Depuis longtemps d'ailleurs Cloquet avait indiqué ce fait anatomique (thèse de 1819, p. 21). Nous aurons encore à nous demander si cette disposition ne peut pas être d'origine congénitale.

Dans le principe la hernie externe a deux collets : mais cette distinction n'a qu'un temps, et quand la hernie vieillit le collet devient unique. L'anneau interne se dilate en dedans surtout et l'épigastrique entoure alors sa demi-circonférence inféro-interne ; l'anneau externe, au contraire, s'élargit surtout en dehors. Il est facile de voir que les deux anneaux, développés en sens inverse, se trouvent, à un moment donné, en face l'un de l'autre : la hernie devient ainsi directe, et peu à peu les deux collets se fusionnent.

2° La *hernie directe* proprement dite, sort en dedans de l'artère épigastrique. Le cordon est en dehors et au-dessous du collet, et plus bas en arrière : il est impossible d'admettre, avec Picqué, qu'il se trouve en avant, contrairement à ce qui a lieu dans la hernie externe (*Encycl. intern. de chir.*, art. HERNIES. p. 527). Le sac peut refouler devant lui le *fascia transversalis*, mais à l'ordi naire il sort à travers une éraillure de cette membrane. Une fois à l'anneau externe, cette hernie, située en dehors de la gaîne du cordon, ne tend pas à descendre dans les bourses et reste à l'état de bubonocèle. Cette variété est d'ailleurs très-rare.

3° La *hernie oblique interne* a pendant longtemps été réunie à la précédente : le tout constituait la hernie interne de Camper, de Cline, d'Hesselbach surtout, de Cloquet. Les auteurs allemands contemporains divisent encore la hernie inguinale en externe et interne. En 1837, pourtant, Velpeau a bien fait voir qu'en dedans de l'artère ombilicale peut sortir une hernie spéciale, exceptionnelle, oblique en bas et en dehors. Depuis l'observation de Velpeau on cite celles de Martin (1841), d'Englisch (1869), de Verneuil et Lemaître (*Soc. Anat.*, 1873, p. 719). Le collet est situé fort loin de l'épigastrique; une éraillure du *transversalis fascia* l'entoure. Le sac reste pendant longtemps interstitiel.

4° La hernie *para-inguinale* est possible dans toutes ces variétés : elle existe lorsque l'intestin ne va pas jusqu'à l'anneau interne, mais se fraye un chemin à travers une éraillure de l'aponévrose d'insertion du grand oblique. Ces hernies ont été bien vues par tous les auteurs qui ont étudié la hernie inguinale. Le sac sort le plus souvent en dehors de l'anneau externe, et se porte alors vers l'épine iliaque antéro-supérieure plutôt que vers les bourses (J.-L. Petit, Arnaud, Richter, Scarpa, Follin et Duplay). La variété interne est plus rare. Busch a observé un cas dans lequel il n'y avait pas seulement une anomalie du collet externe : le sac franchissait la paroi tout entière en restant hors du trajet inguinal et parallèlement à lui (*Berl. klin. Woch.*, 1881, p. 718). Dans ces derniers temps, Tuffier a attiré spécialement l'attention sur ces véritables *canaux inguinaux accessoires* (*Soc. Anat.*, 1888, p. 45).

Parmi ces propositions classiques trois sont contestables : 1° le siége de la hernie directe hors de la gaîne du cordon; 2° les éraillures du *fascia transversalis;* 3° la rareté de la hernie directe. D'assez nombreuses dissections m'ont conduit aux résultats suivants :

1° *Relations du sac avec la gaîne fibreuse commune et le crémaster.* A. Cooper dit que la hernie directe est hors de la gaîne du cordon. Cloquet conclut de ses remarquables recherches que les hernies externes sont « dans la gaîne des vaisseaux spermatiques » (thèse de 1817, p. 82, prop. XXX) ; qu'elles ont un nombre d'enveloppes constant (p. 84, prop. XLII). La hernie directe a un nombre variable d'enveloppes (p. 84, prop. XLII), car elle peut se trouver sous le crémaster, mais est, le plus souvent, en dehors de lui (p. 83, prop. XXXVIII). Les leçons de Malgaigne, le traité de Follin et Duplay, ne parlent pas de ce point, mais Ferraton dit nettement que cette hernie « n'est pas recouverte par le crémaster » (thèse, 1843, p. 6); de même Sarrazin (*loc. cit.*, p. 23); Duret, plus explicite encore, la loge « dans le tissu cellulaire sous-cutané » (thèse d'agrég., 1883, p. 8). Picqué en dit autant. Or cette opinion est radicalement fausse.

En réalité, toutes les hernies qui sortent par l'anneau du grand oblique sont sous le crémaster. Toutes les hernies para-inguinales sont hors de cette gaîne : or elles peuvent être obliques externes : donc, malgré Cloquet, le nombre des enveloppes n'est pas constant dans la hernie oblique externe. J'ai disséqué une pièce fort nette de ce genre.

Si l'on veut parler de la gaîne profonde seule, la proposition devient exacte pour la hernie directe. Mais il est faux de dire que les hernies externes sont dans cette gaîne. Je pense que la hernie acquise, externe ou autre, est toujours contenue dans un sac formé par le *fascia transversalis* refoulé, extérieurement à la fibreuse commune, et que le siége sous cette gaîne est un signe de congénitalité. J'aurai à revenir sur ce point à propos des caractères anatomiques de la hernie congénitale.

2° *Éraillure et refoulement du fascia transversalis. Enveloppes propres au sac herniaire.* Le *fascia transversalis* est, dit-on, soit refoulé, soit franchi à travers une éraillure. Le premier cas serait celui de la hernie externe ; le second serait la règle pour les autres variétés. Malgaigne ne nous dit-il pas que la hernie externe devenue directe est qualifiée de directe secondaire, « par opposition aux hernies qui se font en crevant le *fascia transversalis* » ? (*Mon. des hôp.*, 1854, p. 244). Je viens de dire que pour la hernie externe acquise cela est exact ; je dirai plus loin que c'est inexact pour la congénitale. J'ajoute ici que, d'après mes dissections, le refoulement est également la règle pour la hernie directe : depuis que mon attention est attirée sur ce point, j'ai toujours pu isoler autour du sac une membrane en continuité manifeste avec le *fascia transversalis*. En dedans de cette enveloppe, commune par conséquent à toutes les hernies acquises, est le *fascia propria*, parfois graisseux, fait dont je m'occuperai à propos d'une discussion étiologique.

3° *Fréquence de la hernie directe.* On dit que cette variété est rare. Marjolin n'en a jamais observé (thèse de concours, 1842, p. 15) ; Malgaigne n'en a vu que 5 ou 6 et l'évalue à 1/100 environ des hernies inguinales. On cite partout les faits d'Hesselbach, A. Cooper, Trélat et Duguet, Guyon et Reverdin, et ces quelques matériaux permettent à Duret, à Picqué, d'écrire l'histoire de cette rareté. Mais on oublie que pour Cloquet la hernie directe est 1/5 des hernies inguinales. Or Cloquet est loin d'exagérer. Ma statistique personnelle me donne, sur 32 cadavres de l'École pratique, 11 hernies directes pour 19 obliques externes et 2 où les deux sont associées. Et, si on ne tient compte que des hernies bilatérales, les hernies directes sont 4 contre 2 externes. La hernie directe est donc une variété fréquente parmi les hernies à canal fermé. L'erreur classique s'explique par la rareté des études cadavériques, peu répétées depuis Cloquet. Les descriptions anatomiques courantes sont prises lors des kélotomies : et la hernie directe ne s'étrangle guère (*Soc. Anat.*, 1888, p. 976).

État des organes génitaux dans les hernies anciennes. Une fois anciennes, ces hernies, quelles qu'elles soient, s'accompagnent d'épaississement du sac, de fusion des membranes enveloppantes. J'ai toujours pu cependant, dans mes dissections, séparer sans peine le dartos du crémaster et le crémaster du sac. A ces lésions banales (*voy.* Hernies, p. 697) il faut ajouter quelques renseignements sur l'état des organes génitaux.

La fréquence du *varicocèle* est notée par Ferraton (*loc. cit.*, p. 15) par Malgaigne (*Mon. des hôp.*, 1854, p. 180) : elle est réelle. Des *masses adipeuses* se développent souvent autour des éléments du cordon : nous les retrouverons à l'étiologie. De même pour l'*hydrocèle*, contenue dans une vaginale blanche, épaissie, ayant perdu sa souplesse. Lorsque le sac herniaire descend jusqu'au niveau de la collection liquide, il se place en arrière d'elle, quoique jusque-là il soit resté en avant du cordon ; j'ai vérifié plusieurs fois ce fait bien signalé par Dupuytren, Cloquet, Curling. La *vaginalite* sans épanchement est fréquente, et l'on trouve assez souvent une vraie symphyse testiculaire, assez souvent aussi le testicule, l'épididyme, sont chroniquement enflammés. Peut-être cela tient-il à la facilité avec laquelle, dit Ledouble, l'orchite blennorrhagique sévit sur les testicules que surmonte une hernie.

B. HERNIE A CANAL OUVERT. Cette hernie doit encore s'appeler *péritonéo-vaginale*, car elle se fait dans le canal péritonéo-vaginal, resté ouvert sur tout ou partie de sa longueur. Ces dénominations valent mieux que celle de *hernie congénitale*, usuelle cependant, quoique depuis longtemps discutée : car, si la hernie descend dans un sac qui est un vestige d'un état embryonnaire, il n'en reste pas moins vrai qu'elle se produit presque toujours après la naissance.

Le canal péritonéo-vaginal accompagne sur toute sa longueur le cordon inguinal : cette hernie sera donc toujours oblique externe. Le Dentu (thèse d'agrég., 1869, p. 154) cite bien, d'après Godard (*Anomalies du testic.*, p. 51) une observation de Depaul tendant à prouver la possibilité du contraire parce que « le collet du sac n'était représenté que par une sorte de fente transversale, située à une certaine distance au-dessus de l'arcade de Fallope. Il existait au-dessous de cette ouverture une poche saillante en arrière, vers la cavité abdominale, dans laquelle était logé le testicule. » Avec ce que nous savons aujourd'hui sur la hernie pro-péritonéale, ce fait n'a plus rien de surprenant.

Il y a deux observations récentes, plus probantes, de Küster, où il s'agit de hernies internes testiculaires (*Arch. f. klin. Chir.*, 1886, t. XXXIV, p. 202, obs. I et III); jusqu'à nouvel ordre on ne saurait décrire didactiquement ces faits, probablement liés à une insertion vicieuse du gubernaculum.

Dans le sexe féminin le canal préformé s'appelle canal de Nuck.

Il faut envisager successivement la hernie congénitale dans les deux sexes.

I. *Sexe masculin.* Sans doute A. Paré étudie les « déplacements de naissance », mais il faut arriver aux recherches des frères Hunter sur la migration du testicule pour voir établir la théorie exacte de la hernie inguinale dite congénitale. Cela une fois connu, pendant longtemps encore on n'a décrit comme congénitale que la hernie où l'intestin était au contact du testicule : là, en effet, la preuve était évidente. Malgaigne s'est élevé avec raison contre cette manière de voir, classique à son époque. Il a affirmé qu'il y a deux variétés : la hernie testiculaire, seule admise, mais rare; la hernie funiculaire, où l'intestin s'engage dans un canal péritonéo-vaginal cloisonné à une certaine hauteur. Plus tard Morel-Lavallée, disséquant une trentaine de hernies à l'hôpital des Enfants-Assistés, n'en trouva que deux qui fussent testiculaires.

Cette conception de Malgaigne ne fut pas admise sans conteste, puis pendant longtemps les meilleurs esprits ne se firent pas une idée nette de cette distinction pathogénique entre les hernies ne touchant pas le testicule. En 1869, par exemple, M. Le Dentu admet la possibilité de la hernie congénitale funiculaire, mais n'en connaît pas d'exemple probant (th. d'agrég. en chir., 1869, p. 158). En 1871, Le Roy des Barres dit y croire sans réserves : mais à chaque instant il élimine une observation parce que l'intestin n'est pas au contact du testicule. Cet argument lui suffit, à propos d'une kélotomie de Goyrand, pour soutenir que chez un enfant de six mois, et avec une ectopie testiculaire, une hernie peut fort bien n'être pas congénitale (thèse, 1871, p. 71). Enfin, en 1879 encore, Ch. Féré affirme que « ce qui caractérise la hernie dite congénitale vaginale, c'est la présence du testicule communiquant avec la cavité péritonéale ; on ne comprend guère comment Giraldès a pu qualifier de congénitales des hernies qui manquent de ces deux caractères » (*Rev. mens. de méd. et chir.*, 1879,

p. 564). On peut « théoriquement » admettre la hernie funiculaire. Mais rien ne permet de la distinguer de la hernie oblique externe ordinaire.

Bien au contraire, cette distinction existe et est importante. La réalité de la description de Malgaigne est aujourd'hui hors de doute, grâce à des recherches anatomiques précises, entreprises surtout par Ramonède (thèse de 1885). Au lieu, en effet, comme Zuckerkandl (*Arch. f. klin. Chir.*, 1877, t. XX, p. 29), comme Féré, comme tout récemment Hugo Sachs (*Arch. f. klin. Chir.*, 1887, t. XXXV, p. 327), de n'étudier que le canal péritonéo-vaginal du nouveau-né, Ramonède s'est attaché à la description de la persistance chez l'adulte. Quelques mots d'anatomie sont ici indispensables.

D'abord organe abdominal, le testicule est peu à peu attiré par le *gubernaculum testis*, et il descend jusque dans le scrotum. Il est accompagné d'un prolongement séreux, qui le précède ou qui le suit : ce point spécial est encore parfois discuté. C'est ordinairement dans le courant du neuvième mois de la vie intra-utérine que le testicule a achevé sa migration : à la naissance il est le plus souvent dans les bourses. Alors se fait l'oblitération du conduit séreux : mais il n'est pas rare de trouver, pendant quelque temps encore, une perméabilité partielle ou totale de ce canal. Cette fréquence, il est vrai, est diversement appréciée. Pour Camper, sur 70 nouveau-nés ou fœtus, 14 avaient le canal péritonéo-vaginal ouvert à droite, et 8 à gauche; sur 7 seulement l'oblitération existait des deux côtés; sur tous les autres elle faisait défaut des deux côtés. Mais Camper paraît n'avoir tenu compte que de l'orifice abdominal. Or cet orifice peut fort bien rester béant alors que le canal est fermé en un point plus éloigné de son trajet, que la vaginale, par conséquent, est close. La statistique de Féré semble plus exacte. Sur 62 enfants âgés de moins d'un mois, il y avait 34 oblitérations complètes et 6 incomplètes bilatérales; il n'y avait que 8 perméabilités complètes, 3 unilatérales droites et 5 unilatérales gauches; 12 perméabilités incomplètes, dont 7 à droite et 5 à gauche. Cette prédominance à droite est confirmée par H. Sachs.

Passé le premier mois, les séries deviennent trop peu nombreuses dans la statistique de Féré pour que l'on puisse en tirer une conclusion ferme. Elles établissent nettement que l'oblitération est alors la règle : mais il est certain qu'on trouve plus d'une anomalie péritonéo-vaginale sur 25 enfants de deux à quatre ans. Il est juste d'ajouter que Féré ne semble pas avoir fait entrer en ligne ce que Ramonède appelle anomalie du premier degré.

Peu nous importent les discussions sur le processus qui préside à l'oblitération. Le point de départ nous intéresse davantage. Hunter le met à l'orifice supérieur, et de là la soudure descend. D'après Féré, le début a lieu au niveau de l'anneau externe. Pour Jarjavay, l'oblitération monte et descend à la fois, partie du milieu. C'est cette opinion qui me paraît la plus exacte. Parfois aussi les centres de soudure sont multiples. Cela explique les kystes en chapelet du cordon; cela va aussi avoir de l'intérêt pour la hernie congénitale.

De ce qui précède il faut d'abord retenir que chez l'enfant les anomalies péritonéo-vaginales sont plus fréquentes à droite. Le fait reste exact chez l'adulte.

Ces anomalies sont de trois degrés : 1° un cul-de-sac infundibuliforme ne dépasse pas le plan du *fascia transversalis;* 2° un diverticule descend plus ou moins loin le long du cordon (anomalie péritonéo-funiculaire); 3° le canal va jusqu'au testicule (anomalie péritonéo-vaginale ou complète). Il suffit de bien connaître l'anomalie complète ; la connaissance des degrés précédents en résulte.

Ramonède a bien fait voir qu'on ne saurait se borner à dire que le canal séreux est moulé le long du cordon spermatique. « En réalité, il se trouve composé d'une façon tout à fait particulière, je dirais presque personnelle. » Les points spéciaux à étudier sont : 1° l'abouchement dans l'abdomen ; 2° la direction ; 3° le calibre ; 4° les rapports exacts avec les éléments du cordon.

1° *Orifice péritonéal.* Cet orifice est situé sous un pli valvulaire dont Ramonède a bien indiqué l'importance. Cette valvule est rétro-inguinale ; elle est « dans la fosse iliaque même, en arrière de l'arcade crurale, notablement au-dessous du niveau de l'orifice du canal inguinal. » Son bord libre regarde en bas et en arrière ; mince et tranchant, il s'applique sur les parties voisines et est facile à méconnaître ; on le voit bien en fendant en croix la paroi abdominale et en faisant plonger le regard sur la face postérieure du quadrant correspondant tendu en position à peu près normale. Invariablement le canal déférent s'engage sous son extrémité interne et les vaisseaux spermatiques sous son extrémité externe. Ce pli, bien développé, recouvre presque toujours un canal perméable en totalité.

Cette description est exacte dans ses lignes essentielles, mais j'ai vu plusieurs fois le pli être parfaitement développé, l'anomalie étant incomplète. D'autre part, la situation n'est pas aussi invariable que le dit Ramonède, mais plusieurs fois aussi j'ai vu un pli à concavité inféro-interne partir du canal déférent, passer par-dessus l'artère spermatique et aller jusqu'à la paroi abdominale se perdre sur l'épigastrique.

2° En tout cas, il en résulte qu'il y a un *vestibule rétro-pariétal,* dont la *direction* ne prolonge pas celle du canal inguinal. Si l'on veut cathétériser le canal séreux, il faut engager sous la valvule un stylet oblique en haut et en dehors que l'on dirigera ensuite en bas et en dedans, une fois que la pointe aura franchi l'anneau interne.

Cette description est contestée par Hugo Sachs, pour qui la valvule n'est pas rétro-inguinale, mais est située dans le plan même de l'anneau interne. Il n'y aurait donc pas de vestibule. Mes dissections confirment cependant chez l'enfant ce que Ramonède a vu chez l'adulte.

3° Dans ce trajet le *calibre* n'est pas régulier. Il y a des *points rétrécis* qu'une injection solidifiable met bien en évidence. Ces rétrécissements peuvent avoir une assez grande étroitesse, quelquefois ils sont valvulaires ; ailleurs ils sont formés par un vrai diaphragme à bord tranchant, à orifice plus ou moins étroit. Un pas de plus, et une cloison séreuse transversale divise le canal péritonéo-vaginal en deux parties indépendantes, l'une abdominale et l'autre testiculaire.

Le siége de ces rétrécissements n'est pas livré au hasard. Il y en a un à l'anneau interne, un à l'anneau externe ; ces deux-là sont à peu près constants. La dissection prouve qu'ils dépendent de la seule séreuse et que les anneaux fibreux n'ont rien à y voir. Aussi bien, d'ailleurs, y en a-t-il souvent un autre au-dessous du canal inguinal, vers la tête de l'épididyme d'après Ramonède, à la limite de ce qui aurait dû constituer la vaginale ; j'ai souvent trouvé ce rétrécissement plus élevé. Au dire de Ramonède, la disposition en diaphragme tranchant, tendu, est surtout observée à l'anneau du *fascia transversalis.*

De là donc plusieurs dilatations : *a,* le vestibule rétro-pariétal ; — *b,* l'ampoule intra-pariétale ; — *c,* l'ampoule funiculaire ; — *d,* la poche péri-testiculaire.

Il semble que ces rétrécissements soient la trace d'un travail incomplet d'oblitération. En outre, j'ai souvent rencontré dans la séreuse perméable des valvules irrégulières sous lesquelles s'ouvrent de véritables tunnels ascendants ou descendants qui s'enfoncent sous une lame séreuse sur l'un ou l'autre côté du cordon. Cela est facile à voir après avoir étalé le canal péritonéo-vaginal incisé sur sa face antérieure.

4° Les *connexions avec le cordon* peuvent s'indiquer en un seul mot : le cordon est, dans la partie extra-inguinale, dans la paroi postéro-interne du canal séreux ; dans le trajet inguinal il est en bas et en arrière. La disposition est renversée s'il y a inversion antérieure. Le cordon est, suivant les cas, soit de niveau avec la paroi qui le contient, soit plus ou moins saillant, et même rattaché à la paroi par une sorte de méso. Récemment Hugo Sachs a constaté que les dispositions intimes sont, elles aussi, variables; qu'en particulier, à l'examen histologique, on voit assez souvent un ou plusieurs plis séreux s'enfoncer dans l'épaisseur même du cordon entre ses éléments : c'est un fait à retenir pour l'interprétation d'un point anatomo-pathologique.

Un seul mot fera connaître les *degrés incomplets*. Il suffit de s'arrêter à un des rétrécissements indiqués et de supprimer par la pensée tout ce qui est au-dessous.

Fréquence. Engel (*Wien. med. Woch.*, 1857, n° 39, p. 705) pense que, sur 31 pour 100 des adultes, il y a des anomalies du canal péritonéo-vaginal, dans la proportion de 62,5 pour 100 à droite et de 37,5 pour 100 à gauche. Ramonède a obtenu le chiffre moins élevé de 32 sur 215, soit 15 pour 100, se décomposant en 26 anomalies du premier degré (20 unilatérales dont 12 droites), 4 péritonéo-funiculaires, 2 péritonéo-vaginales. A ces deux derniers degrés la règle est que l'anomalie soit bilatérale, mais non toujours égale des deux côtés.

Telles sont les principales anomalies du canal péritonéo-vaginal. Pour comprendre la hernie congénitale, on doit connaître, en outre, les *anomalies de la migration du testicule* (*voy.* CRYPTORCHIDIE). Avec Malgaigne, en effet, il faut décrire deux catégories, suivant que le testicule est en position normale ou est en ectopie.

1° *Le testicule est en position normale.* La division en hernies *funiculaires* ou *testiculaires* est aujourd'hui admise, mais il faut pousser plus loin l'analyse. A tous les degrés de l'anomalie péritonéo-vaginale correspond, en effet, un degré de la hernie.

a. Soit l'*anomalie du premier degré.* Une anse d'intestin s'engage dans le vestibule et le sac peut se dilater entre le péritoine pariétal et le *fascia transversalis.* On aurait ainsi un *sac propéritonéal isolé*, variété rare, si même il en existe des exemples probants.

b. Dans l'*anomalie du deuxième degré* l'intestin trouve la voie frayée jusqu'à l'anneau du grand oblique. De là un sac intra-pariétal : c'est la *hernie interstitielle.*

c et d. Il n'est pas besoin d'insister plus longtemps sur la *hernie funiculaire extra-pariétale* et sur la *hernie testiculaire.* La première sera arrêtée à une hauteur variable.

L'anse intestinale ne s'arrête pas seulement lorsqu'elle arrive à un cul-de-sac parfaitement clos. On conçoit très-bien qu'un des diaphragmes précédemment décrits soit percé d'un orifice trop petit pour laisser la hernie continuer son chemin. Au-dessous du sac herniaire existera alors une partie non habitée du

canal péritonéo-vaginal. Dans un instant cela expliquera certains faits d'étran
glement. Pour le moment cela ne fait aucune différence.

Qu'il y ait oblitération complète ou diaphragme percé d'un orifice trop étroit,
ces hernies ont toutes dans leur évolution anatomique une particularité importante. Sous l'influence d'une poussée, l'orifice abdominal se laisse forcer, l'intestin pénètre brusquement dans le trajet préformé et va d'une traite jusqu'au
fond du cul-de-sac ou jusqu'au diaphragme. *Là il y a toujours un arrêt* et le
sac s'accroît d'abord par distension. Puis l'effort continuant, chronique, le glissement intervient comme dans les hernies à canal fermé, et le cul-de-sac terminal
descend peu à peu.

Autre fait important. La hernie ne se borne pas à dilater l'ampoule terminale.
Elle peut aussi distendre, en même temps, la ou les dilatations sus-jacentes du
canal péritonéo-vaginal ; autant de rétrécissements, autant de points qui résistent. De là la fréquence, notée depuis longtemps, des *sacs à collets multiples*
dans la hernie congénitale. De là aussi les *hernies en bissac*, dont Duret donne
une description assez confuse. En réalité, il est superflu d'entrer dans le détail
de tous les cas observés : il suffit de se figurer tout ce qui est possible d'après
la loi générale que je viens d'énoncer; de se figurer, si l'on préfère, de l'intestin
dans les poches complexes décrites aux articles HYDROCÈLE et HÉMATOCÈLE en
bissac.

Dans la hernie testiculaire, le *testicule s'atrophie* souvent, même lorsqu'il
n'est pas ectopié. Cette complication n'est certes pas négligeable. Mais il est
exagéré d'en faire, avec Rizzoli, la caractéristique d'une variété spéciale, la
dixième, pas plus qu'il ne faut individualiser sous le nom de quatrième variété
les cas où l'intestin adhère au testicule.

Un mot encore sur les hernies accompagnant l'*inversion testiculaire*. Elles
sont remarquables par la présence du cordon en avant du sac. J'ai disséqué une
pièce de ce genre où il y avait, en outre, une vraie dissociation des éléments
du cordon.

2° *Testicule en ectopie, arrêté sur sa route normale.* a. Signalons pour
mémoire les faits où le péritoine forme autour du testicule, retenu dans l'abdomen une sorte de loge où l'intestin peut s'engager et s'étrangler. C'est une
variété d'étranglement interne, à signaler ici au point de vue pathogénique
(Fagès, Josse [d'Amiens], cités par Duret).

b. Le testicule est en *ectopie abdominale*. La hernie congénitale est-elle
possible? Oui, pour Malgaigne, Rizzoli. Hulke (et non Huecke comme on l'écrit
souvent) a rapporté un exemple qui semble probant : Le Dentu, cependant, fait
de cette hernie une hernie ordinaire, quoiqu'elle date de l'enfance. Trélat et
Peyrot (art. CRYPTORCHIDIE, p. 27) sont de cet avis, et Godard interprétait ainsi
un fait analogue dont il avait été témoin (*loc. cit.*, p. 54). Cette opinion est la
seule possible, si l'on admet que le testicule entraîne à sa suite le cul-de-sac
péritonéo-vaginal. Mais il semble prouvé aujourd'hui que le cul-de-sac précède,
au contraire, le testicule dans sa marche. Cloquet l'a vu descendre dans les
bourses d'un homme dont les testicules étaient tous deux dans l'abdomen.
Pourquoi donc l'intestin ne saurait-il habiter ce diverticule, et pourquoi traiter
d'ordinaire la hernie infantile vue par Hulke? (*voy.* Guillet, A. Broca, *Soc.
an.*, 1887, p. 229 et 252).

Il va sans dire qu'il n'y a pas de contestation lorsque, au-dessous de la glande
séminale, sus-jacente à l'anneau interne, descend une anse de l'épididyme ou

un méandre du canal déférent, accompagné d'un cul-de-sac séreux qui peut se transformer en hernie (*voy.* Cryptorchidie, p. 75).

b. Dans bien des *hernies pro-péritonéales,* dans la majorité même, il faut invoquer encore cette préexistence de la vaginale à la migration testiculaire. Il est usuel, en effet, le testicule restant dans la poche propéritonéale, que l'intestin descende dans les bourses. Et qu'on ne parle pas de locomotion, pour ces hernies qui souvent se sont constituées d'emblée. Dans un cas même Bazy a été frappé de voir le sac présenter les rétrécissements typiques du canal péritonéo-vaginal (*Soc. anat.,* 1887, p. 244).

c. Dans la variété précédente, la hernie est toujours testiculaire. Dans la suivante, Malgaigne a enseigné qu'elle peut être testiculaire ou funiculaire. Mais la funiculaire est exceptionnelle.

L'*ectopie intra-inguinale* s'accompagne assez souvent de *hernie interstitielle.* Mais l'intestin peut, ici encore, franchir l'anneau du grand oblique et l'anatomie normale en rend compte. Si en effet on peut voir, au-dessous du testicule inclus, l'anneau du grand oblique atrésié ne donner passage qu'à un petit cordon fibreux, j'ai disséqué un sujet chez lequel un canal séreux arrivait, sans aucune hernie, à la racine des bourses. Au reste, le cordon fibreux auquel je viens de faire allusion semble bien n'être que le reste du canal péritonéo-vaginal oblitéré. Ici encore intervient donc la préformation de la vaginale.

d. Le testicule, enfin, a franchi l'anneau externe, mais il ne descend pas jusqu'au fond des bourses. Cette ectopie cruro-scrotale est fréquente, et alors l'intestin reste au-dessus du testicule, l'atteint ou le dépasse, la hernie étant, dans un cas comme dans l'autre, tantôt funiculaire et tantôt testiculaire.

En résumé donc, dans toutes les hernies avec ectopie l'intestin s'arrête avec le testicule ou va plus loin que lui. Dans ce dernier cas, plusieurs mécanismes peuvent intervenir. Ici, une anse épididymaire se sera déroulée au-dessous du testicule, et contre elle existera un cul-de-sac séreux. Ailleurs, au contraire, il semble bien que la partie sous-testiculaire soit due à l'accroissement progressif du sac par locomotion. Mais ailleurs aussi il y avait un diverticule sous-jacent tout préparé, sans que la descente prématurée de l'épididyme fût en cause : la théorie de la préformation de la vaginale explique bien ces faits, souvent laissés dans l'ombre. Certes le départ entre tous ces mécanismes n'est pas toujours aisé à faire. Parfois cependant, la réalisation du troisième est évidente. Ainsi, Dupuytren a opéré une hernie interstitielle au-dessous de laquelle le scrotum était distendu par une hydrocèle, quoique le testicule fût dans le canal, et l'existence d'un diaphragme percé d'un petit orifice au niveau de l'anneau du grand oblique empêche d'admettre la descente progressive de la séreuse intra-inguinale distendue par le liquide. Dupuytren émet cette opinion : aujourd'hui la préformation de la vaginale donne une explication bien plus plausible. On en demeurera encore bien plus convaincu, si l'on compare l'histoire de la hernie avec ectopie à celle de l'hydrocèle avec ectopie (*voy.* Hydrocèle).

Dans la description précédente je n'ai pas, contrairement à l'usage classique, fait une place à part aux hernies *inguino-interstitielle, pro-péritonéale* et *enkystée de la vaginale.* Des deux premières je n'ai fait qu'un degré; de la troisième je n'ai pas encore parlé. Il sera aisé de justifier cette manière de voir.

a. Les discussions qu'a soulevées la pathogénie de la *hernie pro-péritonéale* ont déjà été exposées à l'article Hernie (p. 702). L'opinion la plus vraisemblable — quoiqu'il soit peut-être prématuré de nier absolument la possibilité d'un sac devenant pro-péritonéal par refoulement partiel — est celle qui rattache ce diverticule à un état congénital; mais pour Duret, plus récemment pour Meinhardt Schmidt, c'est la persistance d'un état *congénital* et *anormal*. Cette hypothèse ne me semble pas la plus probable, et Ramonède paraît avoir raison d'invoquer la seule distension du vestibule normal.

D'après Krœnlein, sur 24 cas on trouve le diverticule 13 fois dans la fosse iliaque, 3 fois dans le bassin, près de la surface quadrilatère de l'os coxal, 8 fois entre le pubis et la vessie. La poche vésicale n'est peut-être pas d'une interprétation facile. Mais la poche iliaque se comprend bien avec la description donnée par Ramonède ou avec la valvule telle que je l'ai observée. La poche pelvienne se forme lorsque l'orifice d'entrée est loin de l'anneau interne, sur le canal déférent, ce que l'on voit assez souvent sur le cadavre. J'ai observé en 1884, alors que j'étais interne du professeur Lannelongue, une hydrocèle de l'enfance formée d'une poche scrotale et d'une poche pelvienne accessible par le toucher rectal. On se renvoyait la fluctuation de l'une à l'autre. Cela est comparable à la poche pelvienne de la hernie pro-péritonéale.

b. La *hernie inguino-interstitielle* est mentionnée depuis bien longtemps déjà. Mais la première description ne remonte qu'à Goyrand (d'Aix), en 1834. Pour cet auteur, toute hernie inguinale peut rester en deçà de l'anneau externe, le sac se dilatant entre l'arcade crurale et les muscles larges de l'abdomen refoulés, entre l'aponévrose du grand oblique et le *fascia transversalis*. Peu importe la nature exacte, congénitale ou non. La chose ne devient intéressante que si la hernie s'étrangle avant de dépasser ce degré : de là, en effet, des difficultés pour le diagnostic et des particularités opératoires.

Cette opinion, soutenue par Henry (thèse 1843, n° 222), est celle de Malgaigne (*Anat. chir.*, 2e édit., 1859, t. II, p. 266), de Richet (*Anat. médico-chir.*, 1855, p. 571). Mais, dès 1843, Ferraton écrivait : « La hernie inguino-interstitielle congénitale se distingue de l'accidentelle par l'absence du testicule dans le scrotum » (thèse n° 53, p. 22). M. Tillaux a fait un pas de plus, et en 1871 (*Bull. gén. de thér.* t. LXXXI, p. 209), puis en 1877 (*Traité d'anat. topogr.*, p. 735), il a affirmé que la hernie interstitielle est toujours congénitale, qu'elle ne peut pas devenir scrotale parce que l'anneau du grand oblique n'existe pas, que la cause de cette malformation est l'ectopie du testicule.

Cela établissait une classification absolue et par conséquent simple : aussi cette doctrine fit-elle vite son chemin et nous la trouvons comme chose démontrée, dans les thèses de Dreyfus (1877, n° 198), de Chambat (1879), de Duret (1883), dans l'article Cryptorchidie de ce Dictionnaire (p. 38), dans les traités de Follin et Duplay (t. VI, p. 159, 1883), de Peyrot (*Man. de path. ext.*, par Reclus, Kirmisson, Bouilly et Peyrot, 1887, t. III, p. 569), dans l'article de Picqué. En Allemagne aussi elle est le point de départ des déductions de Meinhardt Schmidt (*Centr. f. Chir.*, 1885, n° 24, *Beilage*, p. 74), de Rumpell (th. de Marbourg, 1887, anal. in *Centr. f. Chir.*, 1887, p. 980), de Kuester (*Arch. f. klin. Chir.*, 1886, t. XXXIV, p. 202).

Cette opinion est pourtant en désaccord avec les faits. Goyrand rapporte des observations de hernie interstitielle étranglée où le testicule est dans les bourses; Ricard et moi-même en avons, il y a peu de temps, relaté de semblables (*Soc. anat.*, 1888, p. 111). Or cette descente du testicule ne change à peu près rien aux particularités cliniques et opératoires. D'autre part, nous avons déjà vu qu'une hernie peut fort bien exister dans le scrotum, le testicule étant en ectopie inguinale, ou même propéritonéale; que l'anneau du grand oblique peut exister là où le testicule n'a pas passé. En outre, les observations de Callissen, d'Hesselbach, de Velpeau, prouvent que la hernie inguino-interstitielle peut atteindre la femme. Enfin, on n'est même pas en droit, au point de vue clinique, de refuser le nom d'interstitielles aux hernies directes qui n'ont pas encore franchi l'anneau externe.

Mais toutes ces hernies, dira-t-on, peuvent devenir scrotales; la hernie interstitielle vraie ne le peut pas, parce que l'anneau du grand oblique n'existe pas. La préformation de la vaginale fait justice de cette assertion anatomique. Et qu'importe, d'ailleurs! La hernie interstitielle n'a un intérêt chirurgical réel que lorsqu'elle s'étrangle; c'est alors une discussion un peu subtile que de se demander si, dans les cas où elle ne se serait pas étranglée, elle aurait pu devenir scrotale.

En réalité, il faut considérer la hernie interstitielle comme un tout clinique et non anatomique. Étranglée, elle sera facilement méconnue, si l'on ne sait pas qu'il faut explorer la paroi abdominale et non le scrotum seul ou les grandes lèvres. Or la hernie acquise ne s'étrangle guère avant d'être vieille, à collet fibreux, complète par conséquent. Voilà pourquoi les observations publiées conservent presque toutes des hernies manifestement congénitales. En outre, l'anatomie pathologique explique bien pourquoi les hernies congénitales ont une plus grande tendance à rester interstitielles. Le sac se dilate dans la paroi abdominale lorsqu'il rencontre là une résistance moindre qu'à l'anneau externe. Aussi est-il probable que la pression d'un bandage mal appliqué peut causer la hernie interstitielle. Mais n'avons-nous pas vu, il y a un instant, que la hernie congénitale tend à se former d'emblée et à subir un brusque arrêt quand l'intestin est arrivé au fond du cul-de-sac préformé? Si ce fond est à l'anneau externe (anomalie du deuxième degré), il ne passera dans le scrotum que si le glissement vient s'ajouter à l'accroissement par distension; glissement difficile surtout, il est juste de le reconnaître, lorsque le testicule est en ectopie.

Un dernier point encore est à indiquer. On tend, à l'étranger principalement, à confondre la hernie interstitielle et la hernie propéritonéale. C'est ce que font M. Schmidt, Rumpell, W.-S. Torrey (*Ann. of Surgery*, 1888, t. VIII, 164)p. etc. Et M. Boursier (HERNIE, p. 702) n'a pas échappé complétement à cette erreur. Car tout ce que je viens de dire d'anatomie normale et pathologique prouve que c'est une erreur.

c. La *hernie enkystée de la tunique vaginale*, enfin, semble être un tout artificiel, composé de faits bien disparates. On discute encore, de temps à autre, si elle est congénitale (A. Cooper) ou acquise (Bourguet [d'Aix]). En 1880, la thèse de Tripier montre que les idées classiques sont loin d'être encore fixées sur la matière.

α. On dit qu'il y a hernie enkystée de la tunique vaginale lorsqu'un sac herniaire proémine dans la cavité d'une hydrocèle, la tunique vaginale formant comme un deuxième collet. Or cela est possible de plusieurs manières. Dans une hernie péritonéo-funiculaire ou acquise accompagnée d'hydrocèle, le sac s'adosse à la partie postérieure de la vaginale distendue : pourquoi n'y proéminerait-il point? Cela devient surtout facile — et il semble que cela constitue la majorité des faits — lorsqu'une simple cloison séreuse, mince, est interposée entre une hernie péritonéo-funiculaire et une tunique vaginale remplie de liquide et remontant un peu, en forme de cylindre, le long du cordon spermatique. La cloison bombe alors sans peine dans le liquide.

J'ai disséqué deux pièces, sans hydrocèle, il est vrai, où la tunique vaginale se prolongeait le long du cordon jusqu'à l'anneau externe, sous forme d'un canal assez étroit en avant duquel descendait un sac herniaire. Si une hydrocèle se formait dans ces conditions, il en résulterait peut-être une variété insolite de hernie.

β. Dans quelques cas, enfin, eux aussi englobés dans la hernie enkystée de la vaginale, une anse intestinale proémine dans une hydrocèle et est *au contact direct du liquide péritesticulaire;* cela a été vu sur des hernies étranglées et l'anse était alors serrée ou pincée latéralement par l'orifice de communication entre le sac et la vaginale. On a dit que cet orifice était accidentel. Le fond du sac, adossé à la vaginale, s'était rompu, et une anse, bientôt étranglée par cet anneau accidentel avait fait irruption dans l'hydrocèle (Dupuytren, P. Broca, Tripier). Nier la possibilité de cette rupture serait peut-être exagéré, mais tout le monde accordera au professeur Trélat que presque toujours, sinon toujours, il s'agit tout simplement d'une anse ayant franchi un diaphragme situé à la jonction du cordon et du testicule, au lieu et place de la cloison complète qui existait dans l'espèce précédente (*Soc. chir.*, 1885, nouv. sér., t. IX, p. 190 et 210).

3° *Hernie suivant le testicule dans une migration anormale.* Quelques mots suffiront sur ces raretés.

a. *Ectopie crurale.* Testicule et intestin s'engagent dans l'anneau crural : ç'est une variété de la hernie crurale.

b. Le testicule, au sortir de l'anneau externe, se porte *au devant de la paroi abdominale.* On a observé de ces diverticules avec ou sans hydrocèle (*voy.* S. Duplay, thèse 1865, p. 32 et suiv.; E. Bourdon, *Soc. anat.*, 1871, p. 278). Or une hernie peut s'y loger, le testicule étant ectopié soit dans le trajet (Hulke), soit devant le grand oblique (Kuester). De même l'intestin peut aller vers la racine de la cuisse (Küster). L'ectopie testiculaire semble être la règle, mais il ne faut pas, avec Küster, en faire la condition indispensable de cette *hernie inguino-superficielle.* J'ai publié un fait, que m'a communiqué mon collègue P. Delbet, où l'organe mâle était normalement descendu (*Soc. anat.*, p. 121).

c. Le testicule se dévie parfois vers le périnée. La *hernie périnéale* a été vue par Goyrand (*Clin. chir.*, p. 557), par Busch (*Arch. f. klin. Chir.*, 1863, t. IV, p. 47) (*voy.* CRYPTOCHIDIE, p. 32 et p. 40).

4° *Hernie avec anorchidie.* Il y a deux espèces d'anorchidie. Dans l'une, le canal déférent lui aussi est absent; la hernie à canal ouvert est alors impossible. Dans l'autre, le canal déférent existe et descend dans les bourses avec un prolongement séreux; dans ces conditions, on cite quelques cas de hernie.

II. *Sexe féminin.* Il est utile de signaler d'une manière spéciale la hernie à canal ouvert chez la femme, car des recherches entreprises en 1865, à propos de sa thèse inaugurale, ont conduit le professeur Duplay à nier le canal de Nuck, et par conséquent la hernie congénitale de la femme; cette opinion est maintenue dans le dernier volume du *Traité de pathologie externe* (t. VII, p. 502, 1888). Beurnier, en effet, avait cru pouvoir la soutenir à nouveau dans une thèse récente (1886) sur l'anatomie du ligament rond. En présence de ces négations, M. Wertheimer ne conclut pas (art. UTÉRUS, p. 659).

J'ai fait sur ce point controversé des dissections nombreuses. L'opinion à peu près unanime des auteurs anciens, confirmée par les travaux récents de Zuckerkandl, Féré, H. Sachs, est exacte. Le canal de Nuck existe. Je dois ajouter qu'au début de cette année (1888) j'ai fait voir au professeur Duplay des préparations qui l'ont convaincu.

La fréquence de la perméabilité persistant plus ou moins longtemps après la naissance est assez grande d'après Camper (7 sur 34, dont 4 à droite et 3 à gauche), d'après Féré (9 uni ou bilatérales sur 49 filles de moins de un mois). Hugo Sachs donne des chiffres encore plus élevés. La prédominance à droite est très-nette.

Hugo Sachs décrit à l'entrée du canal de Nuck une valvule semblable à celle du canal péritonéo-vaginal. Quoi qu'il en dise, cette valvule est rétro-inguinale, comme chez l'homme, et il y a un vrai vestibule rétro-pariétal. Cette disposition se voit bien sur la petite fille. Je l'ai constatée deux fois avec une grande netteté sur la femelle du cynocéphale chacma; la paroi abdominale étant tendue en position normale, après incision cruciale, j'ai vu une grande valvule à concavité externe allant du ligament rond à l'artère épigastrique et plus loin que cet orifice semi-lunaire existait, à l'anneau interne, une valvule en diaphragme, avec un orifice circulaire.

Cette disposition semble donc avoir une valeur morphologique réelle. Elle explique bien la *hernie pro-péritonéale* de la femme, variété rare, mais incontestable (*voy.* Wiesemann, *Corr.-Bl. f. schw. Ærzte*, 1885, p. 409, et Hurlimann, *ibid.*, p. 598).

Tout comme les hernies péritonéo-vaginales, les hernies du canal de Nuck sont comparables à certaines hydrocèles.

Ces hernies sont souvent constituées par les organes génitaux internes, à propos desquels elles ont été étudiées (*voy.* UTÉRUS, p. 48; OVAIRE, p. 739).

C. CARACTÈRES ANATOMIQUES SPÉCIAUX A LA HERNIÉ CONGÉNITALE OU A LA HERNIE ACQUISE. Ce point, souvent discuté, mérite une grande attention, car de lui dépend, pour beaucoup, l'idée qu'on se fait sur la fréquence relative de ces deux grandes variétés de la hernie inguinale.

Le seul critérium connu des Anciens est le contact de l'intestin et du testicule. Lorsqu'il fait défaut, il est quelques cas qui ne sont plus guère discutés aujourd'hui. Ainsi, la vaginale étant close — ce qui est rare, il est vrai, dans ces conditions — on considère le plus souvent comme à canal ouvert les hernies accompagnées d'*ectopie testiculaire*, malgré quelques observations de hernie acquise recueillies en pareille occurrence (*voy.* CRYPTORCHIDIE, p. 27) et peut-être en partie contestables. De même on ne reste guère dans le doute, malgré quelques réserves sur la théorie du refoulement, quand on se trouve en présence d'une *hernie pro-péritonéale*.

Mais la discussion s'ouvre lorsqu'il s'agit de la simple hernie funiculaire, du cas vulgaire par conséquent.

Cloquet paraît avoir été un des premiers à se demander si la hernie congénitale funiculaire n'aurait pas quelques caractères anatomiques spéciaux. Ainsi, il parle d'un cordon fibreux, vestige de la séreuse oblitérée, unissant le fond du sac à la vaginale (Th. de 1819, p. 22, obs. III et IV, *Cordon vagino-funiculaire*). Les collets multiples, dont Marjolin note la fréquence dans la hernie testiculaire, ne sont pas pris par lui en grande considération, pas plus que les valvules, que les diaphragmes séreux. En 1846, Dansou (Th., p. 31) les expliquait encore par des adhérences inflammatoires. Malgaigne en fait déjà un caractère assez spécial à la hernie congénitale (*Mon. des hôp.*, 1854, p. 221). A. cette époque on parlait aussi, à propos des dangers de la kélotomie, de la minceur du sac, de son adhérence plus grande au cordon, caractères assignés déjà par Bell, Meckel, Scarpa, à la hernie testiculaire.

Tout cela a été repris en 1871 par Le Roy des Barres, qui, à l'instigation du professeur Trélat, s'est occupé surtout des brides valvulaires. Malgré cet essai, la confusion régnait il n'y a pas longtemps encore. Ainsi, Féré ne croit même pas à la valeur du cordon vagino-funiculaire, « qui pourrait bien, dans un bon nombre de cas, ne prouver que l'habileté du scalpel. » La question a fait un pas appréciable avec la thèse de Ramonède, dont plusieurs conclusions semblent solidement établies. On peut dire que la hernie est acquise lorsqu'avec elle coexiste (ce qui est rare, à la vérité) le pli rétro-inguinal persistant. Par contre, la hernie est probablement congénitale lorsque derrière le *fascia transversalis* on trouve une dilatation, trop petite, il est vrai, pour mériter le nom de sac pro-péritonéal. La constatation de valvules, de diaphragmes, est pathognomonique.

A tout cela on peut objecter que les hernies où ces caractères existent sont une faible minorité. Le cordon fibreux de Cloquet est plus fréquent, si j'en crois mes dissections. Le doute planerait donc sur la grande majorité des hernies funiculaires.

Ramonède tient encore compte des connexions avec le cordon auquel la séreuse adhérerait intimement et qui ferait parfois dans la paroi une saillie très-prononcée. Il ne faut pas abuser de cette adhérence, au sujet de laquelle, du reste, Ramonède se contredira dans un instant. Richelot a mis cette notion en relief, à propos de la cure radicale des hernies et hydrocèles congénitales, dont il a toujours pu mener à bien la dissection. Dans mes recherches cadavériques, je n'ai pas eu beaucoup plus de peine à isoler le sac des hernies congénitales que celui des hernies acquises.

Ramonède pense enfin que l'éparpillement des éléments du cordon autour du sac « paraît exclure l'idée de hernie congénitale ». Avec ce que j'ai dit des recherches de Hugo Sachs sur les insinuations de la séreuse vide entre ces organes, il est permis de douter de cette assertion, d'autant plus que A. Cooper a noté cette description chez l'enfant ; d'autant plus surtout que Scarpa, Goyrand, l'ont constatée dans des hernies testiculaires. Malgré Picqué (*loc. cit.*, p. 531) cela n'a cependant pas « souvent » lieu.

Contrairement à l'opinion classique, je ne pense donc pas que cet éparpillement soit un signe de hernie acquise et soit dû à l'ancienneté de la lésion. Pour qu'il se produise il faut de toute nécessité que le sac soit situé dans la gaîne profonde du cordon, sous la fibreuse commune par conséquent. Or, à mon avis, cela ne peut guère avoir lieu que dans la hernie congénitale. C'est à la faveur d'une anomalie péritonéo-vaginale que le sac peut s'insinuer ainsi sous la fibreuse commune ; souvent sans doute ce sera seulement une légère amorce et la hernie évoluera ensuite avec la lenteur d'une hernie acquise. Mais le mode de constitution du sac permettra le plus souvent de s'y reconnaître. Dans la hernie acquise j'ai toujours pu, depuis que mon attention est attirée sur ce point, isoler autour de la séreuse une membrane en continuité manifeste avec le *fascia transversalis*. Dans la hernie dite congénitale cette enveloppe fait défaut : cela se comprend de reste après ce que j'ai dit sur les connexions du *fascia propria* et du *fascia transversalis* avec la fibreuse commune. La minceur du sac de la hernie congénitale (Bell, Scarpa, Le Roy des Barres, etc.) est donc réelle. Mais elle n'a qu'un temps, car peu à peu la séreuse s'épaissit par inflammation chronique.

Il faut examiner encore avec grand soin s'il n'y a pas une anomalie concomitante de la vaginale du même côté, ou du canal péritonéo-vaginal du côté opposé. Si une anomalie de ce genre existe et si en outre le sac du fascia transversalis fait défaut, il est bien probable que la hernie est congénitale. Ainsi j'ai plusieurs fois vu, comme Cloquet, d'ailleurs (Th. de 1819, obs. XXVIII), la vaginale se prolonger, quelquefois jusqu'à l'anneau, en une cavité tubuliforme : à cette partie inférieure anormale et surmontée d'une hernie répondait, bien vraisemblablement, une partie supérieure, elle aussi anormale.

Je ne parlerais plus du cordon fibreux de Cloquet, s'il n'était utile de réfuter la négation de Féré. Je puis affirmer, pour l'avoir plusieurs fois expérimenté, que ce cordon résiste à des tractions énergiques, et que le scalpel est impuissant à le créer au milieu d'un tissu cellulaire toujours lâche.

Aucun de ces caractères, sans doute, n'est constant, et dès lors Hugo Sachs en conteste la valeur. On ne saurait arriver à la certitude, dit-il, que si l'examen histologique fait voir autour de la séreuse les fibres musculaires lisses du crémaster interne. Cela est à peu près exact, si l'on veut un caractère constant et infaillible : encore faudrait-il savoir ce que deviennent ces fibres musculaires dans une hernie un peu ancienne. Mais je pense qu'en se fondant sur un ensemble de caractères on arrivera dans bien des cas, dans la plupart peut-être, à poser un diagnostic anatomique exact. Toutes ces constatations sont utiles, malgré leur minutie, car elles seules permettraient de trancher certaines questions en litige dans l'étiologie de la hernie inguinale.

D. Des hernies inguinales multiples. La bilatéralité fréquente a déjà été mentionnée. Je ne veux faire qu'une courte allusion aux hernies multiples se faisant du même côté. A. Cooper, par exemple, signale la coexistence d'une hernie externe et d'une hernie para-inguinale. Il y a peu de temps, Tuffier communiquait une observation de ce genre à la Société anatomique (1888, p. 45) .Deux hernies du même côté ont été vues par Arnaud, Sandifort, Brugnon, Hasselin, Wilmer, nous dit Marjolin (Th. de concours de 1812); quelquefois, ajoute-t-il, l'une est dans l'anneau et l'autre dans son voisinage, mais le plus souvent toutes deux sont dans l'anneau, et alors l'une d'elles est congénitale. Cette dernière proposition est absolument contestable. Ces deux hernies sortant par l'anneau sont assez souvent l'une externe et l'autre directe, les collets étant séparés par l'épigastrique, comme l'a bien constaté P. Berger. J'ai disséqué une pièce de ce genre, et l'existence d'un sac du *fascia transversalis* m'a prouvé que les deux hernies étaient acquises. Le même sujet portait, de ce côté, une hernie crurale, et du côté opposé une hernie externe également acquise.

E. Du contenu des hernies inguinales. Les généralités exposées à l'article Hernie (p. 705) visent surtout les hernies inguinales. Les hernies de la *vessie*, de l'*ovaire*, de l'*utérus* ont ici leur lieu d'élection : mais des articles spéciaux leur ont été consacrés (*voy.* Vessie, p. 284; Utérus, p. 48 ; Ovaire, p. 739. Pour les *hernies diverticulaires, voy.* Hernie, p. 707 ; pour la rareté de l'épiploon dans les hernies de l'enfance, voy. *ibid.*, p. 709. Signalons une observation de gastrocèle inguinale par Meinhardt Schmidt. In *Berl. kl. Woch.*, 1885, p. 10).

Les *hernies du gros intestin* en général et du cæcum en particulier sont indiquées à l'article Côlon. Quelques mots cependant sont à ajouter sur les dispositions du sac dans ces hernies : ce point a été en effet laissé volontairement de côté à l'article HERNIE.

1° *Hernies du cæcum et du côlon ascendant.* Le cæcum descend surtout dans le trajet inguinal *droit.* Cependant dans les thèses de Marjolin, de Mérigot de Treigny, on trouvera des observations où Monbalon, Mauchart, Sandifort, Cloquet, Malgaigne, Herbert, Alexandre, ont trouvé le cæcum dans un sac situé à *gauche.* J'en ai disséqué une pièce.

La fréquence relative des hernies cæcales est grande dans le *jeune âge.* La démonstration est faite par les relevés de Féré (*loc. cit.,* p. 67), de G.-R. Wright (*Brit. Med. Journ.,* 1887, t. I, p. 506). Sur un total de 22 observations où l'âge est indiqué, Mérigot de Treigny en trouve 16 au-dessous de quatorze ans, dont 9 à un an et au-dessous. J'ai présenté à la Société anatomique (1887, p. 407) une hernie cæcale réellement congénitale, sur un fœtus de sept mois.

Il a été pendant longtemps admis que dans les hernies du cæcum et du côlon le *sac* est incomplet. On fait remonter à Scarpa, à tort d'ailleurs, cette proposition peu contestée il y a quelques années encore. Gosselin cite bien un cas de sac complet vu par Nélaton, « comme on le rencontre quelquefois » (Th., 1844, p. 51) : ces faits étaient rangés parmi les exceptions. Or il est reconnu aujourd'hui que pour la hernie du cæcum ils sont la règle. En 1885, Treves a montré définitivement que, malgré l'opinion classique, le cæcum normal est tout entier recouvert de péritoine. La main en fait le tour, comme elle fait celui de la pointe du cœur. Dès lors, la hernie à sac incomplet devenait douteuse. Depuis 1886 Tuffier (*Soc. an.,* 1886, p. 632 et 652, et *Arch. gén. méd.,* 1887, t. I, p. 663, et t. II, p. 52), Treves, Lockwood, Sydney Jones, ont prouvé qu'elle est l'exception. Peut-être, il est vrai, la réaction a-t-elle un peu dépassé le but et ne tient-on pas tout à fait assez compte des observations, probantes cependant, dit Mérigot de Treigny, de Cloquet, Malgaigne, Folet, Laborde, etc. Ricard montrait il y a quelques mois à la Société anatomique une pièce démonstrative (1888, p. 49). Le *sac complet* est donc la règle, mais le *sac latéral* est possible, et alors il est à l'ordinaire antéro-interne ; l'absence *de sac,* enfin (Steiger, Cabaret, Heulard d'Arcy, Sernin, cités par Mérigot de Treigny) aurait, d'après Tuffier, une importance pathogénique réelle, car elle serait la preuve d'une malformation congénitale de la région. Je mentionnerai à ce point de vue une pièce intéressante de Guillet (*Soc. an.,* 1887, p. 229).

Le *mécanisme* de la descente du cæcum est variable. Quelquefois le testicule adhère soit à l'appendice, soit au cæcum lui-même (Sandifort, Jobert), et il est admissible que la glande séminale, dans sa migration ait ainsi pu attirer l'intestin au dehors. Mais cette pathogénie ne correspond certainement qu'à des cas exceptionnels.

Tuffier a bien fait voir que le cæcum est fixé par un véritable « ligament supérieur » dont l'absence, le décollement ou la distension, permettent l'engagement dans le canal de l'appendice d'abord, puis du cæcum. Tel est le type de la *hernie cæcale simple.* Mais dans la *hernie compliquée* la hernie cæcale se complique de hernie colique ou de la présence de l'intestin grêle ; le côlon se dépouillera de sa séreuse pour satisfaire à la distension du sac dès lors incomplet (*loc. cit.,* t. II, p. 64). Or cette « hernie compliquée » existe 36 fois sur 38 (*ibid.,* p. 62). Enfin Tuffier et Mérigot de Treigny admettent qu'en général, et malgré Scarpa, la hernie de l'iléon est alors consécutive à celle du cæcum. J'émettrai un doute sur cette dernière proposition. Dans mes dissections, en effet, j'ai constaté que la dernière anse de l'intestin grêle est celle qui est le plus souvent contenue dans les hernies inguinales droites, et l'on observe alors, pour peu que la hernie soit ancienne, un abaissement du cœcum ainsi tiré vers l'anneau, mais s'y engageant, en somme, rarement.

Je ne mentionnerai que pour mémoire les faits exceptionnels où le côlon ascendant aurait fait issue le premier, entraînant plus tard à sa suite le cæcum renversé (Sernin, Malgaigne, d'après Tuffier).

Il y a donc deux variétés de hernie cæcale : l'une *primitive*, où l'appendice semble ouvrir souvent la marche, l'autre *consécutive* à une hernie de la dernière anse de l'iléon, et dans celle-là doivent rentrer, chez l'adulte, la plupart des « hernies compliquées » de Tuffier.

Mais surtout je ne pense pas que l'explication donnée par Tuffier pour le sac incomplet de ces hernies compliquées soit satisfaisante. La distension a un rôle accessoire. Le sac devient incomplet lorsque descend dans le trajet inguinal la portion du côlon qui est dépourvue de péritoine en arrière.

Je ne veux pas insister davantage sur cette formation, classique depuis Scarpa, des *adhérences charnues naturelles* (voy. HERNIES, p. 520). Or Scarpa admettait parfaitement que le fond du cæcum s'engage dans un sac complet, et que plus tard seulement débute l'adhérence (*Tr. des hernies*, trad. Cayol, 1812, p. 176).

Le moment où cela commence est variable, la portion fixée du côlon ayant une longueur très-variable, le cæcum pouvant même, parfois, avoir dans sa partie supérieure un revêtement séreux incomplet. Lorsque la partie libre du côlon est anormalement longue, la hernie colique à sac complet est possible. Mérigot décrit bien cette anomalie anatomique, dont il exagère seulement la rareté. Sur les sujets de moins de deux ans j'ai souvent vu le côlon ascendant libre sur une grande étendue et même jusqu'à l'angle du côlon transverse.

2° *Hernies de l'S iliaque et du côlon descendant.* On admet que la hernie de l'S iliaque est rare. Velpeau n'en aurait observé que deux cas dans sa longue pratique (Picqué, *loc. cit.*, p. 530 ; Mérigot de Treigny). Mes recherches me font croire que cette rareté est considérablement exagérée. Assez souvent en effet j'ai rencontré l'S iliaque dans les hernies inguinales gauches. Cela ne surprend pas, si, après avoir ouvert un abdomen, on remarque avec quelle facilité y flotte cette anse, qu'il faut appeler, avec Treves, *anse omega*, avec son long méso, méso si long qu'on ne s'étonne pas des hernies de l'S iliaque vues à droite par Méry, Lassus, Pelletan (*voy.* th. de Marjolin). Tout ce qui dépend de ce méso est le prétendu S iliaque ; tout ce qui est au-dessus est le côlon descendant, et la longueur relative de ces deux portions est variable. Le sac devient incomplet lorsque la seconde a été attirée par la première (*adhérence charnue naturelle*). Voilà qui doit couper court aux discussions sur le sac incomplet de certaines hernies de l'S iliaque, ou complet, au contraire, dans certaines hernies du côlon descendant (Mérigot de Treigny, p. 34, 40, 49).

Puisque je parle de la hernie de l'S iliaque, je signalerai l'*hypertrophie possible des appendices épiploïques* irrités. Ce fait anatomique, que j'ai nettement constaté en 1882 (*Soc. an.*, p. 550), a été la cause de certaines irréductibilités (H. Hartmann, *Soc. clin.*, et *France méd.*, 1887, t. I, p. 305 et 317 ; Peyrot, *Soc. de chir.*, 1888, p. 558).

Mérigot de Treigny semble vouloir établir que les hernies du gros intestin sont plus souvent obliques externes que les autres, « et, si nous avons vu quelques cas où le trajet était direct au moment où la hernie était examinée, c'était toujours des cas de hernies très-anciennes... où le canal avait subi les modifications ordinaires. » Cela est exact pour la hernie du cæcum chez l'enfant, mais la preuve n'est même pas ébauchée pour les hernies du gros intestin chez 'adulte.

Étiologie. Les renseignements fournis à l'article HERNIE s'appliquent pour la plupart à la hernie inguinale. Je renverrai en particulier aux statistiques concernant la *fréquence*, l'*âge*, le *sexe* (p. 670 à 672); la proportion relativement à la *hernie crurale* (p. 676); la quantité des hernies *droites, gauches, bilatérales* (p. 677); l'influence de l'*hérédité* (p. 678). Les relations de la hernie péritonéo-vaginale avec la *migration tardive du testicule* ont été indiquées à l'article CRYPTORCHIDIE (p. 65).

Un point encore mérite une mention : les discussions soulevées par A. Cooper, Lawrence, Velpeau, Dupuytren, Roux, pour savoir si une hernie inguinale peut être *réellement congénitale*. J'y ai déjà fait allusion à propos de la dénomination qu'il convient d'affecter à la hernie à canal ouvert. A l'article HERNIE (p. 681) il est parlé des hernies congénitales ombilicales ou diaphragmatiques; pas un mot sur les inguinales. Moreau, dans ses nombreux accouchements, n'en a jamais vu; Malgaigne les a niées. Elles existent cependant, quoique rares. On cite, par exemple, deux faits relatés par Chaussier. J'en ai publié un cas indiscutable sur un fœtus de sept mois (*Soc. an.*, 1887, p. 407).

Il n'en reste pas moins vrai que les *hernies à canal ouvert se font presque toujours après la naissance*. Malgaigne nous enseigne qu'un premier maximum s'observe, sans grande différence entre les deux sexes, de un à cinq ans. Puis vers treize ans la fréquence redevient assez grande pour atteindre, de vingt-cinq à trente ans, un second maximum : c'est alors l'âge des efforts professionnels, et l'homme est atteint dix fois plus que la femme. Dans le sexe féminin intervient l'accouchement : mais c'est sur la hernie crurale qu'il ferait sentir son influence.

Voilà déjà un argument sérieux pour faire de la hernie inguinale de la petite fille et de la nullipare une hernie le plus souvent à canal ouvert, sortie par le canal de Nuck resté perméable. W. Roser va plus loin : il généralise la proposition pour les deux sexes et dit : « Les sacs de hernies externes sont généralement congénitaux » (*Élém. de path. chir. spéc.*, trad. Culmann et Sengel, Paris, 1870, p. 342). Cette opinion est en général combattue, et pourtant, sans la pousser à l'extrème, c'est vers elle que je pencherais, en raison des arguments suivants.

1° Malgaigne note l'hérédité, à peu près exclusivement paternelle, sur un tiers des sujets masculins atteints de hernie inguinale. Qu'on ne parle pas de transmission héréditaire d'un état morbide prédisposant à la hernie de faiblesse : la plupart de ces sujets sont jeunes.

2° La grande fréquence des hernies externes avant cinq ans est certaine. On a bien dit — à l'encontre de P. Pott — que les hernies de l'enfance ne sont pas toutes congénitales, et Le Roy des Barres s'appuie à ce sujet sur l'autorité de Hey, Rizzoli, Forster, Jobert. Mais le seul argument de ces auteurs est que la plupart de ces hernies ne sont pas testiculaires : argument aujourd'hui reconnu insuffisant. Songeons, au contraire, à la fréquence considérable des perméabilités incomplètes du canal péritonéo-vaginal dans les premiers temps de la vie, et nous serons portés à leur faire jouer un rôle prépondérant dans la hernie de l'enfance.

3° Le groupe des *hernies bilatérales* est le plus nombreux. Or les anomalies du canal péritonéo-vaginal sont le plus souvent bilatérales. Mais on ne peut tirer de conclusion bien nette, car la hernie directe bilatérale est insuffisamment étudiée. Reste donc la *hernie unilatérale*. Malgaigne, Hutin, chez le vieillard, en trouvent environ sept à droite pour quatre ou cinq à gauche; et Malgaigne ajoute : « Il est remarquable que la proportion soit ici la même que pour les enfants à la naissance » (*Mon. des hôp.*, 1854, p. 170). Rapprochons cela de la prédominance des anomalies péritonéo-vaginales à droite : n'aurons-nous pas une explication satisfaisant l'esprit mieux que les théories mécaniques de Schenkius, de Martin, de Cloquet (*voy.* HERNIES, p. 677)?

4° J'ai déjà dit qu'un ensemble de caractères anatomiques détermine dans la majorité des cas sur le cadavre si une hernie est ou non à canal ouvert. Les dissections apportent donc ici un argument important, car, lorsqu'elles seront faites avec exactitude, sur un nombre considérable de sujets, elles permettront une appréciation définitive. Or dans le courant de l'année 1888 j'ai disséqué à l'École pratique 21 adultes atteints de hernies obliques externes; seize fois j'ai trouvé des caractères de congénitalité. Cinq fois ils étaient absents et j'ai isolé, au contraire, le sac fourni par le *fascia transversalis* : une de ces hernies était en dehors du crémaster; une s'accompagnait, du côté opposé, de deux hernies inguinales (une directe et une externe) et d'une hernie crurale.

Tels sont les principales raisons qui militent en faveur de la préformation congénitale du sac. A côté d'elle on a parfois invoqué une *préformation acquise*, le péritoine se déprimant en doigt de gant sous l'influence de tractions.

1° En *tirant sur le cordon* on crée une petite dépression entre le canal déférent et l'artère spermatique (Cloquet, Sarrazin). Un testicule de poids exagéré n'en pourrait-il pas faire autant? De là, dit Cloquet, les hydrocèles s'accompagnant de hernie (Th. de 1819, p. 21); et cela est admis par Malgaigne (*Mon. des hôp.*, 1854, p. 170), avec quelques réserves faites toutefois (p. 180). Cette influence du testicule est admise plus récemment par Heckel (*Deutsche Zeitschr. f. Chir.*, 1878, t. IX, p. 49). Pour l'hydrocèle en particulier, il est bien plus vraisemblable de la considérer comme consécutive à la hernie.

2° Le *lipome herniaire* pourrait, ici comme pour la hernie crurale, attirer le péritoine (*voy.* HERNIES, p. 685). C'est admis par Cloquet (Th. 1819, p. 21, 26, 27, obs. VIII et X), et de nos jours W. Roser pense que « c'est la règle pour la hernie inguinale interne » (*loc. cit.*, p. 344); plus récemment encore Hutchinson en parle (*Soc. de path. de Londres*, d'après *Bull. méd.*, 1888, p. 61). Cette opinion ne me semble pas exacte. J'ai fait sur ce point d'assez nombreuses dissections, et j'ai constaté que, chez les sujets gras, le canal inguinal est très-souvent distendu par une masse adipeuse cylindrique, contenue dans la fibreuse commune, et continue avec la graisse de la fosse iliaque et du *fascia propria*. Qu'il puisse se former là un sac herniaire; que cette distension adipeuse affaiblisse le trajet inguinal, cela est possible. De même il est admissible que l'amaigrissement soit capable de créer là un vide, bientôt comblé par une hernie : cela irait bien avec le rôle nuisible attribué par Malgaigne à l'amaigrissement chez les hernieux. Mais je n'ai pas vu ces lipomes adhérer au péritoine et, par leur traction, le déprimer en doigt de gant. Certes on rencontre des sacs herniaires bien développés, anciens, autour desquels sont des masses graisseuses adhérentes ; plusieurs fois j'ai vu les lipomes se pédiculiser presque, dans la cavité séreuse. On ne saurait guère considérer cela que comme des formations adipeuses consécutives à une irritation chronique, et l'on rentre, dès lors, dans la théorie d'A. Paré, de Bernutz. (*Soc. an.* 1888, p. 881).

Tout cela une fois dit, il n'en reste pas moins vrai qu'il faut diviser les hernies inguinales en *hernies de force* et *hernies de faiblesse*. Les premières sont le plus souvent unilatérales ou bilatérales simultanées, se produisent brusquement, sont le plus souvent obliques externes : elles sont probablement, pour la plupart, contenues dans le canal péritonéo-vaginal persistant. Les hernies de faiblesse se forment lentement, en suivant l'évolution progressive classique. Parmi elles il en est d'obliques externes, qui souvent commencent probablement dans une anomalie péritonéo-vaginale du premier ou du second degré et ensuite grossissent peu à peu, à la faveur d'une paroi abdominale affaiblie. De même, et de toutes pièces alors, se constituent les hernies purement acquises. Celles-là, si j'en crois mes dissections, sont souvent directes — le plus souvent même peut-être — et bilatérales. Cette bilatéralité des hernies de faiblesse est aisée à comprendre, puisqu'il existe une prédisposition pathologique ou sénile de la paroi.

Symptômes et diagnostic des hernies réductibles. Cette étude clinique sera très-brève, car elle est déjà contenue dans plusieurs articles de ce Dictionnaire.

Les *signes physiques* sont ceux de toutes les hernies réductibles (Hernies, p. 711). D'autre part, la hernie inguinale est toujours prise pour type quand on expose l'évolution clinique de la *pointe de hernie*, de la *hernie interstitielle* et de la *hernie complète*. La *hernie scrotale* est piriforme, à petite extrémité inférieure. Un étranglement circulaire la déprime souvent au niveau de l'anneau externe. Volumineuse, quand elle est bilatérale surtout, elle attire à elle la peau de la verge, et le pénis disparaît au milieu de la tumeur, le gland apparaissant au fond d'une sorte d'ombilic constitué par le prépuce.

Parmi les *symptômes fonctionnels* c'est ici surtout (ou pour la hernie ombilicale) qu'on observe les troubles dyspeptiques des grosses hernies. De plus, en raison du siège, la gêne mécanique est sérieuse. Pour les petites hernies, il n'y a guère de spécial à signaler que les accidents névralgiques pouvant empêcher le port d'un bandage. Cet inconvénient est au maximum lorsqu'un testicule ectopié est situé trop près de l'anneau pour qu'on puisse appliquer la pelote sans le froisser.

L'*évolution* est différente dans la hernie à canal fermé et dans la hernie à canal ouvert. Celle de la première, en effet, est progressive ; celle de la seconde est souvent rapide, l'anse intestinale arrivant d'emblée au fond du cul-de-sac préformé. Puis, après un temps d'arrêt plus ou moins long, l'accroissement devient progressif.

Le *diagnostic différentiel* est étudié aux articles Aîne, p. 316, Hernie, p. 718 et 719 ; Varicocèle.

La tumeur une fois reconnue pour une hernie, il faut savoir *si cette hernie est inguinale* ou *crurale :* ce point sera élucidé à propos de la hernie crurale. Reste donc à faire le départ entre les diverses *variétés de la hernie inguinale*.

1° *La hernie est-elle oblique externe ou directe?* La hernie externe récente se reconnaît immédiatement au soulèvement oblique du trajet inguinal. Mais ce signe fait défaut dans la hernie devenue directe par déplacement des anneaux. On n'arrivera alors à un diagnostic précis que si l'on sent, après réduction, à quel côté du collet bat l'épigastrique. On dit que la hernie directe vraie n'a pas de tendance à descendre dans les bourses : cela est au moins douteux.

2° *La hernie est-elle à canal ouvert ou à canal fermé ?* On tiendra grand compte de l'évolution lente ou brusque, de l'époque d'apparition, de la netteté avec laquelle on peut isoler le testicule de la masse intestinale ; de la position exacte, des anomalies de migration de ce testicule ; de la forme en bissac, de l'étranglement circulaire à la région funiculo-testiculaire ; de l'hérédité, etc. Il va sans dire que l'identité est complète entre la hernie externe réellement acquise et celle qui, la paroi une fois affaiblie, refoule peu à peu une anomalie du premier ou du deuxième degré. Peu importe, car les distinctions théoriques s'effacent alors devant une grande similitude clinique : dans un cas comme dans l'autre, on n'a guère à redouter que les accidents des grosses hernies, tandis que l'étranglement est la complication principale des hernies que l'on pourrait appeler grossièrement congénitales.

3° *Diagnostic des variétés anatomiques de la hernie congénitale.* C'est affaire à une palpation exacte de délimiter bien le sac, d'établir les connexions avec le testicule, de ne pas laisser échapper une hernie interstitielle. Il serait important de reconnaître le diverticule pro-péritonéal, pour ne pas laisser, en cas de cure radicale, cette poche dangereuse ; mais il ne peut guère être diagnostiqué à l'avance. Il faut donc explorer les environs de l'anneau interne lorsqu'on opère une hernie inguinale, même non étranglée.

4° *Diagnostic du contenu.* *Voy.* les articles Hernie, Ovaire, Utérus, Vessie.

Pronostic. Indications thérapeutiques. Malgré quelques cures spontanées chez le nouveau-né, la hernie inguinale abandonnée à elle-même doit être considérée comme incurable. Non contenue, elle s'accroît sans cesse, et c'est dans le scrotum surtout qu'on rencontre ces descentes dont l'intestin a perdu droit de cité dans l'abdomen.

A. Il faut donc pratiquer au plus vite la réduction et la contention. A ce point de vue, je n'ai rien à ajouter à ce qui a été dit des *bandages* (aux articles Brayer et Hernie) et des procédés de *cure radicale* (Hernie, p. 742). Il reste à se demander quels sont, pour la hernie inguinale en particulier, les résultats de l'un et l'autre traitements.

L'âge du sujet est ici important.

1° On trouvera dans les leçons de Malgaigne quelques observations de hernies inguinales guéries chez le vieillard par le repos au lit prolongé ou le bandage. Il n'y faut pas compter, et l'on doit estimer que, passé vingt à vingt-cinq ans, le traitement par les bandages ne sera que palliatif. D'autre part, lorsque le sujet est âgé, la paroi abdominale est affaiblie, sénile, malade même. La dissection et l'excision complète du sac ne sauraient parer à ce défaut, aussi la récidive est-elle fréquente après les tentatives de cure dite radicale. Donc, sauf motifs spéciaux, on n'entreprendra point la cure opératoire des hernies inguinales réductibles et coercibles chez les sujets âgés ; on s'en tiendra, jusqu'à nouvel ordre, au traitement palliatif par les bandages. De même pour la hernie de faiblesse des sujets encore relativement jeunes.

2° La question change de face chez les enfants et les adolescents, et chez les adultes assez jeunes et vigoureux, atteints d'une hernie de force, d'une hernie d'emblée.

Chez les enfants et les adolescents d'abord, tous les auteurs accordent que la guérison définitive, après le port régulier d'un bandage, n'est pas rare. Malgaigne, L. Le Fort, P. Berger, vont plus loin et affirment qu'elle est à peu près constante Mais cela exige beaucoup de soins, si l'on veut éviter les érythèmes, les excoria_ tions, les eschares mêmes sous la pelote; pour arriver au but, il faut bien de la patience. Aussi certains chirurgiens pensent-ils qu'il ne faut pas trop hésiter à opérer. Tels Socin, Lucas-Championnière, Richelot. N'est-ce pas dans ces conditions, la hernie étant simple, que la mortalité opératoire est à peu près nulle? Et puis ces sujets ne sont pas des hernieux; ils ont une hernie, ce qui n'est pas la même chose. Ils ont une paroi abdominale vigoureuse, percée seulement d'un trou anormal, que le chirurgien peut oblitérer à jamais. C'est dans ces conditions que l'on peut promettre au patient une cure radicale qui le libère du supplice du bandage. On conçoit que le même raisonnement s'applique à l'adulte robuste, atteint brusquement d'une hernie de force, et chez lequel, par surcroît, le bandage ne sera que palliatif.

La question est aujourd'hui posée, mais non résolue. La doctrine précédente a pour adversaires des chirurgiens tels que U. Trélat, P. Segond, partisans convaincus cependant de la cure radicale, pour peu que la réduction laisse à désirer. L'accord n'existe guère que dans le cas spécial de la hernie congénitale avec ectopie testiculaire, lorsque la glande séminale rend difficile le port d'un brayer. Autrefois on pratiquait le refoulement en masse et de l'intestin et du testicule, ou bien, lorsque le bandage en fourche ordinaire était inapplicable, on s'ingéniait à inventer des pelotes spéciales, trop souvent encore non tolérées (*voy.* Cryptorchidie, p. 45). Aujourd'hui on tend à se rallier à l'intervention sanglante.

B. *Lorsqu'on aborde la dissection du sac dans une hernie congénitale, comment doit-on se comporter vis-à-vis du testicule?* Plusieurs discussions se sont déroulées sur ce point. Elles ont leur raison d'être dans les connexions intimes que la séreuse affecte, dans ces conditions, avec le cordon spermatique. La dissection est malaisée, dit-on, et souvent on risque de blesser soit l'artère spermatique, soit le canal déférent. Or, lorsqu'une de ces complications opératoires a eu lieu, la seconde surtout, la glande séminale est vouée à peu près forcément à l'atrophie avec perte des fonctions.

Kraske (*Centr. f. Chir.*, 1882, n° 26, p. 424 et 1883, n° 1, p. 1) ne s'en contriste guère. Pour peu que cela facilite la besogne, il se déclare prêt à châtrer le sujet. Son opinion n'a pas prévalu, et Sonnenburg n'a pas tardé à lui répondre qu'il ne fallait pas faire fi à ce point des organes de la génération. Oui, on ne devra pas avoir trop de scrupule à sacrifier un testicule ectopié dont l'atrophie, en dehors de toute opération, est usuelle, et qui en outre sera souvent un obstacle au port d'un bandage de précaution. Mais il faudra prendre tous les soins nécessaires à la conservation du testicule descendu.

Pour le testicule ectopié, l'accord est à peu près complet : tous les chirurgiens se conforment, quant à présent, à la règle précédente. Peut-être cela changera-t-il lorsque l'on aura des renseignements définitifs sur les résultats fonctionnels obtenus par Lucas-Championnière, par Tuffier, dans leurs opérations de descente artificielle des testicules (*Bull. de la Soc. de chir.* 1887, p. 658, et 1888, p. 480).

Pour le testicule non ectopié, la conservation doit être la loi absolue. Tous les efforts devront donc tendre à ménager et l'artère spermatique et le canal déférent. Mais pour certains auteurs, cela sera souvent incompatible avec une dissection complète, et l'on sera forcé de se rabattre sur d'autres procédés moins avantageux pour le résultat définitif, sur le capitonnage de Julliard en particulier. Pour d'autres, les craintes sont chimériques, et la dissection du sac n'est pas beaucoup plus difficile pour la hernie congénitale que pour la hernie acquise. Richelot s'est fait le défenseur de cette manière de voir devant la Société de chirurgie (1887, p. 641); ses élèves Bach (th. de 1886-1887) et Winocouroff (1887-1888) l'ont également soutenue.

Au reste, je ne crois pas devoir insister sur ce point, car les hernies qu'on opère ne sont presque jamais des hernies directes, et je pense d'autre part que a grande majorité des hernies externes sont congénitales. On a établi pour la dissection du sac des distinctions, arbitraires peut-être, pour celles qui ont des caractères grossiers de congénitalité, et il n'est pas étonnant que Richelot ait pu faire rentrer sans peine celles-là aussi dans le rang.

Complications. A. Hernie étranglée. La hernie inguinale s'étrangle moins souvent que la hernie crurale. Cela est surtout vrai pour la hernie directe. La rareté relative serait moindre, si l'on ne tenait compte que de la hernie péritonéo-vaginale, et surtout de la hernie de force, à évolution rapide. Là, en effet, tous les auteurs signalent la fréquence et la gravité de l'étranglement.

Siége et agent de l'étranglement. Dans les hernies *directe* ou *interne*, l'agent de l'étranglement est probablement le plus souvent le collet, parfois peut-être le *fascia transversalis* ou l'anneau externe. Les faits publiés manquent de précision à cet égard.

C'est principalement à propos de la hernie *externe* qu'ont pris naissance les discussions sur l'étranglement par les anneaux naturels (Hernie, p. 762). Malgré les dénégations énergiques de Malgaigne, les faits de Le Dran, J.-L. Petit, Velpeau, semblent avoir prouvé que, par exception, l'anneau externe peut être en jeu (G. Petit, th. de 1842, n° 95). De même Richet a vu la striction par l'anneau interne marquer sur le cordon sa trace circulaire; Velpeau dit avoir plusieurs fois réduit après débridement de l'anneau interne sans ouvrir le sac.

Malgaigne a cependant raison dans la majorité des cas. La plupart du temps, dans les *vieilles hernies*, congénitales ou acquises, l'étranglement siége au collet. Dans beaucoup de *hernies congénitales*, et surtout dans celles qui s'étranglent d'emblée, l'agent constricteur est spécial, constitué qu'il est par les plis, rétrécissement, valvules, précédemment décrits. Le fait est signalé par Malgaigne, P. Broca, Bidard, Dudon; il est devenu classique depuis les travaux du professeur Trélat et de Le Roy des Barres, de Ramonède. Le plus souvent alors c'est la valvule de l'anneau interne qui est en cause; assez souvent c'est même le pli rétro-inguinal. Ce siége élevé de l'étranglement est la règle dans les hernies interstitielles et surtout dans les pro-péritonéales. Ailleurs, mais plus rarement, il faut incriminer la valvule de l'anneau externe, ailleurs enfin l'orifice tranchant du diaphragme circulaire qui tend à limiter en haut la tunique vaginale. Cette dernière variété constitue la hernie funiculo-testiculaire (U. Trélat), déjà mentionnée à propos de la hernie enkystée de la tunique vaginale. On a dit que, à cause des valvules et diaphragmes, les hernies propéritonéale, interstitielle, funiculo-testiculaire, avaient une tendance toute particulière à s'étrangler. Il est bien possible que cette idée vienne en partie de ce que ces hernies ne sont dia-gnostiquées à peu près que lorsqu'elles sont étranglées.

Au niveau de ces valvules et diaphragmes, le *pincement latéral* en a été observé. Au niveau du trajet inguinal, W. Roser nie la possibilité de ce pince-ment, vu cependant dans quelques hernies incomplètes, et même dans la hernie directe (Reverdin, *Bull. de la Soc. anat.* 1869, p. 560).

Il faut se souvenir enfin des diaphragmes à valvules multiples causant des *étranglements multiples* (Goyrand, Laugier, Velpeau, Chassaignac, Morel-Lavallée, Ramonède). De là des *hernies moniliformes* (Luzun).

Pour en terminer avec les particularités de la hernie congénitale, je signalerai les cas, assez rares, où le *testicule ectopié est la cause de l'étranglement* (Richter, Jobert).

Rien de spécial à ajouter aux généralités sur l'étranglement par brides et adhérences intra-herniaires, sur le volvulus de l'anse prolabée, etc.

Évolution clinique. L'évolution clinique de l'étranglement présente, dans bon nombre de hernies congénitales, deux particularités dont l'anatomie patho-logique fournit l'explication : 1° c'est souvent un étranglement d'emblée ; 2° les accidents sont aigus, rapidement graves.

1° L'*étranglement d'emblée* a lieu, qu'il y ait eu ou non une hernie connue antérieurement, lorsque l'intestin franchit un de ces diaphragmes qui jusque-là l'avait arrêté dans la descente. « Et, dit Ramonède, ces obstacles, rétrécisse-ments simples, diaphragmes, deviennent d'autant plus malfaisants qu'ils avaient été plus longtemps efficaces contre la pénétration ». Or l'accident peut survenir à un âge quelconque : Bermont a relaté l'histoire d'un vieillard de quatre-vingt-un ans, opéré avec succès.

2° L'*acuïté des accidents* résulte de ce qui précède. Il y a longtemps que Lawrence, Gosselin, affirment la gravité de l'étranglement d'emblée. En vieillis-sant, la lame séreuse s'est peu à peu indurée, et l'intestin serré se coupe vite sur elle. Cela d'autant plus que l'épiploon est rare dans cette hernie « qui semble vraiment dotée de toutes les conditions qui peuvent en augmenter la gravité ». Presque toujours ces hernies, dont l'étranglement débute à grand fracas, sont opérées dans les vingt-quatre heures, et déjà une rainure profonde déprime l'intestin. Au bout de huit heures, A. Cooper a vu l'anse livide ; au bout de dix heures, Pelletan l'a trouvée gangrenée.

Il ne faudrait pas croire cependant que l'étranglement d'emblée soit con-stant dans la hernie congénitale. Assez souvent les accidents qui nécessitent la kélotomie ont été précédés d'alertes antérieures dont le taxis a triomphé sans peine. *Ces accidents bénins sont surtout fréquents dans le jeune âge, tandis que l'étranglement est alors exceptionnel.* Certes on fait de temps à autre la kélotomie inguinale chez l'enfant (Fergusson, Heyfelder, Roux, Goyrand, Mauser, Robinson, etc.), mais cela est rare, et en outre plusieurs chirurgiens ont trouvé une anse engouée, mais sans contour de la portion serrée. Tous les chirurgiens spécialement voués à la pédiatrie, Holmes, Guéniot, de Saint-Germain (*voy.* Launois, *Rev. des mal. de l'enf.*, 1883, p. 518), Lannelongue, affirment que l'indication à la kélotomie chez l'enfant est exceptionnelle. Les uns n'ont jamais opéré, les autres ont incisé une ou deux hernies dans le cours d'une longue pratique. Ramonède ne met pas assez en relief cette opposition de l'en-fant et de l'adulte. Il se demande cependant si « les parois du canal péritonéo-vaginal n'ont pas encore, dans le jeune âge, cette rigidité dont l'idée semble

inséparable de celle d'étranglement ». J'ai vérifié cette hypothèse sur le cadavre.
Chez l'enfant, le pli rétro-inguinal, qui n'est pas le vestige d'une oblitération
incomplète, a seul une existence à peu près constante, et il est souple. Les
autres valvules se forment et s'indurent peu à peu (*Bull. de la Soc. anat.*,
1888, p. 277).

3° A ces causes spéciales faut-il en ajouter une autre, pour la hernie interstitielle en particulier, et faire revivre en partie, avec M. Tillaux et un peu avec
Ramonède, l'étranglement spasmodique de Richter? Le fait est possible, mais
non démontré.

Diagnostic. 1° Pour le *diagnostic différentiel*, je n'ai qu'à renvoyer aux
articles HERNIE, CORDON SPERMATIQUE, AINE, CRYPTORCHIDIE, etc.

2° *La hernie est-elle congénitale ou acquise?* On a d'abord les mêmes éléments de diagnostic que pour la hernie réductible. De plus, on tiendra compte
de l'étranglement d'emblée, de la brusque intensité des accidents.

Certains *phénomènes locaux*, même lorsque l'intestin n'arrive pas au contact
du testicule, ont une importance dont Ramonède nous entretient. Souvent alors
il y a *hydrocèle, avec rougeur des bourses*, et cela peut en imposer pour une
vaginalite, si les phénomènes d'étranglement sont peu marqués. Cette erreur est
facile à commettre, surtout lorsque, la hernie étant interstitielle, l'hydrocèle
seule occupe le scrotum, que le testicule soit ou non descendu (Dupuytren,
Panas), mais on sent alors dans le trajet inguinal une tumeur cylindrique, douloureuse, tendue, qui permet le diagnostic.

Cet aspect de la *hernie interstitielle* est en effet assez caractéristique et, sauf
chez les sujets très-gras, il est aisé à constater. Si on hésite parfois, c'est surtout
parce qu'on ne songe pas à ces faits, en raison de leur rareté.

3° Il serait utile de déterminer *si la hernie est externe, directe* ou *interne*,
mais, en dehors des signes permettant de dire que la hernie est congénitale, et
par conséquent externe, il est à peu près impossible de différencier la hernie
devenue directe de la hernie primitivement directe. L'une et l'autre, il est vrai,
s'étranglent bien rarement. La *hernie directe au début* s'étrangle quelquefois :
on pourra se fonder alors sur le siége de la tumeur, rapprochée du pubis (Laugier, Goyrand, Trélat et Duguet). Mais on n'arrivera guère à la certitude. Au
reste, la rareté même de ces faits leur enlève de leur valeur. En pratique, la
hernie externe est presque toujours en cause, et d'ailleurs, en suivant les éléments du cordon, on fera sans peine le diagnostic au cours même de l'opération
(Desault, Dupuytren).

4° On peut se contenter d'en faire autant, par une exploration attentive du
sac une fois ouvert, pour le *diagnostic du siége de l'étranglement*. Pourtant il
est possible quelquefois de se renseigner à l'avance. En explorant la hernie, on
la voit parfois fortement resserrée en un point. C'est le cas, par exemple, pour
la *hernie funiculo-testiculaire*, dans laquelle on constate, de plus, que la partie
sus-jacente à cette dépression est souple, indolente, réductible même, et que
lors de cette réduction le testicule remonte avec la partie étranglée qui le surmonte. De même, *lorsque l'étranglement siége à l'anneau externe*, la tumeur
intra-pariétale reste souple. On la sent, au contraire, tendue et douloureuse,
l'anneau externe restant assez libre, lorsque l'*étranglement siége à l'anneau
interne ou au pli rétro-inguinal*. Différencier ces deux dernières variétés est
malaisé. En général, vu la proximité de ces deux valvules, l'opération elle-même
ne permet pas de le faire. Il n'en est plus ainsi lorsqu'il existe un *sac propéri-*

tonéal. Alors, en effet, le pli rétro-inguinal, cause du mal, est loin de l'anneau interne, et il n'est arrivé que trop souvent aux chirurgiens de réduire l'intestin extérieur dans cette poche intérieure, et de laisser ainsi mourir leurs malades. Peut-être le diagnostic est-il possible sur le vivant par une palpation et une percussion attentives qui révèlent derrière la paroi une tumeur douloureuse tandis que la masse scrotale semble être en partie réductible; Krœnlein a fait ce diagnostic. Mais surtout on doit poser en règle l'exploration intra-abdominale lorsqu'on opère une hernie congénitale, principalement s'il y a ectopie testiculaire. Depuis que Krœnlein a fait connaître avec exactitude la hernie propéritonéale, la kélotomie, jusqu'alors constamment mortelle dans ces cas, a fourni quelques succès, par exemple, à Trendelenburg, à Bolling (*Berl. klin. Woch.*, 1882, p. 403).

Traitement. A. *Taxis.* Les *principes généraux du taxis* sont fondés sur l'étude de la hernie inguinale. De même pour les *accidents du taxis.* Je renverrai donc à l'article Hernies (p. 833 et 844).

Un seul point reste à débattre ici : *faut-il appliquer le taxis à une hernie diagnostiquée péritonéo-vaginale?* On a reconnu depuis longtemps que, dans ce cas, le taxis reste souvent infructueux. Gosselin insiste sur ce point. Avec Maisonneuve, Ramonède va plus loin et conclut que « le taxis doit être proscrit du traitement de la hernie péritonéo-vaginale étranglée d'une façon absolue ».

Cela est faux pour la hernie étranglée de l'enfance : j'ai déjà dit qu'elle cède à peu près toujours au taxis. Mais la thèse de Ramonède ne vise que la hernie de l'adulte. Ici encore il faut faire une distinction. Je pense que la grande majorité des hernies inguinales étranglées sont à sac préformé, et pourtant le taxis donne de nombreux succès dans cette région. Le débat doit donc être limité à l'étranglement aigu, à celui qui résulte le plus souvent des diaphragmes et valvules : aussi bien Ramonède n'a-t-il guère en vue que celui-là.

Les arguments qui poussent Ramonède à condamner le taxis sont les suivants :

1° Le taxis est *inefficace,* car la constriction est très-serrée, et de plus produite par un agent profond (anneau interne ou pli rétro-inguinal) hors de portée de l'action immédiate des doigts. Voilà pour expliquer l'échec fréquent, mais non point pour justifier une proscription absolue. On sait qu'on s'expose à un insuccès relativement fréquent : ce n'est pas un motif pour dénier toute valeur à la méthode. D'ailleurs, M. Berger affirme avoir souvent réussi (*Bull. de la Soc. de chir.*, 1887, p. 671). L'inefficacité, faute de prise, n'est réellement à peu près constante que dans la hernie interstitielle.

2° La *réduction en masse* est à craindre, « vu les faibles adhérences qui unissent le sac congénital aux parties qui l'environnent, fait signalé par Dupuytren (Th. de Laffon, p. 30), et que j'ai pu vérifier maintes fois » (p. 59 [*voy.* aussi A. Michel, Th. de Paris, 1870, p. 24]). Pourquoi donc Ramonède donnet-il comme caractère anatomique de la hernie congénitale une adhérence spéciale du sac aux éléments du cordon (p. 46)? Pourquoi s'appuie-t-il plus loin sur ce fait pour proscrire la résection du sac après la kélotomie (p. 64)? Je ne reviendrai pas davantage sur cette question, déjà débattue à propos des caractères anatomiques et de la cure radicale. La réduction en masse, ici comme partout, est un accident du taxis brutal. Si on l'a crue spécialement fréquente, c'est probablement qu'on faisait autrefois confusion avec la hernie pro-péritonéale.

3° Enfin Laugier a réduit autour de l'intestin, dont la constriction a naturellement continué, un *anneau diaphragmatique désinseré circulairement à sa base* (*Bull. chir.*, 1859, t. I, p. 359). Ce fait, jusqu'à présent unique, semble n'avoir pu se produire que par une poussée intense. Or de nos jours le taxis forcé — malheureusement trop souvent pratiqué encore — est absolument abandonné par les chirurgiens instruits.

Le plus sage paraît donc de conclure, avec M. Berger, que le taxis peut réussir, que par conséquent on doit l'essayer. Mais on doit l'essayer après chloroformisation, le faire avec douceur et sans trop insister, en étant prêt à opérer immédiatement. En outre, on y renoncera de parti-pris pour un étranglement d'emblée, à accidents brusques, datant de plus de vingt-quatre ou trente-six heures. On s'abstiendra plus tôt encore, si les phénomènes ont une acuïté considérable. Chez l'enfant, par contre, la durée de la période où le taxis est permis se prolonge beaucoup.

B. La *kélotomie*, dont les indications découlent de celles du taxis, se pratique à l'aide d'une *incision* faite sur le grand axe de la tumeur. Malgaigne s'arrêtait au-dessous de l'anneau externe ; avec Scarpa, Louis, P. Pott, Gosselin conseille de remonter sur la paroi abdominale à 5 centimètres au-dessus de cet anneau. Le sac, une fois découvert, ne sera ouvert qu'après reconnaissance précise du cordon et de sa situation; il sera ponctionné avec précaution, car, vu sa minceur, on est exposé à perforer instantanément l'intestin sous-jacent (Le Roy des Barres).

Cela fait, on *cherche le siége de l'étranglement,* puis on *débride.* Ce dernier temps a soulevé bien des discussions : il est en réalité très-variable. La conduite à tenir est évidemment très-simple pour un *étranglement intra-scrotal ou au niveau de l'anneau externe.* Là, pas de direction dangereuse, sauf du côté du cordon. Ce débridement pratiqué, on aura toujours soin d'explorer ensuite le haut du sac avec le doigt pour s'assurer qu'il n'y a pas un second agent constricteur.

Lorsque l'*étranglement est profond* (anneau interne du pli rétro-inguinal), deux pratiques sont en présence :

1° Le *débridement de dedans en dehors,* avec le bistouri herniaire, sera dirigé en haut et en dehors pour la hernie externe ; en haut et en dedans pour la directe; directement en haut, si l'on hésite (J.-L. Petit, A. Cooper, Scarpa, Dupuytren), à moins qu'on ne préfère les petits débridements multiples (Scarpa, Petrunti, Vidal de Cassis). Tout cela a pour but d'éviter l'artère épigastrique, lésée, dit-on, par Bertrandi (Velpeau, *Méd. op.*, t. IV, p. 211), par Laurence (Vidal de Cassis, *Path. chirurg.*, t. IV, p. 485). Il est vrai que ces hémorrhagies mortelles, dont S. Duplay ne trouve pas la source toujours bien claire, datent de l'époque où l'on faisait, à l'aveuglette, de grands débridements.

2° Le *débridement de dehors en dedans,* préconisé par Malgaigne, se fait de la peau vers le collet à travers une petite incision spéciale, tracée une fois que le siége de l'étranglement est bien déterminé. Cette pratique est aujourd'hui abandonnée, mais son principe est souvent appliqué, car maintenant on n'hésite pas à fendre largement la paroi antérieure du canal inguinal, de façon à avoir bien sous les yeux la région où l'on opère. Ce débridement de la paroi antérieure présente peu d'inconvénients, aujourd'hui que l'antisepsie rend la réunion immédiate à peu près certaine. Cela étant, il devient inutile de discuter si, de par cette incision, l'opération de la hernie interstitielle est plus grave que celle de la hernie ordinaire.

Par cette méthode on atteindra sans peine le collet de l'anneau interne, on atteindra aussi le collet si profond de la hernie pro-péritonéale : l'opération devient alors une vraie laparotomie.

C. La *cure radicale* par excision du sac est de nos jours le complément constant de la kélotomie. Son manuel opératoire ne présente alors aucune particularité.

B. HERNIES IRRÉDUCTIBLES NON ÉTRANGLÉES. Ces hernies sont celles dont l'irréductibilité est causée : 1° par excès de volume; 2° par inflammation; 3° par adhérences anciennes. C'est surtout alors que se pose, pour la plupart des chirurgiens français, la question de la cure radicale, selon la formule donnée par M. Trélat, et développée par P. Segond, A. Boiffin : Opérer toute hernie qui n'est pas constamment, facilement et complétement réductible. Cette étude générale n'est faite, en somme, que pour la hernie inguinale, en tenant seulement un peu compte de la hernie ombilicale. Il n'y a donc qu'à renvoyer à l'article HERNIES (p. 809), en accordant ici une mention particulière à l'adhérence possible de l'intestin au testicule. Le diagnostic en sera parfois posé, lorsqu'on verra la glande séminale s'élever pendant qu'on réduit l'intestin. D'après Ledouble, l'épididymite blennorrhagique aurait quelque importance dans la pathogénie de ces adhérences.   A. BROCA.

INHALATION. L'étymologie de ce mot est vulgaire : on la trouve aisément dans le mot latin : *inhalare*, souffler au dedans. Sa synonymie n'est pas moins simple : *Inhalation*, en anglais; *Inhalacion*, en espagnol; *Einathmung*, en allemand, et *Aspirazione*, en italien.

Pour définir cette pratique thérapeutique, il suffit de rappeler qu'elle consiste à utiliser l'immense surface de la muqueuse des voies aériennes : bronches et alvéoles pulmonaires, pour réaliser l'absorption de médicaments gazeux. Elle constitue donc un procédé différent de la vaporisation, médication plus générale, ou moyen de laquelle on emploie la vapeur d'eau pour conduire les médicaments sur la partie malade : fosses nasales, pharynx, larynx, cavité vaginale ou surfaces des plaies. En effet, l'inhalation, est-il besoin de le dire! ne s'adresse qu'aux voies respiratoires, c'est donc un procédé de la *pneumiatrie*.

Elle diffère aussi des pulvérisations, ces dernières ayant pour objet de réduire en une poussière liquide les solutions médicamenteuses ou les eaux minérales, de les diriger non-seulement dans les voies respiratoires, mais bien aussi sur d'autres organes ou d'autres surfaces : telles, par exemple, les pulvérisations anesthésiques d'éther pour priver la peau de sensibilité, ou les douches de chlorure de méthyle, pour produire une révulsion sur la région vertébrale. Il est vrai que l'eau minérale pulvérisée pénétre dans les voies aériennes par le mécanisme même de l'inhalation, et qu'à ce point de vue la distinction peut paraître subtile. Ces deux opérations sont alors connexes.

Inutile d'insister sur la physiologie des inhalations, qui n'est autre que celle de l'absorption pulmonaire, utilisée dans un but thérapeutique.

I. TECHNIQUE DES INHALATIONS. Les unes, les plus simples, consistent à faire séjourner le malade pendant un temps plus ou moins long dans une atmosphère chargée des substances médicamenteuses; les autres nécessitent l'emploi d'appareils inhalateurs. Le malade exécute des mouvements respiratoires, tels qu'il doit inspirer par la bouche l'air chargé de substances médicamenteuses et l'expirer ensuite hors de l'appareil. Ainsi pratiquées, les inhalations pénétreraient jusqu'aux dernières ramifications bronchiques et, à ce point de vue, seraient d'une efficacité supérieure aux pulvérisations.

Les *substances inhalées* sont nombreuses. On a employé, par exemple, les inhalations *émollientes*, les vapeurs d'eau chaude qu'Oberlin (de Stockholm) recommandait contre la bronchite capillaire des enfants, Parrot contre l'asthme, Archambaud, Picot et Espine, contre le croup; les inhalations *astringentes*, comme celles de perchlorure de fer en solution, pour arrêter les hémoptysies. Mais, à l'heure actuelle, les plus usitées sont les *inhalations antiseptiques*, que les observateurs s'ingénient à varier au moyen des substances médicamenteuses les plus diverses.

C'est ainsi que contre la phthisie on a recommandé avec Foit (de Lille) le goudron et l'iode ; avec Linières, l'eau iodoformé; avec Hue (de Rouen), les solutions d'acide picrique ; avec Schoull, l'acide borique ; avec Solland et Dujardin-Beaumetz, l'acide sulfureux ; avec Bastien et tout récemment Thevy, Dupont, Garcin et Seiler, l'acide fluorhydrique, et que, contre la coqueluche, Mohr a recommandé l'acide sulfureux, Ortille et Scheeding, l'eau phéniquée, Hildebrand, le pétrole, Poulet, l'acide thymique, Borely, Bodier et Legroux, l'essence de térébenthine.

Inhalations d'air confiné et chargé de substances médicamenteuses. Des diverses méthodes, la plus simple consiste à disposer auprès du lit du malade des vases découverts contenant le médicament. Telles étaient les inhalations de vapeurs d'iode, recommandées par Piorry ; telles aussi les inhalations de térébenthine ou celles de pétrole, qu'Hildebrand pratiquait en plaçant des linges imprégnés de cette substance sur le chevet du lit des coquelucheux.

La substance est-elle peu volatile, on place le récipient qui la contient sur un foyer. Telles sont les inhalations de vapeurs de goudron et d'essence de térébenthine, destinées, d'après M. Delthil et M. Renou, à saturer l'atmosphère confinée de la chambre des diphthériques, et celles d'une solution alcoolique des acides phénique, benzoïque et salicylique, dans le procédé de M. Saumur, de M. Paterne et de notre très-distingué confrère de Blain, M. Couëtoux : telles aussi les inhalations conseillées par M. Poulet, mélange de thymol, d'alcool et d'eau, s'évaporant dans des assiettes placées dans la chambre des coquelucheux. Schoull employait contre la phthisie et par le même procédé les vapeurs d'une solution boriquée à 20 pour 100 et portée à l'ébullition. Les tuberculeux séjournaient dans cette atmosphère pendant une demi-heure, et les séances d'inhalation étaient répétées trois fois par jour.

S'il s'agit de médicaments gazeux, comme l'acide sulfureux, l'inhalation de l'air chargé de ces corps est encore plus aisément réalisable par le procédé de M. Solland et par celui de M. Dujardin-Beaumetz.

M. Solland (*Académie de médecine*, 8 mars 1887) brûle dans la chambre du malade 20 grammes de fleurs de soufre par mètre cube, puis douze heures après, la chambre ayant été ventilée, il y introduit le malade et l'y fait séjourner pendant huit heures.

M. Dujardin-Beaumetz a modifié ce procédé. Il conseille de cuber une pièce de petite capacité, d'en clore hermétiquement toutes les ouvertures et d'y brûler quotidiennement une quantité de 5 grammes, de 10 grammes, jusqu'à 20 grammes de soufre par mètre cube : le soufre est imprégné d'alcool pour en

faciliter la combustion. On obtient ainsi une chambre antiseptique. Deux heures
après, on y introduit le malade, qui doit y demeurer quatre heures durant. Un
procédé plus ancien et trop rarement cité réalise aussi ces indications : Kircher
en a donné la description dans *Allg. Zeitschrift* du 20 juin 1882. Il consiste
à brûler d'heure en heure, sur une lampe à alcool ou un fourneau, 4 à
8 grammes de soufre dans une chambre close où se trouvent les malades.

Les inhalations d'*acide fluorhydrique*, employées naguère par Bergeron contre
la diphthérie, et en ce moment fort en faveur contre la tuberculose pulmonaire,
nécessitent un dispositif différent.

Au début de sa pratique, M. Seiler projetait, à l'aide d'un soufflet de bijoutier,
un courant d'air dans un mélange de 50 grammes d'acide fluorhydrique du
commerce avec 150 grammes d'eau contenu dans un récipient en gutta-percha.
En barbotant à travers ce liquide, l'air se chargeait d'acide fluorhydrique et le
véhiculait dans l'atmosphère confiné où le malade séjournait, à raison de
dix litres par chaque mètre cube.

Depuis, il a perfectionné son procédé en substituant au soufflet un insufflateur
à contre-poids, pour la projection du courant d'air, traversant la solution d'acide
fluorhydrique, et en complétant cette instrumentation par un thermomètre enre-
gistrant la température de l'air inhalé et un compteur en mesurant le débit.

M. Garcin a réalisé ces conditions par un autre procédé. Il emploie une pompe
aspirante et foulante, et, au lieu de 10 litres d'air chargé d'acide fluorhydrique,
il en projette 30 litres pour chaque mètre cube de la chambre d'inhalation.

La richesse de l'air inhalé en acide fluorhydrique est un élément important
du succès de ce traitement. C'est pourquoi ces deux observateurs recommandent d'employer un acide fluorhydrique hydraté, le seul maniable, ayant un titre
commercial de 46,6 pour 100.

Quelle est l'action de ces inhalations? D'après ces observateurs et le rapport
lu par M. Hérard à l'Académie, en 1887, elles atténueraient la dyspnée, les
quintes de toux, les sueurs nocturnes et l'insomnie des phthisiques. Localement,
elles modifieraient l'expectoration, qui deviendrait bronchique, mais sans provoquer de modifications apparentes des lésions locales. Par contre, l'appétit et le
poids du corps augmenteraient.

Les *inhalations d'eaux minérales* dans des salles spéciales des établissements
thermaux rentrent dans cette catégorie. De plus, pour augmenter la pénétration des
vapeurs médicamenteuses dans les bronches et en favoriser l'absorption, on pratique encore des *inhalations dans les chambres à air comprimé*. Enfin ajoutons
qu'on réalise aussi en partie ces conditions par l'usage de la *tente antiseptique*,
obtenue, comme en Angleterre, en isolant l'atmosphère ambiante du malade
par un dispositif de toiles enveloppant le lit sur lequel il repose. Ce procédé a
été conseillé dans le traitement de la diphthérie, tout récemment pour celui de
la phthisie pulmonaire par les inhalations fluorhydriques, et naguère par Scheeding, qui le réalisait simplement au moyen de draps imprégnés d'une solution
phéniquée au millième.

Les *inhalations au moyen d'appareils* n'obtiennent pas le même succès,
malgré le perfectionnement de ces derniers. Ortille (de Lille) faisait respirer aux
coquelucheux les vapeurs se dégageant d'un flacon à large ouverture contenant
une solution phéniquée.

Fort (de Lille) recommande contre la phthisie un inhalateur composé d'un
flacon par le goulot duquel le malade respire l'air qui a pénétré à travers une

ouverture latérale et s'est chargé des vapeurs dégagées par un mélange de camphre, de goudron, de teinture d'iode et de liqueur d'Hoffmann.

L'inhalateur de Linières rend plutôt les services d'un vaporisateur. Il lance, en effet, des vapeurs chargées d'eau iodoformée.

Le masque de Pick contre la coqueluche est plus simple encore et sert à faire inspirer l'air atmosphérique qui a traversé une couche d'ouate imbibée d'une solution fortement phéniquée et disposée dans une plaque enveloppant l'orifice des fosses nasales et la bouche.

De tous ces appareils les plus ingénieux est l'*atmiomètre* de Jacobelli (de Naples), qui a pour objet de réaliser le dosage des substances médicamenteuses inhalées. Cet instrument est formé par une boîte en verre exactement close, dont on peut à volonté régler la capacité au moyen d'une cloison mobile se déplaçant sur une échelle graduée.

Un tube inhalateur fermé par une soupape permet l'aspiration de la substance médicamenteuse, mais oblige le malade à expirer à l'air libre. Un thermomètre mesure la température, un pneumo-dynamomètre indique l'énergie des mouvements respiratoires et un pneumatographe enregistre le nombre des inspirations.

L'atmiomètre permet l'inhalation des vapeurs, des substances pulvérisables ou des liquides. S'agit-il de vapeurs et de substances volatiles? On adjoint à l'appareil une petite chambre métallique de capacité connue, dans laquelle on introduit le liquide à vaporiser. Les *médicaments pulvérulents* sont placés dans une boîte et chassés dans la chambre de l'atmiomètre sous la forme de nuage par une poire en caoutchouc. Une série d'inscriptions gravées sur l'une des glaces permet de mesurer la quantité relative de poussières contenues dans la chambre de l'atmiomètre, car, suivant l'épaisseur du nuage de poussière, un nombre plus ou moins considérable d'images est obscurci. C'est là, on en conviendra, une évaluation très-approximative.

Les *substances liquides* sont pulvérisées au moyen d'un corps de pompe et d'un pulvérisateur de Richardson.

L'atmiomètre est un appareil inhalateur fort ingénieux. M. Dujardin-Beaumetz l'a recommandé très-chaleureusement, mais cependant son usage ne paraît pas toujours répondre aux promesses de ses inventeurs. Au demeurant, c'est tout à la fois un inhalateur, un pulvérisateur et un vaporisateur.

La méthode des inhalations est employée dans de nombreuses stations hydro-minérales, où on la réalise soit par le séjour des malades dans l'atmosphère générale des salles de l'établissement, soit au moyen du *humage*.

M. Collin (de Saint-Honoré-les-Bains) et Puisaye ont étudié les phénomènes respiratoires éprouvés pendant le séjour dans les salles d'inhalation. Au début, les malades ressentent du bien-être; leur respiration est plus calme, il y a du ralentissement du pouls et parfois des tendances à la syncope. A cette période initiale succède une phase de retour et finalement une troisième période, celle de l'excitation, pendant laquelle on constate des phénomènes de congestion céphalique et pulmonaire. Au reste, l'action sédative ou bien excitante des inhalations dépend plus encore de la nature de la substance inhalée que de la durée de l'inhalation. C'est ainsi que les inhalations d'eau d'Enghien, d'après M. Japhet, seraient hyposthénisantes, celles d'eau d'Allevard seraient sédatives, au témoignage de M. Niepce, et que l'action calmante des inhalations d'azote est utilisée à Panticosa en Espagne.

Le *humage*, c'est-à-dire l'inspiration des vapeurs minéralisées qui se dégagent

spontanément des sources thermales, constitue encore une variété d'inhalation.
En usage surtout à Bagnères de Luchon, où Fontan, Lambron et Frébault, par
des installations ingénieuses, en ont rendu l'usage pratique, il rend de réels
services. A cet effet, dans des salles avoisinant les griffons on a disposé des
réservoirs en marbre, recouverts de cheminées qui sont terminées par un appareil distributeur des vapeurs. Un tube inhalateur permet au malade de humer
ces dernières. Par un mécanisme spécial on règle la température, le débit et la
sulfuration de l'air.

L'action du humage est comparable à celle des inhalations, telle qu'elle a été
décrite par M. Collin. Au début le malade éprouve une sensation de chaleur
dans la poitrine et une aridité moins grande de l'expectoration. Après quelques
instants cette dernière devient plus fluide et moins tenace. Enfin, grâce aux
dispositions des appareils, les produits de l'expiration ne se mélangent pas à
l'air qui doit être inhalé.

II. VALEUR THÉRAPEUTIQUE DES INHALATIONS. — Les inhalations et surtout les
inhalations antibacillaires n'ont pas donné jusqu'ici des résultats bien décisifs
dans les maladies parasitaires, qu'il s'agisse de l'antisepsie locale des voies
aériennes ou de l'antisepsie du milieu intérieur, en utilisant l'activité de
l'absorption pulmonaire. C'est ainsi que, dans la phthisie, Hiller (*Med.-chir.
Centralbl.* Wien, 1888) et Fræntzel (*Wien. med. Presse*, 1883) ont expérimenté
l'acide phénique, le menthol, la naphtaline, la créosote et le camphre, sans en
obtenir de résultats satisfaisants, ce qui permet de mettre en doute l'efficacité
des inhalations. Ici d'ailleurs on se demande s'il faut imputer ces insuccès à
la méthode thérapeutique même ou bien à l'emploi de substances antiseptiques
dont on doit mitiger l'énergie pour ne pas en obtenir une action nocive. Par
contre, ces inhalations paraissent modifier favorablement les sécrétions bronchiques.

Déjà du temps de Galien on attribuait une efficacité aux vapeurs sulfureuses
se dégageant du cratère du Vésuve et on conseillait aux malades d'inhaler l'air
qu'elles saturaient. Depuis sont venus les faits signalés par Kircher, de Renzi,
Cimbro, Cullimore, Popoff, et surtout les expériences de M. Auriol, de Belle-
garde (du Gard [*Académie de médecine*, 31 mai 1887]), puis celles de Ley.
Les essais de Czercki, Nièpce et Cantani, avec l'hydrogène sulfuré, témoignent
en faveur de la méthode des inhalations.

Toute question spécifique étant mise hors de cause, les faits semblent prouver
que l'absorption des médicaments administrés par ce procédé n'a pas été
encore, à l'heure actuelle, l'objet d'études suffisantes pour occuper dans la thérapeutique et surtout dans la pratique de l'antisepsie le rang auquel elle aurait
droit. En effet, quand on s'en rapporte aux expériences de Koch, Gaffky et
Fræntzel, on constate la difficulté d'introduire jusque dans les bronches et les
alvéoles pulmonaires des médicaments inhalés, s'ils ne sont pas solubles ou
gazeux.

Dans leurs expériences ces observateurs ont voulu de plus déterminer le degré
de pénétration des substances miscibles à l'air sous la forme de vapeurs, en un
mot, faire respirer les malades, but idéal de la méthode, dans une atmosphère
médicamenteuse. L'instrumentation, fort simple, consistait à obtenir une atmosphère confinée et chargée de substances médicamenteuses à l'aide d'une boîte
métallique dont les parois étaient recouvertes de papier imbibé de ces sub-

stances. L'aération en était aisée et les malades y séjournaient durant onze ou douze heures.

Les résultats thérapeutiques furent nuls et on ne nota aucune amélioration sur vingt-sept malades qui inhalèrent, par ce procédé, des vapeurs de mercure, de créosote et d'acide phénique, substances cependant éminemment antibacillaires.

Les essais cliniques de Hiller n'ont pas été plus satisfaisants, car il n'obtint ni diminution du nombre des bacilles dans les crachats, ni arrêt dans la marche des lésions tuberculeuses des phthisiques auxquels il faisait inhaler, sous une forme très-divisée, les substances suivantes : iodoforme, sublimé, alcool éthylique et méthylique, acide arsénieux, acide borique, brome, salicylate de soude, toutes substances fortement antiseptiques. Sur 80 malades de la clinique de Berlin, les résultats furent négatifs, de sorte qu'il faut bien admettre l'absence de toute absorption de ces médicaments par les parois alvéolaires et leur arrêt ou leur condensation sur la muqueuse des portions vestibulaires de l'arbre aérien, dans le pharynx et dans la cavité buccale.

Au demeurant, l'efficacité des inhalations de gaz naturels, oxygène, hydrogène sulfuré, émanations thermales, est mieux établie. La pénétration de cet air médicamenteux dans le poumon est plus vraisemblable et son absorption par la muqueuse alvéolaire n'est point douteuse. C'est dire que pour être efficace et rendre des services thérapeutiques incontestables la méthode des inhalations doit être pratiquée dans des conditions thermiques et chimiques analogues à celles qui sont réalisées par l'inhalation des gaz naturels ou des vapeurs d'eaux thermales. Ch. Éloy.

ARTICLES

CONTENUS DANS LE QUINZIÈME VOLUME

(4ᵉ série)

FIN DE LA TABLE DU QUINZIÈME VOLUME DE LA QUATRIÈME SÉRIE

Imprimerie A. Lahure, 9, rue de Fleurus, à Paris.